# 中医临证备要

（上）

程 瑶等◎编著

吉林科学技术出版社

图书在版编目（CIP）数据

中医临证备要 / 程瑶等编著. -- 长春 : 吉林科学
技术出版社，2017.9
　　ISBN 978-7-5578-3259-9

　　Ⅰ. ①中… Ⅱ. ①程… Ⅲ. ①中医学－临床医学
Ⅳ. ①R24

　　中国版本图书馆CIP数据核字（2017）第232126号

# 中医临证备要
ZHONGYI LINZHENG BEIYAO

编　著　程　瑶等
出 版 人　李　梁
责任编辑　刘建民　韩志刚
封面设计　长春创意广告图文制作有限责任公司
制　版　长春创意广告图文制作有限责任公司
开　本　889mm×1194mm　1/16
字　数　450千字
印　张　34
印　数　1—1000册
版　次　2017年9月第1版
印　次　2018年3月第1版第2次印刷

出　版　吉林科学技术出版社
发　行　吉林科学技术出版社
地　址　长春市人民大街4646号
邮　编　130021
发行部电话/传真　0431-85635177　85651759　85651628
　　　　　　　　　　85652585　85635176
储运部电话　0431-86059116
编辑部电话　0431-86037565
网　址　www.jlstp.net
印　刷　永清县晔盛亚胶印有限公司

书　号　ISBN 978-7-5578-3259-9
定　价　135.00元（全二册）

# 编委会

**主　编**

程　瑶　史春林　张　鑫
付　鹏　牛荣荣　李德显

**副主编**

杨世彰　李国刚　李　朕
王殿玲　郭振刚　卢正海

**编　委**（按姓氏笔画排序）

王　铭（山东省东营市利津县中心医院）

王殿玲（山东省聊城市中医医院）

牛荣荣（河北省邯郸市中医院）

孔庆为（山东省日照市岚山区黄墩中心卫生院）

卢正海（山东省潍坊市中医院）

付　鹏（河北省邯郸市中医院）

史春林（河北省玉田县医院）

吕广利（山东省聊城市冠县中医医院）

李　峰（山东省淄博市第一医院）

李　朕（石河子大学医学院第一附属医院）

李国刚（甘肃省榆中县第一人民医院）

李勇军（山东省菏泽市牡丹人民医院）

李维革（山东省聊城市冠县中医医院）

李德显（湖北省郧西县中医医院）

杨世彰（甘肃省华亭县人民医院）

张　鑫（河北省邯郸市中医院）

郭振刚（山东省聊城市冠县中医医院）

梁效铭（东莞康华医院）

程　瑶（山东省泰安市中医医院）

焦克德（山东省青岛市黄岛区中医医院）

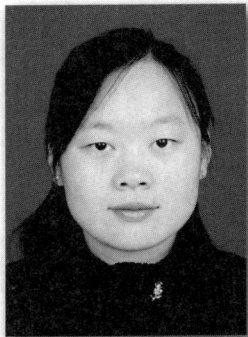

## 程 瑶

女，主治医师，山东中医药大学中西医结合专业硕士，现为山东中医药学会脉学专业委员会委员。致力于专业技术学习跟学术前沿，把握最新学术动态，在中医现代化学术思想指导下，把传统中医病机与现代病理结合，传统中药功效与现代药理结合，参与开展科研《调气溶栓法治疗急性脑梗死临床研究》《补肾活血化痰法治疗脑出血急性期的临床研究》《慢性紧张型头痛风火候、气血亏虚候中医综合治疗方案研究》临床工作。2015年6月获得杏林中医"朝阳医生"称号。发表论文数篇，论著两部。

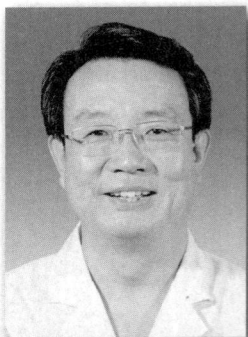

## 史春林

男，1963年9月8日生，汉族，中共党员，河北省玉田县人，副主任中医师。现任河北省玉田县医院中医科主任（该科曾于2015年被命名为唐山市十二五重点中医专科—老年病科、2016年被命名为全国二级综合医院中医药工作示范单位）、河北省中医药学会脾胃病专业委员会常委、中国民族医药学会传染病分会理事、中国医疗保健国际交流促进会中医药质量优化分会委员、唐山市中医药学会脑病专业委员会委员、第一届中国中医药经方论坛学用提高班学员，主持省级科研两项，发表论文十余篇。

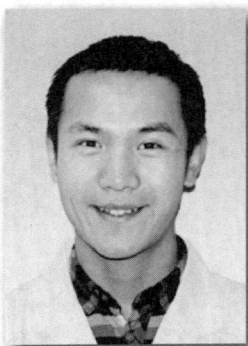

## 张 鑫

男，毕业于黑龙江中医药大学，硕士学位，中医内科学专业，肿瘤方向，上学期间在黑龙江中医药大学附属医院、哈尔滨医科大学肿瘤医院系统学习中西医结合治疗肿瘤及普通中医内科。毕业后先后工作于邯郸市中心医院中医科（担任本科室肿瘤患者诊治及本院肿瘤相关科室中医会诊），邯郸市中医院肿瘤科，擅长中西医结合肺癌、胃癌、淋巴瘤等肿瘤及内科病症。

# P前言
## Preface

　　中医学是中国优秀文化中的一颗璀璨明星，凝聚了几千年来中国人民与疾病做斗争的丰富经验，并经无数的中医人不断总结和提炼，形成了自己独特的理论体系，临床疗效非常卓越。

　　本书主要包括诊法、辨证、诊断综合运用等内容。诊法部分包括望、闻、问、切四诊，辨证部分包括八纲辨证、病性辨证、病位辨证等。详细阐述了中医学基础，包括中医学的基础理论，包括病因病机、诊断方法、治则治法、针灸、推拿等其他中医传统疗法，论述了心脑病证、脾胃病证、肺系病症、妇科病症、儿科及皮肤常见病的中医诊断、辨证分型及中医中药治疗，突出了中医整体观念及辨证论治的特点。本书是一本内容简练完整，格式清新新颖，重点鲜明突出，语言通俗易懂，实用性强的中医基础普及类书籍，适合中医爱好者使用，也可作为中医院校师生和在职中医临床医生的参考书。

　　由于时间比较仓促，编者的水平有限，书中若有疏漏、错误之处，敬请广大读者批评指正，不胜感激。

《中医临证备要》编委会

2017 年 6 月

# 目录
## Contents

# 第一章 绪 论

## 一、中医内科学发展史

中医内科学是中医学宝库中的重要组成部分,古称"大方脉",它是我国人民在长期的医疗实践中不断积累,逐渐形成的。

由于中医内科学在中医学中的特殊地位,因此,它的起源亦像中医学一样可以追溯到原始社会。如在《山海经》一书中,就可以看到"风""症""疫疾""腹痛"等内科病证的名称和症状。但是,医学理论的产生还需要生产力发展到一定的水平,即只有进入封建社会才逐步变为现实。奴隶社会,奴隶们创造了越来越多的财富,给科学文化的发展创造了条件,阶级的出现与社会分工的进一步扩大化,又使各行各业日趋专业化,内科学就逐渐从医疗实践中突出并独立出来。据《周礼·天官》记载,当时的宫廷医生已分有疾医、食医、疡医、兽医四种,其中疾医相当于内科医生,而扁鹊被人们视为分科的先师。由于内科疾病的普遍存在和医疗实践的深入发展,使内科学的理论知识和临床实践不断地深入发展,尤其是《黄帝内经》(《内经》)的问世,被视为战国以前医学知识的总结。

殷周之际出现的阴阳五行学说是朴素的唯物主义学说,至春秋战国时代,则被广泛用于阐述和解释一切自然现象,并被中医学所采纳,以此探讨和认识人体生理病理现象,从而促进了医学的发展,为中医学奠定了比较坚实的理论基础。因此,自战国迄秦汉这一时期,为中医学理论体系的奠基时期。

《内经》包括《素问》《灵枢》两部分,共18卷,各81篇。其基本理论可概括为:①强调整体观念:人体是一个有机的整体,人的健康和病态与自然环境有一定的关系。②将阴阳五行学说贯穿于生理、病理、诊断及治疗等各方面,摸索出人体疾病变化与治疗的大体规律。③重视脏腑、经络,论述人身五脏六腑、十二经脉、奇经八脉等的生理功能、病理变化及其相互关系。④在整体观、阴阳五行、脏腑经络等理论指导下,叙述六淫、七情、饮食、劳伤等病因以及脏腑、六气、经络的病理变化。⑤论述望、闻、问、切四诊的诊断方法和具体内容。⑥确定治未病,因时、因地、因人制宜,标本,正治反治,制方,饮食宜忌,精神治疗及针刺大法等治疗法则。《内经》形成了比较系统的理论体系,已见理法方药的雏形,成为内科学理论的渊源。

另外,《内经》还记叙了200多种内科病证,从病因、病理、病性转化及预后等方面作了简要的论述,有些病证还专篇加以讨论,如"热论""咳论""痿论""疟论""痹论"等,从而为内科学的发展打下了基础。

张仲景继承了《内经》等古典医籍的基本理论,以六经论伤寒,以脏腑言杂病,提出了包括理、法、方、药比较系统的辨证施治原则,使中医学的基础理论与临床实践密切结合起来,走上了科学发展的轨道。

《伤寒论》以六经论伤寒,分别讨论各经病证的特点和相应的治法,此外,还阐述了各经病证的传变关系以及合病、并病或失治、误治引起的变证、坏证的辨证与治疗方法。通过六经辨证,又可以认识证候变化方面的表里之分、寒热之异、虚实之别,再以阴阳加以总概括,从而为后世的八纲辨证打下了基础。

《金匮要略》以脏腑论杂病,以病证设专题、专篇加以论述,如肺痈、肺痿、痰饮、黄疸、痢疾、水肿等病证的辨证与治疗。

张仲景开创辨证论治的先河,临证时因证立法,以法系方,按方遣药,而且注意剂型对治疗效果的影响。书中共制375首方剂,有不少功效卓著的名方一直沿用至今,且仍有很高的疗效。因此,《伤寒杂病论》在中医学学术及内科学的发展中占有重要的位置。

经隋至唐,由于中医学理论与临床的发展,医学教育也达到比较完善的程度。宫廷医学校的课程规定,必须先学《素问》《神农本草经》《脉经》等基础课,然后再学习包括内科在内的临床各科,以沟通理论与实践之间的有机联系,亦可以看出内科在当时所处的位置和所具规模。隋唐时代,对内科中的多种疾病已有详细的论述,如对伤寒、中风、天行、温病、脚气病、地方性甲状腺肿等都积累了一定的治疗经验,对绦虫病、麻风、恙虫病、狂犬病的预防和治疗亦具有较高的水平。《外台秘要》已记载消渴患者的尿是甜的,对黄疸病及治疗效果的观察,提出"每夜小便中浸白帛片,取色退可验"。孙思邈进一步总结了消渴病的发病过程及其药物、食治等疗法,并规定了饮食、起居的某些禁忌。《诸病源候论》是我国现存最早的病因病机学及证候学专著,其中记载内科病 27 卷,内科症状 784 条,对每一个病证的病因、病机、证候分类进行了深入的探讨和总结。如对泄泻与痢疾、痰证与饮证,一反过去之统称而分别立论;对寸白虫的病因、疟疾的分类、麻风病的临床表现都具有极其深刻的认识。

宋代对于医学人才的选拔与培养比较重视,规定了各科人员之间的比例关系。《元丰备对》记载,宋神宗时"太医局九科学生额三百人",分科中属内科的大方脉 120 人,风科 80 人,可见当时对内科之器重。从宋代起,金、元、明三代均设有大方脉科,为治疗成人各种内科疾病的专科,促进了内科的进步。特别值得提出的是金元时期四大医家的出现,他们各自结合当时的社会形势、人体状况及发病特点,总结了具有特色的理论和治疗方法。刘完素对《内经》中五运六气学说有深刻的研究,他根据临床实践经验,参照《内经》病机十九条精神,认为"火热"是引起疾病的重要原因,故力倡火热致病的机制,创立"火热论"。在治疗上,他极善于使用寒凉药物,故后人称之为"寒凉派"。张子和受刘完素的学术影响并加以发挥,认为疾病发生的根本原因全在于病邪之侵害,不论外因、内因致病,一经损害人体,即应设法驱邪外出,不能让其滞留体内为患。他把汗、吐、下三法广泛运用于临床,并有独到的见解。由于他治病以攻邪为主,后人称他为"攻下派"。李杲生活于金元混战、社会动荡之年,人们饥寒交迫,民不聊生,体质虚弱,从而使脾胃在人体中的地位更加突出。所以,他指出"内伤脾胃,百病由生",治病时则多用补气升阳的药物。由于他擅长温补脾胃,后世称他为"补土派"。朱丹溪研究了先世医家的学术思想和著作,熔各家学说于一炉,独树"相火论""阳有余,阴不足"两论。在治疗上,竭力主张滋阴降火之法,故后世称他为"滋阴派"。此四者形成了对后世影响极大的四大学派。

金元四大家及其弟子创建的四大学派,除了其本身的学术价值外,则是他们结合实践中出现的疾病,敢于和善于从临床到理论进行探索、总结,乃至提出自己的见解,证明了中医学发展过程中的内在联系,即继承性,同时在继承过程中可以得到创新,这一点对后世具有极大的启迪。

自金元四大家族掀起学术争鸣之风,遂至后世历代诸家纷纷而起,各抒己见,使中医的理论与实践日趋系统和完整。如历代对中风之争,或言真中,或言类中,或言"非风",越辨越明。又如对补脾、补肾及脾肾双补的推敲,使脾肾的生理、病理在人体中的重要性以及二者之间的联系也更加明确。再如对鼓胀的病机认识,从东垣与丹溪的"湿热论",到赵养葵、孙一奎的"火衰论",再至喻昌的"水裹气结血凝论",也是越分析越透彻,从而更好地指导临床实践,提高了治疗效果。

金元时代的成就不仅限于金元四大家。与此同时,《圣济总录》有 18 卷专论诸风,反映当时对"风证"的专题研究已有一定的水平。张锐著《鸡峰普济方》,把水肿分为多种类型,根据起始部位的特征区别不同性质的水肿,施以不同治法。另外,还有一些内科病的专著问世,如宋代董汲著《脚气治法总要》,对脚气病的病因、发病情况、治疗方法均有详细论述,并订出 64 方,是一部现存较全面的脚气病专书。元代葛可久著《十药神书》,是一部治疗肺痨病的专著,书中所拟 10 首名方,分别具有止血、止嗽、祛痰、补养等作用,对肺痨全过程的分型和治疗总结了一套可以遵循的经验。

病因学在此时也有重要发展。陈无择的《三因极一病证方论》一书在《伤寒论》病因分类的基础上,结合《内经》理论,创立外因、内因、不内外因的三因学说,此说概括性强,适于临证应用,沿用至今。

金元以后,在中医学术界掀起了发展、创新的风气,如对人体某一脏腑生理、病理的新的探讨,或某脏腑的代谢产物被重视等,以及某个内科病证证治的见解不断有新的突破,使中医学及其内科学在广度与深度上都得到迅速发展。

明代继承了金元的学术成就并有所发展。如薛己的《内科摘要》在学术上受李杲善于温补的影响而有所发展,是我国最早用内科命名的医书。虞抟的《医学正传》则发展了朱丹溪的学说。王纶明确指出:"外感法仲景,内伤法东垣,热病用河间,杂病用丹溪。"是对当时内科学术思想的总结。另外,龚廷贤所著《寿世保元》，先基础，后临床，先论述，后列方，并附医案，取材丰富，立论精详，选方切用，适于内科临床参考。《景岳全书》为纠正金元刘、张嗜用寒凉攻伐之偏，倡导人之生气以阳为主，指出人体"阳非有余，阴常不足"，力主温补之法，是书论内科杂病部分计 28 卷，记述 70 余种病证的证治，每病证均引录古说，参以己见。张氏对内科许多病证病理之分析与归纳极为精辟，治则方药也多有心得，在这部分内容中，张氏结合病证对温补学说讲行了充分的阐诲。明清时代，在医学史上具有特别突出地位的要算温病学说的形成和发展，它使内科学之外感病的实践与理论进入更高、更完善的境地。吴又可的《温疫论》，是我国传染病学中较早的专门论著，他认为：瘟疫有别于其他热性病，它不因感受"六气"所致，而以感染"戾气"和机体功能状况不良为发病主因。并指出"戾气"的传染途径是与其人体接触，自口鼻而入，无论老少强弱，触之皆病。这一认识，在我国医学发展史上也是一个突破性的见解。叶天士的《温热论》为温病学的发展提供了理论与辨证的基础，其贡献在于：首先提出了"温邪上受，首先犯肺，逆传心包"之说，概括了温病的发病途径和传变规律，成为外感温病的纲领；其次，根据温病的发病过程，分为卫、气、营、血四个阶段，表示病变由浅入深的四个层次，作为辨证施治的纲领；再者，在温病诊断上，总结前人经验，创造地发展了察舌、验齿、辨别斑疹与白痦的方法。这就为温病学说奠定了理论与实践基础。吴鞠通在叶氏学说基础上著成《温病条辨》，以三焦为纲，病名为目，论述风温、温热、瘟疫等 9 种温病的证治，并提出清络、清营、育阴等各种治法，使温病学说更趋系统和完整，建立了温病辨证论治体系。其后，薛生白著《湿热病篇》，对湿温病进行了深入研讨；王孟英著《温热经纬》，将温病分为新感与伏气两大类进行辨证施治。这些都对温病学说作了发挥和补充，促进了温病学说的发展。

在内科杂证方面，明清也有一定发展。喻昌《寓意草》中提出疾病发生与时代背景密切相连的观点，加深了对疾病发生本质的认识，故而提高了疾病诊疗和理论水平。另外，林佩琴的《类证治裁》极为实用；再者，熊笏著的《中风论》及尤在泾著的《金匮翼》对中风病的叙述；胡慎柔著的《慎柔五书》，汪绮石著的《理虚元鉴》对虚痨病的分析；卢之颐著的《疟疾论疏》对疟疾的认识，都可称之为内科专篇专著，有一定的学术水平。此时，对血证的认识也有新的突破，王清任著《医林改错》，对瘀血证的论述和所创立的活血化瘀诸方，特别是为气虚血瘀所制益气活血之补阳还五汤更属创举，直到今日，仍有很高的实用价值。唐容川的《血证论》是论述血证的专著，对血证的认识更深入一步，并提出治血证四大要法，对后世影响较大。

鸦片战争以后，中国逐渐沦为半殖民地半封建社会，西医学传入我国，不可避免地影响了我国传统医学的发展，所谓中西汇通派就是在这种条件下产生的。由于旧中国反动统治阶级的昏庸与无能，不可能正确引导中西两种医学取长补短，相互为用，反而企图扼杀中医，使中医学的发展受到极大的损失，不进反退。

中华人民共和国成立后，在"古为今用，洋为中用"思想指引下，继承和发扬中医学的工作不断取得新进展。中医药院校和中医医院的建立，使内科学同其他各学科一样，取得日新月异的发展。《中医内科学》统编教材的数次修订和使用，一些中医名家整理了自己的心得体会，著书立说，以及 1983 年的"衡阳会议"和 1985 年的"合肥会议"，对振兴中医起了巨大推动作用，特别是党和政府在关于卫生工作的决定中明确指出要把中医和西医摆在同等重要的地位。一方面，中医药学是我国医疗卫生事业所独具的特点和优势，中医不能丢，必须保存和发展；另一方面，中医必须积极利用先进的科学技术和现代化手段，促进中医药事业的发展。这一决定必将得到全国的响应，为中医药的繁荣发展并走向世界创造条件。

党的十六大以后，在改革开放政策的大好形势下，中医内科学不断深入发展，各种严重危害人类健康的内科杂病和外感疫病，得到认真的研究和诊治，防治水平空前提高，为世界医学的发展作出了重大贡献。中医中药走出国门，在世界各国广泛开展医疗服务，造福当地群众，其疗效受到肯定和赞誉。

## 二、中医内科的病、证、症

什么叫做病？什么叫做证？什么叫做症？有学者在《医学源流论·病症不同论》中说："凡病之总者，谓之病，而一病必有数症……如疟，病也；往来寒热、呕吐、畏风、口苦，是症也，合之而成为疟。"又在《医学源流论·知病必先知症论》中说："凡一病必有数症，有病同症异者，有症同病异者，有症与病相因者，有症与病不相因者,盖合之则曰病,分之则曰症。同此一症,因不同,用药亦异,变化无穷。当每症究其缘由,详其情况,辨其异同,审其真伪,然后详求治法。"这里所说的"症"即是症状,而不是证候,所谓"辨其异同,审其真伪",就接近于证候了。因此,可以这样理解,"症"是指症状,只作为疾病的临床表现来解释;"证"是指证候,是从若干复杂症状(包括脉象、舌苔等)中,经过分析、综合、归纳而得出的证据;"病"是由一组具有临床特征的症状构成,并各自有不同的演变规律。

中医内科既有病,亦有证,还有症,如感冒是以鼻塞、流涕、喷嚏、咳嗽、头痛、恶寒、发热、全身不适等症状为特征的一种疾病,病程 5～7 日,一般情况下全身症状不重,少有传变,但时行感冒多呈流行性,全身症状明显,且可化热入里,变生他病。感冒是病,而其中的头痛仅是一个症状,但对以头痛为主要症状者,可以按头痛兼症进行辨证,若头痛连及项背、恶风畏寒、遇风尤甚、苔薄白、脉浮紧者,则为风寒头痛;若头痛而胀,甚则头痛如裂、发热或恶风、面红目赤、口渴欲饮、便秘溲赤、舌质红、苔黄、脉浮数者,则为风热头痛;若头痛如裹、肢体困重、纳呆胸闷、小便不利、大便或溏、苔白腻、脉濡者,则为风湿头痛。风寒头痛、风热头痛、风湿头痛,即为中医的证。

再如肺痈是肺叶生疮,形成脓疡的一种疾病,临床以咳嗽、胸痛、发热、咯吐腥臭浊痰,甚则脓血相兼为特征,其演变过程,可随病情的发展、邪正消长而表现为初(表证)期、成痈期、溃脓期、恢复期等不同的阶段。肺痈是病,而咳嗽、胸痛、咯痰等均只是一个症状,肺痈初期,症见恶寒、发热、咳嗽、咯吐白色黏痰、痰量由少渐多、胸痛、咳时尤甚、呼吸不利、口干鼻燥、苔薄黄、脉浮数而滑,其辨证属风热犯肺的表证,风热犯肺的表证是证。

如前所述,病、证、症三者各具不同的含义。症是组成病和证的基本要素,要识病辨证,必须从症入手,因为"病"是一组具有特征的症状(症)所构成,"证"是从若干复杂症状(症)中通过分析、归纳而得出的,这都涉及"症"。

症(包括症状和体征)是病或证在一定条件下,人体某一解剖部位或某一功能方面的部分表现,可以认为病、证是本质,症是现象(当然也包括假象在内),而通过"症"的现象可探求病、证的本质。若以肺痈为例,由于"热壅血瘀,肉腐血败,成痈化脓"是肺痈的基本病理,根据这一病理性质决定了"咯吐腥臭脓血痰"的症状,就成为能反映肺痈本质的特征性症状。这一症状对肺痈病的确立起决定性作用,故有恶寒就可确定肺痈在初期表证阶段;如由恶寒发热转为时时振寒、继而壮热,则表示邪热由表入里、正邪交争,是转为成痈期;若咯吐大量脓血痰,乃痈脓内溃外泄所致,是进入溃脓期的征象。由此可见,主症对识病辨证起着非常重要的作用。

此外,病与证之间也有着错综复杂的关系。证是疾病发展过程中,在致病因素及其他有关诸因素的共同作用下,机体所产生的临床综合表现。如感冒的发生,由于四时六气的不同及人体反应性的差异,临床表现有风寒、风热两大类和暑湿兼夹之证。在病程中且可见寒与热的转化和错杂。如感受风寒,失于表散,可以化热;阴虚阳盛之体,感受风寒,每易趋向化热。若感受风寒湿邪,则皮毛闭塞,邪郁于肺,肺气失宣;若感受风热暑燥之邪,则皮毛疏泄不畅,邪热上蒸,肺失清肃。因此,证既是疾病临床表现的概括,又是在一定程度上对疾病本质的部分反映。一个病的某一发展阶段,可只出现一个证,如肺痈初期只出现表证;一个病的某一发展阶段,也可同时出现几个不同的证,如哮喘发作期有寒哮与热哮的不同,缓解期又有肺虚、脾虚、肾虚的不同证候。

病和证的关系,还表现在同一疾病可以出现不同的证,不同的疾病也可以出现相同的证,前者称"同病异证",后者称"同证异病"。如感冒一病,因有风寒袭表和风热上受的差异,因而有风寒证与风热证的不同;同属风寒袭表,由于体质的差异,又有表虚证和表实证的不同。再如哮喘和癃闭等不同的病,均可出现"肾阳虚弱"的相同证候。

(李　峰)

# 第二章　阴阳五行学说

## 第一节　阴阳学说

### 一、阴阳的基本概念和特征

**（一）阴阳的基本概念**

阴阳，是对自然界相互关联的事物或现象对立双方属性的抽象概括，含有对立统一的内涵。它既可以代表相互关联而又相互对立的两种事物或现象，也可以说明同一事物或现象内部相互对立的两个方面。

阴阳是中国古代的一对哲学概念。它最初含义极为朴素，就是指日光的向背，向日光处温暖、明亮为阳，背日光处寒冷、黑暗为阴。由此古人以温暖与寒冷、明亮与黑暗来区分阴阳。随着对客观事物认识的逐渐深入，人们将阴阳的含义渐次引申，用以阐释自然界所有对立统一的事物或现象：凡是运动的、外在的、上升的、温热的、明亮的、无形的、扩散的、开放的、兴奋的、亢进的、功能性的等具有积极、进取、刚强特性者都属于"阳"；凡是相对静止的、内守的、下降的、寒冷的、晦暗的、有形的、凝聚的、闭合的、抑制的、衰退的、物质性的等具有消极、退守、柔弱特性者都属于"阴"（表2-1）。如以天地而言，因天气轻清散行，地气重浊凝滞，故"天为阳，地为阴"；以水火而言，因火性炎热升腾，水性寒凉下降，故"火为阳，水为阴"。

表 2-1　阴阳的属性特征

| 属性 | | | | 特征 | | | | | | | | 特点 |
|---|---|---|---|---|---|---|---|---|---|---|---|---|
| 阳 | 相对运动 | 外在 | 上升 | 温热 | 明亮 | 无形 | 扩散 | 开放 | 兴奋 | 亢进 | 功能 | 积极、进取、刚强 |
| 阴 | 相对静止 | 内守 | 下降 | 寒冷 | 晦暗 | 有形 | 凝聚 | 闭合 | 抑制 | 衰退 | 物质 | 消极、退守、柔弱 |

**（二）阴阳的特征**

**1. 关联性**

必须是相互关联的一对事物或是同一个事物内部相关联的两个方面，才能用阴阳来概括或区分事物的属性，如上与下、内与外等。反之，不相关联的双方，不能区分阴阳，如上与外、上与内。

**2. 相对性**

事物的阴阳属性是以相对应的另一方的特性来确定的，对方的特性是其属性存在的前提。若另一方事物或对象的属性发生改变，它的阴阳属性也随之改变。如就温与凉而言，"温为阳，凉为阴"；但就温与火而言，则"火为阳，温为阴"。所以说阴阳的属性是相对的，不是绝对的。

**3. 普遍性**

阴阳学说认为，凡属相互关联的事物和现象或同一事物的内部，都可用阴阳来概括其各自的属性。如天地、水火、寒热、昼夜、阴晴、高低、干湿等都可广泛地用阴阳来加以概括，故《素问·阴阳应象大论》说："阴阳者，天地之道也，万物之纲纪，变化之父母，生杀之本始，神明之府也。"

**4. 可分性**

阴阳之中可再分阴阳，甚至具有无限可分性。如以昼夜而言，白昼为阳，黑夜为阴；白昼又可再分阴阳，上午为阳中之阳，下午为阳中之阴；黑夜亦可再分阴阳，前半夜为阴中之阴，后半夜为阴中之阳。

5. 转化性

在一定条件下,阴阳之间可以相互转化,即阴可以转化为阳,阳可以转化为阴。如白昼转化为黑夜,即阳转化为阴,一天将尽;黑夜转化为白昼,即阴转化为阳,一天即始。通过这样的阳阴交替转化,实现了日复一日的昼夜更替。

## 二、阴阳学说的基本内容

### (一)对立制约

阴阳对立制约,指阴阳双方存在着相互排斥、相互斗争、相互制约的关系。天与地、动与静、明与暗、寒与热、水与火等之间无不存在着相互对立、斗争与制约的关系。如阴寒能制约阳热,阳热亦能制约阴寒,二者相互制约,维持着自然界的动态平衡。就人体的生理功能而言,功能亢奋为阳,抑制为阴,二者相互制约,从而维持人体生理功能的动态平衡,即所谓"阴平阳秘"。如果这种动态平衡遭到破坏,就会导致疾病的发生。

### (二)互根互用

阴阳互根互用,是指阴阳双方具有相互依存、互为根本、相互资生、促进和助长的关系。阳依存于阴、阴依存于阳,阴阳双方均以对方的存在作为自己存在的前提,任何一方都不能脱离另一方而单独存在,即"互根";同时,阴能助阳生,阳能助阴长,即"互用"。正如《素问·生气通天论》所说"无阴则阳无以生,无阳则阴无以化"。功能活动属阳,气、血、津液等物质属阴,功能活动必须依赖气、血、津液的充养才能存在及发挥正常功能;气、血、津液必须依赖功能活动才能得到不断化生和补充。《素问·阴阳应象大论》说:"阴在内,阳之守也;阳在外,阴之使也。"阴为阳守持在内,阳为阴役使在外,阴阳互根互用,不可分离。

### (三)消长平衡

"消"即损耗、减少;"长"即增添、增加。阴阳消长平衡是指对立的阴阳双方在不断地彼此消长的运动中维持着相对的平衡状态。

阴阳双方不是处于静止不变的状态,而是处于"阳消阴长""阴消阳长""阴阳皆长""阴阳皆消"等不断的运动变化之中。以一年四季气候变化为例:从冬到春及夏,气候从寒冷(阴)逐渐转暖变热(阳),为"阴消阳长"的过程;由夏到秋及冬,气候由炎热(阳)逐渐转凉变寒(阴),为"阳消阴长"的过程;偶尔也会呈现相对而言的夏更热而冬更冷之"阴阳皆长"和夏偏凉爽而冬偏温暖之"阴阳皆消"的气候。

阴阳须在一定的调节限度内不断消长并维持其动态平衡,才能推动事物正常发展,维持人体正常的生命活动。如果这种消长运动超出一定的限度,就将出现阴阳某一方面的偏盛或偏衰,其阴阳平衡被破坏,在自然界就会形成灾害,在人体则导致疾病。故《素问·阴阳应象大论》说:"阴胜则阳病,阳胜则阴病;阳胜则热,阴胜则寒。"

### (四)相互转化

阴阳相互转化,是指对立的阴阳双方在一定条件下,可以各自向其相反的方面转化,即阴可以转化为阳,阳可以转化为阴。

阴阳的转化,是有条件的,一般都表现在事物变化的极盛阶段,即"物极必反"。也就是说属阳的事物发展到极点,可以转化为属阴的事物;属阴的事物发展到极点,可以转化为属阳的事物。如《素问·阴阳应象大论》说:"重阴必阳,重阳必阴","寒极生热,热极生寒"。"重"和"极"就是阴阳转化的条件。阴或阳有了"重"这个条件,就会转化为阳或阴;寒或热在"极"的条件下,便可转化为热或寒。夜的极度黑暗预示着黎明将至,严冬过后即是春暖等皆通此理。在人体生理病理变化中,也是如此。

总之,阴阳不仅能说明事物的特性,也能阐明具有阴阳属性的事物之间的对立制约、互根互用、消长平衡和相互转化四个方面关系。这四者之间也是密切相关,阴阳的对立制约是产生阴阳消长的前提,而阴阳消长又是阴阳转化的前提和阴阳对立斗争、依存互根的必然结果;阴阳消长是一个量变过程,阴阳转化则是在量变基础上的质变;阴阳的互根互用是事物发展变化的根源,是阴阳对立制约和阴阳转化的内在依据。

### 三、阴阳学说在中医学中的应用

阴阳学说贯穿在中医学理论体系的各个方面,用来说明人体的组织结构、生理功能、疾病的发生与发展规律,并指导着临床诊断、治疗与护理。

**（一）说明人体组织结构**

人体是一个有机的整体,人体内部充满着阴阳对立统一的关系。外为阳,内为阴;背为阳,腹为阴;脏为阴,腑为阳;心、肺居于上部(胸腔)属阳,肝、脾、肾位于下部(腰腹)属阴。总之,人体组织结构的上下、内外、表里、前后各部分之间,以及内脏之间,无不包含着阴阳的对立统一。

**（二）概括人体生理功能**

人体的正常生命活动是阴阳双方保持着对立统一、协调平衡关系的结果,故人体生理功能的基本规律均可用阴阳学说加以概括。如:脏腑、精气、血、津液等形质(阴精)与各种功能活动(阳气)之间在生理上即有相互对立、互根互用、消长平衡及转化的阴阳平衡状态。这种阴阳的动态平衡中,保证了人体正常生理功能的发挥,即"阴平阳秘"状态。如果阴阳不能保持动态平衡,不能相互为用,甚至分离,就会产生疾病甚至死亡。正如《素问·生气通天论》所说"阴平阳秘,精神乃治;阴阳离决,精气乃绝"。

**（三）说明人体病理变化**

疾病的发生及其病理变化都是阴阳失去动态平衡的结果,故皆可用阴阳失调来概括。阴阳失调的表现形式为阴阳偏盛、阴阳偏衰、阴阳互损、阴阳转化、阴阳格拒、阴阳亡失。

**（四）用于疾病的诊断**

由于疾病产生的根本原因是阴阳失调,所以任何疾病,尽管它的临床表现错综复杂,千变万化,但都可以阴阳为纲,根据阴或阳的特性来进行诊察,就能执简驭繁地抓住疾病的本质,有效地指导临床辨证。故《素问·阴阳应象大论》曰:"善诊者,察色按脉,先别阴阳。"如表 2-2。

表 2-2　证候阴阳属性归类

| 属性 | 光泽 | 语声 | 呼吸 | 动静 | 脉象 | 八纲辨证 |
|---|---|---|---|---|---|---|
| 阴证 | 晦黯 | 低沉无力 | 气微 | 蜷缩静默 | 沉细涩 | 里证、寒证、虚证 |
| 阳证 | 鲜明 | 高亢有力 | 气粗 | 躁动不安 | 浮洪滑 | 表证、热证、实证 |

**（五）指导疾病的防治**

调整阴阳,保持或恢复阴阳的相对平衡,达到阴平阳秘状态,是防治疾病、指导用药的基本原则。

**1.确定治疗原则**

疾病发生、发展的根本原因是阴阳失调。因此,通过损其有余,补其不足的基本方法来调整阴阳,恢复阴阳的相对平衡,就是治疗疾病的根本原则。即对于阴阳偏盛者,损其有余;对于阴阳偏衰者,补其不足。例如:阳热盛者,宜用寒凉药以制其阳,即"热者寒之";阴寒盛者,宜用温热药以制其阴,即"寒者热之"。阴虚不能制阳而致阳亢者,应滋阴壮水以补阴制阳;阳虚不能制阴而致阴盛者,应扶阳益火以补阳制阴。

**2.分析归纳药物性能**

阴阳可用来概括药物的性味功效,作为指导临床用药的依据。如药物的四性中:寒凉为阴,温热为阳;五味中:辛、甘发散为阳,酸、苦、咸涌泻为阴;升降浮沉中:升浮为阳,沉降为阴。一般而言,阴证用阳药,阳证用阴药,以纠正由疾病所引起的阴阳失调,从而达到治愈疾病的目的。

**3.指导疾病的预防与养生**

阴阳调和是预防与养生的重要法则,也是保持身体健康的重要手段。顺应自然界阴阳消长规律来调节机体的阴阳状态,使人与自然的阴阳变化协调一致,就可却病延年。故而人的养生活动中,要顺应四时的自然变化,"春夏养阳""秋冬养阴",以保持机体内外的阴阳平衡,达到健身防病的目的。

（郭振刚）

# 第二节　五行学说

## 一、五行的概念、特性与归类推演

### (一)五行的概念

"五"指构成物质世界的木、火、土、金、水五种基本物质;"行"指运动变化。五行指木、火、土、金、水五种物质的运动变化。五行学说中的五行已经超越了这五种物质本身,演绎为能阐释自然界各种事物或现象的特性及其相互关系的五类基本特性概念。

### (二)五行的特性

1.木的特性

"木曰曲直"。木具有生长、能屈能伸,升发舒展的特性,凡具有生长、升发、条达、舒畅等性能的事物或现象,皆归属于木。

2.火的特性

"火曰炎上"。火具有温热、上升的特性,凡具有温热、升腾等性能的事物或现象,皆归属于火。

3.土的特性

"土爰稼穑"。土具有载物、生化的特性,凡具有生化、承载、受纳等性能的事物或现象,皆归属于土。

4.金的特性

"金曰从革"。金具有能柔能刚、变革、肃杀的特性,凡具有肃杀、潜降、收敛、清洁等性能的事物或现象,皆归属于金。

5.水的特性

"水曰润下"。水具有滋润、下行、闭藏的特性,凡具有寒凉、滋润、向下、闭藏等性能的事物或现象,皆归属于水。

### (三)事物属性的五行归类

五行学说依据五行的特性,采用"取象比类"和"推演络绎"法,对人体的脏腑组织、生理、病理现象以及与人类生活相关的自然界事物进行事物属性的五行归类,形成了以五行为中心,人体与自然界密切相关的五行结构系统,体现了"天人相应"的整体观念。

## 二、五行学说的基本内容

### (一)五行的生克制化

1.相生

生,即资生、助长、促进。五行相生是五行之间的递相资生、助长和促进的关系。五行相生的次序是木生火、火生土、土生金、金生水、水生木(图 2-1)。

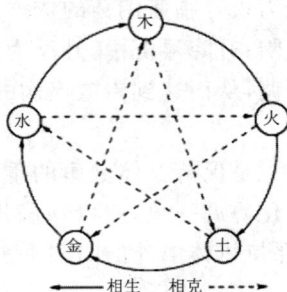

图 2-1　五行相生相克示意图

在相生关系中,任何一行都有"生我"和"我生"两方面的关系,"生我"者为母,"我生"者为子。所以,五行相生关系又称为"母子关系"。以木为例,水生木,故"生我"者为水,水为木之母;木生火,故"我生"者为火,火为木之子。余可类推。五行中任意相邻的两行之间都存在着母子关系。

2. 相克

克,即制约、克制、抑制之意。五行相克是五行之间的递相克制、抑制和制约的关系。五行相克的次序是木克土、土克水、水克火、火克金、金克木(图 2-1)。

在相克关系中,任何一行都有"我克"和"克我"两方面的关系,"我克"者为我所胜,"克我"者为我所不胜,所以五行相克关系,又称为"所胜"与"所不胜"的关系。以土为例,土克水,故"我克"者为水,水为土之所胜;木克土,故"克我"者为木,木为土之所不胜。余可类推。

3. 制化

制,制约、克制。化,化生、变化。五行制化是指五行之间生中有制,制中有生,相互生化、相互制约的生克关系。没有生,就没有事物的发生与成长;没有克,就不能维持事物正常协调关系下的变化与发展。因此,五行之间必须生中有克(化中有制),克中有生(制中有化),相反相成,才能维持和促进事物相对平衡协调和发展变化,正如《类经图翼》所说"造化之机,不可无生,亦不可无制。无生则发育无由,无制则亢而为害"。

(二)五行的相乘与相侮

1. 相乘

乘,即以强凌弱、乘虚侵袭之意。五行相乘是指五行中的某一行对其所克一行的过度克制。五行相乘的次序与相克相同,即木乘土、土乘水、水乘火、火乘金、金乘木。引起相乘的原因有两个方面。

(1)己强则乘:五行中的某一行本身过于强盛,因而对其所克之行的过度克制使其虚弱,从而引起五行之间的生克制化异常。如:木过于强盛,则克土太过,造成土的不足,即称为"木乘土"。

(2)己弱被乘:五行中的某一行本身比较虚弱,难以抵御其"克我"之行正常限度的克制,而显更加虚弱。如:木克土的力量仍在正常范围内,但由于土本身的不足,而使木克土的力量相对增强,使土更加不足,即称为"土虚木乘"。

2. 相侮

侮,即欺侮,欺凌之意。五行相侮是指五行中的某一行对原来"克我"之行进行反向克制,所以相侮亦称"反侮""反克"。引起相侮的原因也有两个方面:

(1)己强则侮:由于五行中的某一行过于强盛,使原本"克己"之行不仅不能克制"己",反而受到"己"的反克制。例如:木本受金克制,但在木特别强盛时,不仅不受金的克制,反而对金进行反克(即反侮),称作"木侮金"。

(2)己弱被侮:由于五行中的某一行本身虚弱,不仅不能制约其所克之行,反而受到其克之行的反向克制。如由于金本身的虚弱,不仅不能对木进行克制,反而受到木的反侮,称作"金虚木侮"。

从上可知,五行学说并不是静止地、孤立地将事物归属于五行,而是以五行之间的相生和相克关系来探索和阐释事物之间普遍存在的正常关系,在人体则为脏腑组织之间的正常生理关系;以五行之间的相乘和相侮来阐释事物之间的协调平衡关系被破坏后出现的异常关系,在人体则表现为脏腑组织之间的病理关系。

## 三、五行学说在中医学中的应用

五行学说应用到医学领域,主要是以五行的特性来分析和研究人体的脏腑、经络等组织器官的五行属性;以五行的生克、制化规律来分析各脏腑之间的生理联系;以五行乘侮规律来阐释各脏腑病理情况下的相互影响。并可用来指导临床诊断、治疗和护理。

（一）解释生理现象

1.说明脏腑的生理特性

运用五行学说来说明五脏的五行属性，并以五行的特性来说明五脏的生理功能。如：肝属木，木有生发、喜条达、舒畅的特性，故肝有疏泄的功能，喜条达而恶抑郁；脾属土，土有生化的特性，故脾有化生水谷精微之功，为气血生化之源。

2.说明五脏之间的相互关系

运用五行之间的生克关系，说明五脏之间相互资生和相互制约的关系。如相生方面表现在：肝属木、心属火，木生火，故肝的疏泄、藏血能助心行血；相克方面表现在：肾属水、心属火，水克火，故肾水上济于心，可以防止心火亢烈。

（二）说明五脏病变的相互影响

脏腑之间的疾病往往可以发生相互影响及传变。临床可根据五行理论来阐明五脏之间相互影响及疾病传变的规律与趋向。

1.相生关系的传变

包括"母病及子"和"子病犯母"两个方面。

（1）母病及子：即母脏疾病传及子脏。如：心（火）为母，脾（土）为子，劳神伤心后，则往往伴见脾失健运而纳食不馨，即为母病犯子。

（2）子病犯母：又称"子盗母气"，即子脏疾病传及母脏。如：心（火）为子，肝（木）为母，心所思不遂常致肝郁而见胁肋胀痛，即为子病犯母。

2.相克关系的传变

包括"相乘"和"相侮"两个方面。

（1）相乘传变：某一脏的过盛病变，可导致所克的一脏发生疾病，如肝气横逆导致脾的功能紊乱，称为"木旺乘土"；反之，当某一脏虚弱，则不能耐受克己一脏的克伐而发生疾病，如脾胃虚弱引发肝木乘脾土，称为"土虚木乘"。

（2）相侮传变：在正常情况下，肺金可以制约肝木，但由于肝木亢盛或肺金虚弱，肺金不仅无力制约肝木，反而被肝木反向克制，而引发咳嗽、胸痛等肺脏病变，称为"木火刑金"和"金虚木侮"。

（三）用于疾病的诊断

在五行系统中，五脏病与五色、五味、五音以及相关脉象的变化有着一定的联系。临床诊断疾病时，在四诊所得病情资料的基础上，可以根据这些五行联系及其生克乘侮的变化规律来推断病情。如面色青、喜食酸味，可诊断为肝病；脾虚而面见青色，则为肝病及脾。

（四）指导疾病的治疗

1.控制疾病传变

根据五行的生克乘侮规律，五脏中的某一脏发生疾病，可以波及他脏，他脏疾病也可影响本脏。因此，在治疗时，除对所病本脏进行治疗外，还应根据传变规律，调节他脏，以防疾病传变。如肝病有可能传脾而致脾病时，在疏肝平肝的基础上，补益脾气，脾气得健，则肝病便不会传之于脾。

2.确定治则和治法

1）依据五行相生规律确定治则和治法。

（1）治则：①"虚则补其母"，用于母子关系的虚证。如肝血虚，除了要补益肝血之外，还要补益肾精，即"滋水涵木"。②"实则泻其子"，用于母子关系的实证。如肝火炽盛，在泻肝火的同时，还要泻心火。

（2）常用治法：滋水涵木法，培土生金法，益火补土法，金水相生法。

2）依据五行相克规律确定治则和治法。

（1）治则：①"抑强"，主要用于相克太过引起的相乘和相侮。如肝木旺盛乘脾土、侮肺金，出现肝脾不调或肝火犯肺之证，治疗应以疏肝平肝为主。②"扶弱"，主要用于相克不及引起的相乘和相侮。如脾气虚，不仅肝木克伐，而且肾水反侮，治疗应以健脾为主。

（2）常用治法：抑木扶土法，泻火补水法，培土制水法，佐金平木法。

3.指导临床用药

以中药的色、味与五脏的五行归属联系为依据，指导临床合理地选用药物。如青色、酸味药能入肝而治肝病；赤色、苦味能入心而治心病；黄色、甘味能入脾而治脾病；白色、辛味能入肺而治肺病；黑色、咸味能入肾而治肾病。

（郭振刚）

# 第三章 中医生理观与病理观

## 第一节 藏象学说

藏象学说是通过对人体的生理、病理现象的观察,研究人体脏腑等的生理功能、病理变化及其相互关系的学说。

### 一、内脏的分类及其区别(表 3-1)

表 3-1 内脏的分类及其区别

| 类别 | 内容 | 生理功能特点 | 形态特点 |
|------|------|------------|---------|
| 五脏 | 心,肝,脾,肺,肾 | 藏精化气生神<br>藏精气而不泻<br>满而不能实 | 主要为实体性器官 |
| 六腑 | 胆,胃,大肠,小肠,膀胱,三焦,心包络 | 传化物而不藏<br>实而不能满<br>以通降为用 | 多为管腔性器官 |
| 奇恒之府 | 脑,髓,骨,脉,胆,女子胞(精室) | 藏精气而不泻,<br>不传化物。<br>除胆外,无表里关系<br>除胆外,无阴阳五行配属关系 | 形态中空有腔<br>相对密闭 |

### 二、五脏

(一)心的主要生理功能及病理表现

(1)心主血脉:是指心气推动血液在脉中运行,流注全身,发挥营养和滋润作用。心主血脉的前提条件是心行血,指心气维持心脏的正常搏动,推动血液在脉中运行;心生血,是指心火将水谷精微"化赤"生血;心主脉,是指脉道的通畅,血液在脉中的正常运行,形成脉象。心主血脉的生理表现,主要从以下四个方面观察。面色红黄隐隐,红润光泽;舌质淡红;脉象和缓有力,节律均匀,一息四至;虚里搏动(指心尖)和缓有力,节律均匀,其动应手。其病理表现:心气虚,心血虚,血脉空虚可导致心悸不安,面色苍白或萎黄,舌质淡白,脉细弱微,虚里心悸不安;心血淤,心血阻滞,可出现心绞痛症状,面色灰暗,唇青舌紫,脉结、代、促、涩,虚里闷痛。

(2)心藏神:主要是指心具有主宰人体五脏六腑,形体官窍的一切生理活动和人体精神意识思维活动的功能。而精神意识思维活动主要体现在五神,即神、魂、魄、意、志。五志,即喜、怒、忧、思、悲。五神五志又分属五脏,但主宰是心。中医学中有心(属五脏)和脑(属奇恒之府)等概念,但以心概脑。心主神志的生理表现,主要是精神饱满,反应灵敏。其病理表现有:①心不藏神:反应迟钝,健忘,神志亢奋,烦躁不安,失眠,谵语多梦;②神志衰弱:神志不合,萎靡不振;神志错乱和癫狂等,后者属现代医学重型精神病范畴。

(二)肺的主要生理功能和病理表现

(1)肺主宣发:指肺气向上升宣,向外布散。其生理作用如下。①通过呼吸运动,排除人体内浊气;②通过人体经脉气血运行,布散由脾转输而来的水谷精微,津液于全身,内至五脏六腑,外达肌腠皮毛;

③宣发卫气,调节腠理开合,排泄汗液,并发挥抗邪作用。病理表现为肺失宣发:恶寒发热、自汗或无汗、胸闷、咳喘、鼻塞、流清涕,属现代医学上感范畴。

(2)肺主肃降:指肺气向下通降或使呼吸道保持洁净,其生理作用:①通过呼吸运动,吸入自然界清气;②通过经脉气血运行,将肺吸入清气和由脾而来的水谷精微,津液下行布散;③通过咳嗽等反射性保护作用,肃清呼吸道内过多的分泌物,以保持其清洁。其病理表现:肺气上逆,肺失肃降,胸闷,咳喘。

(3)肺主气,司呼吸:肺主气指肺具有主持呼吸之气,一身之气的功能概括。肺司呼吸,指肺具有呼浊吸清,实现机体内外气体交换的功能。其生理作用如下。①吸入自然界的清气,促进人体气的生成,营养全身;②呼出体内浊气。排泄体内废物,调节阴阳平衡;③调节人体气机的升降出入运动。其病理表现:胸闷,咳喘,呼吸不利,呼吸微弱。

(4)肺主通调水道:指肺主宣发肃降功能对体内水液的输布排泻起着疏通和调节作用。水道指人体内水液运行的通道。肺主通调水道其生理作用主要是调节体内水液代谢的平衡。机制主要是肺主宣发使津液向外,向上散布,濡养脏腑、器官、腠理、皮毛,呼浊和排汗,将部分水分和废物排除人体外。肺主肃降,使津液下行布散,濡养人体,使代谢后水液下行布散至膀胱,通过膀胱的气化作用生成尿液。其病理表现:肺通调失职可出现痰饮水肿。

(5)肺朝百脉,助心行血:肺朝百脉指全身血液通过经脉聚会于肺并进行气体交换,再输布于全身。肺气宣发肃降具有协助心脏、助心行血、促进血液运动的作用。其病理表现:肺气虚,血脉瘀滞,肺气宣降失调,胸闷,心悸,咳喘,唇青舌紫。

(6)肺主治节:指肺具有协助心脏对机体各个脏腑组织器官生理活动的治理调节作用,是肺的生理功能的概括。

(三)脾的主要生理功能和病理表现

(1)脾主运化水谷:指脾对饮食物的消化,化为水谷精气,以及对其的吸收、转输和散精作用。其生理机制:①脾协助胃消磨水谷;②脾协助胃和小肠把饮食物化为水谷精微;③吸收水谷精微转输到心肺,经肺气宣发肃降而布散全身经脉、气血运行布散全身。病理表现:主要表现为纳差,腹胀,便溏,四肢倦怠无力,少气懒言,面色萎黄,舌质淡白。

(2)脾主运化水液:指脾对水液的吸收、转输、布散作用。其生理机制:①脾吸收津液;②将津液转输到肺,通过肺的宣降而布散全身,起濡养作用,转输到肾,膀胱,经膀胱的气化作用而形成尿液。病理表现主要是脾虚失运而致水液停滞,表现内湿。痰饮,水肿,带下,泻泄。

(3)脾主升清:指脾具有将水谷精微等营养物质吸收并上输入心肺头目。化生气血以营养全身的功能。其病理表现:①升清不及可出现眩晕,腹胀,便溏,气虚的表现;②中气下陷,腹部胀坠,内脏下垂,如胃下垂,脱肛,子宫下垂等。

(4)脾主统血:指脾有统摄血液在脉内运行,不使其逸出脉外的作用。其病理表现,脾不统血表现有脾气虚,出血,崩漏,尿血,便血,皮下出血等。

(四)肝的主要生理功能及病理表现

(1)肝主藏血:指肝具有贮藏血液、调节血量、防止出血的生理功能。其病理表现:①机体失养:如头目失养,视力模糊,夜盲,目干涩,眩晕;筋脉失养:肢体拘急,麻木,屈伸不利,胞宫失养:月经后期,量少,闭经,色淡,清稀。②血证:肝血虚,肝火旺盛,热迫血行。③肝肾阴虚:肝阳上亢,阳亢生风,眩晕,上重下轻,头胀痛,四肢麻木。④月经过多,崩漏。

(2)肝主疏泄:指肝具有疏通、宣泻、升发、调畅气机等综合生理功能,其病理表现:疏泻不及:气郁,气滞,胸胁、乳房、少腹胀痛。疏泻太过:气逆,面红目赤,心烦易怒,头目胀痛。气滞则血瘀,胸胁刺痛,痛经,闭经。气滞则水停,鼓胀水肿。肝失疏泻还可引起肝脾不调、肝胃不和致腹胀,恶心,呕吐,嗳气,返酸。肝胆气郁则口苦,恶心,呕吐,黄疸等。肝气郁结:闷闷不乐,多疑善虑,喜太息。肝气上逆,情志亢奋,急躁易怒,失眠多梦。肝失疏泻可引起气血不和,冲任失调,经带胎产异常,不孕不育。

（五）肾的主要生理功能及病理表现

（1）肾藏精：是指肾具有封藏精气、促进人体生长发育和生殖功能，以及调节机体的代谢和生殖活动的作用。

肾精包括先天之精和后天之精。先天之精指禀受于父母的生殖之精，后天之精即水谷精微和脏腑之精，二者之间的关系是后天之精依赖于先天之精活力资助，才能不断化生，先天之精依赖于后天之精的培育充养。肾精可化生肾气，肾气有助于封藏肾精。肾中精气按其功能类别可划分为肾阴、肾阳。肾阴是指肾中精气对各脏腑组织器官起滋养濡润作用的生理效应。肾阳指肾中精气对各脏腑组织器官起推动温煦作用的生理效应。其病理表现：①肾中精气不足，可导致生长发育障碍，生殖繁衍能力减弱，发生某些遗传性或先天性疾病；②肾阴阳失调，肾阳虚可致虚寒证，肾阴虚可致虚热证。

（2）肾主水液：指肾主持和调节人体的水液代谢平衡。人体代谢水液经三焦下行归肾，肾将含废物成分多的水液下注膀胱。通过肾及膀胱气化作用而排出体外，以维持体内水液代谢的平衡。其病理表现：肾气（阳）虚（肾气不化）可致气化失常，导致水液代谢障碍，津液停滞，尿少，痰饮水肿，癃闭；津液流失（肾气不固），尿频，尿多。

（3）肾主纳气：指肾具有摄纳肺所吸入的清气，以防止呼吸表浅的作用。病理表现：呼吸表浅微弱，呼多吸少，动辄气喘。

## 三、六腑

（一）胆的生理功能

（1）藏泻精汁助消化。

（2）主决断，指胆在精神意识活动中具有准确判断作出决定的作用。

（二）胃的生理功能

（1）主受纳，腐熟水谷：指胃具有接受容纳饮食物，消化饮食物成为食糜，吸收水谷精微和津液的功能。

（2）胃主通降，以通降为和：指胃气下行降浊特点而言，主要是指胃受纳水谷并将食糜下传入小肠的作用，同时也概括了胃气协助小肠将食物残渣下传入大肠协助大肠传化糟粕的功能。

（三）小肠的生理功能

（1）主受盛化物：指小肠具有接受由胃下降的食糜并将其进一步消化，化为水谷精微的功能。

（2）主分清别浊：指小肠将食糜进一步分别为水谷精微，津液和食物残渣，剩余水分的功能。

（四）大肠的生理功能

主传化糟粕，具有接受食物残渣，吸收水分，将食物残渣化为粪便，排除大便的功能。

（五）膀胱的主要生理功能

膀胱的主要生理功能是贮藏津液排泄小便。

（六）三焦的概念及生理功能

三焦的概念其一是指脏腑的外围组织，是分布于胸腹腔的大腑，又称孤腑，其主要功能是：①通行元气；元气通过三焦而至五脏六腑，推动和激发各脏腑生理功能活动。②决渎行水：具有疏通水道，通行水液的功能，是水液、津液运行输布的道路。

三焦的概念其二是指人体上中下三个部位及其相应脏腑功能的概括。上焦指横膈以上，即心、肺、心包络、头面部、上肢。中焦指横膈以下脐以上，包括脾、胃、肝脏等。下焦指脐以下，包括肝、肾、大小肠、膀胱、精室、子女胞、下肢。其中肝按功能特点可划归下焦，按部位分类划归中焦。三焦的主要生理功能："上焦如雾"，指上焦心肺布散全身津液，营养周身的作用，如同雾露弥散一样。"中焦如沤"，是指中焦脾胃消化饮食物，吸收水谷精微，津液的作用，如同酿酒一样。"下焦如渎"，是指胃、大肠、小肠，膀胱传导糟粕，排泻废物作用，如同沟渠必需疏通流畅。

## 四、脏与脏之间的关系

### (一)心和肺

心和肺主要表现在气血互根互用。肺主气司呼吸,生成宗气,主宣降,肺朝百脉,助心行血,促进心主血脉的生理功能。心行血,肺脏得养,血为清气载体而布散全身,促进肺主宣降的生理功能。

### (二)心和脾

心和脾主要表现在血液的化生、运行上的相辅相成。脾运化水谷精微,则心血充盈。心脏化赤生血,则脾得血养。脾主统血,防止血逸脉外,心气维持心脏的正常搏动,推动血行脉中。

### (三)心和肝

心和肝主要反映在血液运行,精神活动的相辅相成。心气维持心脏的正常活动;肝主疏泄则气机条畅,促进血液运行,肝主藏血,调节人体部分血量,有助于血液的正常运行。在精神活动方面,心藏神,产生和主宰人的精神活动,调节人体脏腑生理功能,肝主疏泄,调畅人的精神情志活动,肝藏魂,主谋虑。

### (四)心和肾

心和肾主要表现在心肾相交。肾阴上济于心,以滋心阴,则心火不亢,心火下降于肾,以温肾阳,则肾水不寒。

### (五)肺与脾

肺与脾主要表现在气的生成,津液输布代谢的协同作用。脾为生气之源,脾主运化水谷精微功能旺盛,则水谷精气来源充足。肺为主气之枢,肺在自然界中吸入清气和脾主运化水谷精气,合称宗气。肺的宣降作用推动全身气血正常运行。在代谢方面,脾主运化水液,上输布于肺,经肺的宣降而输布全身,肺主宣降,通调水道,防止内湿痰饮。

### (六)肺与肝

肺与肝主要表现在气机升降协调,气血运行的协同作用。肺主肃降,肝主升发,升降相因,则气机协调,肺朝百脉助心行血,促进气血运行,肝主疏泄,气机条畅,促进血液运行,肝主藏血,调节血量,有助于血液的正常运行。

### (七)肺与肾

肺与肾主要表现在水液代谢,呼吸运动。脏阴互资的协同作用。肾主水液,升清降浊,肺主宣发肃降,通调水道,维持水液代谢平衡。肺司呼吸,肺主气,肾主纳气,摄纳肺从自然界吸入之清气,防止呼吸表浅,肾阴是一身阴液之根本,肾阴充养肺阴,肺主肃降下输清气,水谷精气,滋养肾阴。

### (八)肝与脾

肝与脾主要表现在对饮食物消化。血液的生成运行方面的协同作用:"土得木而达",脾属土,肝属木,肝主疏泄,气机条畅,促进脾纳腐运化,促进脾升胃降,疏泄胆汁,进入小肠,有助消化。"木赖土以培之",脾胃功能健旺,气血生化有源,促进肝藏血,藏魂。脾主运化水谷精微,气血生成有源,肝主疏泄,气机条畅,促进血液运行,肝主藏血,调节血量。脾主统血,防止血逸脉外。

### (九)肝与肾

肝与肾主要表现在肝肾同源。肝藏血,肾藏精,精血同源于水谷精微,且精血互化。

### (十)脾与肾

脾与肾主要表现在水液代谢中的协同作用(见前述)和先后天的资生促进作用。肾阳温煦脾阳,脾运化水谷精微充养肾精。

由于六腑是以传化物为其生理特点,故六腑之间的相互关系主要体现于饮食物的消化吸收和排泻过程中的相互联系和密切配合。

五脏与六腑之间的关系,实际上就是阴阳表里的关系,由于脏属阴,腑属阳,脏为里,腑为表,一脏一腑,一阴一阳,一里一表,相互配合,并有经脉相互络属,从而构成脏腑之间的密切联系。

(程　瑶)

# 第二节  气血津液学说

## 一、气

气是构成人体和维持人体生命活动最基本的物质。

（一）气的生成来源

先天之精气：是指肾中精气，来源于父母生殖之精。后天之精气：来源于饮食物，经脾胃化生之水谷精气和来源于自然界经肺吸入之清气。

（二）气的生理作用

气具有推动人体各脏腑组织器官生理功能的作用。气可促进精血、津液的化生，输布及其功能活动。

（三）气机

气机指气的运动。脏腑的气机规律：心气主降，肺气主宣发肃降，脾气主升，肝主升发，肾气主升，六腑都主降。气机失调的主要表现形式有气滞（郁）、气逆、气陷、气闭、气脱等。

（四）气的分类

（1）元气（原气）：元气是人体中最基本，最重要的根源于肾的气，其生成依赖于肾中精气所化生和水谷精气的充养，其分布形式是发源于肾，以三焦为通道，输布于全身。其主要生理功能：①推动人体生长发育和生殖；②促进和调节各脏腑、经络、组织生理功能活动；③决定体质强弱，具有抗病能力。

（2）宗气：宗气是指由肺吸入之清气和脾胃化生之水谷精气汇集于胸中结合而成。在一定程度上是心肺功能的代表。其分布积聚于胸中，贯注于心肺。向上出于肺，循喉咙而走息道，向下注入丹田，并注入足阳明之气街（相当于腹股沟部位）而下行于足，其贯入心者经心脏入脉，在胸中推动气血的运行。其主要生理功能：①走息道司呼吸；②贯心脉而行气血；③与人体视听言动等功能相关。

（3）营气：营气是行于脉中、具有营养作用之气。由于营气行于脉中化生为血，营气和血可分而不可离，故常称"营血"，营气和卫气相对而言。营气在脉中，卫气在脉外，在外者属阳，在内者属阴，故又称营阴。其生成主要由脾胃运化之水谷精气中的精纯柔和部分所化生，其主要功能是化生血液，营养全身。

（4）卫气：卫气是行于脉外之气，由脾胃化生水谷精气中剽疾滑利部分所化生。卫气行于脉外，白昼依赖体表手足三阳经脉，由头面部别行布散至肢端而不还流。夜晚从肾开始，依相克次序在五脏中运行。其主要生理功能：①护卫肌表抗御外邪；②启闭汗孔，调节体温；③温养脏腑，润养皮毛；④维持人体"昼精而夜瞑"的生理状态。

## 二、血

血是运行于脉中而循环流注于全身的富有营养和滋润作用的红色液体，是构成人体和维持人体生命活动的基本物质之一。其生成依赖于水谷精微化血，津液化血，精髓化血，与脾、胃、心、肝、肾密切相关。血行于脉中，运行于全身，环周不休，有节律的流动。心气充沛是维持血循的基本动力。肺朝百脉，助心行血和宗气的推动作用；肝主疏泄，促进血的运行和调节血量作用；脾主统血作用等是血循的基本条件。血的主要功能是润养和滋润全身，且血液是神志活动的主要物质基础。

## 三、津液

津液是人体一切正常水液的总称。在机体内除血液之外，其他所有的液体均属津液范畴，包括各脏腑组织的内在体液及其正常的分泌物。津液来源于饮食物。其生成、输布、排泻，与脾主运化水液，肾主水液，肺主通调水道，肝主疏泄，胃主纳腐，小肠分清别浊，大肠主津，膀胱贮藏津液，排泻小便，三焦的决渎功能等密切相关。其中与脾肺肾关系最为密切，而以肾最为重要。其排泄方式有汗、呼气、尿、粪。津液的生理功能:津液经孙脉络渗入血脉中化为血液滋润和濡养全身,通过排泄代谢废物而调节阴阳平衡,津液还是气之载体之一。

### 四、气血之间的关系

#### (一)气对血的作用

气为血之帅,是气对血的生成循行中的主导作用而言,对气的生血、行血、摄血作用的概括。气能生血是指水谷精微是血液生成的主要物质来源。气化作用是血液生成的动力。气能行血是指气的推动和温煦作用是血循行的动力。气能摄血是指气的固摄作用具有防止血逸脉外的功能。

#### (二)血对气的作用

血为气之母,是指血为气的物质基础和依附根源而言,是血能载气,血能养气的概括。血能载气是指血为气的载体,气依附于血,才不致浮散脱失,血能养气是指血不断为脏腑组织功能活动提供营养,血足则气充。

### 五、津血之间的关系

主要表现在津血同源,即同源于水谷精微,主要依赖于脾胃功能活动所化生,津和血之间可以互相转化。

### 六、气与津液的关系

主要表现在气能生津,气能推动和激发脾胃功能,有助于脾胃运化水谷精微,津液源于水谷精气,故气是津液生成的物质基础和动力。气能行津,指气的运动变化是津液输布排泻的动力。气能摄津,是指气的固摄作用控制着津液的排泄。

(卢正海)

# 第三节　经络学说

经络是经脉和络脉的总称,是人体运行全身气血,联络脏腑形体官窍,沟通上下内外的通道。经络学说是研究人体经络系统的组织结构,生理功能,病理变化及其与脏腑形体官窍,气血津液等相互关系的学说,是中医理论体系的重要组成部分。

### 一、经络系统

经脉是人体气血循行的主要通道,经脉包括十二正经,奇经八脉和十二经别。经脉有固定的循行路线,且循行部位一般较深,多纵行分布于人体上下。十二正经包括手、足三阴经和手、足三阳经。奇经包括督脉、任脉、冲脉、带脉、阴跷脉、阳跷脉、阴维脉、阳维脉,十二经别是十二经脉的较大分支,起于四肢,循行于脏腑深部,上出于颈项浅部。

络脉也是经脉的分支,但多无一定的循行路径,纵横交错,网络全身,多布于人体浅表。络脉有别络、浮络和孙络之分,其中别络的主要功能是加强相为表里的两条经脉之间在体表的联系。

经脉外连经筋和皮部,经脉络脉内络属脏腑,联系全身的组织、器官,散布于体表各处,同时深入体内,连属各个脏腑。经络的基本生理功能是运行全身气血,营养脏腑组织,联络脏腑器官,沟通上下内外,感应传导信息,调节功能平衡。

## 二、十二经脉

### (一)经脉的命名与分布

经脉的命名主要是根据阴阳、手足、脏腑三个方面而定的。人体各部位按阴阳分类,脏为阴,腑为阳,内侧为阴,外侧为阳,手经循于上肢,足经循于下肢。阴经属脏,循行于四肢内侧,阳经属腑,循行于四肢外侧。

十二经脉命名及分布规律见表3-2。

表 3-2　十二经脉命名及分布规律

| | | | (前) | (中) | (后) |
|---|---|---|---|---|---|
| 十二经脉 | 阴经<br>(内侧) | 手 | 肺<br>太阴 | 心包<br>厥阴 | 心<br>少阴 |
| | | 足 | 脾 | 肝 | 肾 |
| | 阳经<br>(外侧) | 手 | 大肠<br>阳明 | 三焦<br>少阳 | 小肠<br>太阳 |
| | | 足 | 胃 | 胆 | 膀胱 |

### (二)走向规律

手之三阴,从胸走手;手之三阳,从手走头;足之三阳,从头走足;足之三阴,从足走腹胸。阴经向上,阳经向下。

### (三)交接规律

阴阳经交于四肢末端,阳经交于头面部,阴经交于内脏,即手三阴经与手三阳经交于上肢末端,手三阳经与足三阳经交于头面部,足三阳经与足三阴经交于下肢末端,足三阴经与手三阴经交于内脏。

### (四)表里关系

主要与脏腑的表里关系有关,如手太阴肺经,属肺络大肠,手阳明大肠经,属大肠络肺,其特点是四肢内外侧相对的两条经互为表里。如手太阴肺经分布于上肢内侧前部,手阳明大肠经分布于上肢外侧前部。

### (五)流注次序

手太阴肺经食指端手阳明大肠经鼻翼旁足阳明胃经足大趾端足太阴脾经心中手少阴心经小指端手太阳小肠经目内眦足太阳膀胱经足小指端足少阴肾经胸中手厥阴心包经无名指端手少阳三焦经目外眦足少阳胆经足大趾足厥阴肝经肺中手太阴肺经。

## 三、奇经八脉

奇经八脉是督、任、冲、带、阴跷、阳跷、阴维、阳维脉的总称。其主要功能是可加强十二经脉之间的联系,调节十二经脉气血,参与肝、肾、女子胞、脑、髓等重要脏器生理功能。其中督脉为阳脉之海,总督一身之阳经。任脉为阴脉之海,总督一身之阴经,冲脉为血海,调节十二经脉气血。

(程　瑶)

# 第四节　病　因

病因是指能影响和破坏人体阴阳相对平衡协调状态,导致疾病发生的各种原因,又称致病因素。病因学说是研究致病因素的致病性质和特点,以及引起疾病后的典型临床表现的学说。病因学说的特点是辨证求因和审因论治。

在中医学术发展过程中,历代医家从不同的角度,对病因提出了不同的分类方法。

"淫生六疾"。秦国名医医和提出的"六气致病"说,被称为病因理论的创始。如《左传·昭公六年》:"六气,曰阴、阳、风、雨、晦、明也……阴淫寒疾,阳淫热疾,风淫末疾,雨淫腹疾,晦淫惑疾,明淫心疾。"

阴阳分类。《内经》以阴阳为总纲,对病因进行分类。《素问·调经论》:"夫邪之生也,或生于阴,或生于阳。其生于阳者,得之风雨寒暑;其生于阴者,得之饮食居处,阴阳喜怒。"《内经》将病因明确分为阴阳两大类,将来自于自然界气候异常变化,多伤人外部肌表的,归属于阳;将饮食不节,居处失宜,起居无常,房事失度,情志过极,多伤人内在脏腑精气的,归属于阴。

三种致病途径。东汉时期张仲景以外感六淫为病因,脏腑经络分内外,将病因与发病途径相结合进行研究。《金匮要略·脏腑经络先后病脉证》:"千般疢难,不越三条:一者,经络受邪入脏腑,为内所因也;二者,四肢九窍,血脉相传,壅塞不通,为外所中也;三者,房室、金刃、虫兽所伤。以此详之,病由都尽。"张仲景的病因分类法,对后世影响极大,并沿用了相当长的时间。如晋代葛洪《肘后备急方·三因论》:"一为内疾,二为外发,三为它犯。"

三因分类。宋代陈无择在《金匮要略》的基础上明确提出了"三因学说"。认为六淫邪气侵犯为外所因,七情所伤为内所因,饮食劳倦、跌仆金刃及虫兽所伤等为不内外因。由于陈氏比较全面地概括了各种致病因素,分类也比较合理,故对宋以后的病因研究起到了很大的推动作用。《三因极一病证方论》:"六淫,天之常气,冒之则先自经络流入,内合于脏腑,为外所因;七情,人之常性,动之则先自脏腑郁发,外形于肢体,为内所因;其如饮食饥饱,叫呼伤气,尽神度量,疲极筋力,阴阳违逆,乃至虎狼毒虫,金疮蹇踬折,疰忤附着,畏压溢溺,有悖常理,为不内外因。"

致病因素多种多样,诸如气候异常、戾气传染、七情内伤、饮食失宜、劳逸失度、持重努伤、跌仆金刃、外伤及虫兽所伤等,均可成为病因而导致疾病的发生。

在疾病发展过程中,原因和结果是相互作用的,某一病理阶段中的结果,可能会成为下一个阶段的致病因素,即病理产物可成为病因。如痰饮、瘀血是脏腑气血机能失调所形成的病理产物,当其形成后,又可导致新的病理变化而成为新的病因。

## 一、六淫

### (一)六淫的基本概念

#### 1.六淫

六淫是指风、寒、暑、湿、燥、火六种外感性致病因素的总称。"淫",有太过和浸淫之意。六淫可以理解为六气太过,或是令人发病的六气。六淫之名,首见于《三因极一病证方论》,可能是由医和的"淫生六疾"和《素问·至真要大论》的"风淫于内""热淫于内""湿淫于内""火淫于内""燥淫于内""寒淫于内"概括而来。

#### 2.六气

六气是指风、寒、暑、湿、燥、火六种正常的气候变化。《素问·至真要大论》的"六气分治",是指一岁之内,六气分治于四时。六气是万物生长变化的最基本条件,也是人体赖以生存的必要条件。六气对人体是无害的,六气一般不致病。《素问·宝命全形论》:"人以天地之气生,四时之法成。"

#### 3.六气转化为六淫的条件

六气异常变化:六气太过或不及,六气变化过于急骤,非其时而有其气,或"至而不至",或"至而太过",或"至而不及"等。正气不足:六气异常,若逢人体正气不足,抵抗力下降,就会侵犯人体,引起疾病发生而成为致病因素。

### (二)六淫致病的共同特点

(1)六淫致病多与季节气候和居处环境有关。六淫为六气的太过或不及,而六气变化,有一定的季节性,所以,六淫致病与季节有关。如春季多风病,夏季多暑病,长夏多湿病,秋季多燥病,冬季多寒病。因六淫致病与时令气候变化有关,故又称"时令病"。此外,久居湿地或长期水中作业,则易患湿病;而长期高温环境下作业,则易患燥热或火邪为病。

(2)六淫邪气既可单独侵袭人体而致病,也可两种或两种以上共同侵犯人体而致病。如风寒感冒、湿热泄泻、暑湿感冒等为两种邪气共同致病,痹证则为风寒湿三邪相并侵犯人体而致病。

(3)六淫邪气侵犯人体后,病证的性质可随病情的发展和体质的不同,而发生转化。如病情发展,寒邪入里化热,湿郁化火,暑湿日久化燥伤阴等。而体质不同,病性也可从阳化热,或从阴化寒。

(4)六淫邪气侵犯人体的途径为肌表或口鼻,因邪从外来,多形成外感病,故六淫又有"外感六淫"之称。

(三)六淫邪气各自的性质和致病特点

1. 风

风虽为春季主气,但四季皆可有风,故风邪引起的疾病虽以春季为多,但其他季节亦均可发生。

风邪的性质和致病特点如下。

(1)风为阳邪,其性开泄,易袭阳位:风性主动,具有升发向上的特性,所以风属于阳邪。其性开泄,是指风邪侵犯人体,留滞体内,易引起腠理疏泄开张,表现出汗出恶风的症状。阳位是指头面部,因风邪具有升发向上的特性,所以风邪侵袭,常伤及人体的头面部,出现头昏头沉、鼻塞流涕、咽痒咳嗽等症状。

《素问·风论》:"风气藏于皮肤之间,内不得通,外不得泄。腠理开则洒然寒,闭则热而闷。"《素问·太阴阳明论》:"故犯贼风虚邪者,阳先受之","伤于风者,上先受之"。

(2)风性善行而数变:"善行",是指风邪致病具有病位游移、行无定处的特性。例如,风邪偏盛所致的痹证,以游走性关节疼痛,痛无定处为特点,风邪为主引起的痹证又称为"行痹"或"风痹"。"数变",是指风邪致病具有变幻无常和发病迅速的特性,如风疹就有皮肤红斑发无定处,此起彼伏,瘙痒难忍的特点。另外,由风邪所致的外感疾病,一般也多有发病急、传变快的特点。

《素问·风论》:"风者,善行而数变。"《景岳全书·卷十二》:"风气胜者为行痹。盖风者善行而数变,故其为痹,则走注历节,无有定所,是为行痹,此阳邪也。"

(3)风为百病之长:是指风邪为六淫病邪中最主要和最常见的致病因素。寒、暑、湿、燥、火诸邪多依附于风而侵犯人体,风邪为外邪致病的先导。另外,风邪致病可以全兼其他五邪,如兼寒为风寒,兼暑为暑风,兼湿为风湿,兼燥为风燥,兼火为风火,而其他五邪则不可全兼。

《素问·风论》:"风者,百病之长也。至其变化,乃为他病也。无常方,然致有风气也。"

《临证指南医案·卷五》:"盖六气之中,惟风能全兼五邪,如兼寒曰风寒,兼暑曰暑风,兼湿曰风湿,兼燥曰风燥,兼火曰风火。盖因风能鼓荡此五气而伤人,故曰百病之长也。其余五气,则不能互相全兼。"

2. 寒

寒为冬季主气,寒邪致病多见于严冬。但盛夏之时人们贪凉饮冷,所以也容易受到寒邪侵袭。

寒邪为病有内寒与外寒之分。

内寒是指阳气不足,温煦功能减退,寒由内生的病理变化。外寒指寒邪侵犯人体,寒从外来的病理变化。外寒又分为伤寒和中寒。伤寒是指寒邪损伤肌表,郁遏卫阳的病理变化;中寒是指寒邪直接侵犯脏腑,伤及脏腑阳气的病理变化。

外寒与内寒既有区别,又有联系。阳虚内寒之体,容易感受外寒;而外来寒邪侵入机体,日久不散,又能损伤阳气,导致内寒。

寒邪的性质及致病特点如下。

(1)寒为阴邪,易伤阳气:寒为自然界阴气盛的表现,故其性属阴。阴阳之间存在着对立制约的关系,若阴阳处于正常状态,能够相互制约,则机体阴阳平衡。

若阴寒偏盛,对阳气的制约加强,就会损伤阳气,引起阳气不足。故《素问·阴阳应象大论》说"阴胜则阳病"。例如,外寒侵袭肌表,卫阳被遏,就会出现恶寒;寒邪直中脾胃,损伤脾胃阳气,就会出现脘腹冷痛,呕吐,腹泻等症;若心肾阳虚,寒邪直中少阴,就会出现恶寒,手足厥冷,下利清谷,小便清长,精神萎靡,脉微细等症。

(2)寒性凝滞:凝滞,凝结、阻滞之意。气血津液之所以能运行不息,通畅无阻,全赖一身阳和之气的温煦推动。阴寒之邪侵袭人体,损伤阳气,就会影响气血运行,导致气血阻滞不通,不通则痛,故寒邪伤人多见疼痛症状。例如,寒邪偏盛所致的痹证,以关节剧烈疼痛为特点,寒邪为主引起的痹证又称为"痛痹""寒痹"。

《素问·痹论》:"寒气胜者为痛痹。"寒邪侵犯肌表会出现全身疼痛,寒邪直中脾胃会出现脘腹冷痛。

《素问·举痛论》:"经脉流行不止,环周不休。寒气入经而稽迟,泣(通涩)而不行,客于脉外则血少,客于脉中则气不通,故卒然而痛。"《素问·痹论》:"痛者,寒气多也,有寒故痛也。"

(3)寒性收引:收引,收缩牵引之意。寒性收引是指寒邪侵袭人体,会引起气机收敛,腠理、经络、筋脉收缩挛急。

《素问·举痛论》:"寒则气收。"例如,寒邪侵袭肌表,腠理闭塞,卫阳被遏不得宣泄,就会出现无汗发热;寒客血脉,则气血凝滞,血脉挛缩,可见头身疼痛,脉紧;寒客经络关节,经脉拘急收引,则可使肢体屈伸不利,或冷厥不仁。

3.暑

暑为夏季的主气,为火热之气所化。《素问·五运行大论》:"在天为热,在地为火,其性为暑。"

暑邪致病有明显的季节性,《素问·热论》:"先夏至日者为病温,后夏至日者为病暑。"

暑邪的性质及致病特点如下。

(1)暑为阳邪,其性炎热:暑为火热之气所化,具有酷热之性,火热属阳,故暑为阳邪。炎热是指温热上炎,所以暑邪伤人,多出现一系列阳热症状,如壮热、脉象洪大等。暑邪上扰于面,出现面赤;扰乱心神,出现心烦,甚则神昏。

(2)暑性升散,耗气伤津:暑为阳邪,阳性升发,暑邪侵犯人体,直入气分,可致腠理开泄,迫津外泄,所以暑邪侵犯人体可引起大汗出。汗为津液所化,汗出过多,则耗伤津液,津液亏损,可出现口渴喜饮、尿赤短少等。由于津能载气,在大量汗出的同时,气随汗泄,引起气虚,可出现气短乏力、声低懒言等。

(3)暑多夹湿:是指暑邪侵犯人体容易兼夹湿邪。盛夏之季,气候炎热,雨水较多,热蒸湿动,湿邪弥漫,故暑邪为病,常兼夹湿邪侵犯人体。其临床表现,除发热,心烦,口渴喜饮等暑邪致病的症状外,常兼见四肢困倦,胸闷呕恶,脘痞腹胀,大便溏泻不爽等湿阻症状。

4.湿

湿为长夏主气。夏秋之交,阳热下降,水气上腾,氤氲熏蒸,潮湿弥漫,故湿邪致病多见于长夏季节。另外,久居湿地、涉水淋雨或长期水下作业,也易罹患湿病。

湿邪为病,有内湿与外湿之分。内湿是指脾失健运,水湿停聚,湿由内生所形成的病理变化。外湿则多由气候潮湿,居处潮湿,湿邪侵袭人体,湿从外来所致的病理变化。

外湿和内湿虽有不同,但在发病过程中常相互影响。伤于外湿,湿邪困脾,健运失职则易形成内湿;而脾阳虚损,水湿不化,也易招致外湿的侵袭。

湿邪的性质及致病特点如下。

(1)湿为阴邪,易阻遏气机,损伤阳气:湿性类水,水为阴之征兆,故湿为阴邪。湿为有形之邪,侵及人体,留滞于脏腑经络,最易阻遏气机,使气机升降失常,经络阻滞不畅。湿邪侵犯人体,弥漫三焦。上焦气机不畅,可出现胸闷不适;中焦气机不畅,则见恶心呕吐,脘痞腹胀;下焦气机不畅,则见小便短涩,大便不爽等。由于湿为阴邪,阴胜则阳病,故其侵犯人体,最易损伤阳气。脾为阴土,喜燥而恶湿,故湿邪外感,留滞体内,常先困脾,而使脾阳不振,运化无权,水湿停聚,发为腹泻、尿少、水肿、腹水等。

(2)湿性重浊:重,沉重或重着之意。湿性重是指湿邪侵犯人体,可引起带有沉重感的症状。如头重如裹,周身困重,四肢酸懒沉重等。湿邪偏盛所致的痹证,以关节疼痛重着为特点,湿邪为主引起的痹证又称为"着痹"或"湿痹"。浊,秽浊或混浊之意。湿性浊是指湿病患者的分泌物、排泄物多秽浊不清。如面垢眵多、大便溏泻、下痢黏液脓血、小便浑浊、妇女白带过多、湿疹浸淫流水等。

(3)湿性黏滞:黏滞,即黏腻停滞。湿性黏滞,主要表现在两个方面:一是指湿病患者分泌物、排泄物的排出多黏滞不爽,如小便不畅,大便不爽等。二是指湿邪为病多缠绵难愈,病程较长或反复发作,如湿痹、湿疹、湿温等。

(4)湿性趋下,易袭阴位:阴位是指二阴和下肢。湿性类水,水曰润下,湿邪有趋下的特性,故湿邪为病多见下部的症状。如淋浊、带下、泻痢等病证,多由湿邪下注所致。

5.燥

燥为秋季主气。秋气当令,天气敛肃,空气中缺乏水分濡润,因而出现秋凉而劲急干燥的气候。

由于燥邪兼夹的邪气不同,所以燥病有温燥、凉燥之分。初秋之时,有夏末之余热,燥与温热相合侵犯人体,则多见温燥病证;深秋之季,有近冬之寒气,燥与寒邪相合侵犯人体,故多见凉燥病证。

燥邪的性质及致病特点如下。

(1)燥性干涩,易伤津液:燥邪为干涩之邪,故外感燥邪最易耗伤人体的津液,造成阴津亏虚的病变。津液受损,滋润濡养功能减退,肌表孔窍失养,可见口鼻干燥,咽干口渴,皮肤干涩,毛发不荣,小便短少,大便干结等症。

(2)燥易伤肺:肺外合皮毛,开窍于鼻;肺为娇脏,喜润而恶燥。燥邪伤人,多从口鼻而入,燥与肺又同属金令,故燥邪袭人最易伤及肺脏,出现干咳少痰,或痰液胶黏难咯,或痰中带血,以及喘息胸痛等症。

6.火

火、热、温三者均为阳盛所生,故火热温经常并称。

火、热、温性质相同,程度有别。热为温之渐,火为热之极;热多属外淫,如风热、暑热、湿热之类;火多由内生,如心火上炎、肝火亢盛、胃火上炎之类。火热为病亦有内外之分,属外感者,多是直接感受温热邪气之侵袭;属内生者,多由脏腑阴阳气血失调,阳气亢盛而成。

火热邪气的性质和致病特点如下。

(1)火热为阳邪,其性炎上:火热之性,燔灼焚焰,升腾向上,故属于阳邪。火热伤人,多见高热、恶热、汗出、脉洪数等症。因其炎上,故火热阳邪常可上炎扰乱神明,出现心烦失眠,狂躁妄动,神昏谵语等症。火热病证,也多表现在人体的头面部位,如心火上炎出现口舌生疮,肝火上炎出现目赤肿痛,胃火上炎出现齿龈肿痛。

(2)火热易伤津耗气:伤津是指损伤津液。火热之邪,侵袭人体,迫津外泄,消灼阴液,使人体阴津耗伤,出现口渴喜饮,咽干舌燥,小便短赤,大便秘结等津伤之症。耗气是指损伤气。火热之邪,侵袭人体,阳热亢盛,"壮火食气",所以火热之邪易于损伤气,出现气短乏力,懒言声低。

(3)火热易生风动血:生风又称动风,是指以动摇不定症状为主要临床表现的病理变化。火热之邪侵袭人体,燔灼肝经,劫耗阴液,筋脉失养,致肝风内动,称为"热极生风",临床表现为高热,神昏谵语,四肢抽搐,目睛上视,颈项强直,角弓反张等。动血是指引起出血,火热之邪侵入血中,迫血妄行,灼伤脉络,可引起各种出血,如吐血、衄血、便血、尿血、皮肤发斑及妇女月经过多、崩漏等。

(4)火热易致肿疡:火热之邪入于血分,聚于局部,腐蚀血肉,致血腐肉烂,可发为痈肿疮疡。《医宗金鉴·外科心法要诀》:"痈疽原是火毒生。"

(5)火热易扰心神:火热与心相应,心藏神,故火热邪气侵犯人体,易扰乱心神,引起神志不安,烦躁,或谵妄发狂,或昏迷等。

## 二、疠气

(一)疠气的概念

疠气是一类具有强烈传染性的外感病邪。疠气又称瘟疫之气、戾气、乖戾之气等。

(二)疠气的致病特点

发病急骤、病情较重、症状相似,传染性强、易于流行。

(三)疫疠发生与流行的因素

1.气候因素

自然气候的反常变化,如久旱、酷热、湿雾瘴气等。

2.环境和饮食

如空气、水源,或食物受到污染。

3.没有及时做好预防隔离工作

## 三、内伤七情

(一)内伤七情的概念

七情是指喜、怒、忧、思、悲、恐、惊七种情志活动,是人体对客观事物的反映。正常的情志活动一般不会引起疾病,而突然、剧烈或长期持久的情志刺激,超过了人体的正常生理活动范围,使人体气机紊乱,脏腑阴阳气血失调,就会导致疾病的发生,而成为致病因素。

七情致病首先影响内脏,引起内脏的病变,是造成内伤病的主要致病因素,故称内伤七情。

(二)七情与内脏气血的关系

人体的情志活动与内脏有密切的关系,情志活动是以五脏精气为物质基础的。《素问·阴阳应象大论》说:"人有五脏化五气,以生喜怒悲忧恐。"心在志为喜,肝在志为怒,脾在志为思,肺在志为忧,肾在志为恐。所以,五脏功能正常,情志活动就正常,五脏功能异常,情志活动就出现异常。当情志变化成为致病因素时,便会直接损伤内脏,引起内脏的病变。如"怒伤肝""喜伤心""思伤脾""忧伤肺""恐伤肾"。

气血是情志活动的物质基础,气血正常,情志活动就正常,气血异常,情志活动也会异常。如《素问·调经论》说:"血有余则怒,不足则恐。"当情志变化成为致病因素时,就会影响气血,导致气血失常。

(三)内伤七情致病特点

1.直接伤及内脏

七情与五脏有着密切的关系,所以七情内伤致病便会直接损伤内脏,影响脏腑功能。如《素问·明阳应象大论》所说的"怒伤肝""喜伤心""思伤脾""忧伤肺""恐伤肾"等。

尽管不同的情志刺激对内脏有不同的影响,但人体是一个有机的整体,各种情志刺激都与心有关,心是五脏六腑之大主,为精神之所舍,为七情发生之处,所以情志刺激首先伤及心神,心神受损可涉及其他脏腑。

心主血脉,心主藏神;肝主藏血,肝主疏泄,促进气血运行,调畅情志活动;脾主运化,是气机升降的枢纽,为气血生化之源,故情志所伤的病证,以心、肝、脾三脏为多见。

2.影响脏腑气机

怒则气上,是指过度愤怒可使肝气横逆上冲。临床见面红目赤,头胀头痛,呕血咯血,甚则昏厥卒倒。

喜则气缓,包括缓和紧张情绪和引起心气涣散两个方面。在正常情况下,喜能缓和紧张情绪,使营卫通利,心情舒畅。当暴喜过度,成为病因时,可使心气涣散,神不守舍,出现精神不集中,甚则失神狂乱等症状。

悲则气消,是指过度悲伤,可使肺气耗伤出现气短神疲,乏力声低懒言等。

恐则气下,是指恐惧过度,可引起肾气不固,气泄以下,可见二便失禁,骨酸痿软,手足厥冷,遗精等。

惊则气乱,是指突然受惊,可导致心无所倚,神无所归,虑无所定,惊慌失措。

思则气结,是指思虑、焦虑过度,可伤神损脾导致气机郁结。思发于脾而成于心,故思虑过度既可耗伤心血,也会影响脾气,引起心脾两虚,出现心悸,健忘,失眠,多梦,纳呆,乏力,脘腹胀满,便溏等。

3.情志异常波动

情志异常波动,可使病情加重,或使病情恶化。

## 四、饮食劳逸

(一)饮食失宜

饮食是人类生存和维持健康的必要条件。若饮食失宜,饥饱失常,饮食不洁,或饮食偏嗜便会影响人体生理功能,使气机紊乱或正气损伤,从而引起疾病的发生。饮食物的消化吸收主要与脾胃的功能有关,所以饮食失宜主要损伤脾胃，导致脾胃升降失常，又可聚湿、生痰、化热或变生它病。

1.饥饱失常

饮食应以适量为宜，长期的饥饱失常可引起疾病发生。过饥则摄食不足，气血生化之源匮乏，久之则气血衰少，正气虚弱，抵抗力降低，易于产生疾病。过饱则饮食摄入过量，超过了脾胃的消化、吸收和运化能力，可导致饮食物阻滞，脾胃损伤，出现脘腹胀满，嗳腐泛酸，厌食，吐泻等食伤脾胃病证。因小儿脏腑娇嫩，脾胃之气较成人为弱，故过饱引起的病证，更多见于小儿。婴幼儿食滞日久还可以酿成疳积，出现手足心热、心烦易哭、脘腹胀满、面黄肌瘦等症。经常饮食过量，还可影响气血流通，使筋脉郁滞，引起痢疾或痔疮。过食肥甘厚味，易于化生内热，甚至引起痈疽疮毒等病证。

2.饮食不洁

进食不洁，可引起多种疾病，出现腹痛、吐泻、痢疾等。

3.饮食偏嗜

饮食适宜，才能使人体获得较为全面的营养。若有所偏嗜，过寒过热，或五味偏嗜，则可导致阴阳失调而发生疾病。

(1)饮食偏寒偏热：如多食生冷寒凉，可损伤脾胃阳气，导致寒湿内生，引起腹痛泄泻等症；若偏食辛温燥热，引起胃肠积热，可引起口渴、腹满胀痛、便秘或酿成痔疮。

(2)饮食五味偏嗜：五味与五脏，各有其亲和性，《素问·至真要大论》说："夫五味入胃，各归所喜攻，酸先入肝，苦先入心，甘先入脾，辛先入肺，咸先入肾。"

如果偏嗜某种食物，日久使该脏机能偏盛，损伤内脏，便可发生多种病变。《素问·至真要大论》："久而增气，物化之常也。气增而久，夭之由也。"《素问·生气通天论》："味过于酸，肝气以津，脾气乃绝；味过于咸，大骨气劳，短肌，心气抑；味过于甘，心气喘满，色黑，肾气不衡；味过于苦，脾气不濡，胃气乃厚；味过于辛，筋脉沮弛，精神乃央。"

《素问·五藏生成篇》："多食咸，则脉凝泣而变色；多食苦，则皮槁而毛拔；多食辛，则筋急而爪枯；多食酸，则肉胝皱而唇揭；多食甘，则骨痛而发落。"

(二)劳逸所伤

适度的劳动和锻炼，有助于气血流通和脾胃的运化，有增强体质、强身去病的作用。必要的休息，可以消除疲劳，恢复体力，有利于健康。所以，《素问》提出了既要"不妄作劳"，又要"常欲小劳"的养生之道。若长时间的过度劳累，或过度安逸，影响脏腑功能和气血运行，就会成为致病因素而使人发病。

1.过劳

过劳是指过度劳累。包括劳力过度、劳神过度和房劳过度三个方面。

(1)劳力过度，是指较长时间的体力劳动太过。劳力过度则伤气，久之则气少力衰，神疲消瘦。《素问·举痛论》的"劳则气耗"和《素问·宣明五气篇》的"久立伤骨，久行伤筋"，即指此而言。

(2)劳神过度，是指较长时间的脑力劳动太过。由于脾在志为思，而心主血藏神，所以劳神过度，可耗伤心血，损伤脾气，引起心脾两虚，出现心神失养的心悸，健忘，失眠，多梦及脾不健运的纳呆，乏力，腹胀，便溏等。

(3)房劳过度，是指较长时间的性生活不节，房事过度。由于肾为封藏之本，主藏精，主生殖，所以房劳过度会耗泄肾精，引起腰膝酸软，眩晕耳鸣，精神萎靡，性功能减退，遗精，早泄，或阳痿等。

2.过逸

是指长时间不进行身体活动，过度安闲。适当的身体活动，可以增强脾胃运化功能，使气血生化有源，并促进气血运行。若长期不从事体育锻炼，不仅影响脾胃运化，导致气血乏源，还可影响气血运行，使气血郁滞不畅。气血是构成人体和维持生命活动的基本物质，气血失和，便可继发多种疾病。

### 五、痰饮瘀血

(一)痰饮

1.痰饮的概念

痰饮是水液代谢障碍形成的病理产物。一般以较稠浊的为痰,清稀的为饮。痰可分为有形之痰和无形之痰。有形之痰是指咯吐出来有形可见的痰液。无形之痰是指瘰疬、痰核和停滞在脏腑经络等组织中而未见咯吐痰液的病证。饮形成后停留于人体的局部,因其停留的部位及症状不同而有不同的名称,如《金匮要略》的"痰饮""悬饮""溢饮""支饮"等。

2.痰饮的形成

痰饮是水液代谢障碍形成的病理产物,水液代谢是一个复杂的生理过程,与肺、脾、肾、三焦以及肝、膀胱等脏腑的功能活动有关。由于肺主宣降,通调水道,敷布津液;脾主运化,运化水液;肾阳主水液蒸化;三焦为水液代谢之道路,所以水液代谢与肺、脾、肾及三焦的关系尤为密切。若外感六淫、内伤七情或饮食劳逸等致病因素侵犯人体,使肺、脾、肾及三焦等脏腑气化功能失常,影响及水液代谢,引起水液代谢障碍,便可形成痰饮。

3.痰饮的病证特点

痰饮形成之后,由于停滞的部位不同,病证特点也各不相同。阻滞于经脉的,可影响气血运行和经络的生理功能。停滞于脏腑的,可影响脏腑的功能和气的升降。

痰的病证特点:痰滞在肺,可见喘咳咳痰;痰阻于心,影响及心血,则心血不畅,可见胸闷胸痛;影响及心神,若痰迷心窍,则可见神昏、痴呆;若痰火扰心,则可见狂乱;痰停于胃,胃失和降,可见恶心呕吐,胃脘痞满;痰在经络筋骨,则可致瘰疬痰核,肢体麻木,或半身不遂,或成阴疽流注等;痰浊上犯于头,可致头晕目眩;痰气交阻于咽,则形成咽中如有物阻,吐之不出,咽之不下的"梅核气"。

饮的病证特点:饮在肠间,则肠鸣沥沥有声;饮在胸胁,则胸胁胀满,咳唾引痛;饮在胸膈,则胸闷、咳喘,不能平卧,其形如肿;饮溢肌肤,则见肌肤水肿,无汗,身体疼重。

(二)瘀血

1.瘀血的概念

瘀血是指血行不畅,或停滞于局部,或离经之血积存体内不能及时消散所形成的病理产物。

2.瘀血的形成

由于血液运行与五脏、气、津液、温度等很多因素有关,所以引起瘀血的原因也是较为复杂的。主要有以下五个方面。

(1)气虚引起血瘀,气为血帅,血液的运行必须依赖着气的推动作用。气虚行血无力,血行迟缓而瘀滞。

(2)气滞引起血瘀,气停留阻滞于局部,不能行血,血液因之而停滞,从而形成瘀血。

(3)血寒引起血瘀,血液得温则行,遇寒则凝。寒性凝滞,侵入血中,则血行迟缓或停滞于局部,形成瘀血。

(4)血热引起血瘀,热入血中,灼伤津液,使得血行迟缓,形成瘀血。或热邪损伤血络,迫血妄行,引起出血,而形成瘀血。

(5)外伤引起血瘀跌扑损伤,造成血离经脉,积存于体内不得消散而形成瘀血。

3.瘀血病证的共同特点

(1)疼痛,其性质多为刺痛,痛处固定不移,拒按,夜间痛甚。

(2)肿块,外伤肌肤局部,可见青紫肿胀;瘀积于体内,久聚不散,则可形成癥积,按之有痞块,固定不移。

(3)出血,血色多呈紫黯色,并夹有血块。

(4)望诊方面,久瘀可见面色黧黑,肌肤甲错,唇甲青紫,舌质暗紫,舌边尖部有瘀点、瘀斑。

（5）脉象多见细涩、沉弦或结代等。

4.瘀血的病证特点

瘀血的病证特点因瘀阻的部位和形成瘀血的原因不同而异。常见者为：瘀阻于心，影响心主血脉，可见心悸、胸闷胸痛，口唇指甲青紫；瘀血攻心，影响心神，可致发狂；瘀阻于肺，可见胸痛，咳血；瘀阻胃肠，可见呕血，大便色黑如漆；瘀阻于肝，可见胁痛痞块；瘀阻胞宫，可见少腹疼痛，月经不调，痛经，闭经，经色紫黯成块，或见崩漏；瘀阻肢体末端，可成脱骨疽；瘀于肢体肌肤局部，可见局部肿痛青紫。

（杨世彰）

# 第五节　发　病

发病是指疾病的发生或复发。发病学是研究疾病发生的基本原理、途径、类型和影响疾病发生的因素的理论。

## 一、发病原理

疾病发生的机制错综复杂，可是概括而论，不外是正气与邪气两种力量的相互抗争的过程。因此，正邪相搏是疾病发生、发展、变化、预后全过程的最基本最核心的机制。

（一）正与邪的涵义和作用

1.正气的涵义与作用

正气是机体脏腑、经络、气血津液等生理功能的综合作用。包括脏腑、经络、官窍和精气血津液神的功能活动，以及防御、抗病、祛邪、修复、再生、康复、自愈、自我调控、适应等能力，简称"正"。

正气的强弱取决于三个基本要素。一是人体脏腑、经络、官窍等组织的结构形质的完整性；二是精气血津液等生命物质的充盈程度；三是各种生理功能的正常与否及其相互和谐有序的状态。精气血津液是产生正气的物质基础，脏腑经络等组织器官的生理功能活动是正气存在的表现。因此，精气血津液充沛，脏腑经络等组织器官的功能正常，人体之正气才能强盛。

正气的作用方式有三：一是自我调节与控制。随着自然环境、社会文化环境的不断变化，正气能调节、影响、控制体内脏腑、经络、气血、津液等功能状态，以适应体外环境的变化，人体内环境的协调、有序和统一。二是抗御外邪的入侵。邪气侵入机体，正气必然会与之抗争，正气强盛，抗邪有力，则邪气难以入侵，可不发病。三是祛邪外出。邪气入侵，正气强盛，可在正邪抗争的过程中，及时祛除病邪，消除或减弱邪气的致病能力，就不发病，或虽发病，邪气难以入深，易被祛除，病情较轻，很快痊愈，预后良好。四是修复和再生作用。对于邪气入侵而导致的阴阳失调、气血津液神失常或脏腑器官损伤，正气具有修复、重建、再生的能力，纠正阴阳失调，修复脏腑器官损伤，促使精气血津液的再生等，有利于疾病的痊愈。

2.邪气的含义与作用

邪气泛指一切致病因素。简称"邪"。包括来自外部环境中的自然、社会等多种因素，诸如六淫、七情、疫气、饮食、劳逸、寄生虫、意外伤害等，其次是来自体内的具有致病作用的因素，诸如水湿、痰饮、瘀血、结石等。《儒门事亲·汗下吐三法该尽治病诠》云："夫病之一物，非人身素有之也。或自外而入，或自内而生，皆邪气也。"邪气概念首见于《内经》，《素问·调经论》云："夫邪之生也，或生于阴，或生于阳。其生于阴者，得之风雨寒暑；其生于阳者，得之饮食居处、阴阳喜怒。"明确将邪气分为自然因素和社会文化因素。这些邪气都具有损伤脏腑、经络、器官等组织，破坏阴阳平衡，损耗精气血津液神等，从而导致正气受损，发生疾病。

邪气侵犯人体，主要对脏腑、经络、器官等组织产生损害，或生理功能障碍。因而，邪气的损害作用主要有三。

一是造成脏腑组织的损害。邪气入侵人体,可以造成机体的五脏六腑、经络、官窍、皮肤、骨骼、肌肉等器官不同程度的形态结构破损或缺失;或造成精气血津液等物质损耗,使生命的物质结构遭受破坏,甚至难以维系生命活动。

二是导致脏腑生理功能障碍。邪气进入人体,可导致机体的阴阳失衡、精、气、血、津液代谢紊乱,或神志活动失常等,从而出现生命现象异常。

三是改变体质类型。邪气入侵所导致的脏腑形质损害和生理功能的紊乱,从而改变了构成人体特质的物质基础,进而使人体特质产生逆转,出现新的体质特征。

可以表现出体形特征、生理功能、心理特征以及易患某些疾病的倾向的改变。例如阳邪致病,损伤阳气,病久可使人体由原型体质转变为阳虚体质,阳虚体质更易罹患阴寒之邪。《医学真传》云:"人身本无病也。凡有所病,皆自取之,或耗其精,或劳其神,或夺其气。"

(二)正邪在发病中的作用

发病学认为,任何疾病的发生都有其一定的原因,这些原因不外乎机体功能状态与致病因素两个方面。《灵枢·顺气一日分为四时》云:"夫百病之所生者,必起于燥湿、寒暑、风雨,阴阳、喜怒、饮食、居处。气合而有形,得藏而有名。"所谓"气合而有形"即指正气与邪气相互作用,方能呈现一定的病形。

任何疾病的发生都是在一定的条件下,正邪相争,正不胜邪的结果。发病是人体在某种条件下,生理功能状态、抗病能力、修复能力与致病因素相互抗争的过程。中医学认为正气虚是发病的基础,邪气盛是发病的条件。

1. 正气不足是发病的内在根据

(1)正气存内,邪不可干:发病学特别重视人体正气的动态。认为在通常情况下,人体正气旺盛或邪气毒力较弱,则正气足以抗邪,邪气不易侵犯机体,或虽有侵袭,亦不能导致发病。人体脏腑、经络、器官、精气血津液神等生理功能活动和变化尚在常态范围,即正能御邪,故不发病。

《素问·遗篇·刺法论》云:"正气存内,邪不可干。"反之,如果机体脏腑、经络、器官等生理功能失常,超越了常态范围,导致正气虚衰,抗病能力低下,不足以抵御邪气,或邪气乘虚而入,即正不胜邪而发病。

(2)邪之所凑,正气必虚:正气虚弱是发病的必要条件。所谓正气虚弱不外乎两种情形:一是机体脏腑组织的生理功能低下,抗邪防病和修复、再生能力不足;二是由于邪气的致病毒力异常过强,超越了正气的抗病能力,使正气表现为相对虚弱。在这两种状态下,均可导致邪气入侵机体,使脏腑、经络、气血等功能失常而发生疾病。疾病的发生,涉及正气与邪气两个方面,但是起决定性作用的仍然是正气,邪气必须借助正气不足才有可能侵入发病。

《灵枢·百病始生》云:"风雨寒热不得虚,邪不能独伤人。卒然逢疾风暴雨而不病者,盖无虚,故邪不能独伤人。此必因虚邪之风,与其身形,两虚相得,乃客其形。"正气的虚损或不足是人体是否发病的内在根据。《素问·评热病论》概括为:"邪之所凑,其气必虚。"

2. 邪气侵袭是发病的重要条件

发病学强调正气在发病中的主导作用的同时,也极为重视邪气在发病中的特殊作用。邪气作为发病的重要因素,与疾病发生的关系极为密切。

首先,邪气是导致发病的外因。通常发病是邪气入侵人体引起正邪抗争的结果。因而,邪气是导致疾病发生的重要因素。

其二,邪气是决定和影响发病的性质,特征、证型的原因之一。不同的邪气侵犯人体,必然表现出不同的发病的方式、特征、证候类型等。通常六淫外邪致病、发病急骤、病程较短,初期多为表证,又有外感风、寒、暑、湿、燥、火等不同的证型。内伤七情,发病缓慢,病程较长,发病方式多见直中脏腑,病理损害以气机紊乱为特征。饮食劳倦,多伤脾胃,或伤精耗气等。意外伤害,多损伤皮肤、肌肉、骨骼或关节等。

其三,影响病位及病情、预后等。邪气的性质与致病特征、受邪的轻重与发病的部位、病势的轻重、预后的良好与否高度相关。通常外感六淫,侵犯肌表,病情较轻,预后较好;如果由表入里,则病位较深,病势较重,预后不良。七情内伤,直中脏腑,病位较深,病势较重,病程缠绵,预后不佳。其次,感邪轻重,病位多表浅,多为表证,临床症状较轻;受邪重者,病位多深,都为里证,症状较重,预后不良。

最后,在某些特殊的情形中,邪气在发病中还起主导作用。在邪气的毒力或致病性特别强盛,而正气不虚,但是也难于抗御的情况下,邪气在发病的过程中可以起到决定性的主导作用。例如疫气的传播到瘟疫的爆发和流行,或高湿、高温、高压、电击、战伤、溺水、虫兽伤等,即便正气强盛,也不可避免而发生疾病。故《素问·遗篇·刺法论》强调应该"避其毒气",或如《素问·上古天真论》云:"虚邪贼风,避之有时。"

3.邪正相争的变化决定发病与否

邪正相争是正气与邪气之间的相互对抗与交争。邪正相搏贯穿于疾病的全过程,不仅影响到疾病的发生,而且还关系到疾病的发展和预后。

正胜邪却则不发病。邪气侵袭人体,正气即刻抗邪,若正气充足,抗邪有力,则病邪难以入侵,或侵入后被正气祛除于外,机体免受邪气干扰,不产生病理损害,不出现临床症状或体征,即不发病。实际上,自然环境中每时每刻都有致病因素的产生,可是大部分人群并不发病,此即正胜邪却的缘故。

邪胜正负则发病。在正邪相争的过程中,正气虚弱,抗邪无力;或邪气强盛,超过正气的抗邪能力,正气相对不足,邪胜正负,从而使脏腑、经络等功能失常,精气血津液神失调,气机逆乱,便可导致疾病的发生。

发病之后,由于邪气性质的不同、感邪轻重的差异、病位深浅的差别以及正气强弱状态的有别,可以产生证候类型、病变性质、病情轻重、预后转归等不同的复杂证候。通常正气强盛,邪正抗争剧烈,多形成表证、实证、阳证、热证;正气虚弱,抗邪无力,多形成虚证、里证、寒证、阴证。感受阳邪,易形成实热证、热证;感受阴邪,易形成实寒证。感邪轻浅,正气强盛,病位多表浅,病势多轻,预后良好;感邪深重,正气不足,病位多深,病势多重,预后不良。最后,疾病还与病邪所中的部位高度相关。病邪进入人体,有停留在皮毛者,有阻滞于经络者,有沉着于骨者,有直中于内脏者,病位不同,病证不可穷尽。

发病学的基本原理为:发病是正邪相互抗争、相互博弈的结果。疾病发生的根本原因,不在于致病邪气,而在于体内正气的状态。正气是发病的内在依据,邪气是发病的必要条件。

## 二、影响发病的因素

疾病的发生与机体的内、外环境密切相关。外环境主要是指人类赖以生存的自然和社会环境。自然环境包括地域、地形、地貌、大气、气候以及人类生活、居住、活动的场所。社会环境包括人的政治地位、经济状况、文化层次、社会交往等。内环境主要是指机体的解剖结构、生理功能、心理特质等。正气的强弱、体质特征、心理特质等都直接关系到内环境的动态。疾病的发生不仅与人体内环境的正气、体质、心理等因素相关,还与外环境的气候、地理、社会文化等因素息息相关。

(一)气候因素与发病

四时气候的形成主要是地球大气层的年节律的变化。大气层是人类赖以生存的自然环境之一。早在《内经》成书之前就认识到生命节律和周期现象与大气气候的变化密切相关,尤其是气候变化对发病的影响。《素问·八正神明论》云:"天温日明,则人血淖液而卫气浮,故血易泻,气易行;天寒日阴,则人血凝涩而卫气沉。"

首先,四时气候各自不同的特点,容易引起相应部位的疾病。《灵枢·四时气》云:"四时之气,各不同形,百病之起,皆有所生。"这是四时气候变化与疾病部位相关的基本原则。这与四时气候变化之中,阴阳二气的消长变化相对应。通常春季发病多在经络,夏季发病多在孙脉,秋季发病多在六腑,冬季发病多在五脏。

其次,在四时气候变化的影响下,容易发生季节性的多发病或常见病。《素问·金匮真言论》云:"春病善鼽衄,仲夏善病胸胁,长夏善病洞泄、寒中,秋善病风疟,冬季善病痹厥。"春季易伤风热,夏季易中暑、胸胁胀满、腹泻,秋季多发疟疾,冬季多发痹病、厥证等,说明常见病、多发病都与四时气候变化有关。特别是四时气候的异常变化,是孳生和传播邪气,导致疾病发生的重要因素。

《素问·六微旨大论》云:"其有至而至,有至而不至,有至而太过……至而至者和;至而不至,来气不及也;至而太过,来气有余也。"气候变化有应时而至的,有时至而气候不至的,有先时而至的。应时而至的六气是正常气候,时至而气候不至的,或时未至而气候先至的,都是非时之六气,属于异常气候变化。异常气候变化,常表现为久旱、水涝、暴热、暴冷等,既可伤及正气,又常有疫病暴发和流行。诸如麻疹、猩红热、水痘等多在冬季暴发和流行。在异常气候变化下发生的多发病和常见病或流行病、传染病,往往与气候因素(六气)的阴阳变化五行属性相关。

(二)地域因素与发病

发病学认为,人与自然息息相关,人体受地域环境的直接影响和间接影响,可以反映出各种相应的生理和病理变化,易导致带有地域特征的常见病或多发病。《灵枢·邪客》云:"人与天地相应。"《素问·宝命全形论》又云:"人以天地之气生。"发病学不仅要研究社会文化因素与发病的关系,更要研究地域环境等自然因素与发病的关系。因此《素问·气交变大论》强调:"上知天文,下知地理,中知人事。"

不同的地域(地理、地形、地貌)常形成局部的小气候特征。《素问·阴阳应象大论》认为我国具有五个局部小气候地域:东方生风,南方生热,西方生燥,北方生寒,中央生湿。地域不同,有不同的气候类型和特征,成为影响发病的重要因素。诸如北方多寒冰,南方多热病,西方多风燥盛,东方多风盛,中央多湿盛。

地域不同,有不同的地理、地形、地貌、水土性质等差异,存在着常见或多发的地方病。《素问·异法方宜论》指出:东部地区,地势低凹,滨海傍水,食鱼嗜咸,人易患痈疡;西部地区,山高险峻,大漠砂石,干燥多风,多食酥酪、牛羊,人易多患饮食、情志疾病;北方地区,地势高陵,风寒冰冽,多游牧而乳食,人易患脏寒、腹泻;南方地区,地势低洼,沼泽湖泊,雾露瘴气,多嗜酸食腐,人易患挛痹;中原地区,地势平坦,湿润多雨,食杂而恶劳,人最易罹患痿厥、寒热。地域差异,饮食行为不同,致病因素迥异,所以有地域性多发病和流行病。

根据流行病分布资料显示,西部地区微量元素碘缺乏,高发瘿病(地方性甲状腺肿大);北方林区多发森林脑炎;南方湖泊、沼泽、江河流域多发血吸虫病等;西北地区好发包虫病等。地域不同,水土性质、地质元素及致病生物的差别,形成有地域分布特征的地方流行病和多发病。

(三)体质因素与发病

体质是生命个体的形体结构、生理功能及心理活动的特征,是个体在遗传因素的基础上,受后天环境的影响,所形成的形体结构、生理功能和心理活动过程中相对稳定的特质,是先天因素和后天习得因素相互作用的综合反映。这种特质往往决定着人体对某些致病因素的易感性及其所产生证候类型的倾向性。《灵枢·寿夭刚柔》云:"人之生也,有刚有柔,有弱有强,有短有长,有阴有阳。"体质作为人体内环境的体现,与正气密切相关。

首先,体质决定和影响着正气的强弱动态变化。通常禀赋充盛,体质强壮,意味着脏腑经络等器官功能活动旺盛,精气血津液神充足,正气强盛,抗病能力强,不易发病或发病易自愈;若禀赋不足,体质虚弱,则脏腑经络等器官功能活动减退,精气血津液神不足,正气衰弱,抗病能力弱,易发病,甚至预后不良。

不同的体质特征,对某些邪气具有易感性。脏腑经络和精气血津液神在解剖形态、生理功能上的特性,是产生体制差异的根源。因而是不同的个体对某种或某些邪气具有易感性。一般阳虚体质,易感受寒邪;阴虚体质易感受火热。婴幼儿处于生长发育的最快时期,可使脏腑娇嫩,形气未充,功能不全,易感外邪,或伤于饮食,或受邪后易化热生风,或易患先天性发育不良等疾病。老年人群,功能处于衰退时期,脏腑减弱,精气神不足,调节能力和抗病康复能力均下降,易感受外邪,易化虚化寒,病程缠绵,预后不良。体形肥胖或痰湿偏盛者,易感寒湿阴邪;体形瘦弱或阴虚体质者,易感燥热阳邪。

体质差异决定和影响发病的倾向性。脏腑、经络、气血在生理功能上的特殊性,导致个体的差异性,因而决定和影响发病的倾向性以及证候类型的特殊性。《灵枢·五变》云:"肉不坚,腠理疏,则善病风","五脏皆柔弱者,善病消瘅","小骨弱肉者,善病寒热","粗理而肉不坚者,善病痹"。诸如女子以血为本,具有经、带、胎、产的生殖生理特征,发病具有特异性,而且证候类型常涉及肝郁、血虚、血瘀等要素;男子以精为本,精气易失难守,易患肾中精气亏虚之候。《妇科玉尺》云:"男子之为道也,以精;妇女之为道也,以血。"因此,"盖男子之病,多由伤精;女子之病,多由伤血"。

相同的病邪侵犯,可因体质差异,形成不同的证候类型。同样感受风寒之邪,卫气盛者,或阳盛之体,易成为表实证;卫气虚者,或阳虚之体,易形成表虚证。同遇湿气,阳盛体质易化热形成湿热证;阴盛之体则易寒化成为寒湿证。反之,体质趋同或接近的人,尽管感受不同的邪气,可表现出相同或相近的证候类型。如阳盛之体,无论感受阳热之邪或阴寒之邪,大多形成热证、实证、表证。

人的体质特异性在很大程度上,决定和影响着疾病的发生、发展、预后以及治疗上的难易程度。体质是人体内环境真实和直接的反映,是构成人体正气的重要内涵。体质因素决定了正气的强弱动态变化,影响着对邪气的易感性、发病的倾向性、证候类型差异性以及疾病的整个演变过程,是发病学的重要内容。

(四)情志因素与发病

情志因素是七情和五志的总称,都是对客观事物的体验和反映,概括了人类的全部心理活动过程。正常的情志状态是人体内环境与外环境和谐、有序的反映,同时又能促进人体生理功能的正常发挥。故情志舒畅,精神愉快,气机调畅,气血调和,脏腑生理功能协调,则正气旺盛,不易发病。可是,长期持续的不良的情志状态和心理冲突,或突然强烈的情志刺激,超越了心神的可调节和可控制范围,可以导致阴阳失调、脏腑功能紊乱、气机运动障碍,或精气血津液代谢失常,从而正气减弱,易发疾病。

首先是个体的需求或欲望得不到满足时,容易导致心理冲突,造成焦虑、抑郁、愤怒等情绪状态,影响脏腑经络气血等生理功能,导致气血内乱。《灵枢·贼风》云:"因而志有所恶及有所慕,血气内乱,两气相搏。"或生活中的意外事件,是人产生愤怒、大喜、大悲等激烈的情志刺激,进而影响脏腑气血紊乱,正气衰弱。《素问·疏五过论》云:"离绝菀结,忧恐喜怒,五脏空虚,血气离守。"生离死别的悲哀、抑郁,或过度的忧虑、恐惧、喜怒等都可导致五脏空虚,正气衰弱,或遭遇社会地位、经济状况、生活境遇等变故,造成情志创伤,使正气内耗。《素问·疏五过论》云:"故贵脱势,虽不中邪,精神内伤,身必败亡。始富后贫,虽不伤邪,皮焦筋屈,痿躄为挛。"社会人际关系和睦与否与发病有一定的联系。《灵枢·逆顺肥瘦》云:"上合于天,下合于地,中合于人事。"人事即社会人际关系,包括同事关系、邻里关系、亲属关系、家庭关系等,人际关系协调,心情愉快,情志正常,可促进心身健康。反之,则易引起心理冲突和矛盾,情志不和,久蓄为病。

情志变化导致发病的机制主要有:

(1)情志因素易伤气机,继伤脏腑:《素问·举痛论》概括云:"百病生于气。"情志刺激是导致气机失调的主要原因之一,气机失调继而又伤及脏腑,导致发病。

(2)情志过激直接伤及脏腑:《灵枢·百病始生》云:"喜怒不节,则伤脏。"由于情志为五脏所主,也是五脏生理活动的外在表现。情志过激可直接伤及内脏。

(3)情志因素可先伤心,继而损伤脏腑:《灵枢·口问》云:"悲哀愁忧则心动,心动则五脏六腑皆摇。"情志变化由心发出,情志刺激常先伤心,继而影响到其他脏腑,并可引起全身性疾病。

(4)情志过激损气伤精耗血:长期不良的情志刺激,或持续的心理冲突得不到缓解,致使精气血日渐耗损,正气衰微,邪气内犯,表现为"身体日减,气虚无精,病深无气,洒洒然时惊"(《素问·疏五过论》)。情志过激在表耗损卫气,在里劫夺精血,正如《素问·疏五过论》所云:"尝贵后贱,虽不中邪,病从内生,命曰脱营;尝富后贫,命曰失精。"

情志因素是影响疾病发生、发展、预后的重要因素。一方面取决于情志变化刺激的强度、频率和时限,另一方面又取决于对情志变化刺激的敏感性和耐受性。更重要的是情志变化刺激导致的正气强弱的变化,因而具有重要的临床意义。

### 三、疾病发生、发展的一般规律

中医的发病学认为,疾病在"正邪相争""正不胜邪"的发生、发展过程中,由于邪气侵入机体有其一定的途径,"正"与"邪"两者之间的力量对比亦有其盛衰消长的变化,因此在整个疾病的发生发展过程中就产生了各个不同的发展阶段,而在发病途径、病变部位以及疾病的传变等方面,都存在着发生、发展的一般规律。

（一）发病途径及病变部位

中医发病学认为，疾病的发生途径，大致有如下几方面。

1.病由外入

主要是指病邪由外侵袭机体，其侵袭途径则有由皮毛而经络而脏腑，或由口鼻而入。

所谓病邪由皮毛而侵袭机体，即如《素问·调经论》所论："风雨之伤人也，先客于皮肤，传入于孙脉，孙脉满则传入于络脉。"《素问·皮部论》也说："络脉满则注于经脉，经脉满则入舍于脏腑也。"伤寒病的"六经传变"，即是由表入里，由皮毛而经络入脏腑而发病，并以太阳、阳明、少阳、太阴、少阴、厥阴顺序进行传变。而病邪由口鼻而入，常是温热病的发病途径。如叶天士《温热论》说："温邪上受，首先犯肺。"指出了现代临床常见的多种呼吸道或消化道传染病的传染途径。

（1）空气相染：古代医家已经认识到被病邪污染的空气，常可经呼吸将病邪传染于人。

（2）饮食相染：系指进食陈腐不洁并被疫邪所污染的食物，经口而入，则病邪即可直犯胃肠而发病，如霍乱、痢疾等。

（3）接触相染：吴又可在《温疫论》中指出："疠气，若众人触之者，即病。"此即指接触传染而言。

同时，古代医家还认识到能够影响染易的因素，除了疫病病邪致病毒力的强弱、正气的盛衰外，还与气候的反常有关。目前，由于现代工业和现代农业的发展、人口的增加、人类活动范围的增大，所带来的环境的污染和破坏，也将成为引起疾病的原因和途径。

2.病由内生

主要是指精神刺激、饮食、房事、劳逸所伤，以及年老体衰等因素作用于机体，导致机体对周围环境的适应能力低下，从而使脏腑组织阴阳气血的功能发生失调，紊乱或减退，因而导致病由内生。如《灵枢·口问》说："阴阳喜怒，饮食居处，大惊卒恐，则血气分离，阴阳破败，经络厥绝，脉道不通，阴阳相逆，卫气稽留，经脉虚空，血气不次，乃失其常。"

3.外伤致病

主要即是指跌仆、刀枪、虫兽伤等意外损伤，则可使机体皮肉、经络破损，气血亏耗，同样亦可以导致脏腑组织阴阳气血功能紊乱而发病。

（二）疾病的发展与传变

中医发病学认为，人体皮表肌肉与内脏之间、各脏腑组织器官之间，都是通过经络系统作为联络通路而发生影响的。因此，在疾病的发展过程中，发生于机体任何一个部位的病变，都可以通过经络发生表里、上下及脏腑之间的传变。

1.表里相传

病邪侵入机体，常由皮毛肌表通过经络而由表传里，再传至脏腑；另一方面，体内脏腑发生病变后，其病邪亦可由里达表，在体表皮肤出现各种不同的病理反应。例如麻疹病证之皮疹外透，即是疹毒由里达表的体现。

2.上下相传

不同性质的外邪，常由机体或上或下的不同部位，循其不同途径而侵袭机体。如《灵枢·百病始生》说："清湿袭虚，则病起于下；风雨袭虚，则病起于上。"但是，人体是一个有机整体，邪侵部位虽有不同，但是依然可以通过经络发生上下传变，反映出整体的病理反应和证候。故《素问·太阴阳明论》说："阳病者，上行极而下；阴病者，下行极而上。故伤于风者，上先受之；伤于湿者，下先受之。"

3.脏腑相传

所谓脏腑病变，主要即是脏腑功能的失调或障碍，主要反映为功能的太过或不及两方面。脏腑病变又可通过经络的联系，彼此发生影响，一般有如下几种可能。

（1）一脏功能太过可以影响及相关脏腑，从而使该脏腑功能失调：如肝气亢逆易于乘袭脾土，而使脾运化功能失调，出现腹痛、泄泻等症，临床上则称之为肝气犯脾。同样，也可以因为一脏功能太过，而促使另一脏腑功能偏亢。如肝气亢盛，化热化火，从而引发心火偏亢，出现心烦、少寐等症。临床则称之为肝火引动心火,或心肝火旺。

(2)一脏功能不足可以使另一脏功能失调或不足:如脾气虚损,可以导致肺气不利,宣肃失职,甚至肺气虚弱,从而出现气短、语声低弱、咳嗽、咳痰等症,临床上称之为脾虚及肺。也可以由于一脏功能不足,制约它脏能力减退,从而导致另一脏功能偏亢。如肾阴不足,则肾精不能滋养肝阴,肝肾阴亏,不能制约肝阳,则肝阳偏亢,因而出现肝风上扰证候,如眩晕、耳鸣、抽搐、震颤等症,临床上则称之为阴虚肝旺,即水不涵木,肝风内动。

(3)一脏病变可循经传于与其互为表里的脏腑,从而使该脏功能也发生紊乱:如心火可以循经下移于小肠;脾虚可以导致胃纳失职;肺失肃降则大肠传导功能失常;肾气虚衰则气化失司,膀胱贮尿排尿功能紊乱等,皆属此类传变。

应当认识到,疾病是人体跟来自外界环境或身体内部有害因素作斗争的复杂过程,即"正邪相争"。疾病的发生,即是由于正邪相争,从而引起机体阴阳、气血、脏腑经络的功能失调所致。一般而言,正气的强弱不仅决定着疾病的发生,而且疾病的发展和传变,也主要取决于正气的盛衰变化。

(王　铭)

# 第六节　病　机

病机,即疾病发生、发展与变化的机制。疾病过程极其复杂,牵涉局部和全身的各个层次,对病机的研究也可以从不同的层面和角度进行,从而形成多层次的病机理论。

第一层次为基本病机。包括邪正盛衰、阴阳失调、精气血津液失常。第二层次是从脏腑、经络等某一系统来研究疾病的发生、发展、变化和结局的基本规律。如脏腑病机、经络病机等。第三层次是研究某一类疾病的发生、发展、变化和结局的基本规律,如六经病机、卫气营血病机和三焦病机等。第四层次是研究某一种病证的发生、发展、变化和结局的基本规律。如感冒的病机、哮证的病机、痰饮的病机、疟疾的病机等。第五层次,是研究某一种症状的发生、发展、变化的病机。如疼痛的病机、发热的病机、健忘的病机等等。本节仅讨论基本病机。

## 一、基本病机

基本病机是指机体对于致病因素侵袭所产生的最基本的病理变化,是病机变化的一般规律。基本病机主要包括邪正盛衰、阴阳失调和精气血津液的病理变化,内生"五邪"是在上述病变基础上产生的常见病理状态,有重要临床意义,故一并介绍。

(一)邪正盛衰

邪正盛衰,是指在疾病过程中,机体的抗病能力与致病邪气之间相互斗争中所发生的盛衰变化。

邪气侵犯人体后,正气和邪气即相互发生作用,一方面是邪气对机体的正气起着损害作用;另一方面是正气对邪气的抗御、驱除作用,及正气的康复功能。邪正双方不断斗争的态势和结果,不仅关系着疾病的发生,而且直接影响着疾病的发展和转归,同时也决定病证的虚实变化。从一定意义上来说,疾病过程就是邪正斗争及其盛衰变化的过程。

1.邪正盛衰与虚实变化

在疾病过程中,正气和邪气这两种力量不是固定不变的,而是在其不断斗争的过程中,发生力量对比的消长盛衰变化。一般地说,正气增长而旺盛,则促使邪气消退;反之,邪气增长而亢盛,则会损耗正气。随着体内邪正的消长盛衰变化,形成了疾病的虚实病机变化。

(1)虚实病机:《素问·通评虚实论》说:"邪气盛则实,精气夺则虚。"虚和实是相比较而言的一对病机概念。

实，指邪气盛，是以邪气亢盛为矛盾主要方面的一种病理状态。虽然邪气强盛，而正气未衰，能积极与邪抗争，故正邪相搏，斗争剧烈，反应明显，临床上出现一系列病理性反映比较剧烈的、有余的证候，并表现相应的典型的症状，称为实证。

实证常见于体质壮实的患者外感六淫和疠气致病的初期和中期，或由于湿、痰、水饮、食积、气滞、瘀血等引起的内伤病证。常见壮热、狂躁、声高气粗、腹痛拒按、二便不通、脉实有力、舌苔厚腻等；而内伤病实证则表现为痰涎壅盛、食积不化、水湿泛滥、气滞瘀血等各种病变。

虚，指正气不足，是以正气虚损为矛盾主要方面的一种病理反映。亦即机体的正气虚弱，防御能力和调节能力低下，对于致病邪气的斗争无力，而邪气已退或不明显，故难以出现邪正斗争剧烈的病理反映，临床上表现一系列虚弱、衰退和不足的证候，称为虚证。

虚证，多见于素体虚弱，精气不充；或外感病的后期，以及各种慢性病证日久，耗伤人体的精血津液，正气化生无源；或因暴病吐利、大汗、亡血等使正气随津血而脱失，以致正气虚弱，或阴阳偏衰。临床上，虚证常见神疲体倦、面色无华、气短、自汗、盗汗，或五心烦热，或畏寒肢冷，脉虚无力等表现。

（2）虚实变化：邪正的消长盛衰，不仅可以产生比较单纯的虚或实的病理变化，而且在某些病程较长、病情复杂的疾病中，还会出现虚实之间的多种变化，主要有虚实错杂、虚实转化及虚实真假。

1）虚实错杂：指在疾病过程中，邪盛和正虚同时存在的病理状态。邪盛正伤，或疾病失治、误治，以致病邪久留，损伤人体正气；或因虚体受邪，正气无力祛邪外出；或本已正虚，又兼内生水湿、痰饮、瘀血等病理产物凝结阻滞，都可形成正虚邪实的虚实错杂病变。细分之下，虚实错杂又有虚中夹实和实中夹虚两种情况。

虚中夹实：是指病理变化以正虚为主，又兼有实邪为患的病理状态。如临床上的脾虚湿滞证，由于脾气不足，运化无权，而致湿邪内生，阻滞中焦。临床上既有属脾气虚弱的神疲肢倦、饮食少思、食后腹胀、大便不实等症状，又兼见属湿滞病变的口黏、脘痞、舌苔厚腻等表现。

实中夹虚：指病理变化以邪实为主，又兼有正气虚损的病理状态。如在外感热病发展过程中，由于热邪伤阴，可形成邪热炽盛、阴气受伤的病证。临床表现既有高热气粗、心烦不安、面红目赤、尿赤便秘、苔黄脉数等实热见症，又兼见口渴引饮、气短心悸、舌燥少津等阴气不足症。

另外，从病位来分析虚实错杂的病机，尚有表里、上下等虚实不同的错杂证候，如表实里虚、里实表虚、上实下虚、下实上虚等。

2）虚实转化：指在疾病过程中，由于邪气伤正，或正虚而邪气积聚，发生病机性质由实转虚或因虚致实的变化。

3）虚实真假：指在某些特殊情况下，疾病的临床表现可见与其病机的虚实本质不符的假象，主要有真实假虚和真虚假实两种情况。

真实假虚：是指病机的本质为"实"，但表现出"虚"的临床假象。一般是由于邪气亢盛，结聚体内，阻滞经络，气血不能外达所致，故真实假虚又称为"大实有羸状"。如热结胃肠的里热炽盛证，一方面有大便秘结、腹痛硬满、谵语等实热症状，同时因阳气被郁，不能四布，而见面色苍白、四肢逆冷、精神委顿等状似虚寒的假象。再如小儿食积而出现的腹泻，妇科瘀血内阻而出现的崩漏下血等，也属此类。

真虚假实：是指病机的本质为"虚"，但表现出"实"的临床假象。一般是由于正气虚弱，脏腑经络之气不足，推动、激发功能减退所致，故真虚假实证又称为"至虚有盛候"。如脾气虚弱，运化无力，可见脘腹胀满、疼痛（但时作时减）等假实征象。再如老年或大病久病，因气虚推动无力而出现的便秘（大便不干不硬，但排泄无力），也属此类。

总之，在疾病的发生和发展过程中，病机的虚和实是相对的。由实转虚、因虚致实和虚实夹杂，常常是疾病发展过程中的必然趋势。因此，在临床上不能以静止的、绝对的观点来对待虚和实的病机变化，而应以动态的、相对的观点来分析虚和实的病机。特别在有虚实真假的特殊情况时，必须透过现象看本质，才能不被假象所迷惑，真正把握住疾病的虚实变化。

2.邪正盛衰与疾病转归

在疾病的发生、发展过程中，由于邪正双方的斗争，其力量对比不断发生消长盛衰的变化，这种变化对疾病转归起着决定性的作用。一般而论，正胜邪退，疾病趋向于好转和痊愈；邪胜正衰，则疾病趋向于恶化，甚则导致死亡；若邪正力量相持不下，则疾病趋向迁延或慢性化。

（1）正胜邪退：正胜邪退，是指在疾病过程中，正气奋起抗邪，正气渐趋强盛，而邪气渐趋衰减，疾病向好转和痊愈方向发展的一种病理变化，也是在许多疾病中最常见的一种转归。这是由于患者的正气比较充盛，抗御病邪的能力较强，或因为邪气较弱，或因及时、正确的治疗，邪气难以进一步发展，进而促使病邪对机体的侵害作用消失或终止，精气血津液等的耗伤和机体的脏腑、经络等组织的病理性损害逐渐得到康复，机体的阴阳两个方面在新的基础上又获得了相对平衡，疾病即告痊愈。

（2）邪胜正衰：邪胜正衰，是指在疾病过程中，邪气亢盛，正气虚弱，机体抗邪无力，疾病向恶化、危重，甚至向死亡方面转归的一种病理变化。这是由于机体的正气虚弱，或由于邪气的炽盛，或因失于治疗，或治疗不当，机体抗御病邪的能力日趋低下，不能制止邪气的侵害作用，邪气进一步发展，机体受到的病理性损害日趋严重，则病情因而趋向恶化和加剧。若正气衰竭，邪气独盛，脏腑经络及精血津液的生理功能衰惫，阴阳离决，则机体的生命活动亦告终止。例如，在外感病过程中，"亡阴""亡阳"等证候的出现，即是正不敌邪，邪胜正衰的典型表现。

（3）邪正相持：邪正相持，指在疾病过程中，机体正气不甚虚弱，而邪气亦不亢盛，则邪正双方势均力敌，相持不下，病势处于迁延状态的一种病理过程。此时，由于正气不能完全祛邪外出，因而邪气可以稽留于一定的部位，病邪既不能消散，亦不能深入传变，故又称之为"邪留"或"邪结"。一般说来，邪气留结之处，即是邪正相搏，病理表现明显之所。疾病随邪留部位的不同而有不同的临床表现。

若正气大虚，余邪未尽，或邪气深伏伤正，正气无力驱尽病邪，致使疾病处于缠绵难愈的病理过程，称为正虚邪恋。正虚邪恋，可视为邪正相持的一种特殊病机，一般多见于疾病后期，且是多种疾病由急性转为慢性，或慢性病久治不愈，或遗留某些后遗症的主要原因之一。

（二）阴阳失调

阴阳失调，是由于邪气侵犯人体导致阴阳失去平衡协调而出现的阴阳偏胜、偏衰、互损、格拒、亡失等一系列病理变化。同时，阴阳失调又是脏腑、经络、营卫等相互关系失调及气机升降出入运动失常的概括。本节着重讨论阴阳失调的阴阳偏胜、阴阳偏衰、阴阳互损、阴阳格拒、阴阳亡失机制。

1.阴阳偏胜

阴阳偏胜，是指人体阴阳双方中的某一方的病理性亢盛状态，属"邪气盛则实"的实证。

阳邪侵入人体，机体阴气与之相搏，邪胜则病成，可形成阳偏胜；阴邪侵入人体，机体阳气与之抗争，邪胜则病成，可形成阴偏胜。机体的精气血津液代谢失常，"邪"自内生，亦可分阴阳两类，如内寒内湿属阴而内火内热属阳，从而表现为阴偏胜或阳偏胜的病理变化。《素问·阴阳应象大论》说："阳胜则热，阴胜则寒。"明确地指出了阳偏胜和阴偏胜病机的临床表现特点。

阴阳是相互制约的，一方偏胜必然制约另一方而使之虚衰。阳偏胜伤阴可引起阳盛兼阴虚，进而发展为阴虚的病变；阴偏胜伤阳可导致阴盛兼阳虚，进而发展为阳虚的病变。所以《素问·阴阳应象大论》又说"阳胜则阴病，阴胜则阳病"，指出了阳偏胜或阴偏胜的必然发展趋势。

（1）阳偏胜，即是阳盛，是指机体在疾病过程中，所出现的一种阳气病理性偏盛，功能亢奋，机体反应性增强，热量过剩的病理状态。一般地说，其病机特点多表现为阳盛而阴未虚的实热证。

形成阳偏胜的主要原因，多由于感受温热阳邪，或虽感受阴邪，但从阳化热，也可由于情志内伤，五志过极而化火；或因气滞、血瘀、食积等郁而化热所致。总之，邪从外来则多因感受阳邪；"邪"自内生，则多与气机郁结化火有关。

阳气的病理性亢盛，则以热、动、燥为其特点，故阳气偏胜可见壮热、烦渴、面红、目赤、尿黄、便干、苔黄、脉数等症。如果病情发展，阳热亢盛且明显耗伤机体阴气，病则从实热证转化为实热兼阴亏证，若阴气大伤，病可由实转虚而发展为虚热证。

（2）阴偏胜，即是阴盛，是指机体在疾病过程中所出现的一种阴气病理性偏盛，功能抑制，热量耗伤过多，病理性代谢产物积聚的病理状态。一般地说，其病机特点多表现为阴盛而阳未虚的实寒证。

形成阴偏胜的主要原因，多由于感受寒湿阴邪，或过食生冷，寒邪中阻等，机体阳气难以与之抗争而致阴气的病理性亢盛。阴气的病理性亢盛，则以寒、静、湿为其特点，如形寒、肢冷、蜷卧、舌淡而润、脉迟等，即是阴气偏胜的具体表现。由于阴寒内盛多伤阳气，故在阴偏胜时，常同时伴有程度不同的阳气不足，形成实寒兼阳虚证，若阳气伤甚，病可由实转虚，发展为虚寒证。

2.阴阳偏衰

阴阳偏衰，是指人体阴阳双方中的一方虚衰不足的病理状态，属"精气夺则虚"的虚证。

阴气或阳气的某一方减少或功能减退时，则不能制约对方而引起对方的相对亢盛，形成"阳虚则阴盛""阳虚则寒"（虚寒）、"阴虚则阳亢""阴虚则热"（虚热）的病理变化。

（1）阳偏衰即是阳虚，是指机体阳气虚损，功能减退或衰弱，代谢减缓，产热不足的病理状态。一般地说，其病机特点多表现为机体阳气不足，阳不制阴，阴气相对偏亢的虚寒证。

形成阳偏衰的主要原因，多由于先天禀赋不足，或后天失养，或劳倦内伤，或久病损伤阳气所致。人体阳气虚衰，突出地表现为温煦、推动和兴奋功能减退。

由于阳气的温煦功能减弱，因而人体热量不足，难以温暖全身而出现寒象，见畏寒肢冷等症。由于阳气的推动作用不足，经络、脏腑等组织器官的某些功能活动也因之而减退，加之温煦不足，则血液凝滞，脉络缩蜷，津液停滞而成水湿痰饮。由于兴奋作用减弱，可见精神不振，喜静委靡症状。以上便是"阳虚则寒"的主要机制。阳虚则寒，虽也可见到面色㿠白、畏寒肢冷、脘腹冷痛、舌淡、脉迟等寒象，但还有喜静蜷卧、小便清长、下利清谷、脉微细等虚象。所以，阳虚则寒与阴胜则寒，不仅在病机上有区别，而且在临床表现方面也有不同：前者是虚而有寒；后者是以寒为主，虚象不明显。

阳气不足，一般以脾肾阳虚衰常见，亦可发于五脏六腑，如心阳、肺阳、肝阳、脾阳、胃阳和肾阳等，皆可出现虚衰病变。肾阳为诸阳之本，"五脏之阳气，非此不能发"，所以肾阳虚衰（命门之火不足）在阳气偏衰的病机中占有极其重要的地位。阳气一般由精血津液中属阳的部分化生，尤其以精血为主要化生之源；故精血大伤，可致阳气化生无源而虚衰，阳不制阴，发为虚寒性病证。

（2）阴偏衰，即是阴虚，是指机体阴气不足，阴不制阳，导致阳气相对偏盛，功能虚性亢奋的病理状态。一般地说，其病机特点多表现为阴气不足，阳气相对偏盛的虚热证。

形成阴偏衰的主要原因，多由于阳邪伤阴，或因五志过极，化火伤阴，或因久病伤阴所致。阴偏衰时，主要表现为凉润、抑制与宁静的功能减退，从而出现虚热、失润及虚性亢奋的症状。所谓阴虚则热，即是指阴气不足，不能制阳，阳气相对亢盛，从而形成阴虚内热、阴虚火旺和阴虚阳亢等多种表现。如五心烦热、骨蒸潮热、面红升火、消瘦、盗汗、咽干口燥、舌红少苔、脉细数等，即是阴虚则热的表现。阴虚则热与阳胜则热的病机不同，其临床表现也有所区别：前者是虚而有热；后者是以热为主，虚象并不明显。

阴气不足，一般以肾阴亏虚为主，亦可见于五脏六腑，如肺阴、脾阴、胃阴、心阴、肝阴和肾阴，皆可发生亏虚的病变。肾阴为诸阴之本，"五脏之阴气，非此不能滋"，所以肾阴不足在阴偏衰的病机中占有极其重要的地位。阴气一般由精血津液中属阴的部分化生，尤其以津液为主要化生之源，故阳热亢盛，必耗津液而致阴气不足，而津液大伤，又可致阴气化生无源而亏虚，阴不制阳，发为虚热性病证。

3.阴阳互损

阴阳互损，是指在阴或阳任何一方虚损的前提下，病变发展影响及相对的一方，形成阴阳两虚的病机。在阴虚的基础上，继而导致阳虚，称为阴损及阳；在阳虚的基础上，继而导致阴虚，称为阳损及阴。阴阳双方之间本来存在着相互依存、相互资生、互为化源和相互为用的关系，一方亏虚或功能减退，不能资助另一方或促进另一方的化生，必然导致另一方的虚衰或功能减退。如唐代王冰注《素问·四气调神大论》说："阳气根于阴，阴气根于阳，无阴则阳无以生，无阳则阴无以化。"

（1）阴损及阳是指由于阴精或阴气亏损，累及阳气生化不足或无所依附而耗散，从而在阴虚的基础上又导致了阳虚，形成了以阴虚为主的阴阳两虚病理状态。例如肝阳上亢一证，其病机主要为肝肾阴虚，水不涵木,阴不制阳的阴虚阳亢,但病情发展,亦可进一步耗伤肝肾精血,影响肾阳化生,继而出现畏寒、肢冷、面色㿠白,脉沉细等肾阳虚衰症状,转化为阴损及阳的阴阳两虚证。

(2)阳损及阴,系指由于阳气虚损,无阳则阴无以生,从而在阳虚的基础上又导致了阴虚,形成以阳虚为主的阴阳两虚病理状态。例如肾阳亏虚、水泛为肿一证,其病机主要为阳气不足,气化失司,水液代谢障碍,津液停聚而水湿内生,溢于肌肤所致。但其病变发展,则又可因阳气不足而导致阴气化生无源而亏虚,出现日益消瘦,烦躁升火,甚则阳升风动而抽搐等肾阴亏虚之征象,转化为阳损及阴的阴阳两虚证。

4.阴阳格拒

阴阳格拒,是在阴阳偏盛基础上由阴阳双方相互排斥而出现寒热真假病变的一类病机,包括阴盛格阳和阳盛格阴两方面。阴阳相互格拒的机制,在于阴阳双方的对立排斥,即阴或阳的一方偏盛至极,壅遏于内,将另一方排斥格拒于外,迫使阴阳之间不相维系,从而出现真寒假热或真热假寒的复杂病变。如明代虞抟《医学正传》说:"假热者,水极似火,阴证似阳也……此皆阴盛格阳,即非热也。""至若假寒者,火极似水,阳证似阴也……亦曰阳盛格阴也。"

(1)阴盛格阳,又称格阳,系指阴寒偏盛至极,壅闭于内,逼迫阳气浮越于外一而相互格拒的一种病理状态。阴寒内盛是疾病的本质,由于排斥阳气于外,可在原有面色苍白、四肢逆冷、精神委靡、畏寒蜷卧、脉微欲绝的阴气壅盛于内表现的基础上,又出现面红、烦热、口渴、脉大无根等假热之象,故称其为真寒假热证。

(2)阳盛格阴,又称格阴,系指阳热偏盛至极,深伏于里,阳气被遏,郁闭于内,不能外达于肢体而将阴气排斥于外的一种病理状态。阳盛于内是疾病的本质,但由于格阴于外,可在原有壮热、面红、气粗、烦躁、舌红、脉数大有力等邪热内盛表现的基础上,又现四肢厥冷、脉象沉伏等假寒之象,故称为真热假寒证。

5.阴阳亡失

阴阳的亡失,包括亡阴和亡阳两类,是指机体的阴气或阳气突然大量地亡失,导致生命垂危的一种病理状态。

(1)亡阳是指机体的阳气发生突然大量脱失,而致全身功能严重衰竭的一种病理状态。

一般地说,亡阳多由于邪气太盛,正不敌邪,阳气突然脱失所致;也可因汗出过多,吐、利无度,津液过耗,阳随阴泄,阳气外脱;或由于素体阳虚,劳伤过度,阳气消耗过多所致;亦可因慢性疾病,长期大量耗散阳气,终至阳气亏损殆尽,而出现亡阳。

阳气暴脱,多见大汗淋漓、心悸气喘、面色苍白、四肢逆冷、畏寒蜷卧、精神委靡、脉微欲绝等生命垂危的临床征象。

(2)亡阴是指由于机体阴气发生突然大量消耗或丢失,而致全身功能严重衰竭的一种病理状态。

一般地说,亡阴多由于热邪炽盛,或邪热久留,大量煎灼津液,或逼迫津液大量外泄而为汗,以致阴气随之大量消耗而突然脱失。也可由于长期大量耗损津液和阴气,日久导致亡阴者。

阴气脱失,多见手足虽温而大汗不止、烦躁不安、心悸气喘、体倦无力、脉数疾躁动等危重征象。

亡阴和亡阳,在病机和临床征象等方面,虽然有所不同,但由于机体的阴和阳存在着互根互用的关系,阴亡,则阳无所依附而散越;阳亡,则阴无以化生而耗竭。故亡阴可以迅速导致亡阳,亡阳也可继而出现亡阴,最终导致"阴阳离决,精气乃绝",生命活动终止而死亡。

综上所述,阴阳失调的病机,是以阴阳的属性,阴和阳之间所存在着的对立制约、互根互用以及相互消长、转化等理论,来阐释、分析、综合机体病变的机制。因此,阴阳失调的各种病机,并不是固定不变的,而是随着病情的进退和邪正盛衰等情况的改变而变化,在阴阳的偏胜和偏衰之间,亡阴和亡阳之间,都存在着内在的密切联系。

(三)气血失常

1.气的失常

气的失常,主要包括两个方面:一是气的生化不足或耗散太过,形成"气虚"的病理状态。二是气的运动失常,出现气滞、气逆、气陷、气闭或气脱等"气机失调"的病理变化。

1)气虚指一身之气不足及其功能低下的病理状态。

气虚的原因:主要由于先天禀赋不足,或后天失养,或肺脾肾的功能失调而致气的生成不足。也可因劳倦内伤,久病不复等,使气过多消耗而致。

气虚的共同症状特点是:劳累后加重,休息后减轻。气虚的常见临床表现:精神委顿、倦怠乏力、眩晕、自汗、易于感冒、面色㿠白、舌淡、脉虚等症状。偏于元气虚者,可见生长发育迟缓,生殖功能低下等症;偏于宗气虚者,可见动则心悸、呼吸气短等症。营卫气虚和脏腑、经络气虚的病机,则各有特点,临床表现亦各有不同。

2)气机失调是指气的升降出入失常而引起的气滞、气逆、气陷、气闭、气脱等病理变化。

(1)气滞:气滞,是指气的流通不畅,郁滞不通的病理状态。

气滞,主要由于情志抑郁,或痰、湿、食积、热郁、瘀血等的阻滞,影响到气的流通;或因脏腑功能失调,如肝气失于疏泄、大肠失于传导等,皆可形成局部或全身的气机不畅或郁滞,从而导致某些脏腑、经络的功能障碍。气滞一般属于邪实为患,但亦有因气虚推动无力而滞者。

气滞的共同特点不外闷、胀、疼痛。气滞的病理表现有多个方面:气滞于某一经络或局部,可出现相应部位的胀满、疼痛。气滞则血行不利,津液输布不畅,故气滞甚者可引起血瘀、津停,形成瘀血、痰饮水湿等病理产物。由于肝升肺降、脾升胃降,在调整全身气机中起着极其重要的作用,故脏腑气滞以肺、肝、脾胃为多见。肺气壅塞,见胸闷、咳喘;肝郁气滞,见情志不畅、胁肋或少腹胀痛;脾胃气滞,见脘腹胀痛,休作有时,大便秘结等。因气虚而滞者,一般在闷、胀、痛方面不如实证明显,并兼见相应的气虚征象。

(2)气逆:气逆,指气升之太过,或降之不及,以脏腑之气逆上为特征的一种病理状态。

气逆,多由情志所伤,或因饮食不当,或因外邪侵犯,或因痰浊壅阻所致,气逆于上,以实为主,亦有因虚而气机上逆者。

气逆最常见于肺、胃和肝等脏腑。在肺,则肺失肃降,肺气上逆,发为咳逆上气。在胃,则胃失和降,胃气上逆,发为恶心、呕吐、嗳气、呃逆。在肝,则肝气上逆,发为头痛头胀,面红目赤,易怒等症。由于肝为刚脏,主动主升,而又为藏血之脏,因此,在肝气上逆时,甚则可导致血随气逆,或为咯血、吐血,乃至壅遏清窍而致昏厥。

(3)气陷:气陷,指气的上升不足或下降太过,以气虚升举无力而下陷为特征的一种病理状态。

气陷多由气虚病变发展而来,尤与脾气的关系最为密切。若素体虚弱,或病久耗伤,致脾气虚损,清阳不升,或中气下陷,从而形成气虚下陷的病变。

气陷的病理变化,主要有"上气不足"与"中气下陷"两方面。①"上气不足",主要指上部之气不足,头目失养的病变。一般由于脾气虚损,升清之力不足,无力将水谷精微上输于头目,致头目失养,可见头晕、目眩、耳鸣等症。②"中气下陷",指脾气虚损,升举无力,气机趋下,内脏位置维系无力,而发生某些内脏的位置下移,形成胃下垂、肾下垂、子宫脱垂、脱肛等病变。

(4)气闭:气闭,即气机闭阻,外出严重障碍,以致清窍闭塞,出现昏厥的一种病理状态。

气闭,多由情志刺激,或外邪、痰浊等闭塞气机,使气不得外出而闭塞清窍所致。

气闭的临床所见,有因触冒秽浊之气所致的闭厥,突然精神刺激所致的气厥,剧痛所致的痛厥,痰闭气道之痰厥等等,其病机都属于气的外出突然严重受阻,而陷于清窍闭塞,神失所主的病理状态。气闭发生急骤,以突然昏厥,不省人事为特点,多可自行缓解,亦有因闭不复而亡者。其临床表现,除昏厥外,随原因不同而伴相应症状。

(5)气脱:气脱,即气不内守,大量向外亡失,以致功能突然衰竭的一种病理状态。

气脱多由于正不敌邪,或慢性疾病,正气长期消耗而衰竭,以致气不内守而外脱;或因大出血、大汗等气随血脱或气随津泄而致气脱,从而出现功能突然衰竭的病理状态。气脱可见面色苍白、汗出不止、目闭口开、全身瘫软、手撒、二便失禁、脉微欲绝或虚大无根等症状。

2.血的失常

血的失常,一是因血液的生成不足或耗损太过,致血的濡养功能减弱而引起的血虚;二是血液运行失常而出现的血瘀、出血等病理变化。

1)血虚是指血液不足,血的濡养功能减退的病理状态。

失血过多,新血不能生成补充;或因脾胃虚弱,饮食营养不足,血液生化乏源;或因血液的化生功能障碍;或因久病不愈,慢性消耗等因素而致营血暗耗等,均可导致血虚。脾胃为气血生化之源;肾主骨生髓,输精于肝,皆可化生血液,故血虚的成因与脾胃、肾的关系较为密切。

全身各脏腑、经络等组织器官,都依赖于血的濡养而维持其正常的生理功能,所以血虚就会出现全身或局部的失荣失养,功能活动逐渐衰退等虚弱证候。血虚者气亦弱,故血虚除见失于滋荣的证候外,多伴气虚症状,常见面色淡白或萎黄、唇舌爪甲色淡无华、神疲乏力、头目眩晕、心悸不宁、脉细等临床表现。

心主血、肝藏血,血虚时心、肝两脏的症状比较多见。心血不足常见惊悸怔忡、失眠多梦、健忘、脉细涩或歇止等心失血养的症状。肝血亏虚见两目干涩、视物昏花,或手足麻木、关节屈伸不利等症。若肝血不足,导致冲任失调,又可出现妇女经少,月经愆期,闭经诸症。

2)血运失常:血液运行失常出现的病理变化,主要有血瘀和出血。

(1)血瘀:血瘀是指血液的循行迟缓,流行不畅,甚则血液停滞的病理状态。

血瘀主要表现为血液运行郁滞不畅,或形成瘀积,可以为全身性病变,亦可瘀阻于脏腑、经络、形体、官窍的某一局部,从而产生不同的临床表现。但无论病在何处,均易见疼痛,且痛有定处,甚则局部形成肿块,触之较硬,位置比较固定,如肿块生于腹内,称为"癥积"。另外,唇舌紫黯以及舌有瘀点、瘀斑,皮肤赤丝红缕或青紫,肌肤甲错,面色黧黑等,也是血液瘀滞的征象。

导致血瘀的病机,主要有气虚、气滞、痰浊、瘀血、血寒、血热等,此处只介绍血寒。

血寒,是指血脉受寒,血流滞缓,乃至停止不行的病理状态。多因外感寒邪,侵犯血分,形成血寒;亦可因阳气失于温煦所致。

血寒的临床表现,除见一般的阴寒证候外,常见血脉瘀阻而引起的疼痛,和手足、爪甲、皮肤及舌色青紫等表现。若寒凝心脉,心脉血气痹阻,可发生真心痛;寒凝肝脉,肝经血气瘀滞,可见胁下、少腹、阴部冷痛,或妇女痛经、闭经等。寒阻肌肤血脉,则见冻伤等症。寒瘀互结酿毒于内,可生癥积。

(2)出血:出血,是指血液逸出血脉的病理状态。逸出血脉的血液,称为离经之血。若此离经之血不能及时消散或排出,蓄积于体内,则称为瘀血。瘀血停积体内,又可引起多种病理变化。若突然大量出血,可致气随血脱而引起全身功能衰竭。

导致出血的病机,主要有血热、气虚、外伤及瘀血内阻等。此处仅叙述血热。

血热,即热入血脉之中,使血行加速,脉络扩张,或迫血妄行而致出血的病理状态。血热多由于热入血分所致,如温邪、疠气入于血分,或其他外感病邪入里化热,伤及血分。另外,情志郁结,五志过极化火,内火炽盛郁于血分,或阴虚火旺,亦致血热。

血热病变,除一般热盛的证候外,由于血行加速,脉络扩张,可见面红目赤、肤色发红、舌色红绛、经脉异常搏动等症状。血热炽盛,灼伤脉络,迫血妄行,常可引起各种出血,如吐血、衄血、尿血、皮肤斑疹、月经提前量多等。心主血脉而藏神,血热则心神不安,可见心烦,或躁扰不安,甚则神昏、谵语、发狂等症。血热的临床表现,以既有热象,又有动血为其特征。

因为血液主要由营气和津液组成,热入血脉不仅可以耗伤营气、津液而致血虚,而且可由热灼津伤,使其失去润泽流动之性,变得浓稠,乃至干涸不能充盈脉道,血液运行不畅而为瘀。

3.气血失调

(1)气滞血瘀是指因气的运行郁滞不畅,导致血液运行障碍,继而出现血瘀的病理状态。

气滞血瘀的形成多因情志内伤、抑郁不遂、气机阻滞而致血瘀。肝主疏泄而藏血,肝气的疏泄作用在气机调畅中起着关键作用,因而气滞血瘀多与肝失疏泄密切相关,与心肺也有关。

临床上多见胸胁胀满疼痛,瘕聚、癥积等病证。肺主气,调节全身气机,辅心运血,若邪阻肺气,宣降失司,日久可致心、肺气滞血瘀,而见咳喘、心悸、胸痹、唇舌青紫等表现。

气滞可导致血瘀,血瘀必兼气滞。由于气滞和血瘀互为因果,多同时并存,常难以明确区分孰先孰后。

如闪挫外伤等因素,就是气滞和血瘀同时形成。但无论何种原因所致的气滞血瘀,辨别气滞与血瘀的主次则是必要的。

(2)气虚血瘀是指因气对血的推动无力而致血行不畅,甚至瘀阻不行的病理状态。

气虚血瘀的形成较多见于心气不足,运血无力而致的血行不畅,甚至瘀阻不行的病理状态。

临床表现常见于惊悸怔忡、喘促、水肿及气虚血滞的肢体瘫痪、痿废。另外,老年人多血瘀,且多气虚,故气虚血瘀病机在老年病中具有重要意义。

(3)气不摄血是指由于气虚不足,统摄血液的生理功能减弱,血不循经,逸出脉外,而导致各种出血的病理状态。

气不摄血的形成主要由于脾主统血功能失司,和心、肝、肺、肾、胃等脏腑功能不足有关。

临床表现见于咯血、吐血、紫斑、便血、尿血、崩漏等症,兼见面色不华、疲乏倦怠、脉虚无力、舌淡等气虚的表现。

(4)气随血脱是指在大量出血的同时,气也随着血液的流失而急剧散脱,从而形成气血并脱的危重病理状态。

各种大失血皆可导致气随血脱,较常见的有外伤失血、呕血和便血,或妇女崩中,产后大出血等因素。血为气之载体,血脱则气失去依附,故气亦随之散脱而亡失。

临床上此症多表现为精神委靡、眩晕或晕厥、冷汗淋漓、四末不温,或有抽搐,或见口干,脉芤或微细。

(5)气血两虚,即气虚和血虚同时存在的病理状态。

气血两虚多因久病消耗,气血两伤所致;或先有失血,气随血耗;或先因气虚,血化障碍而日渐衰少,从而形成气血两虚。气血两虚,则脏腑经络、形体官窍失之濡养,各种功能失之推动及调节,故可出现不荣或不用的病证。

临床上主要表现为肌体失养及感觉运动失常的病理征象,如面色淡白或萎黄、少气懒言、疲乏无力、形体瘦怯:心悸失眠、肌肤干燥、肢体麻木,甚至感觉障碍、肢体痿废不用等。

**(四)津液代谢失常**

津液代谢是一个复杂的生理过程,必须由多个脏腑的相互协调才能维持正常,诸如肺的宣发和肃降,脾的运化转输,肾与膀胱的蒸腾气化,三焦的通调,以及肝的疏泄功能都参与其中,以肺、脾、肾三脏的作用尤为重要,而其核心是气对津液的作用。因此,气的运动及其维持的气化过程,调节着全身的津液代谢。

因此,如果肺、脾、肾等有关脏腑生理功能异常,气的升降出入运动失去平衡,气化功能失常,均能导致津液生成、输布或排泄的失常,包括津液不足及津液在体内滞留的病理变化。

**1.津液不足**

津液不足,是指津液在数量上的亏少,进而导致内则脏腑,外而孔窍、皮毛,失于濡润、滋养,而产生一系列干燥枯涩的病理状态。

导致津液不足的原因主要有三方面:一是热邪伤津,如外感燥热之邪,灼伤津液;或邪热内生,如阳亢生热、五志化火等耗伤津液。二是丢失过多,如吐泻、大汗、多尿及大面积烧伤等,均可损失大量津液。三是生成不足,如体虚久病,脏腑气化功能减退,可见津液生成不足。另外,慢性疾病耗伤津液,亦致津液亏耗。

伤津常见于吐、泻之后。如夏秋季节,多有饮食伤中而致呕吐、泄泻或吐泻交作,损失大量津液者,如不及时补充,可出现目陷、螺瘪、尿少、口干舌燥、皮肤干涩而失去弹性;甚则见目眶深陷、啼哭无泪、小便全无、精神委顿、转筋等症。严重者,因血中津少而失其滑润流动之性,气随津泄而推动无力,血液运行不畅,而见面色苍白、四肢不温、脉微欲绝的危象。另外,炎夏、高热、多汗也易伤津,常见口渴引饮、大便燥结、小便短少色黄;气候干燥季节,常见口、鼻、皮肤干燥等均属于伤津为主的临床表现。

伤液见于热病后期或久病伤阴,所见到的形瘦骨立,大肉尽脱,肌肤毛发枯槁,或手足震颤、肌肉润动、唇裂、舌光红无苔或少苔,则属于脱液的临床表现。必须指出,津和液本为一体,伤津和脱液,在病机和临床表现方面虽有区别亦有联系。

一般而论，伤津主要是丢失水分，伤津未必脱液；脱液不但丧失水分，更损失精微营养物质，故脱液必兼津伤。从病情轻重而论，脱液重于伤津，可以说津伤乃液脱之渐；液脱乃津伤之甚。津易伤亦易补充，而液一般不易损耗，一旦亏损则较难恢复。但津伤可暴急发生而突然陷于气随津泄，甚至气脱的重危证候，则又非脱液可比。

2. 津液输布排泄障碍

津液的输布和排泄是津液代谢中的两个重要环节。二者虽有不同，但其结果都能导致津液在体内不正常的停滞，成为内生水湿痰饮等病理产物的根本原因。

津液的输布障碍，是指津液得不到正常的转输和布散，导致津液在体内环流迟缓，或在体内某一局部发生滞留。因而津液不化，可致水湿内生，酿痰成饮。引起津液输布障碍的原因很多，如肺失宣发和肃降，津液不得正常布散；脾失健运，运化水液功能减退，可致水饮不化；肝失疏泄，气机不畅，气滞津停；三焦的水道不利，不仅直接影响津液的环流，而且影响津液的排泄，凡此均致津液输布障碍而生痰饮水湿之患。上述多种成因中，以脾气的运化功能障碍具有特殊意义。因脾主运化，不仅对津液的输布起重要作用，而且在津液的生成方面具主导作用。脾失健运不但使津液的输布障碍，而且水液不归正化，变生痰湿为患。故《素问·至真要大论》说："诸湿肿满，皆属于脾。"

津液的排泄障碍，主要是指津液转化为汗液和尿液的功能减退，而致水液贮留体内，外溢于肌肤而为水肿。津液化为汗液，有赖肺气的宣发功能；津液化为尿液，有赖肾气的蒸化功能。肺和肾的功能减弱，虽然均可引起水液贮留，发为水肿，但肾气的蒸化作用失常则起着主导作用。这是因为，肾阳肾阴为五脏阴阳之本，能推动和调节各脏腑的输布和排泄水液功能，而且水液主要是通过尿液而排泄的。

(1)湿浊困阻：多由脾虚运化功能减退，津液不能转输布散，聚为湿浊。湿性重浊黏滞，易于阻遏中焦气机，而见胸闷、脘痞、呕恶、腹胀、便溏、苔腻等症。

(2)痰饮凝聚：多因脾、肺等脏腑功能失调，津液停而为饮，饮凝成痰。痰随气的升降，无处不到，病及脏腑经络，滞留于机体的不同部位而有多种的病理变化和多变的临床表现。饮停之部位比较局限，如停于胸胁的"悬饮"，饮留于肺的"支饮"等等。

(3)水液贮留：多由肺、脾、肾、肝等脏腑功能失调，气不行津，津不化气，津液代谢障碍，贮留于肌肤或体内，发为水肿或腹水。

3. 津液与气血关系失调

(1)水停气阻：指津液代谢障碍，水湿痰饮停留导致气机阻滞的病理状态。

因水湿痰饮皆有形之邪，易阻碍气的运行，即导致了水停气阻的形成

其临床表现因水液停蓄的部位不同而异。如水饮阻肺，肺气壅滞，宣降失职，可见胸满咳嗽，喘促不能平卧；水饮凌心，阻遏心气，则可见心悸、心痛；水饮停滞中焦，阻遏脾胃气机，可致清气不升，浊气不降，而见头昏困倦，脘腹胀满，纳化呆滞；水饮停于四肢，则可使经脉气血阻滞，故除见水肿外，尚可见肢体沉重胀痛等临床表现。

(2)气随津脱主要指津液大量丢失，气失其依附而随津液之外泄出现暴脱亡失的病理状态。

气随津脱多由高热伤津，或大汗伤津，或严重吐泻耗伤津液等所致。吐下之余，定无完气。

频繁而大量的呕吐、泄泻，皆可使气随津液的耗伤而脱失，出现面色苍白，神昏晕厥，汗出不止，目闭口开手撒，甚则二便失禁，脉微欲绝等症。

(3)津枯血燥主要指津液亏乏枯竭，导致血燥虚热内生或血燥生风的病理状态。

因高热伤津，或烧伤引起津液损耗，或阴虚痨热，津液暗耗，均会导致津枯血燥。

临床表现为心烦、鼻咽干燥、肌肉消瘦，皮肤干燥，或肌肤甲错，皮肤瘙痒或皮屑过多，舌红少津等临床表现。

(4)津亏血瘀主要指津液耗损导致血行瘀滞不畅的病理状态。

因高热、烧伤，或吐泻、大汗出等因素，致使津液大量亏耗，则血量减少，血液循行滞涩不畅，从而发生血瘀之病变。

临床表现除见原有津液不足的表现外,还出现舌质紫绛,或有瘀点、瘀斑,或见斑疹显露等症。

(5)血瘀水停指因血脉瘀阻导致津液输布障碍而水液停聚的病理状态。

血中有津、脉外之津液可从脉络渗入血中,血瘀则津液环流不利;另外,血瘀必致气滞,也导致津停为水,故血瘀常伴水停。

临床上表现为心阳亏虚、运血无力、血脉瘀阻,除见心悸、气喘、口唇爪甲青紫、舌有瘀点或瘀斑,甚则胁下痞块等症外,亦见下肢、面目浮肿,即属此候。

**(五)内生"五邪"**

内生"五邪",是指在疾病的发展过程中,由于脏腑经络及精气血津液的功能失常而产生的化风、化寒、化湿、化燥、化火等病理变化。因病起于内,又与风、寒、湿、燥、火外邪所致病证的临床征象类似,故分别称为"内风""内寒""内湿""内燥"和"内火",统称为内生"五邪"。

1.风气内动

(1)概念:风气内动,即是"内风"。由于"内风"与肝的关系较为密切,故又称肝风内动或肝风。

(2)形成和表现:内风是指疾病发展过程中,主要因为阳盛,或阴虚不能制阳,阳升无制,出现动摇、眩晕、抽搐、震颤等类似风动的病理状态。《素问·至真要大论》说:"诸暴强直,皆属于风。""诸风掉眩,皆属于肝。"即指明了内风的临床表现,不仅与外风为病相类似,而且指出了与肝的密切关系。

风气内动,主要是体内阳气亢逆变动所致。《临证指南医案》指出:"内风乃身中阳气之变动。"内风的病机,主要有肝阳化风、热极生风、阴虚风动、血虚生风等。

肝阳化风:肝阳化风,多由于情志所伤,肝气郁结,郁久化火而亢逆,或暴怒伤肝,肝气亢逆,或操劳过度,耗伤肝肾之阴,阴虚不能制阳,水亏不得涵木,肝阳因之浮动不潜,升而无制,亢逆之阳气化风,形成风气内动。在肝阳上亢表现的基础上,可见筋惕肉瞤、肢麻震颤、眩晕欲仆,甚则口眼㖞斜、半身不遂。严重者,则因血随气升而发卒然厥仆。

热极生风:热极生风,又称热甚动风。多见于热性病的极期,由于火热亢盛,化而为风,并因邪热煎灼津液,伤及营血,燔灼肝经,筋脉失其柔顺之性,而出现痉厥、抽搐、鼻翼煽动、目睛上吊等临床表现,常伴有高热、神昏、谵语。

阴虚风动:阴虚风动,多见于热病后期,津液和阴气大量亏损,或由于久病耗伤,津液及阴气亏虚所致。主要病机是津液枯竭,阴气大伤,失其凉润柔和之能,既对筋脉失之滋润,又不能制阳而致阳气相对亢盛,因而产生筋挛肉瞤、手足蠕动等动风症状,并见低热起伏、舌光少津、脉细如丝等阴竭表现。

血虚生风:血虚生风,多由于生血不足或失血过多,或久病耗伤营血,肝血不足,筋脉失养,或血不荣络,则虚风内动。临床见肢体麻木不仁,筋肉跳动、甚则手足拘挛不伸等症。

另外,并非所有内风病证的病位皆为肝,如小儿慢脾风,其病机主要在于脾土虚败。

2.寒从中生

(1)概念:寒从中生,又称"内寒",是指机体阳气虚衰,温煦气化功能减退,虚寒内生,或阴寒之气弥漫的病理状态。

(2)形成及表现:因先天禀赋不足,阳气素虚,或久病伤阳,或外感寒邪,过食生冷,损伤阳气,以致阳气虚衰。阳气虚衰,不能制阴祛寒,故阴寒内盛。一般表现为阳热不足,温煦失职,虚寒内生,可见面色苍白、畏寒喜热,肢末不温,舌质淡胖,苔白滑润,脉沉迟弱或筋脉拘挛,肢节痹痛等症。内寒的病机主要与脾肾阳虚有关。脾为气血生化之源,脾能达于肌肉四肢。肾阳为人身阳气之根,能温煦全身脏腑形体。故脾肾阳气虚衰,则温煦失职,最易表现虚寒之象,而尤以肾阳虚衰为关键。故《素问·至真要大论》说:"诸寒收引,皆属于肾。"阳气虚衰,则蒸化水液的功能减退或失司,水液代谢障碍,从而导致病理产物的积聚或停滞,形成水湿、痰饮等。故《素问·至真要大论》说:"诸病水液,澄彻清冷,皆属于寒。"临床多见尿频清长,涕唾痰涎稀薄清冷,或大便泄泻,或水肿等,多由阳气不足,蒸化无权,津液不能正常输布代谢所致。

阳气虚衰,不能温煦血脉,反生内寒以收引血脉,血脉收缩则血流迟缓不畅,重者可致血液停积于血脉和脏腑之中,形成瘀血。临床可见痛处固定,遇寒加重。

"内寒"与"外寒"之间区别是："内寒"的临床特点主要是虚而有寒，以虚为主；"外寒"的临床特点是以寒为主，亦可因寒邪伤阳而兼虚象。两者之间的主要联系是：寒邪侵犯人体，必然会损伤机体阳气，而最终导致阳虚；而阳气素虚之体，则又因抗御外邪能力低下，易感寒邪而致病。

3. 湿浊内生

（1）概念：湿浊内生，又称"内湿"，是指由于脾的运化功能和输布津液的功能障碍，从而引起湿浊蓄积停滞的病理状态。由于内生之湿多因脾虚，故又称之为脾虚生湿。

（2）形成及表现：内湿的产生，多因过食肥甘，嗜烟好酒，恣食生冷，内伤脾胃，致使脾失健运不能为胃行其津液，或喜静少动，素体肥胖，情志抑郁，致气机不利，津液输布障碍，聚而成湿所致。因此，脾的运化失职是湿浊内生的关键。

脾主运化有赖于肾阳的温煦气化。因此，内湿不仅是脾阳虚津液不化而形成的病理产物，在肾阳虚衰时，亦必然影响及脾之运化而导致湿浊内生。反之，由于湿为阴邪，湿胜则可损伤阳气，故湿浊内困，久之必损及脾阳肾阳，而致阳虚湿盛之证。另外，湿浊可以聚而为痰，留而为饮，积而成水，变生多种病患。

湿性重浊黏滞，多阻遏气机，故其临床表现常随湿邪阻滞部位的不同而异。如湿邪留滞经脉之间，则见头闷重如裹，肢体重着或屈伸不利，故《素问·至真要大论》说："诸痉项强，皆属于湿。"湿犯上焦，则胸闷咳嗽；湿阻中焦，则脘腹胀满、食欲不振、口腻或口甜、舌苔厚腻；湿滞下焦，则腹胀便溏、小便不利；水湿泛溢于皮肤肌腠，则发为水肿。故《素问·六元正纪大论》说："湿胜则濡泄，甚则水闭胕肿。"湿浊虽可阻滞于机体上、中、下三焦的任何部位，但仍以湿阻中焦脾胃为多。

此外，外感湿邪与内生湿浊在其形成方面虽然有所区别，但二者亦常相互影响。湿邪外袭每易伤脾，脾失健运又滋生内湿。故临床所见，脾失健运，内湿素盛之体，易外感湿邪而发病。

4. 津伤化燥

（1）概念：津伤化燥，又称"内燥"。是指机体津液不足，人体各组织器官和孔窍失其濡润，而出现干燥枯涩的病理状态。

（2）形成及表现：因久病伤阴耗液，或大汗、大吐、大下，或亡血失精导致阴亏津少，以及某些热性病过程中的热盛伤阴耗津等所致。由于津液亏少，不足以内溉脏腑，外润腠理孔窍，从而燥邪便由内而生，故临床多见干燥不润等病变。所以《素问·阴阳应象大论》说："燥胜则干。"

内燥病变可发生于各脏腑组织，以肺、胃及大肠为多见。内燥因津液枯涸，失去滋润濡养作用所致。津液枯涸则阴气化生无源而虚衰，阴虚则阳相对偏亢则生内热，故内燥常伴虚热证的表现。临床常见肌肤干燥不泽，起皮脱屑，甚则皲裂，口燥咽干唇焦，舌上无津，甚或光红龟裂，鼻干目涩少泪，爪甲脆折，大便燥结，小便短赤等症。如以肺燥为主，还兼见干咳无痰、甚则咯血；以胃燥为主时，可见食少、舌光红无苔；若系肠燥，则兼见便秘等症。故金代刘完素《素问玄机原病式·六气为病》说："诸涩枯涸，干劲皴揭，皆属于燥。"

5. 火热内生

（1）概念：火热内生，又称"内火"或"内热"，是指由于阳盛有余，或阴虚阳亢，或由于气血郁滞，或由于病邪郁结而产生的火热内扰，功能亢奋的病理状态。

（2）形成：主要包括阳气过盛化火、邪郁化火、五志过极化火、阴虚火旺四个方面的因素形成的。

阳气过盛化火：阳气过盛，功能亢奋，必然使物质的消耗增加，以致伤阴耗津。此种病理性的阳气过亢则称为"壮火"，中医学又称为"气有余便是火"。

邪郁化火：邪郁化火包括两方面的内容：一是外感六淫病邪，在疾病过程中，皆可郁滞而从阳化热化火，如寒郁化热、湿郁化火等。二是体内的病理性代谢产物（如痰、瘀血、结石等）和食积、虫积等，亦能郁而化火。邪郁化火的主要机制，实质上是由于这些因素导致人体之气的郁滞，气郁则生热化火。

五志过极化火：又称为"五志之火"。多指由于情志刺激，影响了脏腑精气阴阳的协调平衡，造成气机郁结或亢逆。气郁日久则可化热，气逆自可化火，因之火热内生。如情志内伤，抑郁不畅，则常能导致肝郁气滞，气郁化火，发为肝火；而大怒伤肝，肝气亢逆化火，亦可发为肝火。

阴虚火旺:此属虚火。多由于津液亏虚,阴气大伤,阴虚不能制阳,阳气相对亢盛,阳亢化热化火,虚热虚火内生。

(3)表现:内生火热,主要有心火、肝火、相火(肾火)及胃火等证,其临床表现则随其发病机制和病位的差异而各有不同。凡阳盛、邪郁化热化火及五志化火,多为实热实火,可见高热,烦渴,面红目赤,尿赤,便干,唇舌生疮等。若阴虚内热多见全身性的虚热征象,如五心烦热、骨蒸潮热、面部烘热、消瘦、盗汗、咽干口燥、舌红少苔、脉细数无力等;阴虚火旺,多集中于机体某一部位的火热征象,如虚火上炎所致的牙痛、齿衄、咽痛、升火颧红等。

## 二、疾病传变

传变,是指疾病在机体脏腑经络组织中的传移和变化。从本质上讲,即是疾病在其发展过程中的不同时间和不同层次上人体脏腑经络及精气血津液等各种病理改变的复杂联系和变化。疾病传变,就是阐明疾病过程中各种病理变化的演变、发展规律。

(一)疾病传变的形式

疾病传变,不外两种形式:一是病位的传移,二是病性的变化。

1.病位传变

病位,即疾病所在的部位。人是一个有机的整体,机体的表里之间、内脏之间,均有经络相互沟通联络,气血津液循环贯通。因此,某一部位的病变,可以向其他部位波及扩展,从而引起该部位发生病变,这就是病位的传变。常见的病位传变包括表里之间与内脏之间的传变,而外感病和内伤病的传变又各有特点。

《素问·阴阳应象大论》说:"邪风之至,疾如风雨,故善治者治皮毛,其次治肌肤,其次治筋脉,其次治六腑,其次治五脏。治五脏者半死半生也。"说明了掌握疾病传变规律,实施早期治疗的重要性。

1)表里出入:表与里,是一个相对的概念,所指的病变部位并不是固定的。以整体而言,则病在皮肤、毛窍、肌肉、经络等为外属表,在脏腑、骨髓等组织器官为内属里。如以皮毛与经络相对而言,则皮毛属表,经络属里;以三阴三阳经而言,则三阳经为表,三阴经为里;以脏与腑相对而言,则腑为表,脏为里。

由于疾病表里的传变,意味着病邪的表里出入变化,故疾病的表里传变,亦称邪之表里出入。

表病入里:亦即表邪入里。指外邪侵袭人体,首先停留于机体的肌肤卫表层次,而后内传入里,病及脏腑的病理传变过程。常见于外感疾病的初期或中期,是疾病向纵深发展的反映。多由于机体正气受损,抗病能力减退,正气不能制止病邪的致病作用,病邪得以向里发展,或因邪气过盛,或因失治、误治等因素,以致表邪不解,迅速传变入里而成。如外感风寒证,可出现恶寒、发热、无汗等寒邪在表病变。若在表的风寒之邪不解,可由肌表而内传入里,影响肺、胃功能,发展为高热、口渴、喘咳、便秘等症,此即由表寒证转化成了里热病变。

里病出表:里病出表,是指病邪原本位于脏腑等在里层次,而后由于正邪斗争,病邪由里透达于外的病理传变过程。如温热病变,内热炽盛,见高热、烦渴、胸闷、咳逆等症,继则汗出而热邪外解,脉静身凉,症状缓解,或热病疹等透发于外,以及伤寒三阴病变转化为三阳病变等,均属里病出表之病理过程。

人体表里是相对的,而且是多层次的。所以,病变在表里出入的传变中,可以有介于表里之间的阶段,即半表半里。伤寒的少阳病机,温病的邪伏募原病机,都称之为半表半里,皆出现介于表与里之间的见证,其发展趋势既可达表也可入里,此为其特点。

2)外感病传变:一般而论,外感病发于表,发展变化过程是自表入里、由浅而深的传变。故外感病基本是表里传变,但内传入里后,亦见脏腑间的传变。不同的外感病,其病位传变的形式又有所区别,主要有六经传变、卫气营血和三焦传变。

(1)六经传变:六经指三阴、三阳,实即十二经脉。六经传变是指疾病的病位在六经之间的相对转移。东汉张机的《伤寒杂病论》,在《内经》所论外感热病的传变规律的基础上,创立了"六经传变"理论。六经传变,实际上是对伤寒热病六个不同发展阶段的病变规律和本质的概括。

经脉是运行气血的通路,能"内属于腑脏,外络于肢节",把人体各部的组织器官联结成一个有机的整体。因而也成为病邪传播转移的通路和病理变化反应的部位。特别是十二经脉,是经络系统的主干、核心部分,也成为外感病传变的重要途径。

六经由表入里传变的基本形式是由阳入阴,即先太阳、阳明、少阳,而后太阴,少阴、厥阴的六个层次,说明阳气由盛而衰,疾病由轻到重的发展过程。反之,由阴出阳,则说明正气由衰而盛,疾病由重到轻的好转过程。若正气不支,邪气亢盛,也可不经阳经而直接侵犯阴经,称为直中三阴,其中以直中少阴为多。六经的具体传变形式尚有阴阳经传变、表里经传变、手足经传变等。另外,由于经脉与脏腑有属络关系,所以六经病变实际上与相应的脏腑功能失常有关。

(2)三焦传变:三焦传变,是指病变部位循上、中、下三焦而发生传移变化。此三焦是人体上、中、下部位的划分,也是诸气与水液上下运行的通路,因而也可作为病位转移的途径。温病的三焦传变,是对温热病三个不同发展阶段的病变规律和本质的阐释,由部位三焦的概念延伸而来。

三焦传变是温病的主要传变形式。温热病邪,多自口鼻而入,首先侵犯上焦肺卫。病邪深入,则从上焦传入中焦脾胃,再入下焦肝肾。这是疾病由浅入深,由轻而重的一般发展过程,故称之为顺传。如果病邪从肺卫直接传入心包,病情发展恶化,超越了一般传变规律,故称为逆传。即如吴瑭所说:"肺病逆传,则为心包。上焦病不治,则传中焦,胃与脾也;中焦病不治,即传下焦,肝与肾也。始上焦,终下焦"(《温病条辨·卷二》)。疾病之所以顺传和逆传,主要取决于正邪双方力量的对比和病邪的性质。若疾病好转向愈,则可由下焦向上焦传变。

(3)卫气营血传变:卫气营血传变,是指温热病过程中,病变部位在卫、气、营、血四个阶段的传移变化。卫分是温病的初期阶段,病位在肺卫;气分为温病的中期,病位在胃、肠、脾及肺、胆;营分是温病的严重阶段,病位在心包及心;血分属温病的晚期,病位在肝、肾及心。

卫气营血传变,一般从卫分开始,发展传为气分,再入营分,而血分。反映病邪由浅入深,病势由轻而重的发展过程,称为"顺传"。若邪入卫分后,不经过气分阶段,而直接深入营分或血分,称为"逆传",反映了传变过程渐进与暴发之不同。

此外,卫气营血传变,还有初起即不见卫分阶段,而径入气分、营分者;亦有卫分证未罢,又兼见气分证而致"卫气同病"者;或气分证尚存,同时出现营分、血分证而成"气营两燔""气血两燔"者;更有严重者为邪热充斥表里,遍及内外,出现卫气营血同时累及的局面。

3)内伤病传变:内伤病是内脏遭到某些病因损伤所导致的一类疾病。因此,内伤病的基本病位在脏腑。

人体是以脏腑为核心的有机整体,脏腑之间在生理上密切相关,在病理上则可通过经络、精气血津液等的相互影响,以及位置相邻,而在脏腑之间发生传变。所以,内伤病的基本传变形式是脏腑传变。另外,脏腑与形体官窍之间,在生理上相互联系,在病理上亦相互影响,故内伤病也可在脏腑与形体官窍之间传变。

(1)脏与脏传变,即指病位传变发生于五脏之间,这是内伤病最主要的病位传变形式。

五脏之间通过经络相互联系,在生理功能上密切相关而又协调平衡,在精气血津液的生化、贮藏、运行、输布等方面存在相互依存、相互为用又相互制约的关系。因而,某一脏的病变,常常影响到他脏而发生传变。例如心与肺、心与脾、心与肝、心与肾之间,其病变都可以相互影响。心与肺同居上焦胸中,心主血脉,肺主气,而宗气"贯心脉而行呼吸"。所以,疾病在心与肺的两脏之间的传变,主要是心血与肺气病变的相互影响。临床上,心运血功能失常,可以导致肺气郁滞,宣降失司,而见咳喘不得平卧。肺病日久,吸清呼浊功能异常,气病及血,可致肺气胀满,心血瘀阻,发生心悸、胸闷、口唇爪甲青紫等症。另外,心与脾之间,主要是心血、心神与脾气运化病变的相互影响;心与肝之间,主要是心血与肝血、心神与肝失疏泄情志病变的相互影响;心与肾之间,主要是心肾阴阳不交与精血亏损病变的相互影响。于此可知,由于两脏之间生理功能的联系各不相同,所以其病理传变情况也各不一样。

(2)脏与腑传变,是指病位传变发生于脏与腑之间,或脏病及腑,或腑病及脏。其具体传变形式则是按脏腑之间表里关系而传。如《素问·咳论》说:"五脏之久咳,乃移予六腑。脾咳不已,则胃受之……肺咳不已,则大肠受之。"这是由于心与小肠、肝与胆、脾与胃、肺与大肠、肾与膀胱等表里相合脏腑之间,有经脉直接属络,从而使病气得以相互移易。如肺与大肠表里相合,脏腑气化相通,大肠得肺肃降之气而后传导排便。若肺气壅滞于上,肃降失职,则可致大肠腑气不通而发生便秘;而大肠实热,积滞不通,亦反过来影响肺气的肃降,从而发生气逆喘咳。故肺病可传至大肠。大肠病又可累及于肺。他如心火移热于小肠;小肠有热,循经上熏于心;脾运失职,影响胃的受纳与和降;食滞于胃,导致脾失健运等等,均为脏腑表里相传的疾病传变。

应当指出,脏腑表里相合关系的传变,并不是脏与腑之间病位传变的唯一形式,如肝气横逆犯胃;寒凝肝脉导致小肠气滞等,虽是由脏传腑,但不属于表里相合传变。

(3)腑与腑传变,即是指病变部位在六腑之间发生转移变化。六腑生理功能各有不同,但都参与饮食物的受纳、消化、传导和排泄,以及水液的输送与排泄,并始终维持着虚实更替的动态变化。若其中某一腑发生病变,则势必影响及另一腑,导致其功能失常。如大肠传导失常,腑气不通,下游闭塞,则可导致胃气上逆,出现嗳气、呕恶等症状;若胃中湿热蕴结,熏蒸于胆,则又可引起"胆热液泄",而出现口苦、黄疸等症。可以看出,任何一腑的气滞或气逆,均可破坏六腑整体"实而不能满""通而不宜滞"的生理特性,从而使病变部位在六腑中发生相应的传变。

(4)形脏内外传变,包括病邪通过形体而内传相关之脏腑,及脏腑病变影响形体。

外感病邪侵袭肌表形体,由经脉传至脏腑,是内伤病发作、加重的重要原因。如风寒之邪侵袭肌表,客于皮毛,然后内合于肺。至于其内合于肺的机制,则是"外内合邪"。因已有过食寒凉生冷饮食,损伤脾胃阳气,手太阴肺经起于中焦(相当于胃的中脘部),胃寒阳衰,可通过经脉影响于肺,而致肺阳不足,宣发失职,若再有风寒之邪外袭,则因肺阳虚衰,卫外功能减退,因而客肺而发生咳嗽、喘促等病变。

某些形体组织的病变,久则可按五脏所合关系,从病变组织传入于本脏,而发展为内伤病证。反之,病变可由脏腑传至经脉,亦可反映于体表。如《灵枢·邪客》说:"肺心有邪,其气留于两肘。"说明心肺有病亦会通过其所属经脉,并在其循行的形体肌表部位反映出来,而出现胸痛、两臂内痛等症。临床上,五脏病变通过经络和精气血津液等影响及五体和官窍,亦是常见现象。

2.病性转化

1)寒热转化:寒热转化,指疾病过程中,病机性质由寒转化为热,或由热转化为寒的病理变化,实际是由阴阳的消长和转化所致。

(1)由寒化热是指病证的性质本来属寒,继而又转变成热性的病理过程。

寒证有实寒证与虚寒证,而热证亦有实热证与虚热证。临床所见,由寒化热主要有两种形式:一是实寒证转为实热证,以寒邪化热入里为常见。如太阳表寒证,疾病初起恶寒重,发热轻,脉浮紧,以后继则出现阳明里热证,而见壮热,不恶寒反恶热,心烦口渴,脉数。另外,阴邪内聚,也可从热而化,转化为实热证。如哮喘病开始不发热,咳嗽,痰稀而白;继则转见发热,咳嗽,胸痛,痰黄而黏稠,即表示病性已由寒而化热。二是虚寒证转化为虚热证。这是基于"阳损及阴"的道理,在阴阳互损病机中已有论及。

至于实寒证转化为虚热证,因为寒邪难以直接伤阴,则少有直接转化者。但若实寒证化热,日久亦可伤阴而转化为虚热证。虚寒证转化为实热证,亦有所见,可因重感于邪、邪郁化热、过用辛热药物等因素所致。

(2)由热转寒是指病证的性质本来属热,继而转变成为寒性的病理过程。

由热转寒,主要有三种形式:一是实热证转化为虚寒证,一般因伤阳所致。如外感高热患者,由于大汗不止,阳从汗脱;或因吐泻过度,阳随津脱,病机就由实热转为虚寒的亡阳危证,出现冷汗淋漓、体温骤降、四肢厥冷、面色苍白、脉细微欲绝等症。又如内伤便血患者,初起便血鲜红,肛门灼热,口干舌燥,大便秘结或不爽。若日久不愈,血去正伤,阳气虚衰,继则转见血色紫黯或色淡,脘腹隐痛,痛时喜按喜温,并见畏寒肢冷,大便清溏,则表明其病性已由热而转寒。二是实热证转化为实寒证。比如风湿热邪痹阻肢体关节的热痹证,或因治疗用药,或素体阳虚,可热去而从寒化为风寒湿邪痹阻的寒痹证。三是虚热证转化为虚寒证,机制为"阴损及阳",见阴阳互损病机。

至于虚热证转化为实寒证,则较为少见。如果虚热证转化为虚寒证,因阴邪内聚,或感受寒邪,亦可发展为实寒证。

2)虚实转化:疾病过程中,正邪双方处于不断的斗争和消长之中,当正邪双方力量对比发生变化,则疾病的虚实性质亦会发生转变,或由实而转虚,或因虚而致实。

(1)由实转虚,指疾病或病证本来是以邪气盛为矛盾主要方面的实性病变,继而转化为以正气虚损为矛盾主要方面的虚性病变的过程。

由实转虚的机制,主要在于邪气过于强盛,正不敌邪,正气耗损所致。此外,因失治、误治等原因,致使病程迁延,虽邪气渐去,然正气已伤,则亦可由实转虚。如外感暑热病邪,可因迫津外泄而大汗,气随津泄而脱失,病从暑热内盛证较快地转为实热兼阴虚证,进而发展为阴虚证,再为亡阴证,出现面色淡白、精神委靡、汗出肢温、口渴喜饮、脉细而数等症,若出现冷汗淋漓、四肢发凉、脉微欲绝,则为亡阳证。又如,肝火上炎证的眩晕,日久则火盛伤阴而发展为肝肾阴虚的病变。

(2)因虚致实,指病证本来是以正气亏损为矛盾主要方面的虚性病变,转变为邪气盛较突出的病变过程。

因虚致实的机制,多由于脏腑功能减退,气化不行,以致全身气血津液等代谢障碍,从而产生气滞、水饮、痰浊、瘀血等病理变化;或因正虚病证,复感外邪,邪盛则实。如心肾阳气亏虚的心悸气喘,可因病情突然变化而发生水饮泛溢,上凌心肺,肺气闭塞,出现怔忡不宁、端坐喘息、胸中憋闷欲死的危急证候。又如肺肾两虚的哮证,肺卫不固,复感风寒,哮喘复发,而见寒邪束表、痰涎壅肺的实证。因虚致实的转变,正虚方面仍然存在,只不过实性病机占突出地位而已。

(二)影响疾病传变的因素

1.体质因素

体质主要从两方面对疾病的传变发生作用。一是在较大程度上影响正气之强弱,从而影响发病与传变的迟速。如素体盛者,一般不易感受病邪,一旦感邪则发病急速,但传变较少,病程亦较短暂;素体虚者,则易于感邪,且易深入,病势较缓,病程缠绵而多传变。二是在邪正相争过程中,对病邪的"从化"具有重要的决定作用。一般而论,素体阳盛者,则邪多从火化,疾病多向阳热实证演变;素体阴盛者,则邪多从寒化,疾病多向寒实或虚寒等证演变。例如,同为湿邪,阳热之体得之,则湿从阳而化热,形成"湿热";若阴寒之体得之,则湿从阴而寒化,成为"寒湿"。

2.病邪因素

病邪是影响疾病传变的重要因素,在传变的迟速以及病位、病性的传变方面都受到邪气的影响。传变的迟速与邪气的性质直接相关。如外感六淫病邪,一般阳邪传变较快,特别是火(热)邪、风邪、暑邪;阴邪传变较慢,特别是湿邪黏滞而较少传变。疠气则传变急速。湿、痰、水饮及瘀血内生,传变一般迟于外邪。另外,邪盛则传变较快,邪微则传变缓慢。

各种不同的病邪,其伤人的途径不同,病位传变的路径亦有较大的差异。外感病因以表里传变为主,伤寒多六经传变,而温病多卫气营血、三焦传变。内伤病因主要是脏腑传变,亦可表里相及。疠气致病力强,则各有相对特殊的传变途径。外伤对疾病的传变也有重要影响。病邪从化主要由体质因素决定,但病性的变化与病邪的属性亦有一定联系。如燥为阳邪,较易从热而化;湿为阴邪,较易从寒而化。

3.地域因素和气候因素

地域因素的长期作用,形成不同地理环境人群的体质特征和疾病谱的差异,同时亦影响疾病的传变。比如,居处高燥地域的人群,感邪后较易化热、化燥,伤阴耗津;而居处卑湿之地者,病变较易化湿,伤气伤阳。时令气候对疾病的影响颇大,其中包括对疾病传变的影响。比如,在冬春寒冷季节,寒哮一证,容易出现外寒入里引动内饮而发病,发生表里的传变;而阳盛之躯,则可因寒邪外束腠理,阳气不得发越而暴亢,乃至化火生风,发生厥仆之变,此又属脏腑经络的传变。

4. 生活因素

主要包括情志、饮食、劳逸等,主要是通过对正气发生作用而影响疾病的传变进程。概而言之,良好的心情,合理的饮食,劳逸得当使疾病趋向好转康复。相反,恶劣的心境,饮食不当以及劳逸失度则使疾病发展生变。如狂证患者,可因情志刺激,导致气郁化火,挟痰上蒙心窍,使病情加重或引起复发;肾气本亏的患者,可因惊恐重伤精气而发生阳痿等病变。饮食对脾胃、胆、大小肠病证传变的关系尤为密切,且通过对水谷运化、气血生化的影响而对疾病传变发生作用。

此外,正确的治疗、护理,则可及时阻断、中止疾病的发展和传变,或使疾病转危为安,以至痊愈。反之,若用药不当,或失治、误治,护理不当则可损伤人体正气,并助长邪气,以至变证叠起,坏证丛生,甚至预后不良。

（李国刚）

# 第四章 中医诊断方法

## 第一节 望 诊

望诊,是医生运用视觉观察患者的神色形态、局部表现、舌象、分泌物和排泄物色质的变化来诊察病情的方法。望诊应在充足的光线下进行,以自然光线为佳。

### 一、全身望诊

全身望诊主要是望患者的精神、面色、形体、姿态等,从而对病性的寒热虚实,病情的轻重缓急,形成总体的认识。

（一）望神

神,广义是指高度概括的人体生命活动的外在表现,狭义是指神志、意识、思维活动。望神即是通过观察人体生命活动的整体表现来判断病情。

1. 得神

多见精力充沛,神志清楚,表情自然,言语正常,反应灵敏,面色明润含蓄,两目灵活明亮,呼吸顺畅,形体壮实,肌肉丰满等。

2. 少神

多见于神气不足,精神倦怠,动作迟缓,气短懒言,反应迟钝,面色少华等。

3. 失神

多见于神志昏迷,或烦躁狂乱,或精神萎靡;目睛呆滞或晦暗无光,转动迟钝;形体消瘦,或全身浮肿;面色晦暗或鲜明外露;还可见到呼吸微弱,或喘促鼻扇,甚则猝然仆倒,目闭口开,手撒遗尿,或搓空理线,寻衣摸床等。

4. 假神

多见大病、久病、重病之人,精神萎靡,面色暗晦,声低气弱,懒言少食,病未好转,突然见精神转佳,两颊色红如妆,语声清亮,喋喋多言,思食索食等。也称"回光返照""残灯复明"。

（二）望色

望色是指通过观察皮肤色泽变化以了解病情的方法。能了解脏腑功能状态和气血盛衰、病邪的性质及邪气部位。

1. 常色

正常的面色与皮肤色,包括主色与客色。

（1）主色:终生不变的色泽。

（2）客色:受季节、气候、生活和工作环境、情绪及运动的因素影响所致气色的短暂性改变。

2. 病色

病色包括五色善恶与五色变化。五色善恶主要通过色泽变化反映出来,明润光泽而含蓄为善色;晦暗枯槁而显露为恶色。五色变化主要表现有青、赤、黄、白、黑五色,主要反映主病、病位、病邪性质和病机。

（1）青色:主寒证、痛证、惊风、血瘀。

（2）赤色：主热。

（3）黄色：主湿、虚、黄疸。

（4）白色：主虚、寒，失血。

（5）黑色：主肾虚、水饮、瘀血。

（三）望形体

形体指患者的外形和体质。

1.胖瘦

主要反映阴阳气血的偏盛偏衰的状态。

2.水肿

面浮肢肿而腹胀为水肿证；腹胀大如裹水，脐突、腹部有青筋是臌胀之证。

3.瘦瘪

大肉削瘦，肌肤干瘪，形肉已脱，为病情危重之恶病质。小儿发育迟缓，面黄肌瘦，或兼有胸廓畸形，前囟迟闭等，多为疳积之证。

（四）望动态

动态指患者的行、走、坐、卧、立等体态。

1.动静

阳证、热证、实证者多以动为主；阴证、寒证、虚证者多以静为主。

2.咳喘

呼吸气粗，咳嗽喘促，难于平卧，坐而仰首者，是肺有痰热，肺气上逆之实证；喘促气短，坐而俯首，动则喘甚，是肺虚或肾不纳气；身肿心悸，气短咳喘，喉中痰鸣，多为肾虚水泛，水气凌心射肺之证。

3.抽搐

多为动风之象。手足拘挛，面颊牵动，伴有高热烦渴者，为热盛动风。伴有面色萎黄，精神萎靡者为血虚风动；手指震颤蠕动者，多为肝肾阴虚，虚风内动。

4.偏瘫

猝然昏仆，不省人事，偏侧手足麻木，运动不灵，口眼㖞斜，为中风偏枯。

5.痿痹

关节肿痛，屈伸不利，沉重麻木或疼痛者多是痹证；四肢痿软无力，行动困难，多是痿证。

## 二、局部望诊

局部望诊是对患者的某些局部进行细致的观察，而了解病情的方法。

（一）望头面

头部过大过小均为异常，多由先天不足而致；囟门陷下或迟闭，多为先天不足或津伤髓虚；面肿者，或为水湿泛溢，或为风邪热毒；腮肿者，多为风温毒邪，郁阻少阳；口眼㖞斜者，或为风邪中络，或为风痰阻络，或为中风。

（二）望五官

1.望眼

眼部内应五脏，可反映五脏的情况。其中目眦血络属心，白睛属肺，黑睛属肝，瞳子属肾，眼胞属脾。望眼主要包括望眼神、色泽、形态的变化以了解人体气血盛衰的变化。

2.望耳

主要反映肾与肝胆情况。

3.望鼻

主要反映肺与脾胃的情况。

4. 望口唇

主要反映脾胃的情况。

5. 望齿龈

主要反映肾与胃的情况。

（三）望躯体

见瘿瘤者，为肝气郁结，气结痰凝；见瘰疬者，为肺肾阴虚，虚火灼津，或感受风火时毒，郁滞气血；项强者，为风寒外袭，经气不利，或为热极生风；鸡胸者，多为先天不足，或为后天失养；腹部深陷，多为久病虚弱，或为新病津脱；腹壁青筋暴露者，多属肝郁血瘀。

（四）望皮肤

主要观察皮肤的外形变化及斑疹、痘疮、痈疽、疔疖等情况。

（五）望毛发

主要为色泽、分布及有无脱落等情况。

## 三、望排出物

包括望排泄物和分泌物。如痰、涎、涕、唾，呕吐物，大小便等，通过观察性状、色泽、量的多少等辨别疾病的寒热虚实，脏腑的盛衰和邪气的性质。

## 四、望小儿指纹

望小儿指纹适用于 3 岁以内的小儿，与成人诊寸口脉具有相同的诊断意义。小儿指纹是手太阴肺经的分支，按部位可分为风、气、命三关。示指第一节为风关，第二节为气关，第三节为命关。正常指纹为红黄隐隐于示指风关之内。其临床意义可概括为纹色辨寒热，即红紫多为热证，青色主惊风或疼痛，淡白多为虚证；淡滞定虚实，即色浅淡者为虚证，色浓滞者为实证；浮沉分表里，即指纹浮显者多表证，指纹深沉者多为里证；三关测轻重，即指纹突破风关，显至气关，甚至显于命关，表明病情渐重，若直达指端称为"透关射甲"，为临床危象。

## 五、望舌

舌诊对了解疾病本质，指导辨证论治有重要意义。

望舌时应注意光线充足，以自然光线为佳。患者应自然伸舌，不可太过用力。并注意辨别染苔。正常舌象可概括为淡红舌，薄白苔，即舌质淡红明润，胖瘦适中，柔软灵活；舌苔薄白均匀，干湿适中，不黏不腻，揩之不去。

（一）望舌质

1. 舌色

(1)淡白舌：舌色红少白多，色泽浅淡，多为阳气衰弱或气血不足，为血不盈舌，舌失所养而致。主虚证、寒证。

(2)红舌：舌色鲜红或正红，多由热邪炽盛，迫动血行，舌之血脉充盈所致。主热证。

(3)绛舌：舌色红深，甚于红舌。主邪热炽盛，主瘀。

(4)青紫舌：色淡紫无红者为青舌，舌深绛而暗是紫舌，二者常常并见。青舌主阴寒，瘀血；紫舌主气血壅滞，瘀血。

2. 望舌形

(1)老嫩：舌质粗糙，坚敛苍老，主实证或热证，多见于热病极期；浮胖娇嫩，或边有齿痕，主虚证或寒证，多见于疾病后期。

(2)胖瘦：舌体肥大肿胀为胖肿舌，舌体瘦小薄瘪为瘦瘪舌。

(3)芒刺：舌乳头增生、肥大高起，状如草莓星点，为热盛之象。

(4)裂纹:舌面有裂沟,深浅不一,浅如划痕,深如刀割,常见于舌面的前半部及舌尖侧,多因阴液耗伤。

(5)齿印:舌边有齿痕印记称为齿痕舌,多属气虚或脾虚。

(6)舌疮:以舌边或舌尖为多,形如粟粒,或为溃疡,局部红痛,多因心经热毒壅盛而成。

(7)舌下络脉:舌尖上卷,可见舌底两侧络脉,呈青紫色。若粗大迂曲,兼见舌有瘀斑瘀点,多为有瘀血之象。

3.望舌态

(1)痿软:舌体痿软无力,伸卷不灵,多为病情较重。

(2)强硬:舌体板硬强直,活动不利,言语不清,称舌强。

(3)震颤:舌体震颤抖动,不能自主。常因热极生风或虚风内动所致。

(4)歪斜:舌体伸出时,舌尖向左或向右偏斜,多为风中经络,或风痰阻络而致。

(5)卷缩:舌体卷缩,不能伸出,多为危重之证。

(6)吐弄:舌体伸出,久不回缩为吐舌。舌体反复伸出舐唇,旋即缩回为弄舌,为心脾经有热所致。

(7)麻痹:舌体麻木,转动不灵称舌麻痹。常见于血虚风动或肝风挟痰等证。

(8)舌纵:舌体伸出,难以收回称为舌纵,多属危重凶兆。

(二)望舌苔

1.苔质

(1)厚薄:透过舌苔能隐约见到舌质者为薄,不见舌质者为厚。苔质的厚薄可反映病邪的浅深和轻重。苔薄者多邪气在表,病轻邪浅;苔厚者多邪入脏腑,病较深重。由薄渐厚,为病势渐增;由厚变薄,为正气渐复。

(2)润燥:反映津液之存亡。苔润表示津液未伤;太过湿润,水滴欲出者为滑苔,主脾虚湿盛或阳虚水泛。苔燥多为津液耗伤,或热盛伤津,或阴液亏虚。舌质淡白,口干不渴,或渴不欲饮,多为阳虚不运,津不上承。

(3)腐腻:主要反映中焦湿浊及胃气的盛衰情况。颗粒粗大,苔厚疏松而厚,易于刮脱者,称为腐苔,多为实热蒸化脾胃湿浊所致;颗粒细小,状如豆腐渣,边缘致密而黏,中厚或糜点如渣,多为湿热或痰热所致;苔厚,刮之不脱者,称为腻苔,多为湿浊内蕴,阳气被遏所致。

2.苔色

(1)白苔:多主表证、寒证、湿证。

(2)黄苔:多主里证、热证。黄色越深,热邪越重。

(3)灰苔:多主痰湿、里证。

(4)黑苔:主里证,多见于病情较重者。苔黑干焦而舌红,多为实热内炽;苔黑燥裂,舌绛芒刺,为热极津枯;苔薄黑润滑,多为阳虚或寒盛。

3.苔形

舌苔布满全舌者为全苔,分布于局部者为偏苔,部分剥脱者为剥苔。全苔主痰湿阻滞;偏苔,多属肝胆病证;苔剥多处而不规则称花剥苔,主胃阴不足;小儿苔剥,状如地图者,多见于虫积;舌苔光剥,舌质绛如镜面,为肝肾阴虚或热邪内陷。

(付　鹏)

## 第二节　闻　诊

闻诊是通过听声音和嗅气味来诊察疾病的方法。

### 一、听声音

（一）声音

实证和热证，声音重浊而粗、高亢洪亮、烦躁多言；虚证和寒证，声音轻清、细小低弱，静默懒言。

（二）语言

1.谵语

神志不清，语无伦次，语意数变，声音高亢。多为热扰心神之实证。

2.郑声

神志不清，声音细微，语多重复，时断时续。为心气大伤，精神散乱之虚证。

3.独语

喃喃自语，喋喋不休，逢人则止。属心气不足之虚证，或痰气郁结清窍阻蔽所致。

4.狂言

精神错乱，语无伦次，不避亲疏。多为痰火扰心。

5.言謇

舌强语謇，言语不清。多为中风证。

（三）呼吸

1.呼吸

主要与肺肾病变有关。呼吸声高气粗而促，多为实证和热证；呼吸声低气微而慢，多为虚证和寒证。呼吸急促而气息微弱，为元气大伤的危重证候。

2.气喘

呼吸急促，甚则鼻翼扇动，张口抬肩，难以平卧，多为肺有实邪或肺肾两虚所致。

3.哮

呼吸时喉中有哮鸣音。哮证有冷热之别，多时发时止，反复难愈，多为缩痰内状，或外邪所诱发。

4.上气

气促咳嗽，气逆呕呃。多为痰饮内停，或阴虚火旺，气道壅塞而致。

5.太息

时发长吁短叹，以呼气为主。多为情志抑郁，肝不疏泄。

（四）咳嗽

有声无痰为咳，有痰无声为嗽，有痰有声为咳嗽。暴咳声哑为肺实；咳声低弱而少气，或久咳暗哑，多为虚证。

（五）呕吐

胃气上逆，有声有物自口而出为呕吐，有声无物为干呕，有物无声为吐。虚证或寒证，呕吐来势徐缓，呕声低微无力；实证或热证，呕吐来势较猛，呕声响亮有力。

（六）呃逆

气逆于上，自咽喉出，其声呃呃，不能自主，俗称"打呃"。虚寒者，呃声低沉而长，气弱无力；实热者，呃声频发，高亢而短，响而有力。

## 二、嗅气味

**（一）口气**

酸馊者是胃有宿食；臭秽者,是脾胃有热,或消化不良；腐臭者,可为牙疳或内痈。

**（二）汗气**

汗有腥膻味为湿热蕴蒸；腋下汗臭者,多为狐臭。

**（三）痰涕气味**

咳唾浊痰脓血,味腥臭者为肺痈；鼻流浊涕,黄稠有腥臭为肺热鼻渊。

**（四）二便气味**

大便酸臭为肠有积热；大便溏薄味腥为肠寒；失气奇臭为宿食积滞；小便臭秽黄赤为湿热；小便清长色白为虚寒。

**（五）经带气味**

白带气味臭秽,多为湿热；带下清稀腥臊多为虚寒。

（程　瑶）

# 第三节　问　诊

问诊包括询问一般情况、主诉、既往史、个人生活史、家族史并围绕主诉重点询问现在证候等。

## 一、问寒热

（1）恶寒发热：恶寒与发热同时出现,多为外感病初期,是表证的特征。
（2）但寒不热：多为里寒证。新病畏寒为寒邪直中；久病畏寒为阳气虚衰。
（3）但热不寒：高热不退,为壮热,多为里热炽盛；按时发热,或按时热盛为潮热,（日晡潮热者,为阳明腑实证；午后潮热,入夜加重,或骨蒸痨热者,为阴虚）。
（4）寒热往来：恶寒与发热交替而发,为正邪交争于半表半里,见于少阳病和疟疾。

## 二、问汗

主要诊察有是否汗出,汗出部位、时间、性质、多少等。
（1）表证辨汗：表实无汗,多为外感风寒；表证有汗,为表虚证或表热证。
（2）里证辨汗：汗出不已,动则加重者为自汗,多因阳气虚损,卫阳不固；睡时汗出,醒则汗止为盗汗,为阴虚内热；身大热大汗出,为里热炽盛,迫津外泄；汗热味咸,脉细数无力,为亡阴证；汗凉味淡,脉微欲绝者,为亡阳证。
（3）局部辨汗：头汗可因阳热或湿热；半身汗出者,多无汗部位为病侧,可因痰湿或风湿阻滞,或中风偏枯；手足心汗出甚者,多因脾胃湿热,或阴经郁热而致。

## 三、问疼痛

（1）疼痛的性质：新病疼痛,痛势剧烈,持续不解而拒按者为实证；久病疼痛,痛势较轻,时痛时止而喜按者为虚证。
（2）疼痛的部位：头痛,痛连项背,病在太阳经；痛在前额或连及眉棱骨,病在阳明经；痛在两颞或太阳穴附近,为少阳经病；头痛而重,腹满自汗,为太阴经病；头痛连及脑齿,指甲微青,为少阴经病；痛在巅顶,牵引头角,气逆上冲,甚则作呕,为厥阴经病。胸痛多为心肺之病。常见于热邪壅肺,痰浊阻肺,气滞血瘀,肺阴不足及肺痨、肺痈、胸痹等证。胁痛,多与肝胆病关系密切,可见于肝郁气滞、肝胆湿热、肝胆火盛、瘀血阻络及水饮内停等病证。脘腹痛,其病多在脾胃。可因寒凝、热结、气滞、血瘀、食积、虫积、气虚、血虚、阳虚所致。喜暖为寒,喜凉为热,拒按为实,喜按为虚。腰痛,或为寒湿痹证,或为湿热阻络,或为瘀血阻络,或为肾虚所致。四肢痛,多见于痹证。疼痛游走者,为行痹;剧痛喜暖者,为寒痹;重着而痛者,为湿痹;红肿疼痛者,为热痹。足跟或胫膝酸痛为气血亏虚,经气不利常见。

### 四、问饮食口味

主要问食欲好坏,食量多少,口渴饮水,口味偏嗜,冷热喜恶,呕吐与否等情况,以判断胃气有无及脏腑虚实寒热。

### 五、问睡眠

主要有失眠与嗜睡。不易入睡,或睡而易醒不能再睡,或睡而不酣,易于惊醒,甚至彻夜不眠者为失眠,为阳不入阴,神不守舍所致。时时欲睡,眠而不醒,精神不振,头沉困倦者为嗜睡,多见于痰湿内盛、困阻清阳、阳虚阴盛或气血不足。

### 六、问二便

主要了解二便的次数、便量、性状、颜色、气味以及便时有无疼痛、出血等方面。

### 七、问小儿及妇女

(一)问小儿

主要应了解出生前后的情况,及预防接种和传染病史和传染病接触史,小儿常见致病因素有易感外邪、易伤饮食、易受惊吓等。

(二)问妇女

应了解月经的初潮、月经周期、行经天数、经量、经色、经质、末次月经,或痛经、带下、妊娠、产育以及有无经闭或绝经年龄等情况。

(程　瑶)

# 第四节　切　诊

### 一、脉诊的部位和方法

脉诊的常用部位是手腕部的寸口脉,并分为寸、关、尺三部。通常以腕后高骨为标记,其内侧为关,关前(腕侧)为寸,关后(肘侧)为尺。其临床意义大致为左手寸候心、关候肝胆,右手寸候肺、关候脾胃,两手尺候肾。

以中指定关位,示指切寸位,环指(无名指)切尺位。诊脉时用轻力切在皮肤上称为浮取或轻取;用力不轻不重称中取;用重力切按筋骨间称为沉取或重取。诊脉时,医生的呼吸要自然均匀,以医生正常的一呼一吸的时间去计算患者的脉搏数。切脉的时间必须在 50 s 以上。

### 二、正常脉象

正常脉象:三部有脉,沉取不绝,一息 4 至(每分钟 70～80 次),不浮不沉,不大不小,从容和缓,流畅有力。临床所见斜飞脉、反关脉均为脉道位置的变异,不属于病脉。

### 三、常见病脉及主病

（一）浮脉

1.脉象

轻取即得，重按反减；举之有余，按之稍弱而不空。

2.主病

主表证，为卫阳与邪气交争，脉气鼓动于外而致。也见于虚证，多因精血亏损，阴不敛阳或气虚不能内守，脉气浮散于外而致。内伤里虚见浮脉，为虚象严重。

（二）洪脉

1.脉象

脉形宽大，状如波涛，来盛去衰。

2.主病

气分热盛。证属实证，乃邪热炽盛，正气抗邪有力，气盛血涌，脉道扩张而致。

（三）大脉

1.脉象

脉体阔大。但无汹涌之势。

2.主病

邪盛病进，又主正虚。根据脉之有力与无力，辨别邪正的盛衰。

（四）沉脉

1.脉象

轻取不应，重按始得。

2.主病

里证。里实证可见于气滞血瘀、积聚等，为邪气内郁，气血困阻，阳气被遏，不能浮应于外而致，多脉沉而有力按之不衰。里虚证，为气血不足，阳气衰微，不能运行营气于脉外所致，多脉沉无力。

（五）弱脉

1.脉象

轻取不应，重按应指细软无力。

2.主病

气血不足，元气耗损。阳气衰微鼓动无力而脉沉。阴血亏虚，脉道空豁而脉细无力。

（六）迟脉

1.脉象

脉来缓慢，一息脉动不足四至。

2.主病

寒证。脉迟无力，为阳气衰微的里虚寒证。脉迟有力，为里实寒证。

（七）缓脉

1.脉象

一息4至，应指徐缓。

2.主病

湿证、脾虚、亦可见正常人。

（八）结脉

1.脉象

脉来缓中时止，止无定数。

2. 主病

主阴盛气结，寒痰瘀血，气血虚衰。实证者脉实有力，迟中有止，为实邪郁遏，心阳被抑，脉气阻滞而致。虚证者脉虚无力，迟中有止，为气虚血衰，脉气不相顺接所致。

（九）数脉

1. 脉象

脉来急促，一息 5 至以上（每分钟 90 次以上）。

2. 主病

热证。若数而有力，多因邪热鼓动，气盛血涌，血行加速而致。数而无力，多因精血亏虚、虚阳外越、致血行加速、脉搏加快。

（十）促脉

1. 脉象

往来急促，数而时止，止无定数。

2. 主病

实证多为阳盛热实或邪实阻滞，见脉促有力。前者因阳热亢盛，迫动血行而脉数，热灼阴津，津血衰少，致急行血气不相接续，故脉有歇止。后者由气滞、血瘀、痰饮、食积等有形之邪阻闭气机，脉气不相接续而致；虚证多为脏气衰败，可见脉促无力。多因阴液亏耗，真元衰惫，气血不相接续而致。

（十一）虚脉

1. 脉象

举之无力，按之空虚，应指软弱。

2. 主病

虚证，多见于气血两虚。因气虚则血行无力，血少则脉道空虚而致。

（十二）细脉

1. 脉象

脉细如线，应指明显，按之不绝。

2. 主病

主气血两虚，诸虚劳损；又主伤寒、痛甚及湿证。虚证因营血亏虚，脉道不充，血运无力而致。实证因暴受寒冷或疼痛，则脉道拘急收缩，细而弦紧。湿邪阻遏脉道，则见脉象细缓。

（十三）代脉

1. 脉象

脉来迟缓力弱，时发歇止，止有定数。

2. 主病

虚证多脉代而无力，良久不能自还，为脏气衰微，脉气不复所致。实证多脉代而有力，多为痹证、痛证、七情内伤、跌打损伤等邪气阻遏脉道，血行涩滞而致。

（十四）实脉

1. 脉象

脉来坚实，三部有力，来去俱盛。

2. 主病

实证。乃邪气亢盛，正气不衰，正邪剧烈交争，气血涌盛，脉道坚满而致。若虚证见实脉则为真气外越之险候。

（十五）滑脉

1. 脉象

往来流利，应指圆滑，如盘走珠。

2.主病

痰饮、食积、实热。为邪正交争,气血涌盛,脉行通畅所致。脉滑和缓者,可见于青壮年的常脉和妇人的孕脉。

(十六)弦脉

1.脉象

形直体长,如按琴弦。

2.主病

肝胆病、诸痛、痰饮、疟疾。弦为肝脉,以上诸因致使肝失疏泄,气机失常,经脉拘急而致;老年人脉象多弦硬,为精血亏虚,脉失濡养而致。此外,春令平脉亦见弦象。

(十七)紧脉

1.脉象

脉来绷紧有力,屈曲不平,左右弹指,如牵绳转索。

2.主病

寒证、痛证、宿食。乃邪气内扰,气机阻滞,脉道拘急紧张而致。

(十八)濡脉

1.脉象

浮而细软。

2.主病

主诸虚,又主湿。

(十九)涩脉

1.脉象

脉细行迟,往来艰涩不畅,如轻刀刮竹。

2.主病

气滞血瘀,伤精血少,痰食内停。

## 四、按诊

按诊是医生用手直接触摸或按压患者某些部位,以了解局部冷热、润燥、软硬、压痛、肿块或其他异常变化,从而推断疾病部位、性质和病情轻重等情况的一种诊病方法。

(1)按胸胁:主要了解心、肺、肝的病变。

(2)按虚里:虚里位于左乳下心尖搏动处,反映宗气的盛衰。

(3)按脘腹:主要检查有无压痛及包块。腹部疼痛,按之痛减,局部柔软者为虚证;按之痛剧,局部坚硬者为实证。

(4)按肌肤:主要了解寒热、润燥、肿胀等内容。肌肤灼热为热证,清冷为寒证。

(5)按手足:诊手足的冷暖,可判断阳气的盛衰。

(6)按俞穴:通过按压某些特定俞穴以判断脏腑的病变。

(程　瑶)

# 第五章　中医治则与治法

## 第一节　治疗原则

　　治则，是治疗疾病时所必须遵循的基本原则。它是在整体观念和辨证论治精神指导下而制定的治疗疾病的准绳，对临床立法、处方等具有普遍的指导意义。

　　治法与治则有别，治法是在一定治则指导下制定的针对疾病与证候的具体治疗大法、治疗方法和治疗措施。其中治疗大法是针对一类相同病机的证候而确立的，如汗、吐、下、和、清、温、补、消法等八法，其适应范围相对较广，是治法中的较高层次。治疗方法却是在治疗大法限定范围之内，针对某一具体证候所确立的具体治疗方法，如辛温解表、镇肝息风、健脾利湿等，它可以决定选择何种治疗措施。治疗措施，是在治法指导下对病证进行治疗的具体技术、方式与途径，包括药治、针灸、按摩、导引、熏洗等。

　　治则与治法二者既有区别，又有联系。治则是治疗疾病时指导治法的总原则，具有原则性和普遍性意义；治法是从属于一定治则的具体治疗大法、治疗方法及治疗措施，其针对性及可操作性较强，较为具体而灵活。如从邪正关系来探讨疾病，则不外乎邪正盛衰，因而扶正祛邪就成为治疗的基本原则。在这一总原则的指导下，根据不同的虚证而采取的益气、养血、滋阴、扶阳等治法及相应的治疗手段就是扶正这一治则的具体体现；而在不同的实证中，发汗、清热、活血、涌吐、泻下等治法及采取的相应的治疗手段就是祛邪这一治则的具体体现。

　　治则与治法的运用，体现出了原则性与灵活性的结合。由于治则统摄具体的治法，而多种治法都从属于一定的治则。因此，治疗上就可执简驭繁，既有高度的原则性，又有具体的可操作性与灵活性。

　　治病求本，是指在治疗疾病时，必须辨析出疾病的病因病机，抓住疾病的本质，并针对疾病的本质进行治疗。故《素问·阴阳应象大论》说："治病必求于本。"病因病机是对疾病本质的抽象认识，因其涵盖了病因、病性、病位、邪正关系、机体体质及机体反应性等，因而是疾病本质的概括。故"求本"，实际上就是辨清病因病机，确立证候。治病求本是整体观念与辨证论治在治疗观中的体现，是中医学治疗疾病的主导思想。

　　临床实际操作中，对外感性疾病，着重病因的辨析；对内伤性疾病，则注重病机的辨析。如头痛病，既有因感受六淫邪气，如风寒、风热、风湿、风燥、暑湿等所致者，又有因机体自身代谢失调而产生气虚、血虚、瘀血、痰浊、肝阳上亢、肝火上炎等病理变化而发者。外感性头痛，辨清了病因，则能确立证候而施治，如风寒者以辛温散之，风热者以辛凉解之，风湿者用辛燥之品，风燥者宜辛润之药，暑湿者当芳香化湿。内伤性头痛，一般难以找到确切的病因，因而必须辨明病机，据病机确立证候，然后论治：属气虚者当补气，血虚者当补血，瘀血者当活血，痰浊者宜化痰，肝阳上亢者当平肝潜阳，肝火上炎者宜清肝泻火。

　　疾病的外在表现与其内在本质一般是统一的，但有时候是不完全一致的，因而透过临床表现探求疾病的本质，即病因病机，是十分重要的。治病求本是治疗疾病的主导思想，而正治与反治、治标与治本、扶正与祛邪、调整阴阳、调理精气血津液、三因制宜等，则是受此主导思想支配和指导的治疗原则。

## 一、正治与反治

在错综复杂的疾病过程中,病有本质与征象一致者,有本质与征象不一致者,故有正治与反治的不同。

正治与反治,是指所用药物性质的寒热、补泻效用与疾病的本质、现象之间的从逆关系而言。即《素问·至真要大论》所谓"逆者正治,从者反治。"

### (一)正治

正治,是指采用与疾病的证候性质相反的方药以治疗的一种治疗原则。由于采用的方药与疾病证候性质相逆,如热证用寒药,故又称"逆治"。

正治适用于疾病的征象与其本质相一致的病证。实际上,临床上大多数疾病的外在征象与其病变本质是相一致的,如热证见热象、寒证见寒象等,故正治是临床最为常用的治疗原则。正治主要包括以下几点。

**1.寒者热之**

寒证热之是指寒性病证出现寒象,用温热方药来治疗。即以热药治寒证。如表寒证用辛温解表方药,里寒证用辛热温里的方药等。

**2.热者寒之**

热证寒之是指热性病证出现热象,用寒凉方药来治疗。即以寒药治热证。如表热证用辛凉解表方药,里热证用苦寒清里的方药等。

**3.虚则补之**

虚则补之是指虚损性病证出现虚象,用具有补益作用的方药来治疗。即以补益药治虚证。如阳虚用温阳的方药,阴虚用滋阴方药,气虚用益气的方药,血虚用补血的方药等。

**4.实则泻之**

实则泻之是指实性病证出现实象,用攻逐邪实的方药来治疗。即以攻邪泻实药治实证。如食滞用消食导滞的方药,水饮内停用逐水的方药,瘀血用活血化瘀的方药,湿盛用祛湿的方药等。

### (二)反治

反治是指顺从病证的外在假象而治的一种治疗原则。由于采用的方药性质与病证中假象的性质相同,故又称为"从治"。

反治适用于疾病的征象与其本质不完全吻合的病证。由于这类情况较少见,故反治的应用相对也较少。究其实质,用药虽然是顺从病证的假象,却是逆反病证的本质,故仍然是在治病求本思想指导下针对疾病的本质而进行的治疗。反治主要包括以下内容:

**1.热因热用**

即以热治热,是指热性药物来治疗具有假热征象的病证。它适用于阴盛格阳的真寒假热证。如格阳证中,由于阴寒充塞于内,逼迫阳气浮越于外,故可见身反不恶寒,面赤如妆等假热之象,但由于阴寒内盛是病本,故同时也见下利清谷,四肢厥逆,脉微欲绝,舌淡苔白等内真寒的表现。因此,当用温热方药以治其本。

**2.寒因寒用**

即以寒治寒,是指用寒性药物来治疗具有假寒征象的病证。它适用于阳盛格阴的真热假寒证。如热厥证中,由于里热盛极,阳气郁阻于内,不能外达于肢体起温煦作用,并格阴于外而见手足厥冷,脉沉伏之假寒之象。但细究之,患者手足虽冷,但躯干部却壮热而欲掀衣揭被,或见恶热、烦渴饮冷、小便短赤、舌红绛、苔黄等里真热的征象。这是阳热内盛,深伏于里所致。其外在寒象是假,里热盛极才是病之本质,故须用寒凉药清其里热。

**3.塞因塞用**

即以补开塞,是指用补益药物来治疗具有闭塞不通症状的虚证。适用于因体质虚弱,脏腑精气功能减退而出现闭塞症状的真虚假实证。如血虚而致经闭者,由于血源不足,故当补益气血而充其源,则无须用通药而经自来。又如肾阳虚衰，推动蒸化无力而致的尿少癃闭，当温补肾阳，温煦推动尿液的生成和排泄，则小便自然通利。再如脾气虚弱，出现纳呆、脘腹胀满、大便不畅时，是因为脾气虚衰无力运化所致，当采用健脾益气的方药治疗，使其恢复正常的运化及气机升降，则症自减。因此，以补开塞，主要是针对病证虚损不足的本质而治。

4.通因通用

即以通治通，是指用通利的药物来治疗具有通泻症状的实证。适用于因实邪内阻出现通泄症状的真实假虚证。一般情况下，对泄泻、崩漏、尿频等症，多用止泻、固冲、缩尿等法。但这些通泄症状出现在实性病证中，则当以通治通。如食滞内停，阻滞胃肠，致腹痛泄泻，泻下物臭如败卵时，不仅不能止泄，相反当消食而导滞攻下，推荡积滞，使食积去而泄自止。又如瘀血内阻，血不循经所致的崩漏，如用止血药，则瘀阻更甚而血难循其经，则出血难止，此时当活血化瘀，瘀去则血自归经而出血自止。再如湿热下注而致的淋证，见尿频、尿急、尿痛等症，以利尿通淋而清其湿热，则症自消。这些都是针对邪实的本质而治。

正治与反治相同之处，都是针对疾病的本质而治，故同属于治病求本的范畴；其不同之处在于：正治适用于病变本质与其外在表现相一致的病证，而反治则适用于病变本质与临床征象不完全一致的病证。

## 二、治标与治本

标与本是相对而言的，标本关系常用来概括说明事物的现象与本质，在中医学中常用来概括病变过程中矛盾的主次先后关系。

作为对举的概念，不同情况下标与本之所指不同。如就邪正而言，正气为本，邪气为标；就病机与症状而言，病机为本，症状为标；就疾病先后言，旧病、原发病为本，新病、继发病为标；就病位而言，脏腑精气病为本，肌表经络病为标等等。

掌握疾病的标本，就能分清主次，抓住治疗的关键，有利于从复杂的疾病矛盾中找出和处理其主要矛盾或矛盾的主要方面。在复杂多变的疾病过程中，常有标本主次的不同，因而治疗上就有先后缓急之分。

（一）缓则治本

缓则治其本，多用在病情缓和，病势迁延，暂无急重病状的情况下。此时必须着眼于疾病本质的治疗。因标病产生于本病，本病得治，标病自然也随之而去。如痨病肺肾阴虚之咳嗽，肺肾阴虚是本，咳嗽是标，故治疗不用单纯止咳法来治标，而应滋养肺肾以治本，本病得愈，咳嗽也自然会消除；再如气虚自汗，则气虚不摄为本，出汗为标。单用止汗，难以奏效，此时应补气以治其本，气足则自能收摄汗液。另外，先病宿疾为本，后病新感为标，新感已愈而转治宿疾，也属缓则治本。

（二）急则治标

病证急重时的标本取舍原则是标病急重，则当先治、急治其标。标急的情况多出现在疾病过程中出现的急重、甚或危重症状，或卒病而病情非常严重时。如病因明确的剧痛，可先缓急止痛，痛止则再图其本。又如水臌患者，就原发病与继发病而言，臌胀多是在肝病基础上形成，则肝血瘀阻为本，腹水为标，如腹水不重，则宜化瘀为主，兼以利水；但若腹水严重，腹部胀满，呼吸急促，二便不利时，则为标急，此时当先治标病之腹水，待腹水减退，病情稳定后，再治其肝病。又如大出血患者，由于大出血会危及生命，故不论何种原因的出血，均应紧急止血以治标，待血止，病情缓和后再治其病本。

另外，在先病为本而后病为标的关系中，有时标病虽不危急，但若不先治将影响本病整个治疗方案的实施时，也当先治其标病。如心脏病的治疗过程中，患者得了轻微感冒，也当先将后病感冒治好，方可使先病即心脏病的治疗方案得以实施。

（三）标本兼治

当标本并重或标本均不太急时，当标本兼治。如在热性病过程中，热盛伤津耗阴，津液与阴气受损，凉润作用减退而致肠燥便秘不通，此时邪热内结为本，津液与阴气受伤为标，治当泻热攻下与滋阴增液通便同用；又如脾气虚衰运化失职，水湿内停，此时脾气虚衰是本，水湿内停为标，治可补脾与祛湿同用；再如素体气虚，抗病力低下，反复感冒，如单补气则易留邪，纯发汗解表则易伤正，此时治宜益气解表。以上均属标本兼治。

总之,病证之变化有轻重缓急、先后主次之不同,因而标本的治法运用也就有先后与缓急、单用或兼用的区别,这是中医治疗的原则性与灵活性有机结合的体现。区分标病与本病的缓急主次,有利于从复杂的病变中抓住关键,做到治病求本。

### 三、扶正与祛邪

正邪相搏中双方的盛衰消长决定着疾病的发生、发展与转归,正能胜邪则病退,邪能胜正则病进。因此,治疗疾病的一个基本原则,就是要扶助正气,祛除邪气,改变邪正双方力量的对比,使疾病早日向好转、痊愈的方向转化。

(一)扶正祛邪的概念

扶正,即扶助正气,增强体质,提高机体的抗邪及康复能力。适用于各种虚证,即所谓"虚则补之。"而益气、养血、滋阴、温阳、填精、补津以及补养各脏的精气阴阳等,均是扶正治则下确立的具体治疗方法。在具体治疗手段方面,除内服汤药外,还可有针灸、推拿、气功、食疗、形体锻炼等。

祛邪,即祛除邪气,消解病邪的侵袭和损害,抑制亢奋有余的病理反应。适用于各种实证,即所谓"实则泻之。"而发汗、涌吐、攻下、消导、化痰、活血、散寒、清热、祛湿等,均是祛邪治则下确立的具体治疗方法。其具体使用的手段也同样是丰富多样的。

(二)扶正祛邪的运用

扶正与祛邪两者相互为用,相辅相成,扶正增强了正气,有助于机体祛除病邪,即所谓"正胜邪自去";祛邪则在邪气被祛的同时,减免了对正气的侵害,即所谓"邪去正自安"。扶正祛邪在运用上要掌握好以下原则:①攻补应用合理,即扶正用于虚证,祛邪用于实证;②把握先后主次:对虚实错杂证,应根据虚实的主次与缓急,决定扶正祛邪运用的先后与主次;③扶正不留邪,祛邪不伤正。具体运用如下。

1.单独运用

(1)扶正:适用于虚证或真虚假实证。扶正的运用,当分清虚证所在的脏腑经络等部位及其精气血津液阴阳中的何种虚衰,还应掌握用药的峻缓量度。虚证一般宜缓图,少用峻补,免成药害。

(2)祛邪:适用于实证或真实假虚证。祛邪的运用,当辨清病邪性质、强弱、所在病位,而采用相应的治法。还应注意中病则止,以免用药太过而伤正。

2.同时运用

扶正与祛邪的同时使用,即攻补兼施,适用于虚实夹杂的病证。由于虚实有主次之分,因而攻补同时使用时亦有主次之别。

(1)扶正兼祛邪:即扶正为主,辅以祛邪。适用于以正虚为主的虚实夹杂证。

(2)祛邪兼扶正:即祛邪为主,辅以扶正。适用于以邪实为主的虚实夹杂证。

3.先后运用

扶正与祛邪的先后运用,也适用于虚实夹杂证。主要是根据虚实的轻重缓急而变通使用。

(1)先扶正后祛邪:即先补后攻。适应于正虚为主,机体不能耐受攻伐者。此时兼顾祛邪反能更伤正气,故当先扶正以助正气,正气能耐受攻伐时再予以祛邪,可免"贼去城空"之虞。

(2)先祛邪后扶正:即先攻后补。适应于以下两种情况:一是邪盛为主,兼扶正反会助邪;二是正虚不甚,邪势方张,正气尚能耐攻者。此时先行祛邪,邪气速去则正亦易复,再补虚以收全功。总之,扶正祛邪的应用,应知常达变,灵活运用,据具体情况而选择不同的用法。

### 四、调整阴阳

阴阳失去平衡协调是疾病的基本病机,对此加以调治即为调整阴阳。调整阴阳,即指纠正疾病过程中机体阴阳的偏盛偏衰,损其有余、补其不足,恢复人体阴阳的相对平衡。

（一）损其有余

损其有余，即"实则泻之"，适用于人体阴阳中任何一方偏盛有余的实证。

1. 泻其阳盛

"阳胜则热"的实热证，据阴阳对立制约原理，宜用寒凉药物以泻其偏盛之阳热，此即"热者寒之"之意。若在阳偏盛的同时，由于"阳胜则阴病"，每易导致阴气的亏减，此时不宜单纯地清其阳热，而须兼顾阴气的不足，即清热的同时，配以滋阴之品，即祛邪为主兼以扶正。

2. 损其阴盛

"阴胜则寒"的实寒证，宜用温热药物以消解其偏盛之阴寒。此即"寒者热之"之意。若在阴偏盛的同时，由于"阴胜则阳病"，每易导致阳气的不足，此时不宜单纯地温散其寒，还须兼顾阳气的不足，即在散寒的同时，配以扶阳之品，同样是祛邪为主兼以扶正之法。

（二）补其不足

补其不足，即"虚则补之"，适用于人体阴阳中任何一方虚损不足的病证。调补阴阳，又有据阴阳相互制约原理的阴阳互制的调补阴阳及据阴阳互根原理的阴阳互济的调补阴阳。阴阳两虚者则宜阴阳并补。

1. 阴阳互制之调补阴阳

当阴虚不足以制阳而致阳气相对偏亢的虚热证时，治宜滋阴以抑阳，即唐·王冰所谓"壮水之主，以制阳光"（《素问·至真要大论》注语），《素问·阴阳应象大论》称之为"阳病治阴"。这里的"阳病"指的是阴虚则阳气相对偏亢，治阴即补阴之意。

当阳虚不足以制阴而致阴气相对偏盛的虚寒证时，治宜扶阳以抑阴，即王冰所谓"益火之源，以消阴翳"（《素问·至真要大论》注语）。《素问·阴阳应象大论》称之为"阴病治阳"。这里的"阴病"指的是阳虚则阴气相对偏盛，治阳即补阳之意。

2. 阴阳互济之调补阴阳

对于阴阳偏衰的虚热及虚寒证的治疗，明·张介宾还提出了阴中求阳与阳中求阴的治法，他说："善补阳者，必于阴中求阳，则阳得阴助而生化无穷；善补阴者，必于阳中求阴，则阴得阳升而泉源不竭"（《景岳全书·新方八阵》）。此即阴阳互济的方法。即据阴阳互根的原理，补阳时适当佐以补阴药谓之阴中求阳，补阴时适当佐以补阳药谓之阳中求阴。其意是使阴阳互生互济，不但能增强疗效，同时亦能限制纯补阳或纯补阴时药物的偏性及不良反应。如肾阴虚衰而相火上僭的虚热证，可用滋阴降火的知柏地黄丸少佐温热的肉桂以阳中求阴，引火归源，即是其例。

3. 阴阳并补

对阴阳两虚则可采用阴阳并补之法治疗。但须分清主次而用，阳损及阴者，以阳虚为主，则应在补阳的基础上辅以滋阴之品；阴损及阳者，以阴虚为主，则应在滋阴的基础上辅以补阳之品。

应当指出，阴阳互济之调补和阴阳并补两法，虽然用药上都是滋阴、补阳并用，但主次分寸不同，且适应的证候有别。

4. 回阳救阴

此法适用于阴阳亡失者。亡阳者，当回阳以固脱；亡阴者，当救阴以固脱。由于亡阳与亡阴实际上都是一身之气的突然大量脱失，故治疗时都要兼以峻剂补气，常用人参等药。

此外，对于阴阳格拒的治疗，则以寒因寒用，热因热用之法治之。阳盛格阴所致的真热假寒证，其本质是实热证，治宜清泻阳热，即寒因寒用；阴盛格阳所致的真寒假热证，本质是寒盛阳虚，治宜温阳散寒，即热因热用。

总之，运用阴阳学说以指导治疗原则的确定，其最终目的在于选择有针对性的调整阴阳之措施，以使阴阳失调的异常情况复归于协调平衡的正常状态。

## 五、调理精气血津液

精气血津液是脏腑经络功能活动的物质基础，生理上各有不同功用，彼此之间又相互为用。因此，病理上就有精气血津液各自的失调及互用关系失调。而调理精气血津液则是针对以上的失调而设的治疗原则。

（一）调精

1.填精

填精补髓用于肾精亏虚,此精指的是具有生殖、濡养、化气、生血、养神等功能的一般意义的精,包括先天之精和后天水谷之精。精之病多以亏虚为主,主要表现为生长发育迟缓,生殖功能低下或不能生育,及气血神的生化不足等,可以补髓填精之法治之。

2.固精

固精之法用于滑精、遗精、早泄,甚至精泄不止的精脱之候。其总的病机均为肾气不固,故治当补益肾气以摄精。

3.疏利精气

精之病尚见于阴器脉络阻塞,以致败精、浊精郁结滞留,难以排出;或肝失疏泄,气机郁滞而致的男子不排精之候。治当疏利精气,通络散结。

（二）调气

1.补气

用于较单纯的气虚证。由于一身之气的生成,源于肾所藏先天之精化生的先天之气(即元气),脾胃化水谷而生的水谷之精所化之气,以及由肺吸入的自然界清气。因此,补气多为补益肺、脾、肾。又由于卫气、营气、宗气的化生及元气的充养多与脾胃化生的水谷之气有关,故尤为重视对脾气的补益。

2.调理气机

用于气机失调的病证。气机失调的病变主要有气滞、气逆、气陷、气闭、气脱等。治疗时气滞者宜行气,气逆者宜降气,气陷者宜补气升气,气闭者宜顺气开窍通闭,气脱者则宜益气固脱。

调理气机时,还须注意顺应脏腑气机的升降规律,如脾气主升,肝气疏泄升发,常宜畅其升发之性;胃气主通降,肺气主肃降,多宜顺其下降之性。

（三）调血

1.补血

用于单纯的血虚证。由于血源于水谷精微,与脾胃、心、肝、肾等脏腑的机能密切相关。因此补血时,应注意同时调治这些脏腑的机能,其中又因"脾胃为后天之本","气血生化之源",故尤为重视对脾胃的补养。

2.调理血运

血运失常的病变主要有血瘀、出血等,而血寒是血瘀的主要病机,血热、气虚、瘀血是出血的主要病机。治疗时,血瘀者宜活血化瘀,因血寒而瘀者宜温经散寒行血;出血者宜止血,且须据出血的不同病机而施以清热、补气、活血等法。

（四）调津液

1.滋养津液

用于津液不足证。其中实热伤津,宜清热生津。

2.祛除水湿痰饮

用于水湿痰饮证。其中湿盛者宜祛湿、化湿或利湿;水肿或水臌者,宜利水消肿;痰饮为患者,宜化痰逐饮。因水液代谢障碍,多责之肺、脾、肾、肝,故水湿痰饮的调治,从脏腑而言,多从肺、脾、肾、肝入手。

（五）调理精气血津液的关系

1.调理气与血的关系

由于气血之间有着互根互用的关系,故病理上常相互影响而有气病及血或血病及气的病变,结果是气血同病,故需调理两者的关系。

气虚生血不足,而致血虚者,宜补气为主,辅以补血,或气血双补;气虚行血无力而致血瘀者,宜补气为主,辅以活血化瘀;气滞致血瘀者,行气为主,辅以活血化瘀;气虚不能摄血者,补气为主,辅以收涩或温经止血。

血虚不足以养气,可致气虚,宜补血为主,辅以益气;但气随血脱者,因"有形之血不能速生,无形之气所当急固"(清·程国彭《医学心悟》),故应先益气固脱以止血,待病势缓和后再进补血之品。

2.调理气与津液的关系

气与津液生理上同样存在互用的关系,故病理上也常相互影响,因而治疗上就要调理两者关系的失常。

气虚而致津液化生不足者,宜补气生津;气不行津而成水湿痰饮者,宜补气、行气以行津;气不摄津而致体内津液丢失者,宜补气以摄津。而津停而致气阻者,在治水湿痰饮的同时,应辅以行气导滞;气随津脱者,宜补气以固脱,辅以补津。

3.调理气与精关系

生理上气能疏利精行,精与气又可互相化生。病理上气滞可致精阻而排出障碍,治宜疏利精气;精亏不化气可致气虚,气虚不化精可致精亏,治宜补气填精并用。

4.调理精血津液的关系

"精血同源",故血虚者在补血的同时,也可填精补髓;精亏者在填精补髓的同时,也可补血。"津血同源",病理上常有津血同病而见津血亏少或津枯血燥,治当补血养津或养血润燥。

## 六、三因制宜

"人以天地之气生",指人是自然界的产物,自然界天地阴阳之气的运动变化与人体是息息相通的,因此人的生理活动、病理变化必然受着诸如时令气候节律、地域环境等因素的影响。患者的性别、年龄、体质等个体差异,也对疾病的发生、发展与转归产生一定的影响。因此,在治疗疾病时,就必须根据这些具体因素作出分析,区别对待,从而制定出适宜的治疗方法,即所谓因时、因地和因人制宜。这也是治疗疾病所必须遵循的一个基本原则。

(一)因时制宜

根据时令气候节律特点,来制定适宜的治疗原则,称为"因时制宜"。因时之"时"一是指自然界的时令气候特点,二是指年、月、日的时间变化规律。《灵枢·岁露论》说:"人与天地相参也,与日月相应也。"因而年月季节、昼夜晨昏时间因素,既可影响自然界不同的气候特点和物候特点,同时对人体的生理活动与病理变化也带来一定影响,因此,就要注意在不同的天时气候及时间节律条件下的治疗宜忌。

以季节而言,由于季节间的气候变化幅度大,故对人的生理病理影响也大。如夏季炎热,机体当此阳盛之时,腠理疏松开泄,则易于汗出,即使感受风寒而致病,辛温发散之品亦不宜过用,以免伤津耗气或助热生变。至于寒冬时节,人体阴盛而阳气内敛,腠理致密,同是感受风寒,则辛温发表之剂用之无碍;但此时若病热证,则当慎用寒凉之品,以防损伤阳气。即如《素问·六元正纪大论》所说:"用寒远寒,用凉远凉,用温远温,用热远热,食宜同法。"即用寒凉方药及食物时,当避其气候之寒凉;用温热方药及食物时,当避其气候之温热。又如暑多夹湿,故在盛夏多注意清暑化湿;秋天干燥,则宜轻宣润燥等。

以月令而言,《素问·八正神明论》说:"月始生,则血气始精,卫气始行;月郭满,则血气实,肌肉坚;月郭空,则肌肉减,经络虚,卫气虚,形独居。"并据此而提出:"月生无泻,月满无补,月郭空无治,是谓得时而调之"的治疗原则。即提示治疗疾病时须考虑每月的月相盈亏圆缺变化规律,这在针灸及妇科的月经病治疗中较为常用。

以昼夜而言,日夜阴阳之气比例不同,人亦应之。因而某些病证,如阴虚的午后潮热,湿温的身热不扬而午后加重,脾肾阳虚之五更泄泻等,也具有日夜的时相特征,亦当考虑在不同的时间实施治疗。针灸中的"子午流注针法"即是根据不同时辰而有取经与取穴的相对特异性,是择时治疗的最好体现。

(二)因地制宜

根据不同的地域环境特点,来制定适宜的治疗原则,称为"因地制宜"。不同的地域,地势有高下,气候有寒热湿燥、水土性质各异。因而,在不同地域长期生活的人就具有不同的体质差异,加之其生活与工作环境、生活习惯与方式各不相同,使其生理活动与病理变化亦不尽相同,因地制宜就是考虑这些差异而实施治疗。

如我国东南一带,气候温暖潮湿,阳气容易外泄,人们腠理较疏松,易感外邪而致感冒,且一般以风热居多,故常用桑叶、菊花、薄荷一类辛凉解表之剂;即使外感风寒,也少用麻黄、桂枝等温性较大的解表药,而多用荆芥、防风等温性较小的药物,且份量宜轻。而西北地区,气候寒燥,阳气内敛,人们腠理闭塞,若感邪则以风寒居多,以麻黄、桂枝之类辛温解表多见,且份量也较重。

也有一些疾病的发生与不同地域的地质水土状况密切相关,如地方性甲状腺肿、大骨节病、克山病等地方性疾病。因而治疗时就必须针对疾病发生在不同的地域背景而实施适宜的治疗方法与手段。

（三）因人制宜

根据患者的年龄、性别、体质等不同特点,来制定适宜的治疗原则,称为"因人制宜"。不同的患者有其不同的个体特点,应根据每个患者的年龄、性别、体质等不同的个体特点来制定适宜的治则。如清·徐大椿《医学源流论》指出:"天下有同此一病,而治此则效,治彼则不效,且不惟无效,而及有大害者,何也? 则以病同人异也。"

1.年龄

年龄不同,则生理功能、病理反应各异,治宜区别对待。如小儿生机旺盛,但脏腑娇嫩,气血未充,发病则易寒易热,易虚易实,病情变化较快。因而,治疗小儿疾病,药量宜轻,疗程多宜短,忌用峻剂。青壮年则气血旺盛,脏腑充实,病发则由于邪正相争剧烈而多表现为实证,可侧重于攻邪泻实,药量亦可稍重。而老年人生机减退,气血日衰,脏腑机能衰减,病多表现为虚证,或虚中夹实。因而,多用补虚之法,或攻补兼施,用药量应比青壮年少,中病即止。

2.性别

男女性别不同,各有其生理、病理特点,治疗用药亦当有别。妇女生理上以血为本,以肝为先天,病理上有经、带、胎、产诸疾及乳房、胞宫之病。月经期、妊娠期用药时当慎用或禁用峻下、破血、重坠、开窍、滑利、走窜及有毒药物;带下以祛湿为主;产后诸疾则应考虑是否有恶露不尽或气血亏虚,从而采用适宜的治法。男子生理上则以精气为主,以肾为先天,病理上精气易亏而有精室疾患及男性功能障碍等特有病证,如阳痿、阳强、早泄、遗精、滑精以及精液异常等,宜在调肾基础上结合具体病机而治。

3.体质

因先天禀赋与后天生活环境的不同,个体体质存在着差异,一方面不同体质有着不同的病邪易感性,另一方面,患病之后,由于机体的体质差异与反应性不同,病证就有寒热虚实之别或"从化"的倾向。因而治法方药也应有所不同:偏阳盛或阴虚之体,当慎用温热之剂;偏阴盛或阳虚之体,则当慎用寒凉之品;体质壮实者,攻伐之药量可稍重;体质偏弱者,则应采用补益之剂。

三因制宜的原则,体现了中医治疗上的整体观念以及辨证论治在应用中的原则性与灵活性,只有把疾病与天时气候、地域环境、患者个体诸因素等加以全面的考虑,才能使疗效得以提高。

（吕广利）

# 第二节 治疗方法

## 一、汗法

汗法,亦称解表法,即通过开泄腠理,促进发汗,使表证随汗出而解的治法。

**1.应用要点**

汗法,不仅能发汗,凡欲祛邪外出,透邪于表,畅通气血,调和营卫,皆可酌情用之。临床常用于解表、透疹、祛湿和消肿。

(1)解表:通过发散,以祛除表邪,解除恶寒发热、鼻塞流涕、头项强痛、肢体酸痛、脉浮等表证。由于表证有表寒、表热之分,因而汗法又有辛温、辛凉之别。辛温用于表寒,以麻黄汤、桂枝汤、荆防败毒散为代表;辛凉用于表热证,以桑菊饮、银翘散等为代表。

(2)透疹:通过发散,以透发疹毒。如麻疹初起,疹未透发,或难出而透发不畅,均可用汗法透之,使疹毒随汗透而散于外,以缓解病势。透疹之汗法,一般用辛凉,少用辛温,且宜选用具有透疹功能的解表药组成。如升麻葛根汤、竹叶柳蒡汤。尚需注意者,麻疹虽为热毒,宜于辛凉清解,但在初起阶段,应避免使用苦寒沉降之品,以免疹毒冰伏,不能透达。

(3)祛湿:通过发散,以祛风除湿。故外感风寒而兼有湿邪,以及风湿痹证,均可酌用汗法。素有脾虚蕴湿,又感风寒湿邪,内外相会,风湿相搏,发为身体烦疼,并见恶寒发热无汗、脉浮紧等表证,法当发汗以祛风湿,兼以燥湿健脾,宜用麻黄加术汤。如有湿郁化热之象,症见一身尽疼、发热、日晡加剧者,则法当宣肺祛风、渗湿除痹,如麻黄杏仁薏苡甘草汤之类。

(4)消肿:通过发散,既可逐水外出而消肿,更能宣肺利水以消肿。故汗法可用于水肿实证而兼有表证者。对于风水恶风、脉浮、一身悉肿、口渴、不断出汗而表有热者,为风水夹热,法当发汗退肿,兼以清热,宜越婢汤或越婢加术汤,如与五皮饮合方,疗效更佳。对于身面浮肿、恶寒无汗、脉沉小者,则属少阴虚寒而兼表证,法当发汗退肿,兼以温阳,宜用麻黄附子甘草汤加减。

**2.注意事项**

(1)注意不要过汗:运用汗法治疗外感热病,要求达到汗出热退,脉静身凉,以周身微汗为度,不可过汗和久用。发汗过多,甚则大汗淋漓,则耗伤阴液,可致伤阴或亡阳。张仲景在《伤寒论》中说:"温服令一时许,遍身杂杂微似有汗者益佳,不可令如水流漓,病必不除。"他强调汗法应中病即止,不必尽剂,同时对助汗之护理也甚重视。凡方中单用桂枝发汗者,要求啜热粥或温服以助药力,若与麻黄、葛根同用者,则一般不需啜热粥或温服。乃因药轻则需助,药重则不助,其意仍在使发汗适度。

(2)注意用药峻缓:使用汗法,应视病情轻重与正气强弱而定用药之峻缓。一般表虚用桂枝汤调和营卫,属于轻汗法;而表实用麻黄汤发泄郁阳,则属于峻汗法。此外尚有麻桂各半汤之小汗法,以及桂二麻一汤之微汗法等。使用汗法,还应根据时令及体质而定峻缓轻重。暑天炎热,汗之宜轻,配用香薷饮之类;冬令严寒,汗之宜重,酌选麻黄汤之类。体质虚者,汗之宜缓,用药宜轻;体质壮实,汗之可峻,用药宜重。

(3)注意兼杂病证:由于表证有兼杂证候的不同,汗法又当配以其他治法。如兼气滞者,当理气解表,用香苏散之类;兼痰饮者,当化饮解表,用小青龙汤之类。尤需注意的是,对于虚人外感,务必照顾正气,采用扶正解表之法。兼气虚者,当益气解表,如用参苏饮、人参败毒散;兼阳虚者,当助阳解表,如用麻黄附子细辛汤;兼血虚者,当养血解表,如用葱白七味饮;兼阴虚者,当滋阴解表,如用加减葳蕤汤。

(4)注意不可妄汗:《伤寒论》中论述不可汗的条文甚多,概括起来就是汗家、淋家、疮家、衄家、亡血家、咽喉干燥、尺中脉微、尺中脉迟,以及病在里者,均不可汗。究其原因,或是津亏,或是血虚,或是阳弱,或兼热毒,或兼湿热,或种种因素兼而有之,故虽有表证,仍不可单独使用辛温发汗,必须酌情兼用扶正或清热等法。此外,对于非外感风寒之发热头痛,亦不可妄汗。

### 二、清法

亦称清热法,即通过寒凉泄热的药物和措施,使邪热外泄,消除里热证的治法。其内容十分丰富,应用也很广泛。

1. 应用要点

(1)清热生津:温病出现高热烦躁、汗出蒸蒸、渴喜冷饮、舌红苔黄、脉洪大等症,是热入气分,法当清热生津,常用白虎汤之类;如正气虚弱,或汗多伤津,则宜白虎加人参汤;温病后期,余热未尽,津液已伤,胃气未复,又宜用竹叶石膏汤一类,以清热生津、益气和胃。

(2)清热凉血:温病热入营血,症见高热烦躁、谵语神昏、全身发斑、舌绛少苔、脉细而数,或因血热妄行,引起咯血、鼻衄及皮下出血等,均宜清热凉血。如营分热甚用清营汤,血分热甚用犀角地黄汤,血热发斑用化斑汤等。

(3)清热养阴:温病后期,伤津阴虚,夜热早凉,热退无汗;或肺痨阴虚,午后潮热,盗汗咳血,均宜清热养阴。如温病后期,伤阴虚热,用青蒿鳖甲汤之类;虚劳骨蒸,用秦艽鳖甲散之类。

(4)清热解暑:暑热证,发热多汗、心烦口渴、气短倦怠、舌红脉虚;或小儿疰夏,久热不退,均宜清热解暑,或兼益气生津。如用清络饮解暑清热,用清暑益气汤消暑补气,用生脉散加味治疗暑热而致之气阴两虚等。

(5)清热解毒:热毒诸证,如丹毒、疔疮、痈肿、喉痹、痄腮,以及各种疫证、内痈等,均宜清热解毒。如疔毒痈肿用五味消毒饮;泻实火、解热毒用黄连解毒汤;解毒、疏风、消肿,则用普济消毒饮等。

(6)清热除湿:湿热为患,当以其病性病位不同而选用适当方药。如肝胆湿热用龙胆泻肝汤,湿热黄疸用茵陈蒿汤,湿热下痢用香连丸或白头翁汤等。

(7)清泻脏腑:脏腑诸火,均宜清热泻火。如心火炽盛,见烦躁失眠、口舌糜烂、大便秘结,甚则吐衄者,用大黄泻心汤以清心火;心移热于小肠,兼见尿赤涩痛者,用导赤散泻心火兼清小肠;肝胆火旺,见面目红赤、头痛失眠、烦躁易怒、胸胁疼痛、便结尿黄者,用龙胆泻肝汤清泻肝胆;胃火牙痛,见口唇溃痛,用清胃散泻胃火;肺热咳嗽,用泻白散清肺火;肾虚火亢,见潮热、盗汗、遗精者,用知柏地黄汤泻肾火等。

2. 注意事项

(1)注意真热假热:使用清法,必须针对实热之证而用,勿为假象所迷惑,对于真寒假热,尤须仔细辨明,以免误用清法,造成严重后果。正如《医学心悟》指出:"有命门火衰,浮阳上泛,有似于火者;又有阴盛格阳假热之证,其人面赤狂躁,欲坐卧泥水中;或数日不大便,或舌黑而润,或脉反洪大,峥峥然鼓击于指下,按之豁然而空者;或口渴欲得冷饮而不能下;或因下元虚冷,频饮热汤以自救。世俗不识,误投凉药,下咽即危矣。此不当清而清之误也。"

(2)注意虚火实火:使用清法,又须分清外感与内伤、虚火与实火。外感多实,内伤多虚,病因各异,治法迥别。外感风寒郁闭之火,当散而清之;湿热之火,则渗而清之;燥热之火,宜润而清之;暑热伤气虽因感邪而致,仍应补而清之。对于内伤七情,火从内发者,应针对引起虚火的不同病因病机分别处治。气虚者补其气;血虚者养其血;其阴不足而火上炎者,当壮水之主;真阳虚衰而虚火上炎者,又宜引火归源。

(3)注意因人而清:使用清法,还须根据患者体质之强弱以酌其轻重。对体虚者,不可清之过重,以免反伤正气,甚则产生变证。一般而论,壮实之体,患了实热之证,清之稍重;若本体虚,脏腑本寒,饮食素少,肠胃虚弱,或产后、病后之热证,亦宜轻用。倘清剂过多,则治热未已,而寒生矣。故清法之投,当因人而用。

(4)注意审证而清:火热之证,有微甚之分,故清法亦有轻重之别。药轻病重,则难取效;病轻药重,易生变证。凡大热之证,清剂太微,则病不除;微热之证,而清剂太过,则寒证即至。但不及犹可再清,太过则常会引起病情的变化。所以临证之时,必须审证而清。

由于热必伤阴,进而耗气,因此尚须注意清法与滋阴、补气法的配合应用。一般清火泻热之药,不可久用,热去之后,即配以滋阴扶脾益气之药,以善其后。

### 三、下法

下法,亦称泻下法,即通过通便、下积、泻实、逐水,以消除燥屎、积滞、实热及水饮等证的治法。

1.应用要点

下法的运用,甚为广泛。由于病有寒热,体有强弱,邪有兼杂,因而下法又有寒下、温下、润下及逐水之别。

(1)寒下:里实热证,见大便燥结、腹满疼痛、高热烦渴;或积滞生热,腹胀而痛;或肠痈为患,腑气不通;或湿热下痢,里急后重特甚;或血热妄行,吐血衄血;或风火眼病等等。凡此种种,均宜寒下。常用寒性泻下药,如大黄、芒硝、番泻叶等。应当根据不同的病机性质来选方,如阳明胃家实用大承气汤;阳明温病,津液已伤,用增液承气汤;肠痈用大黄牡丹皮汤;吐血用三黄泻心汤。

(2)温下:脾虚寒积,见脐下硬结、大便不通、腹隐痛、四肢冷、脉沉迟;或阴寒内结,见腹胀水肿、大便不畅,皆可温下。常以温阳散寒的附子、干姜之类与泻药并用,如温脾汤、大黄附子汤;也有酌选巴豆以温逐寒积的,如备急丸。

(3)润下:热盛伤津,或病后津亏,或年老津涸,或产后血虚而便秘,或长期便结而无明显兼证者,均可润下。常选用清润滑肠的五仁汤、麻仁丸等。

(4)逐水:水饮停聚体内,或胸胁有水气,或腹肿胀满,或水饮内停且腑气不通,凡脉症俱实者,皆可逐水。常选十枣汤、舟车丸、甘遂通结汤等。

2.注意事项

(1)注意下之时机:使用下法,意在祛邪,既不宜迟,也不可过早,总以及时为要。只要表解里实,选用承气诸剂,釜底抽薪,顿挫邪势,常获良效。临床每见通便二三次后,高热递退,谵语即止,舌润津复。如邪虽陷里,尚未成实,过早攻下,则邪正相扰,易生变证。如伤寒表证未罢,病在阳也,下之则会转为结胸;或邪虽入里,而散漫于三阴经络之间,尚未结实,若攻下之,可成痞气。然而临床若拘于"下不厌迟"和"结粪方下"之说,以致邪气入里成实,医者仍失时不下,可使津液枯竭,攻补两难,甚则势难挽回。故吴又可在《温疫论》中强调指出:"大凡客邪贵乎早逐,乘人气血未乱,肌肉未消,津液未耗,患者不至危殆,投剂不至掣肘,愈后亦易平复……勿拘于下不厌迟之说。"他又说:"承气本为逐邪,而非专为结粪而设也。如必俟其粪结,血液为热所搏,变证迭起,是犹酿痈贻害,医之过也。"

(2)注意下之峻缓:使用下法逐邪,当度邪之轻重,察病之缓急,以定峻下缓下。如泻实热多用承气汤,但因热结之微甚而有所选择:大承气用于痞满燥实兼全者,小承气用于痞满燥而实轻者,调胃承气则用于燥实而痞满轻者。泻剂之剂量亦与峻缓有关。一般量多剂大常峻猛,量少剂小则缓和。此外泻下之峻缓,尚与剂型有关,攻下之力,汤剂胜于丸散,如需峻下,反用丸剂,亦可误事;如欲缓下,则宜丸剂,如麻仁丸之用于脾约证等。

(3)注意分清虚实:实证当下,已如前述。虚人禁下,古籍早有明文,诸如患者阳气素微者不可下,下之则呃;患者平素胃弱,亦不可下,下之则易出变证。对这些虚人患病,又非下不可,则当酌选轻下之法,或选润导之法,或选和下之法;亦可采取先补而后攻,或暂攻而随后补。此皆辨虚人之下,下之得法之需也。

### 四、消法

消法,亦称消导或消散法,即通过消导和散结,使积聚之实邪逐渐消散的治法。消法应用广泛,主要包括化食、磨积、豁痰、利水等几个方面。

1.应用要点

(1)化食:化食为狭义之消法,亦称消食法,即用消食化滞的方药以消导积滞。适用于因饮食不节,食滞肠胃,以致纳差厌食,上腹胀闷,嗳腐呕吐,舌苔厚腻等症。一般多选保和丸、楂曲平胃散之类。如病情较重,腹痛泄泻,泻下不畅,苔厚黄腻,多属食滞兼有湿热,又宜选用枳实导滞丸之类,以消积导滞、清利湿热;脾虚而兼食滞者,则宜健脾消导,常用枳术丸之类。

（2）磨积：就气积之治疗而言，凡脾胃气滞，均宜行气和胃，如胃寒气滞，疼痛较甚者，用良附丸；如兼火郁，则用越鞠丸；肝郁气滞，宜行气疏肝，一般多用柴胡疏肝散；兼见血瘀刺痛者，加用丹参饮等。

就血积之治疗而言，则须视血瘀之程度而酌选活血、行血及破血之法。

活血，是以调节寒热偏胜为主，辅以活血之品，以促进血液运行。如寒凝血瘀之痛经，用温经汤加减；温病热入营血兼有瘀滞，用清营汤加减等。

行血，是以活血为主，配以行气之品，以收通畅气血、宣痹止痛之效。如用失笑散治真心痛及胸胁痛。

破血，是以破血逐瘀为主，或与攻下药并用，以攻逐瘀血、蓄血及痞块，常用血府逐瘀汤、桃核承气汤、大黄䗪虫丸等。

（3）豁痰：由于肺为贮痰之器，故豁痰则以治肺为主。而脾为生痰之源，故化痰常兼治脾。风寒犯肺，痰湿停滞，宜祛风化痰，如用止嗽散、杏苏散；痰热相结，壅滞于肺，又宜清热化痰，如用清气化痰丸；痰湿内滞，肺气上逆，则宜祛痰平喘，偏寒者用射干麻黄汤，兼热者用定喘汤；脾虚而水湿运化失权，聚而生痰，痰湿较显者用二陈汤。

（4）利水：利水一法，既应区别水停之部位，又须辨明其性质。如水饮内蓄，其在中焦者，为渴为呕，为下利，为心腹痛，症状多端，一般可用茯苓、白术、半夏、吴茱萸等为主药；其在下焦者，虚冷则温而导之，如肾气丸；湿热则清而泄之，如八正散。水饮外溢者，必为浮肿，轻则淡渗利湿，重则从其虚实而施剂。阴水宜温利之方，如实脾散；阳水宜清利之剂，如疏凿饮子等。

2.注意事项

（1）注意辨清病位：由于病邪郁滞之部位有在脏、在腑、在气、在血、在经络等不同，消散之法亦应按其受病部位之不同而论治，用药亦须使其直达病所，则病处当之，收效较快，且不致诛伐无辜。

（2）注意辨清虚实：消法虽不及下法之猛烈，但总属攻邪之法，务须分清虚实，以免误治。如脾虚水肿，土衰不能制水而起，非补土难以利水；真阳大亏，肾衰不能主水而肿，非温肾难消其肿。他如脾虚失运而食滞者，气虚津停而酿痰者，肾虚水泛而饮停者，血枯乏源而经绝者，皆非消导所可行，如妄用或久用之，则常会导致变证的发生。

## 五、补法

补法，亦称补益法，即通过补益人体的阴阳气血，以消除各种不足证候，或扶正以祛邪，促使病证向愈的治法。

1.应用要点

补法的内容十分丰富，其临床应用甚为广泛，但究其大要，主要包括以下几个方面。

（1）补气：气虚为虚证中常见的证候，但有五脏偏重之不同，故补气亦有补心气、补肺气、补脾气、补肾气、补肝气等不同法则。尚须指出的是，因少火生气，血为气之母，故补气中应区别不同情况，配以助阳药和补血药，则收效更佳。

（2）补血：血虚临床亦甚常见，若出现头晕目眩，心悸怔忡，月经量少，色淡，面唇指甲淡白失荣，舌淡脉细等症，当用补血之法，方如四物汤等。因气为血帅，阳生阴长，故补血须不忘补气。

（3）补阴：阴虚亦为虚证中常见之证候，其表现也很复杂，故补阴之要点重在分清病位，方能药证相对，收效显著。如不分清阴虚之所在，用滋肝阴之一贯煎去补肺阴，用养胃阴之益胃汤去补肾阴，缺乏针对性，势必影响效果。

（4）补阳：阳虚的临床表现，主要为畏寒肢冷，冷汗虚喘，腰膝酸软，腹泻水肿，舌胖而淡，脉沉而迟等症，当用补阳之法，常选右归丸治肾阳虚，理中汤治脾阳虚，桂枝甘草汤治心阳虚等，都要注重分清病位。

2.注意事项

（1）注意兼顾气血：气血皆是人体生命活动的物质基础，气为血帅，血为气母，关系极为密切，气虚可致血虚，血虚可致气虚。故治气虚常兼顾补血，如补中益气汤之配用当归；治血虚又常注重补气，如当归补血汤之重用黄芪。至于气血两亏者，自应气血双补。

（2）注意调补阴阳：阴和阳在整个病机变化过程中，可分不可离。一方虚损，常可导致对方的失衡。例如肾阴虚久则累及肾阳，肾阳虚也可累及肾阴，常形成阴损及阳或阳损及阴的肾阴阳两虚。因此，不仅对肾阴阳两虚治以阴阳双补，而且对于单纯阴虚或阳虚之证，补益时也应顾及对方。所以张景岳在《景岳全书》中就强调："善补阳者，必于阴中求阳，则阳得阴助而生化无穷；善补阴者，必于阳中求阴，则阴得阳升而泉源不竭。"此说极为精当。

（3）注意分补五脏：每一脏腑的生理功能不同，其虚损亦各具特点，故《难经》提出了"五脏分补"之法。《景岳全书》也曾指出："用补之法，则脏有阴阳，药有宜否。宜阳者必先于气，宜阴者必先于精，凡阳虚多寒者，宜补以甘温，而清润之品非所宜；阴虚多热者，宜补以甘凉，而辛燥之类不可用。"由于"肾为先天之本""脾为后天之本"，故补益脾肾二脏，素为医家所重，至于补脾补肾，孰重孰轻，当视具体病情而各有侧重，不可偏废。

（4）注意补之峻缓：补有峻缓，应量证而定。凡阳气骤衰，真气暴脱，或血崩气脱，或津液枯竭，皆宜峻补，使用大剂重剂，以求速效。如正气已虚，但邪气尚未完全消除，宜用缓补之法，不求速效，积以时日，渐以收功。对于病虽属虚，而用补法有所顾忌者，如欲补气而于血有虑，欲补血又恐其碍气，欲补上而于下有碍，欲补下而于上有损，或其症似虚非虚，似实非实，则可择甘润之品，用平补之法较为妥当。此外，对于虚不受补者，如拟用补，更当以平补为宜。

（5）注意不可妄补：虚证当补，无可非议。但因药性皆偏，益于此必损于彼。大凡有益于阳虚者，必不利于阴；有益于阴虚者，必不利于阳。同时无毒之药，性虽和平，久用多用则亦每气有偏胜。由此可知，无虚之证，妄加以补，不仅无益，反而有害。此外，若逢迎病家畏攻喜补之心理而滥施补剂，则为害尤甚。

## 六、温法

温法，亦称温阳法。即通过扶助人体阳气以温里祛寒、回阳，从而消除里寒证的治法。主要包括温里散寒、温经散寒和回阳救逆三个方面。

1. 应用要点

（1）温里散寒：由于寒邪直中脏腑，或阳虚内寒，症见身寒肢凉、脘腹冷痛、呕吐泄泻、舌淡苔润、脉沉迟弱等，宜温中散寒，常选用理中汤、吴茱萸汤之类。若见腰痛水肿、夜尿频频等症，则属脾肾虚寒，阳不化水，水湿泛滥，又宜酌选真武汤、济生肾气丸等，以温肾祛寒，温阳利水。

（2）温经散寒：由于寒邪凝滞于经络，血脉不畅，症见四肢冷痛、肤色紫黯、面青舌瘀、脉细而涩等，法当温经散寒，养血通脉，常选用当归四逆汤等。如寒湿浸淫，四肢拘急，发为痛痹，亦宜温散，常用乌头汤。

（3）回阳救逆：由阳虚内寒可进而导致阳气虚脱，症见四肢厥逆、畏寒蜷卧、下利清谷、冷汗淋漓、气短难续、口鼻气冷、面色青灰、苔黑而润、脉微欲绝等，急宜回阳救逆，并辅以益气固脱，常酌选四逆汤、参附汤、回阳救急汤等。

2. 注意事项

（1）注意辨识假象：使用温法，必须针对寒证，勿为假象所惑，对真热假寒，尤须仔细辨明，以免误用温法。如伤寒化燥，邪热传里，见口咽干、便闭谵语，以及发黄狂乱、衄血便血诸症，均不可温。若病热已深，厥逆渐进，舌则干枯，反不知渴；又或夹热下利，神昏气弱；或脉来涩滞，反不应指；或面似烟熏，形如槁木，近之无声，望之似脱；甚至血液衰耗，筋脉拘挛，但唇齿舌干燥而不可解者。凡此均属真热假寒之候，均不宜温。若妄投热剂，必致贻误，使病势逆变。

（2）注意掌握缓急：寒证较重，温之应峻；寒证轻浅，温之宜缓。由于温热之药，性皆燥烈，因而临床常见温之太过，寒证虽退，但因耗血伤津，反致燥热之证。因此，如非急救回阳，宜少用峻剂重剂。寒而不虚，当专用温；若寒而且虚，则宜甘温，取其补虚缓寒。而兼痰、兼食、兼滞者，均宜兼而治之。故温法之运用，应因证、因人、因时，方能全面照顾。

### 七、和法

和法,亦称和解法,即通过和解表里的方药,以解除半表半里证的一种治法。和法的内容丰富,应用广泛,究其大要,对外感疾病用于和解表里,对内伤杂病则主要用于调和肝脾、调和胆胃以及调和胃肠等方面。

1.应用要点

(1)和解表里:外感半表半里之证,邪正分争,症见往来寒热,胸胁苦满,心烦喜呕,口苦咽干,苔薄脉弦等,法当和解表里,以扶正祛邪、清里达表的小柴胡汤为代表。

(2)调和肝脾:情志抑郁,肝脾失调,症见两胁作痛,寒热往来,头痛目眩,口燥咽干,神疲食少,月经不调,乳房作胀,脉弦而细者,宜选逍遥散疏肝解郁、健脾和中。传经热邪,阳气内郁,而致手足厥逆;或脘腹疼痛,或泻痢下重者,又宜用四逆散疏肝理脾,和解表里。如胁肋疼痛较显,用柴胡疏肝散较佳。若因肝木乘脾,症见肠鸣腹痛,痛则泄泻,脉弦而缓者,宜泻肝补脾,用痛泻要方之类。

(3)调和胆胃:胆气犯胃,胃失和降,症见胸胁胀满,恶心呕吐,心下痞满,时或发热,心烦少寐,或寒热如疟,寒轻热重,胸胁胀痛,口苦吐酸,舌红苔白,脉弦而数者,法当调和胆胃,以蒿芩清胆汤为代表方。

(4)调和胃肠:邪在胃肠,寒热失调,腹痛欲呕,心下痞硬等症,治宜寒温并用、调和胃肠,常以干姜、黄芩、黄连、半夏等为主组方。胃气不调,心下痞硬,但满不痛,或干呕、或呕吐、肠鸣下利者,宜用半夏泻心汤,以和胃降逆,开结除痞。伤寒胸中有热,胃中有寒,升降失常,腹中痛,欲呕吐者,又宜用黄连汤,以平调寒热,和胃降逆。

2.注意事项

(1)辨清偏表偏里:邪入少阳,病在半表半里,固当用小柴胡以和解之,但有偏表偏里及偏寒偏热之不同,又宜适当增损,变通用之。一般而论,寒邪外袭,在表为寒,在里为热,在半表半里,则为寒热交界之所,故偏于表者则寒多,偏于里者则热多,用药须与之相称。

(2)兼顾偏虚偏实:邪不盛而正渐虚者,固宜用和法解之,但有偏于邪盛或偏于正虚之不同,治宜适当变通用之。如小柴胡用人参,所以补正气,使正气旺,则邪无所容,自然得汗而解;但亦有表邪失汗,腠理闭塞,邪无出路,由此而传入少阳,热气渐盛,此非正气之虚,故有不用人参而和解自愈者,是病有虚实不同,则法有所变通。仲景有小柴胡汤之加减法,对出现口渴者,去半夏,加人参、栝楼根;若不渴而外有微热者,去人参,加桂枝,即是以渴不渴分辨是否伤津,从而增减药物,变通之用法。

(3)不可滥用和法:由于和法适应证广,用之得当,疗效甚佳,且性平和,药势平稳,常为医者所采用,但又不可滥用。如邪已入里,燥渴、谵语诸症丛生,而仅以柴胡汤主之,则病不解;温病在表,未入少阳,误用柴胡汤,则变证迭生。此外,内伤劳倦,气虚血虚,痈肿瘀血诸证,皆可出现寒热往来,似疟非疟,均非柴胡汤所能去之。但柴胡汤也并非不可用于内伤杂病,若能适当化裁,斟酌用之,也常能收到良效。这些审证加减,则又不属滥用和法之例。

### 八、吐法

吐法,是通过使之呕吐而排除留着于咽喉、胸膈、胃脘的痰涎、宿食和毒物等有形实邪,以达到治疗目的的治法。主要包括峻吐法、缓吐法与外探法 3 种。

1.应用要点

(1)峻吐法:用于体壮邪实,痰食留在胸膈、咽喉之间的病证。如症见胸中痞硬、心中烦躁或懊恼、气上冲咽喉不得息、寸脉浮且按之紧者,是痰涎壅胸中,或宿食停于上脘之证,宜涌吐痰食,用瓜蒂散之类。如浊痰壅塞胸中的癫痫,以及误食毒物尚在胃脘者,宜涌吐风痰,用三圣散之类。如中风闭证,痰涎壅塞,内窍闭阻,人事不省,不能言语,或喉痹紧急,宜斩关开闭,用救急稀涎散之类。峻吐法是适用于实证的吐法,如属中风脱证者则忌之。

(2)缓吐法:用于虚证催吐。虚证本无吐法,但痰涎壅塞非吐难以祛逐,只有用缓和的吐法,邪正兼顾以吐之,参芦饮为代表方。

（3）外探法:以鹅翎或指探喉以催吐,或助吐势。用于开提肺气而通癃闭,或助催吐方药迅速达到致吐目的。

2.注意事项

（1）注意吐法宜忌:吐法用于急剧之证,收效固然迅速,但易伤胃气,故虚人、妊娠、产后一般不宜使用,如定须催吐才能除病,可选用外探法、缓吐法。

（2）注意吐后调养:催吐之后,要注意调理胃气,糜粥自养,不可恣进油腻煎炸等不易消化食物,以免更伤胃气。

（焦克德）

# 第六章 心脑病证

## 第一节 中风

中风是由于阴阳失调，气血逆乱，上犯于脑所引起的以卒然昏仆，不省人事，半身不遂，口眼㖞斜，语言不利为主症的病证。病轻者可无昏仆而仅见半身不遂及口眼㖞斜等症状。

由于本病发生突然，起病急骤，"如矢石之中的，若暴风之疾速"。临床见症不一，变化多端而速疾，与自然界"风性善行而数变"的特征相似，故古代医家取类比象而名之为"中风"；又因其发病突然，亦称之为"卒中"。

《内经》中有关中风的论述较详。在病名方面，依据症状表现和发病阶段不同而有不同的名称，如在卒中昏迷期间称为仆击、大厥、薄厥；半身不遂者则有偏枯、偏风、身偏不用、风痱等病名。在病因方面，认识到感受外邪、烦劳暴怒可以诱发本病，如《灵枢·刺节真邪》云："虚邪偏客于身半，其入深，内居营卫，营卫稍衰则真气去，邪气独留，发为偏枯"。《素问·生气通天论》云："阳气者，大怒则形气绝，而血菀于上，使人薄厥"。此外，还认识到本病的发生与体质、饮食有密切的关系。如《素问·通评虚实论》曾经明确指出："……仆击，偏枯……肥贵人则膏粱之疾也"。这些论述至今仍有指导意义。

在《内经》之后，历代医家对中风病因和治法的探讨大体可划分为两个阶段。在唐宋以前以"外风"学说为主，多从"内虚邪中"立论；唐宋以后，特别是金元时期，突出以"内风"立论，是中风病因学说的一大转折。刘河间主"心火暴盛"，李东垣认为属"正气自虚"，朱丹溪主张"湿痰生热"。元代王履提出"真中""类中"病名。明代张景岳认为本病与外风无关而倡导"非风"之说，并提出"内伤积损"的论点。明代医家李中梓将中风中脏腑明确分为闭、脱二证。以内风立论是中风病防治的进步，清代叶天士始明确以"内风"立论，并提出滋液熄风、补阴潜阳以及开闭、固脱等法。王清任指出中风半身不遂、偏身麻木是由于气虚血瘀所致，立补阳还五汤治疗偏瘫，至今仍为临床常用。近代医家张伯龙、张山雷等总结前人经验，进一步探讨发病机制，认识到本病的发生主要在于肝阳化风，气血并逆，直冲犯脑，中风的病因病机和治法认识渐趋深化。

当代学者在中风病因学与辨证论治规范的研究方面做了继往开来的工作，特别是 20 世纪 80 年代以后，随着《中风病诊断疗效评定标准》及《中风病辨证诊断标准》等行业文件的发布实施，标志着我国对中风病研究，特别是在中风病辨证诊断的客观化、定量化方面已进入一个新的发展水平。

根据中风的临床表现特征，西医学的急性脑血管疾病与之相近，包括缺血性中风和出血性中风，其他如短暂性脑缺血发作、局限性脑梗死、原发性脑出血和蛛网膜下腔出血等，均可参照本节进行辨证论治。

### 一、病因病机

本病多是在气血阴阳亏损的基础上，复因劳逸失度、情志不遂、饮酒饱食或外邪侵袭等触发，引起脏腑阴阳失调，血随气逆，肝阳暴张，内风旋动，夹痰夹火，横窜经脉，蒙蔽神窍，从而发生卒然昏仆、半身不遂诸症。

#### （一）内伤积损

素体阴亏血虚，阳盛火旺，风火易炽，或久患消渴、眩晕之病或年老体衰，肝肾阴虚，肝阳偏亢，复因将息失宜,致使阴虚阳亢,气血上逆,上蒙神窍,突发本病。正如《景岳全书·非风》所言的"卒倒多有昏聩,本皆内伤积损颓败而然"。

**(二)劳欲过度**

《素问·生气通天论》说:"阳气者,烦劳则张",人身之阳气若扰动太过,则亢奋不敛,烦劳过度,形神失养,耗气伤阴,易使阳气暴张,引动风阳上旋,血随气逆,壅阻清窍;纵欲过度,房事不节,耗伤肾水,水亏于下,火旺于上,水不制火,则阳亢风动。

**(三)饮食不节**

饮食无节制,嗜食肥甘厚味、辛香炙爝之物,或饮酒过度,致使脾失健运,聚湿生痰,痰湿生热,热极生风,导致风火痰热内盛,窜犯络脉、上阻清窍而发病。此即《丹溪心法·论中风》所言:"湿土生痰,痰生热,热生风也"。

**(四)情志所伤**

五志过极,心火暴盛,可引动内风而发卒中,临床上以郁怒伤肝为多。平素忧郁恼怒,情志不畅,肝气不舒,气郁化火,则肝阳暴亢,引动心火,气血上冲于脑,神窍闭阻,遂致卒倒。或长期烦劳过度,精神紧张,阴精暗耗,虚火内燔,日久导致肝肾阴虚、阳亢风动。此外,素体阳盛、心肝火旺之青壮年人亦有遇怫郁而阳亢化风,以致突然发病者。

**(五)气虚邪中**

气血不足,脉络空虚,尤其在气候突变之际,风邪乘虚入中,气血痹阻,或痰湿素盛,形盛气衰,外风引动内风,痰湿闭阻经络而致㖞僻不遂。

**(六)气候变化**

本病虽一年四季均可发病,但发病常与气候骤变有关,一是入冬骤然变冷,寒气入侵,寒伤阳气,凝滞血脉,使气血逆乱,脑脉失养、脑络痹阻而发病;二是春季厥阴风木主令,内应于肝,风阳易动,气血逆乱而易导致本病发生。

中风的形成虽有上述各种原因,但其基本病机总属阴阳失调,气血逆乱。病位在脑,与肝、肾密切相关;病理基础则为肝肾阴虚,因肝肾之阴下虚,则肝阳易于上亢,复加饮食起居不当、情志刺激或感受外邪,气血上冲于脑,神窍闭阻,故卒然昏仆,不省人事。

中风的病理因素主要为风、火、痰、气、瘀,其形成与脏腑功能失调有关。如肝肾阴虚,阳亢化火生风,或五志化火动风;脾失健运,痰浊内生,或火热炼液为痰;暴怒使血菀于上,或气虚无力推动,皆可致瘀血停滞。五者之间可互相影响或兼见同病,如风火相煽、痰瘀互结等。严重时风阳痰火与气血阻于脑窍,横窜经络,出现昏仆、失语、㖞僻不遂。

病理性质多属本虚标实。肝肾阴虚、气血衰少为致病之本,风、火、痰、气、瘀为发病之标,两者可互为因果。发病之初邪气鸱张,风阳痰火炽盛,气血上菀,故以标实为主;如病情剧变,在病邪的猛烈攻击下,正气急速溃败,可以正虚为主,甚则出现正气虚脱。后期因正气未复而邪气独留,可留后遗症。

由于病邪所阻病位浅深以及病情轻重的不同,在病理变化和临床表现上又有中经络和中脏腑之别,轻者中经络,重者中脏腑。若肝风夹痰横窜经络,血脉瘀阻,气血不能濡养机体,则见中经络之证,表现为半身不遂,口眼㖞斜,不伴神志障碍;若风阳痰火蒙蔽神窍,气血逆乱,上冲于脑,则见中脏腑重证,络损血溢、瘀阻脑络而致卒然昏倒、不省人事。中脏腑者因邪正虚实的不同而有闭、脱之分及由闭转脱的演变。

中风的发生病机虽然复杂,但归纳起来不外乎虚(阴虚、血虚)、火(肝火、心火)、风(肝风、外风)、痰(风痰、湿痰)、气(气逆、气滞)、瘀(血瘀)六端。

## 二、诊断

**(一)诊断要点**

1.病史

多发于40岁以上年龄段的人群,发病前多有头晕、头痛、肢体一侧麻木等先兆症状,常有眩晕、头痛、心悸等病史,发病多有情志失调、饮食不当或劳累等诱因。

2.证候特征

具有突然昏仆,不省人事,半身不遂,偏身麻木,口眼㖞斜,言语謇涩等特定的临床表现。轻证仅见眩晕,偏身麻木,口眼㖞斜,半身不遂等。

3.辅助检查

中风与西医急性脑血管病相近,临床可作脑脊液、眼底及 CT、MRI 等检查。短暂性脑缺血发作检查无明显异常。局限性脑梗死患者脑脊液压力不高,常在正常范围,蛋白质含量可升高,头颅 CT 和 MRI 可显示梗塞区。出血性中风在起病后 1 周 CT 能正确诊断大脑内直径在 1 cm 或更大的血肿。对于脑干内小的血肿或血块已变为和脑组织等密度时,MRI 的诊断比 CT 可靠。原发性蛛网膜下腔出血主要原因为动脉瘤破裂和动静脉血管畸形,早期 CT 扫描可显示破裂附近脑池或脑裂内有无凝血块、脑内或硬膜下血肿,以及是否合并脑出血。MRI 对原发性蛛网膜下腔出血的诊断并不可靠,在无 CT 的条件下,可谨慎进行脑脊液检查。

(二)类证鉴别

1.中风与口僻

口僻俗称吊线风,主要症状是口眼㖞斜,但常伴耳后疼痛、口角流涎、言语不清,而无半身不遂或神志障碍等表现,多因正气不足,风邪入脉络,气血痹阻所致,不同年龄人群均可罹患。

2.中风与厥证

厥证也有突然昏仆,不省人事之表现。一般而言,厥证神昏时间短暂,发作时常伴有四肢逆冷,移时多可自行苏醒,醒后无半身不遂、口眼㖞斜、言语不利等表现。

3.中风与痉证

痉证以四肢抽搐、项背强直,甚至角弓反张为主症,发病时也可伴有神昏,须与中风闭证相鉴别。但痉证之神昏多出现在抽搐之后,而中风患者多在起病时即有神昏,而后可以出现抽搐。痉证抽搐时间长,中风抽搐时间短。痉证患者无半身不遂、口眼㖞斜等症状。

4.中风与痿证

痿证可以有肢体瘫痪、活动无力等类似中风之表现:中风后半身不遂日久不能恢复者,亦可见肌肉瘦削、筋脉弛缓,两者应予以区别。但痿证一般起病缓慢,以双下肢瘫痪或四肢瘫痪,或肌肉萎缩,筋惕肉𗀕为多见;而中风的肢体瘫痪多起病急骤,且以偏瘫不遂为主。痿证起病时无神昏,中风则常有不同程度的神昏。

5.中风与痫病

痫病发作时起病急骤,突然昏仆倒地,与中风相似。但痫病为阵发性神志异常的疾病,卒发仆地时常口中作声如猪羊啼叫,四肢频抽而口吐白沫;中风则仆地无声,一般无四肢抽搐及口吐涎沫的表现。痫病之神昏多为时短暂,移时可自行苏醒,醒后一如常人,但可再发;中风患者昏仆倒地,其神昏症状严重,持续时间长,难以自行苏醒,须及时治疗方可逐渐清醒。中风多伴有半身不遂、口眼㖞斜等症,亦与痫病不同。

## 三、辨证论治

(一)辨证要点

1.辨病期

根据病程长短,分为三期。急性期为发病后 2 周以内,中脏腑者可至 1 个月;恢复期指发病 2 周后或 1 个月至半年内;后遗症期指发病半年以上。

2.辨中经络、中脏腑

中经络者虽有半身不遂、口眼㖞斜、语言不利,但意识清楚;中脏腑则昏不知人,或神志昏糊、迷蒙,伴见肢体不用。

3.辨闭证与脱证

闭证属实,因邪气内闭清窍所致,症见神志昏迷、牙关紧闭、口噤不开、两手握固、肢体强痉等。其中阳闭有瘀热痰火之象,如身热面赤、气粗鼻鼾、痰声如拽锯、便秘溲黄、舌苔黄腻、舌绛干,甚则舌体卷缩,脉弦滑而数;阴闭有寒湿痰浊之征,如面白唇紫、痰涎壅盛、四肢不温、苔白腻、脉沉滑等。脱证属虚,乃五脏真阳散脱、阴阳即将离绝之候,临床可见神志昏聩无知、目合口开、四肢松懈瘫软、手撒肢冷汗多、二便自遗、鼻息低微等。此外,还有阴竭阳亡之分,并可相互关联。

4.辨病理性质

急性期重在辨别标实证候。若素患头痛、眩晕等症,突然发生半身不遂,甚或神昏,抽搐,肢体强痉拘急,属内风动越;若发病后咳痰较多,或神昏而喉中痰鸣,舌苔厚腻,属痰浊壅盛;若面红目赤,口干口苦,甚或项强身热,燥扰不宁,大便秘结,小便黄赤,则以邪热为主;若肢体拘挛疼痛,痛处不移,舌质紫暗,有瘀点瘀斑,面色黧黑,多属血瘀。恢复期及后遗症期重在辨识本虚。若见肢体瘫软,手足肿胀,气短自汗者,多属气虚;若有畏寒肢冷,多为阳气虚衰的表现;若见心烦少寐,口干咽干,手足心热,舌红少苔,多属阴虚内热。

(二)治疗原则

中经络者以平肝熄风、化痰祛瘀通络为主。中脏之闭证治当熄风清火、豁痰开窍、通腑泄热;脱证急宜救阴回阳固脱;对内闭外脱之证,则须醒神开窍与扶正固脱兼用。恢复期及后遗症期多为虚实兼夹,当扶正祛邪,标本兼顾,平肝熄风,化痰祛瘀与滋养肝肾、益气养血并用。

(三)分证论治

1.中经络

(1)风痰入络证:肌肤不仁,手足麻木,突发口眼㖞斜,言语不利,口角流涎,舌强语謇,甚则半身不遂;或兼见肢体拘挛,关节酸痛等症;舌质暗红,舌苔薄白、脉浮数,或见舌苔黄腻,脉滑数。

证候分析:本证以脉络空虚,风痰乘虚人中,气血闭阻为基本病机。患者素体气血不荣络脉,使络脉空虚,故见肌肤不仁,手足麻木;在此基础上由于风痰搏结于络脉则成"真气去,邪气独留"之状,使血脉闭阻、气血不通而突发口眼㖞斜,言语不利,口角流涎,舌强语謇,甚则半身不遂;经络不畅,气血不濡筋脉,故见肢体麻木,关节酸痛;舌质暗红为络脉不和之象,脉浮数示风痰阻于络脉,如脉见滑数则为痰浊内盛化热,热极生风,风痰阻于络脉。本证以肌肤不仁,手足麻木,突发半身不遂,肢体拘急,口眼㖞斜为辨证要点。

治法:祛风化痰通络。

方药:大秦艽汤。语言不清者,再加菖蒲、远志祛痰宣窍;痰瘀交阻,舌紫有瘀斑,脉细涩者,可酌加丹参、桃仁、红花、赤芍等活血化瘀;若烦躁不安,舌苔黄腻,脉滑数者,可加黄芩、栀子以清热泻火。

(2)风阳上扰证:平素头晕头痛,耳鸣目眩,突然发生口眼㖞斜,舌强语謇,或手足重滞,甚则半身不遂;面红目赤,心烦易怒,口苦咽干,便秘尿黄;舌质红苔黄,脉弦或弦数。

证候分析:本证以阳亢化风、横窜络脉为基本病机。素体肝旺,肝阳偏亢,故时有头晕头痛,耳鸣目眩;如逢情志不遂,肝郁化火,或过食辛辣烟酒刺激之品,致肝阳骤亢,阳化风动,夹痰横窜经络,可致半身不遂,肢体强痉,口舌歪斜,言语不利;风阳上扰清窍,则见面红目赤;肝经郁热则见口苦咽干,易怒,便秘尿黄;肝火扰心则心中烦热易怒;舌质红或绛,苔黄或黄燥,脉弦或弦数均为肝阳上亢、肝经实火之征。本证以头晕头痛,面红目赤,心烦易怒,舌红脉弦为辨证要点。

治法:平肝潜阳,活血通络。

方药:天麻钩藤饮加减。夹有痰浊,胸闷,恶心,苔腻,加陈胆星、郁金;头痛较重,加羚羊角、夏枯草以清肝熄风;腿足重滞,加杜仲、桑寄生补益肝肾。

(3)阴虚风动证:半身不遂,口眼㖞斜,言语不利,手足心热,肢体麻木;五心烦热,失眠,眩晕耳鸣;舌质红或暗红,苔少或光剥无苔,脉弦细或弦细数。

证候分析:本证以肝肾阴虚,风阳内动,风痰瘀阻经络为基本病机。肝为刚脏,体阴而用阳,内寄相火,赖肾水以濡养。若房劳过度,精血暗耗,或久病失养,或操劳过度,精神紧张,耗伤真阴,皆令阴不足而阳有余,阴不制阳,相火妄动,虚风内生,虚风上扰,横窜经络,故见半身不遂,口眼㖞斜,言语不利;阴血不足,经脉失养,则肢体麻木;阴虚则生内热,虚热内扰,则心烦不寐,五心烦热;肾精不足,脑髓不充,则头晕耳鸣;舌质红、苔少或无苔、脉弦细数为阴虚内热之象,舌暗为挟瘀血之征。本证以眩晕耳鸣,五心烦热,舌红苔剥为辨证要点。

治法:滋阴潜阳,镇肝熄风。

方药:镇肝熄风汤。痰热较重,苔黄腻,泛恶,加胆星、竹沥、川贝母清热化痰;阴虚阳亢,肝火偏旺,心中烦热,加栀子、黄芩清热除烦。

2.中腑脏

(1)闭证:闭证的主要症状是突然昏仆,不省人事,牙关紧闭,口噤不开,两手握固,大小便闭,肢体强痉。

阳闭(痰火闭窍证):突然昏仆,不省人事,半身不遂,肢体强痉拘急,口舌㖞斜;鼻鼾痰鸣,面红目赤,或见抽搐,两目直视,项背身热,躁扰不宁,大便秘结;舌质红或红绛,苔黄腻或黄厚干,脉滑数有力。

证候分析:本证以痰火壅盛,气血上逆,神窍闭阻为基本病机。患者素有肝阳偏盛或素体肥胖,痰湿内盛,日久痰湿郁而化热,复因劳累、饮食偏嗜、情感过极等致心火炽盛,痰随火升,上逆闭阻清窍而发病。痰火闭窍,故见昏倒,不省人事,半身不遂,肢体强痉拘急,口舌㖞斜,面红目赤,两目直视,甚则抽搐;痰火上扰,气道受阻,故鼻鼾痰鸣;痰火扰心则躁扰不宁;痰火内结阳明,腑气不通,故项背身热,大便秘结;舌质红、苔黄腻或黄厚干、脉滑数有力为痰火内盛之象。本证以鼻鼾痰鸣,面红目赤,项背身热,大便秘结,舌红或绛,舌苔黄腻或厚干为辨证要点。

治法:清热涤痰,醒神开窍。

方药:羚羊角汤配合安宫牛黄丸鼻饲。痰热盛者加鲜竹沥汁、胆南星、猴枣散以清热化痰;火盛者加黄芩、山栀子、石膏以清热泻火;烦扰不宁者加石菖蒲、郁金、远志、珍珠母以化痰开窍、镇心安神;大便秘结,口臭,腹胀满,日晡潮热者,合大承气汤以通腑泻热。安宫牛黄丸有辛凉开窍醒脑之效,每6～8小时灌服或鼻饲1～2丸。或用清开灵注射液40 mL加入5%葡萄糖液中静滴,每日2～3次。合而有清热熄风、育阴潜阳、开窍醒神之功。

阴闭(痰湿蒙窍证):突然昏仆,不省人事,半身不遂,肢体松懈,口舌㖞斜;痰涎壅盛,面白唇暗,四肢不温,甚则逆冷;舌质暗淡,苔白腻,脉沉滑或缓。

证候分析:本证以痰浊偏盛,上壅清窍,内蒙心神,神机闭塞为基本病机。患者素体气弱痰盛,或年老体衰,气不化津,致痰湿内生,复因劳累、过食辛辣烟酒及情志不调而引动痰湿,痰湿上犯,蒙蔽清窍,故见昏仆、不省人事;痰湿流窜经络而见半身不遂,口舌歪斜;湿性黏滞重着,故见肢体松懈;痰湿之邪易伤阳气,阻遏气机,阳气受郁,故见四肢不温,甚则逆冷;卫阳之气不充肌肤,故面白唇暗;舌质暗淡、苔白腻、脉沉滑或沉缓为阳气不足、湿痰内盛之征。本证以痰涎壅盛,面白唇暗,四肢不温,舌质暗淡,苔白腻为辨证要点。

治法:燥湿化痰,醒神开窍。

方药:涤痰汤配合苏合香丸鼻饲。苏合香丸每日3～4次,每次1～2丸,与涤痰汤合用有燥湿化痰、醒神开窍之效。舌暗有瘀斑、脉涩者加桃仁、红花、丹参以活血化瘀;四肢厥冷者加制附子、桂枝、细辛以温阳散寒;兼有风象者可加天麻、钩藤以平肝熄风。

(2)脱证(阴竭阳亡):突然昏仆,不省人事,汗出如珠,目合口张,肢体瘫软,手撒肢厥,气息微弱,面色苍白,瞳神散大,二便失禁;舌质淡紫,或舌体卷缩,苔白腻,脉微欲绝。

证候分析:本证多由中风闭证转化而来,邪实而正衰,元气衰微,阴阳欲绝是本证的基本病机。久病脏腑精气已衰,复因情志失调、饮食不节等诱因,突致阳浮于上,阴竭于下,阴阳离绝。元气已脱,神志失守,故见神昏;五脏精气藏于内而开窍于外,五脏真气脱,四肢百骸皆无真气充养而失用,冷汗淋漓为心气绝,目合口开为脾气绝,舌卷囊缩、瞳孔散大为肝气绝,气息低微为肺气绝,二便自遗为肾气绝;肢体瘫软,手撒肢厥,面色苍白,舌质淡紫为真阳外脱、阴寒凝滞之征;阳气大虚,脉道鼓动乏力,故见脉微欲绝。本证以昏仆不省人事,汗出,目合口张,肢体瘫软,瞳神散大为辨证要点。

治法:益气回阳,扶正固脱。

方药:参附汤。汗出不止者加黄芪、煅龙骨、煅牡蛎、五味子以敛汗固脱;兼有瘀滞者,加丹参、赤芍;真阴不足,阴不敛阳致虚阳外越,或上证使用参附汤后见面赤足冷、虚烦不安、脉极虚弱或突现脉大无根者,是阳气稍复而真阴不足,此为阴虚阳脱之证,当以地黄饮子填补真阴、温壮肾阳。本证可用参麦注射液或生脉注射液静脉滴注。如生脉注射液 20~40 mL 静脉注射,15 分钟一次,直至厥脱恢复。本证为中风临终证候,病情多凶险,应采用综合治疗措施救治。

3.恢复期

中风急性阶段经抢救治疗,若神志渐清,痰火渐平,饮食稍进,渐入恢复期,但后遗症有半身不遂、口眼㖞斜、言语謇涩或失声等。此时仍须积极治疗并加强护理。

针灸与药物治疗并进可以提高疗效。药物治疗根据病情可采用标本兼顾或先标后本等治法,治标宜搜风化痰、通络行瘀;肝阳偏亢者可采用平肝潜阳法。治本宜补益气血、滋养肝肾或阴阳并补。

(1)风痰瘀阻证:口眼㖞斜,舌强语謇或失语,半身不遂,肢体麻木;苔滑腻,舌暗紫,脉弦滑。

证候分析:本证以风痰阻络,经脉瘀阻为基本病机。风痰阻络,则口眼㖞斜;阻于心络,则舌强语謇,甚或失语;风痰流窜经络,血脉运行不利,故半身不遂,肢体麻木;苔滑腻、舌暗紫、脉弦滑皆为风、痰、瘀留阻所致。本证以肢体麻木,舌暗红,苔滑腻,脉弦滑为辨证要点。

治法:搜风化痰,行瘀通络。

方药:解语丹加减。若痰热偏盛者,加全瓜蒌、竹茹、川贝母清化痰热;兼有肝阳上亢,头晕头痛,面赤,苔黄舌红,脉弦劲有力,加钩藤、石决明、夏枯草平肝熄风潜阳;咽干口燥者加天花粉、天冬养阴润燥。

(2)气虚络瘀证:肢体偏枯不用,肢软无力,面色萎黄;舌质淡紫或有瘀斑,苔薄白,脉细涩或细弱。

证候分析:本证以气血亏虚,络脉瘀阻为基本病机。气虚不能推动血液运行,血郁成瘀,脉阻络痹,则肢体偏废不用;气血亏虚,肌肤失荣,故面色萎黄;舌淡、脉细弱为气虚之征;舌有紫斑、脉细涩则为血瘀之象。本证以肢软无力,面色萎黄,舌淡紫或有瘀斑,脉细涩为辨证要点。

治法:益气养血,化瘀通络。

方药:补阳还五汤加减。若血虚甚,加枸杞、鸡血藤、制首乌以补血;肢冷,阳失温煦者,加桂枝温经通脉;腰膝酸软者加川断、桑寄生、杜仲以壮筋骨、强腰膝。

(3)肝肾亏虚证:半身不遂,患肢僵硬拘挛变形,舌强不语,或偏瘫,肢体肌肉萎缩;舌红脉细,或舌淡红,脉沉细。

证候分析:本证以肝肾亏虚,经脉失养为基本病机。肝肾亏虚,阴血不足,筋脉失养,则患侧肢体拘挛变形;肾虚精气不能上承,则舌暗不语;精血虚衰,筋脉失养,则肌肉渐见萎缩;舌红、脉细为肝肾精血耗伤之征;若舌质淡红、脉沉细,则为肾之阴阳皆虚。本证以患肢僵硬拘挛变形,肌肉萎缩,舌红脉细为辨证要点。

治法:滋养肝肾。

方药:左归丸、地黄饮子加减。若腰酸腿软较甚,加杜仲、桑寄生、牛膝补肾壮腰;肾阳虚,加巴戟天、苁蓉补肾益精;加附子、肉桂引火归元;夹有痰浊,加菖蒲、远志、茯苓化痰开窍。

## 四、其他疗法

(一)中成药

1.清开灵注射液

清热解毒,化痰通络,醒神开窍。肌内注射,每日 2~4 mL。静脉滴注可用 20~40 mL 加入 5% 葡萄糖注射液 250~500 mL 中,每日 1~2 次。

2.醒脑静注射液

清热泻火,凉血解毒,开窍醒神。肌内注射,每日 1~2 次,每次 2~4 mL。静脉滴注可用10~20 mL

加入 5％葡萄注射液 250～500 mL 中,每日 1 次。

3.灯盏细辛注射液

活血通络。肌内注射,每次 4 mL,每日 2～3 次;或静脉滴注,可用 20～40 mL 加入 0.9％氯化钠注射液 250～500 mL 中,每日 1 次,14 天为 1 个疗程。

4.安宫牛黄丸

清热解毒,镇惊开窍,适用于阳闭证。每次 1 丸,每日 1 次,口服或鼻饲。

5.苏合香丸

芳香开窍,行气止痛。适用于脑卒中属阴闭证者。每次 1 丸,每日 1～2 次口服。

6.速效牛黄丸

清热解毒,开窍镇惊,适用于痰火内盛的阳闭证。每次 1 丸,每日 2 次口服。

7.醒脑再造丸

化痰醒脑,祛风活络。适用于神志不清,语言謇涩,肾虚痿痹,筋骨酸痛,手足拘挛,半身不遂。每次 1 丸,每日 2～3 次口服。

8.麝香抗栓胶囊

通络活血,醒脑散瘀。适用于中风半身不遂,言语不清,手足麻痹,头痛,目眩等。每次 4 粒,每日 3 次口服。

(二)针灸治疗

1.神昏

闭证者可刺人中,或十宣放血;属脱证者灸关元、气海、神阙。

2.半身不遂

上肢针曲池、外关、合谷等;下肢针环跳、委中、阳陵泉、足三里、太冲等。

3.言语謇涩或不语

针刺廉泉、哑门等。

(三)推拿

推拿适用于中风急性期或恢复期的半身不遂,尤其是半身不遂的重症。其手法为推、攘、按、捻、搓、拿、擦。取穴有风池、肩井、天宗、肩髎、瞳池、手三里、合谷、环跳、阳陵泉、委中、承山,以患侧颜面、背、四肢为重点。

(四)功能训练

功能训练是中风病治疗中的重要措施之一,特别是早期规范的功能康复治疗对患者肢体功能的恢复有十分重要的作用,功能训练主要针对患者的半身不遂、语言障碍和唇缓流涎等功能障碍而设。

1.肢体训练

在急性期即应当把患者的肢体置于功能位,并定期翻身,清洁皮肤,适当地轻揉患肢,并进行肢体的被动训练。此时除按上肢、下肢规定的康复动作训练外,还须注意动作要轻柔、和缓,不可勉强拉扯,以免伤及肢体的肌肉和关节,双侧肢体做同样的动作。还要依照先上肢后下肢、先大关节后小关节的顺序练习。对神志清醒患者,要在被动训练的基础上进行主动训练,一定要按照医生的要求,定时完成每天规定的动作和次数。对动作不规范者,医护人员要及时予以纠正。一般经过一段时间的综合训练,大多数患者就可在他人的帮助下起床下地或行走,但要掌握循序渐进的原则。合理选用各类助行工具也是非常必要的,可使足下垂、膝后屈得以减轻。

2.语言训练

待患者神志清醒后即应鼓励患者讲话,若患者言语障碍,要首先向患者交代清楚病情,动员其配合治疗,并与之约定一些必要的信号,如喝水则张口,不喝水则摇头等,有书写能力者可令其写出要求,然后即开始语言训练。先教患者发"啊""喔"等元音,而后逐渐成词,最后成句。语言康复必须有耐心,掌握循序渐进的原则。

3.唇缓流涎者的训练

每日坚持做鼓腮、示齿等动作,并自我或由他人按摩患侧。

(卢正海)

# 第二节　痴　呆

痴呆是多由髓减脑消或痰瘀痹阻脑络,神机失用而引起在无意识障碍状态下,以呆傻愚笨、智能低下、善忘等为主要临床表现的一种脑功能减退性疾病。轻者可见神情淡漠,寡言少语,反应迟钝,善忘等;重者为终日不语,或闭门独居,或口中喃喃,言词颠倒,或举动不经,忽笑忽哭,或不欲食,数日不知饥饿等。

《左传》对本病有记载,曰:"成十八年,周子有兄而无慧,不能辨菽麦,不知分家犬","不慧,盖世所谓白痴。"晋代《针灸甲乙经》以"呆痴"命名。唐代孙思邈在《华佗神医密传》中首载"痴呆"病名。明代《景岳全书·杂证谟》有"癫狂痴呆"专篇,指出本病由多种病因渐致而成;临床表现具有"千奇百怪""变易不常"的特点;病位在心以及肝胆二经;若以大惊猝恐,一时偶伤心胆而致失神昏乱者,宜七福饮或大补元煎主之;本病"有可愈者,有不可愈者,亦在乎胃气元气之强弱"。陈士铎《辨证录》立有"呆病门",认为"大约其始也,起于肝气之郁;其终也,由于胃气之衰",对呆病症状描述也甚详,且提出"开郁逐痰、健胃通气"为主的治法,用洗心汤、转呆丹、还神至圣汤等。《石室秘录》曰:"治呆无奇法,治痰即治呆也。"王清任《医林改错·脑髓说》曰:"高年无记性者,脑髓渐空。"另外,古人在中风与痴呆的因果关系方面也早有认识,《灵枢·调经论》曰:"血并于上,气并于下,乱而善忘。"《临证指南医案》指出:"中风初起,神呆遗尿,老人厥中显然。"《杂病源流犀烛·中风》进而指出:"有中风后善忘。"是中医较早有关血管性痴呆的记载。

西医学诊断的老年性痴呆、脑血管性痴呆及混合性痴呆、代谢性脑病、中毒性脑病等,可参考本篇进行辨证论治。

## 一、病因病机

痴呆有因老年精气亏虚,渐成呆傻,亦有因情志失调、外伤、中毒等引起者。虚者多因气血不足,肾精亏耗,导致髓减脑消,脑髓失养;实者常见痰浊蒙窍、瘀阻脑络、心肝火旺,终致神机失用而致痴呆。临床多见虚实夹杂证。

### (一)脑髓空虚

脑为元神之府,神机之源,一身之主,而肾主骨生髓通于脑。老年肝肾亏损或久病血气虚弱,肾精日亏,则脑髓空虚,心无所虑,精明失聪,神无所依而使灵机记忆衰退,出现迷惑愚钝,反应迟钝,发为痴呆。此类痴呆发病较晚,进展缓慢。

### (二)气血亏虚

《素问·灵兰秘典论》:"心者,君主之官,神明出焉。"《灵枢·天年》曰:"六十岁心气始衰,苦忧悲。"年迈久病损伤于中,或情志不遂木郁克土,或思虑过度劳伤心脾,或饮食不节损伤脾胃,皆可致脾胃运化失司,气血生化乏源。心之气血不足,不能上荣于脑,神明失养则神情涣散,呆滞善忘。

### (三)痰浊蒙窍

《石室秘录》云:"痰气最盛,呆气最深。"久食肥甘厚味,肥胖痰湿内盛;或七情所伤,肝气久郁克伐脾土;或痫、狂久病积劳,均可使脾失健运,痰湿上扰清窍,脑髓失聪而致痴呆。

### (四)瘀阻脑络

七情久伤,肝气郁滞,气滞则血瘀;或中风、脑部外伤后瘀血内阻,均可瘀阻脑络,脑髓失养,神机失用,发为痴呆。

### (五)心肝火旺

年老精衰,髓海渐空,复因烦恼过度,情志相激,水不涵木,肝郁化火,肝火上炎;或水不济火,心肾不交,心火独亢,扰乱神明,发为痴呆。

总之,痴呆病位在脑,与肾、心、肝、脾四脏功能失调相关,尤以肾虚关系密切。其基本病机为髓减脑消,痰瘀痹阻,火扰神明,神机失用。其证候特征以肾精、气血亏虚为本,以痰瘀痹阻脑络邪实为标。其病性不外乎虚、痰、瘀、火。

虚,指肾精、气血亏虚,髓减脑消;痰,指痰浊中阻,蒙蔽清窍;瘀,指瘀血阻痹,脑脉不通;火,指心肝火旺,扰乱神明。痰、瘀、火之间相互影响,相互转化,如痰浊、血瘀相兼而致痰瘀互结;肝郁、痰浊、血瘀均可化热,而形成肝火、痰热、瘀热,上扰清窍;若进一步发展耗伤肝肾之阴,水不涵木,阴不制阳,则肝阳上亢,化火生风,风阳上扰清窍,使痴呆加重。虚实之间也常相互转化,如实证的痰浊、瘀血日久,损伤心脾,则气血不足,或伤及肝肾,则阴精不足,均使脑髓失养,实证由此转化为虚证;虚证病久,气血亏乏,脏腑功能受累,气血运行失畅,或积湿为痰,或留滞为瘀,又可因虚致实,虚实兼夹而成难治之候。

## 二、诊断

(1)痴呆是一种脑功能减退性疾病,临床以呆傻愚笨、智能低下、善忘等为主要表现。本病记忆力障碍是首发症状,先表现为近记忆力减退,进而表现为远记忆力减退。

(2)起病隐匿,发展缓慢,渐进加重,病程一般较长。患者可有中风、头晕、外伤等病史。

## 三、相关检查

神经心理学检查,颅脑 CT、MRI、脑电图、生化等检查,有助于明确病性。

## 四、鉴别诊断

### (一)郁病

郁病是以情志抑郁不畅,胸闷太息,悲伤欲哭或胸胁、胸背、脘胁胀痛,痛无定处,或咽中如有异物不适为特征的疾病;主要因情志不舒、气机郁滞所致,多见于中青年女性,也可见于老年人,尤其是中风过后常并发郁病,郁病无智能障碍症状。而痴呆可见于任何年龄,虽亦可由情志因素引起,但其以呆傻愚笨为主,常伴有生活能力下降或人格障碍,症状典型者不难鉴别。

部分郁病患者常因不愿与外界沟通而被误认为痴呆,取得患者信赖并与之沟通后,两者亦能鉴别。

### (二)癫证

癫证是以沉默寡言、情感淡漠、语无伦次、静而多喜为特征的精神失常疾病,俗称"文痴",可因气、血、痰邪或三者互结为患,以成年人多见。痴呆则属智能活动障碍,是以神情呆滞、愚笨迟钝为主要表现的脑功能障碍性疾病。另一方面,痴呆的部分症状可自制,治疗后有不同程度的恢复;重证痴呆患者与癫证在临床证候上有许多相似之处,临床难以区分,CT、MRI 检查有助于鉴别。

### (三)健忘

健忘是指记忆力差,遇事善忘的一种病证,其神识如常,晓其事却易忘,但告知可晓,多见于中老年患者;由于外伤、药物所致健忘,一般经治疗后可以恢复。而痴呆老少皆可发病,以神情呆滞或神志恍惚,不知前事或间事不知、告知不晓为主要表现,虽有善忘但仅为兼伴症,其与健忘之"善忘前事"有根本区别。

健忘可以是痴呆的早期临床表现,这时可不予鉴别,健忘病久也可转为痴呆,CT、MRI 检查有助于两者的鉴别。

## 五、辨证论治

### (一)辨证要点

本病乃本虚标实之证,临床上以虚实夹杂者多见。本虚者不外乎精髓、气血;标实者不外乎痰浊、瘀血、火邪。无论为虚为实,都能导致脏腑功能失调以及髓减脑消。因而辨证当以虚实或脏腑失调为纲领,分清虚实,辨明主次。

1. 辨虚实

本病病因虽各有不同,但终不出虚实两大类。虚者,以神气不足、面色失荣、形体枯瘦、言行迟弱为特征,并结合舌脉、兼次症,分辨气血、肾精亏虚;实者,智能减退,反应迟钝,兼见痰浊、瘀血、风火等表现。由于病程较长,证情顽固,还需注意虚实夹杂的病机属性。

2. 辨脏腑

本病病位主要在脑,但与心、肝、脾、肾相关。若年老体衰、头晕目眩、记忆认知能力减退、神情呆滞、齿枯发焦、腰膝酸软、步履艰难,为病在脑与肾;若兼见双目无神,筋惕肉瞤,毛甲无华,为病在脑与肝肾;若兼见食少纳呆,气短懒言,口涎外溢,四肢不温,五更泻泄,为病在脑与脾肾;若兼见失眠多梦,五心烦热,为病在脑与心肾。

(二)治疗原则

虚者补之,实者泻之。补虚益损,解郁散结是其治疗大法。脾肾不足,髓海空虚之证,宜培补先天、后天,以冀脑髓得充,化源得滋;对于气郁血瘀痰滞者,气郁应开,血瘀应散,痰滞应清,以冀气充血活,窍开神醒。

(三)分证论治

1. 髓海不足

主症:耳鸣耳聋,记忆模糊,失认失算,精神呆滞。

兼次症:发枯齿脱,腰脊酸痛,骨痿无力,步履艰难,举动不灵,反应迟钝,静默寡言。

舌脉:舌瘦色淡或色红,少苔或无苔,多裂纹;脉沉细弱。

分析:肾主骨生髓,年高体衰,肾精渐亏,脑髓失充,灵机失运,故见精神呆滞,举动不灵,反应迟钝,记忆模糊,失认失算等痴呆诸症。肾开窍于耳,其华在发,肾精不足,故耳鸣耳聋,发枯易脱。腰为肾府,肾主骨,精亏髓少,骨骼失养,故见腰脊酸痛,骨痿无力,步履艰难;齿为骨之余,故齿牙动摇,甚则早脱。舌瘦色淡或色红,苔少或无苔,多裂纹,脉沉细弱为精亏之象。

治法:补肾益髓,填精养神。

方药:七福饮加减。方中重用熟地滋阴补肾,营养先天之本;合当归养血补肝;人参、白术、炙甘草益气健脾,强壮后天之本;远志、杏仁、宣窍化痰。本方填补脑髓之力尚嫌不足,应选加鹿角胶、龟板胶、阿胶、紫河车、猪骨髓等血肉有情之品,还可以本方加减制蜜丸或膏剂以图缓治,或可用参茸地黄丸或河车大造丸补肾益精。

若肝肾阴虚,年老智能减退,腰膝酸软,头晕耳鸣者,可去人参、白术、紫河车、鹿角胶,加怀牛膝、生地、枸杞子、女贞子、制首乌;若兼言行不一,心烦溲赤,舌质红,少苔,脉细而弦数,是肾精不足,水不制火而心火妄亢,可用六味地黄丸加丹参、莲子心、菖蒲等清心宣窍;也有舌质红而苔黄腻者,是内蕴痰热,干扰心窍,可加用清心滚痰丸去痰热郁结,俟痰热化净,再投滋补之品;若肾阳亏虚,症见面白无华,形寒肢冷,口中流涎,舌淡者,加热附片、巴戟天、益智仁、淫羊藿、肉苁蓉等。

2. 气血亏虚

主症:呆滞善忘,倦怠嗜卧,神思恍惚,失认失算。

兼次症:少气懒言,口齿含糊,词不达意,心悸失眠,多梦易惊,神疲乏力,面唇无华,爪甲苍白,纳呆食少,大便溏薄。

舌脉:舌质淡胖边有齿痕;脉细弱。

分析:心主神明,心之气血亏虚,神明失养,故见呆滞善忘,神思恍惚,失认失算等痴呆症状。心血不足,心神失养,故心悸失眠、多梦易惊;血虚不荣肌肤爪甲,故面唇无华,爪甲苍白。气虚则少气懒言,神疲乏力,倦怠嗜卧;脾气不足,胃气亦弱,故纳呆食少;脾气亏虚,水湿不化,故大便溏薄。气血亏虚,脉道失充,故脉细弱。

治法:益气养血,安神宁志。

方药:归脾汤加减。方中以人参、黄芪、白术、甘草补脾益气;当归养肝血而生心血;茯神、枣仁、龙眼肉养心安神;远志交通心肾而定志宁心;木香理气醒脾,以防益气补血之药滋腻滞气。

纳呆食少,加谷芽、麦芽、鸡内金、山楂等消食;纳呆伴头重如裹,时吐痰涎,头晕时作,舌苔腻,加陈皮、半夏、生薏苡仁、白豆蔻健脾化湿和胃;纳呆伴舌红少苔,加天花粉、玉竹、麦冬、生麦芽养阴生津;失眠多梦,加夜交藤、合欢皮;若舌质偏暗,舌下有青筋者,加入川芎、丹参等以养血活血;若伴情绪不宁,易忧善愁者,可加郁金、合欢皮、绿萼梅、佛手等理气解郁之品。

3. 痰浊蒙窍

主症:终日无语,表情呆钝,智力衰退,口多涎沫。

兼次症:头重如裹,纳呆呕恶,脘腹胀痛,痞满不适,哭笑无常,喃喃自语,呆若木鸡。

舌脉:舌质淡胖有齿痕,苔白腻;脉滑。

分析:痰浊壅盛,上蒙清窍,脑髓失聪,神机失运,而致表情呆钝、智力衰退、呆若木鸡等症。痰浊中阻,中焦气机不畅,脾胃受纳运化失司,故脘腹胀痛、痞满不适、纳呆呕恶。痰阻气机,清阳失展,故头重如裹。口多涎沫,舌质淡胖有齿痕,苔腻,脉滑均为痰涎壅盛之象。

治法:健脾化浊,豁痰开窍。

方药:洗心汤加减。方中党参、甘草培补中气;半夏、陈皮健脾化痰;附子助阳化痰;茯神、枣仁宁心安神,神曲和胃。

若纳呆呕恶,脘腹胀痛,痞满不适以脾虚明显者,重用党参、茯苓,可配伍黄芪、白术、山药、麦芽、砂仁等健脾益气之品;若头重如裹,哭笑无常,喃喃自语,口多涎沫以痰湿重者,重用陈皮、半夏,可配伍制南星、莱菔子、佩兰、白豆蔻、全瓜蒌、贝母等理气豁痰之品;痰浊化热,上扰清窍,舌质红,苔黄腻,脉滑数者,将制南星改用胆南星,并加瓜蒌、栀子、黄芩、天竺黄、竹沥;若伴有肝郁化火,灼伤肝血心阴,症见心烦躁动,言语颠倒,歌笑不休,甚至反喜污秽,或喜食炭灰,宜用转呆丹加味,本方在洗心汤基础上,加用当归、白芍柔肝养血,丹参、麦冬、天花粉滋养心胃阴液,用柴胡合白芍疏肝解郁,用柏子仁合茯苓、枣仁加强养心安神之力;属风痰瘀阻,症见眩晕或头痛,失眠或嗜睡,或肢体麻木阵作,肢体无力或肢体僵直,脉弦滑,可用半夏白术天麻汤;脾肾阳虚者,用金匮肾气丸,加干姜、黄芪、白豆蔻等。

4. 瘀血内阻

主症:言语不利,善忘,易惊恐,或思维异常,行为古怪。

兼次症:表情迟钝,肌肤甲错,面色黧黑,甚者唇甲紫黯,双目暗晦,口干不欲饮。

舌脉:舌质暗,或有瘀点瘀斑;脉细涩。

分析:瘀阻脑络,脑髓失养,神机失用,故见表情迟钝,言语不利,善忘,思维异常,行为古怪等痴呆症状。瘀血内阻,气血运行不利,肌肤失养,故肌肤甲错,面色黧黑,甚者唇甲紫黯。口干不欲饮,舌质暗或有瘀点瘀斑,脉细涩均为瘀血之象。

治法:活血化瘀,通络开窍。

方药:通窍活血汤加减。方中麝香芳香开窍,活血散结通络;桃仁、红花、赤芍、川芎活血化瘀;葱白、生姜合菖蒲、郁金以通阳宣窍。

如瘀血日久,血虚明显者,重用熟地、当归,再配伍鸡血藤、阿胶、鳖甲、蒸首乌、紫河车等以滋阴养血;气血不足,加党参、黄芪、熟地、当归益气补血;气虚血瘀为主者,宜补阳还五汤加减;若见肝郁气滞,加柴胡、枳实、香附疏肝理气以行血;久病血瘀化热,致肝胃火逆,症见头痛、呕恶等,应加钩藤、菊花、夏枯草、栀子、竹茹等清肝和胃之品;若痰瘀交阻伴头身困重,口流涎沫,纳呆呕恶,舌紫黯有瘀斑,苔腻,脉滑,可酌加胆南星、半夏、莱菔子、瓜蒌以豁痰开窍;病久入络者,宜加蜈蚣、僵蚕、全蝎、水蛭、地龙等虫类药以疏通经络,同时加用天麻、葛根;兼见肾虚者,可加益智仁、补骨脂、山药。

5. 心肝火旺

主症:急躁易怒,善忘,判断错误,言行颠倒。

兼次症:眩晕头痛,面红目赤,心烦不寐,多疑善虑,心悸不安,咽干口燥,口臭口疮,尿赤便干。

舌脉:舌质红,苔黄;脉弦数。

分析：脑髓空虚，复因心肝火旺，上扰神明，故见善忘，判断错误，言行颠倒，多疑善虑等痴呆之象。心肝火旺，上犯巅顶，故头晕头痛；气血随火上冲，则面红目赤。肝主疏泄，肝性失柔，情志失疏，故急躁易怒。心肾不交则心烦不寐、心悸不安。口臭口疮、口干舌燥、尿赤便干为火甚伤津之象，舌质红、苔黄，脉弦数均为心肝火旺之候。

治法：清热泻火，安神定志。

方药：黄连解毒汤加减。方中黄连可泻心火；黄芩、栀子清肝火；黄柏清下焦之火。加用生地清热滋阴，菖蒲、远志、合欢皮养心安神，柴胡疏肝。本方大苦大寒，中病即止，不可久服，脾肾虚寒者慎用。

若心火偏旺者用牛黄清心丸；大便干结者加大黄、火麻仁。

## 六、预后转归

痴呆的病程一般较长。虚证患者，若长期服药，积极接受治疗，部分精神症状可有明显改善，但不易根治；实证患者，及时有效地治疗，待实邪去，方可获愈。虚中夹实者，病情往往缠绵，更需临证调理，方可奏效。

（程　瑶）

# 第三节　神　昏

神昏是以神志丧失且不易逆转为特征的一种病证，又称昏迷、昏不知人，昏谵、昏愦等。

神昏有程度不同，现代医学分为轻、中、重三度。祖国医学虽未明确分度标准，但从所用术语含义来看，大致有轻重之别。轻者称神识朦胧，时清时昧，重者昏谵、神昏、昏不识人、不知与人言等，最重者常称昏愦，或其状如尸、尸厥等。

神昏只是一个症，不作为病证名称理解，是很多疾病发展到危重阶段时所出现的一个共同病理反映。

现代医学中的昏迷，是由于大脑皮质和皮下网状结构发生高度抑制，脑功能严重障碍的一种病理状态。由急性传染性疾病、感染性疾病、内分泌及代谢障碍性疾病、水电解质平衡紊乱、中毒、物理性损害等引起的昏迷，可参照中医神昏辨证论治。

## 一、病因病机

### （一）阳明腑实

感受寒邪，或温热、湿热之邪，入里化热，热与糟粕相合，结于胃肠，浊气上熏于心，扰于神明而神昏谵语。《伤寒论》中的神昏谵语，皆因阳明腑实所致。正如陆九芝所说："胃热之甚，神为之昏，从来神昏之病；皆属胃家"。温病中因阳明腑实而致昏迷的记载亦颇多。如《温病条辨·中焦篇》第六条："阳明温病，面目俱赤，肢厥，甚则通体皆厥，不瘈疭，但神昏，不大便七八日以外，小便赤，脉沉伏，或并脉亦厥，胸腹坚满，甚则拒按，喜凉饮者，大承气汤主之"。《温热病篇》第六条："湿热证，发痉，神昏笑妄，脉洪数有力，开泄不效者，湿热蕴结胸膈，宜仿凉膈散，若大便数日不通者，热邪闭结胃肠，宜仿承气急下之例"。阳明腑实是热性病发生昏迷的重要因素，因而通下法在救治昏迷患者中占有重要位置。

### （二）热闭心包

热闭心包而产生昏迷的理论，是温病学首创，是温病学的一大贡献。除伤寒阳明腑实所造成的神昏之外，又提出了热闭心包的理论，为救治神昏开辟了新的途径。热闭心包有两个传变途径，一是逆传，由卫分证不经气分，而直陷心营，阻闭心包，使神明失守而昏迷。这种逆传，往往是由于所感受有温热之邪毒力太盛，或素体阴虚，外邪易于内陷，或误治引起内陷，这就是叶天士所说的"逆传心包"。另一个传变途径是顺传，由卫分经气分，再传入心营而出现神昏，这种昏迷虽较逆传者出现较晚，但是由于邪热不解，对阴液的耗伤较重。

（三）湿热酿痰蒙蔽心包

感受湿热之邪，湿热交蒸酿痰，痰浊蒙蔽心包，心明失守而神昏。这是叶天士所说的"湿与温合，蒸郁而蒙蔽于上，清窍为之壅塞，浊邪害清也"。

湿为阴邪，热为阳邪，湿遏则热伏，热蒸则湿横，湿热郁蒸，最易闭窍动风，所以薛生白在《湿热病篇》中说"是证最易耳聋干呕，发痉发厥"，《湿热病篇》全篇中有许多条都记载了昏厥的症状。《温病条辨·上焦篇》第四十四条亦有："湿温邪入心包，神昏肢厥"的记载。至于吸收秽浊之气而昏迷者，亦有称为发痧者，其实质也是湿热秽浊之邪，如《温病条辨·中焦篇》第五十六条："吸受秽湿，三焦分布，热蒸头胀，身痛呕逆，小便不通，神识昏迷，舌白不渴……"。《湿温病篇·十四条》"温热证，初起即胸闷不知人，瞀乱大叫痛，湿热阻闭中上二焦……"。皆是由湿热秽浊之气而致昏迷者。

（四）瘀热交阻

由于湿热之邪入营血，煎熬阴液，则血行凝涩而成瘀血。热瘀交阻于心窍而神昏。或素有瘀血在胸膈，加之热邪内陷，交阻于心窍，亦可发生神昏，正如叶天士所说"再有热传营血，其人素有瘀伤宿血在胸膈中，挟热而搏，其舌必紫而暗，扪之湿，当加入散血之品，如琥珀、丹参、桃仁、丹皮等。不尔，瘀血与热为伍，阻遏正气，遂变如狂发狂之证"。何秀山亦说："热陷包络神昏，非痰迷心窍，即瘀阻心窍"（《重订通俗伤寒论》犀地清络饮，何秀山按）。

"热入血室"及"下焦蓄血"所产生的昏迷谵狂，其机制与瘀血交阻相似，只是交阻的部位不同而已。热入血室在胞宫，下焦蓄血者在膀胱（部位尚有争议），热入血室者，乃妇人于外感热病过程中，经水适来适断，热邪乘虚陷入血室，与血搏结，瘀热冲心，扰于神明，遂发昏狂，正如薛生白于《湿热病篇》第三十二条所说："湿热证，经水适来，壮热口渴，谵语神昏，胸腹痛，或舌无苔，脉滑数，邪陷营分，宜大剂犀角、紫草、茜草、贯众、连翘、鲜菖蒲、银花露等味"。

伤寒下焦蓄血者，是因为太阳表证不解，热邪随经入腑，与血搏结而不行，瘀热冲心，扰乱神明，其人发狂。如《伤寒论》所说："太阳病六七日，表证仍在，反不结胸，其人发狂者，以热在下焦，少腹当鞕满，小便自利者，下血乃愈，抵当汤主之"。

瘀热交阻的部位，虽然有在心、在胸膈、在下焦、在胞宫之异，但因心主血脉，血分之瘀热，皆可扰于心神而发昏谵或如狂发狂，其病机有共同之处。

（五）气钝血滞

外邪入里化热，病久不解，必伤于阴，络脉凝瘀，阴阳两困，气钝血滞，灵机不运，神识昏迷、呆顿。这种昏迷，薛生白在《湿热病篇》第三十四条中阐述得很清楚。他说："湿热证，七八日，口不渴，声不出，与饮食也不欲，默默不语，神识昏迷，进辛开凉泄、芳香逐秽，俱不效，此邪入厥阴，主客浑受，宜仿吴又可三甲散，醉地鳖虫、醋炒鳖甲、土炒穿山甲、生僵蚕、柴胡、桃仁泥等味"。薛生白在本条自注中，对气钝血滞的昏迷又作了进一步的解释，他说："暑热先伤阳分，然病久不解，必及于阴，阴阳两困，气钝血滞而暑湿不得外泄，遂深入厥阴，络脉凝瘀，使一阳不能萌动，生气有降无升，心主阻遏，灵气不通，所以神不清而昏迷默默也。破滞破瘀，斯络脉通而邪得解矣"。这种昏迷，在热病后期的后遗症多见，表现昏迷或呆痴、失语等。

（六）心火暴盛

素体肝肾阴虚，加之五志过极，或嗜酒过度，或劳逸失宜，致肝阳暴涨，阳升风动，心火偏亢，神明被扰，瞀乱而致昏迷。这一病机是由刘河间所倡导，他在《素问玄机原病式·火类》中说："由于将息失宜，而心火暴甚，肾水虚衰，不能制之，则阴虚阳实，而热气怫郁，心神昏冒，筋骨不用，而卒倒无知也，多因喜怒思悲恐之五志有所过极而卒中者，由五志过极，皆为热甚故也"。

（七）正虚邪实

正气不足，邪气乘之，神无所倚而致昏迷，《灵枢·九宫八风篇》中说："其有三虚而偏中于邪风，则为击仆偏枯矣"。击仆即卒然昏仆，如物击之速。《金匮要略·中风历节篇》说："络脉空虚，贼邪不泻，……入于腑，即不识人，邪入于脏，舌即难言，口吐涎"。不识人，即昏迷之谓。《东垣十书·中风辨》说："有中风者，卒然昏愦,不省人事,痰涎壅盛,语言蹇涩等证,此非外来风邪,乃本气自病也"。东垣之论,以气虚为主。

（八）痰蔽清窍

脾失健运,聚湿生痰,痰郁化热,蒙蔽清窍,猝然昏仆。

对中风昏仆,朱丹溪以痰立论,他在《丹溪心法·中风篇》说:"中风大率主血虚有痰,治痰为先,次养血行血"。

（九）肝阳暴涨,上扰清窍

暴怒伤肝,肝阳暴涨,气血并走于上,或夹痰火,上扰清窍,心神昏冒而卒倒不知。《素问·生气通天论》曰:"阳气者,大怒则形气绝,而血菀于上,使人薄厥"。《素问·调经论》曰:"血之与气,并走于上,则为大厥,厥则暴死,气复返则生,不返则死"。张山雷根据上述经文加以阐发,著《中风斠诠》,强调镇肝潜阳,摄纳肝肾,故以"镇摄潜阳为先务,缓则培其本"。

## 二、诊断要点

（一）临床表现

临床神识不清,不省人事,且持续不能苏醒为特征。病者的随意运动丧失,对周围事物如声音、光等的刺激全无反应。

（二）鉴别诊断

（1）与癫痫鉴别:癫痫,卒然仆倒,昏不知人,伴牙关紧闭、四肢抽搐、僵直,发作片刻又自行停止,复如常人,并有反复发作,每次发作症状相似的特点。而昏迷,可伴抽搐,亦可无抽搐僵直,一旦昏迷后,非经治疗则不易逆转,且无反复发作史。

（2）与厥证鉴别:厥证,发作呈突然昏仆,常伴四肢厥冷,少有抽搐,短时间即可复苏,醒后无偏瘫、失语、口眼㖞斜等后遗症。且每次发作都有明显诱因,如食厥之因于食,酒厥之因于酒,暑厥之因于暑,气厥之因于气等。昏迷除外伤外,都是在原发病恶化的基础上发生的,神志复苏以后,原发病仍然存在。

（3）与脏躁鉴别:脏躁往往在精神刺激下突然发病,多发于青壮年妇女,可表现为抽搐、失语、瘫痪、暴喘等多种状态,发作时神志不丧失,可反复发作,发作后常有情感反应,如哭笑不能抑制,或忧郁寡欢等,每次发作大致相似,与昏迷可资鉴别。

## 三、辨证论治

（一）闭证

1.热陷心包

主证:昏愦不语,灼热肢厥,或伴抽搐、斑疹、出血、便干溲赤、面赤目赤,可因邪气大盛、正气不支而身热骤降、四肢厥冷、大汗淋漓、面色苍白。舌干绛而蹇,脉细数而疾,或细数微弱。

治法:清心开窍,泄热护阴。

方药:清营汤加减。

水牛角 30～50 g（先煎）,生地黄、玄参、麦冬、丹参、连翘各 15 g,竹叶心 6 g,黄连 10 g,甘草 6 g。水煎服。

加减:抽搐者加羚羊角 5 g（先煎）,钩藤 20 g,地龙 15 g。

2.阳明热盛

主证:身热大汗,烦渴引饮,躁扰不安,渐至谵语神昏,四肢厥冷,面赤目赤。若成阳明腑实证,则大便鞕结,腹部坚满。舌红苔黄,脉洪大。甚则舌苔黄燥或干黑起芒刺,脉沉实或沉小而躁疾。

治法:清气泄热。

方药:大承气汤。

大黄 15 g,芒硝、枳实各 12 g,厚朴 10 g,水煎服。

加减:口渴引饮者,加石膏 30 g,知母 15 g。

3.湿热酿痰,蒙蔽心窍

主证:神志朦胧或时清时昧,重者亦可昏愦不语,少有狂躁,身热不扬,午后热甚,胸脘满闷。舌红苔黄腻,脉濡滑或滑数。

治法:宣扬气机,化浊开窍。

方药:菖蒲郁金汤加减。

石菖蒲、郁金各 15 g,栀子、连翘、牛蒡子、牡丹皮、菊花各 12 g,竹沥适量(冲服),姜汁适量(冲服),玉枢丹 1 粒(研冲)。水煎服。

4.瘀热交阻

主证:昏谵或狂,胸膈窒塞疼痛拒按,身热夜甚,唇甲青紫。下焦蓄血者,少腹硬满急结,大便鞭,其人如狂。热入血室者,经水适来适断,谵语如狂,寒热如疟。舌绛紫而润、或舌蹇短缩,脉沉伏细数。

治法:清热化瘀,通络开窍。

方药:犀地清络饮。

犀角汁 20 mL(冲),粉丹皮 6 g,青连翘 4.5 g(带心),淡竹沥 60 mL(和匀),鲜生地 24 g,生赤芍 4.5 g,桃仁 9 粒(去皮),生姜汁 2 滴(同冲),鲜茅根 30 g,灯心草 1.5 g,鲜石菖蒲汁 10 mL(冲服)。

5.气钝血滞

主证:大病之后,神情呆痴,昏迷默默,口不渴,声不出,与饮食亦不欲,语言蹇涩,肢体酸痛拘急,胁下锥刺,肌肉消灼。舌黯,脉沉涩。

治法:破滞化瘀,通经活络。

方药:通经逐瘀汤。

刺猬皮 9 g,薄荷 9 g,地龙 9 g,皂刺 6 g,赤芍 6 g,桃仁 6 g,连翘 9 g,银花 9 g。

加减:血热,加山栀、生地;风冷,加麻黄、桂枝;虚热,加银柴胡、地骨皮;喘咳,加杏仁、苏梗。

6.五志过极,心火暴盛

主证:素有头晕目眩,卒然神识昏迷,不省人事,肢体僵直抽搐,牙关紧闭,两手握固,气粗口臭,喉中痰鸣,大便秘结。舌红苔黄腻,脉弦滑而数。

治法:凉肝熄风,清心开窍。

方药:镇肝熄风汤。

怀牛膝 30 g,生赭石 30 g,川楝子 6 g,生龙骨 15 g,生牡蛎 15 g,生龟版 15 g,生杭芍、玄参、天冬各 15 g,生麦芽、茵陈各 6 g,甘草 4.5 g。

7.痰浊阻闭

主证:神识昏朦,痰声漉漉,胸腹痞塞,四肢欠温,面白唇暗。舌淡苔白腻,脉沉缓滑。

治法:辛温开窍,豁痰熄风。

方药:涤痰汤送服苏合香丸。

半夏、胆星、橘红、枳实、茯苓、人参、菖蒲、竹茹、甘草、生姜、大枣。

(二)脱证

1.亡阴

主证:神昏舌强,身热汗出,头汗如洗,四肢厥冷,喘促难续,心中憺憺,面红如妆,唇红而艳。舌绛干萎短,脉虚数或细促。

治法:救阴敛阳。

方药:生脉散加味。

人参 12 g(另炖),麦冬 20 g,五味子、山萸肉各 15 g,黄精、龙骨、牡蛎各 30 g。水煎服。

2.阳脱

主证:神志昏迷,目合口开,鼻鼾息微,手撒肢厥,大汗淋漓,面色苍白,二便自遗,唇舌淡润,甚则口唇青紫,脉微欲绝。

治法：回阳救逆。

方药：参附汤。

加减：人参 15 g，制附子 12 g。水煎服。

### 四、预后预防

**（一）预后**

（1）昏迷患者，可以红灵丹、通关散等搐鼻取嚏，有嚏者生，无嚏者死，为肺气已绝。

（2）正衰昏迷，寸口脉已无，趺阳脉尚存者，为胃气未败，尚可生；若趺阳脉已无，为胃气已绝，胃气绝者死。

（3）厥而身温汗出，入腑者吉；身冷唇青，入脏者凶，指甲青紫者死。或醒或未醒，或初病或久病；忽吐出紫红色者死。

（4）口干、手撒、目合、鼻鼾、遗溺，为五脏绝，若已见一二症，惟大剂参、附，兼灸气海、丹田，间有活者。

（5）若高热患者，突然出现体温骤降，冷汗淋漓，四肢厥冷，脉微欲绝者，为邪气太盛，正气不支而亡阳，先急予参、附回阳。待阳复后可复热，当转而清热解毒。不可固守原方，继续扶阳。

**（二）预防调护**

（1）本病预防主要是及时治疗各种可引起神昏的病证，防止其恶化。

（2）神昏不能进食者，可用鼻饲，给予足够的营养，并输液吸氧等。

（3）神昏患者应定期翻身按摩，及时作五官及二便的清洁护理等。

（程　瑶）

# 第四节　健　忘

健忘是指以记忆力减退，遇事善忘为主要临床表现的一种病证，亦称"喜忘""善忘""多忘"等。

关于本病的记载，《素问·调经论》有载："血并于下，气并于上，乱而喜忘"。《伤寒论·辨阳明病脉证并治》有载："阳明证，其人善忘者，必有蓄血，所以然者，本有久瘀血"。自宋代《圣济总录》中称"健忘"后，本病名沿用至今。

历代医家认为本证病位在脑，与心脾肾虚损、气血阴精不足密切相关，亦有因气血逆乱、痰浊上扰所致。

宋·陈无择《三因极一病证方论·健忘证治》曰："脾主意与思，意者记所往事，思则兼心之所为也……今脾受病，则意舍不清，心神不宁，使人健忘，尽心力思量不来者是也"。

元代《丹溪心法·健忘》认为："健忘精神短少者多，亦有痰者"。

清·林佩琴《类证治裁·健忘》指出："人之神宅于心，心之精依于肾，而脑为元神之府，精髓之海，实记性所凭也"。明确指出了记忆与脑的关系。

清·汪昂《医方集解·补养之剂》曰："人之精与志，皆藏于肾，肾精不足则肾气衰，不能上通于心，故迷惑善忘也"。

清·陈士铎《辨证录·健忘门》亦指出："人有气郁不舒，忽忽有所失，目前之事，竟不记忆，一如老人之健忘，此乃肝气之滞，非心肾之虚耗也"。

现代医学的神经衰弱、神经官能症、脑动脉硬化等疾病，出现健忘的临床表现时，可参考本节进行辨证论治。

### 一、病因病机

本病多由心脾不足，肾精虚衰所致。

盖心脾主血,肾主精髓,思虑过度,伤及心脾,则阴血损耗;房事不节,精亏髓减,则脑失所养,皆能令人健忘。高年神衰,亦多因此而健忘。

故本病证以心、脾、肾虚损为主,但肝郁气滞、瘀血阻络、痰浊上扰等实证亦可引起健忘。

## 二、诊断要点

脑力衰弱,记忆力减退,遇事易忘。现代医学的神经衰弱,脑动脉硬化及部分精神心理性疾病中出现此症状者,亦可作为本病的诊断依据。

## 三、辨证

健忘可见虚实两大类,虚证多见于思虑过度,劳伤心脾,阴血损耗,生化乏源,脑失濡养,或房劳,久病年迈,损伤气血阴精,肾精亏虚,导致健忘;实证则见于七情所伤,久病入络,致瘀血内停,痰浊上蒙。临床以本虚标实,虚多实少,虚实兼杂者多见。

（一）心脾不足

证候:健忘失眠,心悸气短,神倦纳呆,舌淡,脉细弱。

分析:思虑过度,耗心损脾。心气虚则心悸气短;脾气虚则神倦纳呆;心血不足,血不养神则健忘失眠;舌淡,脉细为心脾两虚之征。

（二）痰浊上扰

证候:善忘嗜卧,头重胸闷,口黏,呕恶,咳吐痰涎,苔腻,脉弦滑。

分析:喜食肥甘,损伤脾胃,脾失健运,痰浊内生,痰湿中阻,则胸闷,咳吐痰涎,呕恶;痰浊重着黏滞,故嗜卧,口黏;痰浊上扰,清阳闭阻,故善忘;苔腻,脉弦滑为内有痰浊之象。

（三）瘀血闭阻

证候:突发健忘,心悸胸闷,伴言语迟缓,神思欠敏,表现呆钝,面唇暗红,舌质紫黯,有瘀点,脉细涩或结代。

分析:肝郁气停,瘀血内滞,脉络被阻,气血不行,血滞心胸,心悸胸闷;神识受攻,则突发健忘,神思不敏;脉络血瘀,气血不达清窍,则表现迟钝;唇暗红,舌紫黯,有瘀点,脉细涩或结代均为瘀血闭阻之象。

（四）肾精亏耗

证候:遇事善忘,精神恍惚,形体疲惫,腰酸腿软,头晕耳鸣,遗精早泄,五心烦热,舌红,脉细数。

分析:年老精衰,或大病,纵欲致肾精暗耗,髓海空虚,则遇事善忘,精神恍惚;精衰则血少,上不达头,则头晕耳鸣;下不荣体,则形体疲惫;肾虚则腰酸腿软;精亏则遗精早泄;五心烦热,舌红,脉细数均为肾之阴精不足之象。

## 四、治疗

本病以本虚标实,虚多实少,虚实夹杂者多见。治疗当以补虚泻实,以补益为主。

（一）中药治疗

1.心脾不足

治法:补益心脾。

处方:归脾汤加减。

本方具有补益心脾作用,用于心脾不足引起的健忘。方中人参、炙黄芪、白术、生甘草补脾益气;当归身、龙眼肉养血和营;茯神、远志、酸枣仁养心安神;木香调气,使补而不滞。

2.痰浊上扰

治法:降逆化痰,开窍解郁。

处方:温胆汤加减。

方中半夏、苍术、竹茹、枳实化痰泄浊;白术、茯苓、甘草健脾益气;加菖蒲、郁金开窍解郁。

3.瘀血痹阻

治法:活血化瘀。

处方:血府逐瘀汤加减。

方中桃仁、红花、当归、生地黄、赤芍、牛膝、川芎化瘀养血活血;柴胡、枳壳、桔梗行气以助血行;甘草益气扶正。

4.肾精亏耗

治法:补肾益精。

处方:河车大造丸加减。

方中紫河车大补精血;熟地黄、杜仲、龟甲、牛膝益精补髓;天门冬、麦门冬滋补阴液;人参益气生津;黄柏清相火。加菖蒲开窍醒脑;酸枣仁、五味子养心安神。

(二)针灸治疗

1.基本处方

四神聪透百会、神门、三阴交。

四神聪透百会,穴在巅顶,百会属督脉,督脉入络脑,针用透刺法,补脑益髓,养神开窍;神门为心之原穴,三阴交为足三阴经交会穴,二穴相配,补心安神,以助记忆。

2.加减运用

(1)心脾不足证:加心俞、脾俞、足三里以补脾益心。诸穴针用补法。

(2)痰浊上扰证:加丰隆、阴陵泉以蠲饮化痰,针用平补平泻法。余穴针用补法。

(3)瘀血闭阻证:加合谷、血海以活血化瘀,针用平补平泻法。余穴针用补法。

(4)肾精亏耗证:加心俞、肾俞、太溪、悬钟以填精益髓。诸穴针用补法。

(三)其他针灸疗法

1.耳针疗法

取心、脾、肾、神门、交感、皮质下,每次取2~3穴,中等刺激,留针20~30分钟,隔日1次,10次为一疗程,或用王不留行籽贴压,每隔3~4天更换1次,每日按压数次。

2.头针疗法

取顶颞后斜线、顶中线、颞后线、额旁1线、额旁2线、额旁3线、枕上旁线,平刺进针后,快速捻转,120~200次/分,留针15~30分钟,间歇运针2~3次,每日1次,10~15次为1疗程。

3.皮肤针疗法

取胸部夹脊穴,用梅花针由上至下叩刺,轻中等度刺激,每日或隔日1次,10次为1疗程。

## 五、转归预后

针刺和中药治疗本病有较好的疗效,如配合心理治疗则效果更佳。对老年人之健忘,疗效一般。本篇所述健忘,是指后天失养,脑力渐至衰弱者,先天不足,生性愚钝的健忘不属于此范围。

(卢正海)

# 第五节 头 痛

头痛是指由于外感或内伤而引起,导致脉络不畅或失养,清窍不利,以患者自觉头部疼痛为特征的一种常见病证。本病可单独出现,也可见于多种急、慢性疾病过程中,有时亦是某些相关疾病加重或恶化的先兆。若头痛属某一疾病过程中所出现的兼症,则不属本节讨论范围。

头痛之记载源于《内经》,在《素问·风论》中称之为"脑风""首风",提出外感内伤均可导致本病发生,如《素问·风论》曰："新沐中风,则为首风";《素问·五藏生成》云:"是以头痛巅疾,下虚上实。"并指出六经病变皆可导致头痛。

汉代张仲景在《伤寒论》中指出了太阳病、阳明病、少阳病、厥阴病头痛的见证,创立了不同头痛的治疗方药。李东垣在《东垣十书》中将头痛分为外感与内伤两类,根据病因和症状不同,指出头痛有湿热头痛、偏头痛、真头痛、气虚头痛、血虚头痛、厥逆头痛等,还在《内经》和《伤寒论》的基础上,补充了太阴头痛和少阴头痛,为头痛分经用药奠定了基础。

《丹溪心法·头痛》中又提出了痰厥头痛和气滞头痛,并指出头痛"如不愈各加引经药,太阳川芎,阳明白芷,少阳柴胡,太阴细辛,厥阴吴茱萸",至今对临床仍有指导意义。

部分医著中还有"头风"的记载,实际上仍属于头痛。如《证治准绳·头痛》说:"医书多分头痛、头风为二门,然一病也,但有新久去留之分耳。浅而近者名头痛,其痛卒然而至,易于解散速安也;深而远者为头风,其痛作止不常,愈后遇触复发也。皆当验其邪所从来而治之。"

清代医家王清任在《医林改错·头痛》中论述血府逐瘀汤证时说:"头痛无表证,无里证,无气虚、痰饮等证,忽犯忽好,百方不效,用此方一剂而愈。"提出了瘀血导致头痛的学说。至此,对头痛的辨证施治理论已基本完备。

头痛见于西医学之内、外、精神、神经、五官等各科疾病中。本节主要讨论内科范畴的头痛,如血管性头痛、紧张性头痛、三叉神经痛、外伤后头痛、神经官能症等,其他各科头痛也可参考本节内容辨证论治。

## 一、病因病机

头痛的发生是因外感或内伤导致邪扰清窍,或脉络失养而为病。外感者以风邪为主,内伤者与肝、脾、肾关系密切。

### (一)感受外邪

多由起居不慎,感受风寒湿热之邪,邪壅经络,气血受阻而发为头痛。因风为百病之长,"伤于风者,上先受之","巅高之上,惟风可到",故六淫之中以风邪为主要病因。

若夹寒邪,寒凝血滞,脉络不畅,不通则痛;若夹热邪,风热上炎,侵扰清窍而为头痛;若夹湿邪,风伤于巅,湿困清阳,蒙蔽清空而为头痛。若感湿较重,湿邪困脾,尚可致痰湿内生,清窍蒙蔽,形成外感与内伤并存。

### (二)情志内伤

情志不遂,忧郁恼怒,肝失疏泄,郁而化火,上扰清窍,可发为头痛;若火郁日久,火盛伤阴,肝失濡养,肾精被伐,肝肾精血不能上承,也可引发头痛。

### (三)先天不足或房事不节

先天禀赋不足,或纵欲过度,可使肾精亏虚。肾主骨生髓,脑为髓海,肾精亏损日久,可致髓海空虚而为头痛。少数肾虚头痛与阴损及阳、清阳不升有关。

### (四)饮食劳倦或久病体虚

饮食不节或劳倦过度可使中焦脾胃受伤,脾为气血生化之源,脾虚气血生化乏源,气血不能上荣脑髓脉络,则发为头痛。

久病、产后、失血等也可形成营血亏损,脑髓失充,脉络失荣而头痛。若脾失健运,痰湿内生,痰浊闭阻清窍,清阳不升,又可形成痰浊头痛。

### (五)头部外伤或久病入络

跌仆闪挫,头部外伤,或久痛不解,均可导致气滞血瘀,脑络痹阻,不通则痛;久病瘀血不去,新血不生,常在瘀血之中夹有血虚,形成虚实错杂之证。

总之,头痛的病位虽在头,但病变涉及脾、肝、肾等脏腑,风、火、痰、瘀、虚为致病之主要因素,脉络阻闭、清窍失养为其主要病机。

## 二、诊断

**(一)诊断要点**

**1.病史**

常有感受外邪、情志不遂、劳倦过度、头部外伤等诱因,或有反复发作病史。疼痛持续时间、发作频率、疼痛轻重等常与病程有关。病程长者多发作频繁、持续时间长、疼痛重;病程短者多偶尔发作、持续时间短、疼痛轻。

**2.临床特征**

突然发病或反复发作,以前额、额颞、巅顶、顶枕部或全头部疼痛为主症,多表现为跳痛、胀痛、昏痛、刺痛、隐痛等。有突然而作,痛无休止者;也有反复发作,时痛时止者;头痛发作可持续数分钟、数小时、数天或数周不等。

**(二)辅助检查**

外感头痛可伴有血常规异常,内伤头痛常有血压改变,必要时作脑脊液、脑电图检查,有条件者可作经颅多普勒、颅脑 CT 和 MRI 等检查,以排除器质性疾病。

**(三)类证鉴别**

本病应与下列头痛症状突出的疾病鉴别。

**1.真头痛**

表现为突然剧烈头痛,或持续痛而阵发加重,甚至呈喷射状呕吐不已,以致肢厥、抽搐,是临床急重症之一。

**2.眩晕**

眩晕与头痛可单独出现。也可同时出现。眩晕以头晕眼花,站立不稳,甚则天旋地转为主要特征,多为虚证,以内伤为主要病因;头痛以头部疼痛为主,多为实证,其病因有外感和内伤之分。

## 三、辨证要点

**(一)辨疼痛轻重**

一般来说,以外感者疼痛较重,内伤者疼痛较轻;寒厥头痛、偏头痛较重,气虚、血虚、肝肾阴虚头痛较轻;气虚头痛早晨加重;血虚头痛午后加重。

**(二)辨疼痛性质**

痰湿头痛多重坠或胀;肝火头痛多跳痛;寒厥头痛刺痛伴有寒冷感;阳亢者头痛而胀;气血、肝肾阴虚者隐痛绵绵或空痛。

**(三)辨部位**

前额为阳明头痛,后部为太阳头痛,两侧为少阳头痛,巅顶为厥阴头痛。一般气血亏虚、肝肾阴虚以全头作痛为多;阳亢者痛在枕部,多连颈肌;寒厥者痛在巅顶;肝火者痛在两颞。

**(四)辨影响因素**

气虚头痛与过劳有关;肝火头痛因情志波动而加重;寒湿头痛常随天气变化而变化;肝阳上亢头痛常因饮酒或暴食而加重;肝肾阴虚者每随失眠加重而加重;偏头痛者常遇风寒则痛发。

**(五)辨外感内伤**

外感头痛起病急,一般疼痛较重,多表现为跳痛、灼痛、重痛、掣痛、胀痛,痛无休止,多有感邪病史,属实证;内伤头痛起病缓,一般疼痛较轻,多表现为隐痛、昏痛、空痛,痛势悠悠,时作时止,遇劳或情志刺激加重,属虚证或虚实错杂证。

## 四、中药治疗

本病的发生是因脉络痹阻或清窍失养而成,因此治疗时须以缓急止痛为基本原则。外感者宜祛邪活络,内伤者宜调理脏腑气血阴阳;实证者攻邪为主,虚证者补虚为要。

(一)外感头痛

1.风寒头痛

证候:起病较急,头痛剧烈,连及项背,恶风畏寒,遇风尤剧,口淡不渴;舌淡苔薄白,脉多浮紧。

证候分析:本证以风寒侵袭,脉络痹阻为主要病机。寒性收引凝滞,风寒袭表,脉络痹阻较甚,故头痛剧烈;风寒首犯太阳,太阳主一身之表,故见恶风畏寒、脉浮紧等表证;太阳经脉布于项背,故痛连项背;口淡不渴、脉浮紧均为风寒外袭之征。本证以头痛剧烈,连及项背,遇风尤剧,脉浮紧为辨证要点。

治法:疏风散寒。

方药:川芎茶调散加减。若风寒表证明显,重用川芎,加苏叶、生姜,减薄荷;鼻塞者加苍耳子、辛夷;素体阳虚,恶寒较重者,加制川乌、麻黄、桂枝。

若巅顶头痛,干呕,吐涎沫,甚则四肢厥冷,苔白,脉弦,为寒犯厥阴,治当温散厥阴寒邪,宜用吴茱萸汤加半夏、藁本、川芎。

若头痛、背冷、脉沉细或弦紧,为寒邪客于少阴,治当温散少阴寒邪,宜用麻黄附子细辛汤加白芷、川芎。

2.风热头痛

证候:头胀痛,甚则头痛如裂,发热或恶风,口渴喜饮,面红目赤,便秘溲黄;舌红苔黄,脉浮数。

证候分析:本证以风热上扰清窍,脑络失和为主要病机。风热上扰,故见头胀痛,甚则头痛如裂;风热袭表,故见发热或恶风,口渴喜饮;热伤津液,故见便秘溲黄;面红目赤、舌红苔黄、脉浮数均为风热袭表之象。本证以头胀痛,甚则头痛如裂,发热或恶风,舌红苔黄,脉浮数为辨证要点。

治法:疏风清热。

方药:芎芷石膏汤加减。热盛者去藁本,改用黄芩、薄荷、蔓荆子、山栀子辛凉清热;若热盛伤津,症见舌红少津,加知母、麦冬、石斛、天花粉清热生津;若大便秘结,口舌生疮,腑气不通者,合用黄连上清丸,以苦寒通腑泄热。

3.风湿头痛

证候:头痛如裹,肢体困重,胸闷纳呆,腹胀,或大便稀溏;苔白腻,脉濡滑。

证候分析:本证以风湿上蒙清窍,阻遏清阳为主要病机。湿性黏滞,易阻遏阳气,而头又为诸阳之会,故风湿最易致清阳不升而出现头痛如裹,肢体困重;湿邪最易困阻脾胃,故见胸闷纳呆,腹胀,便溏;苔白腻,脉濡滑均为湿象。本证以头痛如裹,肢体困重,苔白腻,脉濡滑为辨证要点。

治法:祛风胜湿。

方药:羌活胜湿汤加减。若症见胸闷纳呆、便溏,证属湿浊中阻,加苍术、厚朴、陈皮等燥湿宽中;若恶心呕吐者,加生姜、半夏、藿香等化浊降逆止呕;若身热汗出不畅,胸闷口渴,为暑湿所致,宜用黄连香薷饮加藿香、佩兰等清暑化湿。

(二)内伤头痛

1.肝阳头痛

证候:头胀痛,眩晕,心烦易怒,或兼胁痛,夜寐不宁,口干口苦;舌红苔薄黄,脉沉弦有力。

证候分析:本证的病机主要是肝阳上亢,风阳上扰。虚阳亢于上,气血并走于头面,故见头胀痛;阳亢生风,故见眩晕;阳热有余,故见心烦易怒,夜寐不宁,口干口苦;舌红苔薄黄、脉沉弦有力均属肝阳上亢之征。本证以头胀痛,眩晕,舌红苔薄黄,脉沉弦有力为辨证要点。

治法:平肝潜阳。

方药:天麻钩藤饮加减。眩晕重者加生龙牡以加强重镇潜阳之力;若头痛朝轻暮重,或遇劳加剧,脉弦细,舌红苔薄少津,属肝肾阴虚,酌加生地、何首乌、女贞子、枸杞子、旱莲草滋养肝肾;失眠重者,加枣仁、柏子仁,配合琥珀粉冲服。

2.痰浊头痛

证候:头痛昏蒙,胸脘痞闷,呕恶痰涎;苔白腻,脉沉弦或沉滑。

证候分析:本证的病机主要是痰浊中阻,上蒙清窍。痰为阴邪,易阻滞气机,并可随气升降,若痰浊内盛,既可阻滞清阳上升,又可占据阳位而上蒙清窍,故可引起头痛昏蒙;痰湿中阻脾胃,脾失健运,升降失和,故见胸脘痞闷,呕恶痰涎;苔白腻、脉滑均为痰浊内盛之征。本证以头痛昏蒙,胸脘痞闷,呕恶,苔白腻为辨证要点。

治法:健脾化痰,降逆止痛。

方药:半夏白术天麻汤加减。若痰郁化热显著,症见舌苔黄腻、口干苦,加竹茹、枳实、黄芩清热燥湿化痰;胸脘痞闷重,加厚朴、枳壳、瓜蒌;呕恶痰涎,加生姜、砂仁、藿梗。

3.瘀血头痛

证候:头痛如刺,固定不移,经久不愈,或头部有外伤史;舌紫或有瘀斑、瘀点,苔薄白,脉沉细或细涩。

证候分析:本证的病机主要是瘀血阻窍,络脉不通,不通则痛。瘀血为有形之邪,阻滞经络较甚,故见头痛固定,痛如锥刺;瘀血化解较难,故多病势缠绵,经久不愈;舌紫脉涩均为瘀血之征。本证以头痛如刺,固定不移,舌紫或有瘀斑、瘀点,苔薄白,脉沉细或细涩为辨证要点。

治法:活血化瘀通窍。

方药:通窍活血汤加减。头痛日久酌加全蝎、蜈蚣等虫类药搜逐风邪、活络止痛;病久多伴气血两虚,可加四君子汤健脾益气,另加当归养血活血,以助活络化瘀之力;若因受风寒而头痛加重,可加细辛、桂枝,待痛缓再予调理。

4.血虚头痛

证候:头痛而晕,心悸不宁,失眠多梦,面色萎黄;舌淡苔薄白,脉沉细而弱。

证候分析:本证的病机主要是营血不足,脑络失养。"血主濡之",血对各脏腑组织具有营养作用,血虚头目失养则头痛而晕;心失所养则心悸失眠多梦;肌肤失养则面色萎黄;舌淡苔薄白、脉沉细而弱也是血虚之征。本证以头痛眩晕,心悸失眠多梦,舌淡苔薄白,脉沉细而弱为辨证要点。

治法:养血疏风止痛。

方药:加味四物汤加减。方以四物汤加菊花、蔓荆子组成,具有养血疏风之功,临证可酌加阿胶、龟板胶、鸡子黄等血肉有情之品;若心悸失眠,加龙眼肉、枣仁、远志、茯神;兼气虚者,加党参、黄芪,或以八珍汤加减;本证常有食少纳呆等脾虚见症,可酌加山楂、麦芽、神曲等助运化,以促气血化生。

5.气虚头痛

证候:头痛绵绵,遇劳则重,神疲乏力,面色㿠白,自汗,气短,畏风,食欲不振;舌淡苔薄,脉细无力。

证候分析:本证病机主要是气虚清阳不升,清空失养。头为诸阳之会,清阳不升,头目失养,故头痛绵绵,面色㿠白;劳则气耗,故遇劳则重;气虚运化无力,故食欲不振;气虚鼓动无力,故神疲乏力,气短;气虚卫外不固,故自汗,畏风;舌淡苔薄、脉细无力亦气虚之象。本证以头痛绵绵,遇劳加重,神疲乏力,舌淡苔薄,脉细无力为辨证要点。

治法:益气升清。

方药:顺气和中汤加减。以补中益气汤加细辛、蔓荆子、川芎组成,有益气升清止痛之功,为气虚头痛的有效方剂。自汗、气短、畏风者加五味子、煅牡蛎,或配合玉屏风散常服;若心悸失眠,属气血两虚,可加龙眼肉、枣仁、茯神,待痛减以归脾丸善后。

6.肾虚头痛

证候:头空痛,眩晕,耳鸣少寐,腰痛酸软,遗精,带下,神疲乏力;舌红少苔,脉沉细无力。

证候分析:本证的病机主要是肾精亏虚,髓海不足,脑失所养。脑为髓海,肾主骨生髓,肾虚髓海空虚,故头空痛,眩晕;肾虚腰府失养,故腰痛酸软,耳鸣少寐;肾气亏虚,精关、带脉不固,故遗精、带下;舌红少苔、脉沉细无力均为肾虚之象。本证以头空痛,眩晕,耳鸣少寐,舌红少苔,脉沉细无力为辨证要点。

治法:补肾养阴。

方药:大补元煎加减。眩晕重者加菊花、枸杞子、钩藤;遗精或带下者加芡实、煅牡蛎、益智仁;耳鸣重者加磁石、生龙骨、珍珠母;待病情好转,可常服杞菊地黄丸或六味地黄丸补肾阴、潜肝阳以巩固疗效。

若肾虚头痛属肾阳不足者,多伴畏寒肢冷,小便清长,舌淡胖,脉沉细,可用右归丸加减以温补肾阳、填精补髓。若兼见外感寒邪者,可予麻黄附子细辛汤。

上述各证的治疗应根据头痛部位而选用不同的引经药,如太阳头痛选羌活、防风;少阳头痛选用川芎、柴胡;阳明头痛选白芷、葛根;太阴头痛选用苍术;少阴头痛选用细辛;厥阴头痛选用吴茱萸、藁本等。

此外,临床可见头痛如雷鸣,头面起核或憎寒壮热,名曰"雷头风",多为湿热夹痰所致,宜用清震汤加味以清宣升散、除湿化痰。

另外还有偏头风,其病暴发,痛势甚剧,或左或右,或连及眼、齿,痛止如常人,又称偏头痛,此多为肝经风火所致,治宜平肝熄风为主,可予天麻钩藤饮或羚角钩藤汤。

### 五、其他疗法

(1)风热头痛用银翘解毒片(丸)、羚翘解毒片、桑菊感冒冲剂、维 C 银翘片等。
(2)风湿头痛用藿香正气丸(水、液、软胶囊)等。
(3)气虚头痛用补中益气丸等。
(4)肾虚头痛用六味地黄丸、肾气丸、左归丸、右归丸等。
(5)血虚头痛用归脾丸等。

### 六、预防与调护

(1)头痛在急性发作期应适当休息,保证睡眠,不宜食用炸烤辛辣等厚味生热助火食物,同时限制烟酒。
(2)若患者精神紧张,情绪不稳,宜疏导劝慰以稳定情绪。
(3)在头痛缓解后应注意情志、饮食及寒温等的调护,以防复发。
(4)可根据中医辨证运用食疗、气功等辅助治疗。

(郭振刚)

## 第六节 眩 晕

眩晕是以目眩与头晕为主要表现的病证。目眩即眼花或眼前发黑,视物模糊;头晕即感觉自身或外界景物摇晃、旋转,站立不稳。两者常同时并见,故统称为"眩晕"。

### 一、历史沿革

眩晕最早见于《内经》,称为"眩冒""眩"。《内经》对本病病因病机的论述主要包括:外邪致病,如《灵枢·大惑论》说:"故邪中于项,因逢其身之虚……入于脑则脑转。脑转则引目系急,目系急则目眩以转矣。"因虚致病,如《灵枢·海论》说:"髓海不足,则脑转耳鸣,胫酸眩冒。"《灵枢·卫气》说"上虚则眩"。与肝有关,如《素问·至真要大论篇》云:"诸风掉眩,皆属于肝。"与运气有关,如《素问·六元正纪大论篇》云:"木郁之发……甚则耳鸣眩转。"

汉代张仲景对眩晕一病未有专论,仅有"眩""目眩""头眩""身为振振摇""振振欲擗地"等描述,散见于《伤寒论》和《金匮要略》中。其病因,或邪袭太阳,阳气郁而不得伸展;或邪郁少阳,上干空窍;或肠中有燥屎,浊气攻冲于上;或胃阳虚,清阳不升;或阳虚水泛,上犯清阳;或阴液已竭,阳亡于上;或痰饮停积胃中(心下),清阳不升等多个方面,并拟订出相应的治法方药。例如,小柴胡汤治少阳眩晕;刺大椎、肺俞、肝俞

95

治太少并病之眩晕；大承气汤治阳明腑实之眩晕；真武汤治少阴阳虚水泛之眩晕；苓桂术甘汤、小半夏加茯苓汤、泽泻汤等治痰饮眩晕，等等，为后世论治眩晕奠定了基础。

隋、唐、宋代医家对眩晕的认识，基本上继承了《内经》的观点。如隋代巢元方《诸病源候论·风头眩候》说："风头眩者，由血气虚，风邪入脑，而引目系故也……逢身之虚则为风邪所伤，入脑则脑转而目系急，目系急故成眩也。"唐代王焘《外台秘要》及宋代《圣济总录》亦从风邪立论。唐代孙思邈的《备急千金要方》则提出风、热、痰致眩的论点。在治疗方面，诸家方书在仲景方药的基础上，又有发展，如《外台秘要》载有治风头眩方9首，治头风旋方7首；《圣济总录》载有治风头眩方24首。

金元时期，对眩晕从概念、病因病机到治法方药等各个方面都有所发展。金代成无己在《伤寒明理论》中提出了眩晕的概念，还指出了眩晕与昏迷的鉴别："伤寒头眩，何以明之？眊非毛而见其毛，眩非元（玄）而见其元（玄，黑色）。眊为眼花，眩为眼黑。眩也、运也、冒也，三者形俱相近。有谓之眩者，有谓之眩冒者；运为运转之运，世谓之头旋者是也矣；冒为蒙冒之冒，世谓之昏迷者是矣。"金代刘完素在《素问玄机原病式·五运主病》中给眩晕下的定义是："掉，摇也；眩，昏乱旋运也。"并主张眩晕的病因病机应从"火"立论："所谓风气甚而头目眩运者，由风木旺，必是金衰，不能制木，而木复生火，风火皆属阳，多为兼化；阳主乎动，两动相搏，则为之旋转。"张子和则从"痰"立论，提出吐法为主的治疗方法，他在《儒门事亲》中说："夫头风眩运……在上为之停饮，可用独圣散吐之，吐讫后，服清下辛凉之药。凡眩运多年不已，胸膈痰涎壅塞，气血颇实，吐之甚效。"李杲《兰室秘藏·头痛》所论恶心呕吐，不食，痰唾稠黏，眼黑头旋，目不能开，如在风云中，即是脾胃气虚、浊痰上逆之眩晕，主以半夏白术天麻汤。认为："足太阴痰厥头痛，非半夏不能疗；眼黑头眩，风虚内作，非天麻不能除。"元代朱丹溪更力倡"无痰不作眩"之说，如《丹溪心法·头眩》说："头眩，痰挟气虚并火，治痰为主，挟补气药及降火药。无痰则不作眩，痰因火动，又有湿痰者。"

明、清两代对眩晕的论述日臻完善。对眩晕病因病机的分析颇为详尽。如明代徐春甫的《古今医统大全·眩运门》以虚实分论，提出虚有气虚、血虚、阳虚之分；实有风、寒、暑、湿之别。并着重指出"四气乘虚""七情郁而生痰动火""淫欲过度，肾家不能纳气归元""吐血或崩漏，肝家不能收摄营气"是眩晕发病之常见原因。刘宗厚《玉机微义》、李梴《医学入门》等书，对《内经》"上盛下虚"而致眩晕之论，作了进一步的阐述，认为"下虚者乃气血也，上盛者乃痰涎风火也"。张景岳则特别强调因虚致眩，认为："无虚不能作眩""眩运一证，虚者居其八九，而兼火兼痰者，不过十中一二耳"（《景岳全书·眩运》）。陈修园则在风、痰、虚之外，再加上火，从而把眩晕的病因病机概括为"风""火""痰""虚"四字。此外，明代虞抟提出"血瘀致眩"的论点，值得重视。虞氏在《医学正传·眩运》中说："外有因呕血而眩冒者，胸中有死血迷闭心窍而然。"对跌仆伤致眩晕已有所认识。

关于眩晕的治疗，此期许多著作，集前人经验之大成，颇为详尽。如《医学六要·头眩》即分湿痰、痰火、风痰、阴虚、阳虚、气虚、血虚、亡血、风热、风寒、死血等证候立方。《证治汇补》亦分湿痰、肝火、肾虚、血虚、脾虚、气郁、停饮、阴虚、阳虚。程国彭除总结了肝火、湿痰、气虚、肾水不足、命门火衰等眩晕的治疗大法外，并着重介绍了以重剂参、附、芪治疗虚证眩晕的经验。叶天士《临证指南医案·眩晕》华岫云按，认为眩晕乃"肝胆之风阳上冒"，其证有夹痰、夹火、中虚、下虚之别，治法亦有治胃、治肝之分。"火盛者先生用羚羊、山栀、连翘、天花粉、玄参、鲜生地、丹皮、桑叶以清泄上焦窍络之热，此先从胆治也；痰多者必理阳明，消痰如竹沥、姜汁、菖蒲、橘红、二陈汤之类；中虚则兼用人参，外台茯苓饮是也；下虚者必从肝治，补肾滋肝，育阴潜阳，镇摄之治是也"。

此外，元、明、清部分医家还认识到某些眩晕与头痛、头风、肝风、中风诸证之间有一定的内在联系，如朱丹溪云："眩运乃中风之渐。"张景岳亦谓："头眩有大小之异，总头眩也……至于中年之外，多见眩仆卒倒等证，亦人所常有之事。但忽运忽止者，人皆谓之头运眼花；卒倒而不醒者，人必谓之中风中痰。"华岫云在《临证指南医案·眩晕门》按语中更明确地指出："此证之原，本之肝风；当与肝风、中风、头风门合而参之。"这些论述也是值得注意的。

总之，继《内经》之后，经过历代医家的不断总结，使眩晕的证治内容更加丰富、充实。近代学者对前人的经验与理论进行了全面的整理,并在实践的基础上加以提高,在本病的辨证论治、理法方药等方面都有进一步的发展。

## 二、范围

眩晕作为临床常见症状之一,可见于西医学的多种病症。如椎—基底动脉供血不足、颈椎病、梅尼埃病、高血压、低血压、阵发性心动过速、房室传导阻滞、贫血、前庭神经元炎、脑外伤后综合征等。临床以眩晕为主要表现的疾病,或某些疾病过程中出现眩晕症状者,均可参考本篇有关内容辨证论治。

## 三、病因病机

眩晕,以内伤为主,尤以肝阳上亢、气血虚损,以及痰浊中阻为常见。眩晕多系本虚标实,实为风、火、痰、瘀,虚则为气血阴阳之虚。其病变脏腑以肝、脾、肾为重点,三者之中,又以肝为主。

(一)肝阳上亢

肝为风木之脏,体阴而用阳,其性刚劲,主动主升,如《内经》所说:"诸风掉眩,皆属于肝。"阳盛体质之人,阴阳平衡失其常度,阴亏于下,阳亢于上,则见眩晕;或忧郁、恼怒太过,肝失条达,肝气郁结,气郁化火,肝阴耗伤,风阳易动,上扰头目,发为眩晕;或肾阴素亏不能养肝,阴不维阳,肝阳上亢,肝风内动,发为眩晕。正如《临证指南医案·眩晕门》华岫云按:"经云诸风掉眩,皆属于肝,头为六阳之首,耳目口鼻皆系清空之窍,所患眩晕者,非外来之邪,乃肝胆之风阳上冒耳。"

(二)肾精不足

脑为髓之海,髓海有余则轻劲多力,髓海不足则脑转耳鸣,胫酸眩晕。而肾为先天之本,主藏精生髓。若年老肾精亏虚;或因房事不节,阴精亏耗过甚;或先天不足;或劳役过度,伤骨损髓;或阴虚火旺,扰动精室,遗精频仍;或肾气亏虚,精关不固,滑泄无度,均使肾精不足而致眩晕。

(三)气血亏虚

脾胃为后天之本,气血生化之源,如忧思劳倦或饮食失节,损伤脾胃,或先天禀赋不足,或年老阳气虚衰,而致脾胃虚弱,不能运化水谷,生化气血;或久病不愈,耗伤气血;或失血之后,气随血耗。气虚则清阳不振,清气不升;血虚则肝失所养,虚风内动;皆能发生眩晕。如《景岳全书·眩晕》所说:"原病之由有气虚者,乃清气不能上升,或汗多亡阳而致,当升阳补气;有血虚者,乃因亡血过多,阳无所附而然,当益阴补血,此皆不足之证也。"

(四)痰浊中阻

饮食不节、肥甘厚味太过损伤脾胃,或忧思、劳倦伤脾,以致脾阳不振,健运失职,水湿内停,积聚成痰;或肺气不足,宣降失司,水津不得通调输布,留聚而生痰;或肾虚不能化气行水,水泛而为痰;或肝气郁结,气郁湿滞而生痰。痰阻经络,清阳不升,清空之窍失其所养,则头目眩晕。若痰浊中阻更兼内生之风火作祟,则痰夹风火,眩晕更甚;若痰湿中阻,更兼内寒,则有眩晕昏仆之虑。

(五)瘀血内阻

跌仆坠损,头脑外伤,瘀血停留,阻滞经脉,而致气血不能荣于头目;或瘀停胸中,迷闭心窍,心神飘摇不定;或妇人产时感寒,恶露不下,血瘀气逆,并走于上,迫乱心神,干扰清空,皆可发为眩晕。如《医学正传·眩运》说:"外有因坠损而眩运者,胸中有死血迷闭心窍而然。"

总之,眩晕反复发作,病程较长,多为本虚标实,并常见虚实之间相互转化。如发病初期,病程较短时多表现为实证,即痰浊中阻、瘀血内阻,或阴阳失调之肝阳上亢,若日久不愈,可转化为气血亏虚、肾精不足之虚证;也有气血亏虚、肾精不足所致眩晕者,反复发作,气血津液运行不畅,痰浊、瘀血内生,而转化为虚实夹杂证。痰浊中阻者,由于痰郁化火,煽动肝阳,则可转化为肝阳上亢或风挟痰浊上扰;由于痰浊内蕴,阻遏气血运行,日久可致痰瘀互结。

### 四、诊断与鉴别诊断

（一）诊断

1. 发病特点

眩晕可见于任何年龄，但多见于 40 岁以上的中老年人。起病较急，常反复发作，或渐进加重。可以是某些病证的主要临床表现或起始症状。

2. 临床表现

本证以目眩、头晕为主要临床表现，患者眼花或眼前发黑，视外界景物旋转动摇不定，或自觉头身动摇，如坐舟车，同时或兼见恶心、呕吐、汗出、耳鸣、耳聋、怠懈、肢体震颤等症状。

（二）鉴别诊断

1. 厥证

厥证以突然昏倒，不省人事，或伴有四肢逆冷，一般常在短时内苏醒，醒后无偏瘫、失语、口舌歪斜等后遗症。眩晕发作严重者，有欲仆或晕旋仆倒的现象与厥证相似，但神志清醒。

2. 中风

中风以猝然昏仆，不省人事，伴有口舌歪斜，半身不遂，言语謇涩为主症，或不经昏仆而仅以喎僻不遂为特征。而眩晕仅以头晕、目眩为主要症状，不伴有神昏和半身不遂等症。但有部分中风患者以眩晕为起始症状或主要症状，需密切观察病情变化，结合病史及其他症状与单纯的眩晕进行鉴别。

3. 痫病

痫病以突然仆倒，昏不知人，口吐涎沫，两目上视，四肢抽搐，或口中如作猪羊叫声，移时苏醒，醒后一如常人为特点。而眩晕无昏不知人，四肢抽搐等症状。痫病昏仆与眩晕之甚者似，且其发作前常有眩晕、乏力、胸闷等先兆，痫病发作日久之人，常有神疲乏力，眩晕时作等症状出现，故亦应与眩晕进行鉴别。

### 五、辨证

（一）辨证要点

1. 辨虚实

眩晕辨虚实，首先要注意舌象和脉象，再结合病史和伴随症状。如气血虚者多见舌质淡嫩，脉细弱；肾精不足偏阴虚者，多见舌嫩红少苔，脉弦细数；偏阳虚者，多见舌质胖嫩淡暗，脉沉细、尺弱；痰湿重者，多见舌苔厚滑或浊腻，脉滑；内有瘀血者，可见舌质紫黯或舌有瘀斑瘀点，唇黯，脉涩。起病突然，病程短者多属实证；反复发作，缠绵不愈，或劳则诱发者多属虚证，或虚实夹杂证。

2. 辨标本缓急

眩晕多属本虚标实之证，肝肾阴亏，气血不足，为病之本；痰、瘀、风、火为病之标。痰、瘀、风、火，其临床特征不同。如风性主动，火性上炎，痰性黏滞，瘀性留著等等，都需加以辨识。其中尤以肝风、肝火为病最急，风升火动，两阳相搏，上干清空，症见眩晕，面赤，烦躁，口苦，脉弦数有力，舌红，苔黄等，亟应注意，以免缓不济急，酿成严重后果。

（二）证候

1. 肝阳上亢

症状：眩晕，耳鸣，头胀痛，易怒，失眠多梦，脉弦。或兼面红，目赤，口苦，便秘尿赤，舌红苔黄，脉弦数或兼腰膝酸软，健忘，遗精，舌红少苔，脉弦细数；或眩晕欲仆，泛泛欲呕，头痛如掣，肢麻震颤，语言不利，步履不正。

病机分析：肝阳上亢，上冒巅顶，故眩晕、耳鸣、头痛且胀，脉见弦象；肝阳升发太过，故易怒；阳扰心神，故失眠多梦；若肝火偏盛，循经上炎，则兼见面红，目赤，口苦，脉弦且数；火热灼津，故便秘尿赤，舌红苔黄；若属肝肾阴亏，水不涵木，肝阳上亢者，则兼见腰膝酸软，健忘遗精，舌红少苔，脉弦细数。若肝阳亢极化风，则可出现眩晕欲仆，泛泛欲呕，头痛如掣，肢麻震颤，语言不利，步履不正等风动之象。此乃中风之先兆,宜加防范。

2.气血亏虚

症状:眩晕,动则加剧,劳累即发,神疲懒言,气短声低,面白少华,或萎黄,或面有垢色,心悸失眠,纳减体倦,舌色淡,质胖嫩,边有齿印,苔薄白,脉细或虚大;或兼食后腹胀,大便溏薄,或兼畏寒肢冷,唇甲淡白;或兼诸失血证。

病机分析:气血不足,脑失所养,故头晕目眩,活动劳累后眩晕加剧,或劳累即发;气血不足,故神疲懒言,面白少华或萎黄;脾肺气虚,故气短声低;营血不足,心神失养,故心悸失眠;气虚脾失健运,故纳减体倦。舌色淡,质胖嫩,边有齿印,苔薄白,脉细或虚大,均是气虚血少之象。若偏于脾虚气陷,则兼见食后腹胀,大便稀溏。若脾阳虚衰,气血生化不足,则兼见畏寒肢冷,唇甲淡白。

3.肾精不足

症状:眩晕,精神委靡,腰膝酸软,或遗精,滑泄,耳鸣,发落,齿摇,舌瘦嫩或嫩红,少苔或无苔,脉弦细或弱或细数。或兼见头痛颧红,咽干,形瘦,五心烦热,舌嫩红,苔少或光剥,脉细数;或兼见面色㿠白或黧黑,形寒肢冷,舌淡嫩,苔白或根部有浊苔,脉弱尺甚。

病机分析:肾精不足,无以生髓,脑髓失充,故眩晕,精神委靡;肾主骨,腰为肾之府,齿为骨之余,精虚骨骼失养,故腰膝酸软,牙齿动摇;肾虚封藏固摄失职,故遗精滑泄;肾开窍于耳,肾精虚少,故时时耳鸣;肾其华在发,肾精亏虚故发易脱落。肾精不足,阴不维阳,虚热内生,故颧红,咽干,形瘦,五心烦热,舌嫩红、苔少或光剥,脉细数。精虚无以化气,肾气不足,日久真阳亦衰,故面色㿠白或黧黑,形寒肢冷,舌淡嫩,苔白或根部有浊苔,脉弱尺甚。

4.痰浊内蕴

症状:眩晕,倦怠或头重如蒙,胸闷或时吐痰涎,少食多寐,舌胖,苔浊腻或白厚而润,脉滑或弦滑,或兼结代。或兼见心下逆满,心悸怔忡,或兼头目胀痛,心烦而悸,口苦尿赤,舌苔黄腻,脉弦滑而数,或兼头痛耳鸣,面赤易怒,胁痛,脉弦滑。

病机分析:痰浊中阻,上蒙清窍,故眩晕;痰为湿聚,湿性重浊,阻遏清阳,故倦怠,头重如蒙;痰浊中阻,气机不利,故胸闷;胃气上逆,故时吐痰涎;脾阳为痰浊阻遏而不振,故少食多寐;舌胖、苔浊腻或白厚而润,脉滑、或弦滑、或兼结代,均为痰浊内蕴之征。若为阳虚不化水,寒饮内停,上逆凌心,则兼见心下逆满,心悸怔忡。若痰浊久郁化火,痰火上扰则头目胀痛,口苦;痰火扰心,故心烦而悸;痰火劫津,故尿赤;苔黄腻,脉弦滑而数,均为痰火内蕴之象。若痰浊夹肝阳上扰,则兼头痛耳鸣,面赤易怒,胁痛,脉弦滑。

5.瘀血阻络

症状:眩晕,头痛,或兼见健忘,失眠,心悸,精神不振,面或唇色紫黯。舌有紫斑或瘀点,脉弦涩或细涩。

病机分析:瘀血阻络,气血不得正常流布,脑失所养,故眩晕时作;头痛,面唇紫黯,舌有紫斑瘀点,脉弦涩或细涩均为瘀血内阻之征。瘀血不去,新血不生,心神失养,故可兼见健忘、失眠、心悸、精神不振。

## 六、治疗

(一)治疗原则

1.标本兼顾

眩晕多属本虚标实之证,一般在眩晕发作时以治标为主,眩晕减轻或缓解后,常须标本兼顾,如日久不愈,则当针对本虚辨治。

2.治病求本

眩晕的治疗应注意治疗原发病,如因跌仆外伤,鼻衄,妇女血崩、漏下等失血而致的眩晕,应重点治疗失血;脾胃不健,中气虚弱者,应重在治疗脾胃。一般原发病得愈,眩晕亦随之而愈。辨证论治中应注意审证求因,治病求本。

（二）治法方药

1. 肝阳上亢

治法：平肝潜阳，清火息风。

方药：天麻钩藤饮加减。本方以天麻、钩藤平肝风治风晕为主药，配以石决明潜阳，牛膝、益母草下行，使偏亢之阳气复为平衡；加黄芩、栀子以清肝火；再加杜仲、桑寄生养肝肾；夜交藤、茯神以养心神、固根本。

若肝火偏盛，可加龙胆草、丹皮以清肝泄热；或改用龙胆泻肝汤加石决明、钩藤等以清泻肝火。若兼腑热便秘者，可加大黄、芒硝以通腑泄热。

若肝阳亢极化风，宜加羚羊角（或羚羊角骨）、牡蛎、代赭石之属以镇肝息风，或用羚羊角汤加减（羚羊角、钩藤、石决明、龟甲、夏枯草、生地、黄芩、牛膝、白芍、丹皮）以防中风变证的出现。

若肝阳亢而偏阴虚者，加滋养肝肾之药，如牡蛎、龟甲、鳖甲、何首乌、生地、淡菜之属。若肝肾阴亏严重者，应参考肾精不足证结合上述化裁治之。

2. 气血亏虚

治法：补益气血，健运脾胃。

方药：八珍汤、十全大补汤、人参养营汤等加减。

若偏于脾虚气陷者，用补中益气汤；若为脾阳虚衰，可用理中汤加何首乌、当归、川芎、肉桂等以温运中阳。

若以心悸、失眠、健忘为主要表现者，则以归脾汤为首选。血虚甚者，用当归补血汤，本方以黄芪五倍于当归，在补气的基础上补血，亦可加入枸杞子、山药之属，兼顾脾肾。

若眩晕由失血引起者，应针对失血原因而治之。如属气不摄血者，可用四君子汤加黄芪、阿胶、白及、三七之属；若暴失血而突然晕倒者，可急用针灸法促其复苏，内服方可用六味回阳饮，重用人参，以取益气回阳固脱之意。

3. 肾精不足

治法：补益肾精，充养脑髓。

方药：河车大造丸加减。本方以党参、茯苓、熟地、天门冬、麦门冬大补气血而益真元，紫河车、龟甲、杜仲、牛膝以补肾益精血；黄柏以清妄动之相火。可选加菟丝子、山茱萸、鹿角胶、女贞子、莲子等以增强填精补髓之力。

若眩晕较甚者，可选加龙骨、牡蛎、鳖甲、磁石、珍珠母之类以潜浮阳。若遗精频频者，可选加莲须、芡实、桑螵蛸、沙苑子、覆盆子等以固肾涩精。

偏于阴虚者，宜补肾滋阴清热，可用左归丸加知母、黄柏、丹参。方中熟地、山茱萸、菟丝子、牛膝、龟甲补益肾阴；鹿角胶填精补髓；加丹参、知母、黄柏以清内生之虚热。

偏于阳虚者，宜补肾助阳，可用右归丸。方中熟地、山茱萸、菟丝子、杜仲为补肾主药；山药、枸杞子、当归补肝脾以助肾；附子、肉桂、鹿角胶益火助阳。可酌加巴戟天、淫羊藿、仙茅、肉苁蓉等以增强温补肾阳之力。

在症状改善后，可辨证选用六味地黄丸或《金匮》肾气丸，较长时间服用，以固其根本。

4. 痰浊内蕴

治法：燥湿祛痰，健脾和胃。

方药：半夏白术天麻汤加减。方中半夏燥湿化痰，白术健脾去湿，天麻息风止头眩为主药；茯苓、甘草、生姜、大枣俱是健脾和胃之药，再加橘红以理气化痰，使脾胃健运，痰湿不留，眩晕乃止。

若眩晕较甚，呕吐频作者，可加代赭石、旋覆花、胆南星之类以除痰降逆，或改用旋覆代赭汤；若舌苔厚腻水湿盛重者，可合五苓散；若脘闷不食，加白蔻仁、砂仁化湿醒胃；若兼耳鸣重听，加青葱、石菖蒲通阳开窍；若脾虚生痰者可用六君子汤加黄芪、竹茹、胆南星、白芥子之属；若为寒饮内停者，可用苓桂术甘汤加干姜、附子、白芥子之属以温阳化寒饮，或用黑锡丹。

若为痰郁化火，宜用温胆汤加黄连、黄芩、天竺黄等以化痰泄热或合滚痰丸以降火逐痰。

若动怒郁勃,痰、火、风交炽者,用二陈汤下当归龙荟丸,并可随症酌加天麻、钩藤、石决明等息风之药。若兼肝阳上扰者,可参用上述肝阳上亢之法治之。

5.瘀血阻络

治法:祛瘀生新,活血通络。

方药:血府逐瘀汤加减。方中当归、生地、桃仁、红花、赤芍、川芎等为活血消瘀主药;枳壳、柴胡、桔梗、牛膝以行气通络,疏理气机。若兼气虚,身倦乏力,少气自汗,宜加黄芪,且应重用(30～60克以上),以补气行血。

若兼寒凝,畏寒肢冷,可加附子、桂枝以温经活血。

若兼骨蒸劳热,肌肤甲错,可加丹皮、黄柏、知母,重用生地,去柴胡、枳壳、桔梗,以清热养阴,祛瘀生新。

若为产后血瘀血晕,可用清魂散,加当归、延胡索、血竭、没药、童便,本方以人参、甘草益气活血;泽兰、川芎活血祛瘀;荆芥理血祛风,合当归、延胡索、血竭、没药、童便等活血去瘀药,全方具有益气活血,祛瘀止晕的作用。

(三)其他治法

1.单方验方

(1)五月艾生用45克,黑豆30克,煲鸡蛋服食;或川芎10克,鸡蛋1只,煲水服食;或桑葚子15克,黑豆12克水煎服。治血虚眩晕。

(2)羊头1个(包括羊脑),黄芪15克,水煮服食,或胡桃肉3个,鲜荷蒂1枚捣烂,水煎服;或桑寄生120克水煎服。治肾精不足眩晕。

(3)生地30克,钩藤30克,益母草60克,小蓟30克,白茅根30克,夏枯草60克,山楂30克,红花9克,地龙30克,决明子30克,浓煎成160毫升,每次服40毫升,每日服2次。治瘀血眩晕。

(4)生明矾、绿豆粉各等分研末,用饭和丸如梧桐子大,每日早晚各服5丸,常服;或明矾7粒(如米粒大),晨起空腹开水送下。治痰饮眩晕。

(5)假辣椒根(罗芙木根)30～90克,或生芭蕉根60～120克,或臭梧桐叶30克,或棕树嫩叶15克,或向日葵叶30克(鲜60克),或地骨皮30克,或丹皮45克,或芥菜花30～60克,或杉树枝30克,或鲜车前草90克,或鲜小蓟根30克,或鲜马兜铃30克,任选一种,水煎服,每日1剂。治肝阳眩晕。

(6)芹菜根10株,红枣10枚,水煎服,每日1剂,连服2星期;或新鲜柳树叶每日250克,浓煎成100毫升,分2次服,6日为一个疗程;紫金龙粉每次服1克,开水冲服;或草决明30克,海带50克,水煎服;或野菊花15克,钩藤6克,益母草15克,桑枝15克,苍耳草15克,水煎服;或猪笼草60克,糯稻根15克,土牛膝15克,钩藤15克,水煎服;或茺蔚子30克,玉兰花12克,榕树寄生15克,山楂子、叶各15克,水煎服;或夏枯草、万年青根各15克,水煎服;或小蓟草30克,车前草30克,豨莶草15克,水煎服;或香瓜藤、黄藤藤、西瓜藤各15克,水煎服;或桑寄生、苦丁茶、钩藤、荷叶、菊花各6克,开水泡代茶。上述均每日1剂,治肝阳眩晕。

2.针灸

艾灸百会穴,可治各种虚证眩晕急性发作;针刺太冲穴,泻法,可治肝阳眩晕急性发作。

气血亏虚眩晕,可选脾俞、肾俞、关元、足三里等穴,取补法或灸之;肝阳上亢者,可选风池、行间、侠溪等穴,取泻法;兼肝肾阴亏者,加刺肝俞、肾俞用补法,痰浊中阻者,可选内关、丰隆、解溪等穴,用泻法。

## 七、转归及预后

眩晕的转归,既包括病证虚实之间的变化,又涉及变证的出现。眩晕反复发作,日久不愈,常出现虚实转化。如气血亏虚者,日久可致气血津液运行不畅,痰瘀内生,而成虚实夹杂证;肝阳上亢者,木克脾土,脾失健运,痰湿内生,而转化为痰浊中阻证。

眩晕的预后,一般来说,与病情轻重和病程长短有关。若病情较轻,治疗护理得当,则预后多属良好。反之，若病久不愈，发作频繁，发作时间长，症状重笃，则难于获得根治。尤其是肝阳上亢者，阳愈亢而阴愈亏，阴亏则更不能涵木潜阳，阳化风动，血随气逆，夹痰夹火，横窜经隧，蒙蔽清窍，即成中风危证，预后不良。如突发眩晕，伴有呕吐或视一为二、站立不稳者，当及时治疗，防止中风的发生。少数内伤眩晕患者，还可因肝血、肾精耗竭，耳目失其荣养，而发为耳聋或失明之病证。

### 八、预防与护理

增强人体正气，避免和消除能导致眩晕发病的各种内、外致病因素。例如，坚持适当的体育锻炼，其中太极拳、八段锦及其他医疗气功等对预防和治疗眩晕均有良好的作用；保持心情舒畅、乐观，防止七情内伤；注意劳逸结合，避免体力和脑力的过度劳累；节制房事，切忌纵欲过度；饮食尽可能定时定量，忌暴饮暴食及过食肥甘厚味，或过咸伤肾之品；尽可能戒除烟酒。这些都是预防眩晕发病及发作的重要措施。注意产后的护理与卫生，对防止产后血晕的发生有重要意义。避免突然、剧烈的主动或被动的头部运动，可减少某些眩晕证的发生。

眩晕发病后要及时治疗，注意适当休息，症状严重者一定要卧床休息及有人陪伴或住院治疗，以免发生意外，并应特别注意生活及饮食上的调理。这些措施对患者早日康复是极为必要的。

（程　瑶）

## 第七节　痫　病

痫病是指以短暂的感觉障碍，肢体抽搐，意识丧失，甚则仆倒，口吐涎沫，两目上视或口中怪叫，移时苏醒，醒后如常人为主要临床表现的一种反复发作性神志异常的病证。俗称"羊痫风""痫厥""胎病"。尤以青少年多发，男性多于女性。

痫病的有关论述首见于《内经》，如《灵枢·癫狂》记有："癫疾始生，先不乐，头重痛，视举，目赤，甚作极，已而烦心。"此后历代医家对其病因、症状及治疗都有丰富的论述。

《难经·五十九难》云："癫疾始发，意不乐，僵仆直视，其脉三部阴阳俱盛是也。"巢元方《诸病源候论》中将不同病因引起的痫病，分为风痫、惊痫、食痫、痰痫等，描述其发作特点为"痫病……醒后又复发，有连日发者，有一日三五发者。"陈无择《三因极一病证方论·癫痫方论》指出："癫痫病皆由惊动，使脏气不平，郁而生涎，闭塞诸经，厥而乃成。或在母胎中受惊，或少小感风寒暑湿，或饮食不节，逆于脏气。"朱丹溪《丹溪心法·痫》："无非痰涎壅塞，迷乱心窍。"《古今医鉴·五痫》指出："夫痫者有五等，而类五畜，以应五脏，发则卒然倒仆，口眼相引，手足搐搦，背脊强直，口吐涎沫，声类畜叫，食顷乃苏。"以上论述指出了惊恐、饮食不节、母腹中受惊、偶感风寒、痰涎等是致痫的主要病因。

《证治准绳·痫》指出痫病与卒中、痉病等病证的不同："痫病仆时口中作声，将醒时吐涎沫，醒后又复发，有连日发者，有一日三五发者。中风、中寒、中暑之类则仆时无声，醒时无涎沫，醒后不再复发。痉病虽亦时发时止，然身强直反张如弓，不如痫之身软，或如猪犬牛羊之鸣也。"

对于本病治疗，《扁鹊心书》记载："痫，中脘灸五十壮。"《备急千金要方》："痫之为病，目反、四肢不举，灸风府……又灸项上、鼻人中、下唇承浆，皆随年壮。"《临证指南医案·癫痫》："痫之实者，用五痫丸以攻风，控涎丸以劫痰，龙荟丸以泻火；虚者，当补助气血，调摄阴阳，养营汤、河车丸之类主之。"王清任则认为痫病的发生与元气虚"不能上转入脑髓"和脑髓瘀血有关，并创龙马自来丹、黄芪赤风汤治之。

现代医学的癫痫病，出现痫病的临床表现时，可参考本节进行辨证论治。

### 一、病因病机

痫病之发生，多由先天因素，七情所伤，痰迷心窍，脑部外伤或其他疾病之后造成脏腑功能失调，气机逆乱,阴阳失衡,元神失控所致,而尤以痰邪作祟最为重要。心脑神机失用为本,风、痰、火、瘀致病为标,先天遗传与后天所伤是两大致病因素。

（一）先天因素

痫病始于幼年者,与先天因素密切相关。先天因素有两方面:一是如《素问·奇病论》中所说:"因未产前腹内受损……或七情所致伤胎气";二是父母禀赋不足,或父母本身患癫痫,导致胎儿精气不足,影响胎儿发育,出生后,小儿脏气不平,易生痰生风,导致痫病发作。

（二）七情失调

主要责之于惊恐。由于突受大惊大恐,"惊则气乱","恐则气下",造成气机逆乱,进而损伤肝肾,致使阴不敛阳而生热生风,痫病发作。小儿脏腑娇嫩,元气未充,神气怯弱,或素蕴风痰,更易因惊恐而发生本病。正如《三因极一病证方论·癫痫叙论》指出"癫痫病,皆由惊动,使脏气不平。"

（三）痰迷心窍

过食醇酒厚味,以致脾胃受损,精微不布,湿浊内聚成痰;或劳伤思虑,脏腑失调,气郁化火,火热炼液成痰,一遇诱因,痰浊或随气逆,或随风动,蒙蔽心窍,壅塞经络,从而发生痫证。即如《丹溪心法》指出的"无非痰涎壅塞,迷闷孔窍",故有"无痰不作痫"之说。

（四）脑部外伤

由于跌仆撞击,或出生时难产,均能导致颅脑受伤。外伤之后,气血瘀阻,血流不畅则神明遂失;筋脉失养,则血虚动风而发病。

此外,或因六淫之邪所干,或因饮食失调,或患他病之后,均可致脏腑受损,积痰内伏,一遇劳作过度,生活起居失于调摄,遂致气机逆乱而触动积痰,痰浊上扰,闭塞心窍,壅塞经络,发为痫病。

痫病病位主要责之于心肝,而与五脏均有关联。本病的发生,主要是由于风、火、痰、瘀等病理因素导致心、肝、脾、肾脏气失调,引起一时性阴阳紊乱,气逆痰涌,火炎风动,蒙蔽清窍,心脑神机失用所致。其中,心脑神机失用为本,风、火、痰、瘀致病为标,病理因素又总以痰为主。

## 二、诊断要点

（一）症状

(1)任何年龄、性别均可发病,但多在儿童期、青春期或青年期发病,多因先天因素或有家族史,每因惊恐、劳累、情志过极、饮食不节、头部外伤等诱发。

(2)痫病大发作,突然昏倒,不省人事,两目上视,四肢抽搐,口吐涎沫,或有异常叫声,移时苏醒,醒后除疲乏无力外,一如常人。

(3)痫病小发作,突然呆木,瞬间意识丧失,面色苍白,动作中断,手中物件落地,或头突然向前下垂,两目上视,多在数秒至数分钟恢复,清醒后对上述症状全然无知等。

(4)局限性发作可见多种形式,如口、眼、手等局部抽搐,而无突然昏倒,或凝视,或无语言障碍,或无意识动作等,多在数秒至数分钟即止。

(5)发作前可有眩晕胸闷等先兆。

（二）检查

脑电图呈阳性反应,必要时做脑 CT、MRI 等相应检查,有助于诊断。

## 三、鉴别诊断

（一）中风

痫病重证应与中风相鉴别。痫证重证与中风均有突然仆倒,不省人事的主证,但痫证无半身不遂、口眼㖞斜等症,且醒后一如常人;而中风亦无痫证之口吐涎沫、两目上视或口中怪叫等症,醒后遗留偏瘫等后遗症状。

（二）厥证

两者均无后遗症，厥证除见突然仆倒，不省人事主证外，还有面色苍白，四肢厥冷，但无口吐涎沫，两目上视，四肢抽搐和口中怪叫之见症，临床上亦不难区别。

## 四、辨证

痫病主要辨别发病持续时间和间隔时间的长短，一般持续时间长则病重，时间短则病轻；间隔时间长则病轻，时间短则病重。确定病性属风、痰、热、瘀，辨证施治。

（一）发作期

1.阳痫

证候：病发前多有眩晕，头痛而胀，胸闷乏力，喜欠伸等先兆症状，或无明显症状，旋即仆倒，不省人事，面色潮红或紫红，牙关紧闭，两目上视，项背强直，四肢抽搐，口吐涎沫或喉中痰鸣，或发怪叫，移时苏醒，除感疲乏、头痛外，一如常人，舌质红，苔黄腻，脉弦数或弦滑。

分析：此为癫痫大发作。先天不足或肝火偏旺，郁久化热，火动生风，煎熬津液，结而为痰，痰火阻闭心窍，则发痫病典型症状；舌红、苔黄腻，脉弦滑或弦数，均为痰热壅盛之象。

2.阴痫

证候：发痫则面色晦暗青灰而黄，手足清冷，双眼半开半合，昏聩偃卧，手足拘急，或抽搐时作，口吐涎沫，一般口不啼叫，或声音微小，或仅为呆木无知，不闻不见，不动不语，或动作中断，手中物件落地；或头突然向前倾下，又迅速抬起；或二目上吊数秒乃至数分钟即可恢复，病发后对上述症状全然无知，多一日频作十数次或数十次，醒后周身疲乏，或如常人，舌质淡，苔白腻，脉多沉细或沉迟。

分析：此为癫痫发作不典型者或癫痫小发作。饮食劳倦，脾胃受损，精微不布，湿浊内聚成痰；或久病不愈，气血亏虚，脏腑失调，痰湿内结，上蒙清窍，而致痫病诸证，痰湿尚未化热，故无热象；痫疾频发，耗伤气血，故醒后周身疲乏；舌脉俱为痰湿之象。

（二）休止期

1.痰火扰神

证候：急躁易怒，心烦失眠，气高息粗，痰鸣漉漉，口苦咽干，便秘溲黄，病发后，病情加重，甚则彻夜难眠，目赤，舌红，苔黄腻，脉多沉弦滑而数。

分析：过食醇酒厚味，聚湿成痰，痰浊郁久化热或肝郁化火，炼液为痰，痰火上扰清窍心神，故见急躁易怒，心烦失眠，气高息粗，痰鸣漉漉，口苦，甚则彻夜难眠，目赤；痰热伤津则咽干，便秘溲黄；舌脉俱为痰热之象。

2.风痰闭阻

证候：发病前后多有眩晕、胸闷乏力等先兆症状，发作时猝然仆倒，昏不识人，喉中痰鸣，口吐白沫，手足抽搐，舌质红，苔白腻，脉多弦滑有力。

分析：痰浊上扰，清阳不展，则发作前后常有眩晕、胸闷乏力等症；肝风内动，肝气不畅，则情志不舒；风痰上涌，则痰多；苔白腻，脉滑，均为肝风挟痰浊之象。

3.心脾两虚

证候：反复发痫不愈，神疲乏力，面色无华，身体消瘦，纳呆便溏，舌质淡，苔白腻，脉沉弱。

分析：反复发痫不愈，耗伤气血，不能濡养全身，上充于面，故神疲乏力，面色无华，身体消瘦；后天之本不运，则纳呆便溏；舌脉均为气血耗伤，痰浊留滞之象。

4.肝肾阴虚

证候：痫证频作，神思恍惚，面色晦暗，头晕目眩，两目干涩，耳轮焦枯不泽，健忘失眠，腰膝酸软，大便干燥，舌红苔薄黄，脉沉细而数。

分析：先天不足，或突受惊恐，造成气机逆乱，进而损伤肝肾，或痫证频发而耗伤肝肾，致使阴不敛阳，虚风内动，故痫证频作；肝肾精血不能上充，而脑为髓之海，肝开窍于目，肾开窍于耳，故神思恍惚，面色晦暗,头晕目眩,两目干涩,耳轮焦枯不泽,健忘失眠;肾虚则腰膝酸软;精血不足则阴液亏虚,肠道失濡,故见大便干燥;舌脉均为阴虚有热之象。

5.瘀阻清窍

证候:平素头晕头痛,常伴单侧肢体抽搐,或一侧面部抽动,颜面口角青紫,舌质暗红或有瘀斑,舌苔薄白,脉涩或弦。多继发于颅脑外伤、产伤、颅内感染性疾患或先天脑发育不全。

分析:瘀血阻窍或颅脑外伤等致平素头痛头晕,脑络闭塞,脑神失养,气血失调而肝风内动,痰随风动,常伴单侧肢体抽搐;风痰闭阻,心神被蒙,痰蒙清窍故而发病,舌苔脉象均为瘀血阻络之象。

## 五、治疗

本病治疗宜分标本虚实。频繁发作,以治标为主,着重清肝泻火,豁痰熄风,开窍定痫;平时则补虚以治其本,宜益气养血,健脾化痰,滋补肝肾,宁心安神。

(一)中药治疗

1.发作期

(1)阳痫。

治法:开窍醒神,清热涤痰熄风。

处方:黄连解毒汤或以此方送服定痫丸。

方中以黄芩、黄连、黄柏、栀子苦寒直折,清泻上、中、下三焦之火。定痫丸源于《医学心悟》,有豁痰开窍,熄风止痉之功。方中贝母、胆南星苦凉性降,用以清化热痰,其中贝母甘润,使苦躁而不伤阴;半夏燥湿化痰;天麻熄风化痰。可加全蝎、僵蚕以助天麻熄风止痉之功;朱砂、琥珀镇静安神;石菖蒲、远志宁心开窍。

(2)阴痫。

治法:开窍醒神,温化痰涎。

处方:五生饮加减。

方以生南星、生半夏、生白附子辛温燥湿祛痰;半夏降逆散结;川乌大辛大热,散寒除滞;黑豆补肾利湿。可加二陈汤以健脾除痰。

兼气虚者,加党参、黄芪、白术以补气;血虚者,加当归、丹参、夜交藤养血而不滋腻。

2.休止期

(1)痰火扰神。

治法:清肝泻火,化痰开窍。

处方:当归龙荟丸加减。

方中以龙胆草、青黛、芦荟直入肝经而泻肝火;大黄、黄连、黄芩、黄柏、栀子苦寒而通泻上、中、下三焦之火,其中尤以大黄推陈致新,降逆而不留邪,涤痰散结;配木香、麝香辛香走窜,通窍而调气,使清热之力益彰;又恐苦寒之药太过,以当归和血养肝。诸药相合,使痰火得泻,气血宣通,阴阳调顺,神安志宁而病向愈。可加茯苓、姜半夏、橘红,健脾益气化痰,以宏药力。

若大便秘结较重者,可加生大黄;若痰黏者可加竹沥水。

(2)风痰闭阻。

治法:平肝熄风,豁痰开窍。

处方:定痫丸。

方中天麻、全蝎、僵蚕平肝熄风止痉;川贝母、胆南星、姜半夏、竹沥、石菖蒲涤痰开窍而降逆;琥珀、茯神、远志、辰砂镇心安神定痫;茯苓、陈皮健脾益气化痰;丹参理血化瘀通络。

若痰黏不利者,加瓜蒌;痰涎清稀者加干姜、细辛;若纳呆者可加白术、茯苓。

(3)心脾两虚。

治法:补益气血,健脾宁心。

处方:六君子汤合温胆汤加减。

方中以四君子汤健脾益气;陈皮、半夏、竹茹化除留滞之痰;枳实行气散结;姜枣养胃而调诸药。可加远志、枣仁、夜交藤以宁心安神。

若食欲不振加神曲、山楂、莱菔子行气消食导滞。若体虚不盛,可酌加僵蚕、蜈蚣熄风化痰,通络止痉;便溏者加焦米仁、炒扁豆、炮姜等健脾止泻。

(4)肝肾阴虚。

治法:滋养肝肾,平肝熄风。

处方;大补元煎加减。

方中以人参、炙甘草、熟地黄、枸杞子、山药、当归、山茱萸、杜仲益气养血,滋养肝肾;可加鹿角胶、龟板胶养阴益髓;牡蛎、鳖甲滋阴潜阳。

若心中烦热者,可加竹叶、灯心草;大便秘结甚者,可加火麻仁、肉苁蓉。

(5)瘀阻清窍。

治法:活血祛瘀,熄风通络。

处方:通窍活血汤加减。

方中赤芍、川芎、桃仁、红花活血祛瘀;麝香、老葱,通阳开窍,活血通络;地龙、僵蚕、全蝎熄风定痫。

若兼痰热,可加竹沥、胆南星;兼肝火上扰,加菊花、石决明;兼阴虚,加麦冬、鳖甲;兼心肾亏虚,加党参、枸杞、熟地黄。

(二)针灸治疗

1.发作期

(1)基本处方:水沟、后溪、合谷、太冲、腰奇。

水沟属督脉,后溪通督脉,二穴合用,通督调神;合谷配太冲,合称"四关",可开关启闭;腰奇是治疗癫痫的经外奇穴。

(2)加减运用:主要有以下几种。

阳痫:加十宣或十二井穴(选3~5穴)点刺出血,以清热泻火、开关启闭。余穴针用泻法。

阴痫:加足三里、关元、三阴交以益气养血、温化痰饮,针用补法。余穴针用平补平泻法。

病在夜间发作:加照海以调阴跷。诸穴针用平补平泻法。

病在白昼发作:加申脉以调阳跷。诸穴针用平补平泻法。

2.休止期

(1)基本处方:百会、大椎、风池、腰奇。

百会、大椎同经相配,通督调神;风池位于头部,为脑之分野,足少阳经别贯心,经脉交会至百会,可疏调心脑神机;腰奇是治疗癫痫的经外奇穴。

(2)加减运用:主要有以下几类。

痰火扰神证:加行间、内关、合谷、丰隆以豁痰开窍、清热泻火,针用泻法。余穴针用平补平泻法。

风痰闭阻证:加本神、太冲、丰隆以平肝熄风、豁痰开窍。诸穴针用泻法。

心脾两虚证:加心俞、脾俞以补益心脾、益气养血。诸穴针用补法。

肝肾阴虚证:加肝俞、肾俞、太溪以补益肝肾、潜阳安神,针用补法。余穴针用平补平泻法。

瘀阻清窍证:加太阳、膈俞以活血化瘀,太阳刺络出血。余穴针用泻法。

(3)其他:有以下两类疗法。

耳针疗法:取脑、神门、心、枕、脑点,每次选2~3穴,毫针强刺激,留针30分钟,间歇捻针,隔日1次。或埋揿针,3~4日换1次。

穴位注射疗法:取足三里、内关、大椎、风池,每次选用2~3穴,用维生素$B_1$注射液,每穴注射0.5mL。

(程 瑶)

## 第八节 不 寐

不寐是以经常不能获得正常睡眠为特征的一类病证,主要表现为睡眠时间、深度的不足,轻者入睡困难,或寐而不酣,时寐时醒,或醒后不能再寐,重则彻夜不寐,常影响人们的正常工作、生活、学习和健康。

不寐在《内经》称为"不得卧""目不瞑"。认为是邪气客于脏腑,卫气行于阳,不能入阴所得。《素问·逆调论》记载有"胃不和则卧不安"。后世医家引申为凡脾胃不和,痰湿、食滞内扰,以致寐寝不安者均属于此。

汉代张仲景《伤寒论》及《金匮要略》中将其病因分为外感和内伤两类,提出"虚劳虚烦不得眠"的论述,至今临床仍有应用价值。《景岳全书·不寐》中将不寐病机概括为有邪、无邪两种类型。"不寐证虽病有不一,然惟知邪正二字则尽之矣。盖寐本乎阴,神其主也,神安则寐,神不安则不寐。其所以不安者,一由邪气之扰,一由营气不足耳。有邪者多实证,无邪者皆虚证。"

明·李中梓结合自己的临床经验对不寐证的病因及治疗提出了卓有见识的论述:"不寐之故,大约有五:一曰气虚,六君子汤加酸枣仁、黄芪;一曰阴虚,血少心烦,酸枣仁一两,生地黄五钱,米二合,煮粥食之;一曰痰滞,温胆汤加南星、酸枣仁、雄黄末;一曰水停,轻者六君子汤加菖蒲、远志、苍术,重者控涎丹;一曰胃不和,橘红、甘草、石斛、茯苓、半夏、神曲、山楂之类。大端虽五,虚实寒热,互有不齐,神而明之,存乎其人耳。"

明·戴元礼《证治要诀·虚损门》又提出"年高人阳衰不寐"之论。清代《冯氏锦囊·卷十二》。亦提出"壮年人肾阴强盛,则睡沉熟而长,老年人阴气衰弱,则睡轻微易知。"说明不寐的病因与肾阴盛衰及阳虚有关。

西医学的神经官能症、更年期综合征、慢性消化不良、贫血、动脉粥样硬化症等以不寐为主要临床表现时,可参考本节内容辨证论治。

### 一、病因病机

人之寤寐,由心神控制,而营卫阴阳的正常运作是保证心神调节寤寐的基础。每因饮食不节,情志失常,劳倦、思虑过度及病后、年迈体虚等因素,导致心神不安,神不守舍,不能由动转静而致不寐病证。

(一)病因

1. 饮食不节

暴饮暴食,宿食停滞,脾胃受损,酿生痰热,壅遏于中,痰热上扰,胃气失和,而不得安寐。《张氏医通·不得卧》阐述其原因:"脉滑数有力不得卧者,中有宿滞痰火,此为胃不和则卧不安也。"此外,浓茶、咖啡、酒之类饮料也是造成不寐的因素。

2. 情志失常

喜怒哀乐等情志过极均可导致脏腑功能的失调,而发生不寐病证。或由情志不遂,暴怒伤肝,肝气郁结,肝郁化火,邪火扰动心神,神不安而不寐;或由五志过极,心火内炽,扰动心神而不寐;或由喜笑无度,心神激动,神魂不安而不寐;或由暴受惊恐,导致心虚胆怯,神魂不安,夜不能寐,如《沈氏尊生书·不寐》云:"心胆俱怯,触事易惊,梦多不祥,虚烦不眠"。

3. 劳逸失调

劳倦太过则伤脾,过逸少动亦致脾虚气弱,运化不健,气血生化乏源,不能上奉于心,以致心神失养而失眠。或因思虑过度,伤及心脾,心伤则阴血暗耗,神不守舍;脾伤则食少,纳呆,生化之源不足,营血亏虚,不能上奉于心,而致心神不安。如《类证治裁·不寐》说:"思虑伤脾,脾血亏损,经年不寐"。《景岳全书·不寐》云:"劳倦、思虑太过者,必致血液耗亡,神魂无主,所以不眠。"可见,心脾不足造成血虚,会导致不寐。

4.病后体虚

久病血虚，年迈血少，引起心血不足，心失所养，心神不安而不寐，正如《景岳全书·不寐》中说："无邪而不寐者，必营气不足也，营主血，血虚则无以养心，心虚则神不守舍"。亦可因年迈体虚，阴阳亏虚而致不寐。若素体阴虚，兼因房劳过度，肾阴耗伤，阴衰于下，不能上奉于心，水火不济，心火独亢，火盛神动，心肾失交而神志不宁。如《景岳全书·不寐》所说："真阴精血不足，阴阳不交，而神有不安其室耳。"

（二）病机

不寐的病因虽多，但其病理变化，总属阳盛阴衰，阴阳失交。一为阴虚不能纳阳，一为阳盛不得入于阴。其病位主要在心，与肝、脾、肾密切相关。

因心主神明，神安则寐，神不安则不寐。而阴阳气血之来源，由水谷之精微所化，上奉于心，则心神得养；受藏于肝，则肝体柔和；统摄于脾，则生化不息；调节有度，化而为精，内藏于肾，肾精上承于心，心气下交于肾，则神志安宁。

若肝郁化火，或痰热内扰，神不安宅者以实证为主。心脾两虚，气血不足，或由心胆气虚，或由心肾不交，水火不济，心神失养，神不安宁，多属虚证，但久病可表现为虚实兼夹，或为瘀血所致。

不寐的预后，一般较好，但因病情不一，预后亦各异。病程短，病情单纯者，治疗收效较快；病程较长，病情复杂者，治疗难以速效。且病因不除或治疗不当，易产生情志病变，使病情更加复杂，治疗难度增加。

## 二、诊查要点

（一）诊断依据

（1）轻者入寐困难或寐而易醒，醒后不寐，连续3周以上，重者彻夜难眠。

（2）常伴有头痛、头昏、心悸、健忘、神疲乏力、心神不宁、多梦等症。

（3）本病证常有饮食不节，情志失常，劳倦、思虑过度，病后，体虚等病史。

（二）病证鉴别

不寐应与一时性失眠、生理性少寐、它病痛苦引起的失眠相区别。不寐是指单纯以失眠为主症，表现为持续的、严重的睡眠困难。若因一时性情志影响或生活环境改变引起的暂时性失眠不属病态。至于老年人少寐早醒，亦多属生理状态。若因其他疾病痛苦引起失眠者，则应以祛除有关病因为主。

（三）相关检查

临床可检测多导睡眠图：①测定其平均睡眠潜伏期时间延长（长于50分钟）；②测定实际睡眠时间减少（每夜不足6.51小时）；③测定觉醒时间增多（每夜超过30分钟）。

## 三、辨证论治

（一）辨证要点

本病辨证首分虚实。虚证，多属阴血不足，心失所养，临床特点为体质瘦弱，面色无华，神疲懒言，心悸健忘。实证为邪热扰心，临床特点为心烦易怒，口苦咽干，便秘溲赤。次辨病位，病位主要在心。由于心神的失养或不安，神不守合而不寐，且与肝、胆、脾、胃、肾相关。如急躁易怒而不寐，多为肝火内扰；脘闷苔腻而不寐，多为胃腑宿食，痰热内盛；心烦心悸，头晕健忘而不寐，多为阴虚火旺，心肾不交；面色少华，肢倦神疲而不寐，多属脾虚不运，心神失养；心烦不寐，触事易惊，多属心胆气虚等。

（二）治疗原则

治疗当以补虚泻实，调整脏腑阴阳为原则。实证泻其有余，如疏肝泻火，清化痰热，消导和中；虚证补其不足，如益气养血，健脾补肝益肾。在此基础上安神定志，如养血安神，镇惊安神，清心安神。

（三）证治分类

1.肝火扰心证

不寐多梦，甚则彻夜不眠，急躁易怒，伴头晕头胀，目赤耳鸣，口干而苦，不思饮食，便秘溲赤，舌红苔黄，脉弦而数。

证机概要:肝郁化火,上扰心神。

治法:疏肝泻火,镇心安神。

代表方:龙胆泻肝汤加减。本方有泻肝胆实火,清下焦湿热之功效,适用于肝郁化火上炎所致的不寐多梦,头晕头胀,目赤耳鸣,口干便秘之症。

常用药:龙胆草、黄芩、栀子清肝泻火;泽泻、车前子清利湿热;当归、生地滋阴养血;柴胡疏畅肝胆之气;甘草和中;生龙骨、生牡蛎、灵磁石镇心安神。

胸闷胁胀,善太息者,加香附、郁金、佛手、绿萼梅以疏肝解郁;若头晕目眩,头痛欲裂,不寐躁怒,大便秘结者,可用当归龙荟丸。

### 2.痰热扰心证

心烦不寐,胸闷脘痞,泛恶嗳气,伴口苦,头重,目眩,舌偏红,苔黄腻,脉滑数。

证机概要:湿食生痰,郁痰生热,扰动心神。

治法:清化痰热,和中安神。

代表方:黄连温胆汤加减。本方清心降火,化痰安中,适用于痰热扰心,见虚烦不宁,不寐多梦等症状者。

常用药:半夏、陈皮、茯苓、枳实健脾化痰,理气和胃;黄连、竹茹清心降火化痰;龙齿、珍珠母、磁石镇惊安神。

不寐伴胸闷嗳气,脘腹胀满,大便不爽,苔腻脉滑,加用半夏秫米汤和胃健脾,交通阴阳,和胃降气;若饮食停滞,胃中不和,嗳腐吞酸,脘腹胀痛,再加神曲、焦山楂、莱菔子以消导和中。

### 3.心脾两虚证

不易入睡,多梦易醒,心悸健忘,神疲食少,伴头晕目眩,四肢倦怠,腹胀便溏,面色少华,舌淡苔薄,脉细无力。

证机概要:脾虚血亏,心神失养,神不安舍。

治法:补益心脾,养血安神。

代表方:归脾汤加减。本方益气补血,健脾养心,适用于不寐健忘,心悸怔忡,面黄食少等心脾两虚证。

常用药:人参、白术、甘草益气健脾;当归、黄芪补气生血;远志、酸枣仁、茯神、龙眼肉补心益脾安神;木香行气舒脾。

心血不足较甚者,加熟地、芍药、阿胶以养心血;不寐较重者,加五味子、夜交藤、合欢皮、柏子仁养心安神,或加生龙骨、生牡蛎、琥珀末以镇静安神;兼见脘闷纳呆,苔腻,重用白术,加苍术、半夏、陈皮、茯苓、厚朴以健脾燥湿,理气化痰。若产后虚烦不寐,或老人夜寐早醒而无虚烦者,多属气血不足,亦可用本方。

### 4.心肾不交证

心烦不寐,入睡困难,心悸多梦,伴头晕耳鸣,腰膝酸软,潮热盗汗,五心烦热,咽干少津,男子遗精,女子月经不调,舌红少苔,脉细数。

证机概要:肾水亏虚,不能上济于心,心火炽盛,不能下交于肾。

治法:滋阴降火,交通心肾。

代表方:六味地黄丸合交泰丸加减。前方以滋补肾阴为主,用于头晕耳鸣,腰膝酸软,潮热盗汗等肾阴不足证;后方以清心降火,引火归原,用于心烦不寐,梦遗失精等心火偏亢证。

常用药:熟地黄、山萸肉、山药滋补肝肾,填精益髓;泽泻、茯苓、丹皮健脾渗湿,清泄相火;黄连清心降火;肉桂引火归原。

心阴不足为主者,可用天王补心丹以滋阴养血,补心安神;心烦不寐,彻夜不眠者,加朱砂、磁石、龙骨、龙齿重镇安神。

### 5.心胆气虚证

虚烦不寐,触事易惊,终日惕惕,胆怯心悸,伴气短自汗,倦怠乏力,舌淡,脉弦细。

证机概要:心胆虚怯,心神失养,神魂不安。

治法:益气镇惊,安神定志。

代表方:安神定志丸合酸枣仁汤加减。前方重于镇惊安神,用于心烦不寐,气短自汗,倦怠乏力之症;后方偏于养血清热除烦,用于虚烦不寐,终日惕惕,触事易惊之症。

常用药:人参、茯苓、甘草益心胆之气;茯神、远志、龙齿、石菖蒲化痰宁心,镇惊安神;川芎、酸枣仁调血养心;知母清热除烦。

心肝血虚,惊悸汗出者,重用人参,加白芍、当归、黄芪以补养肝血;肝不疏土,胸闷,善太息,纳呆腹胀者,加柴胡、陈皮、山药、白术以疏肝健脾;心悸甚,惊惕不安者,加生龙骨、生牡蛎、朱砂以重镇安神。

### 四、预防调护

不寐属心神病变,重视精神调摄和讲究睡眠卫生具有实际的预防意义。《内经》云:"恬淡虚无,真气从之,精神内守,病安从来。"积极进行心理情志调整,克服过度的紧张、兴奋、焦虑、抑郁、惊恐、愤怒等不良情绪,做到喜怒有节,保持精神舒畅,尽量以放松的、顺其自然的心态对待睡眠,反而能较好地入睡。

睡眠卫生方面,首先帮助患者建立有规律的作息制度,从事适当的体力活动或体育锻炼,增强体质,持之以恒,促进身心健康。其次养成良好的睡眠习惯。晚餐要清淡,不宜过饱,更忌浓茶、咖啡及吸烟。睡前避免从事紧张和兴奋的活动,养成定时就寝的习惯。另外,要注意睡眠环境的安宁,床铺要舒适,卧室光线要柔和,并努力减少噪音,去除各种可能影响睡眠的外在因素。

(程 瑶)

# 第九节 多 寐

多寐是指不分昼夜,时时欲睡,呼之能醒,醒后复睡的病证。西医的发作性睡病、神经官能症、精神病的某些患者,其症状与多寐类似者,可参考本证辨证论治。

### 一、诊断要点

(一)诊断

(1)不论白天黑夜,不分场合地点,随时可以入睡,但呼之能醒,但未几又已入睡。

(2)某些热性或慢性疾病过程中出现嗜睡,每为病程严重的预兆,不属本证范围。

(3)应与昏迷、厥证等相鉴别。昏迷是神志不清,意识丧失;厥证是呼之不应,四肢厥冷等。

(二)辨证分析

多寐主要是由于脾虚湿胜、阳衰、瘀血阻窍所致,其病理主要是由于阴盛阳虚。因阳主动,阴主静,阴盛故多寐。临床辨证主要是区分虚实,脾虚、阳衰为虚证,湿胜、瘀阻者为实证。治疗以健脾、温肾、祛湿、化瘀为主要治法。

### 二、辨证论治

(一)湿胜

1.证见

多发于雨湿之季,或丰肥之人。胸闷纳少,身重嗜睡,苔白腻,脉濡缓。

2.治法

燥湿健脾。

3.方药

(1)主方:平胃散(陈师文等《太平惠民和剂局方》)加味。

处方：苍术 15 g，厚朴 12 g，陈皮 6 g，藿香 12 g，薏苡仁 18 g，法半夏 12 g，布渣叶 12 g，甘草 6 g。水煎服。

（2）单方验方：藿香佩兰合剂（任达然验方）。

处方：藿香、佩兰、苍术、川朴各 10 g，陈皮 6 g，法半夏、茯苓、石菖蒲各 10 g。水煎服。

（二）脾虚型

1. 证见

精神倦怠，嗜睡，饭后尤甚，肢怠乏力，面色萎黄，纳少便溏。舌淡胖苔薄白，脉虚弱。

2. 治法

健脾益气。

3. 方药

（1）主方：六君子汤（虞抟《医学正传》）加减。

处方：党参 15 g，白术 12 g，茯苓 12 g，法半夏 12 g，陈皮 6 g，黄芪 15 g，神曲 10 g，麦芽 20 g，甘草 6 g。水煎服。

（2）中成药：补中益气丸，每次 9 g，每日 3 次。

（3）单方验方：黄芪升蒲汤（刘国普验方）。

处方：黄芪 30 g，升麻 9 g，茯苓 15 g，白术 12 g，石菖蒲 12 g。水煎服。

（三）阳虚型

1. 证见

精神疲惫，整日嗜睡懒言，畏寒肢冷，健忘。舌淡苔薄，脉沉细无力。

2. 治法

益气温阳。

3. 方药

（1）主方：附子理中丸（陈师文等《太平惠民和剂局方》）加减。

处方：熟附子 12 g，干姜 10 g，党参 20 g，黄芪 18 g，巴戟天 12 g，升麻 6 g，淫羊藿 15 g，炙甘草 6 g。水煎服。

（2）中成药：附桂八味丸，每次 9 g，每日 3 次。

（3）单方验方：①附子细辛汤（何春水等《精选千家妙方》）。处方：熟附子 15 g（先煎 1 小时），细辛、苍术、厚朴、陈皮各 10 g，麻黄 6 g。加水煎沸 15 分钟，滤出药液，再加水煎 20 分钟，去渣，两煎药液兑匀，分服，每日 1 剂。②嗜睡方（陈耀庭验方）。处方：红参 6 g（另煎），干姜、补骨脂各 10 g，附子 9 g，桂枝 8 g，吴茱萸 6 g，焦白术、炙甘草各 12 g。水煎服。

（四）瘀阻型

1. 证见

头昏头痛，神倦嗜睡，病情较久，或有头部外伤病史。舌质紫暗或有瘀斑，脉涩。

2. 治法

活血通络。

3. 方药

（1）主方：通窍活血汤（王清任《医林改错》）加减。

处方：赤芍 15 g，川芎 10 g，桃仁 12 g，红花 10 g，白芷 10 g，丹参 20 g，生姜 10 g，葱白 3 条，大枣 5 枚。水煎服。

兼有气滞者，选加青皮 10 g，陈皮 6 g，枳壳 12 g，香附 10 g。兼有阴虚者，可选加生地黄 15 g，牡丹皮 10 g，麦冬 12 g。兼有气虚者，可选加黄芪 18 g，党参 15 g。兼有阳虚者，选加肉桂 6 g，熟附子 10 g。兼有痰浊者，选加法半夏 12 g，陈皮 6 g，白芥子 12 g。兼有热象者，可加黄芩、山栀各 12 g。

（2）中成药：①盐酸川芎嗪片，每次 2 片，每日 3 次。②复方丹参片，每次 3 片，每日 3 次。

（3）单方验方：当归五灵脂合剂（隋殿军《当代中国名医秘验方精粹》）。

处方：当归、五灵脂、茺蔚子各 12 g，黄芪 20 g，蒲黄、赤芍、延胡索、没药各 10 g，干姜 8 g，小茴香、升麻、甘草各 6 g。水煎服。

（程　瑶）

# 第十节　癫　狂

## 一、定义

癫病以精神抑郁，表情淡漠，沉默痴呆，语无伦次，静而少动为特征；狂病以精神亢奋，狂躁刚暴，喧扰不宁，毁物打骂，动而多怒为特征。癫病与狂病都是精神失常的疾病，两者在临床上可以互相转化，故常并称。

## 二、历史沿革

癫之病名最早见于马王堆汉墓出土的《足臂十一脉灸经》"数癫疾"。癫狂病名出自《内经》。该书对于本病的症状、病因病机及治疗均有较详细的记载。

在症状描述方面，如《灵枢·癫狂》篇说："癫疾始生，先不乐，头重痛，视举，目赤，甚作极，已而烦心""狂始发，少卧，不饥，自高贤也，自辨智也，自尊贵也，善骂詈，日夜不休。"

在病因病机方面，《素问·至真要大论篇》说："诸躁狂越，皆属于火。"《素问·脉要精微论篇》说："衣被不敛，言语善恶，不避亲疏者，此神明之乱也。"《素问·脉解篇》又说："阳尽在上，而阴气从下，下虚上实，故狂癫疾也。"指出了火邪扰心和阴阳失调可以发病。《灵枢·癫狂》篇又有"得之忧饥""得之大恐""得之有所大喜"等记载。明确指出情志因素亦可以导致癫狂的发生。《素问·奇病论篇》说："人生而有病癫疾者，此得之在母腹中时。"指出本病具有遗传性。

在治疗方面，《素问·病能论篇》说："帝曰：有病怒狂者，其病安生？岐伯曰：生于阳也。帝曰：治之奈何？岐伯曰：夺其实即已，夫食入于阴，长气于阳，故夺其食则已，使之服以生铁落为饮，夫生铁落者，下气疾也。"至《难经》则明确提出癫与狂的鉴别要点，如《二十难》记有"重阳者狂，重阴者癫"，而《五十九难》对癫狂二证则从症状表现上加以区别，其曰："狂癫之病何以别之？然：狂疾之始发，少卧而不饥，自高贤也，自辨智也，自倨贵也，妄笑好歌乐，妄行不休是也。癫疾始发，意不乐，僵仆直视，其脉三部阴阳俱盛是也。"对两者的鉴别可谓要言不烦。

汉代张仲景《金匮要略·五脏风寒积聚病脉证治》说："邪哭（作"入"解）使魂魄不安者，血气少也，血气少者属于心，心气虚者，其人则畏；合目欲眠，梦远行而精神离散，魂魄妄行。阴气衰者为癫，阳气衰者为狂。"对本病的病因作进一步的探讨，提出因心虚而血气少，邪乘于阴则为癫，邪乘于阳则为狂。

唐宋以后，对癫狂的证候描述更加确切，唐代孙思邈《备急千金要方·风癫》曰："示表癫邪之端，而见其病，或有默默而不声，或复多言而漫说，或歌或哭，或吟或笑，或眠坐沟渠，瞰于粪秽，或裸形露体，或昼夜游走，或嗔骂无度，或是蜚蛊精灵，手乱目急。"对癫狂采用针药并用的治疗方式。

金元时代对癫狂的病因学说有了较大的发展。如金代刘完素《素问玄机原病式·五运主病》说："经注曰多喜为癫，多怒为狂，然喜为心志，故心热甚则多喜而为狂，况五志所发，皆为热，故狂者五志间发。"元代朱丹溪《丹溪心法·癫狂篇》云："癫属阴，狂属阳……大率多因痰结于心胸间。"提出了癫狂的发病与"痰"有关的理论，并提出"痰迷心窍"之说，对于指导临床实践具有重要意义，也为后世许多医家所遵循。此时不仅对病因病机的认识更臻完善，而且从实践中也积累了一些治疗本病的经验。如治癫用养心血、镇心神、开痰结，治狂用大吐下之法。此外，《丹溪心法》还记有精神治疗的方法。

及至明清两代,不少医家对本病证治理法的研究多有心得体会。如明代楼英《医学纲目》卷二十五记有:"狂之为病少卧,少卧则卫独行,阳不行阴,故阳盛阴虚,令昏其神。得睡则卫得入于阴,而阴得卫镇,不虚,阳无卫助,不盛,故阴阳均平而愈矣。"对《内经》狂病,由阴阳失调而成的理论有所发挥。再如李梴、张景岳等对癫狂二证的区别,分辨甚详。明代李梴《医学入门·癫狂》说:"癫者异常也,平日能言,癫则沉默;平日不言,癫则呻吟,甚则僵卧直视,心常不乐""狂者凶狂也,轻则自高自是,好歌好舞,甚则弃衣而走,逾垣上屋,又甚则披头大叫,不避水火,且好杀人。"明代张介宾《景岳全书·癫狂痴呆》说:"狂病常醒,多怒而暴;癫病常昏,多倦而静。由此观之,则其阴阳寒热,自有冰炭之异。"明代王肯堂《证治准绳》中云:"癫者,俗谓之失心风。多因抑郁不遂……精神恍惚,言语错乱,喜怒不常。"这一时期的医家肯定了癫狂痰迷心窍的病机,治疗多主张治癫宜解郁化痰、宁心安神为主;治狂则先夺其食,或降其火,或下其痰,药用重剂,不可畏首畏尾。明代戴思恭《证治要诀·癫狂》提出:"癫狂由七情所郁,遂生痰涎,迷塞心窍。"明代虞抟《医学正传》以牛黄清心丸治癫狂,取其豁痰清心之意。至王清任又提出了血瘀可病癫狂的论点,并认识到本病与脑有着密切的关系。如王清任《医林改错》癫狂梦醒汤谓:"癫狂一证……乃气血凝滞脑气,与脏腑气不接,如同做梦一样。"清代何梦瑶《医碥·狂癫痫》剖析狂病病机为火气乘心,劫伤心血,神不守舍,痰涎入踞。清代张璐《张氏医通·神志门》集狂病治法之大成:"上焦实者,从高抑之,生铁落饮;阳明实则脉伏,大承气汤去厚朴加当归、铁落饮,以大利为度;在上者,因而越之,来苏膏,或戴人三圣散涌吐,其病立安,后用洗心散、凉膈散调之;形证脉气俱实,当涌吐兼利,胜金丹一服神效……《经》云:喜乐无极则伤魂,魄伤则狂,狂者意不存,当以恐胜之,以凉药补魄之阴,清神汤。"

综上所述,历代医家则对癫狂的病因、病机、临床症状及治疗进行了较多的论述,对后世有较大的影响。

### 三、范围

癫病与狂病都是精神失常的疾患,其表现类似于西医学的某些精神病,精神分裂症的精神抑郁型,心境障碍中躁狂抑郁症的抑郁型、抑郁发作大致相当于癫病。精神分裂症的紧张性兴奋型及青春型、心境障碍中躁狂抑郁症的躁狂型、躁狂发作、急性反应性精神病的反应兴奋状态大致相当于狂病。凡此诸病出现症状、舌苔、脉象等临床表现与本篇所述相同者,均可参考本篇进行辨证论治。

### 四、病因病机

癫狂发生的原因,总与七情内伤密切相关,或以思虑不遂,或以悲喜交加,或以恼怒惊恐,皆能损伤心、脾、肝、胆,导致脏腑功能失调和阴阳失于平秘,进而产生气滞、痰结、火郁、血瘀等,蒙蔽心窍而引起神志失常。狂病属阳,癫病属阴,病因病机有所不同。如清代叶天士《临证指南医案》龚商年按:"狂由大惊大恐,病在肝胆胃经,三阳并而上升,故火炽则痰涌,心窍为之闭塞。癫由积忧积郁,病在心脾包络,三阴蔽而不宣,故气郁则痰迷,神志为之混淆。"

癫狂发生的存在原发病因、继发病因和诱发因素。原发病因有禀赋不足,情志内伤和饮食不节;继发病因有气滞、痰结、火郁、血瘀等;诱发因素有情志失节,人事怫意,突遭变乱及剧烈的情志刺激。癫病起病多缓慢,渐进发展,癫病病位在肝、脾、心、脑,病之初起多表现为实证,后转换为虚实夹杂,病程日久,损伤心、脾、脑、肾,转为虚证。狂病急性发病,狂病病位在肝、胆、胃、心、脑,病之初起为阳证、热证、实证,渐向虚实夹杂转化,终至邪去正伤,渐向癫病过渡。

兹从气、痰、火、瘀四个方面对本病的病因病机列述如下。

(一)气机阻滞

《素问·举痛论篇》有"百病皆生于气"之说,平素易怒者,由于郁怒伤肝,肝失疏泄,则气机失调,气郁日久,则进一步形成气滞血瘀,或痰气互结,或气郁化火,阻闭心窍而发为癫狂。正如《证治要诀·癫狂》所说"癫狂由七情所郁,遂生痰涎,迷塞心窍"。

**（二）痰浊蕴结**

自从金元时代朱丹溪提出癫狂与"痰"有关的论点以后，不少医家均宗其说。如明代张景岳《景岳全书·癫狂痴呆》说："癫病多由痰气，凡气有所逆，痰有所滞，皆能壅闭经络，格塞心窍。"近代张锡纯《医学衷中参西录·医方》明确指出"癫狂之证，乃痰火上泛，瘀塞其心与脑相连窍络，以致心脑不通，神明皆乱"。由于长期的忧思郁怒造成气机不畅，肝郁犯脾，脾失健运，痰涎内生，以致气血痰结。或因脾气虚弱，升降失常，清浊不分，浊阴蕴结成痰，则为气虚痰结。无论气郁痰结或气虚痰结，总由"痰迷心窍"而病癫病。若因五志之火不得宣泄，炼液成痰，或肝火乘胃，津液被熬，结为痰火；或痰结日久，郁而化火，以致痰火上扰，心窍被蒙，神志遂乱，也可发为狂病。

**（三）火郁扰神**

《内经》早就指出狂病与火有关。如《素问·至真要大论篇》指出："诸躁狂越，皆属于火。"《素问·阳明脉解篇》又说："帝曰：病甚则弃衣而走，登高而歌，或至不食数日，逾垣上屋，所上之处，皆非其素所能也，病反能者何也？岐伯曰：四肢者，诸阳之本也，阳盛则四肢实，实则能登高也""帝曰：其安言骂詈不避亲疏而歌者何也？岐伯曰：阳盛则使人妄言骂詈，不避亲疏而不欲食，不欲食故妄走也。"因阳明热盛，上扰心窍，以致心神昏乱而发为狂病。《景岳全书·癫狂痴呆》亦说："凡狂病多因于火，此或以谋为失志，或以思虑郁结，屈无所伸，怒无所泄，以致肝胆气逆，木火合邪，是诚东方实证也，此其邪盛于心，则为神魂不守，邪乘于胃，则为暴横刚强。"

综上所述，胃、肝、胆三经实火上升扰动心神，皆可发为狂病。

**（四）瘀血内阻**

由于血瘀使脑气与脏腑之气不相连接而发狂。如清代王清任《医林改错》说："癫狂一证，哭笑不休，詈骂歌唱，不避亲疏，许多恶态，乃气血凝滞，脑气与脏腑气不接，如同做梦一样。"并自创癫狂梦醒汤治疗本病。另外，王清任还创立脑髓说，其曰："灵机记性在脑者，因饮食生气血，长肌肉，精汁之清者，化而为髓""小儿无记性者，脑髓未满，高年无记性者，脑髓渐空。"联系本病的发生，如头脑发生血瘀气滞，使脏腑化生的气血不能正常的充养元神之府，或因血瘀阻滞脉络，气血不能上荣脑髓，则可造成灵机混乱，神志失常发为癫狂。

综上所述，气、痰、火、瘀均可造成阴阳的偏盛偏衰，而历代医家多以阴阳失调作为本病的主要病机。如《素问·生气通天论篇》说："阴不胜其阳，则脉流薄疾，并乃狂。"又《素问·宣明五气论篇》说："邪入于阳则狂，邪入于阴则痹，搏阳则为癫疾。"《难经·二十难》说："重阳者狂，重阴者癫。"所谓重阴重阳者，医家论述颇不一致。有说阳邪并于阳者为重阳，阴邪并于阴者为重阴；有说三部阴阳脉皆洪盛而牢为重阳，三部阴阳脉皆沉伏而细为重阴；还有认为气并于阳而阳盛气实者为重阳，血并于阴而阴盛血实者为重阴。概言之，两种属阳的因素重叠相加称为重阳，如平素好动、性情暴躁，又受痰火阳邪，此为重阳而病狂；两种属阴的因素重叠相加，称为重阴，如平素好静，情志抑郁，又受痰郁阴邪，此为重阴而病癫。此后在《诸病源候论》《普济方》以及明清许多医家的著述中，也都说明机体阴阳失调，不能互相维系，以致阴虚于下，阳亢于上，心神被扰，神明逆乱而发癫狂。

此外，张仲景《伤寒论》尚有蓄血发狂的记载，应属血瘀一类；由于思虑太过，劳伤心脾，气血两虚，心失所养亦可致病。《医学正传·癫狂痫证》说："癫为心血不足。"癫狂病的发生还与先天禀赋有关，若禀赋充足，体质强壮，阴平阳秘，虽受七情刺激也只是短暂的情志失畅；反之禀赋素虚，肾气不足，复因惊骇悲恐、意志不遂等七情内伤，则每可引起阴阳失调而发病。禀赋不足而发病者往往具有家族遗传性，其家族可有类似的病史。

## 五、诊断与鉴别诊断

**（一）诊断**

1. 发病特点

本病发生与内伤七情密切相关，性格暴躁、抑郁、孤僻、易于发怒、胆怯疑虑等，是发病的常见因素；头颅外伤、中毒病史对确定诊断也有帮助。但其主要诊断依据是灵机、情志、行为三方面的失常。所谓灵机即记性、思考、谋虑、决断等方面的功能表现。

2.临床表现

本病的临床症状大致可分为 4 类，兹分述于后。

（1）躁狂症状：如弃衣而走，登高而歌，数日不食而能逾垣上屋，所上之处，皆非其力所能，妄言骂詈，不避亲疏，妄想丛生，毁物伤人，甚至自杀等，其证属实热，为阳气有余的症状。

（2）抑郁症状：如精神恍惚，表情淡漠，沉默痴呆，喃喃自语或语无伦次，秽洁不知，颠倒错乱，或歌或笑，悲喜无常，其证多偏于虚。为阴气有余的症状，或为痰气交阻。

（3）幻觉症状：幻觉是患者对客观上不存在的事物，却感到和真实的一样，可有幻视、幻听、幻嗅、幻触等症。如早在《灵枢·癫狂》就对幻觉症状有明确的记载："目妄见，耳妄闻……善见鬼神。"再如明代李梴《医学入门·癫狂》记有："视听言动俱妄者，谓之邪祟，甚则能言平生未见闻事及五色神鬼。"此处所谓邪祟，即为幻觉症状。

（4）妄想症状：妄想是与客观实际不符合的病态信念，其判断推理缺乏令人信服的根据，但患者坚信其正确而不能被说服。正如《灵枢·癫狂》所说："自高贤也，自辨智也，自尊贵也。"《中藏经·癫狂》也说："有自委曲者，有自高贤者。"此外，还可有疑病、自罪、被害、嫉妒等妄想症状。

这些临床症状不是中毒、热病所致，头颅 CT 及其他辅助检查没有阳性发现。

总之，癫病多见抑郁症状，呆滞好静，其脉多沉伏细弦；狂病多见躁狂症状，多怒好动，其脉多洪盛滑数，这是两者的区别。至于幻觉症状和妄想症状则既可见于癫病，也可见于狂病。

（二）鉴别诊断

1.痫病

痫病是以突然仆倒，昏不知人，四肢抽搐为特征的发作性疾患，与本病不难区分。但自秦汉至金元时期，往往癫、狂、痫同时并称，常常混而不清，尤其是癫病与痫病始终未能明确分清，及至明代王肯堂才明确提出癫狂与痫病的不同。如《证治准绳·癫狂痫总论》说："癫者或狂或愚，或歌或笑，或悲或泣，如醉如痴，言语有头无尾，秽洁不知，积年累月不愈"；"狂者病之发时猖狂刚暴，如伤寒阳明大实发狂，骂詈不避亲疏，甚则登高而歌，弃衣而走，逾垣上屋，非力所能，或与人语所未尝见之事"；"痫病发则昏不知人，眩仆倒地，不省高下，甚而瘛疭抽掣，目上视，或口眼㖞斜，或口作六畜之声。"至此已将癫狂与痫病截然分开，为后世辨证治疗指出了正确方向。

2.谵语、郑声

谵语是因阳明实热或温邪入于营血，热邪扰乱神明，而出现神志不清、胡言乱语的重症。郑声是指疾病晚期心气内损，精神散乱而出现神识不清，不能自主，语言重复，语声低怯，断续重复而语不成句的垂危征象。狂病与谵语、郑声在症状表现上是不同的，如《东垣十书·此事难知集·狂言谵语郑声辨》记有"狂言声大开自与人语，语所未尝见事，即为狂言也。谵语者，合目自语，言所日用常见常行之事，即为谵语也。郑声者，声战无力，不相接续，造字出于喉中，即郑声也"。

3.脏躁

脏躁好发于妇人，其症为悲伤欲哭，数欠伸，像如神灵所作，但可自制，一般不会自伤及伤害他人，与癫狂完全丧失自知力的神志失常不同。

## 六、辨证

（一）辨证要点

1.癫病审查轻重

精神抑郁，表情淡漠，寡言呆滞是癫病的一般症状，初发病时常兼喜怒无常，喃喃自语，语无伦次，舌苔白腻，此为痰结不深，证情尚轻。若病程迁延日久，则见呆若木鸡，目瞪如愚，灵机混乱，舌苔渐变为白厚而腻，乃痰结日深，病情转重。久则正气日耗，脉由弦滑变为滑缓，终至沉细无力。倘使病情演变为气血两虚,而症见神思恍惚,思维贫乏,意志减退者,则病深难复。

2.狂病明辨虚实

狂病应区分痰火、阴虚的主次先后,狂病初起是以狂暴无知,情感高涨为主要表现,概由痰火实邪扰乱神明而成。病久则火灼阴液,渐变为阴虚火旺之证,可见情绪焦躁,多言不眠,形瘦面赤舌红等症状。这一时期,分辨其主次先后,对于确定治法处方是很重要的。一般说,亢奋症状突出,舌苔黄腻,脉弦滑数者,是痰火为主,而焦虑、烦躁、失眠、精神疲惫,舌质红少苔或无苔,脉细数者,是阴虚为主。至于痰火、阴虚证候出现的先后,则需对上述证候,舌苔、脉象的变化作动态的观察。

(二)证候

1.癫病

(1)痰气郁结:精神抑郁,表情淡漠,寡言呆滞,或多疑虑,语无伦次,或喃喃自语,喜怒无常,甚则忿不欲生,不思饮食。舌苔白腻,脉弦滑。

病机分析:因思虑太过,所愿不遂,使肝气被郁,脾失健运而生痰浊。痰浊阻蔽神明,故出现抑郁、呆滞、语无伦次等症;痰扰心神,故见喜怒无常,忿不欲生,又因痰浊中阻,故不思饮食。苔腻、脉滑皆为气郁痰结之征。

(2)气虚痰结:情感淡漠,不动不语,甚则呆若木鸡,目瞪如愚,傻笑自语,生活被动,灵机混乱,甚至目妄见,耳妄闻,自责自罪,面色萎黄,便溏溲清。舌质淡,舌体胖,苔白腻,脉滑或脉弱。

病机分析:癫久正气亏虚,脾运力薄而痰浊益甚。痰结日深,心窍被蒙,故情感淡漠而呆若木鸡,甚至灵机混乱,出现幻觉症状;脾气日衰故见面色萎黄,便溏、溲清诸症。舌淡胖,苔白腻,脉滑或弱皆为气虚痰结之象。

(3)气血两虚:病程漫长,病势较缓,面色苍白,多有疲惫不堪之象,神思恍惚,心悸易惊,善悲欲哭,思维贫乏,意志减退,言语无序,魂梦颠倒。舌质淡,舌体胖大有齿痕,舌苔薄白,脉细弱无力。

病机分析:癫病日久,中气渐衰,气血生化乏源,故面色苍白,肢体困乏,疲惫不堪;因心血内亏,心失所养,可见神思恍惚,心悸易惊,意志减退诸症。舌胖,脉细是气血俱衰之征。

2.狂病

(1)痰火扰心:起病急,常先有性情急躁,头痛失眠,两目怒视,面红目赤,突然狂暴无知,情感高涨,言语杂乱,逾垣上屋,气力逾常,骂詈叫号,不避亲疏,或毁物伤人,或哭笑无常,登高而歌,弃衣而走,渴喜冷饮,便秘溲赤,不食不眠。舌质红绛,苔多黄腻,脉弦滑数。

病机分析:五志化火,鼓动阳明痰热,上扰清窍,故见性情急躁,头痛失眠;阳气独盛,扰乱心神,神明昏乱,症见狂暴无知,言语杂乱,骂詈不避亲疏;四肢为诸阳之本,阳盛则四肢实,实则登高、逾垣、上屋,而气力超乎寻常。舌绛苔黄腻,脉弦而滑数,皆属痰火壅盛,且有伤阴之势。以火属阳,阳主动,故起病急骤而狂暴不休。

(2)阴虚火旺:狂病日久,病势较缓,精神疲惫,时而躁狂,情绪焦虑、紧张,多言善惊,恐惧而不稳,烦躁不眠,形瘦面红,五心烦热。舌质红,少苔或无苔,脉细数。

病机分析:狂乱躁动日久,必致气阴两伤,如气不足则精神疲惫,仅有时躁狂而不能持久。由于阴伤而虚火旺盛,扰乱心神,故症见情绪焦虑,多言善惊,烦躁不眠,形瘦面红等。舌质红,脉细数,也为阴虚内热之象。

(3)气血凝滞:情绪躁扰不安,恼怒多言,甚则登高而歌,弃衣而走,或目妄见,耳妄闻,或呆滞少语,妄思离奇多端,常兼面色暗滞,胸胁满闷,头痛心悸,或妇人经期腹痛,经血紫黯有块。舌质紫黯有瘀斑,舌苔或薄白或薄黄,脉细弦,或弦数,或沉弦而迟。

病机分析:本证由血气凝滞使脑气与脏腑气不相接续而成,若瘀兼实热,苔黄,脉弦致,多表现为狂病;若瘀兼虚寒,苔白,脉沉弦而迟,多表现为癫病。但是无论属狂属癫,均以血瘀气滞为主因。

## 七、治疗

(一)治疗原则

1.解郁化痰,宁心安神

癫病多虚,为重阴之病,主于气与痰,治疗宜解郁化痰,宁心安神,补养气血为主要治则。

2.泻火逐痰,活血滋阴

狂病多实,为重阳之病,主于痰火、瘀血,治疗宜降其火,或下其痰,或化其瘀血,后期应予滋养心肝阴液,兼清虚火。

概言之,癫病与狂病总因七情内伤,使阴阳失调,或气并于阳,或血并于阴而发病,故治疗总则以调整阴阳,以平为期,如《素问·生气通天论篇》所说:"阴平阳秘,精神乃治。"

(二)治法方药

1.癫病

(1)痰气郁结。

治法:疏肝解郁,化痰开窍。

方药:逍遥散合涤痰汤加减。药用柴胡配白芍疏肝柔肝,可加香附、郁金以增理气解郁之力,其中茯苓、白术可以健脾化浊。涤痰汤为二陈汤增入胆南星、枳实、人参、石菖蒲、竹茹而成,胆南星、竹茹辅助二陈汤化痰,石菖蒲合郁金可以开窍,枳实配香附可以理气,人参可暂去之。

单用上方恐其效力不达,须配用十香返生丹,每服1丸,日服两次,是借芳香开窍之力,以奏涤痰散结之功;若癫病因痰结气郁而化热者,症见失眠易惊,烦躁不安而神志昏乱,舌苔转为黄腻,舌质渐红,治当清化痰热,清心开窍,可用温胆汤送服至宝丹。

(2)气虚痰结。

治法:益气健脾,涤痰宣窍。

方药:四君子汤合涤痰汤加减。药用人参、茯苓、白术、甘草四君益气健脾以扶正培本。再予半夏、胆南星、橘红、枳实、石菖蒲、竹茹涤除痰涎,可加远志、郁金,既可理气化痰,又能辅助石菖蒲宣开心窍。

若神思迷惘,表情呆钝,症情较重,是痰迷心窍较深,治宜温开,可用苏合香丸,每服1丸,日服两次,以豁痰宣窍。

(3)气血两虚。

治法:益气健脾,养血安神。

方药:养心汤加减。方中人参、黄芪、甘草补脾益气;当归、川芎养心血;茯苓、远志、柏子仁、酸枣仁、五味子宁心神;更有肉桂引药入心,以奏养心安神之功。

若兼见畏寒蜷缩,卧姿如弓,小便清长,下利清谷者,属肾阳不足,应加入温补肾阳之品,如补骨脂、巴戟天、肉苁蓉等。

2.狂病

(1)痰火扰心。

治法:泻火逐痰,镇心安神。

方药:泻心汤合礞石滚痰丸加减。方中大黄、黄连、黄芩苦寒直折心肝胃三经之火,知母滋阴降火而能维护阴液,佐以生铁落镇心安神。礞石滚痰丸方用青礞石、沉香、大黄、黄芩、朴硝,逐痰降火,待痰火渐退,礞石滚痰丸可改为包煎。

胸膈痰浊壅盛,而形体壮实,脉滑大有力者,可采用涌吐痰涎法,三圣散治之,方中瓜蒂、防风、藜芦三味,劫夺痰浊,吐后如形神俱乏,当以饮食调养。阳明热结,躁狂谵语,神志昏乱,面赤腹满,大便燥结,舌苔焦黄起刺或焦黑燥裂,舌质红绛,脉滑实而大者,宜先服大承气汤急下存阴,再投凉膈散加减清以泻实火;病情好转而痰火未尽,心烦失眠,哭笑无常者,可用温胆汤送服朱砂安神丸。

(2)阴虚火旺。

治则:滋阴降火,安神定志。

方药:选用二阴煎加减,送服定志丸。方中生地、麦门冬、玄参养阴清热;黄连、木通、竹叶、灯心草泻热清心安神;可加用白薇、地骨皮清虚热;茯神、炒酸枣仁、甘草养心安神。定志丸方用人参、茯苓、石菖蒲、甘草,其方健脾养心,安神定志,可用汤药送服,也可布包入煎。

若阴虚火旺兼有痰热未清者,仍可用二阴煎适当加入全瓜蒌、胆南星、天竺黄等。

（3）气血凝滞。

治则：活血化瘀，理气解郁。

方药：选用癫狂梦醒汤加减，送服大黄䗪虫丸。方中重用桃仁合赤芍活血化瘀，还可加用丹参、红花、水蛭以助活血之力；柴胡、香附理气解郁；青陈皮、大腹皮、桑白皮、苏子行气降气；半夏和胃，甘草调中。

如蕴热者可用木通加黄芩以清之；兼寒者加干姜、附子助阳温经。大黄䗪虫丸方用大黄、黄芩、甘草、桃仁、杏仁、芍药、干生地、干漆、虻虫、水蛭、蛴螬、䗪虫。可祛瘀生新，攻逐蓄血，但需要服用较长时期。

（三）其他治法

1.单方验方

（1）黄芫花：取花蕾及叶，晒干研粉，成人每日服 1.5～6 克，饭前一次服下，10～20 日为一个疗程，主治狂病属痰火扰心者。一般服后有恶心、呕吐、腹泻等反应，故孕妇、体弱、素有胃肠病者忌用。

（2）巴豆霜：1～3 克，分 2 次间隔半小时服完，10 次为一个疗程，一般服用 2 个疗程，第 1 个疗程隔日 1 次，第 2 个疗程隔两日 1 次。主治狂病，以痰火扰心为主者。

2.针灸

取穴以任督二脉、心及心包经为主，其配穴总以清心醒脑，豁痰宣窍为原则，其手法多采用三人或五人同时进针法，狂病多用泻法，大幅度捻转，进行强刺激，癫病可用平补平泻的手法。

（1）癫病主方：①中脘、神门、三阴交。②心俞、肝俞、脾俞、丰隆。两组可以交替使用。

（2）狂病主方：①人中、少商、隐白、大陵、丰隆。②风府、大椎、身柱。③鸠尾、上脘、中脘、丰隆。④人中、风府、劳宫、大陵。每次取穴一组，4 组穴位可以轮换使用。狂病发作时，可独取两侧环跳穴，用四寸粗针，行强刺激，可起安神定志作用。

3.灌肠疗法

痰浊蒙窍的癫病：以生铁落、牡蛎、石菖蒲、郁金、胆南星、法半夏、礞石、黄连、竹叶、灯心草、赤芍、桃仁、红花组方，先煎生铁落、礞石 30 分钟，去渣加其他药物煎 30 分钟，取汁灌肠。

4.饮食疗法

心脾不足者：黄芪莲子粥，取黄芪，文火煎 10 分钟，去渣，入莲子、粳米，煮粥。

心肾不交者：百合地黄粥。生地切丝，煮 1～2 分钟，去渣，入百合，粳米煮成粥，加蜂蜜适量。

## 八、转归及预后

癫病属痰气郁结而病程较短者，及时祛除壅塞胸膈之痰浊，复以理气解郁之法，较易治愈；若病久失治，则痰浊日盛而正气日虚，乃成气虚痰结之证；或痰郁化热，痰火渐盛，转变为狂病。

气虚痰结证如积极调治，使痰浊渐化，正气渐复，则可以向愈，但较痰气郁结证易于复发。若迁延失治或调养不当，正气愈虚而痰愈盛，痰愈盛则症愈重，终因灵机混乱，日久不复成废人。

气血两虚治以扶正固本，补养心脾之法，使气血渐复，尚可向愈，但即使病情好转，也多情感淡漠，灵机迟滞，工作效率不高，且复发机会较多。

狂病骤起先见痰火扰心之证，急投泻火逐痰之法，病情多可迅速缓解；若经治以后，火势渐衰而痰浊留恋，深思迷惘，其状如癫，乃已转变为癫病。如治不得法或不及时，致使真阴耗伤，则心神昏乱日重，其证转化为阴虚火旺，若此时给予正确的治疗，使内热渐清而阴液渐复，则病情可向愈发展。如治疗失当，则火愈旺而阴愈伤，阴愈亏则火愈亢，以致躁狂之症时隐时发，时轻时重。

另外，火邪耗气伤阴，导致气阴两衰，则迁延难愈。狂病日久出现气血凝滞，治疗得法，血瘀征象不断改善，则癫狂症状也可逐渐好转。若病久迁延不愈，可形成气血阴阳俱衰，灵机混乱，预后多不良。

## 九、预防与护理

癫狂之病多由内伤七情而引起，故应注意精神调摄。

在护理方面，首先应正确对待患者的各种病态表现，不应讥笑、讽刺，要关心患者。

（1）对于尚有一些适应环境能力的轻证患者，应注意调节情志活动，如以喜胜忧，以忧胜怒等。

（2）对其不合理的要求应耐心解释，对其合理的要求应尽量满足。

（3）对重证患者的打人、骂人、自伤、毁物等症状，要采取防护措施，注意安全，防止意外。

（4）对于拒食患者应找出原因，根据其特点进行劝导、督促、喂食或鼻饲，以保证营养。

（5）对有自杀、杀人企图或行为的患者，必须严密注意，专人照顾，并将危险品如刀、剪、绳、药品等严加收藏，注意投河、跳楼、触电等意外行为。

（程　瑶）

# 第十一节　心　悸

心悸是指阴阳失调，气血失和，心神失养，出现心中悸动不安，甚则不能自主的一类病证。一般多呈阵发性，每因情绪波动或劳累过度而发。心悸发作时常伴不寐、胸闷、气短，甚则眩晕、喘促、心痛、晕厥。心悸包括惊悸和怔忡。

心悸的病名首见《内经》。《素问·本病论》曰："热生于内，气痹于外，足胫疫疼，反生心悸。"《素问·气交变大论》对心悸的临床表现及脉象的变化亦有了生动的描述，如"心儋儋大动""其动应衣""心怵惕""心下鼓""惕惕然而惊，心欲动""惕惕如人将捕之"。《素问·三部九候论》曰："参伍不调者病……其脉乍疏乍数、乍迟乍疾者，日乘四季死。"最早认识到心悸，严重脉律失常与疾病预后的关系。在病因病机方面认识到宗气外泄，突受惊恐，复感外邪，心脉不通，饮邪上犯，皆可引起心悸。如《素问·平人气象论》曰："乳之下，其动应衣，宗气泄也。"《素问·举痛论》曰："惊则心无所倚，神无所归，虑无所定，故气乱矣。"《素问·痹论》曰："脉痹不已，复感于邪，内舍于心……心痹者，脉不通，烦则心下鼓。"《素问·评热病论》曰："诸水病者，故不得卧，卧则惊，惊则咳甚也。"汉代张仲景在《伤寒杂病论》中详述了"惊悸""心动悸""心中悸""喘悸""眩悸"的辨证论治纲领，如《伤寒论·辨太阳病脉证治》曰："脉浮数者，法当汗出而愈。若下之，身重，心悸者，不可发汗，当自汗出乃解……伤寒二三日，心中悸而烦者，小建中汤主之"，"伤寒，脉结代，心动悸，炙甘草汤主之。"《金匮要略·血痹虚劳病脉证治》中提到"卒喘悸，脉浮者，里虚也"；《金匮要略·痰饮咳嗽病脉证治》提到："凡食少饮多，水停心下，甚者则悸……眩悸者，小半夏加茯苓汤主之。"《金匮要略·惊悸吐衄下血胸满瘀血病脉证治》中有"寸口脉动而弱，动即为惊，弱则为悸"。认为心悸的病因病机为惊扰、水饮、虚损、汗后受邪等，记载了心悸时结、代、促脉及其区别，所创之炙甘草汤、麻黄附子细辛汤、苓桂甘枣汤、桂甘龙牡汤、小半夏加茯苓汤等仍是目前临床辨证治疗心悸的常用方剂。

汉代以后，诸医家从心悸、惊悸、怔忡等不同方面都有所发挥，并不断补充完善了心悸的病因病机、治法方药。如宋代严用和《济生方·惊悸怔忡健忘门》首先提出怔忡病名，并对惊悸、怔忡的病因病机、病情演变、治法方药做了较详细的论述。认为惊悸乃"心虚胆怯之所致"，治宜"宁其心以壮其胆气"，选用温胆汤、远志丸作为治疗方剂；怔忡因心血不足所致，亦有因感受外邪及饮邪停聚而致者，惊悸不已可发展为怔忡，治疗"当随其证，施以治法"。朱丹溪认为"悸者怔忡之谓"，强调了虚与痰的致病因素，如《丹溪心法·惊悸怔忡》中认为"怔忡者血虚，怔忡无时，血少者多。有思虑便动，属虚。时作时止者，痰因火动"。明代《医学正传·惊悸怔忡健忘证》认为惊悸怔忡尚与肝胆有关，并对惊悸与怔忡加以鉴别。提出"怔忡者，心中惕惕然，动摇而不得安静，无时而作者是也；惊悸者，蓦然而跳跃惊动，而有欲厥之状，有时而作者是也"。明代《景岳全书·怔忡惊恐》中认为怔忡由阴虚劳损所致，指出"盖阴虚于下，则宗气无根而气不归源，所以在上则浮撼于胸臆，在下则振动于脐旁"，生动的描述了心悸重证上及喉、下及腹的临床表现。其在治疗与护理上主张"速宜节欲节劳，切戒酒色。凡治此者，速宜养气养精，滋培根本"，提出左归饮、右归饮、养心汤、宁志丸等至今临床广为应用的有效方剂。清代王清任、唐容川力倡瘀血致悸理论，开启了活血化瘀治疗心悸的先河。

## 一、病因病机

本病的发生既有体质因素、饮食劳倦或情志所伤,亦有因感受外邪或药物中毒所致。其虚证者,多因气血阴阳亏虚,引起阴阳失调、气血失和、心神失养;实证者常见痰浊、瘀血、水饮、邪毒,而致心脉不畅、心神不宁。

### (一)感受外邪

正气内虚,感受温热邪毒,首先犯肺系之咽喉,邪毒侵心,耗气伤阴,气血失和,心神失养,发为心悸;或感受风寒湿邪,痹阻血脉,日久内舍于心,心脉不畅,发为心悸。正如叶天士所说:"温邪上受,首先犯肺,逆传心包。"及《素问·痹论》所云:"脉痹不已,复感于邪,内舍于心。"

### (二)情志所伤

思虑过度,劳伤心脾,心血暗耗,化源不足,心失所养,发为心悸;恚怒伤肝,肝气郁结,久之气滞血瘀,心脉不畅,发为心悸,或气郁化火,炼液成痰,痰火上扰,心神不宁,发为心悸;素体心虚胆怯,暴受惊恐,致心失神,肾失志,心气逆乱,发为惊悸,日久则稍惊即悸,或无惊亦悸。正如《素问·举痛论》所云:"惊则心无所倚,神无所归,虑无所定,故气乱矣。"

### (三)饮食不节

嗜食肥甘厚味,煎炸炙赙之品,或嗜酒过度,皆可蕴热化火生痰,痰火扰心,心神不宁,发为心悸;或饮食不节,损伤脾胃,脾运呆滞,痰浊内生,心脉不畅,而发心悸。正如唐容川所云:"心中有痰者,痰入心中,阻其心气,是以跳动不安。"

### (四)体质虚弱

先天心体禀赋不足,阴阳失调,气血失和,心脉不畅,发为心悸;或素体脾胃虚弱,化源不足,或年老体衰,久病失养,劳欲过度,致气血阴阳亏虚,阴阳失调,气血失和,心失所养,而发为心悸。

### (五)药物所伤

用药不当,或药物毒性较剧,损及于心,而致心悸。综上所述,心悸病因不外外感与内伤,其病机则不外气血阴阳亏虚,心失濡养;或邪毒、痰饮、瘀血阻滞心脉,心脉不畅,心神不宁。其病机关键为:阴阳失调,气血失和,心神失养。其病位在心,但与肺、脾、肝、肾密切相关。

本证以虚证居多,或因虚致实,虚实夹杂。虚者以气血亏虚,气阴两虚,心阳不振,心阳虚脱,心神不宁为常见;实者则以邪毒侵心,痰火扰心,心血瘀阻,水饮凌心为常见。虚实可相互转化,如脾失健运,则痰浊内生;脾肾阳虚,则水饮内停;气虚则血瘀;阴虚常兼火旺,或夹痰热;实者日久,可致正气亏耗;久病则阴损及阳,阳损及阴,形成阴阳两虚等复杂证候。

## 二、诊断

(1)自觉心慌不安,神情紧张,不能自主,心搏或快速,或缓慢,或心跳过重,或忽跳忽止,呈阵发性或持续性。

(2)伴有胸闷不适,易激动,心烦,少寐,乏力,头晕等,中老年发作频繁者,可伴有心胸疼痛,甚则喘促、肢冷汗出,或见晕厥。

(3)脉象对心悸的诊断有重要意义。心悸者常见疾、促、结、代、迟、涩、雀啄等脉;听诊示心搏或快速,或缓慢,或忽跳忽止,或伴有心音强弱不匀等。

(4)发作常由情志刺激、惊恐、紧张、劳倦过度、饮酒饱食等因素而诱发。

## 三、相关检查

血液分析、测血压、X线胸片、心电图、动态心电图、心脏彩超检查等,有助于病因及心律失常的诊断。

### 四、鉴别诊断

**(一)心痛**

心痛除见心慌不安、脉结代外，必以心痛为主症，多呈心前区或胸骨后压榨样痛、闷痛，常因劳累、感寒、饱餐或情绪波动而诱发，多呈短暂发作。但甚者心痛剧烈不止，唇甲发绀，或手足青至节，呼吸急促，大汗淋漓，甚至晕厥，病情危笃。心痛常可与心悸合并出现。

**(二)奔豚**

奔豚发作之时，亦觉心胸躁动不安。《难经·五十六难》曰："发于小腹，上至心下，若豚状，或上或下无时。"称之为肾积。《金匮要略·奔豚气病脉证治》曰："奔豚病从少腹起，上冲咽喉，发作欲死，复还止，皆从惊恐得之。"故本病与心悸的鉴别要点为：心悸为心中剧烈跳动，发自于心；奔豚乃上下冲逆，发自少腹。

**(三)卑慄**

《证治要诀·怔忡》描述卑慄症状为"痞塞不欲食，心中常有所歉，爱处暗室，或倚门后，见人则惊避，似失志状"。卑慄病因为"心血不足"，虽有心慌，一般无促、结、代、疾、迟等脉出现，是以神志异常为主的疾病，与心悸不难鉴别。

### 五、辨证论治

**(一)辨证要点**

**1.辨虚实**

心悸证候特点多为虚实相兼，故当首辨虚实。虚当审脏腑气、血、阴、阳何者偏虚，实当辨痰、饮、瘀、毒何邪为主。其次，当分清虚实之程度。正虚程度与脏腑虚损情况有关，即一脏虚损者轻，多脏虚损者重。在邪实方面，一般来说，单见一种夹杂者轻，多种合并夹杂者重。

**2.辨脉象**

脉搏的节律异常为本病的特征性征象，故尚需辨脉象。如脉率快速型心悸，可有一息六至之数脉，一息七至之疾脉，一息八至之极脉，一息九至之脱脉，一息十至以上之浮合脉。脉率过缓型心悸，可见一息四至之缓脉，一息三至之迟脉，一息二至之损脉，一息一至之败脉，两息一至之夺精脉。脉律不整型心悸，脉象可见有数时一止，止无定数之促脉；缓时一止，止无定数之结脉；脉来更代，几至一止，止有定数之代脉，或见脉象乍疏乍数，忽强忽弱之雀啄脉。临床应结合病史、症状，推断脉症从舍。一般认为，阳盛则促，数为阳热。若脉虽数、促而沉细、微细，伴有面浮肢肿，动则气短，形寒肢冷，舌质淡者，为虚寒之象。阴盛则结，迟而无力为虚寒，脉迟、结、代者，一般多属阴类脉。其中，结脉表示气血凝滞，代脉常表示元气虚衰、脏气衰微。凡久病体虚而脉弦滑搏指者为逆，病情重笃而脉散乱模糊者为病危之象。

**3.辨病与辨证相结合**

对心悸的临床辨证应结合引起心悸原发疾病的诊断，以提高辨证准确性，如功能性心律失常所引起的心悸，常表现为心率快速型心悸，多属心虚胆怯，心神不宁于活动后反而减轻为特点；冠心病心悸，多为阴虚气滞，气虚气滞，或气阴两虚，肝气郁结，久之痰瘀交阻而致；病毒性心肌炎引起的心悸，初起多为风温先犯肺卫，继之热毒逆犯于心，随后呈气阴两虚、瘀阻络脉证；风湿性心肌炎引起的心悸，多由风湿热邪杂至，合而为痹，痹阻心脉所致；病态窦房结综合征多由心阳不振，心搏无力所致；慢性肺源性心脏病所引起的心悸，则虚实兼夹为患，多心肾阳虚为本，水饮内停为标。

**4.辨惊悸怔忡**

大凡惊悸发病，多与情志因素有关，可由骤遇惊恐，忧思恼怒，悲哀过极或过度紧张而诱发，多为阵发性，实证居多，但也存在内虚因素。病来虽速，病情较轻，可自行缓解，不发时如常人。怔忡多由久病体虚、心脏受损所致，无精神因素亦可发生，常持续心悸，心中惕惕，不能自控，活动后加重。病来虽渐，病情较重，每属虚证，或虚中夹实，不发时亦可见脏腑虚损症状。惊悸日久不愈，亦可形成怔忡。

（二）治疗原则

心悸由脏腑气血阴阳亏虚、心神失养所致者,治当补益气血,调理阴阳,以求气血调畅,阴平阳秘,配合应用养心安神之品,促进脏腑功能的恢复。心悸因于邪毒、痰浊、水饮、瘀血等实邪所致者,治当清热解毒、化痰蠲饮、活血化瘀,配合应用重镇安神之品,以求邪去正安,心神得宁。临床上心悸表现为虚实夹杂时,当根据虚实轻重之多少,灵活应用清热解毒、益气养血、滋阴温阳、化痰蠲饮、行气化瘀、养心安神、重镇安神之法。

（三）分证论治

1.心虚胆怯

（1）主症:心悸不宁,善惊易恐,稍惊即发,劳则加重。

（2）兼次症:胸闷气短,自汗,坐卧不安,恶闻声响,失眠多梦而易惊醒。

（3）舌脉:舌质淡红,苔薄白;脉动数,或细弦。

（4）分析:心为神舍,心气不足易致神浮不敛,心神动摇,失眠多梦;胆气怯弱则善惊易恐,恶闻声响;心胆俱虚则更易为惊恐所伤,稍惊即悸;心位胸中,心气不足,胸中宗气运转无力,故胸闷气短;气虚卫外不固则自汗;劳累耗气,心气益虚,故劳则加重。脉动数或细弦为气血逆乱之象。

（5）治法:镇惊定志,养心安神。

（6）方药:安神定志丸加琥珀、磁石、朱砂。方中龙齿、琥珀、磁石镇惊宁神,朱砂、茯神、菖蒲、远志安神定惊,人参补益心气。兼见心阳不振,加附子、桂枝;兼心血不足,加熟地、阿胶;心悸气短,动则益甚,气虚明显时,加黄芪以增强益气之功;气虚自汗加麻黄根、浮小麦、瘪桃干、乌梅;气虚夹瘀者,加丹参、桃仁、红花;气虚夹湿,加泽泻,重用白术、茯苓;心气不敛,加五味子、酸枣仁、柏子仁,以收敛心气,养心安神;若心气郁结,心悸烦闷,精神抑郁,胸胁胀痛,加柴胡、郁金、合欢皮、绿萼梅、佛手。

2.心脾两虚

（1）主症:心悸气短,失眠多梦,思虑劳心则甚。

（2）兼次症:神疲乏力,眩晕健忘,面色无华,口唇色淡,纳少腹胀,大便溏薄,或胸胁胀痛,善太息。

（3）舌脉:舌质淡,苔薄白;脉细弱,或弦细。

（4）分析:心脾两虚主要指心血虚、脾气弱之气血两虚证。思虑劳心,暗耗心血,或脾气不足,生化乏源,皆可致心失血养,心神不宁,而见心悸、失眠多梦。思虑过度可劳伤心脾,故思虑劳心则甚。血虚则不能濡养脑髓,故眩晕健忘;不能上荣肌肤,故面色无华,口唇色淡。纳少腹胀,大便溏薄,神疲乏力,均为脾气虚之表现。气血虚弱,脉道失充,则脉细弱。肝气郁结则胸胁胀痛,善太息,脉弦。

（5）治法:补血养心,益气安神。

（6）方药:归脾汤。方中当归、龙眼肉补养心血;黄芪、人参、白术、炙甘草益气以生血;茯神、远志、酸枣仁宁心安神;木香行气,使补而不滞。气虚甚者重用人参、黄芪、白术、炙甘草,少佐肉桂,取少火生气之意;血虚甚者加熟地、白芍、阿胶。若心动悸脉结代,气短,神疲乏力,心烦失眠,五心烦热,自汗盗汗,胸闷,面色无华,舌质淡红少津,苔少或无,脉细数,为气阴两虚,治以益气养阴,养心安神,用炙甘草汤加减。本方益气补血,滋阴复脉。若兼肝气郁结,胸胁胀痛,泛酸、善太息,可改用逍遥散合左金丸为煎剂,以补益气血,调达肝郁,佐金以平木。

3.阴虚火旺

（1）主症:心悸少寐,眩晕耳鸣。

（2）兼次症:形体消瘦,五心烦热,潮热盗汗,腰膝酸软,咽干口燥,小便短黄,大便干结,或急躁易怒,胁肋胀痛,善太息。

（3）舌脉:舌红少津,苔少或无;脉细数或促。

（4）分析:肾阴亏虚,水不济火,以致心火亢盛,扰动心神,故心悸少寐;肾主骨生髓,腰为肾之府,肾虚则髓海不足,骨骼失养,故腰膝酸软,眩晕耳鸣;阴虚火旺,虚火内蒸,故形体消瘦,五心烦热,潮热盗汗,口干咽燥,小便短黄,大便干结;舌红少津,少苔或无苔,脉细数或促,为阴虚火旺之征。若肝气郁结,肝火内炽则急躁易怒,胁肋胀痛,善太息。

(5)治法:滋阴清火,养心安神

(6)方药:天王补心丹或朱砂安神丸。阴虚心火不亢盛者,用天王补心丹。方中生地黄、玄参、麦冬、天冬养阴清热;当归、丹参补血养心;人参补益心气;朱砂、茯苓、远志、枣仁、柏子仁养心安神;五味子收敛心气;桔梗引药上行,以通心气。合而用之有滋阴清热,养心安神之功。汗多加山茱萸。若阴虚心火亢盛者,用朱砂安神丸。方中朱砂重镇安神;当归、生地黄养血滋阴;黄连清心泻火。合而用之有滋阴清火,养心安神之功。因朱砂有毒,不可过剂。本证亦可选用黄连阿胶汤。若肾阴亏虚,虚火妄动,梦遗腰酸者,此乃阴虚相火妄动,治当滋阴降火,方选知柏地黄丸加味,方中知母、黄柏清泻相火,六味地黄丸滋补肾阴,合而用之有滋阴降火之功。若兼肝郁,急躁易怒,胁肋胀痛,善太息,治法为养阴疏肝,可在六味地黄丸基础上加枳壳、青皮,常可获效。

4.心阳不振

(1)主症:心悸不安,动则尤甚,形寒肢冷。

(2)兼次症:胸闷气短,面色白,自汗,畏寒喜温,或伴心痛。

(3)舌脉:舌质淡,苔白;脉虚弱,或沉细无力。

(4)分析:久病体虚,损伤心阳,心失温养,则心悸不安;不能温煦肢体,故面色白,肢冷畏寒。胸中阳气虚衰,宗气运转无力,故胸闷气短。阳气不足,卫外不固,故自汗出。阳虚则无力鼓动血液运行,心脉痹阻,故心痛时作。舌质淡,脉虚弱无力,为心阳不振之征。

(5)治法:温补心阳。

(6)方药:桂枝甘草龙骨牡蛎汤。方中桂枝、炙甘草温补心阳,生龙齿、生牡蛎安神定悸。心阳不足,形寒肢冷者,加黄芪、人参、附子;大汗出者,重用人参、黄芪、浮小麦、山茱萸、麻黄根,或用独参汤煎服;兼见水饮内停者,选加葶苈子、五加皮、大腹皮、车前子、泽泻、猪苓;夹有瘀血者,加丹参、赤芍、桃仁、红花等;兼见阴伤者,加麦冬、玉竹、五味子;若心阳不振,以心动过缓为著者,酌加炙麻黄、补骨脂、附子,重用桂枝。如大汗淋漓,面青唇紫,肢冷脉微,气喘不能平卧,为亡阳征象,当急予独参汤或参附汤,送服黑锡丹,或参附注射液静脉注射或静脉点滴,以回阳救逆。

5.水饮凌心

(1)主症:心悸眩晕,肢面水肿,下肢为甚,甚者咳喘,不能平卧。

(2)兼次症:胸脘痞满,纳呆食少,渴不欲饮,恶心呕吐,形寒肢冷,小便不利。

(3)舌脉:舌质淡胖,苔白滑;脉弦滑,或沉细而滑。

(4)分析:阳虚不能化水,水饮内停,上凌于心,故见心悸;饮溢肢体,故见水肿。饮阻于中,清阳不升,则见眩晕;阻碍中焦,胃失和降,则脘痞,纳呆食少,恶心呕吐。阳气虚衰,不能温化水湿,膀胱气化失司,故小便不利。舌质淡胖,苔白滑,脉弦滑或沉细而滑,为水饮内停之象。

(5)治法:振奋心阳,化气利水。

(6)方药:苓桂术甘汤。本方通阳利水,为"病痰饮者,当以温药和之"的代表方剂。方中茯苓淡渗利水,桂枝、炙甘草通阳化气,白术健脾祛湿。兼见纳呆食少,加谷芽、麦芽、神曲、山楂、鸡内金;恶心呕吐,加半夏、陈皮、生姜;尿少肢肿,加泽泻、猪苓、防己、葶苈子、大腹皮、车前子;兼见肺气不宣,水饮射肺者,表现胸闷、咳喘,加杏仁、前胡、桔梗以宣肺,加葶苈子、五加皮、防己以泻肺利水;兼见瘀血者,加当归、川芎、刘寄奴、泽兰叶、益母草;若肾阳虚衰,不能制水,水气凌心,症见心悸,咳喘,不能平卧,尿少水肿,可用真武汤。

6.心血瘀阻

(1)主症:心悸不安,胸闷不舒,心痛时作。

(2)兼次症:面色晦暗,唇甲青紫。或兼神疲乏力,少气懒言;或兼形寒肢冷;或兼两胁胀痛,善太息。

(3)舌脉:舌质紫暗,或舌边有瘀斑、瘀点;脉涩或结代。

(4)分析:心血瘀阻,心脉不畅,故心悸不安,胸闷不舒,心痛时作;若因气虚致瘀者,则气虚失养,兼见神疲乏力,少气懒言;若因阳气不足致瘀者,则阳虚生外寒而见形寒肢冷;若因肝气郁结,气滞致瘀者,则因肝郁气滞而兼见两胁胀痛,善太息;脉络瘀阻,故见面色晦暗,唇甲青紫;舌紫暗,舌边有瘀斑、瘀点,脉涩或结代,为瘀血内阻之征。

(5)治法:活血化瘀,理气通络。

(6)方药:桃仁红花煎。方中桃仁、红花、丹参、赤芍、川芎活血化瘀;延胡索、香附、青皮理气通络;生地黄、当归养血和血。合而用之有活血化瘀,理气通络之功。若因气滞而血瘀者,酌加柴胡、枳壳、郁金;若因气虚而血瘀者,去理气药,加黄芪、党参、白术;若因阳虚而血瘀者,酌加附子、桂枝、生姜;夹痰浊,症见胸闷不舒,苔浊腻者,酌加瓜蒌、半夏、胆南星;胸痛甚者,酌加乳香、没药、蒲黄、五灵脂、三七等。瘀血心悸亦可选丹参饮或血府逐瘀汤治疗。

**7.痰浊阻滞**

(1)主症:心悸气短,胸闷胀满。

(2)兼次症:食少腹胀,恶心呕吐,或伴烦躁失眠,口干口苦,纳呆,小便黄赤,大便秘结。

(3)舌脉:苔白腻或黄腻;脉弦滑。

(4)分析:痰浊阻滞心气,故心悸气短;气机不畅,故见胸闷胀满;痰阻气滞,胃失和降,故食少腹胀,恶心呕吐;痰郁化火,则见口干口苦,小便黄赤,大便秘结,苔黄腻等热象;痰火上扰,心神不宁,故烦躁失眠;痰多、苔腻、脉弦滑,为内有痰浊之象。

(5)治法:理气化痰,宁心安神。

(6)方药:导痰汤。方中半夏、陈皮、制南星、枳实理气化痰;茯苓健脾祛痰;远志、酸枣仁宁心安神。纳呆腹胀,兼脾虚者,加党参、白术、谷芽、麦芽、鸡内金;心悸伴烦躁口苦,苔黄,脉滑数,系痰火上扰,心神不宁,可加黄芩、苦参、黄连、竹茹,制南星易胆南星,或用黄连温胆汤;痰火伤津,大便秘结,加大黄、瓜蒌;痰火伤阴,口干盗汗,舌质红,少津,加麦冬、天冬、沙参、玉竹、石斛;烦躁不安,惊悸不宁,加生龙骨、生牡蛎、珍珠母、石决明以重镇安神。

**8.邪毒侵心**

(1)主症:心悸气短,胸闷胸痛。

(2)兼次症:发热,恶风,全身酸痛,神疲乏力,咽喉肿痛,咳嗽,口干渴。

(3)舌脉:舌质红,苔薄黄;脉浮数,或细数,或结代。

(4)分析:感受风热毒邪,侵犯肺卫,邪正相争,故发热恶风,全身酸痛,咽喉肿痛,咳嗽;表证未解,邪毒侵心,心体受损,耗气伤津,故心悸气短,胸闷胸痛,神疲乏力,口干口渴;舌红,苔薄黄,脉浮数,或细数,或结代,为风热毒邪袭表、侵心,气阴受损之征。

(5)治法:辛凉解表,清热解毒。

(6)方药:银翘散加减。方中金银花、连翘辛凉解表,清热解毒;薄荷、荆芥、豆豉疏风解表,透热外出;桔梗、牛蒡子、甘草宣肺止咳,利咽消肿;淡竹叶、芦根甘凉清热,生津止渴。合而用之有辛凉解表,清热解毒之功。若热毒甚,症见高热,咽喉肿痛,加板蓝根、大青叶、野菊花、紫花地丁等清热解毒之品;胸闷、胸痛者,加丹皮、赤芍、丹参等活血化瘀之品;口干口渴甚者,加生地黄、玄参;若热盛耗气伤阴,症见神疲,气短,脉细数,或结代者,合生脉散益气养阴,敛心气。若感受湿热之邪,湿热侵心,症见心悸气短,胸闷胸痛,腹泻,腹痛,恶心呕吐,腹胀纳呆,舌质红,苔黄腻者,治当清热祛湿,芳香化浊,方选甘露消毒丹或葛根芩连汤加减。若热病后期,邪毒已去,气阴两虚者,治当益气养阴,方选生脉散加味。

## 六、转归预后

心悸的转归预后与病因、诱因、发展趋势及发作时对血流动力学的影响密切相关。心悸因受惊而起,其病程短,病势浅,全身情况尚好,一般在病因消除或经过适当治疗或休息之后便能逐渐痊愈;但亦有惊悸日久不愈,逐渐变成怔忡。若因脏腑受损,功能失调,气血阴阳亏虚所致心悸,则病程较长,病势较重,经积极合理治疗亦多能痊愈。如出现下列情况则预后较差:心悸而汗出不止,四肢厥冷,喘促不得卧,下肢水肿，面青唇紫，脉微欲绝者，属心悸喘脱证，预后严重；心悸而出现各种怪脉（严重心律失常之脉象）者；心悸突然出现昏厥抽搐者；心悸兼有真心痛者。以上情况皆是病情严重之证候，均应及时治疗和监护，密切观察病情变化。

### 七、临证要点

（1）在辨证论治基础上选加经现代药理研究有抗心律失常作用的中草药，可进一步提高疗效，如快速型心律失常加用坤草、苦参、黄连、莲子心、延胡索以及中成药"黄杨宁"等；缓慢型心律失常加用麻黄、细辛、熟附子、桂枝以及中成药"心宝"等。

（2）功能性心律失常，多为肝气郁结所致，特别是因情志而发者，当在辨证基础上加郁金、佛手、香附、柴胡、枳壳、合欢皮等疏肝解郁之品，往往取得良好效果。

（3）根据中医"久病必虚""久病入络"的理论，心悸日久当补益与通络并用。

（4）临证如出现严重心律失常，如室上性心动过速、快速心房纤颤、Ⅲ度房室传导阻滞、室性心动过速、严重心动过缓、病态窦房结综合征等，导致较严重的血流动力学异常者，当及时运用中、西医两法加以救治。

（5）病毒性心肌炎是近20余年来发病率较高的一种心律失常性疾病，常危及青少年的身体健康，对于这种病毒感染性心肌炎症，中医药有显著的优势。在治疗中要把握以下三点：①咽炎一日不除，病毒性心肌炎一日不辍。②气阴两虚贯穿疾病的始终。③阳气易复，阴血难复。

（梁效铭）

# 第十二节　心　痛

### 一、定义

心痛为胸痹心痛之简称，是指因胸阳不振，阴寒、痰浊留居胸廓，或心气不足，鼓动乏力，使气血瘀阻，心失所养致病，以发作性或持续性心胸闷痛为主要表现的内脏痹证类疾病。轻者仅感胸闷、短气，心前区、膺背肩胛间隐痛、刺痛、绞痛，历刚傲秒钟至数分钟，经休息或治疗后症状可迅速缓解，但多反复发作；重者胸膺窒闷，痛如锥刺，痛彻肩背，持续不能缓解，伴心悸、短气、喘不得卧；甚至大汗淋漓，唇青肢厥，脉微欲绝。病位在"两乳之间，鸠尾之间"，即膻中部及左胸部。

据历代文献所载，心痛有广义、狭义之不同。广义胸痹心痛，有"九心痛"等多种分类法，范围甚广，可涉及胃脘痛等许多疾病。同时，又有将胸痹心痛作为胸痛加以论述者。鉴于广义胸痛所涉及的许多疾病在有关篇章中已有论述，故均不列入本篇讨论范围。本篇专论由心脏病损引起疼痛的辨证论治。

### 二、历史沿革

"心痛"病名最早见于马王堆古汉墓出土的《五十二病方》，《内经》对之有明确的论述。如《素问·标本病传论篇》有"心病先心痛"之谓，《素问·缪刺论篇》又有"卒心痛""厥心痛"之称；《灵枢·厥病》把心痛严重，并迅速造成死亡者称之为"真心痛"，谓："真心痛，手足青至节，心痛甚，旦发夕死，夕发旦死。"对于本症的临床表现和病因，《内经》中也有较为明确的记载。如《素问·厥论篇》云："手心主少阴厥逆，心痛引喉，身热，死不可治。"《素问·脏气法时论篇》云："心病者，胸中痛，胁支满，胁下痛，膺背肩胛间痛，两臂内痛。"《素问·痹论篇》云："心痹者，脉不通，烦则心下鼓，暴上气而喘。"《灵枢·厥病》把厥心痛分为肾心痛、肺心痛、肝心痛、脾心痛，而其中如"心痛间，动作痛益甚""色苍苍如死状""终日不得太息""痛如以锥针刺其心"等描述，与临床表现颇相符合。至于本症的病因，《素问·举痛论篇》指出："经脉流行不止，环周不休。寒气入经而稽迟,泣而不行。客于脉外则血少,客于脉中则气不通,故猝然而痛。"此虽非专指心痛而论,但若结合《素问·痹论篇》"心痹者,脉不通"之说,显然可以认为本症与寒凝、气滞、血瘀有关。此外,《素问·刺热篇》又有"心热病者,先不乐,数日乃热,热争则卒心痛"之说,提示本症与热邪也有关系。在治疗方面,《内经》则较少药物治疗,而对针刺治疗有较系统的论述。总之,《内经》有关本证的记述,为后世对心痛的辨证论治奠定了基础。

汉代张仲景首先明确提出了"胸痹"这个病名,并在《金匮要略》一书中以"胸痹心痛短气病脉证治"篇进行了专门论述,且把病因病机归纳为"阳微阴弦",即上焦阳气不足,下焦阴寒气盛,认为乃本虚标实之证。症状描写也比《内经》更为具体明确,可见到胸背痛、心痛彻背、背痛彻心、喘息咳唾、短气不足以息、胸满、气塞、不得卧、胁下逆抢心等症,并指出"胸痹缓急",即心痛有时缓和,有时剧烈的发病特点。在治疗上,根据不同证候,制定了瓜蒌薤白白酒汤等九张方剂,如"胸痹之病,喘息咳唾,胸背痛,短气,寸口脉沉而迟,关上小紧数,栝楼薤白白酒汤主之"。轻症则予清轻宣气之法,"胸痹,胸中气塞,短气,茯苓杏仁甘草汤主之;橘枳姜汤亦主之"。重症则予温补胸阳,峻逐阴寒之法,"胸痹缓急者,薏苡附子散主之","心痛彻背,背痛彻心,乌头赤石脂丸生之"等等,体现了辨证论治的特点。

隋代巢元方在其《诸病源候论》中对本证的认识又有进一步发展。巢氏认为"心病"可有心痛证候,心痛中又有虚实两大类,治法当异;并指出临床上有"久心痛"证候,伤于正经者病重难治。该书载:"心痛者,风冷邪气乘于心也,其痛发有死者,有不死者,有久成疹者。""久心痛候"称:"心为诸脏主,其正经不可伤,伤之而痛者,则朝发夕死,夕发朝死,不暇展治。其久心痛者,是心之支别络,为风邪冷热所乘痛也,故成疹,不死,发作有时,经久不瘥也。"还指出有的心痛胸痹者可有"不得俯仰"的表现,观察颇为细致。此外,在"心悬急懊痛候"中提出"是邪迫于阳气,不得宣畅,壅瘀生热"的病机转归。可见在病机的阐发上,较张仲景又有所提高。

唐代孙思邈在其《备急千金要方》和《千金翼方》中也列举了心痛胸痹证候的表现特点和治法,指出"心痛暴绞急欲绝,灸神府百壮……""心痛如锥刀刺气结,灸膈俞七壮";"心痛短气不足以息,刺手太阴";"胸痹引背时寒,间使主之;胸痹心痛,天井主之"等,在针灸治疗心痛方面,积累了许多有效的经验。

宋金元时代有关心痛的论述更多,治疗方法也十分丰富。《圣济总录·心痛总论》继续阐发了《内经》中关于心痛的脏腑分类特点,并指出此证疼痛的发生与"从于外风,中脏既虚,邪气客之,痞而不散,宜通而塞"有关。另如在"胸痹门"中,还有"胸膺两乳间刺痛,甚则引肩胛"的症状记载。《太平圣惠方》在"治卒心痛诸方""治久心痛诸方""治心痛彻背诸方""治胸痹诸方""治胸痹心背痛诸方""治心痹诸方"等篇中,收集治疗本证的方剂甚丰,观其制方,具有温通理气、活血通窍的显著特点;观其所论,多将本证的病因病机归之为脏腑虚弱,风邪冷热之气所客,正气不足,邪气亢盛,特别是在"治心痹诸方"中指出:"夫思虑繁多则损心,心虚故邪乘之,邪积不去,则时害饮食,心中幅幅如满,蕴蕴而痛,是谓之心痹。"是很有见地的。又如《太平惠民和剂局方》之苏合香丸,主治卒心痛等病证,经现代医疗实践验证,颇有效果。杨士瀛《仁斋直指方附遗·方论》指出真心痛也可由"气血痰水所犯"而起;陈无择《三因极一病证方论·九痛叙论》中统论各种心痛的三类病因,其所论的内因与本证关系较为密切,强调"皆脏气不平,喜怒忧郁所致",使得在本证的病因认识方面又有所发展。金代刘完素《素问病机气宜保命集·心痛论》中,根据临床表现不同,将本证分为"热厥心痛""大实心中痛""寒厥心痛"三种不同类型,并分别运用"汗""敞""利""温"等法及有关方药治疗,并提出"久痛无寒而暴痛非热"之说,对本证的辨证论治具有一定指导意义。

迨明清时期,对心痛的辨证更为细腻。如《玉机微义·心痛》中特别提出本证之属于虚者:"然亦有病久气血虚损及素作劳赢弱之人患心痛者,皆虚痛也。"补前人之未备。尤为突出的是,明清时期对心痛与胃脘痛、厥心痛与真心痛等,有了明确的鉴别。明代以前的医家多将心痛与胃脘痛混为一谈,如《丹溪心法·心脾痛》说:"心痛,即胃脘痛。"而明清不少医家均指出两者需加以区别。如《证治准绳·心痛胃脘痛》云:"或问:丹溪言心痛即胃脘痛然乎?曰:心与胃各一脏,其病形不同。因胃脘痛处在心下,故有当心而痛之名,岂胃脘痛即心痛者哉。历代方论,将两者混同,叙于一门,误自此始",然而,又指出:"……胃脘之受邪,非止其自病者多;然胃脘逼近于心,移其邪上攻于心,为心痛者亦多。"说明心痛与胃脘痛既有区别,又有联系。《临证指南医案·心痛》徐灵胎评注也说："心痛、胃痛确是二病,然心痛绝少,而胃痛极多,亦有因胃痛而及心痛者,故此二症,古人不分两项,医者细心求之,自能辨其轻重也。"关于厥心痛和真心痛的区别,明代李梴《医学入门·心痛》称："真心痛,因内外邪犯心君,一日即死;厥心痛,因内外邪犯心之包络,或它脏邪犯心之支络。"清代喻嘉言《医门法律·卷二》也谓："厥心痛……去真心痛一间耳。"对于厥心痛的病因,继《难经·五十六难》"其五脏相干,名厥心痛"及《圣济总录·卷第无十五》"……阳虚而阴厥,致令心痛,是为厥心痛"之说以后,明清医家也多有论述,如《医学入门·心痛》主以七情,曰:"厥心痛……或因七情者,始终是火。"清代潘楫《医灯续焰·心腹脉证》则认为是由寒邪乘虚内袭,荣脉凝泣所致;《医门法律·卷二》则强调"寒逆心包"等等。真心痛的病因,明代之前有因于寒,因于气、血、痰、水之论,而明代虞抟《医学正传》又指出与"污缸冲心"(即瘀血)有关;清代陈士铎《辨证录·心痛门》则补充"火邪犯心"这一病因。值得重视的是明清时期不少医家,如方隅《医林绳墨》、陈士铎《辨证录》、虞抟《医学正传》、林佩琴《类证治裁》等,皆摆脱了真心痛不能救治的成说,结合他们的经验,提出"亦未尝不可生"的卓见,且列出救治方药。显然,这是本病治疗上的一大进步。

### 三、范围

根据本证的临床特点,可见于西医学冠状动脉粥样硬化性心脏病之心绞痛及心肌梗死,其他如心包炎等疾病引起的心前区疼痛,其临床表现与本证的特点相符者,均可参照本篇辨证论治。

### 四、病因病机

胸痹心痛的病位在心,但其发病与心、肾、肝、脾诸脏的盛衰有关,可在心气、心阳、心血、心阴不足,或肝、肾、脾失调的基础上,兼有痰浊、血瘀、气滞、寒凝等病变,总属本虚标实之病证。其病因病机可归纳如下。

(一)寒邪犯心

气候骤变,风寒暑湿燥火六淫邪气均可诱发或加重心之脉络损伤,发生本病。然尤以风寒邪气最为常见。素体心气不足或心阳不振,复因寒邪侵袭,"两虚相得",寒凝胸中,胸阳失展,心脉痹阻。《素问·调经论篇》曰:"寒气积于胸中而不泻,不泻则温气去,寒独留则血凝泣,凝则脉不通。"故患者常易于气候突变,特别是遇寒冷,则易卒然发生心痛。

(二)七情内伤

清代沈金鳌《杂病源流犀烛·心病源流》认为七情"除喜之气能散外,余皆足令心气郁结而为痛也"。由于忧思情恼怒,心肝之气郁滞,血脉运行不畅,而致心痛。《灵枢·口问》谓:"忧思则心系急,心系急则气道约,约则不利。"《薛氏医案》认为肝气通于心气,肝气滞则心气乏。所以,七情太过,是引发心痛的常见原因。

(三)饮食失节

恣食膏粱厚味,或饥饱无常,日久损伤脾胃,运化失司,饮食不能生化气血,聚湿生痰,上犯心胸清旷之区,清阳不展,气机不畅,心脉闭阻,遂致心痛。痰浊留恋日久,则可成痰瘀交阻之证,病情转顽,故明代龚信《古今医鉴》亦云:"心脾痛者,亦有顽痰死血……种种不同。"

(四)气血不足

劳倦内伤或久病之后脾胃虚弱,气血乏生化之源,以致心脏气血不足,即所谓心脾两虚之证;或失血之后,血脉不充,心失所养。心气虚可进而导致心阳不足,阳气亏虚,鼓动无力,清阳失展,血气行滞,发为心痛。心脏阴血亏乏,心脉失于濡养,拘急而痛。此外,心气心血不足也可由七情所致,"喜伤心"、思虑过度、劳伤心脾等,皆属此例。

(五)肾阳不足

不能鼓舞心阳,心阳不振,血脉失于温运,痹阻不畅,发为心痛;肾阴不足,则水不涵木,又不能上济于心,因而心肝火旺,更致阴血耗伤,心脉失于濡养,而致心痛,而心阴不足,心火燔炽下汲肾水,又可进一步耗伤肾阴。同时心肾阳虚,阴寒痰饮乘于阳位,阻滞心脉,而作心痹,即仲景"阳微阴弦"之谓,这也是心痛的重要病机之一。

总之,胸痹心痛的主要病机为心脉痹阻,其病位以心为主,然其发病多与肝、脾、肾三脏功能失调有关,表现为本虚标实,虚实夹杂。其本虚可有阳虚、气虚、阴虚、血虚,且又多阴损及阳,阳损及阴,而见气阴不足、气血两亏、阴阳两虚,甚或阳微阴竭,心阳外越;其标实有痰、饮、气滞、血瘀之不同,同时又有兼寒、兼热的区别。而痰浊可以引起或加重气滞、血瘀,痰瘀可以互结;阴虚与痰热常常互见,痰热也易于伤阴;阳虚与寒痰、寒饮常常互见,寒痰、寒饮又易损伤阳气等等,复杂多变,临床必须根据证候变化,详察细辨。

## 五、诊断与鉴别诊断

(一)诊断

1. 发病特点

本证每卒然发生,或发作有时,经久不瘥。且常兼见胸闷、气短、心悸等症。七情过极、气候变化、饮食劳倦等因素常可诱发本证。

2. 临床表现

左侧胸膺或膻中处突发憋闷而痛,疼痛性质表现为压榨样痛、绞痛、刺痛或隐痛等不同。疼痛常可引及肩背、前臂、胃脘部等,甚至可沿手少阴、手厥阴经循行部放射至中指或小指,并兼心悸。疼痛移时缓解,或痛彻肩背,持续不解。

心电图应列为必备的常规检查,必要时可做动态心电图、运动试验心电图、标测心电图和心功能测定等。休息时心电图明显心肌缺血(R 波占优势的导联上有缺血型 ST 段下降超过 0.05 毫伏或正常,不出现 T 波倒置的导联上倒置超过 2 毫米,心电图运动试验阳性)。

参考检查项目有血压、心率、心律、白细胞总数、血沉、血脂分析、空腹血糖。必要时可做血清酶学、血黏度、血小板功能、睾丸酮、雌二醇、血管紧张素测定。

(二)鉴别诊断

1. 胃脘痛

多因长期饮食失节,饥饱劳倦,情志郁结,或外感寒邪,或素体阳虚,脾胃虚寒所致。但其疼痛的发生,多在食后或饥饿之时,部位主要在胃脘部,多有胃脘或闷或胀,或呕吐吞酸,或不食,或便难,或泻痢,或面浮黄、四肢倦怠等证,与胃经本病参杂而见。而心痛则少有此类症状,多兼见胸闷、气短、心悸等症。

2. 胁痛

胁痛部位主要在两胁部,且少有引及后背者,其疼痛特点或刺痛不移,或胀痛不休,或隐痛悠悠,鲜有短暂即逝者;其疼痛诱因常由情绪激动;而缘于劳累者多属气血亏损,病久体弱者。常兼见胁满不舒,善太息,善嗳气,纳呆腹胀或口干、咽干、目赤等肝胆经症状及肝郁气结乘脾之症状,这些都是心痛少见的伴随症状。

3. 胸痛

凡岐骨之上的疼痛称为胸痛,可由心肺两脏的病变所引起。胸痛之因于肺者,其疼痛特点多呈持续不解,常与咳嗽或呼吸有关,而且多有咳唾、发热或吐痰等。心痛的范围较局限,且短气、心悸多与心痛同时出现,心痛缓解,短气、心悸等亦随之而减。

4. 结胸

《伤寒论·辨太阳病脉证并治》:"病有结胸,有藏结,其状何如;答曰:按之痛,寸脉浮,关脉沉,名曰结胸也。"指邪气结于胸中,胸胁部有触痛,颈项强硬,大便秘结或从心下到少腹硬满而痛。发病原因多由太阳病攻下太早,以致表热内陷,与胸中原有水饮互结而成。胸胁有触痛者为"水结胸";心下至少腹硬痛拒按,便秘,午后微热者为"实热结胸"。结胸虽有痛,但其特点为触痛,或痛疼拒按,与心痛不同,且其伴随症亦与心痛有异。

5. 胸痞

《杂病源流犀烛·胸膈脊背乳病源流》:"至如胸痞与结胸有别……大约胸满不痛者为痞。"指胸中满闷而不痛。多由湿浊上壅，痰凝气滞，胸阳不展所致。心痛亦有胸闷，但因胸痹无痛，故易于鉴别。

## 六、辨证论治

心痛一证多突然发生，忽作忽止，迁延反复。日久之后，正气益虚，加之失治或治疗不当，或不善调摄，每致病情加重，甚至受某种因素刺激而卒然发生真心痛，严重者可危及生命。治疗应根据患者的不同临床表现，把握病情，分别进行处理，以求病情缓解，杜其发展。

（一）辨证

1.辨证要点

（1）辨心痛性质：心痛有闷痛、灼痛、刺痛、绞痛之别，临床中须结合伴随症状，辨明心痛的属性。①闷痛：是临床最常见的一种心痛。闷重而痛轻，无定处，兼见胁胀痛，善太息者属气滞者多；若兼见多唾痰涎，阴天易作，苔腻者，属痰浊为患；心胸隐痛而闷，由劳引发，伴气短心慌者，多属心气不足之证。②灼痛：总由火热所致。若伴有烦躁，气粗，舌红苔黄，脉数，而虚象不明显者，由火邪犯心所致；痰火者，多胸闷而灼痛阵作，痰稠，苔黄腻；灼痛也可见于心阴不足，虚火内炽的患者，多伴有心悸、眩晕、升火、舌红少津等阴虚内热之症。③刺痛：《素问·脉要精微论篇》云："夫脉者，血之府也……涩则心痛。"由血脉瘀涩所致的心痛，多为刺痛，固定不移，或伴舌色紫暗、瘀斑。但是，由于引起血瘀心脉的原因很多，病因不同，心痛的性质也常有不同，故血瘀之心痛又不限于刺痛。④绞痛：疼痛如绞，遇寒则发，得冷则剧，多伴畏寒肢冷，为寒凝心脉所致；若兼有阳虚见症，则为阳虚，乃阴寒内盛，乘于阳位。另外，这种剧烈的心痛也常因劳累过度、七情过极、过食饮酒等等因素而诱发，所以临床见心胸绞痛，又不可为"寒"所囿。

（2）辨心痛轻重顺逆：一般情况下，心痛病情轻重的判别，大致可根据以下几点。①心痛发作次数：发作频繁者重；偶尔发作者轻。②每次心痛发作的持续时间：瞬息即逝者轻；持续时间长者重；若心痛持续数小时或数目不止者更重。③心痛发作部位固定与否：疼痛部位固定，病情较深、较重；不固定者，病情较浅、较轻。④心痛证候的虚实：证候属实者较轻；证候虚象明显者较重。⑤病程长短：一般说来，初发者较轻；病程迁延日久者较重。

总之，判断心痛一证病情的轻重，应把心痛的局部表现与全身状况结合起来进行综合分析，才能得出正确的结论。

心痛一旦发展成为"真心痛"，属于重症，临床须辨其顺逆，以便及时掌握病情发展变化的趋势，采取有效的救治措施。有以下情况出现时，须警惕是真心痛：心胸疼痛持续不止，达数小时乃至数目，有的疼痛剧烈，可引及肩背、左臂、腮、咽喉、脘腹等处，可伴有气短，喘息，心悸慌乱，手足欠温或冷，自汗出，精神委顿，或有恶心呕吐，烦躁，脉细或沉细，或有结代。追溯既往，大多有心痛反复发作的病史。同时，常有过度疲劳、情志刺激、饱食、寒温不调以及患其他疾病，如外感热病、失血、肝胆胃肠疾病等诱发因素。

辨真心痛的顺逆，关键在防厥、防脱，重点应注意以下几个方面。

（1）无论阴虚或阳虚的真心痛都可有厥脱之变；但阳虚者比阴虚者更容易发生厥脱变化。

（2）神委和烦躁是真心痛常见的精神表现。如果精神委顿逐渐有所发展，或烦躁不安渐见加重，应引起充分注意。如出现神识模糊或不清，则病已危重。

（3）真心痛患者大多有气短见症，要注意观察其变化。若气短之症逐渐有加重趋势，应提高警惕，迨见喘促之症，则病情严重。

（4）动辄汗出或自汗也是真心痛的常见症。如果汗出增多，须防止其发生厥脱之变。

（5）剧烈的疼痛可以致厥，于真心痛尤其如此。所以，若见心胸疼痛较剧烈而持续不缓解者，应谨防其变。

（6）手足温度有逐渐下降趋势者，应充分重视，若四肢逆冷过肘而青紫者，表明病已垂危。正如方隅《医林绳墨》中说："或真心痛者，手足青不至节，或冷未至厥，此病未深，犹有可救……"

（7）舌苔变化可帮助我们分析正邪2方面的发展情况。不少真心痛患者，在发生厥脱之前，先有舌质越变越胖，舌苔越来越腻或越滑等变化，也有的变得越来越光红而干，对于这些舌苔变化，都应仔细观察。

相反,这些舌象逐渐好转,则往往提示病情在向好的方面发展。

(8)在真心痛中,下列脉象变化应引起高度重视:脉象变大或越来越细,越来越无力,或越变越速,越变越迟,或脉象由匀变不匀,由没有结代脉变为有结代脉等,都表示正气越来越弱,心气越来越不足。

以上这几方面,如果观察细致,则能帮助我们及时掌握病情发展的顺逆趋势,也有利于及时发现厥脱的征象,以便及时用药,这对防脱防厥是有益的。

2.证候

根据心痛的临床表现,按标本虚实大致可分为如下几种证候。

(1)寒凝心脉:症状:卒然心痛如绞,形寒,天气寒冷或迎寒风则心痛易作或加剧,甚则手足不温,冷汗出,短气心悸,心痛彻背,背痛彻心。苔薄白,脉紧。

病机分析:诸阳受气于胸中,心阳不振,复受寒邪,以致阴寒盛于心胸,阳气失展,寒凝心脉,营血运行失畅,发为本证。心脉不通故心痛彻背;寒为阴邪,本已心阳不振,感寒则阴寒益盛,故易作心痛;阳气失展,营血运行不畅,故见心悸气短,手足不温,冷汗出等症。苔白脉紧为阴寒之候。本证候的辨证关键在于心痛较剧,遇寒易作,苔白脉紧。

(2)气滞心胸:症状:心胸满闷,隐痛阵阵,痛无定处,善太息,遇情志小畅则诱发、加剧,或可兼有脘胀,得嗳气、矢气则舒等症。苔薄或薄腻,脉细弦。

病机分析:情志抑郁,气滞上焦,胸阳失展,血脉不和,故胸闷隐痛,善太息;气走无着,故痛无定处;肝气郁结,木失条达,每易横逆犯及中焦,故有时可兼有脾胃气滞之症。本证候的主症是胸闷隐痛,痛无定处,脉弦,为临床所常见,正如清代沈金鳌《杂病源流犀烛·心病源流》云:"心痛之不同如此,总之七情之由作心痛。"

(3)痰浊闭阻:症状:可分为痰饮、痰浊、痰火、风痰等不同证候。痰饮者,胸闷重而心痛轻,遇阴天易作,咳唾痰涎,苔白腻或白滑,脉滑;兼湿者,则可见口黏,恶心,纳呆,倦怠,或便软等症。痰浊者,胸闷而兼心痛时作,痰黏,苔白腻而干,或淡黄腻,脉滑;若痰稠,色黄,大便偏干,苔腻或干,或黄腻,则为痰热。痰火者,胸闷,心胸时作灼痛,痰黄稠厚,心烦,口干,大便干或秘,苔黄腻,脉滑数。风痰者,胸闷时痛,并见舌謇偏瘫,眩晕,手足震颤麻木之症,苔腻,脉弦滑。

病机分析:痰为阴邪,其性黏滞,停于心胸,则窒塞阳气,络脉阻滞,酿成是证。痰饮多兼寒,故其痰清稀,遇阴天易作;"脾为生痰之源",脾虚运化无权,既能生痰,又多兼湿。浊者,厚浊之义,故病痰浊者,其胸闷心痛可比痰饮者重。痰浊蕴久;则可生热,见痰稠、便干、苔黄腻等痰热之象。痰之兼有郁火或阴虚火旺者,可为痰火之证,伤于络脉则灼痛,扰乱神明则心烦,热伤津液则口干、便秘。阳亢风动,与痰相并而为风痰,闭阻络脉而为偏瘫、麻木,风邪入络而见舌謇、震颤,扰于心胸则为闷痛。此外,痰之为患,也常可因恼怒气逆,而致痰浊气结互阻胸中,卒然而作心胸剧痛。痰浊闭阻一证,变化多端,必须据证详析。

(4)瘀血痹阻:症状:心胸疼痛较剧,如刺如绞,痛有定处,伴有胸闷,日久不愈,或可由暴怒而致心胸剧痛。苔薄,舌暗红、紫暗或有瘀斑,或舌下血脉青紫,脉弦涩或结代。

病机分析:因于寒凝、热结、痰阻、气滞、气虚等因素,皆可致血脉郁滞而为瘀血。血瘀停着不散,心脉不通,故作疼痛如刺如绞,而痛处不移。故《素问·脉要精微论篇》云:"夫脉者,血之府也……涩则心痛。"血为气母,瘀血痹阻,则气机不运,而见胸闷;暴怒则肝气上逆,气与瘀交阻,闭塞心脉,故作卒然剧痛;痛则脉弦,舌紫暗、瘀斑,均瘀血之候,瘀血蓄积,心阳阻遏则脉涩或结代。由于致瘀原因有别,故又有寒凝血瘀、热结血瘀、气滞血瘀、痰瘀互结、气虚血瘀等等不同,临床辨证应将各有关证候与本证候,互相参照,以资鉴别。此外,尚须提及的是,无论何因所引起之心痛,即使临床上血瘀的证候不明显,但由于"心主血脉",《素问·痹论篇》云:"心痹者,脉不通。"故总与"心脉痹阻"的病机攸关,在辨证时,对病程短者,应考虑其伴有血脉涩滞的一面;对病程长者,则应顾及其伴有瘀痹心脉的一面。

(5)心气不足:症状:心胸阵阵隐痛,胸闷气短,动则喘息,心悸且慌,倦怠乏力,或懒言,面色白,或易汗出。舌淡红胖,有齿痕,苔薄,脉虚细缓或结代。

病机分析:思虑伤神,劳心过度,损伤心气。盖气为血帅,心气不足,胸阳不振,则运血无力,血滞心脉,即《灵枢·经脉》谓："手少阴气绝则脉不通,脉不通则血不流。"故发心痛、胸闷、短气、喘息;心气鼓动无力,则心悸且慌,脉虚细缓结代;汗为心之液,气虚不摄,故易自汗;劳则气耗,故心气不足诸证,易由劳而诱发。若兼见食少乏力,腹胀便溏,或食后易作心痛且慌、气短等,为心脾气虚之证。

(6)心阴不足:症状:心胸疼痛时作,或灼痛,或兼胸闷,心悸怔忡,心烦不寐,头晕,盗汗,口干,大便不爽,或有面红升火之象。舌红少津,苔薄或剥,脉细数,或结代。

病机分析:素体阴虚,或思虑劳心过度,耗伤营阴,或火热、痰火灼伤心阴,以致心阴亏虚,心失所养,虚火内炽,营阴涸涩,心脉不畅,故心胸灼痛,心悸怔忡,脉细数或结代;阴不敛阳,心神不宁,故心烦不寐,或有面红升火之象;心火伤津,则口干,大便不爽,舌红而剥;汗为心液,阴虚火劫,迫津外泄而盗汗;虚火上扰,则为眩晕。若素有肝肾阴亏,或心阴亏虚日久,下汲肾阴,以致肾阴不足,不能上济于心,阴虚火旺加重,可更见眩晕耳鸣,五心烦热,颧红升火,舌光绛少苔等症;若心肾真阴亏竭,阴阳之气不相顺接,则可发生心痛增剧,烦躁不安,气短喘息,手足不温,脉微细等厥逆之症。

此外,临床又多见阴伤与气及气阴两虚之证,若本证兼见嗜睡、乏力等症,为阴伤及气;若见胸闷痛,心悸心慌,气短乏力,心烦口干,舌红胖苔薄,或淡胖少苔,脉虚细数,内热不甚明显,则为气阴两虚。另有心脾血虚证,由失血之后,心血不足,或思虑伤脾,脾乏生化之能所致,可见心悸不安,心胸隐痛阵作,头晕目眩,多梦健忘,面色不华,饮食无味,体倦神疲,舌淡苔薄,脉象细弱,皆血虚失荣之故。血为阴类,常称阴血,然心阴虚与心血不足的临床表现尚有区别,不可不辨。

(7)心阳亏虚:症状:心悸动而痛,胸闷,神倦怯寒,遇冷则心痛加剧,气短,动则更甚,四肢欠温,自汗。舌质淡胖,苔白或腻,脉虚细迟或结代。

病机分析:素体阳气不足,或心气不足发展,为阳气亏虚,或寒湿饮邪损伤心阳,均可罹致本证。心阳亏虚,失于温振鼓动,故心悸动而胸闷,神倦气短,脉虚细迟或结代;阳虚则生内寒,寒凝心脉,不通则痛,故见心痛,遇冷加剧;阳气不达于四末,不充于肌表,故四肢欠温而畏寒;舌淡胖,苔白或腻,为阳虚寒盛之象。若肾阳素亏,不能温煦心阳,或一心阳不能下交于肾,日久均可成为心肾阳虚之证。心肾阳虚,命门火衰,阳不化阴,阴寒弥漫胸中,饮邪痹阻心脉,以致心胸剧痛,胸脘满闷,四肢不温而汗出;肾不纳气,肺气上逆,或阳虚水泛饮邪上凌心肺,则见喘息不得卧,甚则可出现气喘,鼻翼煽动,张口抬肩,四肢逆冷青紫,大汗淋漓,尿少,水肿,烦躁或神识不清,唇舌紫黯,脉微细欲绝等阳气外脱的危重证候。

此外,若本证候兼见腹胀便溏,食少乏力,夜尿频多,腰膝酸软等症,为心阳不足兼脾肾阳虚,其舌苔淡白,脉多沉细无力。

由上可见,心痛的临床表现十分复杂而多变。且上述各种证候也不是孤立的,常可几种虚实证候相兼出现,而各证候之间也可相互转化,临床辨证须灵活掌握,不可拘泥。

(二)治疗

1.治疗原则

基于本证的病机是本虚而标实,故治疗原则总不外"补""通"二法。然而具体运用时,则又须根据症情的虚实缓急而灵活掌握。实证者,当以"通脉"为主,当审其寒凝、热结、气滞、痰阻、血瘀等不同而分别给予温通、清热、疏利、化痰、祛瘀等法;虚证者,权衡心脏阴阳气血之不足,有否兼肝、脾、肾等脏之亏虚,调阴阳,补不足,纠正有关脏腑之偏衰。本证多虚实夹杂,故在治疗上尤须审度证候之虚实偏重,抑或虚实并重,而予补中寓通、通中寓补、通补兼施等法,此时不可一味浪补,或一味猛攻,总以祛邪而不伤正,扶正而不留邪为要务。如张璐在《张氏医通·诸血门》中所云:"但证有虚中挟实,治补中寓泻,从少从多之治法,贵于临床处裁。"同时,在心痛特别是真心痛的治疗中,防脱防厥是减少死亡的关键。必须辨清症情的顺逆,一旦见到有厥脱迹象者,即应投以防治厥脱的药物,以防止其进一步恶化。若俟厥脱见证明显,始治其厥脱,则必然被动,颇难应手。

2.治法方药

(1)寒凝心脉:治法:祛寒活血,宣痹通阳。

方药:以当归四逆汤为主方。本方以桂枝、细辛温散寒邪,通阳止痛;当归、芍药养血活血,芍药与甘草相配,能缓急止痛;通草入经通脉;大枣健脾和营,共奏祛寒活血,通阳止痛之功。若疼痛发作较剧而彻背者,可用乌头赤石脂丸。方以乌头雄烈刚燥,散寒通络止痛;附子、干姜温阳以逐寒;蜀椒温经下气而开其郁;因恐过于辛散,故用赤石脂入心经固涩而收阳气也;若痛剧而见四肢不温、冷汗出等症者,可即予含化苏合香丸,以芳香化浊,温开通窍,每能获瞬息止痛之效。同时,由于寒邪易伤阳,而阳虚又易生阴寒之邪,故临床如见有阳虚之象,宜与温补阳气之剂合用,以取温阳散寒之功,若一味辛散寒邪,则有耗伤阳气之虞。

(2)气滞心胸:治法:疏调气机,理脾和血。

方药:用柴胡疏肝散。本方由四逆散(枳实改枳壳)加香附、川芎组成。四逆散能疏肝理气而解胸胁气机郁滞,其中柴胡与枳壳相配可调畅气机;白芍与甘草同用可缓急舒挛止痛;加香附以增强理气解郁之功;川芎为气中血药,盖载气者血也,故以活血而助调气。如胸闷心痛较明显,为气滞血瘀之象,可合失笑散,以增强活血行瘀、散结止痛之功;若兼有脾胃气滞之症,可予逍遥散,疏肝行气,理脾和血;苔腻者为兼脾湿,合丹参饮,调气行瘀、化湿畅中。二方共奏疏调气机、理脾止痛之效;气郁日久而化热者,可与丹栀逍遥散以疏肝清热,见有大便秘结者,可适当配合应用当归龙荟丸,以泻郁火。至如芳香理气及破气之品,只可根据病情的需要,权宜而用,不宜久用,以免耗散正气。

(3)痰浊闭阻:治法:温化痰饮,或化痰清热,或泻火逐痰,或息风化痰等法为主,佐以宣痹通阳。

方药:痰饮者以瓜蒌薤白半夏汤或枳实薤白桂枝汤,合苓甘五味姜辛汤去五味子治疗。瓜蒌、薤白化痰通阳,行气止痛;半夏、厚朴、枳实辛苦温行气而破痰结;桂枝温阳化气通脉;茯苓、甘草健脾利水化饮;干姜、细辛温阳化饮,散寒止痛。痰饮之为心痛,常兼有心肾阳虚,治疗亦须顾及。痰浊者,用温胆汤,方以二陈汤的半夏、茯苓、橘红、甘草化痰理气;竹茹、枳实清泄痰热,可加入瓜蒌以助通阳宣痹之力。痰浊化热者,可用黄连温胆汤加郁金,清热而解痰郁血滞;痰火为患,则加海浮石、海蛤壳化痰火之胶结;若心烦不寐,可合朱砂安神丸清心宁神;痰火耗伤阴津则加生地、麦门冬、玄参之属;大便秘结加生大黄或礞石滚痰丸。证属风痰者,选用涤痰汤,方在温胆汤的基础上加胆南星、石菖蒲化痰息风通窍;人参益气补虚,斟酌而用;其他如天竺黄、竹沥、生姜汁、僵蚕、地龙、天麻等清热化痰息风之品也可选用。

由于痰性黏腻,阻于心胸,易于窒阳气,滞血运,甚至痰瘀互结,故于祛痰的同时,还宜适当配合应用活血行瘀之品,如丹参、当归、益母草、桃仁、泽兰叶、红花、赤芍、丹皮等。若痰闭心脉,卒然剧痛,因于痰浊者用苏合香丸;因于痰热、痰火、风痰者用行军散,以取即刻启闭、化浊、止痛之效。

(4)瘀血痹阻:治法:活血化瘀,通脉止痛。

方药:可选用血府逐瘀汤。本方由桃红四物汤合四逆散加牛膝、桔梗而成。当归、川芎、桃仁、红花、赤芍活血祛瘀而通血脉;柴胡、桔梗与枳壳、牛膝同伍,一升一降,调畅气机,开胸通阳,行气而助活血;生地一味,《神农本草经》谓其能"逐血痹",《本草求真》认为有"凉血消瘀"之功,且又能养阴而润血燥。诸药共成祛瘀通脉、行气止痛之剂。若心痛较剧,可加乳香、没药,或合失笑散,以增强祛瘀定痛的效果。由于瘀血这一病机变化,又可在其他有关证候中相兼而出现,故活血化瘀药的选择,应随临床证候表现的不同而有所区别,如寒凝或阳气亏虚兼血瘀,宜选温性活血之品;热结、阴虚火旺兼血瘀,宜选凉性活血药;气血不足而兼血瘀,宜选养血活血之品;痰瘀互结者,又需根据寒痰、痰热(火)、风痰等不同而分别选用不同性味的活血药,凡此,均应仔细斟酌。此外,心痛与真心痛,标实而本虚,且心痛一证常迁延难愈,故破血之品应慎用,以免多用、久用耗伤正气。瘀血较重须用破血药时,一俟症情有所减轻,即应改用其他活血化瘀的药物。

(5)心气不足:治法:补养心气而振胸阳。

方药:用保元汤合甘麦大枣汤加减。方以人参、黄芪大补元气,以扶心气;甘草炙用,甘温益气,通经脉,利血气而治心悸;肉桂辛热补阳,散寒而治心痛,又能纳气归肾,而缓短气、喘息之症,或可以桂枝易肉桂,《本经疏证》谓桂枝有通阳、行瘀之功,故可用以治疗心气不足、血滞心脉之证;生姜可以除去不用,加丹参或当归,养血行瘀;甘麦大枣汤益心气,宁心神,甘润缓急。若胸闷明显而伴心痛者,可加旋覆花、桔梗、红花,以补中下气,宽胸活血。凡心气不足,兼有气滞、血瘀、痰浊者,补心气的药应先择和平轻补之品,视服药厨的反应,再考虑是否加重补气之力,而活血理气化痰总应以不伤心气为准绳,破气、破血、泄痰之品应慎用或不用。心脾气虚之证,可用养心汤。此方在保元汤(去生姜)的基础上,加茯苓、茯神、远志、半夏曲,健脾和胃,补心安神;柏子仁、酸枣仁、五味子,养心而敛心气;当归、川芎,行气活血,全方有补养心脾以生气血之功。

(6)心阴不足:治法:滋阴养心,活血清热。

方药:用天王补心丹。本方以生地、玄参、天门冬、麦门冬,滋水养阴而泻虚火;人参、炙甘草、茯苓益心气,也寓有从阳引阴之意;柏子仁、酸枣仁、远志、五味子养心安神,化阴敛汗;丹参、当归身养心活血而通心脉;桔梗、辰砂为佐使之品,全方能使心阴复,虚火平,血脉利而使心胸灼痛得解。若阴不敛阳,虚火内扰心神,心烦不寐,舌光红少津者,可予酸枣仁汤清热除烦安神。不效者,可再予黄连阿胶汤,滋阴清火宁神。若脉结代、心悸怔忡之症明显者,用炙甘草汤,方中惟地用量独重,配以阿胶、麦门冬、火麻仁滋阴补血,以养心阴;人参、大枣补气益胃,资脉之本源;桂枝、生姜以行心阳;入酒煎煮,与生地相得,其滋阴活血复脉之力益著,即"地黄得酒良"之谓。诸药同用,使阴血得充,阴阳调和,心脉通畅,则心悸、脉结代得以纠正。心肾阴虚者,可合左归饮补益肾阴,或河车大造丸滋肾养阴清热;眩晕心悸明显者,加镇潜之品,如珍珠母、灵磁石之类。如心肾真阴欲竭,亟宜救阴,用大剂西洋参、鲜生地、石斛、麦门冬、山萸肉,参以生牡蛎、五味子、甘草酸甘化阴而敛真阴;心痛甚者,宜兼行血通脉,应择丹皮、芍药、丹参、益母草、郁金、凌霄花等性凉、微寒的活血之品。心胸痛剧不止者,可选用至宝丹。在阴液有渐复之机时,又应及时结合针对病因的治疗,如有火热实邪者,结合清热泻火凉血;有痰火、痰热者,结合清热化痰或泻火逐痰等等,方药参见有关证候。心阴不足若夹有气滞者,理气忌用温燥之品,瓜蒌、郁金、枳实、绿萼梅、玫瑰花、合欢花、金铃子、延胡索等,可供选用。

临床见到阴伤及气者,于养阴之剂中加人参,或天王补心丹中加重人参的用量。气阴两虚者,治当益气养阴并施,可用生脉散,症状较重者可在天王补心丹的基础上,加黄芪、黄精之类。

心脾两虚之证,可用归脾汤,益气补血,心脾双调;或可合用四物汤,以增强归脾汤补血之功。

(7)心阳亏虚:治法:补益阳气,温振心阳。

方药:方用人参汤。本方由人参、甘草、干姜、白术四味组成,《金匮要略》用本方治胸中阳微,正气虚寒之胸痹,以温补其阳而逐其寒,正如魏念庭《金匮要略方论本义》谓:"以温补其阳,使正气旺而邪气自消,又治胸痹从本治之一法也。"尤在泾《金匮要略心典》亦云:"养阳之虚,即以逐阴。"另可加桂枝、茯苓,温阳化气,助逐阴散寒之力,振奋心阳。若心肾阳虚,呵合肾气丸,以附子、桂枝(后世多用肉桂)补水中之火;以六味地黄丸壮水之主,从阴引阳,合为温补肾阳之剂,两方合用则温补心肾而消阴翳。若心肾阳虚而兼水饮上凌心肺、喘促水肿者,可与真武汤合用。真武汤以附子之辛热,温补肾阳而驱寒邪,且与芍药同用,能入阴破结,敛阴和阳;茯苓、白术健脾利水;生姜温散水气。两方合用则可温补心肾而化寒饮。阳虚寒凝心脉、心痛较明显者,可选择加入鹿角片、川椒、吴茱萸、荜茇、良姜、细辛、川乌、赤石脂等品。若因寒凝而兼气血滞涩者,可选用薤白、沉香、檀香、降香、香附、鸡血藤、泽兰、川芎、桃仁、红花、延胡索、乳香、没药等偏于温性的理气活血药。如突然心胸剧痛,四肢不温而汗出者,宜即含服苏合香丸,温开心脉,痛减即止,不宜多服久服,以免耗散阳气。至如心肾阳虚而见虚阳欲脱的厥逆之证时,则当回阳救逆,用参附汤或四逆加人参汤回阳救逆;或予六味回阳饮(炮姜改干姜),此方用四逆加人参汤回阳救逆,熟地从阴引阳,当归和血活血,为救治厥逆的有效之剂;若兼大汗淋漓,脉微细欲绝等亡阳之证,应予同阳固脱,用参附龙牡汤,重加山萸肉。

此外,对心阳不足兼脾肾阳虚者,可用人参汤合右归饮治疗,兼补心脾肾之阳气。

3.其他治法

(1)中成药:①复方丹参滴丸:每次3粒,每日3次。功效:活血化瘀,理气止痛。适用于心绞痛发作,辨证属气滞血瘀者。②麝香保心丸:每次1~2粒,每日3次。功效:芳香温通,益气强心。适用于心绞痛发作,辨证属寒凝血瘀者。③冠心苏合丸:嚼碎服,1次1丸,每日1~3次。功效:理气,宽胸,止痛。适用于心痛有寒者。④速效救心丸:含服每次4~6粒,每日3次。功效:行气活血,祛瘀止痛。适用于心痛有瘀者。

(2)针刺:①针刺膻中、内关,每日1次。留针20~30分钟,捻转3~5分钟。②心包经及心经两经俞穴(厥阴俞透心俞)及募穴(膻中透巨阙)为主穴,心包经的经穴内关为配穴。③主穴:华佗夹脊,第4、第5胸椎,内关;配穴:膻中,三阴交。④主穴:膻中透鸠尾,内关,足三里;配穴:通里,神门,曲池,间使,乳根,命门。⑤主穴:心俞,厥阴俞;配穴:内关,足三里,间使。⑥针刺内关、膻中,或内关、间使。⑦针刺心俞,厥阴俞配神门、后溪、大陵。⑧耳针:主穴:心,神门,皮质下;配穴:交感,内分泌,肾,胃。⑨耳针:主穴:心,皮质下,神门,肾;配穴:肾上腺等。

(3)膏药穴位敷贴:通心膏(徐长卿、当归、丹参、王不留行、鸡血藤、葛根、延胡索、红花、川芎、桃仁、姜黄、郁金、参三七、血竭、椿皮、穿山甲、乳香、没药、樟脑、冰片、木香、人工麝香、硫酸镁、透骨草),敷心俞、厥阴俞或膻中。

(4)推拿疗法:据报道,按摩腹部上脘、中脘、下脘、神阙、关元、心俞、厥阴俞或华佗夹脊压痛点等治疗心痛有效。

总之,胸痹心痛发作时均要立即口服速效治疗药物,待病情缓解后再按具体病情,辨证论治。真心痛亦称心厥,属临床危急重症,需要及时诊断及救治。病情严重者常合并心脱、心衰等危候,可参考相关篇章进行辨证论治。

## 七、转归及预后

胸痹心痛一证,以膻中或左胸部反复发作疼痛为特点。可分为虚、实两端,但实证可转为虚证,虚证也可兼有邪实,以致虚实夹杂,变化多端。尽管如此,只要辨证论治正确、及时,克服一方一药统治胸痹心痛的倾向,一般都能使病情得到控制或缓解。有些患者可因各种因素导致心胸剧痛,持续不解,伴见气短喘息,四肢不温或逆冷青紫,烦躁,神识不清,尿少水肿,脉微细等阳虚阴竭之证,古代医家称为"真心痛",为胸痹心痛中的危重不治证候。但是随着医疗经验的不断丰富,早有医家对此提出异议,如陈士铎《辨证录·心痛门》曰:"人有真正心痛,法在不救。然用药得宜,亦未尝不可生也。"虞抟《医学正传》也云:"有真心痛者……医者宜区别诸证而治之,无有不理也。"中华人民共和国成立以后,特别是近20年来,加强了中医药治疗真心痛的研究,使治疗方法日趋完善,因此病死率明显下降。但真心痛病情危急,临床诊治必须仔细、果断、正确,稍有疏忽,则易于贻误生命。

## 八、预防与护理

### (一)预防

根据胸痹心痛一证的发病特点,在预防方面应注意以下几个方面。

(1)注意调摄精神,避免情绪波动:中医历来重视摄生养神,《素问·上古天真论篇》谓:"恬淡虚无,真气从之,精神内守,病安从来。"情志异常可导致脏腑病变,特别是与心的关系最为密切,所以《灵枢·口问》又云:"心者,五脏六腑之主也……故悲哀愁忧则心动。"说明精神情志变化可直接影响于心,导致心脏损伤,即沈金鳌指出的"七情之由作心痛"。因此,注意精神的调摄,避免过于激动或思虑过度,保持心情愉快,这对预防胸痹心痛的发生、发展是很重要的。

(2)注意生活起居,寒温适宜:气候的寒暑晴雨变化,对胸痹心痛的发生、发展也有明显的影响,如《诸病源候论·心病诸候》所载:"心痛者,风冷邪气乘于心也。"以及《杂病源流犀烛》等书所述之"大寒触犯心君"发生真心痛等认识,均指出了本病的发生与气候异常变化有关。一些单位所做的发病因素调查报告中,亦指出因阴雨寒凉等诱发胸痹心痛者约占1/2以上,因此,平素注意生活起居,做到寒暖适宜十分必要。

(3)注意饮食调节,避免膏粱厚味,并注意纠正偏食:中医认为,"过食肥甘""膏粱厚味"易于产生痰浊,阻塞经络,同时进食肥甘亦可生湿,致使湿浊困脾,影响脾的运化功能,致令食物中厚浊部分壅遏脉中,"脉道不通,气不往来",影响气的正常运行,而发生胸痹心痛。近年来的病因调查中也显示喜食肥甘者其发病率高于一般人。同时,饮食有所偏嗜,尤其是咸食,亦可导致胸痹心痛的发生,《素问·五脏生成篇》指出:"多食咸,则脉凝泣而变色。"脉涩则气血不通,胸痹心痛可以发生。因此,平素饮食注意调节是十分重要的。另外,烟酒等刺激之品对于脏腑功能亦有影响,应予禁烟节酒。

(4)注意劳逸结合,坚持适当的体育锻炼:在中医摄生理论中,不仅主张"饮食有节""起居有常",而且还主张"不妄作劳"。所谓"不妄作劳"表达了"要劳",但不要"过劳"的劳逸结合的思想。《素问·宣明五气篇》所说的"久视伤血,久卧伤气,久坐伤肉,久立伤骨,久行伤筋",就是说明劳逸失宜会给人体带来损害,这对于胸痹心痛同样是重要的。过劳易耗伤心及其他脏腑的气血阴阳;好逸则易致气血停滞,对于胸痹心痛都是不利的。因此,必须强调在患者体力许可范围内的适当活动锻炼,也就是朱丹溪所强调的所谓"动而中节"。

(二)护理

对于胸痹心痛的护理主要有以下几点。

(1)使患者情志舒畅,建立战胜疾病的信心,减轻思想负担,舒缓工作生活压力,不致过于紧张,以利于气血畅达,脏腑功能协调。

(2)改变静息为主的生活方式,逐步引导患者循序渐进的做适当活动,根据不同的病情采取打太极拳、散步、快走等方式,并持之以恒,逐渐锻炼身体的适应能力,以达到"气血流通",利于康复。

(3)建立良好的生活习惯,戒烟,饮食上避免过食肥甘厚腻,少食多餐,禁酒远酒,避免脾胃大伤、湿浊内阻,以配合药物治疗。

(4)系统诊治,规律复诊,积极配合治疗以控制血压、血脂及血糖;胸痹心痛发作时应保持心情平静,及时休息,立即给予速效止痛药物,避免加重病情,防止发生意外。

(5)疼痛缓解后亦不能过饱过劳,陈士铎在《辨证录》中所主张的"但痛止后,必须忍饥一日"(指减量)是有一定道理的。

## 九、现代研究

随着社会的发展,生活方式的改变,冠心病已成为我国常见、多发疾病。据卫生部统计信息显示,我国冠心病每年新发 75 万人,心血管病已成为我国城市居民的第 1 位死因。患病年龄构成中 55％是 45～64 岁人口,23％是 15～44 岁人口,严重威胁劳动力人口健康。人们为寻求救治和预防这一常见疾病的有效疗法做出了不懈的努力。近数十年来,中医药工作者在冠心病的诊断、治疗方面进行了大量的研究,现分述如下。

(一)老中医辨证治疗胸痹心痛经验的研究

对于胸痹心痛的治疗,许多老中医积累了丰富的宝贵经验。归纳他们的治疗经验,主要在于如何运用好通、补两法。

有老中医主张先通后补,常用利膈通络消癥散结法(全瓜蒌、京半夏、枳实、黄连、制乳没、当归须、石菖蒲、郁金、琥珀末、制鳖甲),后期好转时加丹参、当归益血,并重其制,分阶段论治。

有老中医治疗胸痹心痛重在活血顺气,反对破血攻气。推崇两和汤(人参、丹参、没药、琥珀粉、石菖蒲、鸡血藤膏、远志、血竭(或藏红花)、香附、茯苓),通补兼施。

有老中医治疗胸痹心痛主张以阳药及通药廓清阴邪,不可掺杂阴柔滋敛之品,因证选方。如枳实薤白桂枝汤、变通血府逐瘀汤(归尾、川芎、桂心、瓜蒌、薤白、桔梗、枳壳、红花、桃仁、怀牛膝、柴胡)、苏合香丸等,并强调辨证论治,曾以清暑益气汤有效治疗一名每逢夏季胸痹心痛即加重之患者。

有老中医治疗胸痹心痛以补为通,以通为补,通补兼施,补而不助其阻塞,通而不损其正气,治疗多用宣痹通阳,心胃同治,扶阳抑阴,补气益血,活血利水为法,宗栝楼薤白半夏汤为主方随证加减;有血瘀水肿者,加当归芍药散;阳虚水肿时加真武汤及活血之品(当归、桃仁、红花、藕节)。

有老中医治疗胸痹心痛主张用通法以活血、通瘀、行气、豁痰,体壮者早用,体弱者减量用,当补虚者,分别温阳或滋阴,务求温而不燥,滋而不腻,通而不伤其正,正复而瘀浊除。常用补阳还五汤、失笑散、丹参饮、活血通瘀膏、人参汤、炙甘草汤、栝楼薤白半夏汤等合方化裁，并根据病情运用"逆者正治，从者反治"的治疗原则。

有中医治疗胸痹心痛以"益气扶阳，养血和营，宣痹涤饮，通窍宁神"16字来概括其治疗大法。具体运用：心气不足证用黄芪桂枝五物汤加味；阳虚阴厥用乌头赤石脂丸加减；营阴失养证用人参养营汤加减；心悸脉数者用酸枣仁汤加减；阴虚阳亢证用知柏地黄汤化裁；痰饮阻塞证用栝楼薤白半夏汤、苓桂术甘汤、二陈汤合方。总之，关键在以扶阳通营为先务。

有中医认为急性心肌梗死应包括在"胸痹""真心痛"这2个病证之中。在辨证上主张抓住"阴"（阴虚）、"阳"（阳虚）、"痰"（分寒，热）、"瘀"（因气或因邪）四字及"心脏虚弱""心脉痹阻""胸阳不展"等基本病机。在治疗方面主要有3条经验：一是处理好补和通的关系。认为通法是治疗本病的基本法则，但据病情的标本虚实、轻重缓急，掌握好以通为主，抑或以补为主，还是通补兼施，强调"祛实通脉不伤正，扶正补虚不碍邪"；二是要注意防脱防厥，并提出从神、气息、汗、疼痛、四末及素谬的温度、舌苔、脉象等方面的细微变化，及时采取措施，认为要防脱防厥，用药宜用于厥脱之先；三是要注意及时通便，但必须根据阴结、阳结的不同，采取不同的通便方法，认为正确运用通便方法，解除便秘，是有利于正气恢复和缓解病情的。

有中医认为治疗胸痹，应溯本求源，从导致胸阳痹阻的根本——脾胃功能失调入手。调脾胃治胸痹的辨证要点是：既有纳化失常，又有心系症状者。气虚不运者，当健脾胃，补中气，中气盛则宗气自旺。血亏不荣者，当调脾胃，助运化，脾运健则营血丰而心血足。湿蕴者，当健脾运湿，湿祛则胸阳自展。痰阻者，当健脾化痰，痰消则血脉自通。中焦虚寒者，当温中散寒，寒散则胸阳自运而痹除。

有中医认为冠心病是本虚标实之证。一般的冠心病以气虚（阳虚）而兼痰浊者为多见，当疾病到了中后期，或心肌梗死的患者，则以心阳（阴）虚兼血瘀或兼痰瘀为多见。认为岭南土卑地薄，气候潮湿，冠心病患者以气虚痰浊型多见。治疗重视调脾护心，益气活血祛痰。自拟冠心方用于临床，疗效显著。该方为温胆汤加减。具体运用：脾气虚弱可合四君子汤；气虚明显加黄芪、五爪龙，或吉林参6克另炖，或嚼服人参5分；兼阴虚不足可合生脉散；如心痛明显，可合失笑散或三七末冲服。

有中医治疗胸痹心痛的原则是：以扶正为主，强调整体治疗。组方原则："补阴颐阳，补阳护阴""补中兼通，通而勿耗。"

当然，各地老中医的经验还很多，限于篇幅，仅摘要介绍如上。

（二）胸痹心痛辨证规律研究现状

1. CHD的中医病名及证候规范

胸痹心痛、真心痛病名首见于《内经》。1987年8月中华全国中医学会内科学会确定了《心痹诊断及疗效评定标准》，统一CHD病名为心痹，轻者命名为厥心痛，重者为真心痛；1987年8月全国中医急症研讨会确定了胸痹心痛（冠心病心绞痛）诊疗规范，病名沿用《金匮要略》"胸痹心痛"之病名部（中华人民共和国卫生颁发的《中药新药临床研究指导原则》亦沿用此病名）。这两个全国性会议的召开，使CHD中医病名之诊断趋向标准化、规范化。根据《1997年—国标—中医临床诊断术语》，胸痹（心痛）及厥（真）心痛的定义，基本上概括了CHD的基本病机及主要临床表现，可作为CHD的规范命名。1980年、1985年两次全国CHD辨证论治研究座谈会，确定了《冠心病心绞痛中医辨证标准》，分为本虚标实2大类13型，1990年中国中西医结合学会心血管学会再次修订，仍分2类13证：标实证即痰浊（偏寒、偏热）、血瘀、气滞、寒凝5证，本虚证包括气虚（心气虚、脾气虚、肾气虚）、阳虚（心阳虚、肾阳虚）、阴虚（心阴虚、肝肾阴虚）、阳脱证共8证。1987年8月全国中医急症会议确定的胸痹心痛（冠心病心绞痛）证类诊断标准为6证，1993年《中药新药治疗胸痹（冠心病心绞痛）的临床研究指导原则》也分为6证，2002年第3版《中药新药临床研究指导原则（试行）》将胸痹分为8证：心血瘀阻证、气虚血瘀证、气滞血瘀证、痰阻心脉证、阴寒凝滞证、气阴两虚证、心肾阴虚证、阳气虚衰证。

2. 证候临床研究

胸痹心痛的证候辨证分型、分布规律以及标准的研究是胸痹心痛研究的重点之一。旷氏等分析2 432例CHD心绞痛证型，常见6种，实证多于虚证，主要证型依次为：心血瘀阻型、寒凝心脉型、气阴两虚型；其余

3种为心阳不振、痰浊闭塞、气滞心胸难分主次。吴氏等探讨37例CHD冠状动脉搭桥术围手术期的辨证规律,结果:心气阴两虚证占64.9%,兼痰浊壅肺证者67.6%,兼瘀血内阻证者62.2%,提示搭桥术后气虚痰瘀是基本病机;还发现围手术期证候演变与术前冠状动脉病变程度、术前心功能、术前肺功能、术中体外循环时间等因素有关。韦氏研究发现CHD虚证大于痰或瘀有关的标实;证型以气阴两虚为主,其次是气虚血瘀及痰浊闭阻型;CHD与非CHD脉象比较仅滑脉和沉脉有明显差异,但CHD脉象中滑脉占31.1%,与痰证分布相符,同时也证明瘀的脉象是多样化的,可有弦、细、结、沉、缓、涩等不同,所以单凭脉象判断瘀证不符合临床实际;舌质方面淡白舌(血虚)在CHD中出现率少于非CHD组,而黯或紫斑舌CHD出现率最高;舌苔方面CHD以少苔或无苔较为多见,高于非CHD组,说明阴虚证在CHD组出现率较高。

3. 辨证与客观指标的研究

观察客观指标与辨证分型的关系,有助于发现新的辨证指标,提高中医的辨证水平。不少对冠脉造影结果与中医证型关系的研究表明,冠状动脉血管病变支数、狭窄程度与证型有一定的关系。血瘀、痰浊、寒凝、阳虚证患者的冠脉病变程度多较气滞、气虚、阴虚证患者为重。心电图指标与证型亦有一定的相关性。赵氏等发现冠心病心电图阳性检出率以心血瘀阻为最高,其他依次为气阴两虚、寒凝、痰浊壅塞、阳虚、心肾阴虚。不同中医证型的生化检查有一定的区别。冠心病血瘀证与血液流变学、血流动力学、微循环、血管内皮功能、血小板功能、纤溶系统、抗凝血酶系统、LPO/SOD以及炎症反应、免疫功能、脂质代谢以及氧自由基的异常状态等微观指标的相关性研究有大量的文献报道,痰浊证与脂质代谢的关系亦逐渐受到研究者的关注。对血瘀证中高凝血和低纤溶状态的研究表明,CHD血瘀证患者中,反映凝血功能的血浆TXA2和PGl2的稳定代谢产物TxB2和6-keto-PGFla改变明显,TxB2的升高尤为显著。血小板体积(MPV)及宽度分布(PDW)、血小板颗粒膜蛋白(GMP-140)水平、β-血小板球蛋白(βPG)、血小板第4因子(PF$_4$)值α-颗粒蛋白(CD62P)、溶酶体完整膜蛋白(CD63)及凝血酶敏感蛋白(TSP)的表达、抗凝血酶Ⅲ(ATⅢ)、蛋白C、蛋白S(PS)、组织型纤溶酶原激活物(t-PA)活性、纤溶酶原激活物抑制物(PAI)活性等凝血功能相关指标在血瘀证患者中均被观察到有明显的改变。同时,血瘀证中血脂代谢的紊乱已得到证实,如毛氏等对CHD患者血脂研究发现,血瘀证患者的TG、TC、LDL-C的水平均较其他证型CHD为高,对心血瘀阻、痰浊壅盛和气阴亏虚证型临床研究发现,心血瘀阻和痰浊壅盛存在胰岛素抵抗(IR),但代偿性高胰岛素血症(Ins)仅存在于心血瘀阻型CHD,且脂质紊乱也以心血瘀阻型最为显著。血浆同型半胱氨酸等物质与证候的关系亦得到研究。严氏等发现冠脉造影阳性者血浆同型半胱氨酸水平显著高于冠脉造影阴性者,冠状动脉病变支数越多,血浆同型半胱氨酸水平越高。在非重度狭窄者、重度狭窄者中心血瘀阻型血浆同型半胱氨酸水平均显著高于痰浊壅塞、气阴两虚两型。

(三)缓解胸痹心痛发作的中药研究现状

胸痹心痛以血脉不通为重要病机,标实的祛除有利于缓解胸痹症状,因此有部分治疗胸痹心痛药物的研究侧重于迅速缓解胸痹心痛发作时的症状,其中以活血化瘀为重点。对速效救心丸治疗冠心病心绞痛的临床疗效观察,结果表明速效救心丸治疗冠心病心绞痛临床疗效确切;其机制有钙的拮抗,抗血液黏、稠、凝、滞的作用,避免心肌细胞损伤坏死。惠氏等以复方丹参滴丸治疗冠心病劳力型心绞痛,结果在心绞痛缓解率、降低心绞痛发作率、持续时间、减少硝酸甘油用量、改善心电图心肌缺血情况、改善血流变学指标、降低血脂等方面均优于常规抗心绞痛西药治疗组。

胸痹心痛发展为真心痛时的用药,中药静脉制剂得到了很好的开发。川芎嗪注射液、丹参注射液、葛根素注射液、灯盏细辛注射液、疏血通注射液等用治冠心病不稳定型心绞痛、心肌梗死的临床研究均观察到较好的效果。秦氏等哎在使用尿激酶溶栓的同时加用复方丹参注射液治疗AMI 63例(治疗组),对照组仅用尿激酶及西医常规治疗,结果治疗组梗死血管再通率为76.19%,对照组为63.49%,且治疗组在减少心肌耗氧量、缩小梗死面积、减少心肌酶释放、提高左室射血功能及减轻疼痛等方面都显著优于对照组。韩氏等在静脉溶栓的同时输入参芪扶正注射液250毫升,每日1次,连用3星期治疗AMI 38例,结果患者再灌注心律失常发生率为55.56%,明显低于单用溶栓疗法的对照组的82.56%,心力衰竭及梗死后心绞痛发生率、休克及总病死率均低于对照组,表明参芪扶正注射液不仅为补气要药,同时对心脏缺血再灌注损伤有保护作用。

(四)中医药提高冠心病患者生活质量研究

近年来由于医学模式的转变,临床上日益重视通过治疗干预提高患者的生活质量,并将之作为评价心血管药物临床价值的一个重要方面,这对于反映具有整体调整特色的中医药的临床疗效更为有利。生活质量亦被用作胸痹心痛的疗效评价指标。

作为定位于胸痹心痛长期维持治疗的药物,其组方原则有治本及标本兼治的不同。纯以治本法治疗胸痹心痛的药物研究所占比例较少,有关于黄芪制剂、生脉散制剂用治胸痹心痛的报道。而以标本兼治法治疗冠心病心绞痛的研究最多,尤以益气活血法为主流,亦是近5年来我国中医界冠心病心绞痛临床研究的热点。补阳还五汤、黄芪注射液合复方丹参片、通心络胶囊、益气通脉口服液、心脉通胶囊、舒心胶囊、参芪通脉胶囊等药物或治疗方案用治冠心病心绞痛均取得较好的疗效,与西药合用的治疗组在缓解临床症状、减少心绞痛发作、改善心电图及血流变、降低血脂等方面均有优于单纯西药对照组的报道。标本兼治、痰瘀同治的药物,如邓老冠心胶囊、愈心络脉平胶囊、克心痛滴鼻剂对冠心病心绞痛治疗取得了满意疗效。吴氏等观察了冠心胶囊在提高冠心病心绞痛气虚痰瘀型患者生存质量方面的临床疗效,选择符合 WHO 标准,至少有4个月以上典型劳力型心绞痛患者共93例,随机分组,分别用冠心胶囊、硝酸异山梨酯及复方丹参滴丸治疗,疗程6个月,观察对心绞痛症状、生活质量等的疗效。结果表明冠心胶囊治疗组能显著提高患者在一般健康状况、精力、情感职能、精神健康及健康变化方面的得分($P<0.05$),而在生理功能、生理职能、躯体疼痛方面,3组间无明显差异;冠心胶囊组在治疗满意程度方面得分与硝酸异梨酯、复方丹参滴丸组相比有显著差异($P<0.05$)。试验亦认为 SF-36 量表及 SAQ 量表可以作为评价中成药治疗冠心病心绞痛疗效的有效手段。芳香温通类药物如麝香保心丸亦被广泛用治冠心病心绞痛,疗效显著。

纵观近5年来中医药治疗冠心病心绞痛的临床研究,总体上各家认同冠心病本虚标实的基本病机,在本多偏向于气虚阳虚,在标多偏向于血瘀,尤以对益气活血化瘀治法的研究为多。补气多投以人参、黄芪;活血化瘀多用三七、丹参。益气化痰法治疗冠心病心绞痛的研究亦开始逐渐受到重视。

(五)冠状动脉旁路移植术围术期中医药干预

阮氏等运用调脾护心法对冠脉搭桥术后患者进行中医药治疗干预,纳入106例拟行冠脉搭桥手术的患者,对照组(51例)采用常规西医学治疗,试验组(55例)在西医学治疗的基础上,采用调脾护心法,以护心方为主方加减治疗,观察两组患者临床症状、心功能的改善情况,并应用 SF-36 量表评价患者生存质量的改善情况。结果治疗3个月后,试验组证候积分总分较对照组明显降低($P<0.01$),中医证候疗效显著优于对照组($P<0.05$),心功能较对照组显著提高($P<0.05$);SF-36 量表积分,试验组患者在"身体疼痛""活力""情感职能""精神健康""健康变化"等维度积分明显高于对照组($P<0.05$ 或 $P<0.01$)。复方丹参注射液对非体外循环下冠状动脉旁路移植术(OPCAB)中胃肠道的保护作用亦见研究。

(六)中医药降低血管再通术后再狭窄率研究

1984年我国开展首例经皮冠状血管再通术(PTCA)后,许多医院相继开展了这一技术。传统医学(中医药)与西医学相比,对介入治疗(PCI)术后再狭窄的研究起步较晚,但是目前的研究显示,中医药在防治PCI 术后再狭窄中确实取得了一定成效。有学者认为冠心病患者接受 PCI 术归于中医金刃外源性创伤,属血瘀证范畴,结合 PCI 术后再狭窄的冠心病患者的临床表现,参考动物实验结果以及使用具有活血化瘀作用的药物后可明显改善 PCI 术后再狭窄的病理过程和临床表现,同时考虑接受 PCI 手术治疗的多为患有胸痹心痛之人,气阴两虚为常见证型,气虚则无力行血,阴虚则络脉不充,而 PCI 术更加重了血瘀的征象,还有部分患者因长期过食肥甘厚味,形体肥胖,伴糖尿病或有烟酒等不良嗜好而多有痰阻之证,从而将 PCI 术后出现的再狭窄之基本证型归属于血瘀痰阻、气阴两虚证的范畴之内。基于这种认识,中医药降低血管再通术后再狭窄率的基本治法以活血化瘀、益气养阴、化痰通脉为主,结合现代医学的诸多先进实验技术和检查手段,如分子生物学技术、基因芯片技术、冠脉造影等,进行了大量的基础医学和临床医学方面的研究。对血府逐瘀汤的研究最多。陈氏等首次采用活血化瘀中药芎芍胶囊进行西医学治疗基础上多中心、双盲随机、安慰对照的预防 PCI 术后 RS 的 6 个月临床观察,分别从冠状动脉造影(GAG)、心绞痛复发、血瘀证候计分及肝肾功能等方向评价芎芍胶囊结合西医学常规治疗干预 RS 的安全性和疗效。结果如下。①本研究 CAG 随访率为 47.08%,接近国际 CAG 随访水平。治疗组 CAG 再狭窄率(2G.03%)较对照组(47.22%)明显降低(P<0.05),治疗组病变血管狭窄程度、管腔直径较对照组有明显改善(P<0.05)。②PCI 术后 3 个月和 6 个月,治疗组心绞痛复发率(7.14% 矛 15111.04%)较对照组(19.48% 和 42.6%)明显降低(P<0.01)。③PCI 术后 6 个月,治疗组临床终点事件发生率为 10.39%,对照组为 22.73%,治疗组明显低于对照组(P<0.05)。④两组治疗 6 个月,血瘀证计分皆明显改善,但治疗组明显低于对照组(P<0.01)。⑤证明血瘀证的轻重和 RS 形成及冠状动脉的病变程度明显相关。⑥临床观察过程中,未发现明显和本药有关的不良反应。针对血管重塑这一 PCI 术后 RS 和动脉粥样硬化(AS)的主要病理环节,研究芎芍胶囊干预 RS 的作用机制。临床超声观察表明,本药可改善 AS 的病理性血管重构,消减颈 AS 斑块,并能改善内皮细胞功能,调节血管活性物质水平;实验研究证明,单纯内皮损伤是病理血管重塑的重要因素,内膜增厚和病理性血管重构共同参与内皮损伤后血管管腔狭窄的形成。芎芍胶囊具有调脂、抗血小板聚集、影响血管活性物质水平、调控血管平滑肌细胞(SMC)增殖凋亡、改善内皮细胞结构功能、调节胶原代谢、抑制内膜增厚、消减 AS 斑块及改善病理性血管重构等作用,可作用于 RS 形成的多个病理环节。此外,亦观察心脉通胶囊、舒心益脉胶囊、通冠胶囊、复方水蛭精胶囊以及四逆汤等药物具有降低血管再通术后再狭窄发生率的作用。

(七)血脂异常的中医认识及治疗

1.病因病机的认识

中医学文献中尚无血脂异常和脂蛋白异常血症及一些并发症的病名,但有其相关的论述。如《素问·通评虚实论篇》:"凡治消瘅仆击,偏枯痿厥,气满发逆,甘肥贵人,则高粱之疾也";《素问·经脉别论篇》:"食气入胃,散精于肝,淫气于筋。食气入胃,浊气归心,淫精于脉,脉气流经,经气归于肺,肺朝百脉,输精于皮毛。毛脉合精,行气于府,府精神明,留于四脏,气归于权衡";"饮入于胃,游溢精气,上输于脾,脾气散精,上归于肺,通调水道,下输膀胱,水精四布,五经并行";《灵枢·营卫生会》:"人受气于谷,谷入于胃,以传于肺,五脏六腑,皆以受气,其清者为营,浊者为卫,营在脉中,卫在脉外";《灵枢·五癃津液别》:"五谷之津液和合而为膏者,内渗入于骨空,补益脑髓而下流于阴股。"《类经·藏象类》:"故通于土气,虽若指脾而言,而实总结六腑者,皆仓廪之本,无非统于脾气。"因此,多数中医学者认为:本病属于中医"痰浊""血瘀""胸痹""眩晕""肥胖"范畴。其产生与肝脾肾三脏关系最为密切,而尤以脾肾为要。其病机是在脏腑之气虚衰基础上,过食肥甘,好坐好静,七情劳伤等形成正虚邪实之证,并以正虚为本,痰瘀为标,属本虚标实之证。

2.血脂异常与痰瘀证的关系

脂质代谢紊乱多属中医学"痰浊"范畴。不少研究表明,血脂异常与痰浊及血瘀证均有关系。如毛威等发现痰浊壅塞型患者有脂质代谢紊乱。冠心病痰浊型患者血清 apog、T-CH、TC、LDL-C、VLDL-C 水平及动脉硬化指数,apoB/apoA 比值被报道认为明显高于非痰浊型患者及正常人组,而血清 HDL-C、HDL2-C 水平及 HDL-C/T-CH、HDL-C/LDL-C、HDL2-C/T-CH 比值明显降低,认为冠心病痰浊型与脂质代谢紊乱密切相关,载脂蛋白及脂蛋白组分的异常变化被认为是痰浊病的病变基础之一。利用药物疗效反证方法的研究亦发现,化痰健脾中药能明显地降低实验性高脂血症动物血清 TO、TC、LDL 水平,并能升高 HDIMLDL 之比值和降低动脉硬化指数。张氏等对确诊的冠心病老年患者 171 例(行冠脉造影术者 81 例)进行痰瘀辨证,结果:血清脂蛋白谱异常指数顺序是痰瘀型>气滞血瘀型>血瘀型>痰浊型>无兼夹证型。

3.降脂中药研究

我国在降血脂中药的研究方面进行了大量的工作,发现了若干有降脂活性的天然成分。除了辨证论治研究以外,认为有一定效用的药物大体归纳如下。

(1)抑制胆固醇在体内合成:一些中药通过影响脂肪的分解,减少合成胆固醇的原料乙酰辅酶 A 的生成来抑制内源性脂质的合成。如泽泻含三萜类化合物,可减少合成胆固醇原料乙酰 CoA 的生成;山楂水煎剂可增加肝细胞微粒体及小肠黏膜匀浆中胆固醇生物合成限速酶活力;西洋参茎叶皂苷 PQS 可降低血中脂质、抑制过氧化脂质生成;首乌可降低肝细胞中三磷酸腺苷酶活性,降低琥珀酸脱氢酶(SDH),葡萄糖-6-磷酸酶活性,影响胆固醇合成;阿魏酸浓度依赖性抑制大鼠肝脏甲戊酸-5-焦磷脱羟酶,从而抑制肝脏合成胆固醇。绞股蓝总苷可使脂肪组织细胞合成分解产生的游离脂肪酸减少 28% 左右,使进入细胞合成中性脂肪的葡萄糖降低 50% 左右。

(2)抑制胆固醇在肠道吸收:中药主要通过以下途径抑制脂类吸收入体内。一是某些中药含有蒽醌类化合物,蒽醌类成分能够刺激胃肠道蠕动,促进肠内胆固醇等脂质的排泄,以减少其吸收。如大黄、草决明、生何首乌、决明子等。二是利用植物胆固醇抑制肠腔内固醇的水解和肠壁内游离固醇的再酯化,竞争性地占据微胶粒内胆固醇的位置,影响胆固醇与肠黏膜接触的机会,以妨碍其吸收。如蒲黄、藻类等,蒲黄含植物固醇,其固醇类物质和胆固醇结构相似,可在肠道竞争性抑制外源性胆固醇的吸收,使胆固醇经肠道排出增加。金银花可降低肠内胆固醇吸收;茵陈蒿可使内脏脂肪沉着减少,主动脉壁胆固醇减少;槐花可有效降低肝、主动脉、血液中胆固醇含量,增加胆固醇—蛋白复合物稳定性;三七可阻止胆固醇的吸收;酸枣仁可抑制胆固醇在血管壁堆积;苜蓿籽纤维在肠内与胆固醇的有关胆盐结合有利于血脂降低。三是通过不能利用的多糖类和胆盐结合形成复合物,阻碍微胶粒的吸收而减少胆固醇的吸收。枸杞总多糖有显著降低高脂血症家兔血清 TC、TG 和升高 HDL 的作用。

(3)促进体内脂质的转运和排泄:由于脂类不溶于水,必须与载脂蛋白结合成溶解度较大的脂蛋白复合体才能在血液中循环、运转,所以脂蛋白、载脂蛋白在脂类代谢中具有重要作用。研究发现许多中药能影响血脂分布、转运和清除。如:甘草甜素能使 TC 的代谢和排泄增加,血 TC 中水平下降;泽泻有阻止类脂质在血清内滞留或渗透到动脉内壁的能力,促进血浆中 TC 的运输和清除。采用放射性示踪法证明,人参皂苷可促进高脂血症大鼠血中 $^{14}C$-胆固醇放射性能下降,粪中 $^{14}C$-胆汁酸和 $^{14}C$-胆固醇的排泄增加 2 倍,有利于胆固醇的转化、分解和排泄;柴胡皂苷可使大鼠粪便中胆汁酸及胆固醇增加,并可促进血中胆固醇的转运;而老山云芝多糖通过刺激清道夫受体途径而整体发挥降脂作用;月见草子通过增加血清磷脂酰胆碱胆固醇酰基转移酶活性,促进高密度脂蛋白胆固醇亚类 HDL3-C 使 HDL2-C 转化,加速胆固醇消除,改善血脂代谢紊乱;茶叶可降低脂肪酶活性,促进肾上腺素诱致的脂解酶活性,促进不饱和脂肪酸的氧化,从而促进脂质的分解和消除;加喂大蒜素的高胆固醇血症家兔主动脉含量维持在正常水平,在局部组织中调节脂质代谢;茶叶多糖能与脂蛋白脂酶结合,提高活力,并能促进动脉壁的脂蛋白脂酶入血,及降低该酶对抑制剂如 NaCl 的敏感性,而调节脂质代谢;黄芩对乙醇诱导的高血脂具有降低血中 TG 的作用,黄芩苷元能提高 HDL-C 水平,黄酮成分可以抑制肾上腺素、去甲肾上腺素和多巴胺诱导的脂肪细胞的脂解作用。

我国各地在这方面作了观察的药物还有橡胶种子油、荷叶、桐叶、三七、白僵蚕、桑寄生、茶树根、海藻、明矾、绿豆、龙井绿茶、蘑菇等单味药,以及多种复方。有的实验还观察到带鱼鳞油及蜂胶有降脂作用。

国外证明,香菇、姜黄、洋葱、大蒜和其他含磺胺酸、果胶及其多糖、豆类及大豆蛋白、褐藻等具有降脂作用。我国有关科研实验证明了姜黄的作用,南京九七医院及重庆医学院分别从临床和动物实验证实大蒜精油的降脂作用。日本观察到防风通圣散和防己黄芪汤分别对实证及虚证肥胖人有减肥和降脂效果。

降脂中成药的研究有较大的进展,其中以血脂康为代表。血脂康是我国开发研制的具有他汀类降脂作用的中药,是以大米为原料,用现代科技手段模拟古代红曲生产工艺,经红曲霉发酵而得到的特制红曲的提取物,富含羟甲基戊二酰辅酶 A(HMG-Coh)还原酶抑制剂(洛伐他汀)、多种不饱和脂肪酸和人体必需氨基酸以及甾醇和少量黄酮等多种有效成分,是一种有效成分明确,作用机制清楚,疗效稳定,安全有效,毒副作用小的纯天然中药。动物实验表明血脂康能降低高胆固醇饮食家兔血清 TC 与低密度脂蛋白胆固醇(LDL-C)水平及中度降低血清 TG 水平,降低主动脉粥样硬化斑块面积与主动脉总面积比值,减少高胆固醇饮食家兔血管内皮细胞超微结构损伤,抑制高胆固醇饮食家兔主动脉弓 VSMC 由收缩型向合成型转变,抑制其向内膜迁移的趋势以及抑制脂质在肝脏沉积等。

血脂康的临床研究亦有较多的报道。徐氏等朝报道了 243 例高脂血症患者,随机分为 2 组,血脂康组(150 例)给予血脂康每晚 2 粒,普伐他汀组每晚 5 毫克,治疗 24 星期时各组咀脂值变化:降 TC 血脂康组百分比为 16%,普伐他汀组为 17%;降 TG 两组为 14%;降 LDL 百分比血脂康组为 24%,普伐他汀组为 21%;降 LDL、HDL 百分比血脂康组为 27%,普伐他汀组为 28%;升 HDL 百分比血脂康组为 4%,普伐他汀组为 10%。两组间差异无显著性(P>0.05),但血脂康更经济。

(李　峰)

# 第七章 脾胃病证

## 第一节 胃 痛

胃痛是指以胃脘部近心窝处疼痛为主要临床表现的一种病证。又称胃脘痛。

《内经》对本病的论述较多,如《灵枢·邪气脏腑病形》曰:"胃病者,腹𪔧胀,胃脘当心而痛。"最早记载了"胃脘痛"的病名;又《灵枢·厥病》云:"厥心痛,腹胀胸满,心尤痛甚,胃心痛也。"所论"厥心痛"的内容,与本病有密切的关系。

《内经》还指出造成胃脘痛的原因有受寒、肝气不舒及内热等,《素问·举痛论》曰:"寒气客于肠胃之间、膜原之下,血不得散,小络急引故痛。"《素问·六元正纪大论》曰:"木郁之发,民病胃脘当心而痛。"《素问·气交变大论》曰:"岁金不及,炎火通行,复则民病口疮,甚则心痛。"迨至汉代,张仲景在《金匮要略》中则将胃脘部称为心下、心中,将胃病分为痞证、胀证、满证与痛证,对后世很有启发。如"心中痞,诸逆心悬痛,桂枝生姜枳实汤主之。""按之心下满痛者,此为实也,当下之,宜大柴胡汤"。书中所拟的方剂如大建中汤、大柴胡汤等,都是治疗胃脘痛的名方。《仁斋直指方》对胃痛的原因已经认识到"有寒,有热,有死血,有食积,有痰饮,有虫"等不同。《备急千金要方·心腹痛》在论述九痛丸功效时指出,其胃痛有虫心痛、注心痛、风心痛、悸心痛、食心痛、饮心痛、寒心痛、热心痛、去来心痛九种。

对于胃脘痛的辨证论治,《景岳全书·心腹痛》分析极为详尽,对临床颇具指导意义,指出:"痛有虚实……辨之之法,但当察其可按者为虚,拒按者为实;久痛者多虚,暴病者多实;得食稍可者为虚,胀满畏食者为实;痛徐而缓,莫得其处者多虚,痛剧而坚,一定不移者为实;痛在肠脏,中有物有滞者多实,痛在腔胁经络,不干中脏,而牵连腰背,无胀无滞者多虚。脉与证参,虚实自辨。"除此之外,还须辨其寒热及有形无形。《丹溪心法·心脾痛》在论述胃痛治法时指出"诸痛不可补气"的观点,对后世影响很大,而印之临床,这种提法尚欠全面,后世医家逐渐对其进行纠正和补充。

《证治汇补·胃脘痛》对胃痛的治疗提出"大率气食居多,不可骤用补剂,盖补之则气不通而痛愈甚。若曾服攻击之品,愈后复发,屡发屡攻,渐至脉来浮大而空者,又当培补",值得借鉴。

古代文献中所述胃脘痛,在唐宋以前医籍多以"心痛"代之,宋代之后,医家对胃痛与心痛相混谈提出质疑,至金元《兰室秘藏》首立"胃脘痛"一门,明确区分了胃痛与心痛,至明清时期胃痛与心痛得以进一步区别开来。如《证治准绳·心痛胃脘痛》就指出:"或问丹溪言心痛即胃脘痛然乎?曰:心与胃各一脏,其病形不同,因胃脘痛处在心下,故有当心而痛之名,岂胃脘痛即心痛者哉!"《医学正传·胃脘痛》亦云:"古方九种心痛……详其所由,皆在胃脘,而实不在于心也。"

现代医学的急、慢性胃炎,消化性溃疡,胃神经官能症,胃癌等疾病,以及部分肝、胆、胰疾病,出现胃痛的临床表现时,可参考本节进行辨证论治。

### 一、病因病机

胃痛的发生,主要责之于外邪犯胃、饮食伤胃、情志不畅和先天脾胃虚弱等,致胃气郁滞,胃失和降,不通则痛。

(一)外邪犯胃

外邪之中以寒邪最易犯胃,夏暑之季,暑热、湿浊之邪也间有之。邪气客胃,胃气受伤,轻则气机壅滞,重则和降失司,而致胃脘作痛。寒主凝滞,多见绞痛;暑热急迫,常致灼痛;湿浊黏腻,常见闷痛。

（二）饮食伤胃

若纵恣口腹,过食肥甘,偏嗜烟酒,或饥饱失调,寒热不适,或用伤胃药物,均可伐伤胃气,气机升降失调而作胃痛。尤厚味及烟酒,皆湿热或燥热之性,易停于胃腑伤津耗液为先,久则损脾。

（三）情志不畅

情志不舒,伤肝损脾,亦致胃痛。如气郁恼怒则伤肝,肝失疏泄条达,横犯脾胃,而致肝胃不和或肝脾不和,气血阻滞则胃痛;忧思焦虑则伤脾,脾伤则运化失司,升降失常,气机不畅也致胃痛。

（四）脾胃虚弱

身体素虚,劳倦太过,久病不愈,可致脾胃不健,运化无权,升降转枢失利,气机阻滞,而致胃痛;或因胃病日久,阴津暗耗,胃失濡养,或伴中气下陷,气机失调;或因脾胃阳虚,阴寒内生,胃失温养,均可导致胃痛。

胃痛与胃、肝、脾关系最为密切。胃痛初发多属实证,病位主要在胃,间可及肝;病久常见虚证,其病位主要在脾;亦有虚实夹杂者,或脾胃同病,或肝脾同病。

胃痛病因虽有上述不同,病性尚有虚实寒热、在气在血之异,但其发病机制有其共性,即所谓"不通则痛"。胃为阳土,喜润恶燥,主受纳、腐熟水谷,以降为顺。胃气一伤,初则壅滞,继则上逆,此即气滞为病。其中首先是胃气的壅滞,无论外感、食积均可引发;其次是肝胃气滞,即肝气郁结,横逆犯胃所造成的气机阻滞。另外,气为血帅,气行则血行,气滞日久,必致血瘀,也即久患者络之意;"气有余便是火",气机不畅,可蕴久化热,火能灼伤阴津,或出血之后,血脉瘀阻而新血不生,致阴津亦虚,均可致胃痛加重,每每缠绵难愈。脾属阴土,喜燥恶湿,主运化,输布精微,以升为健,与胃互为表里,胃病延久,可内传于脾。脾气受伤,轻则中气不足,运化无权;继则中气下陷,升降失司;再则脾胃阳虚,阴寒内生,胃络失于温养。若胃痛失治误治,血络损伤,还可见吐血、便血等证。

## 二、诊断要点

（一）症状

胃脘部疼痛,常伴有食欲不振,痞闷或胀满,恶心呕吐,吞酸嘈杂等。发病常与情志不遂、饮食不节、劳累、受寒等因素有关。起病或急或缓,常有反复发作的病史。

（二）检查

上消化道 X 线钡餐造影、纤维胃镜及病理组织学检查等,有助诊断。

## 三、鉴别诊断

（一）胃痞

二者部位同在心下,但胃痞是指心下痞塞,胸膈满闷,触之无形,按之不痛的病证。胃痛以痛为主,胃痞以满为患,且病及胸膈,不难区别。

（二）真心痛

心居胸中,其痛常及心下,出现胃痛的表现,应高度警惕,防止与胃痛相混。典型真心痛为当胸而痛,其痛多刺痛、剧痛,且痛引肩背,常有气短、汗出等症,病情较急,如《灵枢·厥病》曰:"真心痛,手足青至节,心痛甚,旦发夕死,夕发旦死。"中老年人既往无胃痛病史,而突发胃脘部位疼痛者,当注意真心痛的发生。胃痛部位在胃脘,病势不急,多为隐痛、胀痛等,常有反复发作史。X 线、胃镜、心电图及生化检查有助鉴别。

## 四、辨证

胃痛的主要部位在上腹胃脘部近心窝处,往往兼见胃脘部痞满、胀闷、嗳气、吐酸、纳呆、胁胀、腹胀,甚至出现呕血、便血等症。常反复发作,久治难愈。至于临床辨证,当分虚实两类。实证多痛急拒按,病程较短;虚证多痛缓喜按,缠绵难愈,这是辨证的关键。

（一）寒邪客胃

证候:胃痛暴作,得温痛减,遇寒加重;恶寒喜暖,口淡不渴,或喜热饮,舌淡,苔薄白,脉弦紧。

分析:寒凝胃脘,气机阻滞,则胃痛暴作,得温痛减,遇寒加重;阳气被遏,失去温煦,则恶寒喜暖,口淡不渴,或喜热饮;舌淡,苔薄白,脉弦紧,为内寒之象。

（二）饮食伤胃

证候:胃脘疼痛,胀满拒按,嗳腐吞酸,或呕吐不消化食物,其味腐臭,吐后痛减,不思饮食,大便不爽,得矢气及便后稍舒,舌苔厚腻,脉滑。

分析:饮食积滞,阻塞胃气,则胃脘疼痛,胀满拒按;食物不化,胃气上逆,则嗳腐吞酸,或呕吐不消化食物,其味腐臭,吐后痛减;胃失和降,腑气不通,则不思饮食,大便不爽,得矢气及便后稍舒;舌质淡,苔厚腻,脉滑,为饮食内停之征。

（三）肝气犯胃

证候:胃脘胀痛,连及两胁,攻撑走窜,每因情志不遂而加重,善太息,不思饮食,精神抑郁,夜寐不安,舌苔薄白,脉弦滑。

分析:肝气郁结,横逆犯胃,肝胃气滞,故胃脘胀痛;胁为肝之分野,故胃痛连胁,攻撑走窜;因情志不遂加重气机不畅,故以息为快;胃失和降,受纳失司,故不思饮食;肝郁不舒,则精神抑郁,夜寐不安;舌苔薄白,脉弦滑为肝胃不和之象。

（四）湿热中阻

证候:胃脘灼热而痛,得凉则减,遇热加重。伴口干喜冷饮,或口臭不爽,口舌生疮。甚至大便秘结,排便不畅,舌质红,苔黄少津,脉滑数。

分析:胃气阻滞,日久化热,故胃脘灼痛,得凉则减,遇热加重,口干喜冷饮或口臭不爽,口舌生疮;胃热久积,腑气不通,故大便秘结,排便不畅;舌质红,苔黄少津,脉象滑数,为胃热蕴积之象。

（五）瘀血停胃

证候:胃脘疼痛,状如针刺或刀割,痛有定处而拒按,入夜尤甚。病程日久,胃痛反复发作而不愈,面色晦暗无华,唇黯,舌质紫黯或有瘀斑,脉涩。

分析:气滞则血瘀,或吐血、便血之后,离经之血停积于胃,胃络不通,而成瘀血,瘀血停胃,故疼痛状如针刺或刀割,固定不移,拒按;瘀血不净,新血不生,故面色晦黯无华,唇黯;舌质紫黯,或有瘀点、瘀斑,脉涩,为血脉瘀阻之象。

（六）胃阴亏耗

证候:胃脘隐痛或隐隐灼痛,伴嘈杂似饥,饥不欲食,口干不思饮,咽干唇燥,大便干结,舌体瘦,质嫩红,少苔或无苔,脉细而数。

分析:气郁化热,热伤胃津,或瘀血积留,新血不生,阴津匮乏,阴津亏损则胃络失养,故见胃脘隐痛;若阴虚有火,则可见胃中灼痛隐隐;胃津亏虚则胃纳失司,故嘈杂似饥,知饥而不欲纳食;阴液亏乏,津不上承,故咽干唇燥;阴液不足则肠道干涩,故大便干结;舌体瘦舌质嫩红,少苔或无苔,脉细而数,皆为胃阴不足而兼虚火之象。

（七）脾胃虚寒

证候:胃脘隐痛,遇寒或饥时痛剧,得温或进食则缓,喜暖喜按。伴面色不华,神疲肢怠,四末不温,食少便溏,或泛吐清水。舌质淡而胖,边有齿痕,苔薄白,脉沉细无力。

分析:胃病日久,累及脾阳。脾胃阳虚,故胃痛绵绵,遇寒或饥时痛剧,得温熨或进食则缓,喜暖喜按;气血虚弱,故面色不华,神疲肢怠;阳气虚不达四末,故四肢不温;脾虚不运,转输失常,故食少便溏;脾阳不振,寒湿内生,饮邪上逆,故泛吐清水;舌质淡而胖,边有齿痕,苔薄白,脉沉细无力,为脾胃虚寒之象。

## 五、治疗

治疗以理气和胃止痛为主,审证求因,辨证施治。邪盛以祛邪为急,正虚以扶正为先,虚实夹杂者,则当祛邪扶正并举。虽有"通则不痛"之说,但决不能局限于狭义的"通"法,要从广义的角度理解和运用"通"法。属于胃寒者,散寒即所谓通;属于血瘀者,化瘀即所谓通;属于食停者,消食即所谓通;属于气滞者,理气即所谓通;属于热郁者,泻热即所谓通;属于阴虚者,益胃养阴即所谓通;属于阳虚者,温运脾阳即所谓通。

（一）中药治疗

1.寒邪客胃

治法:温胃散寒,行气止痛。

处方:香苏散合良附丸加减。

方中高良姜、吴茱萸温胃散寒;香附、乌药、陈皮、木香行气止痛。

如兼见恶寒、头痛等风寒表证者,可加苏叶、藿香等以疏散风寒,或内服生姜汤、胡椒汤以散寒止痛;若兼见胸脘痞闷,胃纳呆滞,嗳气或呕吐者,是为寒夹食滞,可加枳实、神曲、鸡内金、制半夏、生姜等以消食导滞,降逆止呕。若寒邪郁久化热,寒热错杂,可用半夏泻心汤辛开苦降,寒热并调。

中成药可选用良附丸、胃痛粉等。

2.饮食伤胃

治法:消食导滞,和胃止痛。

处方:保和丸加减。

方中神曲、山楂、莱菔子消食导滞;茯苓、半夏、陈皮和胃化湿;连翘散结清热。

若脘腹胀甚者,可加枳实、砂仁、槟榔等以行气消滞;若胃脘胀痛而便闭者,可合用小承气汤或改用枳实导滞丸以通腑行气;胃痛急剧而拒按,伴见苔黄燥,便秘者,为食积化热成燥,则合用大承气汤以泻热解燥,通腑荡积。

中成药可选用加味保和丸、枳实消痞丸等。

3.肝气犯胃

治法:疏肝解郁,理气止痛。

处方:柴胡疏肝散加减。

方中柴胡、芍药、川芎、郁金、香附疏肝解郁;陈皮、枳壳、佛手、甘草理气和中。

若胃痛较甚者,可加川楝子、延胡索以加强理气止痛作用;嗳气较频者,可加沉香、旋覆花以顺气降逆;泛酸者加乌贼骨、煅瓦楞子中和胃酸。痛势急迫,嘈杂吐酸,口干口苦,舌红苔黄,脉弦或数,乃肝胃郁热之证,改用化肝煎或丹栀逍遥散加黄连、吴茱萸以疏肝泻热和胃。

中成药可选用气滞胃痛冲剂、胃苏冲剂等。

4.湿热中阻

治法:清化湿热,理气和胃。

处方:清中汤加减。

方中黄连、栀子清热燥湿;制半夏、茯苓、草豆蔻祛湿健脾;陈皮、甘草理气和中。

湿偏重者加苍术、藿香燥湿醒脾;热偏重者加蒲公英、黄芩清胃泻热;伴恶心呕吐者,加竹茹、橘皮以清胃降逆;大便秘结不通者,可加大黄(后下)通下导滞;气滞腹胀者加厚朴、枳实以理气消胀;纳呆少食者,加神曲、谷芽、麦芽以消食导滞。

中成药可选用清胃和中丸。

5.瘀血停胃

治法:理气活血,化瘀止痛。

方药:失笑散合丹参饮加减。

前方以五灵脂、蒲黄活血祛瘀,通利血脉以止痛;后方重用丹参活血化瘀,檀香、砂仁行气止痛。

若因气滞而致血瘀,气滞仍明显时,宜加理气之品,但忌香燥太过。若血瘀而兼血虚者,宜合四物汤等养血活血之味。若血瘀而兼脾胃虚衰者,宜加炙黄芪、党参等健脾益气以助血行。若瘀血日久,血不循常道而外溢出血者,应参考吐血、便血篇处理。

中成药可选用九气拈痛丸。

6.胃阴亏耗

治法:滋阴益胃,和中止痛。

处方:益胃汤合芍药甘草汤加减。

方中沙参、玉竹补益气阴;麦冬、生地滋养阴津;冰糖生津益胃;芍药、甘草酸甘化阴,缓急止痛。

若气滞仍著时,加佛手、香橼皮、玫瑰花等轻清畅气而不伤阴之品;津伤液亏明显时,可加芦根、天花粉、乌梅等以生津养液;大便干结者,加火麻仁、郁李仁、瓜蒌仁等润肠之品。若兼肝阴亦虚,症见脘痛连胁者,可加白芍、枸杞、生地等柔肝之品,也可用一贯煎化裁为治。

中成药可选用养胃舒胶囊。

7.脾胃虚寒

治法:温中健脾。

方药:黄芪建中汤加减。

方中以黄芪补中益气、饴糖益气养阴为君;以桂枝温阳气、芍药益阴血为臣;以生姜温胃、大枣补脾为佐;炙甘草调和诸药,共奏温中健脾,和胃止痛之功。

若阳虚内寒较重者,也可用大建中汤化裁,或加附子、肉桂、荜茇等温中散寒;兼泛酸者,可加黄连汁炒吴萸、煅瓦楞、海螵蛸等制酸之品;泛吐清水时,可予小半夏加茯苓汤或苓桂术甘汤合方为治;兼见血虚者,也可用归芪建中汤治之。若胃脘坠痛,证属中气下陷者,可用补中益气汤化裁为治。

此外,临床上胃强脾弱,上热下寒者也不少见,症状除胃脘疼痛以外,还可见恶心呕吐,嗳气,肠鸣便溏或大便秘结,舌质淡,苔薄黄腻,脉细滑等,治疗时,可选用半夏泻心汤、黄连理中汤或乌梅丸等以调和脾胃,清上温下。

中成药可选用人参健脾丸、参苓白术丸等。

(二)针灸治疗

1.基本处方

中脘、内关、足三里。

中脘、足三里募合相配,内关属心包经,历络三焦,通调三焦气机而和胃,三穴远近结合,共同调理胃腑气机。

2.加减运用

(1)寒邪客胃证:加神阙、梁丘以散寒止痛,神阙用灸法。余穴针用平补平泻法。

(2)饮食伤胃证:加梁门、建里、璇玑以消食导滞。诸穴针用泻法。

(3)肝气犯胃证:加期门、太冲以疏肝理气,针用泻法。余穴针用平补平泻法。

(4)湿热中阻证:加阴陵泉、内庭以清利湿热,阴陵泉针用平补平泻法。余穴针用泻法。

(5)瘀血停胃证:加膈俞、阿是穴以化瘀止痛,针用泻法。余穴针用平补平泻法,或加灸法。

(6)胃阴亏耗证:加胃俞、太溪、三阴交以滋阴养胃。诸穴针用补法。

(7)脾胃虚寒证:加神阙、气海、脾俞、胃俞以温中散寒,神阙用灸法。余穴针用补法,或加灸法。

3.其他

(1)指针疗法:取中脘、至阳、足三里等穴,以双手拇指或中指点压、按揉,力度以患者能耐受并感觉舒适为度,同时令患者行缓慢腹式呼吸,连续按揉3～5分钟即可止痛。

(2)耳针疗法:取胃、十二指肠、脾、肝、神门、下脚端,每次选用3～5穴,毫针浅刺,留针30分钟;或用王不留行籽贴压。

(3)穴位注射疗法:根据中医辨证,分别选用当归注射液、丹参注射液、参附注射液或生脉注射液等,也可选用维生素$B_1$或维生素$B_{12}$注射液,按常规取2～3穴,每穴注入药液2～4mL,每日或隔日1次。

(4)埋线疗法:取穴:肝俞、脾俞、胃俞、中脘、梁门、足三里。方法:将羊肠线用埋线针植入穴位内,无菌操作,每月 1 次,连续 3 次。适用于慢性胃炎之各型胃痛症者。

(5)兜肚法:取艾叶 30 g,荜茇、干姜各 15 g,甘松、山柰、细辛、肉桂、吴茱萸、延胡索、白芷各 10 g,大茴香 6 g,共研为细末,用柔软的棉布折成 15 cm 直径的兜肚形状,将上药末均匀放入,紧密缝好,日夜兜于中脘穴或疼痛处,适用于脾胃虚寒胃痛。

(李维革)

# 第二节 反 胃

反胃是以脘腹痞胀,宿食不化,朝食暮吐,暮食朝吐为主要临床表现的一种病。

## 一、历史沿革

反胃又称胃反。胃反之名,首见于汉代张仲景《金匮要略·呕吐哕下利病脉证治》篇。宋代《太平圣惠方·治反胃呕吐诸方》则称之为"反胃"。其后亦多以反胃名之。

《金匮要略·呕吐哕下利病脉证治》中说:"趺阳脉浮而涩,浮则为虚,涩则伤脾;伤脾则不磨,朝食暮吐,暮食朝吐,宿谷不化,名为胃反。"明确指出本病的病机主要是脾胃损伤,不能腐熟水谷。有关治疗方面,提出了使用大半夏汤和茯苓泽泻汤,至今仍为临床所常用。

隋代巢元方《诸病源候论·胃反候》对《金匮要略》之说有所发挥,将病因病机归纳为血气不足、胃寒停饮、气逆胃反,指出"荣卫俱虚,其血气不足,停水积饮,在胃脘则脏冷,脏冷则脾不磨,脾不磨则宿谷不化,其气逆而成胃反也"。

唐代王冰在《素问》注文中更将本病精辟总结为"食入反出,是无火也"。宋代《圣济总录·呕吐门》也说:"食久反出,是无火也。"

金元时期,朱丹溪《丹溪心法·翻胃》提出血虚、气虚、有热、有痰之说,治法方药则更趋丰富全面。

明代张景岳对于反胃的病因、病机、辨证、治法、方药等有了系统性的阐发,他在《景岳全书·反胃》一节中说:"或以酷饮无度,伤于酒湿,或以纵食生冷,败其真阳;或因七情忧郁,竭其中气;总之,无非内伤之甚,致损胃气而然。"又说:"反胃一证,本属火虚,盖食入于胃,使得暖脾强,则食无不化,何至复出……然无火之由,则犹有上中下三焦之辨,又当察也。若寒在上焦,则多为恶心或泛泛欲吐者,此胃脘之阳虚也。若寒在中焦,则食入不化,每食至中脘,或少顷或半日复出者,此胃中之阳虚也。若寒在下焦,则朝食暮吐,暮食朝吐,乃以食入幽门,丙火不能传化,故久而复出,此命门之阳虚也";"虚在上焦,微寒呕吐者,惟姜汤为最佳,或橘皮汤亦可,虚在中焦而食入反出者,宜五君子煎、理中汤……虚在下焦而朝食暮吐……其责在阴,非补命门以扶脾土之母,则火无以化,土无以生,亦犹釜底无薪,不能腐熟水谷,终无济也。宜六味回阳饮,或人参附子理阴煎,或右归饮之类主之。此屡用之妙法,不可忽也";"反胃由于酒湿伤脾者,宜葛花解醒汤主之,若湿多成热,而见胃火上冲者,宜黄芩汤或半夏泻心汤之类主之。"其中补命门火之说是他对本病治疗上的一大创见。

明代李中梓根据临床实际,进一步丰富了反胃的辨证内容。他在《医宗必读·反胃噎膈》中说:"反胃大都属寒,然不可拘也。脉大有力,当作热治,脉小无力,当作寒医。色之黄白而枯者为虚寒,色之红赤而泽者为实热,以脉合证,以色合脉,庶乎无误。"

清代李用粹《证治汇补·反胃》对七情致病认识较为深刻。他说:"病由悲愤气结,思虑伤脾……皆能酿成痰火,妨碍饷道而食反出。"对反胃的病因病机,作了新的补充。清代陈士铎《石室秘录·噎膈反胃治法》说:"夫食入于胃而吐出,似乎病在胃也,谁知肾为胃之关门,肾病而胃始病。"这种看法,与张景岳补命门以扶脾土的观点基本相同。清代沈金鳌《杂病源流犀烛·噎塞反胃关格源流》言:"反胃原于真火衰微,胃寒脾弱,不能纳谷,故早食晚吐,日日如此,以饮食入胃,既抵胃之下脘,复返而出也。若脉数,为邪热不杀谷,乃火性上炎,多升少降也"。同时指出:"亦有瘀血阻滞者,亦有虫而反出者,亦有火衰不能生土,其脉沉迟者。"进一步丰富了对反胃病因病机的认识。

以上所引各家之说,从不同的方面对反胃作了阐述,使本病的辨证论治内容日趋完善。

## 二、范围

西医学的胃、十二指肠溃疡病,胃、十二指肠憩室,急慢性胃炎,胃黏膜脱垂症,十二指肠郁积症,胃部肿瘤,胃神经症等等,凡并发胃幽门部痉挛、水肿、狭窄,或胃动力紊乱引起胃排空障碍,而在临床上出现脘腹痞胀,宿食不化,朝食暮吐,暮食朝吐等症状者,均可参照本篇内容辨证论治。

## 三、病因病机

反胃多由饮食不节,酒色过度,或长期忧思郁怒,损伤脾胃之气,并产生气滞、血瘀、痰凝阻胃,使水谷不能腐熟,宿食不化,导致脘腹痞胀,胃气上逆,朝食暮吐,暮食朝吐。

(一)脾胃虚寒

饥饱失常,嗜食寒凉生冷,损及脾阳,以致脾胃虚寒,不能消化谷食,终至尽吐而出。思虑不解,或久病劳倦多可伤脾,房劳过度则伤肾,脾伤则运化无能不能腐熟水谷;肾伤则命火衰微,不能温煦脾土,则脾失健运,谷食难化而反。

(二)痰浊阻胃

酒食不节、七情所伤、房室、劳倦等病因,均可损伤脾胃,因之水谷不能化为精微而成湿浊,积湿生痰,痰阻于胃,逐使胃腑失其通降下行之功效,宿食不化而成反胃。

(三)瘀血积结

七情所伤,肝胃气滞,或遭受外伤,或手术创伤等原因可导致气滞血瘀。胃络受阻,气血不和,胃腑受纳、和降功能不及,饮食积结而成反胃。

(四)胃中积热

多由于长期大量饮酒,吸烟,嗜食甘肥浓、高粱厚味,经常进食大量辣椒等辛烈之品,均可积热成毒,损伤胃气,而成反胃之证。抑或痰浊阻胃,瘀血积结,郁久化热。邪热在胃,火逆冲上,不能消化饮食,而见朝食暮吐,暮食朝吐。此即《素问·至真要大论篇》病机十九条中所说"诸逆冲上,皆属于火""诸呕吐酸……皆属于热"之意。

由此可见,本病病位在胃,脾胃虚寒、不能腐熟水谷是导致本病的最主要因素,但同时与肝、脾、肾等脏腑密切相关。除气滞、气逆外,还有痰浊、水饮、积热、瘀血等病理因素共同参与发病过程,而且各种病因病机之间往往相互转化。痰浊、水饮多为脾胃虚寒所致;痰浊、瘀血等可使气虚、气滞、食停,同时也可郁久化热;诸因均可久病入络,而成瘀血积结。

## 四、诊断与鉴别诊断

(一)诊断

1.发病特点

反胃在临床上较为常见,患者以成年人居多,男女性别差异不大,对老年患者要特别提高警惕,注意是否有癌肿等病存在。

2.临床表现

本病一般多为缓起,先有胃脘疼痛,吐酸,嘈杂,食欲不振,食后脘腹痞胀等症状,若迁延失治或治疗不当,病情则进一步加剧,逐渐出现脘腹痞胀加剧,进食后尤甚,饮食不能消化下行,停积于胃腑,终致上逆而呕吐。其呕吐的特点是朝食暮吐,暮食朝吐,呕出物多为未经消化的宿食,或伴有痰涎血缕;严重患者亦可呕血。

患者每因呕吐而不愿进食,人体缺乏水谷精微之濡养,日见消瘦,面色萎黄,倦怠无力。由于饮食停滞于胃脘不能下行,按压脘部则感不适,有时并可触及包块;振摇腹部,可听到漉漉水声。

脉象,舌质,舌苔,则每随其或寒或热,或虚或实而表现不同,可据此作为进一步的辨证依据。

(二)鉴别诊断

1.呕吐

从广义言,呕吐可以包括反胃,而反胃也主要表现为呕吐。但一般呕吐多是食已即吐,或不食亦吐,呕吐物为食物、痰涎、酸水等,一般数量不多。反胃则主要是朝食暮吐,暮食朝吐,患者一般进食后不立即呕吐,但因进食后,食物停积于胃腑,不能下行,至一定时间,则尽吐而出,吐后始稍感舒畅。所吐出的多为未经消化的饮食,而且数量较多。

2.噎膈

噎膈是指吞咽时哽噎不顺,饮食在胸膈部阻塞不下,和反胃不同。反胃一般多无吞咽哽噎,饮食不下是饮食不能下通幽门,在食管则无障碍。噎膈则主要表现为吞咽困难,饮食不能进入贲门。噎膈虽然也会出现呕吐,但都是食入即吐,呕吐物量不多,经常渗唾痰涎,据此亦不难作出鉴别。

## 五、辨证

(一)辨证要点

1.注意呕吐的性质和呕吐物的情况

反胃的主要特征是朝食暮吐,暮食朝吐,因此在辨证中必须掌握这一特点。要详细询问病史,例如呕吐的时间、呕吐的次数、呕吐物性状及多少等,这对于辨证很有价值。

2.要细辨反胃的证候

反胃的辨证可概括为寒、热、痰、瘀四个主要证型。除从呕吐物的性质内容判断外,其他症状、脉象、舌质、舌苔、患者过去和现在的病史、身体素质等,均有助于辨证。

(二)证候

1.脾胃虚寒

症状:食后脘腹胀满,朝食暮吐,暮食朝吐,吐出宿食不化及清稀水液,吐尽始觉舒适,大便溏少,神疲乏力,面色青白,舌淡苔白,脉细弱。甚者面色苍白,手足不温,眩晕耳鸣,腰酸膝软,精神委靡。舌淡白,苔白滑,脉沉细无力。

病机分析:此证之主要病机是脾胃虚寒,即胃中无火。因胃中无火,胃失腐熟通降之职,不能消化与排空,乃出现朝食暮吐,暮食朝吐,宿食不化之症状,一旦吐出,消除停积,故吐后即觉舒适。《素问·至真要大论篇》云:"诸病水液,澄澈清冷,皆属于寒。"患者吐出清稀水液,故云属寒,大便溏少,神疲乏力,面色青白,亦属脾胃虚寒;舌淡白,脉弱,均为阳气虚弱之症。其严重者面色苍白,手足不温,舌质淡白,脉沉细无力,为阳虚之甚;腰酸膝软,眩晕耳鸣属肾虚;精神委靡属肾精不足神气衰弱之征。这些表现,是由肾阳衰弱,命火不足,火不生土,脾失温煦而致,此属脾肾两虚之证,较前述之脾胃虚寒更为严重。

2.胃中积热

症状:食后脘腹胀满,朝食暮吐,暮食朝吐,吐出宿食不化及混浊酸臭之稠液,便秘,溺黄短,心烦口渴,面红。舌红干,舌苔黄厚腻,脉滑数。

病机分析:朝食暮吐,暮食朝吐,宿食不化,是属反胃之症。《素问·至真要大论篇》说:"诸转反戾,水液浑浊,皆属于热。"今患者吐出混浊酸臭之液,故属于热证。内热消烁津液,故口渴便秘,小便短黄;内热熏蒸,故心烦,面红。舌红干,苔黄厚,脉滑数,皆为胃中积热之征。

3.痰浊阻胃

症状:经常脘腹胀满,食后尤甚,上腹或有积块,朝食暮吐,暮食朝吐,吐出宿食不化,并有或稠或稀之痰涎水饮,或吐白沫,眩晕,心下悸。舌苔白滑,脉弦滑,或舌红苔黄浊,脉滑数。

病机分析:有形痰浊,阻于中焦,故不论已食未食,经常都见脘腹胀满。呕吐白色痰涎水饮或白沫,乃痰浊之征;痰浊积于中焦,故可见上腹部积块;眩晕乃因痰浊中阻,清阳不升所致;心下悸为痰饮阻于心下;

舌苔白滑,脉弦滑,是痰证之特征;舌红,苔黄浊,脉滑数者,是属痰郁化热的表现。

4.血瘀积结

症状:经常脘腹胀满,食后尤甚,上腹或有积块,朝食暮吐,暮食朝吐,吐出宿食不化,或吐黄沫,或吐褐色浊液,或吐血便血,上腹胀满刺痛拒按,上腹部积块坚硬,推之不移。舌质暗红或兼有瘀点,脉弦涩。

病机分析:有形之瘀血,阻于胃关,影响胃气通降下行,故不论已食未食,经常都见腹部胀满;吐黄沫或褐液,解黑便,皆由瘀血阻络,血液外溢所致;腹胀刺痛属血瘀;上腹积块坚硬,推之不移,舌暗有瘀点,脉涩等皆为血瘀之征。

## 六、治疗

(一)治疗原则

1.降逆和胃

以降逆和胃为基本原则,阳气虚者,合以温中健脾,阴液亏者,合以消养胃阴,气滞则兼以理气,有瘀血或痰浊者,兼以活血祛痰。病去之后,当以养胃气、胃阴为主。如此,方能巩固疗效,促进健康。

2.注意服药时机

掌握服药的时机,也是治疗反胃的一个关键。由于反胃患者,宿食停积胃腑,若在此时服药,往往不易吸收,影响药效。故反胃患者应在空腹时服药,或在宿食吐净后再服药,疗效较佳。

(二)治法方药

1.脾胃虚寒

治法:温中健脾,和胃降逆。

方药:丁蔻理中汤加减。方中以党参补气健脾,干姜温中散寒;寒多以干姜为君,虚多以党参为君;辅以白术健脾燥温;甘草补脾和中,加白豆蔻之芳香醒胃,丁香之理气降浊,共奏温阳降浊之功。

吐甚者,加半夏、砂仁,以加强降逆和胃作用。病久脾肾阳虚者,可在上方基础上,加入温补命门之药,如附子、肉桂、补骨脂、吴茱萸之类;如寒热错杂者,可用乌梅丸。

除上述方药之外,尚可用丁香透膈散或二陈汤加味。如《证治汇补·反胃》说:"主以二陈汤,加藿香、蔻仁、砂仁、香附、苏梗;消食加神曲、麦芽;助脾加人参、白术;抑肝加沉香、白芍;温中加炮姜、益智仁;壮火加肉桂、丁香,甚者用附子理中汤,或八味丸。"又介绍用伏龙肝水煎药以补土,糯米汁以泽脾,代赭石以镇逆。《景岳全书·反胃》用六味回阳饮,或人参附子理阴煎,或右归饮之类,皆经验心得之谈,可供临床参考。

2.胃中积热

治法:清胃泻热,和胃降浊。

方药:竹茹汤加减。方中竹茹、栀子清胃泄热,兼降胃气;半夏、陈皮、枇杷叶和胃降浊。

热重可加黄芩、黄连;热积腑实,大便秘结,可加大黄、枳实、厚朴以降泄之。

久吐伤津耗气,气阴两虚,表现反胃而唇干口燥,大便干结,舌红少苔,脉细数者,宜益气生津养阴,和胃降逆,可用大半夏汤加味。《景岳全书·反胃》谓:"反胃出于酒湿伤脾者,宜葛花解酒汤主之;若湿多成热,而见胃火上冲者,宜黄芩汤,或半夏泻心汤主之。"亦可随宜选用。

3.痰浊阻胃

治法:涤痰化浊,和胃降逆。

方药:导痰汤加减。方中以半夏、南星燥湿化痰浊;陈皮、枳实以和胃降逆;茯苓、甘草以渗湿健脾和中。

痰郁化热者,宜加黄芩、黄连、竹茹;若体尚壮实者可用礞石滚痰丸攻逐顽痰。痰湿兼寒者,可加干姜、细辛;吐白沫者,其寒尤甚,可加吴茱萸汤;脘腹痞满、吐而不净者可选《证治汇补》木香调气散(白豆蔻、丁香、木香、檀香、藿香、砂仁、甘草)行气醒脾、化浊除满。

吐出痰涎如鸡蛋清者,可加人参、白术、益智仁,以健脾摄涎。如《杂病源流犀烛·噎膈反胃关格源流》

云："凡饮食入胃，便吐涎沫如鸡子白，脾主涎，脾虚不能约束津液，故痰涎自出，非参、术、益智不能摄也。"

4.瘀血积结

治法：祛瘀活血，和胃降浊。

方药：膈下逐瘀汤加减。方中以香附、枳壳、乌药理气和胃，气为血帅，气行则血行；复以川芎、当归、赤芍以活血；桃仁、红花、延胡索、五灵脂以祛瘀；丹皮以清血分之伏热。可再加竹茹、半夏以加强降浊作用。

吐黄沫，或吐血，便血者，可加降香、田七以活血止血；上腹剧痛者可加乳香、没药；上腹结块坚硬者，可加鳖甲、牡蛎、三棱、莪术。

（三）其他治法

（1）九伯饼：天南星、人参、半夏、枯矾、枳实、厚朴、木香、甘草、豆豉为末，老米打糊为饼，瓦上焙干，露过，每服一饼，细嚼，以姜煎平胃散下，此方加阿魏甚效。

（2）壁虎（即守宫）1～2只（去腹内杂物捣烂），鸡蛋1个。用法：将鸡蛋一头打开，装入壁虎，仍封固蒸熟，每日服1个，连服数日。

（3）雪梨1个、丁香50粒，梨去核，放入丁香，外用纸包好，蒸熟食用。

## 七、转归及预后

反胃之证，可由胃痛、嘈杂、泛酸等证演变而来，一般起病缓慢，变化亦慢。临床所分四证，可以独见，亦可兼见。

病初多表现为单纯的脾胃虚寒或胃中积热，其病变在无形之气，温之清之，适当调治，较易治疗。

患病日久，反胃频繁，除影响进食外，还可损伤胃阴，常在脾胃虚寒的同时并见气血、阴液亏虚；同时多为本虚而标实，或见寒热错杂，或合并痰浊阻胃或瘀血积结，其病变在有形之积，耗伤气血更甚，较难治疗。此时治疗时应注重温清同进，补泻兼施，用药平稳，缓缓图之。

久治不效，应警惕癌变可能。年高体弱者，发病之时已是脾肾两亏，全身日见衰弱，四种证候可交错兼见，进而发展为真阴枯竭或真火衰微之危症，则预后多不良。

## 八、预防与护理

要注意调节饮食，戒烟酒刺激之品，保持心情舒畅，避免房事劳倦。出现胃痛、嘈杂、泛酸之证者，应及时诊治，尽量避免贪食竹笋和甜腻等食品，以免变生反胃。得病之后，饮食宜清淡流质，避免粗哽食物；患者呕吐之时，应扶助患者以利吐出。药汁宜浓缩，空腹服。中老年患者一旦出现反胃，应注意排除癌肿可能。

（史春林）

# 第三节 呕 吐

呕吐是指胃失和降，气逆于上，胃内容物经食管、口腔吐出的一类病证。古代医家认为呕吐有别，谓"有物有声为呕"，"有物无声为吐"。但呕与吐常同时发生，很难截然分开，故并称为呕吐。呕吐可见于多种急慢性病证中，本篇讨论的是以呕吐为主症的病证。干呕、恶心病机相同，只是轻重有别，故合入本篇讨论。

《内经》对呕吐的病因论述颇详。如《素问·举痛论》曰："寒气客于肠胃，厥逆上出，故痛而呕也。"《素问·六元正纪大论》曰："火郁之发，民病呕逆。"《素问·至真要大论》曰："诸呕吐酸，暴注下迫，皆属于热"；"厥阴司天，风淫所胜……食则呕"；"少阴之胜……炎暑至……呕逆"；"燥淫所胜……民病喜呕，呕有苦"；"太阴之复，湿变乃举，体重中满，食饮不化，阴气上厥……呕而密默，唾吐清液。"认为呕吐可由寒气、火热、湿浊等引起。另外，还指出呕吐与饮食停滞有关，对肝、胆、脾在呕吐发生中的作用等都有论述，奠定了本病的理论基础。

在治疗上古代医家创立了许多至今行之有效的方剂，并指出呕吐有时是机体排除胃中有害物质的反应，如《金匮要略·呕吐秽下利病脉证治》曰："夫呕家有痈脓，不可治呕，脓尽自愈。"《金匮要略·黄疸病脉证并治》曰："酒疸，心中热，欲吐者，吐之愈。"这类呕吐常由痰水、宿食、脓血所致，不可止呕，邪去呕吐自止。

西医学的急慢性胃炎、胃黏膜脱垂症、贲门痉挛、幽门梗阻、十二指肠壅积症、肠梗阻、肝炎、胰腺炎、胆囊炎、尿毒症、颅脑疾病以及一些急性传染病等，当以呕吐为主要表现时，可参考本篇辨证论治。

## 一、病因病机

胃主受纳和腐熟水谷，其气主降，以下行为顺，若邪气犯胃，或胃虚失和，气逆而上，则发生呕吐。《圣济总论·呕吐》曰："呕吐者，胃气上逆而不下也。"

### （一）外邪犯胃

感受风寒湿燥火之邪，或秽浊之气，邪犯胃腑，气机不利，胃失和降，水谷随逆气上出，发生呕吐。正如《古今医统大全·呕吐哕》所言："无病之人卒然而呕吐，定是邪客胃府，在长夏暑邪所干，在秋冬风寒所犯。"由于感邪不同，正气之盛衰，体质之差异，胃气之强弱，外邪所致的呕吐，常因性质不同而表现各异，以寒邪致病居多。

### （二）饮食不节

暴饮暴食，温凉失宜，或过食生冷油腻不洁之物，皆可伤胃滞脾，食滞内停，胃失和降，胃气上逆，发生呕吐。如《重订严氏济生方·呕吐论治》所曰："饮食失节，温凉失调，或喜餐腥烩乳酪，或贪食生冷肥腻，露卧湿处，当风取凉，动扰于胃，胃既病矣，则脾气停滞，清浊不分，中焦为之痞塞，遂成呕吐之患焉。"

### （三）情志失调

恼怒伤肝，肝失条达，横逆犯胃，胃失和降，胃气上逆；或忧思伤脾，脾失健运，食停难化，胃失和降，亦可致呕。《景岳全书·呕吐》云："气逆作呕者，多因郁怒致动肝气，胃受肝邪，所以作呕。"

### （四）脾胃虚弱

脾胃素虚，病后体虚，劳倦过度，耗伤中气，胃虚不能受纳水谷，脾虚不能化生精微，停积胃中，上逆成呕。《古今医统大全·呕吐哕》谓："久病吐者，胃气虚不纳谷也。"若脾阳不振，不能腐熟水谷，以致寒浊内生，气逆而呕；或热病伤阴，或久呕不愈，以致胃阴不足，胃失濡养，不得润降，而成呕吐。如《证治汇补·呕吐》所谓："阴虚成呕，不独胃家为病，所谓无阴则呕也。"

### （五）其他因素

误食毒物或使用化学药物，伤及胃肠，加之情志因素及饮食调养失当，导致脾胃进一步损伤，脾胃虚弱、升降失常而出现恶心呕吐，脘腹胀满，纳呆，体倦乏力等症；后天之本受损，则气血化源不足，日久气阴亏虚。

呕吐的病因是多方面的，外感六淫，内伤饮食，情志不调，脏腑虚弱均可致呕。且常相互影响，兼杂致病。如外邪可以伤脾，气滞可以食停，脾虚或可成饮，故临床当辨证求因。

呕吐病位在胃，与肝、脾相关。胃气之和降，有赖于脾气的升清运化以及肝气的疏泄条达，若脾失健运，则胃气失和，升降失职；肝失疏泄，则气机逆乱，胃失和降，均可致呕吐。

呕吐实者由外邪、饮食、痰饮等邪气犯胃，致胃失和降，气逆而发；虚者由气虚、阳虚、阴虚等正气不足，使胃失温养、濡润，胃气不降所致。一般说来，初病多实，呕吐日久，损伤脾胃，中气不足，由实转虚。基本病机在于胃失和降，胃气上逆。《景岳全书·呕吐》云："呕吐一证，最当详辨虚实，实者有邪，去其邪则愈；虚者无邪，则全由胃气之虚也。所谓邪者，或暴伤寒凉，或暴伤饮食，或因胃火上冲，或因肝气内逆，或以痰饮水气聚于胸中，或以表邪传里，聚于少阳阳明之间，皆有呕证，此皆呕之实邪也。所谓虚证，或其本无内伤，又无外感，而常为呕吐者，此既无邪，必胃虚也。或遇微寒，或遇微劳，或遇饮食少有不调，或肝气微逆，即为呕吐者,总胃虚也。"

## 二、诊断

(1)以呕吐食物、痰涎、水液诸物为主症,一日数次不等,持续或反复发作,常兼有脘腹不适、恶心纳呆、泛酸嘈杂等症。

(2)起病或急或缓,常有先恶心欲吐之感,多由气味、饮食、情志、冷热等因素而诱发,或因服用化学药物,误食毒物而致。

## 三、相关检查

(1)胃镜、上消化道钡餐透视可了解胃、十二指肠情况。

(2)血常规、血尿淀粉酶、腹部 B 超对确定胰腺及胆囊病变的性质有意义。

(3)腹部透视、头部 CT 或 MRI 以了解有无肠梗阻、颅脑占位性病变。

(4)若患者面色萎黄,呕吐不止,伴有尿少、浮肿,应及时检查肾功能,以确诊肾功能不全所致呕吐。

(5)育龄期妇女,应作尿液检查,查妊娠实验。

(6)呕吐不止,需检查电解质,了解有无电解质紊乱。

## 四、鉴别诊断

(一)反胃

反胃多系脾胃虚寒,胃中无火,难于腐熟,食入不化所致。表现为食饮入胃,滞停胃中,良久尽吐而出,吐后转舒,即古人称"朝食暮吐,暮食朝吐"。而呕吐是以有声有物为特征,病机为邪气干扰,胃虚失和所致。实者食入即吐,或不食亦吐,并无规律,虚者时吐时止,但多吐出当日之食。

(二)霍乱

急性呕吐当与霍乱鉴别。急性呕吐以呕吐为主,不伴腹泻;而霍乱则上吐下泻,或伴有腹痛如绞,吐泻剧烈者可出现肢冷、脉沉等危象。

(三)噎膈

呕吐与噎膈,皆有呕吐的症状。然呕吐之病,进食顺畅,吐无定时。噎膈的病位在食管,呕吐的病位在胃。噎膈之病,进食哽噎不顺或食不得入,或食入即吐,甚者因噎废食。呕吐大多病情较轻,病程较短,预后尚好。而噎膈多病情深重,病程较长,预后欠佳。

## 五、辨证要点

(一)辨可吐不可吐

降逆止呕为治疗呕吐的正治之法,但人体在应激反应状态下会出现保护性的呕吐,使胃内有害物质排出体外,不需要运用止吐的方法。如胃有痰饮、食滞、毒物、痈脓等有害之物发生呕吐时,不可见呕止呕,因这类呕吐可使邪有出路,邪去则呕吐自止。甚至当呕吐不畅时,尚可用探吐之法,切不可降逆止呕,以免留邪,与应该止吐之证区别清楚。

(二)辨实与虚

因外邪、饮食、七情因素,病邪犯胃所致,发病急骤,病程较短,呕吐量多,呕吐物多酸腐臭秽,或伴有表证,脉实有力,多为实证;因脾胃虚寒,胃阴不足而成,起病缓慢,病程较长,呕而无力,时作时止,吐物不多,酸臭不甚,常伴有精神委靡,倦怠乏力,脉弱无力,多为虚证。

(三)辨呕吐物

吐物的性质常反映病变的寒热虚实、病变脏腑等。如酸腐难闻,多为食积内腐;黄水味苦,多为胆热犯胃;酸水绿水,多为肝气犯胃;痰浊涎沫,多为痰饮中阻;泛吐清水,多属胃中虚寒,或有虫积;黏沫量少,多属胃阴不足。

（四）辨可下与禁下

呕吐之病不宜用下法，病在胃不宜攻肠，以免引邪内陷。且呕吐尚能排除积食、败脓等，若属虚者更不宜下，兼表者下之亦误。所以，仲景有"患者欲吐者不可下之"之训。但若确属胃肠实热，大便秘结，腑气不通，而致浊气上逆，气逆作呕者，可用下法，通其便，折其逆，使浊气下行，呕吐自止。

## 六、治疗

呕吐的治疗原则以和胃降逆为主。实者重在祛邪，根据病因分别施以解表、消食，化痰、降气之法，辅以和胃降逆之品，以求邪去胃安呕止。虚者重在扶正，分别施以益气、温阳、养阴之法，辅以降逆止呕之药，以求正复胃和呕止之功。虚实夹杂者，应适当兼顾治之。

（一）实证

1. 外邪犯胃

主证：发病急骤，突然呕吐。

兼次证：常伴发热恶寒，头身疼痛，或汗出，头身困重，胸脘满闷，不思饮食。

舌脉：苔白；脉濡缓。

分析：外感风寒之邪，或夏令暑秽浊之气，动扰胃腑，浊气上逆，故突然呕吐，胸脘满闷，不思饮食；邪束肌表，营卫失和，故恶寒发热，头身疼痛；伤于寒湿，则苔白，脉濡缓。

治法：解表疏邪，和胃降逆。

方药：藿香正气散加减。

方中藿香辛散风寒，芳化湿浊，和胃悦脾；辅以半夏燥湿降气，和胃止呕；厚朴行气化湿，宽胸除满；苏叶、白芷助藿香外散风寒，兼可芳香化湿；陈皮理气燥湿，并能和中；茯苓、白术健脾运湿；大腹皮行气利湿；桔梗宣肺利膈；生姜、大枣和脾胃，共为佐药；使以甘草调和诸药。若风寒偏重，寒热无汗，可加荆芥、防风疏风散寒；若暑湿犯胃，身热汗出，可加香薷饮解暑化湿；如秽浊犯胃，呕吐甚剧，可吞服玉枢丹辟秽止呕；若风热犯胃，伴头痛身热，可用银翘散去桔梗之升提，加橘皮、竹茹清热和胃；若兼食滞，脘闷腹胀，嗳腐吞酸，可去白术、甘草，加神曲、鸡内金、莱菔子以消积导滞；若暑热犯胃，壮热口渴，可选用连朴饮。

2. 饮食停滞

主症：呕吐酸腐，脘腹胀满，嗳气厌食，得食愈甚，吐后反快。

兼次症：大便或溏或结，气味臭秽。

舌脉：苔厚腻；脉滑实。

分析：食滞内阻，浊气上逆，故呕吐酸腐；食滞中焦，气机不利，故脘腹胀满，嗳气厌食；升降失常，传导失司，则大便不正常，化热与湿相搏，则便溏，热邪伤津，则便结；湿热内蕴，则苔厚腻，脉滑实。

治法：消食导滞，和胃降逆。

方药：保和丸加减。

方中山楂为主药，以消一切饮食积滞；辅以神曲消食健脾，莱菔子消食下气；佐以半夏、陈皮行气化滞，和胃止呕；茯苓健脾利湿和中；食积易化热，故佐连翘清热而散结。若积滞化热，腹胀便秘，可合小承气汤通腑泄热，使浊气下行，呕吐自止；若食已即吐，口臭干渴，胃中积热上冲，可用大黄甘草汤清胃降逆；若误食不洁、酸腐败物，而见腹中疼痛，欲吐不得者，可因势利导，用瓜蒂散探吐祛邪。

3. 痰饮内停

主症：呕吐多为清水痰涎，头眩心悸。

兼次症：胸脘痞闷，不思饮食，或呕而肠鸣有声。

舌脉：苔白腻；脉滑。

分析：脾不运化，痰饮内停，胃气不降，则胸脘痞闷，呕吐清水痰涎。水饮上犯，清阳之气不展，故头眩。水气凌心则心悸。苔白腻，脉滑，为痰饮内停之征。

治法：温化痰饮，和胃降逆。

方药:小半夏汤合苓桂术甘汤加减。

前方重在和中止呕,为治痰饮呕吐的基础方;后方重在健脾燥湿,温化痰饮。方中半夏、生姜和胃降逆,茯苓、桂枝、白术、甘草温脾化饮。若气滞腹痛者,可加厚朴、枳壳行气除满;若脾气受困,脘闷不食,可加砂仁、白豆蔻、苍术开胃醒脾;若痰浊蒙蔽清阳,头晕目眩,可用半夏白术天麻汤;若痰郁化热,烦闷口苦,可用黄连温胆汤清热化痰。另还可辨证选用二陈汤、甘遂半夏汤等。

4.肝气犯胃

主症:呕吐吞酸,嗳气频作。

兼次症:胸胁胀满,烦闷不舒,每因情志不遂而呕吐吞酸更甚。

舌脉:舌边红,苔薄腻;脉弦。

分析:肝气不疏,横逆犯胃,胃失和降,因而呕吐吞酸,嗳气频作,气机阻滞,肝失疏泄,胸胁胀满,烦闷不舒;舌边红,苔薄腻,脉弦,为气滞肝旺之征。

治法:疏肝理气,和胃止呕。

方药:半夏厚朴汤合左金丸加减。

前方以厚朴、紫苏理气宽中,半夏、生姜、茯苓降逆和胃止呕;后者黄连、吴茱萸辛开苦降以止呕。若气郁化火,心烦口苦咽干,可合小柴胡汤清热止呕;若兼腑气不通,大便秘结,可用大柴胡汤清热通腑;若气滞血瘀,胁肋刺痛,可用膈下逐瘀汤活血化瘀。还可辨证选用越鞠丸、柴胡疏肝散等。

(二)虚证

1.脾胃虚寒

主症:饮食稍有不慎,即易呕吐,大便溏薄,时作时止。

兼次症:胃纳不佳,食入难化,脘腹痞闷,口淡不渴,面色少华,倦怠乏力。

舌脉:舌质淡,苔薄白;脉濡弱。

分析:脾胃虚弱,中阳不振,水谷熟腐运化不及,故饮食稍有不慎即吐,时作时止,阳虚不能温布,则面白少华,倦怠乏力;中焦虚寒,气不化津,故口干而不欲饮。脾虚则运化失常,故大便溏薄。舌质淡,苔薄白,脉濡弱,乃脾阳不足象。

治法:益气健脾,和胃降逆。

方药:理中丸加味。

方中人参甘温入脾,补中益气;干姜辛热温中;白术燥湿健脾;炙甘草和中扶正,以达益气健脾,和胃降逆。若胃虚气逆,心下痞硬,干噫食臭,可用旋覆花代赭汤降逆止呕;若中气大亏,少气乏力,可用补中益气汤补中益气,升阳举陷;若病久及肾,肾阳不足,腰膝酸软,肢冷汗出,可用附子理中汤加肉桂、吴茱萸等温补脾肾。

2.胃阴不足

主症:呕吐反复发作,时作干呕。

兼次症:呕吐量不多,或仅涎沫,口燥咽干,胃中嘈杂,似饥而不欲食。

舌脉:舌质红,少津;脉细数。

分析:胃热不清,耗伤胃阴,以致胃失濡养,气失和降,所以呕吐反复发作,时作干呕,似饥而不欲食。津液不能上承,故口燥咽干;舌质红少津,脉细数,为津液耗伤,虚中有热之象。

治法:滋养胃阴,降逆止呕。

方药:麦门冬汤加减。

方以人参、麦门冬、粳米,甘草等滋养胃阴,半夏降逆止呕。若阴虚甚,五心烦热者,可加石斛、天花粉、知母养阴清热;若呕吐较甚,可加橘皮、竹茹、枇杷叶降气化痰止呕;若阴虚便秘,可加火麻仁、瓜蒌仁、白蜜润肠通便;阴虚呕吐者,去半夏加鲜芦根、刀豆子。

## 七、转归及预后

一般来说,实证呕吐病程短,病情轻,易治愈,虚证及虚实夹杂者,则病程长,病情重,反复发作,时作时止，较为难治。若失治误治，亦可由实转虚，虚实夹杂，由轻转重，久病久吐，脾胃衰败，化源不足，易生变证。所以，呕吐应及时诊治，防止后天之本受损。呕吐在其他各种病证过程中出现时也应重视。

（史春林）

# 第四节 噎膈

噎膈是指以吞咽食物梗噎不顺，重则食物不能进入胃腑，食入即吐为主要临床表现的一种病证。噎，指吞咽时梗塞不顺；膈，指格拒，食物不能下，下咽即吐。噎较轻，是膈之前期表现，在临床中往往二者同时出现，故并称噎膈。

膈之病名，首见于《内经》。《素问·阴阳别论》篇指出"三阳结，谓之膈"。《灵枢·上膈》篇曰："脾脉……微急为膈中，食饮之而出，后沃沫"。在《内经》的许多章节中还记述了本病证的病因、病位、传变及转归，认识到其发病与精神因素、阳结等有关，所病脏腑多在胃脘，对后世治疗启迪很大。隋朝对此病有进一步的认识，如巢元方《诸病源候论·痞膈病诸候·气膈候》中认为："此由阴阳不和，脏气不理，寒气填于胸膈，故气噎塞不通，而谓之气噎"。并将噎膈分为气、忧、食、劳、思五噎；忧、恚、气、寒、热五膈。唐宋以后将噎膈并称，孙思邈《备急千金要方·噎塞论》引《古今录验》，对五噎的证候，作了详细描述："气噎者，心悸，上下不通，噎哕不彻，胸胁苦满"。至明清时期对其病因病机的认识较为全面，如李用粹在《证治汇补·噎膈》篇中曰："有气滞者，有血瘀者，有火炎者，有痰凝者，有食积者，虽有五种，总归七情之变，由气郁化火，火旺血枯，津液成痰，痰壅而食不化也"。这些理论至今仍有重要的指导意义。

现代医学的食管癌、贲门癌以及贲门痉挛、贲门弛缓、食管憩室、反流性食管炎、弥漫性食管痉挛、胃神经官能症等疾病，出现噎膈的临床表现时，可参考本节进行辨证论治。

## 一、病因病机

噎膈之病，主要为七情内伤，饮食不节，年老体弱等原因，致使气、痰、瘀相互交阻，日久津气耗伤，食管失于润养，胃失通降而见噎膈。

（一）七情内伤

由于忧思恼怒，情志不遂，肝郁气滞，肝气横犯脾胃，脾伤则气结，运化失司，水湿内停，滋生痰浊，痰气相搏，阻于食道，食管不利或狭窄而见噎膈；肝伤则气郁，气郁则血凝，瘀血阻滞食道，饮食噎塞难下而成噎膈。

（二）饮食不节

因过食肥甘辛辣燥热之品，或嗜酒过度，造成胃肠积热，则津伤血燥，以致食道干涩而成噎膈。或常食发霉、粗糙之品，损伤食管脾胃而致噎膈。

（三）久病年老

由于大病久病，或年老气虚，或阴损及阳，久则脾肾衰败，阳气虚衰，运化无力，浊气上逆，壅阻食管咽喉，则吞咽困难而成噎膈。

噎膈之病位在食道，属胃所主，其病变脏腑又与肝、脾、肾有密切关系，因三脏与胃、食道皆有经络联系。脾为胃行其津液，若脾失健运，可聚湿生痰，阻于食道。胃气之和降，赖于肝气之条达，若肝失疏泄，则胃失和降，气机郁滞，久则气滞血瘀，食管狭窄。中焦脾胃赖于肾阴的濡养和肾阳的温煦，若肾阴不足，失于濡养，或脾肾衰败，阳气虚弱，运化受阻，浊气上逆均可发为噎膈。

噎膈之病因病机复杂，但主要为七情内伤，饮食不节，日久则气郁生痰，气滞血阻，滞于食管而见噎膈；其次为年老体弱等原因，致阴津亏虚，气血枯燥，食管失于润养，干涩难下而见噎膈。但时常虚实交错，相互影响，互为因果，因而使病证极为复杂，病情缠绵难愈。

### 二、诊断要点

（一）症状

初起咽部或食道内有异物感，进食时有停滞感，继则咽下梗噎，重则食不得咽下或食入即吐。常伴有胃脘不适，胸膈疼痛，甚则形体消瘦，肌肤甲错，精神疲惫等。

（二）检查

口腔与咽喉检查，食管、胃的 X 线检查，食管与胃的内镜及病理组织学检查，食管脱落细胞检查以及 CT 检查有助于早期诊断。

### 三、鉴别诊断

（一）梅核气

噎膈与梅核气两者均见吞咽过程中梗塞不舒的症状。梅核气自觉咽喉中有物梗塞，吐之不出，咽之不下，但饮食咽下顺利，无噎塞感，系气逆痰阻于咽喉所致。噎膈则饮食咽下暗梗阻难下，甚则不通。

（二）反胃

噎膈与反胃两者均有食入复出的症状，但反胃饮食能顺利咽下入胃，经久复出，朝食暮吐，暮食朝吐，宿谷不化，病证较噎膈轻，预后较好。

### 四、辨证

首先辨清噎膈的虚实。气滞血瘀，痰浊内阻者为实；津枯血燥，气虚阳弱者为虚。新病多实，或实多虚少；久病多虚，或虚中夹实。吞咽困难，梗塞不顺，胸膈胀痛者多实；食道干涩，饮食难下，或食入即吐者多虚。然而临证时，多为虚实相杂，应注意详辨。噎膈以正虚为本，夹有气滞、痰阻、血瘀等为标实。初起以标实为主，可见梗塞不舒，胸膈胀满、疼痛等气血郁滞之证。后期以正虚为主，出现形体消瘦，皮肤枯燥，舌红少津等津亏血燥之候；面色㿠白，形寒气短，面浮足肿等气虚阳微之证。临证时应仔细辨明标本的轻重缓急，利于辨证施治。

（一）气滞痰阻

1.证候

咽食梗阻，胸膈痞满，甚则疼痛，随情志变化可加重或减轻，伴有嗳气呃逆，呕吐痰涎，口干咽燥，大便干涩，舌质红，苔薄腻，脉弦滑。

2.分析

由于气滞痰阻于食管，食道不利，则咽食困难，胸膈痞满，遇情绪舒畅可减轻，精神抑郁则加重；气结津液不能上承，且郁热伤津，故口干咽燥；津不下润则大便干涩；痰气交阻，胃气上逆，则嗳气呃逆，呕吐痰涎；舌质红，苔薄腻，脉弦滑，为气郁痰阻，兼有郁热伤津之象。

（二）瘀血阻滞

1.证候

吞咽梗阻，胸膈疼痛，食不得下，甚则滴水难进，食入即吐，或吐出物如赤豆汁，兼面色黯黑，肌肤枯燥，形体消瘦，大便坚如羊屎，或便血，舌质紫暗，或舌红少津，脉细涩。

2.分析

血瘀阻滞食道或胃口，道路狭窄，故吞咽困难，胸膈疼痛，食不得下，食入即吐；久病阴伤肠燥，故大便干结，坚如羊屎；久瘀伤络，血渗脉外，则吐物如赤豆汁，或便血；长期饮食不入，化源告竭，肌肤失养，故形体消瘦，肌肤枯燥；面色黯黑，为瘀血阻滞之征；舌质紫暗，少津，脉细涩为血亏瘀结之象。

（三）津亏热结

1.证候

进食时咽喉梗涩而痛，水饮可下，食物难进，或入食即吐，兼胸背灼痛，五心烦热，口干咽燥，形体消瘦，肌肤枯燥,大便干结,舌质红而干,或有裂纹,脉弦细数。

2.分析

由于胃津亏耗,不能上润,故进食时咽喉梗涩而痛;热结痰凝,阻塞食道,故食物反出;热结灼阴,津亏失润,则口干咽燥,大便干结;胃不受纳,无以化生精微,故五心烦热,形体消瘦,肌肤枯燥;舌红而干,或有裂纹,脉弦细而数,均为津亏热结之象。

(四)脾肾阳衰

1.证候

长期吞咽受阻,饮食不下,胸膈疼痛,面色㿠白,形瘦神衰,气短畏寒,面浮足肿,泛吐清涎,腹胀便溏,舌淡苔白,脉细弱。

2.分析

噎膈日久,阴损及阳,脾肾阳衰,饮食无以受纳和运化,浊气上逆,故吞咽受阻,饮食不下,泛吐涎沫;脾肾衰败,化源衰微,肌体失养,故面色㿠白,形瘦神衰;阳气衰微,寒湿停滞,气短畏寒,面浮肢肿,腹胀便溏;舌淡苔白,脉细弱,均为脾肾阳衰之象。

## 五、治疗

噎膈的治疗在初期重在治标,宜以行气化痰、活血祛瘀为主;中、后期重在治本,以滋阴润燥、补气温阳为主。但本病表现极为复杂,常常虚实交错,治疗时应根据病情区分主次,全面兼顾。

(一)中药治疗

1.气滞痰阻

(1)治法:化痰解郁,润燥降气。

(2)处方:启膈散(《医学心悟》)。方中丹参、郁金、砂仁理气化痰,解郁宽胸;沙参、贝母、茯苓润燥化痰,健脾和中;荷叶蒂和胃降逆;杵头糠治卒噎。

痰湿绞重可加瓜蒌、天南星、半夏以助化痰之力;若津液耗伤加麦冬、石斛、天花粉以润燥;若郁久化热,心烦口干者,加黄连、栀子、山豆根;若津伤便秘者加桃仁、蜂蜜以润肠通便。

2.瘀血阻滞

(1)治法:活血祛瘀,滋阴养血。

(2)处方:通幽汤(《脾胃论》)。方中生地、熟地、当归身滋阴润肠,解痉止痛;桃仁、红花活血祛瘀,通络止痛;甘草益脾和中;升麻升清降浊。

若胸膈刺痛,酌加三七、丹参、赤芍、五灵脂活血祛瘀,通络止痛;胸膈闷痛,加海藻、昆布、贝母、瓜蒌软坚化痰,宽胸理气;若呕吐痰涎,加莱菔子、生姜汁以温胃化痰。

3.津亏热结

(1)治法:滋阴养血,润燥生津。

(2)处方:沙参麦冬汤(《温病条辨》)加减。方中沙参、麦冬、玉竹滋补津液;桑叶、天花粉养阴泻热;扁豆、甘草安中和胃;可加玄参、生地、石斛以助养阴之力;加栀子、黄连、黄芩以清肺胃之热。

若肠燥失润,大便干结,可加当归、瓜蒌仁、生首乌润肠通便;若腹中胀满,大便不通,胃肠热盛,可用人参利膈丸或大黄甘草汤泻热存阴,但应中病即止,以免耗伤津液;若食道干涩,口燥咽干,可用滋阴清膈饮以生津养胃。

4.脾肾阳衰

(1)治法:温补脾肾,益气回阳。

(2)处方:补气运脾汤(《统旨方》)加减。方中人参、黄芪、白术、茯苓、甘草补脾益气;砂仁、陈皮、半夏和胃降逆;加旋覆花降逆止呕;加附子、干姜温补脾阳;加枸杞子、杜仲温养肝肾,填充精血。若气阴两虚加石斛、麦冬、沙参以滋阴生津。

若中气下陷、少气懒言可用补中益气汤;若气血两亏、心悸气短可用十全大补汤加减。

在此阶段,阴阳俱竭,如因阳竭于上而水谷不入,阴竭于下而二便不通,称为关格,系开合之机已废,为阴阳离决的一种表现,当积极救治。

(二)针灸治疗

1.基本处方

取穴:天突、膻中、内关、上脘、膈俞、足三里、胃俞、脾俞。天突散结利咽,宽贲门;膻中、内关宽胸理气,降逆止吐;上脘和胃降逆,调气止痛;膈俞利膈宽胸;足三里、胃俞、脾俞和胃扶正。

2.加减运用

(1)气滞痰阻证:加丰隆、太冲以理气化痰,针用泻法。余穴针用平补平泻法。

(2)瘀血阻滞证:加合谷、血海、三阴交以行气活血,针用泻法。余穴针用平补平泻法。

(3)津亏热结证:加天枢、照海以滋补津液、泻热散结,针用补法。余穴针用平补平泻法。

(4)脾肾阳衰证:加命门、气海、关元以温补脾肾、益气回阳。诸穴针用补法,或加灸法。

3.其他

(1)耳针疗法:取神门、胃、食道、膈,用中等刺激,每日 1 次,10 次为 1 疗程,或贴压王不留行籽。

(2)穴位注射疗法:取足三里、内关,用维生素 $B_1$、维生素 $B_6$ 注射液,每穴注射 1mL,每 3 天注射 1 次,10 次为 1 疗程。

(史春林)

# 第五节 呃 逆

呃逆是以喉间呃呃有声,声短而频,不能自控为主要临床表现的一种病证。古称"哕",又称"哕逆",俗称打嗝。

呃逆在《内经》中称"哕",并阐发了其病机,《素问·宣明五气》篇曰:"胃气上逆,为哕。"同时记载了三种简便的治疗方法,如《灵枢·杂病》云:"哕,以草刺鼻,嚏而已;无息而立迎引之,立已;大惊之,亦可已。"至元·朱丹溪始称"呃",《丹溪心法·呃逆》篇曰:"古谓之哕,近谓之呃,乃胃寒所生,寒气自逆而呃上。亦有热呃,亦有其他病发呃者"。至明代统称"呃逆",《景岳全书·呃逆》篇曰:"而呃之大要,亦惟三者而已,则一曰寒呃,二曰热呃,三曰虚脱之呃。"对本病分类可谓提纲挈领。清·李用粹《证治汇补·呃逆》篇,将呃逆分为火、寒、痰、虚、瘀五种,并对每种呃逆的临床表现进行了较详细的论述,至今仍有一定的临床指导意义。

现代医学的单纯性膈肌痉挛、胃肠神经官能症、食管癌、胃炎、胃扩张、肝硬化晚期、脑血管病、尿毒症等疾病,以及胃、食管手术后或其他原因引起的膈肌痉挛,出现呃逆的临床表现时,可参考本节进行辨证论治。

## 一、病因病机

呃逆的病因多为饮食不当、情志不舒和正气亏虚等,或突然吸入冷空气而引发呃逆。其病机主要是胃失和降,胃气上逆,动膈冲喉。

(一)外感寒邪

外感寒邪,胃中吸入冷气,寒遏胃阳,气机不利,气逆动膈,上冲于喉,发出呃呃之声,不能自制。

(二)饮食不当

由于过食生冷,或因病而服寒凉药物过多,寒气蕴结中焦,损伤胃阳,胃失温煦,或过食辛辣煎炒之物,或醇酒厚味,或因病过用温补之剂,燥热内生,胃火炽盛,胃失和降,反作上逆,发生呃逆。

(三)情志不舒

因恼怒太过,肝失条达,气机不利,以致肝气横逆犯胃,胃失和降,气逆动膈。或因肝气郁结,不能助脾运化,聚湿生痰;或因忧思伤脾,脾失健运,滋生痰湿;或因气郁化火,灼津成痰;或素有痰饮内停,复因恼怒,皆可致逆气挟痰,上犯动膈而发生呃逆。

(四)体虚病后

禀赋不足,年老体弱,久病肾虚,或劳累太过耗伤中气,脾阳失温,胃气虚衰,清气不升,浊气不降,气逆动膈冲喉而发生呃逆。或过汗、吐、下,虚损误攻,妇人产后,或热病伤阴,使胃阴不足,失于润养,和降失职,虚火上炎动膈冲喉而发生呃逆。

呃逆之病位在膈,病变关键脏腑在胃,与肺、肝、脾、肾诸脏有关。膈位于肺胃之间,膈上为肺,膈下为胃,二脏与膈位置邻近,经脉又相连属。若肺失肃降或胃气上逆,皆可致膈间气机不利,逆气动膈,上冲喉间,发出呃呃之声。手太阴肺之经脉,起于中焦,下络大肠,还循胃口,上膈属肺,将胃、膈、肺三者紧密相连。另外,胃之和降,还赖于肝之条达,若肝气郁滞,横逆犯脾胃,气逆动膈,亦成呃逆。肺胃之气的和降,又赖于肾气的摄纳,若久病伤肾,肾失摄纳,则肺胃之气不能顺降,上逆动膈而发呃逆。可见呃逆病机关键在于胃失和降,胃气上逆,动膈冲喉。胃气上逆,除胃本身病变外,同时与肺气肃降,肾气摄纳,肝气条达之功能紊乱等均有关系。

## 二、诊断要点

(一)症状

自觉气逆上冲,喉间呃呃连声,声短而频,不能自制为主证,其呃声或高或低,发作间隔或疏或密,间歇时间不定。伴有胸膈痞闷,胃脘不舒,嘈杂灼热,腹胀嗳气,心烦不寐等症状。多与受凉,过食寒凉、辛辣,或情志郁怒等诱发因素有关。偶发性的呃逆,或病危胃气将绝时之呃逆,为短暂症状,不列为呃逆病。

(二)检查

X线胃肠钡透及内镜等检查有助于诊断。必要时检查肝、肾功能、B超、心电图、CT等有助于鉴别诊断。

## 三、鉴别诊断

(一)嗳气

嗳气与呃逆同属胃气上逆之证,嗳气声音低缓而长,可伴酸腐气味,气排出后自感舒适,病势较缓,多在饱食、情志不畅时发病。而不同于呃逆喉间呃呃连声,声短而频,不能自制。

(二)干呕

干呕与呃逆同属胃气上逆之证,干呕患者可见呕吐之状,但有声无物,或有少量痰涎而无食物吐出。干呕之声为呕声,也不同于呃逆的呃呃连声,声短而频。

## 四、辨证

辨证时首先要分清功能性呃逆、病理性呃逆。若因受寒或肝郁出现短暂的呃逆,又无明显兼症,可不治自愈。非器质性病变引起的呃逆为功能性疾病,经治可愈。若呃逆反复发作,并有明显的兼症,或出现在其他慢性病症的过程中,可视为病理性呃逆,当辨证治疗。首先辨清此病的寒热虚实。寒者呃声沉缓有力,得热则减,遇冷加重,伴胃脘不适,苔白脉缓;热者呃声洪亮,声高短促,伴口臭烦渴,便秘溲赤,苔黄脉大;虚者呃声低长,时断时续,体虚脉弱;实者呃声洪亮,连续发作,脉弦有力等。

(一)胃寒气逆

1. 证候

呃逆声沉缓有力,得热则减,遇寒加重,喜食热饮,恶食冷饮,膈间及胃脘痞满不适,或有冷感,口淡不渴,舌质淡,苔白或白滑,脉象迟缓。多在过食生冷,受凉、受寒后发病。

2. 分析

由过食生冷或受凉等,致寒积中焦,胃气为寒邪阻遏,胃失和降,上逆动膈冲喉而成呃逆;胃中实寒,故呃声沉缓有力;胃气不和,故脘膈痞闷不适。得热则减,遇寒更甚者,是因寒气得温则行,遇寒则凝之故;口淡不渴,舌苔白,脉迟缓者,均属胃中有寒之象。

### (二)胃火上逆

#### 1.证候

呃声洪亮,冲逆而出,口臭烦渴,多喜冷饮,尿黄便秘,舌红苔黄或黄燥,脉滑数。多在过食辛辣,或饮酒等后发病。

#### 2.分析

由于嗜食辛辣烤制及醇酒厚味之品,或过用温补药物,或素体阳盛再加辛辣等品,久则胃肠积热化火,胃火上冲,故呃声洪亮,冲逆而出;阳明热盛,灼伤胃津,故口臭烦渴而喜冷饮;热邪内郁,肠间燥结,故大便秘结,小便短赤;舌苔黄,脉滑数,均为胃热内盛之象。

### (三)气逆痰阻

#### 1.证候

呃逆连声,呼吸不利,脘胁胀满,或肠鸣矢气,可伴恶心嗳气,头目昏眩,脘闷食少,或见形体肥胖,平时多痰,舌苔薄腻,脉象弦滑。常在抑郁恼怒后加重,情志舒畅时缓解。

#### 2.分析

因七情所伤,肝气郁结,失于条达,横犯脾胃,胃气上冲动膈而成呃逆;肝郁气滞,故胸胁胀满不舒;气郁日久化火,灼津成痰,或因肝木克脾,脾失健运,聚湿成痰,痰气互结,阻于肺则呼吸不利,阻于胃则恶心嗳气,阻于肠则肠鸣矢气;清气不升,浊阴不降,故见头目昏眩;舌苔薄腻,脉象弦滑,皆为气逆痰阻之象。

### (四)脾胃虚寒

#### 1.证候

呃声低沉无力,气不得续,泛吐清水,面色苍白,手足欠温,伴有脘腹冷痛,食少乏力,或见腰膝无力,大便稀溏或久泻。舌淡苔白,脉沉细而弱。

#### 2.分析

若饮食不节或劳倦伤中,使脾胃阳气受损;或素体阳虚,脾胃无力温养,脾胃升降失调,则胃气上逆,故呃声低弱无力,气不得续。脾胃俱虚,运化无力,则食少乏力;阳虚则水饮停胃,故泛吐清水;若久病及肾,肾阳衰微,则腰膝无力,便溏久泻;手足不温,舌淡苔白,脉沉而细,均为阳虚之象。

### (五)胃阴不足

#### 1.证候

呃声短促,气不连续,口干舌燥,烦渴少饮,伴不思饮食,或食后饱胀,大便干燥,舌质红少苔,或有裂纹,脉细而数。

#### 2.分析

由于热病或郁火伤阴,或辛温燥热之品耗损津液,使胃中津液不足,胃失濡养,难以和降,气逆扰膈,故呃声短促,虚则气不连续;胃阴耗伤不能上润,则见口干舌燥,烦渴少饮;脾胃虚弱,运化无力,故见不思饮食,食后饱胀;津液耗伤,大肠失润,故大便干燥;舌质红,苔少而干,脉细数,均为阴虚之象。

## 五、治疗

呃逆治疗当以和胃、降逆、平呃为主。但要根据病情的寒热虚实之偏重不同,分别以寒则温之,热则清之,实则泻之,虚则补之。若重病中出现呃逆,治当大补元气,或滋阴养液以急救胃气。

### (一)中药治疗

#### 1.胃寒气逆

(1)治法:温中散寒,降逆止呃。

(2)处方:丁香散(《古今医统》)。方中丁香辛温,散寒暖胃为君,柿蒂味苦,下气降逆止呃为臣,二者相合,温中散寒,降逆止呃,两者相得益彰,疗效甚好,为临床治疗呃逆常用要药;佐以良姜温中散寒,宣通胃阳;使以炙甘草和胃益气。

若兼痰湿者,症见脘闷腹胀不舒,可加半夏、厚朴、陈皮等和降胃气,化痰导滞;兼表寒者,加苏叶、藿香以散寒解表,和胃降逆。

寒呃日久,中阳受伤可选用丁香柿蒂汤,以益气温中,降逆止呃;日久虚寒呃逆,可选用加味四逆汤,以补阳散寒,降逆止呃。

另可选用朴沉化郁丸,每次9g,每日2次,温开水送服;或用荜澄茄、良姜各等份,研末,加醋少许调服,每日1剂,连用3日。

2.胃火上逆

(1)治法:清热和胃,降逆止呃。

(2)处方:竹叶石膏汤(《伤寒论》)。方中竹叶、生石膏辛凉甘寒,清泻胃火为主药;佐以法半夏和胃降逆;人参、麦冬养胃生津;粳米、甘草益胃和中。

若胃气不虚者去人参,常加柿蒂、竹茹降逆止呃;便秘者则合小承气汤,用大黄、枳实、厚朴通利大便,釜底抽薪,此乃上病下治之法;若中焦积热日久伤阴,可选用清胃散以清泻胃火,凉血养阴,降逆止呃。

另可用左金丸,每次9g,每日2次,温开水送服;或用柿蒂、黄连各10g,水煎内服治疗热呃。

3.气逆痰阻

(1)治法:理气化痰,降逆止呃。

(2)处方:旋覆代赭石汤(《伤寒论》)方中旋覆花下气消痰,代赭石重镇降逆,二药相配,一轻一重,共成和降之功为主药;法半夏、生姜化痰和胃,佐以人参补中益气;甘草、大枣和中并引药归经。

如胃气不虚,可去人参、甘草、大枣,以防壅滞气机,加木香以行气止呃;若痰湿明显,可加陈皮、茯苓、浙贝以醒脾化痰;若兼热象,可加黄芩、竹茹以清热化痰。

本型还可选用木香顺气丸,每次6g,每日2次,温开水冲服;疏肝丸,每次1丸,每日2次,温开水送服。

4.脾胃虚寒

(1)治法:温补脾胃,和中降逆。

(2)处方:理中丸(《伤寒论》)加减。方中干姜温中祛寒为主药;辅以人参、白术、炙甘草健脾益胃;加入刀豆甘温,温中下气,善治呃逆;丁香、白豆蔻辛温芳香,行气暖胃,宽膈止呃。

若寒甚者,加附子温中祛寒;肾阳不足者加肉桂、山萸肉等以温肾补脾。本型也可选用附子理中丸,每次1丸,每日2次,温开水送服。

5.胃阴不足

(1)治法:益气养阴,和胃止呃。

(2)处方:益胃汤(《温病条辨》)加减。方中沙参、麦冬、玉竹、生地、冰糖甘润养阴益胃;可酌加柿蒂、刀豆、枇杷叶等顺气降逆。全方合用以达益气养阴、和胃止呃之效。

若神疲乏力,气阴两虚者,可加沙参、白术、山药;若纳差腹胀加炒麦芽、炒谷芽等;若阴虚火旺,咽喉不利加石斛、芦根以养阴清热。

本型也可选用枇杷膏,每次10g,每日3次,温开水冲服;或用大补阴丸,每次1丸,每日2次,温开水送服。

(二)针灸治疗

1.基本处方

取穴:膈俞、内关、膻中、中脘、足三里。

膈俞利膈止呃;内关宽胸利膈,畅通三焦气机;膻中宽胸理气,降逆止呃;中脘、足三里和胃降逆。

2.加减运用

(1)胃寒气逆证:加梁门、气海以温胃散寒、疏通膈气、降逆止呃,针用补法,或加灸法。余穴针用平补平泻法,或加灸法。

（2）胃火上逆证：加内庭以清泻胃火、降逆止呃。诸穴针用泻法。

（3）气逆痰阻证：加太冲、阴陵泉以降逆化痰。诸穴针用平补平泻法。

（4）脾胃虚寒证：加关元、命门以温补中焦、和胃止呃。诸穴针用补法，或加灸法。

（5）胃阴不足证：加胃俞、三阴交以养阴止呃。诸穴针用补法。

3.其他

（1）耳针疗法：取耳中、胃、神门、肝、心，毫针强刺激，留针 30min，每日 1 次；也可采用耳针埋藏或用王不留行籽贴压法。

（2）拔罐法：取中脘、梁门、气海，或用膈俞、肝俞、胃俞，每次留罐 15～20min，每日 1～2 次。

（3）穴位贴敷法：用麝香粉 0.5 g，放入神阙穴内，用伤湿止痛膏固定，适用于实证呃逆，尤其以肝郁气滞者取效更捷；或用吴茱萸 10 g，研细末，用醋调成膏状，敷于双侧涌泉穴，胶布或伤湿止痛膏固定，可引气火下行，适用于各种呃逆，对肝、肾气逆引起的呃逆尤为适宜。

（4）指压疗法：翳风、攒竹、内关、天突，任取 1 穴，用拇指或中指重力按压，以患者能耐受为度，连续按揉 1～3min，同时令患者深吸气后屏住呼吸，常能立即止呃；或取 $T_2$～$L_1$ 双侧夹脊穴、肺俞～肾俞的膀胱经，先用拇指或掌根摩揉，再提捏膀胱经 3～5 遍，后用拇指点按双侧膈俞 1～2min。

（史春林）

# 第六节　腹　痛

腹痛是指胃脘以下、耻骨毛际以上部位疼痛为主症的病证。感受六淫之邪，虫积、食滞所伤，气滞血瘀，或气血亏虚，经脉失荣等，均可导致腹痛。

## 一、历史沿革

腹痛首见于《内经》。其对腹痛的论述，多从寒热邪气客于肠胃立论。《素问·举痛论篇》谓："寒气客于肠胃之间，膜原之下，血不得散，小络急引故痛""热气留于小肠，肠中痛，瘅热焦渴，则坚干不得出，故痛而闭不通矣。"

《素问·气交变大论篇》还分别对雨湿、风气、燥气所致腹痛的症状作了描述。《灵枢·邪气脏腑病形》及"师传""胀论""经脉"等篇对感寒泄泻，肠鸣飧泄，胃热肠寒，热病挟脐急痛等腹痛亦有所论述。

汉代张仲景《金匮要略》在有关篇章中对腹痛，辨证确切，并创立了许多有效治法方剂。如《金匮要略·腹满寒疝宿食病脉证治》谓："病者腹满，按之不痛为虚，痛者为实，可下之。舌黄未下者，下之黄自去。"指出按之而痛者，为有形之邪，结而不行，其满为痛，并以舌黄作为实热积滞之征象，治当攻下。对"腹中寒气，雷鸣切痛，胸胁逆满，呕吐"的脾胃虚寒，水湿内停的腹满痛证及寒邪攻冲之证分别提出附子粳米汤及大建中汤治疗，而"心下满痛"及"痛而闭"则有大柴胡汤、厚朴三物汤，提示了热结、气滞腹痛的治法。此外"疮痈肠痈浸淫病脉证治"篇还对"肠痈"加以论治。以上，在理论与实践方面，均有很大的指导价值。

隋代巢元方《诸病源候论》将腹痛专立单独病候，分为急腹痛与久腹痛。该书"腹痛病诸候"篇谓："凡腹急痛，此里之有病""由府藏虚，寒冷之气客于肠胃膜原之间，结聚不散，正气与邪气交争，相击故痛""久腹痛者，藏府虚而有寒，客于腹内，连滞不歇，发作有时，发则肠鸣而腹绞痛，谓之寒中。是冷搏于阴经，令阳气不足，阴气有余也。寒中久痛不瘥，冷入于大肠，则变下利。"对病因、证候描述较之前人为详。

唐代孙思邈《备急千金要方》立"心腹痛门"，该书提出注心痛、虫心痛、风心痛、悸心痛、食心痛、饮心痛、冷心痛、热心痛、去来心痛等 9 种心痛名称，其中包括某些上腹部疼痛。孙氏列有治心腹痛及腹痛方十多首，如有治虚冷腹痛的当归汤方、腹冷绞痛的羊肉当归汤方、腹痛脐下绞结的温脾汤方等。包括了温中、化瘀、理气止痛等治法。此外还包括若干熨法和刺灸法，反映了治疗手段日趋丰富。王焘《外台秘要》对许多心腹痛方进行了收集,如该书载有《广济》疗心腹中气时之痛等症的桔梗散方,《肘后》疗心腹俱胀痛等症的栀豉汤方,《深师》疗心腹久寒冷心腹绞痛等症的前胡汤方,《小品》疗心腹绞痛等症的当归汤方,《古今录验》疗心腹积聚寒中绞痛等症的通命丸方等,对急性腹痛提供了更多方剂。

宋代杨士瀛《仁斋直指方》对腹痛分寒热、死血、食积、痰饮、虫等,并对不同腹痛提出鉴别,如谓:"气血、痰水、食积、风冷诸症之痛,每每停聚而不散,惟虫病则乍作乍止,来去无定,又有呕吐清沫之可验。"对临床辨证颇有裨益。

金元时期,李杲将腹痛按三阴经及杂病进行辨证论治,尤其强调腹痛不同部位分经辨治,对后世颇有启发。如谓中脘痛太阴也,理中汤、加味小建中汤、草豆蔻丸之类主之;脐腹痛,少阴也,四逆汤、姜附汤或五积散加吴茱萸主之;少腹痛,厥阴也,当归四逆汤加吴茱萸主之;杂证腹痛以四物苦楝汤或芍药甘草汤等为主方,并依据不同脉象进行加减。尤其李氏在《医学发明·泄可去闭葶苈大黄之属》,明确提出了"痛则不通"的病机学说,并在治疗上确立了"痛随利减,当通其经络,则疼痛去矣"之说,给后世很大的影响。

《丹溪心法》对腹痛以寒、积热、死血、食积、痰湿划分,尤对气、血、痰、湿作痛提出相应的用药,强调对老人、肥人应该根据不同体质施治,并提出初痛宜攻,久痛宜升消的治则,立"痛忌补气"之说。此外,朱氏对感受外邪作痛及伤食痛,颠仆损伤腹痛亦分列了处方。

明代《古今医鉴》在治法上提出"是寒则温之,是热则清之,是痰则化之,是血则散之,是气则顺之,是虫则杀之,临证不可惑也"。《医学正传》亦提出"浊气在上者涌之,清气在下者提之,寒者温之,热者清之,虚者培之,实者泻之,结者散之,留者行之,此治法之大要也"等原则。

明代李梴《医学入门》对腹痛分证治疗及症状的描述则更加具体。如谓:"瘀血痛有常处,或忧思逆郁,跌扑伤瘀,或妇女经来产后,恶瘀不尽而凝,四物汤去地黄,加桃仁、大黄、红花。又血虚郁火燥结阻气,不运而痛者,四物汤倍芍药加炒干姜,凡痛多属血涩,通用芍药甘草汤为主。"

《医方考》则对治疗腹痛的丁香止痛散、三因七气汤、桂枝加大黄汤等有效方剂的组成、功用、配伍、适应症状等加以解说,以便于临床运用。张景岳对腹痛虚实辨证,尤为精详,认为暴痛多由食滞、寒滞、气滞;渐痛多由虫、火、痰、血。明确提出"多滞多逆者,方是实证,如无滞运则不得以实论也"。并从喜按与否、痛徐而缓、痛剧而坚以及脉象和痛的部位等方面辨证。可以看出这一时期对腹痛的病因、病机及治疗,无论理论实践,均有了进一步的深化和提高。

清代医家对腹痛证治疗更有发展。如《张氏医通》对腹痛证候方要详备。其谓感暑而痛,或泻利并作,用十味香薷饮;腹中常热作痛,此为积热,用调胃承气汤;七情内结心腹绞痛选用七气汤;酒积作痛曲药丸等皆逐一叙述,并载有大寒腹痛,瘀血留结腹痛等验案,其理法方药均可体现。

叶天士《临证指南医案》对腹痛记载了发疹腹痛。该书对腹痛辨证强调:须知其无形为患者,如寒凝、火郁、气阻、营虚及夏秋暑湿痧秽之类;所谓有形为患者,如蓄血、食滞、癥瘕、蛔蛲内疝及平素嗜好成积之类。对其治疗方法则是强调以"通"为主,如用吴茱萸汤、四逆汤为通阳泄浊法;左金丸及金铃子散为清火泄郁法;四七汤及五磨饮为开通气分法;穿山甲、桃仁、归须、韭根及下瘀血汤为宣通营络法,芍药甘草汤加减及甘麦大枣汤为缓而和法;肉苁蓉、柏子仁、肉桂、当归之剂及复脉加减为柔而通法。至于食滞消之,蛔扰安之,癥瘕理之,内疝平之,痧秽芳香解之,均理法方药具备,形成了较为完整的理论。而《医林改错》《血证论》对瘀血腹痛的治则方剂,更有新的创见。如王清任少腹逐瘀汤即为治疗瘀血腹痛的名方。

## 二、范围

腹痛也是一个症状,西医学多种疾病,如急性胰腺炎、胃肠痉挛、嵌顿疝早期、肠易激综合征腹痛、消化不良腹痛,以及腹型过敏性紫癜、腹型癫痫等引起的腹痛均可参考本篇辨证论治。

## 三、病因病机

腹痛病因很多,外感风、寒、暑、湿,或内伤饮食,或手术外伤等均可导致腹痛,总体均可归纳为气机阻滞,或脏腑失养两端。

（一）感受寒邪，阻逆为痛

外受寒邪风冷，侵袭于中，或寒冷积滞阻结胃肠，或恣食生冷太过；中阳受戕，均可导致气机升降失常，阴寒内盛作痛。《素问·举痛论篇》指出："寒气客于脉外则脉寒，脉寒则缩蜷，缩蜷则脉细急，细急则外引小络，故卒然而痛。"又说："寒气客于肠胃，厥逆上出，故痛而呕也；寒气客于小肠，小肠不得成聚，故后泄腹痛矣。"均说明感受外寒与腹痛有密切的关系。

（二）素体阳虚，寒从内生

多有脾阳不运，脏腑虚而有寒；或因中阳虚馁，寒湿停滞；或因气血不足，脏腑失其温养而致腹痛。亦有房室之后为寒邪所中而导致阴寒腹痛者。

（三）饮食不节，邪滞内结

恣饮暴食，肥甘厚味停滞不化，误食腐馊不洁之物，脾胃损伤，为导致腹痛之因；里热内结，积滞胃肠，壅遏不通；或恣食辛辣，湿热食滞交阻，使气机失其疏利，传道之令不行而痛。此外暑热内侵，湿热浸淫使肠胃功能逆乱，亦可导致腹痛。

（四）情志失调，气滞不痛

情志怫郁，恼怒伤肝，肝失疏泄，气失条达，肝郁气滞，横逆攻脾，肝脾不和，气机失畅，可引起气滞腹痛。正如《类证治裁·腹痛》云："七情气郁，攻冲作痛。"《证治汇补·腹痛》谓："暴触怒气，则两胁先痛而后入腹。"可见，情志失调、气机郁滞是产生腹痛的重要因素之一。

（五）跌仆创伤，瘀阻为痛

跌仆创伤，或腹部手术以致脏腑经络受损，气血瘀滞不通。如《丹溪心法·腹痛》说："如颠仆损伤而腹痛者，乃是瘀血。"血络受损，络脉不通，则腹部疼痛如针刺，痛处固定不移，痛而拒按。

总之，腹痛最主要的病机特点是"不通则痛"，或因邪滞而不通，或由正虚运行迟缓而不通。病机性质有虚有实。外邪侵袭、饮食不节、情志失调、跌仆创伤等因素导致腹内脏腑气机郁滞、血行受阻，或腹部经脉为病邪所滞，络脉痹阻，不通而痛，此属实痛。而素体阳虚，气血不足，脏腑失养所产生的腹痛，此属虚痛。与腹痛的相关病理因素有寒凝、湿热、瘀血、积食等。

腹痛之虚、实、寒、热、气、血之间常相互转化兼夹为病。如寒痛日久，郁而化热，可致郁热内结；气滞作痛，迁延不愈，由气入血，可致血瘀腹痛；实证腹痛，经久不愈，耗伤气血，可由实转虚，或虚实夹杂；虚痛感邪或夹食滞则成虚实夹杂，本虚标实之证。

## 四、诊断与鉴别诊断

（一）诊断

1.发病特点

本病发作多以外感、劳作、饮食不节或情志郁怒等为诱因。

2.临床表现

腹痛以脘以下、耻骨毛际以上部位疼痛为主要表现。急性发作时常伴有呕吐、腹泻、便秘、发热等症状。腹痛由癫病引起者，发作过程或中止后可出现意识障碍，嗜睡，腹部或肢体肌肉跳动或抽动，流涎，偏头痛和吞咽咀嚼动作表现。

（二）鉴别诊断

1.胃脘痛

胃居上脘，其疼痛部位在胃脘近心窝处。而腹痛在胃脘以下，耻骨毛际以上的部位。胃脘痛多伴嗳气、吐酸、嘈杂或得食痛减，或食后痛增等特征。而腹痛常少有这些症状，但胃痛与腹痛因部位相近，关系密切，故临证时需谨慎鉴别。

2.胁痛

胁痛的疼痛部位在一侧或双侧季肋下，很少有痛及脐腹及小腹者，故不难与腹痛鉴别。

**3. 淋证**

淋证之腹痛,多属于小腹,并伴有排尿窘迫,茎中涩痛等症。

**4. 痢疾、霍乱、癥积**

痢疾之腹痛与里急后重、下痢赤白黏冻同见;霍乱之腹痛往往卒然发病,上吐下泻互见;癥积之腹痛与腹内包块并见,但有时也可以腹痛为首发症状,须注意观察鉴别。

**5. 外科、妇科腹痛**

内科腹痛常先发热,后腹痛,一般疼痛不剧,痛无定处,难以定位,压痛不明显,腹部柔软。而外科腹痛,一般先腹痛,后发热,疼痛较剧,痛有定处,部位局限,压痛明显,常伴有肌紧张或反跳痛。妇科腹痛多在小腹,常与经、带、胎、产有关。

## 五、辨证

(一)辨证要点

**1. 注意分别腹痛的性质**

(1)寒痛:寒主收引,寒气所客,则痛多拘急,腹鸣切痛,寒实可兼气逆呕吐,坚满急痛;虚寒则痛势绵绵。

(2)热痛:多痛在脐腹,痛处亦热,或伴有便秘、喜饮冷等症。

(3)瘀血痛:多痛而不移其处,刺痛,拒按,经常在夜间加剧,一般伴有面色晦暗,口唇色紫。

(4)气滞痛:疼痛时轻时重,部位不固定,攻冲作痛,伴有胸胁不舒,嗳气,腹胀,排气之后暂得减轻。

(5)伤食痛:多因饮食过多,或食积不化,肠胃作痛,嗳腐,痛甚欲便,得便则减。

(6)虚痛:一般久痛属虚,虚痛多痛势绵绵不休,可按或喜按。

(7)实痛:暴痛多属实。实痛多有腹胀,呕逆,拒按等表现。

**2. 注意分别腹痛的部位**

(1)少腹痛:腹痛偏在少腹,或左或右,或两侧均痛,多属于肝经症状。少腹痛偏于右侧,按之更剧,常欲蜷足而卧,发热,恶心,大便欲解不利,为"肠痈"。少腹近脐左右痛,按之有长形结块(按之大者如臂,如黄瓜,小者如指),劲如弓弦,往往牵及胁下,名为"痃癖"。

(2)脐腹痛:肠内绞痛,欲吐不吐,欲泻不泻,烦躁闷乱,严重者面色青惨,四肢逆冷,头汗出,脉沉浮,名为"干霍乱"。时痛时止,痛时剧烈难忍,或吐青黄绿水,或吐出蛔虫,痛止又饮食如常,为"虫积痛",多见于小儿。腹中拘挛,绕脐疼痛,冷汗出,怯寒肢冷,脉沉紧者,名为"寒疝"。

(3)小腹痛:小腹痛偏在脐下,痛时拘急结聚硬满,小便自利,甚至发狂,为下焦蓄血。

(二)证候

**1. 实寒腹痛**

症状:腹痛较剧烈,大便不通,胁下偏痛,手足厥逆。苔白,脉弦紧。

病机分析:寒实内结,升降之机痞塞,阳气不通,故腹胀或胁下痛;手足厥逆,为阳气不能布达之象;大肠为传导之官,寒邪积滞阻结于内,传化失司,故大便秘结;舌白为寒,脉弦主痛,紧主寒。

**2. 虚寒腹痛**

症状:腹中时痛或绵绵不休,喜得温按,按之则痛减,伴见面色无华,神疲,畏寒,气短等症。舌淡苔白,脉细无力。

病机分析:中阳虚寒,络脉不和,故腹中时痛或绵绵不休,寒得温散则痛减,虚痛得按则松;中虚不运化源不足,则面色无华,伴见气短神疲;中阳不足,卫外之阳亦虚,故形寒畏冷。舌淡苔白,脉来无力,均为虚寒之征。

**3. 实热腹痛**

症状:腹部痞满胀痛,拒按,潮热,大便不通,并见于口干渴引饮,手足汗出,矢气频转,或下利清水,色纯青,腹部作痛,按之硬满,所下臭秽。苔焦黄起刺或焦黑干燥,脉沉实有力。

病机分析:热结于内,腑气不痛,不通则痛,故腹痛拒按,大便不通,矢气频转;实热积滞壅结,灼伤津液,故口渴引饮,潮热,手足汗出;肠中实热积滞较甚,"热结旁流",故下利清水。苔黄,脉沉实有力,均可实热之象。

4. 气滞腹痛

症状:腹痛兼胀闷不舒,攻窜不定,痛引少腹,嗳气则舒,情绪急躁加剧。苔薄白,脉弦。

病机分析:气机郁滞,升降失司,故腹痛且胀;病在气分,忽聚忽散,故攻窜不定,痛引少腹;嗳气后气机暂得疏通,故痛势稍减;若遇郁怒,肝气横逆,气聚为患,故痛势增重;脉弦为肝气不疏之象。

5. 瘀血腹痛

症状:少腹痛积块疼痛,或有积块不疼痛,或疼痛无积块,痛处不移。舌质青紫,脉涩。

病机分析:瘀血阻滞,阻碍气机,不通则痛,故无论积块之有无,而腹痛可见;瘀血入络,痹阻不移,故痛有定处。舌紫,脉涩,皆为瘀血之象。

6. 食积腹痛

症状:脘腹胀满疼痛,拒按,嗳腐吞酸,厌食呕恶,痛甚欲便,得大便痛减,或大便不通。舌苔厚腻,脉滑有力。

病机分析:饮食不节或暴饮暴食,以至食积不化,肠胃壅滞,故腹痛,胀满拒按;胃失和降,浊气上逆,故厌食呕恶,嗳腐吞酸;食滞中阻欲得外泄,故得便痛减;传化失司,腑气不行,故大便不通。苔腻脉滑,均为食积内停之象。

## 六、治疗

(一)治疗原则

治疗腹痛,多以"通"字为法。但"通"者,绝非单指攻下通利。正如《医学真传》说:"夫通则不痛,理也。但通之之法,各有不同,调气以和血,调血以和气,通也;下逆者使之上行,中结者使之旁达,亦通也;虚者助之使之通,寒者温之使之通,无非通之之法也。若必以下泄为通则妄矣。"明代龚廷贤提出"寒者温之,热者清之,虚者补之,实者泻之"的治疗原则。由此可见,具体施治时,应视其证候的虚实寒热,在气在血,予以不同的治法。

1. 注意补通关系

腹痛初起,邪实为主,元气未虚,当首推泻法,或祛邪,或导滞,或驱虫,通则不痛,所谓"痛随利减"。若妄投补气之法,必使邪留、食滞、虫积,气机不畅,腹痛益增。然久病体虚之人,可以温中补虚,缓急止痛之法,冀其中阳恢复,腹痛逐渐向愈。虚实夹杂者,审其虚实程度,或通利为主,或补虚为主,或攻补兼施,不可一味使用补气法。

2. 寒热实证各有侧重

寒实腹痛,因阴寒凝滞所致,有大便秘结者,虽可加大黄等荡除积滞,通里攻下,以救其急,切勿过度,以免日久伤正。实热腹痛,在泄热通腑基础上,可选用理气和中之品,如木香、白蔻仁、陈皮、姜半夏之属,有助通滞。

3. 暴痛重气、久痛在血

腹痛暴作,胀痛拒按,部位不定,乃气机阻滞所致。宜通利气机,通阳泄浊。腹痛缠绵不愈,痛如针刺,部位固定,或腹痛日久,邪滞经络,由气入血,血行不畅,气滞血瘀,正如叶天士所谓"久痛入络"。宜采用辛润活血通络之法,亦可加入理气之品,气血同治,冀气行则血行。

(二)治法方药

1. 寒实腹痛

治法:温里散寒,通便止痛。

方药:大黄附子汤加味。本方主在温散寒凝而开闭结,通下大便以除积滞,故用附子辛热以温里散寒治疗心腹痛。大黄荡除积结,细辛辛温宣通,散寒止痛,协助附子以增加散寒作用,共成温散寒凝,苦辛通降之剂。寒实积腹痛，在非温不能避其寒，非下不能去其实时，使用本方，最为恰当。

腹胀满，可加厚朴、木香以加强行气导滞作用；体虚而有积滞者，可用制大黄，以缓其峻下之力；如体虚较甚，可加党参、当归益气养血。恶寒腹痛，绵绵不已，手足厥冷者，亦可选五积散温通经脉。卒然心腹胀痛，痛如锥刺，口噤暴厥者，可用三物备急丸。

2.虚寒腹痛

治法：温中补虚，缓急止痛。

方药：小建中汤加减。本方以桂枝温阳，芍药益阴，饴糖补脾缓急，生姜辛温散寒，炙甘草、大枣甘温补中。其中芍药倍炙草为芍药甘草汤，有缓急止痛之效。

若失血虚羸不足，腹中疼痛不止，或少腹拘急，痛引腰背，不能饮食，属营血内虚，可于本方加当归，名当归建中汤；若兼气虚，自汗，短气困倦者，本方加黄芪，名为黄芪建中汤。

若阴寒内盛，脘腹剧痛，呕不能食，上冲皮起，按之似有头足，上下攻痛，不可触近，或腹中漉漉有声，用大建中汤温阳逐寒，降逆止痛。

肠鸣腹痛，喜按喜湿，大便溏泻或反秘结，小便清长，手足不温，脉沉细或迟缓，舌淡苔白滑，属太阴寒痛，用理中汤。若厥阴寒痛，肢厥，脉细欲绝，用当归四逆汤。若大肠虚寒，冷积便秘腹痛，用温脾汤，温补寓以通下导滞。男女同房之后，中寒而痛，属于阴寒，用葱姜捣烂炒热，熨其脐腹，以解其阴寒凝滞之气，并用理阴煎或理中汤服之。

3.实热腹痛

治法：清热通肺。

方药：大承气汤加减。方中大黄苦寒泄热通便，荡涤肠胃；辅以芒硝咸寒泻热，软坚润燥；积滞内阻，每致气滞不行，故以厚朴，行气散结，消痞除满，使积滞迅速得以外泄，其痛自已。

若属火郁腹痛，时作时止，按之有热感，用清中汤，或二陈汤、金铃子散加栀子、黄连、芍药、郁金；合并与紫癜者，可再加丹皮、失笑散等。伤暑腹痛宜香薷散加生姜、木瓜。

4.气滞腹痛

治则：疏肝解郁，理气止痛。

方药：四逆散加减。本方具疏肝行气解郁，调和肝脾之功。柴胡苦平，条达肝木而疏少阳之郁；芍药微苦寒，平肝止痛；枳实苦辛破积行滞；甘草性平，缓急而和诸药，共成疏肝理气，和中缓急之剂。本方加川芎、香附、枳实易枳壳，名柴胡疏肝散，兼有活血作用。

若腹痛拘急可加芍药甘草汤缓急止痛；若少腹绞痛，腹部胀满，肠鸣漉漉，排气则舒，或阴囊疝痛，苔白，脉弦，用天台乌药散加减，或选五磨饮子、立效散等。若寒气滞痛而腹满者，用排气饮加砂仁去泽泻。

5.瘀血腹痛

治则：活血化瘀。

方药：少腹逐瘀汤加减。方中当归、川芎、赤芍养血和营，小茴香、肉桂、干姜温通下焦而止痛；生蒲黄、五灵脂、没药、延胡索活血化瘀，和络定痛。亦可选用活血汤和营通络止通。

若瘀血积于腹部，连及胁间刺痛，用小柴胡汤加香附、姜黄、桃仁、大黄；若血蓄下焦，则季肋、少腹胀满刺痛，大便色黑，用手拈散加制大黄、桃仁，或用桃仁承气汤加苏木、红花。若合并癥瘕者也可参照本型论治。

6.食积腹痛

治则：消食导滞。

方药：枳术汤加木香、砂仁送服保和丸。本方重用枳实行气消痞，辅以白术健脾，加木香、砂仁醒胃宽中，送服保和丸以助消食导滞之功。

若胸腹痞满，下痢，泄泻腹痛后重，或大便秘结，小便短赤，舌红，苔黄腻，脉沉实等，可用枳实导滞丸。

（三）其他治法

1.针刺

（1）腹痛取内关、支沟、照海、巨阙、足三里。

（2）脐腹痛取阴陵泉、太冲、足三里、支沟、中脘、关元、天枢、公孙、三阴交、阴谷。

（3）腹中切痛取公孙；积痛取气海、中脘、隐白。

2.灸法

脐中痛、大便溏，灸神阙。

### 七、转归及预后

腹痛一证，病情复杂，如治不及时常可产生多种变证。如因暴饮暴食，进食大量肥甘厚味，或酗酒过度，致使湿热壅滞，宿食停滞，腑气不通，若治不及时，湿热蕴而化毒，气滞血瘀，腹痛益增，痛处固定拒按，腹肌紧张如板，痛引后背；因湿毒中阻，胃气上逆而呕吐频作；因湿热熏蒸而见黄疸、发热，可转为重症胆瘅、胰瘅，病情危急，预后难料。若腹痛日久，气机阻滞，血行不畅，气滞血瘀，邪滞经络，经久不散，可逐步形成积聚，预后欠佳。若虚寒腹痛，日久耗伤气血，脾胃中阳衰微，又可转为虚劳。

腹痛的预后尚取决于患者的体质、病程、病变的性质等因素。若感受时邪、饮食不节、情志抑郁，正气强盛，邪实不甚，治疗及时，则腹痛迅速缓解，预后较佳。若反复恼怒，肝郁气滞日久，或跌仆损伤、腹部手术后，血络受损，气滞血瘀，则腹痛时作时止，迁延难愈。

### 八、预防与护理

腹痛的发病，与感受寒邪、暴饮暴食、肝郁气滞关系最为密切。尤其是阳虚阴盛之体，在寒冷季节，更要加强腹部保暖，并避免生冷饮食，养成良好卫生习惯，不食不洁瓜果蔬菜，以防虫卵入侵。饮食须有节制，切忌暴饮暴食、过食辛辣厚味、酗酒过度。饭后不要剧烈运动。加强精神调摄，平时要保持心情舒畅，避免忧思过度、暴怒惊恐。

急性腹痛剧烈者，应卧床休息，视病情或禁食，或少量进半流质、流质饮食，一般以少油腻、高能量饮食为主；慢性腹痛者，应根据疾病性质，采用综合治疗，适当运动，避免过于劳作。对剧烈腹痛，或疼痛不止者，应卧床休息，并加强护理与临床观察。对伴见面色苍白、冷汗淋漓、肢冷、脉微者，尤应注意，谨防变端。

（史春林）

# 第七节 泄 泻

泄泻是指以大便次数增多，便粪稀薄或完谷不化，甚至泄出如水样为主要临床表现的一种病证，又称腹泻。古称大便溏薄而势缓者为泄，大便清稀如水而直下者为泻，现一般统称为泄泻。

《内经》中称本病为泄，有鹜泄、飧泄、濡泄、洞泄、溏泄、注下等名称；对其发病原因、病变部位等方面有详细的记载。病因方面主要责之于风、湿、寒、热、脾虚、饮食起居失宜及五运太过或不及等。如《素问·举痛论》曰："寒气客于小肠，小肠不得成聚，故后泄腹痛也。"《素问·至真要大论》曰："暴注下迫，皆属于热。"《素问·阴阳应象大论》："清气在下，则生飧泄……湿胜则濡泄。"在《素问·宣明五气》中明确指出泄泻的病位："大肠小肠为泄。"汉·张仲景将泄泻和痢疾统称为下利。《金匮要略·呕吐哕下利病脉证治第十七》中将本病分为虚寒、实热积滞和湿阻气滞三型，并且提出了具体证治。如"下利清谷，里寒外热，汗出而厥者，通脉四逆汤主之"，"气利，诃梨勒散主之。"指出了虚寒下利的症状，以及治疗当遵温阳和固涩二法。还对由于湿邪内蕴，阻滞气机，水气并下而致"下利气者"，提出"当利其小便"，以分利肠中湿邪，湿去气宣则利止。明·张景岳在《景岳全书·泄泻》篇中对本病的分型以暴泄、久泄为纲，对病因病机、病位治法等有更明确的论述："泄泻之本，无不由于脾胃"，"泄泻之因，惟水火土三气为最"，"凡泄泻之病，多由水谷不分，故以利水为上策"。同时还阐明可利与不可利的适应证与禁忌证。清·李中梓在《医宗必读》中制订了淡渗、升提、清凉、疏利、甘缓、酸收、燥脾、温肾、固涩等治泻九法，指出："夫此九者，治泻之大法，业无遗蕴。

至如先后缓急之权,岂能预设,须临证之顷,圆机灵变。"李氏之论述是对泄泻治疗学的一个里程碑性的总结,很有参考价值。清代对泄泻的认识已经日趋完善。对于久患泄泻者,叶天士提出"阳明胃土已虚,厥阴肝风振动",故以甘养胃,以酸制肝,创泻木安土法治之。

现代医学凡因胃、肠、肝、胆、胰腺等消化器官发生功能性或器质性病变引起的腹泻,如急慢性肠炎、肠易激综合征、吸收不良综合征、肠道肿瘤、肠结核等,出现泄泻的临床表现时,可参考本节进行辨证论治。

## 一、病因病机

凡感受外邪、内伤饮食、情志不调、禀赋不足,及久病脏腑虚弱等,均能导致脾虚湿盛,脾胃运化功能障碍,引起泄泻。

### (一)外邪侵袭

六淫之中,风寒暑湿热均能损伤脾胃而引起泄泻,但其中尤以湿邪最为多见。因脾喜燥而恶湿,外来湿邪最易困阻脾土,以致脾失健运,水谷混杂而下而发生泄泻。所以有"湿多成五泄"和"无湿不成泻"之说。其他风寒暑热诸邪,既可侵袭肺卫,从表入里,使脾胃升降失司;亦可直中脏腑,损伤脾胃,导致运化失常,清浊不分而泄泻。但常与湿邪相兼侵犯人体,损伤脾胃。如暑湿当令,湿热伤中,热迫大肠而泄泻等。

### (二)饮食所伤

暑热时节,恣食生冷,或食入不洁之物,每易损伤脾胃;或饮食过量,宿食内停;或过食肥甘,呆胃滞脾,运化不能,亦可使脾胃受伐。脾胃既伤,传导失职,升降失调,水谷不能化生精微,反而变生湿滞而成泄泻。

### (三)情志失调

忧思恼怒,精神紧张,以致肝气郁结,气机不畅,横逆犯脾;或忧思伤脾,土虚木乘,皆可使脾失健运,水谷精微不能吸收,遂致本病。

### (四)禀赋不足

先天不足,禀赋虚弱,或素体脾胃虚弱,使脾胃不能受纳腐熟水谷,又不能运化转输精微,水谷糟粕混杂而下,乃成泄泻。

### (五)病后体虚

"肾为胃关",久病之后,损伤肾阳;或年老体衰,阳气不足,命门火衰,脾失温煦,运化无权,泄泻乃作。

泄泻之病位在肠,与脾、肝、肾关系密切。

泄泻之病机关键是湿邪困脾,脾失健运,肠道功能失司。病因虽多,但以湿邪为发病主要因素,且有寒湿、湿热之分,亦有外湿、内湿之别。外邪致病和饮食所伤者,起病多急;情志所伤及脏气虚弱者,起病多缓。另外,本病早期以实证为主,日久则以虚实夹杂证多见。

## 二、诊断要点

### (一)症状

本病以便次增多,便质稀薄甚如水样;或便次不多,但便质清稀为主要表现。可伴有腹胀、腹痛、肠鸣、纳呆等证。急性暴泻,起病突然,病程短,可伴有恶寒、发热等症;慢性腹泻,起病缓慢,病程较长,反复发作,时轻时重。

### (二)检查

急性泄泻,粪便病因学检查可查到致病菌、病毒或寄生虫;大便培养阳性或阴性。慢性泄泻,肠镜检查可发现结肠(尤其是乙状结肠)、直肠有黏液分泌物、充血、水肿或有溃疡出现,或偶有肿瘤存在。也可各种检查均无阳性反应。慢性泄泻还可考虑结肠钡剂灌肠或全消化道钡餐检查,以明确病变部位。肝、肾、胰、甲状腺等脏腑器官的病变也可造成泄泻,相关检查有助于明确诊断。

### 三、鉴别诊断

#### (一)痢疾

两者多发于夏秋季节,病变位置均在肠间。以腹痛,里急后重,泻下赤白黏液者为痢疾;以排便次数增多,粪便稀溏,甚至如水样者为泄泻。泄泻亦多有腹痛,但多与肠鸣脘胀同时出现,其痛便后即减;而痢疾之腹痛是与里急后重同时出现,其痛便后不减。

#### (二)霍乱

霍乱亦多发于夏秋之季,二者均有腹泻症状。但霍乱起病时常先出现突然腹痛,继则剧烈频繁的呕吐、泄泻并见为其特征,发病特点是起病急骤,变化迅速,病情凶险,若吐泻剧烈,则见面色苍白、目眶凹陷或发生转筋、腹中挛痛等危重症,预后不良。泄泻一般预后良好。

### 四、辨证

泄泻的辨证,首先辨别泄泻的寒热虚实。大凡病势急骤,脘腹胀满,腹痛拒按,泻后痛减,小便不利者,多属实证;凡病程较长,腹痛不甚,喜按,小便如常,口不渴者,多属虚证;粪便清稀如水,完谷不化者,多属寒证;粪便黄褐味臭,肛门灼热、泻下急迫,口渴善冷饮者,多属热证。

其次区分轻重缓急,辨别泄泻的病变脏腑。急性泄泻(暴泻)发病急骤,病程较短,常以湿邪为主要表现;慢性泄泻(久泻)病程较长(一般认为病程在 2 个月以上),或迁延不愈,每因饮食不当或劳倦过度即复发,多以脾虚为主;泄泻反复不愈,每因情志不遂而复发,多为肝郁克脾之证;五更泄泻伴腰酸肢冷多为久病及肾或肾阳不足。如饮食尚好,津液损伤不明显,泄泻次数不多,多属轻证;若泄泻频作,或久泻滑脱,不纳饮食,津液耗损,甚至有亡阴亡阳之变者,则多属重证。

#### (一)暴泻

1. 寒湿困脾

(1)证候:泄泻清稀,甚至如水样,腹痛肠鸣,脘闷食少,苔白腻,脉濡缓。若兼外感风寒,则恶寒发热,鼻塞头痛,肢体酸痛,舌质淡,苔薄白,脉浮。

(2)分析:外感寒湿或风寒之邪,侵袭肠胃,或过食生冷,饮食不化,致脾失健运,升降失调,大肠传导失司,故清浊不分,大便清稀;寒湿内盛,肠胃气机受阻,则腹痛肠鸣;寒湿困脾,则脘闷食少;恶寒发热,鼻塞头痛、肢体酸痛等乃风寒外束之征;苔白腻、脉濡缓为寒湿内盛之象。

2. 湿热中阻

(1)证候:泄泻腹痛,泻下急迫,或泻下不爽,粪便黄褐而臭,肛门灼热,烦热口渴,小便短黄,舌苔黄腻,脉濡数或滑数。

(2)分析:湿热之邪,或夏令暑湿伤及肠胃,传化失司,而发生泄泻,暴注下迫;湿热互结,阻滞肠腑,致肠腑气机不利,故泻而不爽,腹痛;湿热下注,故肛门灼热,粪便黄褐而臭,小便短黄;烦热口渴,舌苔黄腻,脉濡数或滑数,均属湿热内盛之征。

3. 食滞肠胃

(1)证候:腹痛肠鸣,泻下粪便臭如败卵,泻后痛减,伴有不消化之物,脘腹痞满,嗳腐酸臭,不思饮食,舌苔垢浊或厚腻,脉滑。

(2)分析:饮食不节,宿食内停,阻滞肠胃,传化失常,故腹痛肠鸣,脘腹痞满;宿食郁久腐败生浊,若浊气上泛,则嗳腐酸臭;浊气下移,则泻下臭如败卵。泻后腐浊外泄,故腹痛减轻;舌苔厚腻,脉滑,是宿食内停之象。

#### (二)久泻

1. 肝气乘脾

(1)证候:腹痛肠鸣泄泻,每因情志不畅时发生,泻后痛减,素有胸胁痞闷胀满,嗳气少食,舌淡红,脉弦。

(2)分析：情志不遂则肝气抑郁，疏泄不利，横逆犯脾，致脾运化无权，升降失常，清浊不分，故腹痛作泻；泻后肝气暂疏，气机稍畅，故泻后疼痛略减；肝气郁滞，则胸胁痞闷；肝不疏胃，则嗳气少食；舌质淡红，脉象弦为肝旺脾虚之象。

2.脾胃虚弱

(1)证候：大便时溏时泻，完谷不化，稍进油腻之物，则大便次数增多，饮食减少，脘腹胀闷不舒，面色萎黄，肢倦乏力，舌淡苔白，脉细弱。

(2)分析：脾虚则运化无权，水谷不化，清浊不分，故大便溏泄；脾阳不振，运化失常，则饮食减少，脘腹胀闷不舒，稍进油腻之物，则大便次数增多；久泻不止，脾胃虚弱，气血化源不足，故面色萎黄，肢倦乏力；舌淡苔白，脉细弱，乃脾胃虚弱之象。

3.肾阳亏虚

(1)证候：泄泻多在黎明之前，腹部作痛，肠鸣即泻，泻后则安，形寒肢冷，腰膝酸软，舌淡苔白，脉沉细。

(2)分析：肾阳虚衰，不能温养脾胃，加之黎明之前阳气未振，阴寒较盛，引起脾胃运化失常，气机不利，故黎明腹部作痛，肠鸣腹泻，又称为五更泻；泻后则腑气通利，故泻后则安，形寒肢冷，腰膝酸软，舌淡苔白，脉沉细，为脾肾阳气不足之症。

## 五、治疗

泄泻的治疗大法为运脾化湿。急性泄泻多以湿盛为主，重在化湿，佐以分利，在根据寒湿和湿热的不同，分别采用温化寒湿和清化湿热之法。夹有表邪者，佐以疏解；夹有暑邪者，佐以清暑；兼有伤食者，佐以消导。久泄以脾虚为主者，当以健脾。因肝气乘脾者，宜抑肝扶脾。因肾阳虚衰者，宜温肾健脾。中气下陷者，宜升提。久泄不止者，宜固涩。暴泄不可骤用补涩，以免关门留寇；久泄不可分利太过，以防劫其阴液。

(一)中药治疗

1.暴泻

(1)寒湿困脾。

治法：芳香化湿，解表散寒。

处方：藿香正气散(《太平惠民和剂局方》)。方中藿香辛温散寒，芳香化浊为主药；苍术、茯苓、半夏健脾除湿；厚朴、大腹皮理气散满，疏利气机；紫苏、白芷解表散寒。

若邪气偏重，寒热身痛，可加荆芥、防风，或用荆防败毒散；若湿邪偏重腹满肠鸣，小便不利，可用胃苓汤健脾利湿；若寒重于湿，腹胀冷痛者，可用理中丸加味。

(2)湿热中阻。

治法：清利湿热，调和肠胃。

方药：葛根黄芩黄连汤(《伤寒论》)。方中葛根解肌清热，煨用能升清止泻；黄芩、黄连苦寒清热燥湿；甘草甘缓和中。

若湿偏重宜加薏苡仁、厚朴；夹食滞者加神曲、山楂、麦芽；如有发热、头痛、脉浮等风热表证，可加金银花、连翘、薄荷；如在夏暑期间，证见发热头重，烦渴自汗，小便短赤，脉濡数等，是暑湿入侵，表里同病，可用新加香薷饮合六一散以解暑清热，利湿止泻。

治疗湿热泄泻，当辨别湿多抑或热多。湿多者，用药则偏重于祛湿利尿；热多者，用药应偏重于清热，使湿热分利。

(3)食滞肠胃。

治法：消食导滞，调中理气。

方药：保和丸(《丹溪心法》)。方中神曲、山楂、莱菔子消食和胃；半夏、陈皮和胃降逆；茯苓健脾祛湿；连翘清热散结。

若食滞较重，脘腹胀满，可因势利导，据"通因通用"的原则，用枳实导滞丸，以大黄、枳实为主，推荡积滞,使邪有出路,达到祛邪安正的目的。

2.久泻

(1)肝气乘脾。

治法:抑肝扶脾。

方药:痛泻要方(《景岳全书》)。方中白芍养血柔肝;白术健脾补虚;陈皮理气醒脾;防风升清吐泻。

若肝郁气滞、胸胁脘腹胀痛者,可加柴胡、枳壳、香附;若脾虚明显、神疲食少者,加黄芪、党参、扁豆;脾气不健者可加茯苓、扁豆、怀山药以益气健脾;若久泻不止,可加酸收之品,如乌梅、煨诃子等;若肝阴不足者加五味子、五倍子、木瓜酸敛柔肝;情绪不宁者,可加绿萼梅、郁金、合欢花、生龙牡以解郁安神。

(2)脾胃虚弱。

治法:健脾益胃,和中止泻。

方药:参苓白术散(《太平惠民和剂局方》)。方中人参、白术、茯苓、甘草健脾益气;砂仁、陈皮、桔梗、扁豆、山药、莲子肉、薏苡仁理气健脾化湿。

若脾阳虚衰,阴寒内盛,亦可用附子理中汤以温中散寒;若久泻不愈,中气下陷,而兼有脱肛者,用补中益气汤,并重用黄芪、党参以益气升清止泻。

(3)肾阳亏虚。

治法:温肾健脾,固涩止泻。

方药:四神丸(《证治准绳》)加减。方中补骨脂温阳补肾;吴茱萸、肉豆蔻温中散寒;肉豆蔻、五味子收涩止泻。可加附子、炮姜温补脾肾。

若年老体弱,久泻不止,中气下陷,加黄芪、党参、白术益气健脾。亦可合桃花汤固涩止泻。

(二)针灸治疗

1.基本处方

取穴:天枢、大肠俞、上巨虚、神阙、三阴交。

天枢、大肠俞为俞募配穴,与大肠之下合穴上巨虚合用,调理肠腑而止泻;神阙穴居中腹,内连肠腑,无论急、慢性泄泻,灸之皆宜;三阴交健脾而兼调肝肾。

2.加减运用

(1)寒湿困脾证:加脾俞、阴陵泉以温中散寒、健脾化湿,阴陵泉针用平补平泻法。余穴针用补法,或加灸法。

(2)湿热中阻证:加合谷、内庭、阴陵泉以清利湿热,合谷、内庭针用泻法。余穴针用平补平泻法。

(3)食停肠胃证:加下脘、建里、内庭以消食导滞,针用泻法。余穴针用平补平泻法。

肝气乘脾证:加期门、太冲以疏肝理气,针用泻法。余穴针用平补平泻法。

脾胃虚弱证:加气海、脾俞、足三里以益气健脾。诸穴针用补法,或加灸法。

肾阳亏虚证:加肾俞、命门、关元以温肾固本。诸穴针用补法,或加灸法。

3.其他

(1)耳针疗法:取大肠、小肠、交感、肺、神门、直肠下段,刺后埋针,每日治疗1次。

(2)刺络疗法:取曲池、委中、金津、玉液,湿热盛者加十二井穴或十宣穴。曲泽、委中用三棱针刺血5～10mL,金津、玉液、十二井或十宣穴用三棱针点刺出血,出血量以血色变为鲜红者为度。此法适用于湿热泄泻,亦可用于水泻脱水者。寒凝血瘀腹痛较甚者,亦可选曲泽、委中表面青筋隆起处刺血。

(3)穴位注射法:取中脘、天枢、足三里、大肠俞,用小檗碱注射液(此外还可用普鲁卡因注射液、维生素$B_1$注射液、硫酸阿托品注射液),每穴注入0.5～1mL,每周治疗2次。急慢性腹泻均可采用本法治疗。

(史春林)

# 第八节 便 秘

## 一、概述

便秘即大便秘结不通。指排便时间延长，或虽有便意而排出困难者。便秘又有"便闷""肠结""脾约"等诸名。

便秘为肠道病变，其症状虽然比较单纯，但是病因却比较复杂，如肠胃积热、阴寒凝结、气机郁滞、气血阴津亏虚等，使大肠的传导功能失职，通降失常，糟粕内留，不得下行而导致大便秘结。由于便秘有虚实之分，寒热之别，因而治疗也各不相同，或清热通便，或润肠通便，或益气润肠，或养血润燥。

本篇所述的便秘可见于西医学的习惯性便秘、肠神经官能症，以及肛裂、痔疮、直肠炎等疾患引起的便秘。

## 二、辨证用药

（一）肠胃积热（热秘）

1. 主要证候

大便干结，腹胀腹痛，按之不舒，小便短赤，面红身热，口干口臭，烦躁易怒，舌质红，苔黄燥，脉滑数。

2. 治则

清热通腑润肠。

3. 方药

麻子仁丸加减。火麻仁 15 克（打碎），杏仁 9 克，生大黄 9 克（后下），厚朴 6 克，枳实 10 克，白芍 9 克，白蜜 15 克（冲入）。

大便干结、坚硬者，加芒硝；肝火旺、目赤易怒者，加山栀子、芦荟；痰热壅肺者，加瓜蒌仁、黄芩；口干舌燥者，加生地、玄参、麦冬。

（二）腑气郁闭（气秘）

1. 主要证候

大便秘结，欲便但排出困难，情志郁闷，嗳气频作，胁腹痞满，纳呆，舌苔薄腻，脉弦。

2. 治则

顺气导滞。

3. 方药

六磨汤加减。木香 9 克，乌药 9 克，沉香 3 克（研粉吞服），生大黄 9 克（后下），槟榔 12 克，枳实 12 克，柴胡 9 克。

情志郁闷者，加郁金、合欢皮；气郁化火，口苦咽干者，加黄芩、山栀子、龙胆草；虫积阻滞气机者，加雷丸、使君子；术后肠粘连者，加桃仁、赤药；痰阻气闭者，加全瓜蒌、皂荚。

（三）气虚便秘

1. 主要证候

大便并不一定干硬，虽有便意，但临厕努挣乏力，难以排出，便而不爽，便后疲乏，面色㿠白，肢倦懒言，舌淡嫩，苔薄，脉弱。

2. 治则

益气润汤。

3. 方药

黄芪汤加减。黄芪 15 克，党参 12 克，橘皮 6 克，火麻仁 20 克，白蜜 20 克（冲服）。

气虚下陷脱肛者,加人参、升麻、柴胡;肺气不足,气短懒言者,加五味子、麦冬、人参;气虚热结大便干硬者,加大黄、芒硝。

(四)血虚便秘

1.主要证候

大便秘结,面色无华,头晕目眩,心悸健忘,唇舌淡,脉细弱。

2.治则

养血润燥。

3.方药

润汤丸加减。生地12克,当归12克,生首乌15克,火麻仁20克,桃仁10克,枳壳9克。

血虚有热、口干心烦者,加玉竹、知母;大便干燥者,加白蜜、玄参;气血两亏者,加黄芪、太子参。

(五)阳虚寒凝便秘(冷秘)

1.主要证候

大便艰涩,难以排出,腹中冷痛,小便清长,四肢不温,喜热怕冷,面色㿠白,腰膝酸冷,舌质淡,苔白润,脉沉迟。

2.治则

温阳通便。

3.方药

济川煎加减。肉苁蓉15克,当归12克,牛膝9克,泽泻9克,升麻6克,枳壳10克,肉桂3克(后下)。

肾阳虚衰明显者,加熟地、山茱萸、硫黄。

### 三、单方验方

(1)生大黄9克,或番泻叶15克,开水冲泡后代茶饮服。适用于热结便秘。

(2)决明子15克,开水冲泡去渣,加适量蜂蜜后代茶饮用;或生首乌30克,玉竹15克,水煎服;或蜂蜜30克,凉开水冲服。适用于肠燥便秘。

(3)槟榔10克,莱菔子15克,橘皮5克,水煎服。适用于食积气滞,便秘腹胀。

(4)肉苁蓉2份、沉香1份(共研细末),用麻子仁汁打糊为丸,每次服9克,每日2次。适用于阳虚便秘,腹中冷痛。

(5)黄芪、枳实、威灵仙各等份,共研细末,以蜂蜜为丸,每次服6~9克,每日2次。适用于年老体衰,排便困难者。

(6)当归(酒浸焙)、熟地各等份,研末后炼蜜为丸,每次服6~9克,每日2~3次。适用于阴血不足,肠燥便秘。

(7)蜣螂(去翅膀)炒黄后研末,每次3克,热酒送服。适用于便结不通。

(8)草乌研成极细末,以葱白1根,蘸草乌末纳入肛门,一纳即通。适用于大便不通。

(9)麦门冬15克,生地12克,玄参9克,水煎服。适用于津伤便秘。

(10)麻仁15克,紫苏子9克,水煎服。适用于老人或产后津枯大便燥结。

### 四、药膳食疗

(1)蒸香蕉:香蕉2只去皮,加适量冰糖,隔水同蒸,每日2次,连服1周以上。适用于燥热便秘,心烦不安。

(2)韭菜:根、叶捣汁1杯,加适量黄酒开水冲服,每日1次。适用于习惯性便秘。

(3)桑椹子鱼汤:桑葚子30克,河鱼1条(约250克,去杂,洗净)。加葱、姜、酒、盐等调料一起煮汤食用。适用于阴虚津亏,大便不畅,头晕目眩。

(4)木耳拌黄瓜:水发木耳50克,黄瓜250克(切片)。先将黄瓜用盐腌10分钟,挤去水分后,加入木耳、味精、麻油等调匀即可服食。适用于阴虚内热,便秘,口渴。

（5）芝麻菠菜:菠菜 250 克（洗净、折断）,芝麻 25 克。先将菠菜用沸水烫透后,再撒上芝麻、盐、味精等调料即可食用。适用于大便秘结,身热口干。

（6）苁蓉煲羊肾:羊肾 1 对、肉苁蓉 30 克。将羊肾洗净切开,去脂膜臊腺,切片后与肉苁蓉一起入锅,加水煨熟,加入盐、酒后饮汤食肉。适用于肾阳不足,便秘,尿频,腰肾冷痛。

（7）北杏炖雪梨:北杏 10 个、雪梨 1 个、白糖 30 克。将北杏、雪梨洗净,与白糖同放入炖盅内,加清水 100 毫升,隔水炖 30 分钟,喝汤、食雪梨。适用于肠燥便秘。

（8）芝麻蜂蜜:芝麻 30 克,蜂蜜 180 克。将黑芝麻研碎,和蜂蜜调和蒸熟当点心吃,每日 1 次。适用于大便燥结。

（9）五仁粥:芝麻、松子仁、胡桃仁、桃仁（去皮尖,炒）、甜杏仁各 10 克,粳米 50 克。将五仁混合,碾碎,加粳米一同煮粥服食。适用于气血两亏引起的习惯性便秘。

（10）蜂蜜萝卜汁:白萝卜 1 个、蜂蜜 100 克。将萝卜洗净,与蜂蜜共置碗内,隔水蒸约 30 分钟后,吃萝卜喝蜜糖水,每日 2 次。适用于大便秘结。

### 五、针灸治疗

（一）针法

大肠俞、天枢、支沟。

热秘者,加曲池、下巨虚;气秘者,加行间、中脘;冷秘者,加关元、气海;虚秘者,加足三里、肾俞、脾俞。

（二）灸法

甘遂末以生面糊调和,或巴豆肉捣为饼,填于脐中,上置艾炷灸;葱捣烂制成饼,贴于脐中,再以艾条温灸;隔姜灸或艾条悬灸天枢、支沟、大横。

### 六、推拿治疗

横擦八谬,按揉大肠俞、支沟、天枢。热秘者,按曲池、长强;气秘者,斜擦两胁,按揉章门、期门、肝俞;寒秘者,直擦背部、横擦肾俞;虚秘者,推肾俞、脾俞。

（史春林）

# 第九节　痢　疾

## 一、概述

痢疾为夏秋季之常见传染病之一,以腹痛、里急后重、下痢赤血为其主要特征,本病古时称为“肠澼”“滞下”等。多由饮食不洁、伤及肠胃、湿热蕴积、邪毒滞留所致。临床可分为湿热痢、疫毒痢、寒湿痢、噤口痢、虚寒痢及休息痢等,治疗以清热化湿、凉血解毒、温化寒湿、降逆开噤、温下固脱及补气温中等法为主。

## 二、辨证用药

（一）湿热痢

1.主要证候

腹痛、里急后重、下痢赤白相兼、便次频多、肛门灼热、小便赤涩,伴有发热口渴、烦躁不安,苔黄腻、脉滑数。

2.治则

清热除湿解毒。

3.方药

白头翁汤加味。白头翁 12 克,黄芩 9 克,黄连 5 克,黄柏 9 克,秦皮 9 克,当归 9 克,赤、白芍各 9 克,木香 9 克。

若有下血多加地榆炭、槐花炭;若食滞加枳术、山楂;若疫毒内盛而见壮热,腹痛剧烈可加金银花、赤芍、丹皮、生地;若面色苍白,四肢厥冷,汗出欲绝可加人参、附子、麦冬、五味子等品。

(二)寒湿痢

1.主要证候

痢下白多赤少,或纯白稍黏冻,胸腹痞痛,头身困重,纳呆无力,苔白腻质淡,脉濡缓。

2.治则

温中健脾,散寒化湿。

3.方药

胃苓汤加味。苍白术各 9 克,厚朴 6 克,桂枝 9 克,茯苓 9 克,陈皮 6 克,木香 9 克,槟榔 9 克,炮姜 9 克。

(三)休息痢

1.主要证候

下痢时发时止,缠绵难愈,食欲不振,神疲乏力,临厕里急后重,大便或硬或溏,时夹有黏液,或呈赤色,肛门重坠,苔腻质淡,脉濡软或虚大。

2.治则

若痢疾休止期以补气健脾,并以导滞为主。

3.方药

参苓白术散加减。党参 12 克,白术 12 克,茯苓 9 克,炙甘草 9 克,山药 9 克,莲子肉 9 克,炒扁豆 9 克,薏苡仁 12 克,砂仁 6 克,陈皮 6 克,桔梗 6 克。

若在发作期,可参照以上分型论治。

(四)噤口痢

1.主要证候

饮食不进,恶心呕吐,下痢赤白或纯血、腹痛或胸腹胀满,神倦肌瘦,舌苔黄腻,脉濡数。

2.治则

和胃降浊,滋阴清热。

3.方药

开噤散加减。黄连 6 克,石菖蒲 12 克,丹参 12 克,茯苓 9 克,陈皮 6 克,冬瓜子 9 克,荷叶蒂 9 克,陈米 30 克,半夏 9 克,大黄 9 克。若汤水难下,可先用玉枢丹磨冲少量服之,再服上方;若食入即吐,加吴茱萸、竹茹;胸腹胀满加藿香、厚朴;如痢下呕吐,舌红而干,脉细数,加石斛、沙参、麦冬;若呕吐频繁,汤水不进,加人参、麦冬等。

### 三、单方验方

(1)北山楂 15 克,乌梅 17 克,白头翁 3.3 克。先加水浸泡,煎煮过滤,然后加糖 14 克,浓缩至 40 毫升,成人每天 1 剂,连服 3 天,儿童 1~5 岁每日服 10 毫升,6~10 岁服 20 毫升,11~15 岁服 30 毫升。预防细菌性痢疾。

(2)鲜紫花地丁 120 克,蒲公英 90 克。煮汤常服。预防痢疾。

(3)马齿苋 60 克,大蒜适量。共捣泥拌和,入米糊为丸,如龙眼大,春末夏初时,早晚各吞服 1 丸,连服 1 周。预防痢疾。如一方单用大蒜或加绿豆也有效,一方加黄芩更佳。

（4）旱莲草 120 克，糖 30 克（白痢用红糖，赤痢用白糖，赤白痢则红白糖各半）。水煎服，每日 3 次分服。治急性菌痢。

（5）鲜苦瓜花 12 朵。捣取汁和蜜适量。赤痢加红曲 3 克，白痢加入六一散 10 克，开水冲服。治急性痢疾。

（6）苦参 30 克。加水 200 毫升，煎至 100 毫升。每次服 50 毫升，每日 2 次。以苦参作丸敷脐也有效。

（7）新鲜黄瓜藤 60 克（或干品 30 克）。加水 300 毫升，煎至 200 毫升，每日服 4 次，每次 50 毫升，7 日为 1 疗程，如无效，可再服 1 疗程。如将藤煅烧存性，香油调做饼贴敷脐中也有效。

（8）石榴皮 60 克。加水 200 毫升，用陶瓷锅煎成 100 毫升，过滤去渣，即成 60% 石榴皮煎剂。成人每日服 3 次，每次 20 毫升，饭后服，对慢性阿米巴痢疾，以连服 6 天为 1 疗程，如无效，可继续服 1 疗程。慢性痢疾以连服 2 周，停药 1 周，继续服 2 周为 1 疗程。

（9）红茶叶 10 克，山楂干 15 克，木香 6 克，食醋 20 克（红痢用白糖，白痢用红糖，红白痢用红白糖各半）。煎汤 500 毫升，顿服，早晚各一剂。治菌痢。

（10）巴豆（去油）2 粒，绿豆 6 粒，胡椒 6 粒，枣肉 4 枚。前三味用布包住，捣油加枣肉捣泥状，贴肚脐眼上。分 2 次贴完，12 小时更换，止痢快速。治红白痢疾。

## 四、药膳食疗

（1）黄瓜、蜂蜜：各适量。嫩黄瓜同蜜食 10 余枚；或用黄瓜藤叶不拘量，水煎服，或用黄瓜根 60 克，煎后加白糖饮服。

（2）马齿苋、萝卜、大蒜：鲜马齿苋、鲜萝卜叶各 250 克，大蒜 7 瓣，食醋少许。将前 3 味合在一起，洗净，捣烂，将汁液挤出滴在碗里，加食醋少许即可。病情轻者每日早中晚各服 1 次；病情重者上下午各增服 1 次，亦可少量频频饮服。

（3）苦瓜：生苦瓜 1 条。捣烂如泥，加糖 100 克搅匀，两小时后将水滤出，冷饮服；或用苦瓜藤叶，晒干研末，每次 6 克，每天 2 次。治菌痢。

（4）杏：青杏（将熟者）适量。用水洗净，去核，碾榨取汁，过滤去渣，文火烧浓缩或太阳晒浓缩（不可用金属器皿）如膏状，装瓶备用。治菌痢、急性肠炎。

（5）乌梅、鸡蛋：乌梅 10 个，鸡蛋 1 只。煎汤服。治菌痢。如去鸡蛋加壳末 9 克，大枣 5 枚，加蜂蜜调服也验；另方以醋蛋治之也验。

（6）大蒜：大蒜头适量（以紫皮的为佳）。捣烂取汁 30 毫升，加入冷开水 300 毫升充分搅匀。用灌肠器将大蒜液从肛门缓缓注入肠内，每日 1 次，成人 300 mL/d，10～15 岁儿童 150 mL/d，10 岁以下儿童 75～100 mL/d，连用 3～5 天。如加红糖煎服或加大枣煎服也宜。另方将蒜捣烂如泥贴脐也可。菌痢加山楂、木香、苦参各 30 克同煎服效佳。

（7）柿子：柿饼 50 克，青柿子 5 个。烘干研末，每服 6 克，早晚各服 1 次，开水冲服，红痢加白糖 15 克，白痢加红糖 15 克。治红白痢疾。

（8）黄花菜：黄花菜 30 克，红糖 60 克。水煮熟服用，每天 2 次。治痢疾、便血、腹痛。

（9）白扁豆：白扁豆花 20 克。水煎服。治下痢脓血或赤白带下。

（10）大枣、鸦胆子：大枣适量，鸦胆子 10～30 粒。去核，火边烤软，鸦胆子 10～30 粒，去壳，分装枣内，每天分 2～3 次吃，儿童酌减。

## 五、针灸治疗

（一）针法

天枢，上巨虚。

湿热痢加大肠俞、曲池、合谷；寒湿痢加三焦俞、阴陵泉；休息痢加脾俞、关元、血海；噤口痢加内关、中脘、足三里。

(二)耳针

大肠,小肠,胃,直肠下段,下脚端,神门。

## 六、推拿治疗

(1)推脐下任脉,胃经来回各五遍。

(2)重点点按关元、天枢、足三里、上巨虚各5分钟。

**(史春林)**

# 第十节 痞 满

痞满是指以自觉心下痞塞,胸膈胀满,触之无形,按之柔软,压之无痛为主要症状的病证。按部位痞满可分为胸痞、心下痞等。心下痞即胃脘部。本节主要讨论以胃脘部出现上述症状的痞满,又可称胃痞。

## 一、病因病机

感受外邪、内伤饮食、情志失调等可引起中焦气机不利,脾胃升降失职而发生痞满。

(一)病因

1.感受外邪

外感六淫,表邪入里,或误下伤中,邪气乘虚内陷,结于胃脘,阻塞中焦气机,升降失司,遂成痞满。如《伤寒论》曰:"脉浮而紧,而复下之,紧反入里,则作痞,按之自濡,但气痞耳。"

2.内伤饮食

暴饮暴食,或恣食生冷,或过食肥甘,或嗜酒无度,损伤脾胃,纳运无力,食滞内停,痰湿阻中,气机被阻,而生痞满。如《伤寒论》云:"胃中不和,心下痞硬,干噫食臭";"谷不化,腹中雷鸣,心下痞硬而满"。

3.情志失调

抑郁恼怒,情志不遂,肝气郁滞,失于疏泄,横逆乘脾犯胃,脾胃升降失常,或忧思伤脾,脾气受损,运化不力,胃腑失和,气机不畅,发为痞满。如《景岳全书·痞满》言:"怒气暴伤,肝气未平而痞。"

(二)病机

脾胃同居中焦,脾主运化,胃主受纳,共司饮食水谷的消化、吸收与输布。脾主升清,胃主降浊,清升浊降则气机调畅。肝主疏泄,调节脾胃气机。肝气条达,则脾升胃降,气机顺畅。上述病因均可影响到胃,并涉及脾、肝,使中焦气机不利,脾胃升降失职,而发痞满。

痞满初期,多为实证,因外邪入里,食滞内停,痰湿中阻等诸邪干胃,导致脾胃运纳失职,清阳不升,浊阴不降,中焦气机阻滞,升降失司出现痞满;如外感湿热、客寒,或食滞、痰湿停留日久,均可困阻脾胃而成痞;肝郁气滞,横逆犯脾,亦可致气机郁滞之痞满。实痞日久,可由实转虚,正气日渐消耗,损伤脾胃,或素体脾胃虚弱,而致中焦运化无力;湿热之邪或肝胃郁热日久伤阴,阴津伤则胃失濡养,和降失司而成虚痞。因痞满常与脾虚不运、升降无力有关,脾胃虚弱,易招致病邪内侵,形成虚实夹杂、寒热错杂之证。此外,痞满日久不愈,气血运行不畅,脉络瘀滞,血络损伤,可见吐血、黑便,亦可产生胃痛或积聚、噎膈等变证。

总之,痞满的基本病位在胃,与肝、脾的关系密切。中焦气机不利,脾胃升降失职为导致本病发生的病机关键。病理性质不外虚实两端,实即实邪内阻(食积、痰湿、外邪、气滞等),虚为脾胃虚弱(气虚或阴虚),虚实夹杂则两者兼而有之。因邪实多与中虚不运,升降无力有关,而中焦转运无力,最易招致病邪的内阻。

## 二、诊断要点

(一)诊断依据

(1)临床以胃脘痞塞,满闷不舒为主症,并有按之柔软,压之不痛,望无胀形的特点。

(2)发病缓慢,时轻时重,反复发作,病程漫长。

(3)多由饮食、情志、起居、寒温等因素诱发。

(二)相关检查

电子胃镜或纤维胃镜可诊断慢性胃炎并排除溃疡病、胃肿瘤等,病理组织活检可确定慢性胃炎的类型以及是否有肠上皮化生、异型增生,X线钡餐检查也可以协助诊断慢性胃炎、胃下垂等,胃肠动力检测(如胃肠测压、胃排空试验、胃电图等)可协助诊断胃动力障碍、紊乱等,幽门螺旋杆菌(Hp)相关检测可查是否为Hp感染,B超、CT检查可鉴别肝胆疾病及腹水等。

### 三、病证鉴别

1.痞满与胃痛

两者病位同在胃脘部,且常相兼出现。然胃痛以疼痛为主,胃痞以满闷不适为患,可累及胸膈;胃痛病势多急,压之可痛,而胃痞起病较缓,压无痛感,两者差别显著。

2.痞满与鼓胀

两者均为自觉腹部胀满的病证,但鼓胀以腹部胀大如鼓,皮色苍黄,脉络暴露为主症;胃痞则以自觉满闷不舒,外无胀形为特征;鼓胀发于大腹,胃痞则在胃脘;鼓胀按之腹皮绷急,胃痞却按之柔软。如《证治汇补·痞满》曰:"痞与胀满不同,胀满则内胀而外亦有形,痞满则内觉满塞而外无形迹。"

3.痞满与胸痹

胸痹是胸中痞塞不通,而致胸膺内外疼痛之证,以胸闷、胸痛、短气为主症,偶兼脘腹不舒。如《金匮要略·胸痹心痛短气病脉证治》云:"胸痹气急胀满,胸背痛,短气。"而胃痞则以脘腹满闷不舒为主症,多兼饮食纳运无力之症,偶有胸膈不适,并无胸痛等表现。

4.痞满与结胸

两者病位皆在脘部,然结胸以心下至小腹硬满而痛,拒按为特征;痞满则在心下胃脘,以满而不痛,手可按压,触之无形为特点。

### 四、辨证论治

辨证要点:应首辨虚实。外邪所犯,食滞内停,痰湿中阻,湿热内蕴,气机失调等所成之痞皆为有邪,有邪即为实痞;脾胃气虚,无力运化,或胃阴不足,失于濡养所致之痞,则属虚痞。痞满能食,食后尤甚,饥时可缓,伴便秘,舌苔厚腻,脉实有力者为实痞;饥饱均满,食少纳呆,大便清利,脉虚无力者属虚痞。次辨寒热。痞满绵绵,得热则减,口淡不渴,或渴不欲饮,舌淡苔白,脉沉迟或沉涩者属寒;而痞满势急,口渴喜冷,舌红苔黄,脉数者为热。临证还要辨虚实寒热的兼夹。

治疗原则:痞满的基本病机是中焦气机不利,脾胃升降失宜。所以,治疗总以调理脾胃升降、行气除痞消满为基本法则。根据其虚、实分治,实者泻之,虚者补之,虚实夹杂者补消并用。扶正重在健脾益胃,补中益气,或养阴益胃。祛邪则视具体证候,分别施以消食导滞、除湿化痰、理气解郁、清热祛湿等法。

(一)实痞

1.饮食内停证

脘腹痞闷而胀,进食尤甚,拒按,嗳腐吞酸,恶食呕吐,或大便不调,矢气频作,味臭如败卵,舌苔厚腻,脉滑。

(1)证机概要:饮食停滞,胃腑失和,气机壅塞。

(2)治法:消食和胃,行气消痞。

(3)代表方:保和丸加减。本方消食导滞,和胃降逆,用于食谷不化,脘腹胀满者。

(4)常用药:山楂、神曲、莱菔子消食导滞,行气除胀;制半夏、陈皮和胃化湿,行气消痞;茯苓健脾渗湿,和中止泻;连翘清热散结。

若食积较重者,可加鸡内金、谷芽、麦芽以消食;脘腹胀满者,可加枳实、厚朴、槟榔等理气除满;食积化热,大便秘结者,加大黄、枳实通腑消胀,或用枳实导滞丸推荡积滞,清利湿热;兼脾虚便溏者,加白术、扁豆等健脾助运,化湿和中,或用枳实消痞丸消除痞满,健脾和胃。

2.痰湿中阻证

脘腹痞塞不舒,胸膈满闷,头晕目眩,身重困倦,呕恶纳呆,口淡不渴,小便不利,舌苔白厚腻,脉沉滑。

(1)证机概要:痰浊阻滞,脾失健运,气机不和。

(2)治法:除湿化痰,理气和中。

(3)代表方:二陈平胃汤加减。本方燥湿健脾,化痰利气,用于脘腹胀满,呕恶纳呆之症。

(4)常用药:制半夏、苍术、藿香燥湿化痰;陈皮、厚朴理气消胀;茯苓、甘草健脾和胃。

若痰湿盛而胀满甚者,可加枳实、紫苏梗、桔梗等,或合用半夏厚朴汤以加强化痰理气;气逆不降,嗳气不止者,加旋覆花、代赭石、枳实、沉香等;痰湿郁久化热而口苦、舌苔黄者,改用黄连温胆汤;兼脾胃虚弱者加用党参、白术、砂仁健脾和中。

3.湿热阻胃证

脘腹痞闷,或嘈杂不舒,恶心呕吐,口干不欲饮,口苦,纳少,舌红苔黄腻,脉滑数。

(1)证机概要:湿热内蕴,困阻脾胃,气机不利。

(2)治法:清热化湿,和胃消痞。

(3)代表方:泻心汤合连朴饮加减。前方泻热破结,后方清热燥湿,理气化浊,两方合用可增强清热除湿,散结消痞,用于胃脘胀闷嘈杂,口干口苦,舌红苔黄腻之痞满者。

(4)常用药:大黄泻热散痞,和胃开结;黄连、黄芩苦降泻热和阳;厚朴理气祛湿;石菖蒲芳香化湿,醒脾开胃;制半夏和胃燥湿;芦根清热和胃,止呕除烦;栀子、豆豉清热除烦。

若恶心呕吐明显者,加竹茹、生姜、旋覆花以止呕;纳呆不食者,加鸡内金、谷芽、麦芽以开胃导滞;嘈杂不舒者,可合用左金丸;便溏者,去大黄,加扁豆、陈皮以化湿和胃。如寒热错杂,用半夏泻心汤苦辛通降。

4.肝胃不和证

脘腹痞闷,胸胁胀满,心烦易怒,善太息,呕恶嗳气,或吐苦水,大便不爽,舌质淡红,苔薄白,脉弦。

(1)证机概要:肝气犯胃,胃气郁滞。

(2)治法:疏肝解郁,和胃消痞。

(3)代表方:越鞠丸合枳术丸加减。前者长于疏肝解郁,善解气、血、痰、火、湿、食六郁,后者消补兼施,长于健脾消痞,合用能增强行气消痞功效,适用于治疗胃脘胀满连及胸胁,郁怒心烦之痞满者。

(4)常用药:香附、川芎疏肝散结,行气活血;苍术、神曲燥湿健脾,消食化滞;栀子泻火解郁;枳实行气消痞;白术健脾益胃;荷叶升养胃气。

若气郁明显,胀满较甚者,酌加柴胡、郁金、厚朴等,或用五磨饮子加减以理气导滞消胀;郁而化火,口苦而干者,可加黄连、黄芩泻火解郁;呕恶明显者,加制半夏、生姜和胃止呕;嗳气甚者,加竹茹、沉香和胃降气。

(二)虚痞

1.脾胃虚弱证

脘腹满闷,时轻时重,喜温喜按,纳呆便溏,神疲乏力,少气懒言;语声低微,舌质淡,苔薄白,脉细弱。

(1)证机概要:脾胃虚弱,健运失职,升降失司。

(2)治法:补气健脾,升清降浊。

(3)代表方:补中益气汤加减。本方健脾益气,升举清阳,用于治疗喜温喜按、少气乏力的胃脘胀满者。

(4)常用药:黄芪、党参、白术、炙甘草益气健脾,鼓舞脾胃清阳之气;升麻、柴胡协同升举清阳;当归养血和营以助脾;陈皮理气消痞。

若胀闷较重者,可加枳壳、木香、厚朴以理气运脾;四肢不温,阳虚明显者,加制附子、干姜温胃助阳,或合理中丸以温胃健脾;纳呆厌食者,加砂仁、神曲等理气开胃;舌苔厚腻,湿浊内蕴者,加制半夏、茯苓,或改用香砂六君子汤加减以健脾祛湿,理气除胀。

2.胃阴不足证

脘腹痞闷,嘈杂,饥不欲食,恶心嗳气,口燥咽干,大便秘结,舌红少苔,脉细数。

(1)证机概要:胃阴亏虚,胃失濡养,和降失司。

(2)治法:养阴益胃,调中消痞。

(3)代表方:益胃汤加减。本方滋养胃阴,行气除痞,用于口燥咽干、舌红少苔之胃痞不舒者。

(4)常用药:生地、麦冬、沙参、玉竹滋阴养胃;香橼疏肝理脾,消除心腹痞满。若津伤较重者,可加石斛、花粉等以加强生津;腹胀较著者,加枳壳、厚朴花理气消胀;食滞者加谷芽、麦芽等消食导滞;便秘者,加火麻仁、玄参润肠通便。

## 五、护理与预防

(1)患者应节制饮食,勿暴饮暴食,同时饮食宜清淡,忌肥甘厚味、辛辣醇酒以及生冷之品。

(2)注意精神调摄,保持乐观开朗,心情舒畅。

(3)慎起居,适寒温,防六淫,注意腹部保暖。

(4)适当参加体育锻炼,增强体质。

（史春林）

# 第八章 肺系病症

## 第一节 感冒

感冒是感受触冒风邪,邪犯卫表而导致的常见外感疾病,临床表现以鼻塞、流涕、喷嚏、咳嗽、头痛、恶寒、发热、全身不适、脉浮为其特征。

本病四季均可发生,尤以春冬两季为多。病情轻者多为感受当令之气,称为伤风、冒风、冒寒;病情重者多为感受非时之邪,称为重伤风。在一个时期内广泛流行、病情类似者,称为时行感冒。

早在《内经》即已有外感风邪引起感冒的论述,如《素问·骨空论》说:"风者百病之始也……风从外入,令人振寒,汗出头痛,身重恶寒。"《素问·风论》也说:"风之伤人也,或为寒热。"汉代张仲景《伤寒论·辨太阳病脉证并治》篇论述太阳病时,以桂枝汤治表虚证,以麻黄汤治表实证,提示感冒风寒有轻重的不同,为感冒的辨证治疗奠定了基础。

感冒病名出自北宋《仁斋直指方·诸风》篇。元·朱丹溪《丹溪心法·中寒二》提出:"伤风属肺者多,宜辛温或辛凉之剂散之。"明确本病病位在肺,治疗应分辛温、辛凉两大法则。

及至明清,多将感冒与伤风互称,并对虚人感冒有进一步的认识,提出扶正达邪的治疗原则。至于时行感冒,隋·巢元方《诸病源候论·时气病诸候》中即已提示其属"时行病"之类,具有较强的传染性。如所述:"时行病者,春时应暖而反寒,冬时应寒而反温,非其时而有其气。是以一岁之中,病无长少,率相近似者,此则时行之气也。"即与时行感冒密切相关。

至清代,不少医家进一步强化了本病与感受时行之气的关系,林佩琴在《类证治裁·伤风》中明确提出了"时行感冒"之名。徐灵胎《医学源流论·伤风难治论》说:"凡人偶感风寒,头痛发热,咳嗽涕出,俗谓之伤风……乃时行之杂感也。"指出感冒乃属触冒时气所致。

凡普通感冒(伤风)、流行性感冒(时行感冒)及其他上呼吸道感染而表现感冒特征者,皆可参照本节内容进行辨证论治。

### 一、病因病机

感冒是因六淫、时行之邪,侵袭肺卫;以致卫表不和,肺失宣肃而为病。

**(一)病因**

感冒是由于六淫、时行病毒侵袭人体而致病。以风邪为主因,因风为六淫之首,流动于四时之中,故外感为病,常以风为先导。

但在不同季节,每与当令之气相合伤人,而表现力不同证候,如秋冬寒冷之季,风与寒合,多为风寒证;春夏温暖之时,风与热合,多见风热证;夏秋之交,暑多夹湿,每又表现为风暑夹湿证候。但一般以风寒、风热为多见,夏令亦常夹暑湿之邪。至于梅雨季节之夹湿,秋季兼燥等,亦常可见之。再有遇时令之季,如旱天其情为火为热为燥,伤阴津,耗五脏之阴气血,其证为干燥竭液证,治多以润、清、凉育之,如冬旱、春旱、夏秋之旱都常出现,应按此调之。

若四时六气失常,非其时而有其气,伤人致病者,一般较感受当令之气为重。而非时之气夹时行疫毒伤人,则病情重而多变,往往相互传染,造成广泛的流行,且不限于季节性。正如《诸病源候论·时气病诸候》所言:"夫时气病者,此皆因岁时不和,温凉失节,人感乖戾之气而生,病者多相染易。"

### (二)病机

外邪侵袭人体是否发病,关键在于卫气之强弱,同时与感邪的轻重有关。《灵枢·百病始生》曰:"风雨寒热不得虚,邪不能独伤人"。

若卫外功能减弱,肺卫调节疏解,外邪乘袭卫表,即可致病。如气候突变,冷热失常,六淫时邪猖獗,卫外之气失于调节应变,即每见本病的发生率升高。或因生活起居不当,寒温失调以及过度疲劳,以致腠理不密,营卫失和,外邪侵袭为病。

若体质虚弱,卫表不固,稍有不慎,即易见虚体感邪。它如肺经素有痰热、痰湿,肺卫调节功能低下,则更易感受外邪,内外相引而发病。加素体阳虚者易受风寒,阴虚者易受风热、燥热,痰湿之体易受外湿。正如清·李用粹《证治汇补·伤风》篇说:"肺家素有痰热,复受风邪束缚,内火不得疏泄,谓之寒暄。此表里两因之实证也。有平昔元气虚弱;表疏腠松;略有不慎,即显风证者;此表里两因之虚证也。"

外邪侵犯肺卫的途径有二,或从口鼻而入,或从皮毛内侵。风性轻扬,为病多犯上焦。故《素问·太阴阳明论》篇说:"伤于风者,上先受之。"肺处胸中,位于上焦,主呼吸,气道为出入升降的通路,喉为其系,开窍于鼻,外合皮毛,职司卫外,为人身之藩篱。故外邪从口鼻、皮毛入侵,肺卫首当其冲,感邪之后,随即出现卫表不和及上焦肺系症状。因病邪在外、在表,故尤以卫表不和为主。

由于四时六气不同,以及体质的差异,临床常见风寒、风热、暑湿三证。若感受风寒湿邪,则皮毛闭塞,邪郁于肺,肺气失宣;感受风热暑燥,则皮毛疏泄不畅,邪热犯肺,肺失清肃。如感受时行病毒则病情多重,甚或变生它病。在病程中亦可见寒与热的转化或错杂。

一般而言,感冒预后良好,病程较短而易愈,少数可因感冒诱发其他宿疾而使病情恶化。对老年、婴幼儿、体弱患者以及时感重症,必须加以重视,防止发生传变,或同时夹杂其他疾病。

## 二、诊查要点

### (一)诊断依据

(1)临证以卫表及鼻咽症状为主,可见鼻塞、流涕、多嚏、咽痒、咽痛、周身酸楚不适、恶风或恶寒,或有发热等。若风邪夹暑、夹湿、夹燥,还可见相关症状。

(2)时行感冒多呈流行性,在同一时期发病人数剧增,且病证相似,多突然起病,恶寒、发热(多为高热)、周身酸痛、疲乏无力,病情一般较普通感冒为重。

(3)病程一般3~7日,普通感冒一般不传变,时行感冒少数可传变入里,变生它病。

(4)四季皆可发病,而以冬、春两季为多。

### (二)病证鉴别

1. 感冒与风温

本病与诸多温病早期症状相类似,尤其是风热感冒与风温初起颇为相似,但风温病势急骤,寒战发热甚至高热,汗出后热虽暂降,但脉数不静,身热旋即复起,咳嗽胸痛,头痛较剧,甚至出现神志昏迷、惊厥、谵妄等传变入里的证候。而感冒发热一般不高或不发热,病势轻,不传变,服解表药后,多能汗出热退,脉静身凉,病程短,预后良好。

2. 普通感冒与时行感冒

普通感冒病情较轻,全身症状不重,少有传变。在气候变化时发病率可以升高,但无明显流行特点。若感冒1周以上不愈,发热不退或反见加重,应考虑感冒继发它病,传变入里。时行感冒病情较重,发病急,全身症状显著,可以发生传变,化热入里,继发或合并它病,具有广泛的传染性、流行性。

### (三)相关检查

本病通常可作血白细胞计数及分类检查,胸部X线检查。部分患者可见白细胞总数及中性粒细胞升高或降低。有咳嗽、痰多等呼吸道症状者,胸部X线摄片可见肺纹理增粗。

### 三、辨证论治

(一)辨证要点

本病邪在肺卫,辨证属表、属实,但应根据证情,区别风寒、风热和暑湿兼夹之证,还需注意虚体感冒的特殊性。

(二)治疗原则

感冒的病位在卫表肺系,治疗应因势利导,从表而解,遵《素问·阴阳应象大论》"其在皮者,汗而发之"之义,采用解表达邪的治疗原则。风寒证治以辛温发汗;风热证治以辛凉清解;暑湿杂感者,又当清暑祛湿解表。

(三)证治分类

1. 风寒束表证

恶寒重,发热轻,无汗,头痛,肢节酸疼,鼻塞声重,或鼻痒喷嚏。时流清涕,咽痒,咳嗽,咳痰稀薄色白,口不渴或渴喜热饮,舌苔薄白而润,脉浮或浮紧。

证机概要:风寒外束,卫阳被郁,腠理闭塞,肺气不宣。

治法:辛温解表。

代表方:荆防达表汤或荆防败毒散加减。两方均为辛温解表剂,前方疏风散寒,用于风寒感冒轻证;后方辛温发汗,疏风祛湿,用于时行感冒,风寒夹湿证。

常用药:荆芥、防风、苏叶、豆豉、葱白、生姜等解表散寒;杏仁、前胡、桔梗、甘草、橘红宣通肺气。

若表寒重,头痛身痛,憎寒发热,无汗者,配麻黄、桂枝以增强发表散寒之功用;表湿较重,肢体酸痛,头重头胀,身热不扬者,加羌活、独活祛风除湿,或用羌活胜湿汤加减;湿邪蕴中,脘痞食少,或有便溏,苔白腻者,加藿香、苍术、厚朴、半夏化湿和中;头痛甚,配白芷、川芎散寒止痛;身热较著者,加柴胡、薄荷疏表解肌。

2. 风热犯表证

身热较著,微恶风,汗泄不畅,头胀痛,面赤,咳嗽,痰黏或黄,咽燥,或咽喉乳蛾红肿疼痛,鼻塞,流黄浊涕,口干欲饮,舌苔薄白微黄,舌边尖红,脉浮数。

证机概要:风热犯表,热郁肌腠,卫表失和,肺失清肃。

治法:辛凉解表。

代表方:银翘散或葱豉桔梗汤加减。两方均有辛凉解表,轻宣肺气功能,但前者长于清热解毒,适用于风热表证热毒重者,后者重在清宣解表,适用于风热袭表,肺气不宣者。

常用药:金银花、连翘、黑山栀、豆豉、薄荷、荆芥辛凉解表,疏风清热;竹叶、芦根清热生津;牛蒡子、桔梗、甘草宣利肺气,化痰利咽。

若风热上壅,头胀痛较甚,加桑叶、菊花以清利头目;痰阻于肺,咳嗽痰多,加贝母、前胡、杏仁化痰止咳;痰热较盛,咳痰黄稠,加黄芩、知母、瓜蒌皮;气分热盛,身热较著,恶风不显,口渴多饮,尿黄,加石膏、黄芩清肺泄热;热毒壅阻咽喉,乳蛾红肿疼痛,加青黛、玄参清热解毒利咽;时行感冒热毒较盛,壮热恶寒,头痛身痛,咽喉肿痛,咳嗽气粗,配大青叶、蒲公英、鱼腥草等清热解毒;若风寒外束,入里化热,热为寒遏,烦热恶寒,少汗,咳嗽气急,痰稠,声哑,苔黄白相兼,可用石膏和麻黄内清肺热,外散表寒;风热化燥伤津,或秋令感受温燥之邪,伴有呛咳痰少,口、咽、唇、鼻干燥,苔薄,舌红少津等燥象者,可酌配南沙参、天花粉、梨皮清肺润燥,禁用伍辛温之品。

3. 暑湿伤表证

身热,微恶风,汗少,肢体酸重或疼痛,头昏重胀痛,咳嗽痰黏,鼻流浊涕,心烦口渴,或口中黏腻,渴不多饮,胸闷脘痞,泛恶,腹胀,大便或溏,小便短赤,舌苔薄黄而腻,脉濡数。

证机概要:暑湿遏表,湿热伤中,表卫不和,肺气不清。

治法:清暑祛湿解表。

代表方:新加香薷饮加减。本方功能清暑化湿,用于夏月暑湿感冒,身热心烦,有汗不畅,胸闷等症。

常用药:金银花、连翘、鲜荷叶、鲜芦根清暑解热;香薷发汗解表;厚朴、扁豆化湿和中。

若暑热偏盛,可加黄连、山栀、黄芩、青蒿清暑泄热;湿困卫表,肢体酸重疼痛较甚,加豆卷、藿香、佩兰等芳化宣表;里湿偏盛,口中黏腻,胸闷脘痞,泛恶,腹胀,便溏,加苍术、白蔻仁、半夏、陈皮和中化湿;小便短赤加滑石、甘草、赤茯苓清热利湿。

感冒小结:体虚感冒应选参苏饮、血虚宜不发汗等补血解表。

### 四、西医治疗

呼吸道病毒感染目前无特异性抗病毒药物,治疗着重在减轻症状,休息,多饮水,戒烟,室内保持一定的温度和湿度,缩短病程,防止继发细菌感染和并发症的发生为主。

1. 对症治疗

发热、头痛可选用阿司匹林、对乙酰氨基酚(扑热息痛)或一些抗感冒制剂,也可选用中成药。咽痛可选用咽漱液或咽含片。声音嘶哑可用雾化吸入。鼻塞流涕可用1‰麻黄素滴鼻液等。

2. 抗菌药物治疗

一般患者不必用抗菌药物,如年幼体弱、有慢性呼吸道炎症或细菌感染时,可根据临床情况及病原菌选择抗菌药物,临床常首选青霉素、磺胺类、大环内酯类或第一代头孢菌素。

3. 抗病毒药物治疗

早期应用抗病毒药物有一定效果,并可缩短病程。利巴韦林对流感病毒、副流感病毒和呼吸道合胞病毒有较强的抑制作用。奥司他韦对甲、乙型流感病毒有效。也可选用金刚烷胺、吗啉胍或抗病毒中成药。

### 五、预防调护

(一)在流行季节须积极防治

(1)生活上应慎起居,适寒温,在冬春之际尤当注意防寒保暖,盛夏亦不可贪凉露宿。

(2)注意锻炼,增强体质,以御外邪。

(3)常易患感冒者,可坚持每天按摩迎香穴,并服用调理防治方药。

冬春风寒当令季节,可服贯众汤(贯众、紫苏、荆芥各10 g,柴胡10 g,甘草3 g);夏令暑湿当令季节,可服藿佩汤(藿香、佩兰各10 g,薄荷3 g,鲜者用量加倍);如时邪毒盛,流行广泛,可用贯众、板蓝根、生甘草煎服。

(4)在流行季节,应尽量少去人口密集的公共场所,防止交叉感染,外出要戴口罩。室内可用食醋熏蒸,每立方米空间用食醋5～10 mL,加水1～2倍,加热熏蒸2小时,每日或隔日1次,作空气消毒,以预防传染。

(二)治疗期间应注意护理。

(1)发热者须适当休息。

(2)饮食宜清淡。

(3)对时感重症及老年、婴幼儿、体虚者,须加强观察,注意病情变化,如高热动风、邪陷心包、合并或继发其他疾病等。

(4)注意煎药和服药方法。

汤剂煮沸后5～10分钟即可,过煮则降低药效。趁温热服,服后避风覆被取汗,或进热粥、米汤以助药力。得汗、脉静、身凉为病邪外达之象,无汗是邪尚未祛。出汗后尤应避风,以防复感。

(杨世彰)

# 第二节 咳 嗽

咳嗽是由六淫之邪侵袭肺系,或脏腑功能失调,内伤及肺,肺气不清,失于宣肃所成,临床以咳嗽,咳痰为主症的疾病。咳指有声无痰,嗽指有痰无声,咳嗽则是有声有痰之症也。

《素问·宣明五气论》:"五气所病……肺为咳。"《素问·咳论》:"五脏六腑皆令人咳,非独肺也。"《河间六书·咳嗽论》:"咳谓无痰而有声,肺气伤而不清也,嗽为无声有痰,脾湿动而为痰也,咳嗽谓有声有痰……"。《景岳全书》:"咳嗽之要,止惟二证,何有二证? 一曰外感,一曰内伤,而尽之矣。"

本病证相当于现代医学上的呼吸道感染,肺炎,急、慢性支气管炎,支气管扩张,肺结核,肺气肿等肺部疾病。

## 一、病因病机

### (一)外感咳嗽

六淫外邪,侵袭肺系,多因肺的卫外功能减弱或失调,以致在天气寒暖失常、气温突变的情况下,邪从口鼻或皮毛而入,均可使肺气不宣,肃降失司而引起咳嗽。由于四时主气的不同,因而感受外邪亦有区别。风为六淫之首,其他外邪多随风邪侵袭人体,所以,外感咳嗽有风寒、风热和燥热之分。

### (二)内伤咳嗽

内伤致咳的原因甚多,有因肺的自身病变;有因其他脏腑功能失调,内邪干肺所致。他脏及肺的咳嗽,可因嗜好烟酒,过食辛辣,熏灼肺胃;或过食肥甘,脾失健运,痰浊内生,上干于肺致咳;或由情志刺激,肝失条达,气郁化火,火气循经上逆犯肺,引起咳嗽。因肺脏自病者,常因肺系多种疾病迁延不愈,肺脏虚弱,阴伤气耗,肺的主气及宣降功能失常,而致气逆为咳。

外感咳嗽与内伤咳嗽可相互影响。外感咳嗽如迁延失治,邪伤肺气,更易反复感邪,咳嗽屡发,肺气日损,渐转为内伤咳嗽;而内伤咳嗽患者,由于脏腑虚损,肺脏已病,表卫不固,因而易受外邪而使咳嗽加重。

## 二、诊断与鉴别诊断

### (一)诊断

1.病史

有肺系病史或有其他脏腑功能失调伤及肺脏病史。

2.临床表现

以咳嗽为主要症状。

### (二)鉴别诊断

1.哮病、喘证

哮病、喘证、咳嗽均有咳嗽的表现。哮病以喉中哮鸣有声,呼吸困难气促,甚则喘息不能平卧为主症,发作与缓解均迅速。喘证以呼吸困难,甚则张口抬肩,不能平卧为主要临床表现。咳嗽则以咳嗽、咳痰为主症。

2.肺胀

肺胀除咳嗽外,还伴有胸部膨满,咳喘上气,烦躁心慌,甚则面目紫暗,肢体浮肿,病程反复难愈。

3.肺痨

肺痨以咳嗽、咯血、潮热、盗汗、消瘦为主症的肺脏结核病,具有传染性。X线可见斑片状或空洞、实变等表现。

4.肺癌

肺癌以咳嗽、咯血、胸痛、发热、气急为主要表现的恶性疾病,X线可见包块,细胞学检查可见癌细胞。

### 三、辨证

(一)辨证要点

首先辨外感与内伤。外感咳嗽多是新病,发病急,病程短,常伴肺卫表证,属于邪实,治疗当以宣通肺气,疏散外邪为主,根据脉象、舌苔、痰色、痰质及咳痰难易等情况,辨明风寒、风热、燥热之不同,治以发散风寒,疏散风热,清热润燥等法。内伤咳嗽多为久病,常反复发作,病程长,可伴见其他脏腑病证,多属邪实正虚,治疗当以调理脏腑,扶正祛邪,分清虚实主次处理。

(二)治疗要点

外感咳嗽治宜疏散外邪,宣通肺气为主。内伤咳嗽治宜调理脏腑为主,健脾、清肝、养肺补肾,对虚实夹杂者应标本兼治。

### 四、辨证论治

(一)风寒袭肺

1.临床表现

咽痒咳嗽声重,咳痰稀薄色白;鼻塞流涕、头痛,肢体酸痛,恶寒发热,无汗;舌苔薄白,脉浮或浮紧。

2.治疗原则

疏风散寒,宣肺止咳。

3.代表处方

杏苏散:茯苓20克,杏仁、苏叶、法夏、枳壳、桔梗、前胡、生甘草各10克,陈皮5克,大枣5枚,生姜3片。

4.加减应用

(1)咳嗽甚者加矮地茶、金沸草各10克,祛痰止咳。

(2)咽痒者加葶苈子、蝉衣各10克。

(3)鼻塞声重者加辛夷花、苍耳子各10克。

(4)风寒咳嗽兼咽痛,口渴,痰黄稠(寒包火),加花粉20克,黄芩、桑白皮、牛蒡子各10克。

(二)风热咳嗽

1.临床表现

咳嗽频剧,咳声粗亢;痰黄稠,咳嗽汗出,咳痰不爽;发热恶风,喉干口渴,舌苔薄黄,脉浮数。

2.治疗原则

疏风清热,宣肺止咳。

3.代表处方

桑菊饮:芦根20克,桑叶、菊花、薄荷、杏仁、桔梗、连翘、生甘草各10克。

4.加减应用

(1)肺热内盛者加黄芩、知母各10克,以清泻肺热。

(2)咽痛、声嘎者配射干、赤芍各10克。

(3)口干咽燥,舌质红,加南沙参、天花粉各20克。

(三)风燥伤肺

1.临床表现

新起咳嗽,咳声嘶哑,咽喉干痛;干咳无痰或痰少而粘连成丝状,不易咳出或痰中带血丝;或初起伴鼻塞、头痛、微寒、身热等表证,舌质红干而少苔、苔薄白或薄黄,脉浮数或细数。

2.治疗原则

疏风清肺,润燥止咳。

3.代表处方

桑杏汤:沙参、梨皮各20克,浙贝母15克,桑叶、豆豉、杏仁、栀子各10克。

4.加减应用

(1)津伤甚者加麦冬、玉竹各 20 克。

(2)热重者加石膏 20 克(先煎),知母 10 克。

(3)痰中带血丝加白茅根 20 克,生地 10 克。

(4)另有凉燥证乃由燥证加风寒证而成,可用杏苏散加紫菀、冬花、百部各 10 克治之,以达温而不燥,润而不凉。

(四)痰湿蕴肺

1.临床表现

咳嗽反复发作,咳声重浊,胸闷气憋,痰色白或带灰色;伴体倦、脘痞、食少,腹胀便溏;苔白腻,脉濡滑。

2.治疗原则

燥湿化痰、理气止咳。

3.代表处方

二陈汤合三子养亲汤。

二陈汤:茯苓 20 克,法夏、陈皮、生甘草各 10 克。三子养亲汤:苏子 15 克,白芥子 10 克,莱菔子 20 克。

4.加减应用

(1)寒痰较重者,痰黏白如泡沫者,加干姜、细辛各 10 克,温肺化痰。

(2)脾虚甚者加党参 20 克,白术 10 克,健脾益气。

(五)痰热郁肺

1.临床表现

咳嗽、气息粗促或喉中有痰声,痰稠黄、咳吐不爽或有腥味或吐血痰;胸胁胀满,咳时引痛,面赤身热,口干引饮,舌红,苔薄黄腻,脉滑数。

2.治疗原则

清热肃肺,化痰止咳。

3.代表处方

清金化痰汤:茯苓 20 克,浙贝母 15 克,黄芩、山栀、知母、麦冬、桑白皮、瓜蒌、桔梗、生甘草各 10 克,橘红 6 克。

4.加减应用

(1)痰黄而浓有热腥味者,加鱼腥草、冬瓜子各 20 克。

(2)胸满咳逆、痰多、便秘者,加葶苈子、生大黄各 10 克(先煎)。

(六)肝火犯肺

1.临床表现

气逆咳嗽,干咳无痰或少痰;咳时引胁作痛,面红喉干;舌边红,苔薄黄,脉眩数。

2.治疗原则

清肝泻火,润肺止咳化痰。

3.代表处方

黛蛤散加黄芩泻白散。

黛蛤散:海蛤壳 20 克,青黛 10 克(包煎)。黄芩泻白散:黄芩、桑白皮、地骨皮、粳米、生甘草各 10 克。

4.加减应用

(1)火旺者加冬瓜子 20 克,山栀、丹皮各 10 克,以清热豁痰。

(2)胸闷气逆者加葶苈子 10 克,瓜蒌皮 20 克,以理气降逆。

(3)胸胁痛者加郁金、丝瓜络各 10 克,以理气和络。

(4)痰黏难咳加浮海石、浙贝母、冬瓜仁各 20 克,以清热豁痰。

（5）火郁伤阴者加北沙参、百合各 20 克，麦冬 15 克，五味子 10 克，以养阴生津敛肺。

（七）肺阴虚损

1.临床表现

干咳少痰或痰中带血或咯血；潮热，午后颧红，盗汗，口干；舌质红、少苔，脉细数。

2.治疗原则

滋阴润肺，化痰止咳。

3.代表处方

沙参麦冬汤：沙参、玉竹、天花粉、扁豆各 20 克，桑叶、麦冬、生甘草各 10 克。

4.加减应用

（1）咯血者加白及 20 克，三七 15 克，侧柏叶、仙鹤草、阿胶（烊服）、藕节各 10 克，以止血。

（2）午后潮热，颧红者加银柴胡、地骨皮、黄芩各 10 克。

（3）肾不纳气，久咳不愈，咳而兼喘者可用参蚧散加熟地、五味子各 10 克。

## 五、其他治法

（一）中成药疗法

（1）麻黄止嗽丸、小青龙糖浆适用于风寒袭肺咳嗽。

（2）桑菊感冒片、蛇胆川贝液适用于风热咳嗽。

（3）秋燥感冒冲剂、二母宁嗽丸适用于风燥咳嗽。

（4）半贝丸、陈夏六君丸适用于痰湿蕴肺咳嗽。

（5）琼玉膏、玄参甘桔冲剂适用于肺阴虚损咳嗽。

（6）千金化痰丸、三蛇胆川贝末适宜用于肝火犯肺咳嗽。

（7）双黄连口服液、清金止嗽丸适用于痰热郁肺咳嗽。

（二）针灸疗法

（1）选肺俞、脾俞、合谷、丰隆等穴，以平补平泻手法，每日 1 次，适用于脾虚痰湿咳嗽。

（2）选肺俞、足三里、三阴交等穴，针用补法，每日 1 次，适用于肺阴虚损咳嗽。

（3）选肺俞、列缺、合谷等穴，毫针浅刺用泻法，每日 1 次，适用于外感咳嗽。

（4）选肺俞、尺泽、太冲、阳陵泉等穴，以平补平泻手法，每日 1 次，适用于肝火犯肺咳嗽。

（三）饮食疗法

（1）以苡薏仁、山药各 60 克，百合、柿饼各 30 克，同煮米粥，每早晚温热服食，适用于脾虚痰湿咳嗽。

（2）大雪梨 1 个，蜂蜜适量，去梨核入蜂蜜，放炖盅内蒸熟，每晚睡前服 1 个，适用于肺阴虚损咳嗽。

（3）新鲜芦根（去节）100 克，粳米 50 克同煮粥，每日 2 次温服，适用于肺热咳嗽。

（4）百合 30 克，糯米 50 克，冰糖适量，煮粥早晚温服，适用于肺燥咳嗽。

## 六、预防调摄

（1）平素应注意气候变化，防寒保暖，预防感冒。

（2）易感冒者可服玉屏风散。

（3）加强锻炼，增强抗病能力。

（4）咳嗽患者饮食不宜过于肥甘厚味、辛辣刺激。

（5）内伤久咳者，应戒烟。

（杨世彰）

# 第三节 肺 痈

肺痈是指由于热毒血瘀,壅滞于肺,以致肺叶生疮,形成脓疡的一种病证。临床表现以咳嗽,胸痛,发热,咯吐腥臭浊痰,甚则脓血相兼为主要特征。

## 一、病因病机

本病主要是风热火毒,壅滞于肺,热盛血瘀,蕴酿成痈,血败肉腐化脓,肺络损伤而致本病。病位在肺,病理性质属实属热。热壅血瘀是成痈化脓的病理基础。

### (一)感受外邪

多为风热毒邪,经口鼻或皮毛侵袭肺脏;或因风寒袭肺,未得及时表散,内蕴不解,郁而化热,邪热薰肺,肺失清肃,肺络阻滞,以致热壅血瘀,蕴毒化脓而成痈。

### (二)痰热内盛

平素嗜酒太过,或嗜食辛辣煎炸厚味,蕴湿蒸痰化热,熏灼于肺,或原有其他宿疾,肺经及他脏痰浊瘀热,蕴结日久,熏蒸于肺,以致热盛血瘀,蕴酿成痈。

## 二、辨证论治

### (一)辨证要点

辨病程阶段,初期辨证总属实证,热证。一般按病程的先后划分为初期、成痈期、溃脓期、恢复期四个阶段。初期痰白或黄,量少,质粘,无特殊气味;成痈期痰呈黄绿色,量多、质黏稠有腥臭;溃脓期为脓血痰,其量较多,质如米粥,气味腥臭异常;恢复期痰色较黄,量减少,其质清稀,臭味渐轻。

### (二)类证鉴别

风温:风温起病多表现为发热、恶寒、咳嗽、气急、胸痛等,但肺痈之寒战、高热、胸痛、咯吐浊痰明显,且喉中有腥味,与风温有别。且风温经正确及时治疗,一般邪在气分而解,多在一周内身热下降,病情向愈。如病经一周,身热不退或更盛,或退而复升,咯吐浊痰,喉中腥味明显,应进一步考虑有肺痈之可能。

### (三)治疗原则

肺痈属实热证,治疗以祛邪为总则,清热解毒,化瘀排脓是治疗肺痈的基本原则。初期治以清肺散邪;成痈期则清热解毒,化瘀消痈;溃脓期治疗应排脓解毒;恢复期对阴伤气耗者治以养阴益气,如久病邪恋正虚者,当扶正祛邪,补虚养肺。

### (四)分证论治

1.初期

(1)证候:恶寒发热,咳嗽,胸痛,咳时尤甚。咯吐白色粘痰,痰量由少渐多,呼吸不利,口干鼻燥。舌质淡红,舌苔薄黄或薄白少津。脉浮数而滑。

(2)治法:疏散风热,清肺散邪。

(3)方药:银翘散加减。

2.成痈期

(1)证候:身热转甚,时时振寒,继则壮热,胸满作痛,转侧不利,咳吐黄稠痰,或黄绿色痰,自觉喉间有腥味。咳嗽气急,口干咽燥,烦躁不安,汗出身热不解。舌质红,舌苔黄腻。脉滑数有力。

(2)治法:清肺解毒,化瘀消痈。

(3)方药:《千金》苇茎汤合如金解毒散加减。

3.溃脓期

(1)证候:咳吐大量脓血痰,或如米粥,腥臭异常,有时咯血,胸中烦满而痛,甚则气喘不能卧。身热,面赤,烦渴喜饮。舌质红或绛,苔黄腻,脉滑数。

(2)治法:排脓解毒。

(3)方药:加味桔梗汤加减。

4.恢复期

(1)证候:身热渐退,咳嗽减轻,咯吐脓血渐少,臭味不甚,痰液转为清稀。精神渐振,食欲渐增,或见胸胁隐痛,不耐久卧,气短,自汗,盗汗,低热,午后潮热,心烦,口燥咽干,面色不华,形体消瘦,精神萎靡;或见咳嗽,咯吐脓血痰日久不净,或痰液一度清稀而复转臭浊,病情时轻时重,迁延不愈。舌质红或淡红,苔薄。脉细或细数无力。

(2)治法:养阴益气清肺。

(3)方药:沙参清肺汤或桔梗杏仁煎加减。

(杨世彰)

# 第四节 肺 胀

肺胀是指以胸部膨满,憋闷如塞,喘息气促,咳嗽痰多,烦躁,心慌等为主要临床表现的一种病证。日久可见面色晦暗,唇甲发绀,脘腹胀满,肢体浮肿。其病程缠绵,时轻时重,经久难愈,重者可出现神昏、出血、喘脱等危重证候。多种慢性肺系疾患反复发作,迁延不愈,导致肺气胀满,不能敛降。

现代医学的慢性阻塞性肺部疾患,常见如慢性支气管炎、支气管哮喘、支气管扩张、重度陈旧性肺结核等合并肺气肿以及慢性肺源性心脏病、肺源性脑病等,出现肺胀的临床表现时,可参考本节进行辨证论治。

## 一、病因病机

本病的发生,多因久病肺虚,痰浊潴留,而至肺失敛降,肺气胀满,又因复感外邪诱使病情发作或加剧。

(一)久病肺虚

因内伤久咳、久哮、久喘、支饮、肺痨等慢性肺系疾患,迁延失治,以致痰浊潴留,壅阻肺气,气之出纳失常;还于肺间,日久导致肺虚,肺体胀满,张缩无力,不能敛降而成肺胀。

(二)感受外邪

久病肺虚,卫外不固,腠理疏松,六淫之邪每易反复乘袭,诱使本病发作,病情日益加重。

肺胀病变首先在肺,继则影响脾、肾,后期病及于心。外邪从口鼻、皮毛入侵,每多首先犯肺,导致肺气上逆而为咳,升降失常而为喘,久则肺虚,主气功能失常。若子耗母气,肺病及脾,脾失健运,则可导致肺脾两虚。母病及子,肺虚及肾,肺不主气,肾不纳气,则气喘日益加重,呼吸短促难续,尤以吸气困难,动则更甚。且肾主水,肾衰则不能化气行水,水邪泛溢肌表则肿,上凌心肺则喘咳心悸。肺与心脉相通,肺虚不能调节心血的运行,气病及血,则血瘀肺脉,肺病及心,临床可见心悸、发绀、水肿、舌质暗紫等症。心阳根于命门真火,肾阳不振,进一步导致心肾阳衰,可出现喘脱危候。

肺胀的病理因素主要为痰浊、水饮与血瘀。痰的产生,病初由肺气郁滞,脾失健运,津液不归正化而成;渐因肺虚不能化津,脾虚不能转输,肾虚不能蒸化,痰浊潴留益甚,喘咳持续难已。三种病理因素之间又可互相影响和转化,如痰从寒化则成饮;饮溢肌肤则为水;痰浊久留,肺气郁滞,心脉失畅则血滞为瘀;瘀阻血脉,"血不利则为水"。一般早期以痰浊为主,渐而痰瘀并见,终至痰浊、血瘀、水饮错杂为患。

肺胀的病性多属本虚标实,但有偏实、偏虚的不同,且多以标实为急。外感诱发时偏于邪实,平时偏于本虚。早期多属气虚、气阴两虚,病位以肺、脾、肾为主。晚期气虚及阳,或阴阳两虚,纯属阴虚者少见,病位以肺、肾、心为主。正虚与邪实多互为因果,阳虚致卫外不固,易感外邪,痰饮难蠲;阴虚致外邪、痰浊易从热化,故虚实诸候常夹杂出现,每致愈发愈频,甚则持续不已。

## 二、辨证论治

（一）辨证要点

1. 症状

以咳逆上气,痰多,喘息,胸部膨满,憋闷如塞,动则加剧,甚则鼻煽气促,张口抬肩,目胀如脱,烦躁不安等为主症。日久可见面色晦暗,面唇发绀,脘腹胀满,肢体浮肿,甚或出现喘脱等危重证候。病重可并发神昏、动风或出血等症。有长期慢性咳喘病史,常因外感而诱发,病程缠绵,时轻时重;发病者多为老年,中青年少见。

2. 检查

体检可见桶状胸,胸部叩诊呈过清音,心肺听诊肺部有干湿性啰音,且心音遥远。X线检查见胸廓扩张,肋间隙增宽,膈降低且变平,两肺野透亮度增加,肺血管纹理增粗、紊乱,右下肺动脉干扩张,右心室增大。心电图检查显示右心室肥大,出现肺型 P 波等。血气分析检查可见低氧血症或合并高碳酸血症,$PaO_2$ 降低,$PaCO_2$ 升高。血液检查红细胞和血红蛋白可升高。

（二）类症鉴别

肺胀与哮病、喘证均以咳而上气,喘满为主症,其区别如下。

1. 哮证

是一种反复发作性的痰鸣气喘疾患,以喉中哮鸣有声为特征,常突然发病,迅速缓解,久病可致肺胀,而肺胀以喘咳上气、胸膺膨满为主要表现,为多种慢性肺系疾病日久积渐而成。

2. 喘证

以呼吸困难,甚至张口抬肩,不能平卧为主要表现,可见于多种急慢性疾病的过程中。而肺胀是由多种慢性肺系疾病迁延不愈发展而来,喘咳上气,仅是肺胀的一个症状。

（三）分证论治

肺胀为多种肺病迁延不愈,反复发作而致,总属标实本虚,感邪发作时偏于标实,缓解时偏于本虚。偏实者须分清痰浊、水饮、血瘀。早期以痰浊为主,渐而痰瘀并重。后期痰瘀壅盛,正气虚衰,本虚与标实并重。偏虚者当区别气(阳)虚、阴虚。早期以气虚或气阴两虚为主,病位在肺、脾、肾。后期气虚及阳,甚则阴阳两虚,病变部位在肺、肾、心。

本病的治疗当根据标本虚实不同,有侧重地选用扶正与祛邪的不同治则。标实者。根据病邪的性质,分别采取祛邪宣肺,降气化痰,温阳利水,活血祛瘀,甚或开窍、熄风、止血等法。本虚者,当以补养心肺,益肾健脾为主,或气阴兼调,或阴阳双补。正气欲脱时则应扶正固脱,救阴回阳。

1. 痰浊壅肺

证候:胸膺满闷,短气喘息,稍劳即重,咳嗽痰多,色白黏腻或呈泡沫,晨风自汗,脘痞纳少,倦怠无力,舌暗,苔薄腻或浊腻,脉稍滑。

分析:肺虚脾弱,痰浊内生,上逆于肺,肺失宣降,则胸膺满闷,咳嗽、痰多色白黏腻;痰从寒化饮,则痰呈泡沫状;肺气虚弱,复加气因痰阻,放短气喘息,稍劳即重;肺虚卫表不固,则畏风、自汗;肺病及脾,脾虚健运失常,故见脘痞纳少,倦怠无力;舌质暗,苔薄腻或浊腻,脉滑为痰浊壅肺之征。

治法:化痰降气,健脾益肺。

方药:苏子降气汤合三子养亲汤。二方均能降气化痰平喘,但苏子降气汤偏温,以上盛下虚,寒痰喘咳为宜;三子养亲汤偏降,以痰浊壅盛,肺实喘满,痰多黏腻为宜。其中,苏子、前胡、白芥子化痰降逆平喘;半夏、厚朴、陈皮燥湿化痰,行气降逆;白术、茯苓、甘草运脾和中。

若痰多,胸满不能平卧,加葶苈子、莱菔子泻肺祛痰平喘;症见短气乏力,易出汗,痰量不多者为肺脾气虚,酌加党参、黄芪、防风健脾益气,补肺固表;若因外感风寒诱发,痰从寒化为饮,喘咳,痰多黏白泡沫,见表寒里饮证者,宗小青龙汤意加麻黄、桂枝、细辛、干姜散寒化饮;饮郁化热,烦躁而喘,脉浮用小青龙加石膏汤兼清郁热。

**2. 痰热郁肺**

证候:咳逆,喘息气粗,胸部膨满,烦躁不安,痰黄或白,黏稠难咯,或伴身热微恶寒,微汗,口渴,溲黄便干,舌边尖红,苔黄或黄腻,脉滑数。

分析:痰浊内蕴,感受风热或郁久化热,痰热壅肺,故痰黄、黏白难咯;肺热内郁,清肃失司,肺气上逆,则喘咳气逆息粗,胸满;热扰于心,则烦躁;风热犯肺则发热微恶寒,微汗;痰热伤津,则口渴,溲黄,便干;舌红,苔黄或黄腻,脉数或滑数均为痰热内郁之象。

治法:清肺化痰,降逆平喘。

方药:越婢加半夏汤或桑白皮汤。越婢加半夏汤宣泻肺热,用于饮热郁肺,外有表邪,喘咳上气,目如脱状,身热,脉浮大者;桑白皮汤清肺化痰,用于痰热壅肺,喘急胸满,咳吐黄痰或黏白稠厚者。

若痰热内盛,痰黄胶黏,不易咯出者,加瓜蒌皮、鱼腥草、海蛤粉、象贝母、桑白皮等清热化痰利肺;痰鸣喘息,不得平卧者,加射干、葶苈子泻肺平喘;便秘腹满者,加大黄、芒硝,通腑泻热以降肺平喘;痰热伤津,口舌干燥,加天花粉、知母、芦根以生津润燥;阴伤而痰量已少者,酌减苦寒之品,加沙参、麦门冬等养阴。

**3. 痰蒙神窍**

证候:神志恍惚,表情淡漠,谵妄烦躁,撮空理线,嗜睡神昏,或肢体瞤动,抽搐,咳逆喘促,咯痰不爽,舌质暗红或淡紫,苔白腻或淡黄腻,脉细滑数。

分析:痰迷心窍,蒙蔽神机,故见神志恍惚,表情淡漠,谵妄烦躁,撮空理线,嗜睡神昏;肝风内动,则肢体瞤动抽搐;痰浊阻肺,肺虚痰蕴,故咳逆喘促而咯痰不爽;舌质暗红或淡紫,乃心血瘀阻之征;苔白腻或淡黄腻,脉细滑数皆为痰浊内蕴之象。

治法:涤痰开窍,熄风醒神。

方药:涤痰汤。本方可涤痰开窍,熄风止痉。方中用二陈汤理气化痰;用胆南星清热涤痰,熄风开窍;竹茹、枳实清热化痰利膈;菖蒲开窍化痰;人参扶正防脱。

若痰热较盛,烦躁身热,神昏谵语,舌红苔黄者,加黄芩、葶苈子、天竺黄、竹沥以清热化痰;肝风内动,抽搐加钩藤、全蝎、另服羚羊角粉以凉肝熄风;瘀血明显,唇甲青紫加桃仁、红花、丹参活血通脉;如热伤血络,见紫斑、咯血、便血色鲜者,配清热凉血止血药,如水牛角、白茅根、生地、丹皮、紫珠草、地榆等。另外,可选用安宫牛黄丸清心豁痰开窍,每次 1 丸,日服 2 次。

**4. 阳虚水泛**

证候:心悸,喘咳,咯痰清稀,面浮肢肿,甚则一身悉肿,腹部胀满有水,脘痞纳差,尿少,畏寒,面唇青紫,舌胖质黯,苔白滑,脉沉细。

分析:久病喘咳,肺脾肾亏虚,肾阳虚不能温化水液,水邪泛滥,则面浮肢肿,甚则一身悉肿,腹部胀满有水;水液不归州都之官,则尿少;水饮上凌心肺,故心悸,喘咳,咯痰清稀;脾阳虚衰,健运失职则脘痞纳差;脾肾阳虚,不能温煦则畏寒;阳虚血瘀,则面唇青紫;舌胖质黯,苔白滑,脉沉细为阳虚水泛之征。

治法:温肾健脾,化饮利水。

方药:真武汤合五苓散。真武汤温阳利水,五苓散健脾渗湿利水使水湿由小便而解,两方配伍,可奏温肾健脾,利尿消肿之功。方中用附子、桂枝温肾通阳;茯苓、白术、猪苓、泽泻、生姜健脾利水;赤芍活血化瘀。

若水肿势剧,上凌心肺,见心悸喘满,倚息不得卧者,加沉香、黑白丑、川椒目、葶苈子行气逐水;血瘀甚,发绀明显者,加泽兰、红花、丹参、益母草、北五加皮化瘀行水。

**5. 肺肾气虚**

证候:呼吸浅短难续,声低气怯,甚则张口抬肩,倚息不能平卧,咳嗽,痰白如沫,咯吐不利,心慌胸闷,形寒汗出,面色晦暗,舌淡或黯紫,脉沉细数无力,或结代。

分析:久病咳喘,肺肾两虚,故呼吸浅短难续,声低气怯,甚则张口抬肩,倚息不能平卧;寒饮伏肺,肾虚水泛,则咳嗽痰白如沫,咯吐不利;肺病及心,心气虚弱,故心慌胸闷;阳气虚,则形寒;腠理不固,则汗出;气虚血行瘀滞,则面色晦暗,舌淡或黯紫,脉沉细数无力,或有结代。

治法:补肺纳肾,降气平喘。

方药:平喘固本汤合补虚汤。平喘固本汤补肺纳肾,降气化痰,补虚汤重在补肺益气。方中用党参、人参、黄芪、炙甘草补肺;冬虫夏草、熟地、胡桃肉、坎脐益肾;五味子敛肺气;灵磁石、沉香纳气归元;紫菀、款冬、苏子、法半夏、橘红化痰降气。

若肺虚有寒,怕冷,舌质淡,加肉桂、干姜、钟乳石温肺散寒;气虚瘀阻,颈脉动甚,面唇发绀明显者,加当归、丹参、苏木活血化瘀通脉;若肺气虚兼阴伤,低热,舌红苔少者,可加麦冬、玉竹、生地、知母等养阴清热。如见面色苍白,冷汗淋漓,四肢厥冷,血压下降,脉微欲绝等喘脱危象者,急用参附汤送服蛤蚧粉或黑锡丹补气纳肾,回阳固脱。病情稳定阶段,可常服皱肺丸。

另外,可选用验方:紫河车1具,焙干研末,装入胶囊,每服3 g,适于肺胀之肾虚者。百合、枸杞子各250 g,研细末,白蜜为丸,每服10 g,日3次,适于肺肾阴虚的肺胀。

### 三、针灸治疗

(一)基本处方

肺俞、太渊、膻中。

肺俞、太渊为俞原配穴法,宣通肺气,止咳平喘;气会膻中,调气降逆。

(二)加减运用

1.痰浊壅肺证

加中脘、足三里、丰隆以健脾和中、运化痰湿。诸穴针用平补平泻法。

2.痰热郁肺证

加大椎、曲池、丰隆以清化痰热,大椎、曲池针用泻法。余穴针用平补平泻法。

3.痰蒙神窍证

加水沟、心俞、内关以涤痰开窍、熄风醒神,针用泻法。余穴用平补平泻法。

4.阳虚水泛证

加肾俞、关元、阴陵泉以振奋元阳、化饮利水。诸穴针用补法,或加灸法。

5.肺肾气虚证

加肾俞、太溪、气海、足三里以滋肾益肺。诸穴针用补法,或加灸法。

(三)其他

1.耳针疗法

取交感、平喘、肺、心、肾上腺、胸,每次取2~3穴,毫针刺法,中等刺激,每次留针15~30分钟,每日或隔日1次,10次为1疗程。

2.保健灸法

经常艾灸足三里、关元、肺俞、脾俞、肾俞等穴,可增强抗病能力。

(杨世彰)

# 第五节　哮　病

哮病是由于宿痰伏肺,遇诱因引触,导致痰阻气道,气道挛急,肺失肃降,肺气上逆所致的发作性痰鸣气喘疾患。发时喉中哮鸣有声,呼吸气促困难,甚则喘息不能平卧。

## 一、病因病机

哮病的发生,乃宿痰内伏于肺,复因外感、饮食、情志、劳倦等诱因引触,以致痰阻气道,气道挛急,肺失肃降,肺气上逆所致。

### (一)外邪侵袭

外感风寒或风热之邪;未能及时表散,邪气内蕴于肺,壅遏肺气,气不布津,聚液生痰而成哮病之因。

### (二)饮食不当

饮食不节致脾失健运,饮食不归正化,水湿不运,痰浊内生,上干于肺,壅阻肺气而发哮病。

### (三)情志失调

情志不遂。肝气郁结,木不疏土;或郁怒伤肝,肝气横逆,木旺乘土均可致脾失健运,失于转输,水湿蕴成痰浊,上干于肺,阻遏肺气,发生哮病。

### (四)体虚病后

素体禀赋薄弱,体质不强,或病后体弱(如幼年患麻疹、顿咳,或反复感冒,咳嗽日久等)导致肺、脾、肾虚损,痰浊内生,成为哮病之因。若肺气耗损,气不化津,痰饮内生;或阴虚火盛,热蒸液聚,痰热胶固;脾虚水湿不运,肾虚水湿不能蒸化,痰浊内生,均成为哮病之因。

哮病的病理因素以痰为根本,痰的产生责之于肺不能布散津液,脾不能转输精微,肾不能蒸化水液,以致津液凝聚成痰,伏藏于肺,成为哮病发生的"夙根"。此后每遇气候突变、饮食不当、情志失调、劳累过度等诱因导致气机逆乱而发作。

## 二、辨证论治

### (一)辨证要点

#### 1. 辨已发未发

哮病发作期和缓解期临床表现不同,发作期以喉中哮鸣有声,呼吸气促困难,甚则喘息不能平卧等为典型临床表现。缓解期无典型症状,若病程日久,反复发作,导致身体虚弱,平时可有轻度哮症,而以肺、脾、肾虚损为主要表现,或肺气虚、或肺气阴两虚、或脾气虚、肾气虚、肺脾气虚、肺肾两虚等。

#### 2. 辨证候虚实

哮病属邪实正虚之证,发作时以邪实为主,证见呼吸困难,呼气延长,喉中痰鸣有声,痰粘量少,咯吐不利,甚则张口抬肩,不能平卧,端坐俯伏,胸闷窒塞,烦躁不安,或伴寒热,苔腻,脉实。未发时以正虚为主,肺虚者,气短声低,咯痰清稀色白,喉中常有轻度哮鸣音,自汗恶风;脾虚者,食少,便溏,痰多;肾虚者,平素短气息促,动则为甚,吸气不利,腰酸耳鸣。

#### 3. 辨痰性质

发作期痰阻气道,气道挛急,肺失肃降,以邪实为主,痰有寒痰、热痰、痰湿之异,分别引起寒哮、热哮、痰哮。一般寒哮内外皆寒,其证喉中哮鸣如水鸡声,咳痰清稀,或色白如泡沫,口不渴,舌质淡,苔白滑,脉浮紧;热哮痰热壅盛,其证喉中痰鸣如吼,胸高气粗,咳痰黄稠胶黏,咯吐不利,口渴喜饮,舌质红,苔黄腻,脉滑数。寒热征象不明显,喘咳胸满,但坐不得卧,痰涎涌盛,喉如曳锯,咯痰黏腻难出者,为痰哮。

### (二)类证鉴别

喘证:喘证与哮病的病因病机不同,喘证由外感六淫,内伤饮食、情志,或劳欲、久病,致邪壅于肺,宣降失司所致,或肺不主气,肾失摄纳而成;哮病乃宿痰伏肺,遇诱因引触,致痰阻气道,气道挛急,肺失肃降而成。临床表现亦有明显区别,哮病与喘证都有呼吸急促的表现,但哮必兼喘,而喘未必兼哮。哮指声响言,喉中有哮鸣声,是一种反复发作的独立性疾病;喘指气息言,为呼吸气促困难,是多种急慢性疾病的一个症状。

### (三)治疗原则

发时治标,平时治本为哮病治疗的基本原则。发时攻邪治标,祛痰利气,寒痰宜温化宣肺,热痰当清化肃肺,痰浊壅肺应去壅泻肺,风痰当祛风化痰,表证明显者兼以解表;反复日久,正虚邪实者又当攻补兼顾,不可拘泥;平时扶正治本,阳气虚者应温补,阴虚者宜滋养,分别采取补肺、健脾、益肾等法,以冀减轻、减少或控制其发作。

（四）分证论治

1.发作期

（1）寒哮:①证候:呼吸急促,喉中哮鸣有声,胸膈满闷如塞。咳不甚,痰少咯吐不爽,或清稀呈泡沫状,口不渴,或渴喜热饮,面色晦暗带青,形寒怕冷。或小便清,天冷或受寒易发,或恶寒、无汗、身痛。舌质淡、苔白滑。脉弦紧或浮紧。②治法:温肺散寒,化痰平喘。③方药:射干麻黄汤。若病久,本虚标实,当标本同治,温阳补虚,降气化痰,用苏子降气汤。

（2）热哮:①证候:气粗息涌,喉中痰鸣如吼,胸高胁胀。咳呛阵作,咳痰色黄或白,粘浊稠厚,咯吐不利,烦闷不安,不恶寒,汗出,面赤,口苦,口渴喜饮。舌质红,舌苔黄腻,脉滑数或弦滑。②治法:清热宣肺,化痰定喘。③方药:定喘汤。若病久痰热伤阴,可用麦门冬汤加沙参、冬虫夏草,川贝、天花粉。

（3）痰哮:①证候:喘咳胸满,但坐不得卧,痰涎涌盛,喉如曳锯,咯痰黏腻难出。呕恶,纳呆。口粘不渴,神倦乏力,或胃脘满闷,或便溏,或胸胁不舒,或唇甲青紫。舌质淡或淡胖,或舌质紫暗或淡紫,舌苔厚浊,脉滑实或带弦、涩。②治法:化浊除痰,降气平喘。③方药:二陈汤合三子养亲汤。如痰涎涌盛者。可合用葶苈大枣泻肺汤泻肺除壅;若兼意识朦胧,似清似昧者,可合用涤痰汤涤痰开窍。

2.缓解期

（1）肺虚:①证候:气短声低,咯痰清稀色白,喉中常有轻度哮鸣音,每因气候变化而诱发。面色㿠白,平素自汗,怕风,常易感冒,发前喷嚏频作,鼻塞流清涕。舌质淡,苔薄白。脉细弱或虚大。②治法:补肺固卫。③方药:玉屏风散。

（2）脾虚:①证候:气短不足以息,少气懒言,平素食少脘痞,痰多,便溏,倦怠无力,面色萎黄不华,或食油腻易腹泻,或泛吐清水,畏寒肢冷,或少腹坠感,脱肛。舌质淡,苔薄腻或白滑,脉象细软。②治法:健脾化痰。③方药:六君子汤。若脾阳不振,形寒肢冷,便溏者,加桂枝、干姜或合用理中丸以振奋脾阳;若中气下陷,见便溏,少腹下坠,脱肛等,则可改用补中益气汤。

（3）肾虚:①证候:平素短气息促,动则为甚,吸气不利,劳累后喘哮易发。腰酸腿软,脑转耳鸣。或畏寒肢冷,面色苍白;或颧红,烦热,汗出粘手。舌淡胖嫩,苔白;或舌红苔少。脉沉细或细数。②治法:补肾摄纳。③方药:金匮肾气丸或七味都气丸。阴虚痰盛者,可用金水六君煎滋阴化痰。

（杨世彰）

# 第六节　喘　证

喘证以呼吸困难,甚则张口抬肩,鼻翼煽动,难以平卧为特征。是肺系疾病常见症状之一,多由邪壅肺气,宣降不利或肺气出纳失常所致。

西医学中的喘息性支气管炎、肺部感染、肺气肿、慢性肺源性心脏病、心源性哮喘等,均可参照本篇进行辨证治疗。

## 一、病因病机

### （一）外邪犯肺

外感风寒、风热之邪,或肺素有痰饮,复感外邪,卫表闭塞,肺气壅滞,宣降失常,肺气上逆而喘。

### （二）痰浊内蕴

恣食肥甘油腻,过食生冷或嗜酒伤中,脾失健运,湿浊内生,聚湿成痰,上渍于肺,阻遏气道,肃降失常,气逆而喘。

（三）久病劳欲

久病肺虚，劳欲伤肾，肺肾亏损，气失所主，肾不纳气，肺气上逆而喘。

## 二、辨证论治

喘证的辨证，重在辨虚实寒热。实喘一般起病急，病程短，呼吸深长有余，气粗声高，脉有力；虚喘多起病缓慢，病程长，呼吸短促难续，气怯声低，脉无力；热喘胸高气粗，痰黄黏稠难咯，面赤烦躁、唇青鼻煽，舌红苔黄腻、脉数；寒喘面白唇青，痰涎清稀，舌苔白、脉迟。

治疗原则：实证祛邪降逆平喘；虚证培补摄纳平喘。

（一）实喘

1.风寒束肺

（1）证候：咳喘胸闷，痰稀色白，初起多兼恶寒发热，头痛无汗，身痛等表证，舌苔薄白，脉浮紧。

（2）治法：祛风散寒，宣肺平喘。

（3）方药：麻黄汤加减。方中麻黄、桂枝辛温发汗，散寒解表，宣肺平喘；杏仁、甘草降气化痰。若表寒不重，可去桂枝，即为宣肺平喘之三拗汤；痰白清稀量多起沫加细辛、生姜温肺化痰；痰多胸闷甚者加半夏、陈皮、白芥子理气化痰。

2.风热袭肺

（1）证候：喘促气粗，痰黄而黏稠，身热烦躁，口干渴，汗出恶风，舌质红，苔薄黄，脉浮数。

（2）治法：祛风清热，宣肺平喘。

（3）方药：麻杏石甘汤加减。方中麻黄、石膏相使为用疏风清热，宣肺平喘；杏仁、甘草化痰利气。若痰多黏稠、烦闷者加黄芩、桑白皮、知母、栝蒌皮、鱼腥草，增强清热泻肺化痰之力；大便秘结者加大黄、枳实泻热通便；喘甚者加葶苈子、白果化痰平喘。

3.痰浊壅肺

（1）证候：喘咳痰多，胸闷，呕恶，纳呆，口黏不渴，舌淡胖有齿痕，苔白厚腻，脉缓滑。

（2）治法：燥湿化痰，降逆平喘。

（3）方药：二陈汤合三子养亲汤加减。方中陈皮、半夏、茯苓、甘草燥湿化痰，理气和中；莱菔子、苏子、白芥子化痰降逆平喘，二方合用效专力宏。若痰涌、便秘、喘不能卧加葶苈子、大黄涤痰通便。

（二）虚喘

1.肺气虚

（1）证候：喘促气短，咳声低弱，神疲乏力，自汗畏风，痰清稀，舌淡苔白，脉缓无力。

（2）治法：补肺益气定喘。

（3）方药：补肺汤合玉屏风散加减。方中人参、黄芪补益肺气；白术、甘草健脾补中助肺；五味子、紫菀、桑白皮化痰止咳，敛肺定喘；防风助黄芪益气护表。若兼见痰少质黏，口干，舌红少津，脉细数者，为气阴两虚。治宜益气养阴，敛肺定喘。方用生脉散加沙参、玉竹、川贝、桑白皮、百合养阴益气滋肺。

2.肾气虚

（1）证候：喘促日久，气不得续，动则尤甚，甚则张口抬肩，腰膝酸软，舌淡苔白，脉沉弱。

（2）治法：补肾纳气平喘。

（3）方药：七味都气丸合参蛤散加减。方中熟地、山茱萸、山药、丹皮、泽泻、茯苓、五味子补肾纳气；人参大补元气，蛤蚧肺肾两补，纳气平喘。

3.喘脱

（1）证候：喘逆加剧，张口抬肩，鼻煽气促，不能平卧，心悸，烦躁不安，面青唇紫，汗出如珠，手足逆冷，舌淡苔白，脉浮大无根。

（2）治法：扶阳固脱，镇摄纳气。

（3）方药：参附汤送服黑锡丹。方中人参、附子回阳固脱、救逆；黑锡丹降气定喘。

### 三、针灸治疗

（一）实喘

尺泽、列缺、天突、大柱,针刺,用泻法。

（二）虚喘

鱼际、定喘、肺俞,针刺,用补法,可灸。

（三）喘脱

定喘、肺俞、关元、神阙,灸法。

### 四、护理与预防

饮食宜清淡而富有营养,忌油腻酒醪及辛热助湿生痰动火食物。室内空气要保持新鲜,避免烟尘刺激。痰多者要注意排痰,保持呼吸道通畅。慎起居,适寒温,节饮食,薄滋味,戒烟酒,节房事。适当参加体育活动,增强体质。保持良好的心态。

（杨世彰）

## 第七节 肺 痨

肺痨是由于正气不足,感染痨虫,侵蚀肺脏所致的具有传染性的一种慢性虚弱性疾患,以咳嗽、咯血、潮热、盗汗及身体逐渐消瘦为其主要临床特征。因痨虫蚀肺,劳损在肺,故称肺痨。

肺痨之疾,历代医家命名甚多,概而言之有以其具有传染性而命名的,如"尸注""虫疰""劳疰""传尸""鬼疰"等,《三因极一病证方论》言:"以疰者,注也,病自上注下,与前人相似,故曰疰";有根据症状特点而命名者,如《外台秘要》称"骨蒸"、《儒门事亲》谓"劳嗽"等,而《三因极一病证方论》的"痨瘵"称谓则沿用直至晚清,因病损在肺较常见故后世一般多称肺痨。

历代医籍对本病的论述甚详,早在《内经》,对本病的临床特点即有较具体的记载,如《素问·玉机真脏论》云:"大骨枯槁,大肉陷下,胸中气满,喘息不便,内痛引肩项,身热,脱肉破胭……肩体内消。"《灵枢·玉版》篇云:"咳,脱形,身热,脉小以疾",均生动地描述了肺痨的主症及其慢性消耗表现,而将其归属于"虚劳"范围。汉代张仲景《金匮要略·血痹虚劳病脉证并治》篇正式将其归属于"虚劳"病中,并指出本病的一些常见合并症,指出"若肠鸣、马刀挟瘿者,皆为劳得之。"华佗《中藏经·传尸》的"传尸者……问病吊丧而得,或朝走暮游而逢……中此病死之全,染而为疾",已认识到本病具有传染的特点,认为因与患者直接接触而得病。唐代王焘《外台秘要·传尸》则进一步说明了本病的危害:"传尸之候……莫问老少男女,皆有斯疾……不解疗者,乃至灭门。"唐宋时期,并确立了本病的病因、病位、病机和治则。如唐代孙思邈《千金方》认为"劳热生虫在肺",首先提出了病邪为"虫",把"尸注"列入肺脏病篇,明确病位主要在肺。与此同期的王焘《外台秘要》也提出"生肺虫,在肺为病",认识到肺痨是由特殊的"肺虫"引起的。病机症状方面宋代许叔微《普济本事方·诸虫尸鬼注》提出本病"肺虫居肺叶之内,蚀入肺系,故成瘵疾,咯血声嘶"。《三因极一病证方论》《济生方》则都提出了"痨瘵"的病名,明确地将肺痨从一般虚劳和其他疾病中独立出来,更肯定其病因"内非七情所伤,外非四气所袭""多由虫啮"的病机。至元代朱丹溪倡"痨瘵主乎阴虚"之说,突出了病机重点。葛可久《十药神书》收载了治痨十方,为我国现存的第一部治痨专著。明代《医学入门》归纳了肺痨常见的咳嗽、咯血、潮热、盗汗、遗精、腹泻等六大主症,为临床提出了诊断依据。《医学正传》则提出了"杀虫"和"补虚"的两大治疗原则,至此使肺痨的病因、病机、症状、治则、治法、方药已趋于完善。

根据本病临床表现及其传染特点,肺痨与西医学的肺结核基本相同,故凡诊断肺结核者可参照本病辨证论治。

## 一、病因病机

肺痨的致病因素,不外内外两端。外因系指传染痨虫,内因则为正气虚弱,两者相互为因,痨虫传染是不可或缺的外因,正虚是发病的基础。痨虫蚀肺后,耗损肺阴,进而演变发展,可致阴虚火旺,或导致气阴两虚,甚则阴损及阳。

（一）感染"痨虫"

痨虫感染是引起本病的主要病因,而传染途径是经口鼻到肺脏,本病具有传染性。当与患者直接接触,问病看护或与患者同室寝眠、朝夕相处,都可致痨虫侵入人体为害。痨虫侵袭肺脏,腐蚀肺叶,肺体受损,耗伤肺阴,肺失滋润,清肃失调而发生肺痨咳嗽;如损伤肺中络脉,血溢脉外则咯血;阴虚火旺,迫津外泄,则潮热、盗汗。《三因极一病证方论·痨瘵诸证》指出:"诸证虽曰不同,其根多有虫。"明确提出痨虫传染是形成本病的唯一因素。

（二）正气虚弱

禀赋不足,或后天嗜欲无度,酒色不节,忧思劳倦,损伤脏腑,或大病久病之后失于调治,如麻疹、外感久咳及产后等,耗伤气血精液,或营养不良,体虚不复,均可致正气亏虚,抗病力弱,使痨虫乘虚袭入,侵蚀肺体而发病。《古今医统·痨瘵》云:"凡人平素保养元气,爱惜精血,瘵不可得而传,惟夫纵欲多淫,苦不自觉,精血内耗,邪气外乘。"并提出"气虚血痿,最不可入痨瘵之门……皆能乘虚而染触"即是此意。

总之,本病病因是感染痨虫为患,而正虚是发病的关键。正气旺盛,虽然感染痨虫但可不一定发病,正气虚弱则感染后易于致病。另一方面感染痨虫后,正气的强弱不仅决定了病情的轻重,又决定病变的转归,这也是有别于其他疾病的特点。

本病的病位在肺。肺主气,司呼吸,受气于天,吸清呼浊。若肺脏本体虚弱,卫外不固,或因其他脏腑病变损伤肺脏,导致肺虚,则"痨虫"极易犯肺,侵蚀肺脏而发病。病机性质以阴虚为主,故临床上多见干咳,咽燥,以及喉痛声嘶等肺系症状。由于脏腑之间有互相资生和制约的关系,肺脏亏虚日久,必然会影响其他脏腑,其中与脾肾关系最为密切,同时也可涉及心肝。脾为肺之母,肺虚耗夺母气以自养,则致脾虚;脾虚不能化水谷为精微而上输以养肺,则肺脏益弱,故易致肺脾同病,土不生金,肺阴虚与脾气虚两候同时出现,症见神疲懒言、四肢乏力、食少便溏、身体消瘦等脾虚症状。肺肾相生,肾为肺之子,肺阴虚肾失滋生之源,或肾阴虚相火灼金,上耗母气,则可致肺肾两虚,相火内炽,常伴见骨蒸、潮热、咯血、男子遗精、女子月经不调等症状。若肺虚不能治肝,肾虚不能养肝,肝火偏旺,上逆侮肺,可见性急善怒,胁肋掣痛,并加重咳嗽、咯血。如肺虚心火乘客,肾虚水不济火,可伴见虚烦不寐、盗汗等症,甚则肺虚不能佐心治节血脉之运行,而致气虚血瘀,出现气短、心慌、唇紫等症。概括而言,初起肺体受损,肺阴耗伤,肺失滋润,病位在肺,继而肺脾同病,导致气阴两伤,或肺肾同病,而致阴虚火旺。后期脾肺肾三脏皆损,阴损及阳,元气耗伤,阴阳两虚。

## 二、诊断

(1)咳嗽、咯血、潮热、盗汗、身体明显消瘦为典型表现。不典型者诸症可以不必具见,初起仅微有咳嗽、疲乏无力,身体逐渐消瘦,食欲不振,偶或痰中夹有少量血丝等。

(2)常有与肺痨患者的长期接触史。

## 三、相关检查

(1)肺部病灶部位呼吸音减弱,或闻及支气管呼吸音及湿啰音。

(2)X线胸片、痰涂片或培养结核菌、血沉、结核菌素试验等检查有助于诊断。

## 四、鉴别诊断

（一）虚劳

同属于虚损类疾病的范围,病程较长。肺痨具有传染性,是一个独立的慢性传染性疾患;虚劳是由于脏腑亏损，元气虚弱而致的多种慢性疾病虚损证候的总称，不具传染性。肺痨病位主要在肺，病机主在阴虚，而虚劳五脏并重，以脾肾为主，病机以气血阴阳亏虚为要。肺痨是由正气亏虚，痨虫蚀肺所致，有其发生发展及演变规律，以咳嗽、咯血、潮热、盗汗为特征；而虚劳缘由内伤亏损，为多脏气血阴阳亏虚，临床特征表现多样，病情多重。

### （二）肺痿

肺痿是肺部多种慢性疾患后期转归而成，如肺痈、肺痨、久嗽、久喘等导致肺叶痿弱不用，俱可成痿，临床以咳吐浊唾涎沫为主症，不具传染性；而肺痨是以咳嗽、咳血、潮热、盗汗为特征，由传染痨虫所致具有传染性，但少数肺痨后期迁延不复可以转为肺痿。

### （三）肺痈

肺痨和肺痈都有咳嗽、发热、汗出。但肺痈是肺叶生疮，形成脓疡，临床以咳嗽、胸痛、咯吐腥臭浊痰，甚则脓血相兼为主要特征的一种疾病，发热较高，为急性病，病程较短，病机是热壅血瘀，属实热证；而肺痨的临床特点是有咳嗽、咳血、潮热、盗汗四大主症，起病缓慢，病程较长，为慢性病，病机是以肺阴亏虚为主，具有传染性。

### （四）肺癌

肺癌与肺痨都有咳嗽、咯血、胸痛、发热、消瘦等症状。但肺痨多发于中青年，若发生在40岁以上者，往往在青少年时期有肺痨史；而肺癌则好发于40岁以上的中老年男性，多有吸烟史，表现为呛咳、顽固性干咳，持续不愈，或反复咯血，或顽固性胸痛、发热，伴进行性消瘦、疲乏等。肺痨经抗痨治疗有效，肺癌经抗痨治疗则病情继续恶化。此外，借助西医诊断方法，有助于两者的鉴别。

## 五、辨证论治

### （一）辨证要点

#### 1.辨病机属性

本病的辨证，须按病机属性，结合脏腑病机进行，故宜区别阴虚、阴虚火旺、气虚的不同，掌握与肺与脾肾的关系。临床一般以肺阴亏虚为主为先，如进一步演变发展，则表现为阴虚火旺，或气阴耗伤，甚或阴阳两虚。病变主脏在肺，以阴虚为主，阴虚火旺者常肺肾两虚，并涉及心肝；气阴耗伤者多肺脾同病；久延病重，由气及阳，阴阳两虚者厉肺脾肾三脏皆损。

#### 2.辨病情轻重

一般初起病情多轻，微有咳嗽，偶或痰中有少量血丝，咽干低热，疲乏无力，逐渐消瘦；继而咳嗽加剧，干咳少痰或痰多，时时咳血，甚则大量咯血，胸闷气促，午后发热，或有形寒，两颧红艳，唇红口干，盗汗失眠，心烦易怒，男子梦遗失精，女子月经不调或停闭，如病重而未能及时治疗，可出现音哑气喘，大便溏泄，肢体浮肿，面唇发紫，甚至大骨枯槁，大肉陷下，骨髓内消，肌肤甲错。

#### 3.辨证候顺逆

肺痨顺证表现为虽肺阴亏虚但元气未衰，胃气未伤，饮食如恒，虚能受补，咳嗽日减，脉来有根，无气短不续，无大热或低热转轻，无痰壅咯血，消瘦不著。逆证表现为骨蒸发热，持续不解；胃气大伤，食少纳呆，便溏肢肿；大量咯血，反复发作，短气不续，动则大汗，大肉脱陷，声音低微；虚不受补，脉来浮大无根，或细而数疾。

### （二）治疗原则

本病的治疗原则是补虚培元和治痨杀虫，正如《医学正传·劳极》所提出的"一则杀其虫，以绝其根本，一则补其虚，以复其真元"为其两大治则。根据患者体质强弱而分别主次，但尤需重视补虚培元，增强正气，以提高抗痨杀虫的能力。调补脏腑重点在肺，并应重视脏腑整体关系，同时兼顾补脾益肾。治疗大法应根据"主乎阴虚"的病机特点，以滋阴为主，火旺者兼以降火，如合并气虚、阳虚见证者，又当同时兼以益气或温阳。杀虫主要是针对病因治疗，选用具有抗痨杀虫作用的中草药。

（三）分证论治

1. 肺阴亏损

主症：干咳，咳声短促，咳少量黏痰，或痰中有时带血，如丝如点，色鲜红。

兼次症：午后自觉手足心热，皮肤干灼，咽干口燥，或有少量盗汗，胸闷乏力。

舌脉：舌边尖红，苔薄少津，脉细或兼数。

分析：痨虫蚀肺，损伤肺阴，阴虚肺燥，肺失滋润，清肃失调故干咳少痰，咳声短促，胸闷乏力；肺损络伤，故痰中带血如丝如点，色鲜红；阴虚生热，虚热内灼，故手足心热，皮肤灼热；阴虚津少，无以上承则口燥咽干，皮肤干燥；舌红，苔薄少津，脉细或兼数，为阴虚有热之象。

治法：滋阴润肺，清热杀虫。

方药：月华丸加减。本方功在补虚杀虫，养阴止咳，化痰止血，是治疗肺痨的基本方。方中沙参、麦冬、天冬、生地、熟地滋阴润肺；百部、川贝母润肺止咳，兼能杀虫；阿胶、三七止血和营；桑叶、菊花清肃肺热；山药、茯苓甘淡健脾益气，培土生金，以资生化之源。可加百合、玉竹滋补肺阴。若咳嗽频而痰少质黏者，可合甜杏仁、蜜紫菀、海蛤壳以润肺化痰止咳；痰中带血较多者，宜加白及、仙鹤草、白茅根、藕节等以和络止血；若低热不退，可配银柴胡、地骨皮、功劳叶、胡黄连等以清退虚热，兼以杀虫；若久咳不已，声音嘶哑者，于前方中加诃子皮、木蝴蝶、凤凰衣等以养肺利咽，开音止咳。

2. 阴虚火旺

主症：咳呛气急，痰少质黏，反复咯血，量多色鲜。

兼次症：五心烦热，两颧红赤，心烦口渴，骨蒸潮热，盗汗量多，形体日益消瘦，或吐痰黄稠量多，或急躁易怒，胸胁掣痛，失眠多梦，或男子遗精，女子月经不调。

舌脉：舌红绛而干，苔薄黄或剥；脉细数。

分析：肺虚及肾，肺肾阴伤，虚火内迫，气失润降而上逆，故咳呛、气急；虚火灼津，炼液成痰，故痰少质黏；若火盛热壅痰蕴，则咳痰黄稠量多；虚火伤络，迫血妄行故反复咯血，色鲜量多；肺肾阴虚，君相火旺，故午后潮热、颧红骨蒸、五心烦热；营阴夜行于外，虚火迫津外泄故盗汗；肾阴亏虚，肝失所养，心肝火盛故性急易怒、失眠多梦；肝经布两胁穿膈入肺，肝肺络脉失养，则胸胁掣痛；相火偏旺，扰动精室则梦遗失精；阴血亏耗，冲任失养则月经不调；阴精亏损，不能充养身体则形体日瘦；舌红绛而干，苔黄或剥，脉细数，乃阴虚火旺之征。

治法：补益肺肾，滋阴降火。

方药：百合固金汤合秦艽鳖甲散加减。百合固金汤功能滋养肺肾，用于阴虚阳浮，肾虚肺燥，咳痰带血，烦热咽干者。本方用百合、麦冬、玄参、生地滋阴润肺生津，当归、白芍、热地养血柔肝，桔梗、贝母、甘草清热化痰止咳。秦艽鳖甲散滋阴清热除蒸，用于阴虚骨蒸，潮热盗汗等证。方中秦艽、青蒿、柴胡（用银柴胡）、地骨皮退热除蒸，鳖甲、知母、乌梅、当归滋阴清热，另加百部、白及止血杀虫。若火旺较甚，热象明显者，当增入胡黄连、黄芩苦寒泻火、坚阴清热；若咳痰黄稠量多，酌加桑白皮、竹茹、海蛤壳、鱼腥草等以清热化痰；咯血较著者，加丹皮、藕节、紫珠草、醋制大黄等，或配合十灰散以凉血止血；盗汗较著，加五味子、瘪桃干、糯稻根、浮小麦、煅龙骨、煅牡蛎等敛阴止汗；胸胁掣痛者，加川楝子、延胡索、广郁金等以和络止痛；烦躁不寐加酸枣仁、夜交藤、龙齿宁心安神；若遗精频繁，加黄柏、山茱萸、金樱子泻火涩精。服本方碍脾腻胃者可酌加佛手、香橼醒脾理气。

3. 气阴耗伤

主症：咳嗽无力，痰中偶夹有血，血色淡红，气短声低。

兼次症：神疲倦怠，食少纳呆，面色㿠白，午后潮热但热势不剧，盗汗颧红，身体消瘦。

舌脉：舌质嫩红，边有齿印，苔薄，或有剥苔；脉细弱而数。

分析：本证为肺脾同病，阴伤及气，清肃失司，肺不主气则咳嗽无力；气阴两虚，肺虚络损则痰中夹血，虚火不著故血色淡红；肺阴不足，阴虚内热，则午后潮热、盗汗、颧红；子盗母气，脾气亏损，肺脾两虚，宗气不足，故气短声低，神疲倦怠，面色㿠白；脾虚失运，故食少纳呆，聚湿成痰，则咳痰色白；舌质嫩红，边有齿印,脉细弱而数,苔薄或剥为肺脾同病,气阴两虚之象。

治法:养阴润肺,益气健脾。

方药:保真汤加减。本方功能补气养阴,兼清虚热。药用太子参、黄芪、白术、茯苓补益肺脾之气,麦冬、天冬、生地黄、五味子滋养润肺之阴,当归、白芍、熟地滋补阴血;陈皮理气运脾;知母、黄柏、地骨皮、柴胡滋阴清热。并可加冬虫夏草、百部、白及以补肺杀虫;若咳嗽痰白者,可加姜半夏、橘红等燥湿化痰;咳嗽痰稀量多,可加白前、紫菀、款冬、苏子温润止咳;咯血色红量多者加白及、仙鹤草、地榆等凉血止血药,色淡红者,可加山萸肉、阿胶、仙鹤草、参三七等,配合补气药,共奏补气摄血之功;若骨蒸盗汗者,酌加鳖甲、牡蛎、五味子、地骨皮、银柴胡等以益阴除蒸敛汗;如纳少腹胀,大便溏薄者,加扁豆、薏苡仁、莲肉、山药、谷芽等甘淡健脾之品,并去知母、黄柏苦寒伤中及地黄、当归、阿胶等滋腻碍胃之品。

4.阴阳两虚

主症:咳逆喘息少气,痰中或夹血丝,血色暗淡,形体羸弱,劳热骨蒸,面浮肢肿。

兼次症:潮热,形寒,自汗,盗汗,声嘶或失音,心慌,唇紫,肢冷,或见五更泄泻,口舌生糜,大肉尽脱,男子滑精阳痿,女子经少、经闭。

舌脉:舌质光红少津,或淡胖边有齿痕;脉微细而数,或虚大无力。

分析:久痨不愈,阴伤及阳,则成阴阳俱损,肺、脾、肾多脏同病之证,为本病晚期证候,病情较为严重。精气虚损,无以充养形体,故形体羸弱,大肉尽脱;肺虚失降,肾虚不纳,则咳逆、喘息、少气;肺肾阴虚,金破不鸣故声嘶或失音;肺肾阴虚,虚火内盛,则劳热骨蒸、潮热盗汗;虚火上炎则口舌生糜;脾肾两虚,水失运化,外溢于肌肤则面浮肢肿;病及于心,心失所养,血行不畅则心慌、唇紫;"阳虚生外寒"则自汗、肢冷、形寒;脾肾两虚,肾虚不能温煦脾土,则五更泄泻;精亏失养,命门火衰,故男子滑精阳痿;精血不足,冲任失充,故女子经少、经闭;舌质光红少津,或淡胖边有齿痕,脉微细而数,或虚大无力,乃阴阳俱衰之象。

治法:温补脾肾,滋阴养血。

方药:补天大造丸加减。本方功在温养精气,培补阴阳,用于肺痨五脏俱伤,真气亏损之证。方中人参、黄芪、白术、山药、茯苓补益肺脾之气;枸杞、熟地、白芍、龟甲培补肺肾之阴;鹿角胶、紫河车、当归滋补精血以助阳气;酸枣仁、远志宁心安神。另可加百合、麦冬、阿胶、山茱萸滋补肺肾;若肾虚气逆喘息者,配冬虫夏草、蛤蚧、紫石英、诃子摄纳肾气;心慌者加丹参、柏子仁、龙齿镇心安神;见五更泄泻,配煨肉蔻、补骨脂补火暖土,并去地黄、阿胶等滋腻碍脾之品。阳虚血瘀唇紫水停肢肿者,加红花、泽兰、益母草、北五加皮温阳化瘀行水,咳血不止加云南白药。总之阴阳两虚证是气阴耗伤的进一步发展,因下损及肾,阴伤及阳而致,病情深重,当注意温养精气,以培根本。

## 六、转归预后

肺痨的转归预后主要取决于患者正气的盛衰、病情的轻重和治疗是否及时。若肺损不著,正气尚盛,或诊断及时,早期治疗,可逐渐康复;若邪盛正虚,正不胜邪,或误诊失治,邪气壅盛,病情可加重,甚至恶化,由肺虚渐及脾、肾、心、肝,由阴及气及阳,形成五脏皆损。若正气亏虚,正邪相持,可致病情慢性迁延。从证候而言,初期主要为阴虚肺燥,若失治误治,一则向气阴耗伤转化,久治不愈阴损及阳,可成阴阳两虚,此时多属晚期证候;另有少数阴虚火旺者,伤及肺络,大量咯血可生气阴欲脱危候,预后不良。正如《明医杂著》说:"此病治之于早则易,若到肌肉消灼,沉困着床,脉沉伏细数,则难为矣。"

(杨世彰)

# 第八节 肺 痿

肺痿,是指肺叶痿弱不用,临床以咳吐浊唾涎沫为主症,为肺脏的慢性虚损性疾患。《金匮要略心典·肺痿肺痈咳嗽上气病》中说:"痿者萎也,如草木之萎而不荣。"用形象比喻的方法以释其义。

## 一、源流

肺痿之病名,最早记载于仲景的《金匮要略》。该书将肺痿列为专篇,对肺痿的主症特点、病因、病机、辨证均作了较为系统的介绍。如《金匮要略·肺痿肺痈咳嗽上气病脉证并治》说:"寸口脉数,其人咳,口中反有浊唾涎沫者何? 师曰:为肺痿之病"。"肺痿吐涎沫而不咳者,其人不渴,必遗尿,小便数,所以然者,以上虚不制下故也"。隋·巢元方在《金匮要略》的基础上,对本病的成因、转归等作了进一步探讨。其在《诸病源候论·肺痿候》论及肺痿曰:"肺主气,为五脏上盖,气主皮毛,故易伤于风邪,风邪伤于脏腑,而气血虚弱,又因劳役大汗之后,或经大下而亡津液,津液竭绝,肺气壅塞,不能宣通诸脏之气,因成肺痿也"。明确认为是外邪犯肺,或劳役过度,或大汗之后,津液亏耗,肺气受损,壅塞而成。并指出其预后、转归与咳吐涎沫之爽或不爽、小便之利或不利、咽燥之欲饮或不欲饮等都有关联,如"咳唾咽燥欲饮者,必愈;欲咳而不能咳,唾干沫,而小便不利者难治"。唐·孙思邈《千金要方·肺痿门》将肺痿分为热在上焦及肺中虚冷二类,认为"肺痿虽有寒热之分,从无实热之例。"清·李用粹结合丹溪之说,对肺痿的病因病机、证候特点作了简要而系统的归纳。如《证治汇补·胸膈门》说:"久嗽肺虚,寒热往来,皮毛枯燥,声音不清,或嗽血线,口中有浊唾涎沫,脉数而虚,为肺痿之病。因津液重亡,火炎金燥,如草木亢旱而枝叶萎落也。"《张氏医通·肺痿》对肺痈和肺痿的鉴别,进行了分析比较,提出"肺痈属在有形之血……肺痿属在无形之气。"

综上所述,历代医家共同认识到肺痿是多种肺系疾病的慢性转归,故常与相关疾病合并叙述,单独立论者较少,并且提示肺痈、肺痨、久嗽、喘哮等伤肺,均有转化成为肺痿的可能。如明·王肯堂将肺痿分别列入咳嗽门和血证门论述,《证治准绳·诸气门》说:"肺痿或咳沫,或咳血,今编咳沫者于此,咳血者入血证门。"《证治准绳·诸血门》还认为"久嗽咳血成肺痿"。戴原礼在《证治要诀·诸嗽门》中提到:"劳嗽有久嗽成劳者,有因病劳久嗽者,其证往来寒热,或独热无寒,咽干嗌痛,精神疲极,所嗽之痰,或脓,或时有血,腥臭异常。"戴氏所指劳嗽之临床表现与肺痿有相似之处。陈实功纱《外科正宗·肺痈论》中说:"久嗽劳伤,咳吐痰血,寒热往来,形体消削,咯吐瘀脓,声哑咽痛,其候转为肺痿。"指出肺痈溃后,热毒不净,伤阴耗气,可以转为肺痿。唐·王焘《外台秘要·咳嗽门》引许仁则论云:"肺气嗽经久将成肺痿,其状不限四时冷热,昼夜咳常不断,唾自如雪,细沫稠粘,喘息上气,乍寒乍热,发作有时,唇口喉舌干焦,亦有时唾血者,渐觉瘦悴,小便赤,颜色青白,毛耸,此亦成蒸。"说明肺痨久嗽,劳热熏肺,肺阴大伤,进一步发展则成肺痿;它如内伤久咳,或经常喘哮发作,伤津耗气,亦可形成肺痿。

在肺痿的治法方面,《金匮要略·肺痿肺痈咳嗽上气病脉证并治》对肺痿的治疗原则也作了初步的探讨,认为应以温法治之。清·李用粹《证治汇补·胸膈门》说:"治宜养血润肺,养气清金。"喻嘉言《医门法律》对本病的理论认识和治疗原则作了进一步的阐述,此后,有的医家主张用他创制的清燥救肺汤治疗虚热肺痿。张璐在其《张氏医通·肺痿》按喻嘉言之论将肺痿的治疗要点概括为:"缓而图之,生胃津,润肺燥,下逆气,开积痰,止浊唾,补真气",旨在"以通肺之小管","以复肺之清肃。"这些证治要点,理义精深,非常切合实用。

在肺痿的选方用药方面,《金匮要略》设甘草干姜汤以温肺中虚冷。唐·孙思邈《千金要方·肺痿门》指出虚寒肺痿可用生姜甘草汤、甘草汤,虚热肺痿可用炙甘草汤、麦门冬汤、白虎加人参汤,对《金匮要略》的治法,有所补充。清·李用粹《证治汇补·胸膈门》主张根据本病的不同阶段分别施治:"初用二地二冬汤以滋阴,后用门冬清肺饮以收功。"沈金鳌《杂病源流犀烛·肺病源流》进一步对肺痿的用药忌宜等作了补充,他说:"其症之发,必寒热往来,自汗,气急,烦闷多唾,或带红线脓血,宜急治之,切忌升散辛燥温热。大约此证总以养肺、养气、养血、清金降火为主。"可谓要言不烦。

## 二、病因病机

本病病因可分久病损肺和误治津伤两个方面,而以前者为主。病变机理为肺虚津气失于濡养所致。

### (一)久病损肺

如痰热久嗽,热灼阴伤;或肺痨久嗽,虚热内灼,耗伤阴津;肺痈余毒未清,灼伤肺阴;或消渴津液耗伤;或热病之后,邪热伤津,津液大亏,以致热壅上焦,消灼肺津,变生涎沫,肺燥阴竭,肺失濡养,日渐枯萎。若大病久病之后,耗伤阳气;或内伤久咳,冷哮不愈,肺虚久喘等,肺气日耗,渐伤及阳;或虚热肺痿日久,阴伤及阳,亦可致肺虚有寒,气不化津,津液失于温摄,反为涎沫,肺失濡养,肺叶渐痿不用。此即《金匮要略》所谓"肺中冷"之类。

### (二)误治津伤

因医者误治,滥用汗、吐、下等治法,重亡津液,肺津大亏,肺失濡养,发为肺痿。如《金匮要略·肺痿肺痈咳嗽上气病脉证并治》说:"热在上焦者,因咳为肺痿,肺痿之病……或从汗出,或从呕吐,或从消渴,小便利数,或从便难,又被快药下利,重亡津液,故得之。"

综上所述,本病总由肺虚,津气大伤,失于濡养,以致肺叶枯萎。其病位在肺,但与脾、胃、肾等脏腑密切相关。脾虚气弱,无以生化、布散津液,或胃阴耗伤,胃津不能上输养肺,土不生金,均可致肺燥津枯,肺失濡养;久病及肾,肾气不足,气化失司,气不化津,或因肾阴亏耗,肺失濡养,亦可发为肺痿。

因发病机理的不同,肺痿有虚热、虚寒之分。虚热肺痿,一为本脏自病所转归,一由失治误治,或它脏之病导致。因热在上焦,消亡津液,阴虚生内热,津枯则肺燥,肺燥且热,清肃之令不行,脾胃上输之津液转从热化,煎熬而成涎沫,或因脾阴胃液耗伤,不能上输于肺,肺失濡养,遂致肺叶枯萎。虚寒肺痿为肺气虚冷,不能温化布散脾胃上输之津液,反而聚为涎沫,复因治节无权,上虚不能制下,膀胱失于约束,而小便不禁。《金匮要略心典·肺痿肺痈咳嗽上气病》说:"盖肺为娇脏,热则气灼,故不用而痿;冷则气沮,故亦不用而痿也。遗尿,小便数者,肺金不用而气化无权,斯膀胱无制而津液不藏也。"指出肺主气化,为水之上源,若肺气虚冷,不能温化,固摄津液,由气虚导致津亏,肺失濡养,亦可渐致肺叶枯萎不用。

## 三、诊断

(1)有反复发作的特点。
(2)有肺系内伤久咳病史,如痰热久嗽,或肺痨久咳,或肺痈日久,或冷哮久延等。
(3)临床表现以咳吐浊唾涎沫、胸闷气短为主症。

## 四、病证鉴别

肺痿为多种慢性肺系疾病转化而来,既应注意肺痿与其它肺系疾病的鉴别,又要了解其相互联系。

### (一)肺痈

肺痿以咳吐浊唾涎沫为主症,而肺痈以咳则胸痛,吐痰腥臭,甚则咳吐脓血为主症。虽然多为肺中有热,但肺痈属实,肺痿属虚,肺痈失治久延,可以转为肺痿。

### (二)肺痨

肺痨主症为咳嗽,咳血,潮热,盗汗等,与肺痿有别。肺痨后期可以转为肺痿重症。

## 五、辨证

### (一)辨证要点

主要辨虚热虚寒,虚热证易火逆上气,常伴咳逆喘息,虚寒证常见上不制下,小便频数或遗尿。

### (二)辨证候

#### 1.虚热证

咳吐浊唾涎沫,其质较黏稠,或咳痰带血,咳声不扬,甚则音哑,气急喘促,口渴咽燥,午后潮热,形体消瘦,皮毛干枯,舌红而干,脉虚数。

病机分析:肺阴亏耗,虚火内炽,肺失肃降,则气逆咳喘。热灼津液成痰,故咯吐浊唾涎沫,其质黏稠。燥热伤津,津液不能濡润上承,故咳声不扬,音哑,咽燥,口渴。阴虚火旺,灼伤肺络,则午后潮热,咯痰带血。阴津枯竭,内不能洒陈脏腑,外不能充身泽毛,故形体消瘦,皮毛干枯。舌红而干,脉虚数,乃是阴枯热灼之象。

2.虚寒证

咯吐涎沫,其质清稀量多,不渴,短气不足以息,头眩,神疲乏力,食少,形寒,小便数,或遗尿,舌质淡,脉虚弱。

病机分析:肺气虚寒,气不化津,津反为涎,故咯吐多量清稀涎沫。阴津未伤故不渴。肺虚不能主气,则短气不足以息。脾肺气虚则神疲食少。清阳不升故头眩。阳不卫外则形寒。上虚不能制下,膀胱失约,故小便频数或遗尿。舌质淡,脉虚弱,皆属气虚有寒之征。

3.寒热夹杂证

虚热及虚寒证状可以同时出现,或虚热证状较多,或虚寒证状较多,如咳唾脓血,咽干口燥,同时又有下利肢凉,形寒气短等,即是上热下寒之证。其它情况亦可出现,可根据临床证候分析之。

# 六、治疗

(一)治疗要点

治疗总以补肺生津为原则。虚热证,治当生津清热,以润其枯;虚寒证,治当温肺益气,而摄涎沫。寒热夹杂证,治当寒热平调.温清并用。

临床以虚热证为多见,但久延伤气,亦可转为虚寒证。治应时刻注意保护津液,重视调理脾肾。脾胃为后天之本,肺金之母,培土有助于生金;肾为气之根,司摄纳,温肾可以助肺纳气,补上制下。不可妄投燥热之药,以免助火伤津,亦忌苦寒滋腻之品碍胃,切勿使用峻剂驱逐痰涎,犯虚虚之戒。

(二)分证论治

1.虚热证

治法:滋阴清热,润肺生津。

方药:麦门冬汤合清燥救肺汤加减。前方润肺生津,降逆下气,用于咳嗽气逆,咽喉干燥不利,咯痰黏浊不爽。后方养阴润燥,清金降火,用于阴虚燥火内盛,干咳痰少,咽痒气逆。

药用麦门冬滋阴润燥;太子参益气生津;甘草、大枣、粳米甘缓补中;伍入半夏下气降逆,止咳化痰,以辛燥之品,反佐润燥之功;桑叶、石膏清泄肺经燥热;阿胶、麦冬、胡麻仁以滋肺养阴;杏仁、枇杷叶可化痰止咳。

如火盛,出现虚烦、咳呛、呕逆者,则去大枣,加竹茹、竹叶清热和胃降逆。如咳吐浊粘痰,口干欲饮,则可加天花粉、知母、川贝母清热化痰。津伤甚者加沙参、玉竹以养肺津。潮热加银柴胡、地骨皮以清虚热,退蒸。

2.虚寒证

治法:温肺益气。

方药:甘草干姜汤或生姜甘草汤加减。前方甘辛合用,甘以滋液,辛以散寒。后方则以补脾助肺,益气生津为主。

药用甘草入脾益肺,取甘守津回之意;干姜温肺脾,使气能化津,水谷归于正化,则吐沫自止。肺寒不著者亦可改用生姜以辛散宣通,并取人参、大枣甘温补脾,益气生津。

另可加白术、茯苓增强健脾之功;尿频、涎沫多者加煨益智;喘息、短气可配钟乳石、五味子,另吞蛤蚧粉。

3.寒热夹杂证

治法:寒热平调,温清并用。

方药:麻黄升麻汤加减。本方温肺散寒与清热润肺并用,适合于寒热夹杂,肺失润降之咽喉不利,咳唾脓血等症。

药用麻黄、升麻以发浮热;用当归、桂枝、生姜以散其寒;用知母、黄芩寒凉清其上热;用茯苓、白术以补脾;用白芍以敛逆气;用葳蕤、麦冬、石膏、甘草以润肺除热。

## 七、单方验方

(1)紫河车1具,研末,每日1次,每服3g,适用于虚寒肺痿。

(2)熟附块、仙灵脾、黄芪、白术、党参各9g,补骨脂12g,茯苓、陈皮、半夏各6g,炙甘草4.5g,用于虚寒肺痿。

(3)山药30g,太子参15g,玉竹15g,桔梗9g,用于肺痿气虚津伤者。

(4)百合30g煮粥,每日1次,适用于虚热肺痿。

(5)银耳15g,冰糖10g,同煮内服,适用于虚热肺痿。

(6)冬虫夏草10~15g,百合15g,鲜胎盘半个,鲜藕50g,隔水炖服,隔天1次,连服10~15次为一疗程。

(7)新鲜萝卜500g,白糖适量。将萝卜洗净切碎,用洁净纱布绞取汁液,加白糖调服。每天1次,常服。

(8)夏枯草15~25g,麦冬15g,白糖50g。先将夏枯草、麦冬用水煎10~15分钟,再加白糖煮片刻,代茶饮,每天1剂,常服。用于虚热肺痿。

## 八、中成药

(一)六味地黄丸

1.功能与主治

滋阴补肾。用于虚热肺痿。

2.用法与用量

口服,一次8粒,一日3次。

(二)金匮肾气丸

1.功能与主治

温补肾阳。用于虚寒肺痿。

2.用法与用量

口服,一次8粒,一日3次。

(三)补中益气口服液

1.功能与主治

补中益气,升阳举陷。用于肺痿脾胃气虚,见发热、自汗、倦怠等症者。

2.用法与用量

口服,一次1支,一日3次。

(四)参苓白术散

1.功能与主治

益气健脾,和胃渗湿。用于肺痿脾胃虚弱,见食少便溏,或吐或泻,胸脘胀闷,四肢乏力等症者。

2.用法与用量

口服,一次5g,一日3次。

(五)琼玉膏

1.功能与主治

滋阴润肺,降气安神。用于虚热肺痿。

2.用法与用量

口服,一次1勺,一日2次。

## 九、其它疗法

艾条点燃,对准足三里穴,并保持一定距离,使局部有温热感、皮肤微红为度。艾灸时间一般为10～15分钟,每日1次。用于虚寒肺痿。

（杨世彰）

# 第九节　肺　癌

## 一、定义

肺癌是指起源于支气管黏膜或肺泡细胞的恶性肿瘤。以咳嗽、咯血、发热、胸痛、气急为主要症状,晚期可能伴有肺外症状。

## 二、历史沿革

在中医古文献中未见肺癌的病名,但有不少类似肺癌的记载。根据本病的临床表现,肺癌可归属于中医学"咳嗽""咯血""胸痛""肺痈""肺痿""虚劳""痰饮"等范畴。古医籍中又有"肺积""息贲""肺壅"等称谓。

中医学早在春秋战国时期就对类似肺癌症状中的咳嗽咯血气急作了描述,《素问·咳论篇》曰:"肺咳之状,咳而喘息有音,甚则唾血"。《素问·玉机真脏论篇》曰:"大骨枯槁,大肉陷下,胸中气满,喘息不便,内痛引肩项,身热,脱肉破䐃,真脏见,十月之内死"。此描述极似肺癌晚期咳嗽、胸痛、发热诸症危重及恶液质状态。到了《难经》时,提出了与西医学肺癌相似的中医病名息贲,并明确了它的病位和症状,《难经·五十六难》谓:"肺之积,名曰息贲,在右胁下,覆大如杯,久不已,令人洒渐寒热,喘咳,发肺壅"。

汉代张仲景描述的肺痿症状、病机和治法方药,以及采用养阴、甘温法治疗"肺痿",对肺癌的病机证治具有指导意义。《金匮要略·肺痿肺痈咳嗽上气病脉证治七》云:"肺痿吐涎沫而不咳者,其人不渴,必遗尿,小便数……此为肺中冷,必眩,多涎唾,甘草干姜汤以温之……大逆上气,咽喉不利,止逆下气者,麦门冬汤主之"。

宋代《济生方》对息贲的临床表现有了更详细的描述,如《济生方·积聚论治》云:"息贲之状,在右胁下大如覆杯,喘息奔溢,是为肺积,诊其脉浮而毛,其色白,其病气逆背痛,少气喜忘,目瞑肤寒,皮中时痛,或如虱缘,或如针刺"。并提出息贲汤治疗肺积,定喘丹用于久咳喘促,经效阿胶丸治劳嗽咳血等具体方药。宋代《普济方》书中则载有治疗息贲、咳嗽喘促、胸胁胀满、咳嗽见血、胸膈壅闷、呕吐痰涎、面黄体瘦等肺癌常见症的方药。

金元时期李杲治疗肺积的息贲丸,所治之症"喘息气逆,背痛少气"类似肺癌症状。

明代张景岳《景岳全书·虚损》云:"劳嗽,声哑,声不能出,或喘息气促者,此肺脏败也,必死"。此描述与晚期肺癌纵隔转移压迫喉返神经而致声嘶等临床表现相似,并指出其预后不良。

清代沈金鳌所著《杂病源流犀烛》对肺癌的病因病机和治疗都有了详细的记载,书中提到:"邪积胸中,阻塞气道,气不得通,为痰……为血,皆邪正相搏,邪既胜,正不得制之,遂结成形而有块";"息贲,肺积病也……皆由肺气虚,痰热壅结也,宜调息丸、息贲丸,当以降气清热,开痰散结为主"。

总之,宋以前,古人对肺癌的症状、病机、辨证分型、方药已有初步认识;宋元明清,对肺癌的症状、病机、辨证分型、治法方药等均有广泛而深入的研究,其形成的理论与积累的经验对于今天我们研究肺癌有一定的指导意义。

### 三、病因病机

本病病位在肺,与脾肾密切相关,《素问·五脏生成篇》谓:"诸气者,皆属于肺"。或因禀赋,或因六淫,或因饮食,或因邪毒,导致肺失宣降,气机不利,血行瘀滞,痰浊内生,毒邪结聚而成。

（一）正气亏虚

禀受父母之先天不足,或后天失养,肺气亏虚,宣降失常,邪毒乘虚而入,客邪留滞,肺气贲郁,脉络阻塞,痰瘀互结而成肺积。如《活人机要》云:"壮人无积,虚人则有之"。《医宗必读》谓:"积之成也,正气不足,而后邪气踞之"。

（二）情志失调

七情内伤,气逆气滞,而气为血帅,气机逆乱,血行瘀滞;或思虑伤脾,脾失健运,聚湿生痰,痰贮于肺,肺失宣降,气滞血瘀,痰凝毒聚,局部结而成块。诚如《素问·举痛论篇》说:"悲则心系急,肺布叶举,而上焦不通,荣卫不散……思则心有所存,神有所归,正气留而不行,故气结矣"。

（三）外邪犯肺

肺为娇脏,喜润而恶燥,燥热之邪最易伤肺,加之长期吸烟,"烟为辛热之魁",燥热灼阴,火邪刑金,炼液为痰,形成积聚;或邪毒侵肺,肺为气之主,通于喉,开窍于鼻,直接与外环境相通,如废气、矿尘、石棉和放射性物质等邪毒袭肺,则肺之宣降失司,肺气郁滞不行,气滞血瘀,毒瘀结聚,日久而成癌瘤。清代吴澄《不居集》云:"金性喜清润,润则生水,以滋脏腑。若本体一燥,则水源渐竭,火无所制,金受火燥,则气自乱而咳嗽,嗽则喉干声哑,烦渴引饮,痰结便闭,肌肤枯燥,形神虚委,脉必虚数,久则涩数无神"。

（四）饮食所伤

《素问·痹论篇》曰:"饮食自倍,肠胃乃伤"。脾为生痰之源,脾虚则水谷精微不能生化输布,致湿聚生痰,肺为贮痰之器,痰浊留于水之上源,阻滞肺络,痰瘀为患,结于胸中,肿块渐成。

本病的发病与痰、热、虚密切相关。肺失宣降,脾失健运,痰浊内生;"肺为娇脏,喜润而恶燥",肺肾阴虚,肺叶失润,或"肺热叶焦";肺气不足,肺脾肾虚,痰热互结,终成本病。

### 四、诊断

（一）发病特点

肺癌发病呈现城市化,中老年人多见,但近年来,发病年龄呈下降趋势,肺癌年轻化、女性化的趋势日益明显。与吸烟呈明显的相关性。本病起病缓慢,病情呈进行性加重,常因早期症状隐匿和缺少特异性而失治误治,延误时机。

（二）临床表现

肺癌的临床表现包括肺部和肺外两方面的症状和体征。

1.肺内症状

咳嗽通常为肺癌较早出现的症状,患者可有干咳或咳吐少量黏稠白痰,或剧咳,热毒犯肺时可咳吐脓痰;咯血和血痰多为间断性反复少量血痰,血多于痰,色鲜红,偶见大咯血;胸痛早期通常表现为不定时的胸闷,压迫感或钝痛,有些患者难以描述疼痛的性质和部位,痛无定处,甚则胸痛剧烈或痛无缓解。有的周围型肺癌患者以胸胁痛,肩背痛,上肢痛等为首发症状;气急主要表现为活动后气急,肺癌晚期淋巴结转移压迫大支气管或隆突及弥漫性肺泡癌、胸腔积液、心包积液等则气急症状更为明显;发热多为肿瘤压迫或阻塞支气管后引起肺部感染,也可由于癌肿坏死毒素吸收而引起癌性发热,抗感染治疗效果不明显。

2.肺外表现

主要是由于肿块压迫、侵犯邻近的组织、器官,远处转移及副癌综合征,如"类癌综合征"(表现为皮肤潮红、腹泻、浮肿、喘息、心悸阵作等)、"柯兴综合征""异位生长激素综合征""异位甲状旁腺综合征""异位促性腺激素综合征""肺性关节炎"等。

（三）影像学检查

肺部的 X 线、CT 及 MRI 的应用，使肺癌的定位及分期诊断有了很大的提高。

（四）细胞病理学诊断

包括痰液、纤维支气管镜刷检物、支气管吸出液及灌洗液、各种穿刺物的细胞学检查，是确诊肺癌的重要方法。经皮肺穿术可行细胞学或病理学诊断。

（五）血清学检查

目前仍在寻找对于肺癌敏感性高、特异性强的生物标志物，如单克隆抗体诊断肺癌及对肺癌患者染色体、癌基因的研究等。部分患者血清癌胚抗原（CEA）呈阳性。

## 五、鉴别诊断

（一）肺痨

肺痨与肺癌两者病位均在肺，均可见咳嗽、咯血、胸痛、消瘦。但肺癌还见气急，是在正气亏虚的基础上，气郁、瘀血、痰湿、邪毒互相搏结而成，病情发展迅速，难以治愈。肺痨病情发展缓慢，还可见潮热、盗汗，它是一种慢性传染性疾病，其病理主要是阴虚火旺。

（二）肺胀

肺胀是因咳嗽、哮喘等证日久不愈，肺脾肾虚损，气道滞塞不利，出现以胸中胀满，痰涎壅盛，上气咳喘，动辄加剧，甚则面色晦暗，唇舌发绀，颜面四肢浮肿，病程缠绵，经久难愈为特征的疾病。肺癌之气喘肿胀之症虽然可见，但不是必具之症，病程较短，发展迅速，预后不良。

（三）喘证

喘证是以气息迫促为主要临床表现的一类疾病。作为一个症状，喘息可以出现在许多急、慢性疾病的过程中，多呈反复发作，经治症状缓解。肺癌的主要症状中包括喘息气急，伴有咳嗽、咯血、发热、胸痛等症，经有效抗癌治疗或可缓解，但预后不良。

## 六、辨证

（一）辨证要点

1. 辨咳嗽

咳嗽是肺癌患者主要症状，咳而声低气怯者属虚；洪亮有力者属实。晨起咳嗽阵发加剧，咳嗽连声重浊，多为痰浊咳嗽；午后、黄昏咳嗽加重，或夜间时有单声咳嗽，咳声轻微短促者，多属肺燥阴虚；夜卧咳嗽较剧，持续难已，短气乏力者，多为气虚或阳虚咳嗽。

2. 辨咳痰

从痰可知疾病的盛衰及病邪虚实。痰少或干咳无痰者多属燥热、阴虚；痰多者常属痰湿、痰热、虚寒。痰白而稀薄者属风、属寒；痰黄而稠者属热；痰白而稠厚者属湿。

3. 辨咯血

咯血色鲜红、质地黏稠者，为实热证；血色淡红、质地清稀者，为虚证、寒证；血色暗红、夹有血块者，为瘀血。

4. 辨胸痛

胸痛突然，且剧烈难忍者，多属实证；起病缓慢，呈隐痛、绵绵而痛，且时间长久者，多为虚证。胀痛窜痛为气滞；针刺刀割样疼痛为血瘀。

5. 辨气急

气急或兼哮鸣，咳嗽痰白清稀，属寒；气急或兼哮鸣，咳嗽黄痰，或发热，属热；气急，胸闷痰鸣，痰多白黏或带泡沫状，为痰盛。喘促气短，言语无力，咳声低微，自汗怕风，为肺气虚；喘促日久，呼多吸少，动则喘息更甚，气不得续，汗出肢冷，畏寒，为肾气虚。

6.辨发热

发热，或高或低，劳累发作或加重，为气虚发热；午后潮热，或夜间发热，手足心热，为阴虚发热；发热欲近衣，四肢不温，为虚阳外越；发热，热势随情绪变化起伏，烦躁易怒，为气郁发热；午后或夜晚发热，或身体局部发热，但欲漱水不欲咽，为瘀血发热；低热，午后热甚，身热不扬，为湿郁发热。

（二）证候

1.肺郁痰瘀

症状：咳嗽不畅，咳痰不爽，痰中带血，胸肋背痛，胸闷气急，唇紫口干，便秘，舌暗红，有瘀斑或瘀点，苔白或黄，脉弦滑。

病机分析：肺主气，司呼吸，邪毒外侵，肺气郁闭，失于宣降，气机不利，血行瘀滞，痰浊内生，毒邪结聚于肺而成本病。肺气郁闭，失于宣降，痰浊凝聚则咳嗽不畅，咳痰不爽，胸闷气急；肺朝百脉，主治节，气滞血瘀，迫血妄行，损伤肺络，则痰中带血；气滞血瘀，不通则痛，故胸胁背痛；肺失宣降，津液失布，气机不畅故口干便秘；唇紫，舌暗，瘀斑（点）皆为血瘀之征；舌红，苔白或黄，脉弦滑皆为气郁痰阻之象。

2.脾虚痰湿

症状：咳嗽痰多，咳痰稀薄，胸闷气短，疲乏懒言，纳呆消瘦，腹胀便溏，舌淡胖，边有齿痕，舌苔白腻，脉濡、缓、滑。

病机分析：脾气亏虚，失于运化，痰湿内生，上渍于肺故咳嗽痰多，咳痰稀薄；脾不健运，机体失养，故疲乏懒言，纳呆消瘦，腹胀便溏；脾失运化，痰湿内生，贮存于肺，肺失宣降，故胸闷气短；舌淡胖，边有齿痕，舌苔白腻，脉濡缓滑均为肺脾气虚夹痰湿的表现。

3.阴虚痰热

症状：咳嗽痰少，干咳无痰，或痰带血丝，咳血，胸闷气急，声音嘶哑，潮热盗汗，头晕耳鸣，心烦口干，尿赤便结。舌红绛，苔花剥或舌光无苔，脉细数无力。

病机分析：肺阴亏虚，肺失濡润，虚热内生，肺气上逆，故咳嗽痰少，干咳无痰，胸闷气急；肺阴不足，清肃不行，阴虚火旺，火灼肺络故痰带血丝，咳血；肺阴亏虚，津液不布，肠道失养，故口干便结；潮热盗汗，头晕耳鸣，心烦尿赤均为阴虚内热之征；舌红绛，苔花剥或舌光无苔，脉细数无力为阴虚内热的表现。

4.气阴两虚

症状：干咳少痰，咳声低微，或痰少带血，面色萎黄暗淡，唇红，神疲乏力，口干短气，纳呆肉削，舌淡红或胖，苔白干或无苔，脉细。

病机分析：咳声低微，神疲乏力，面色萎黄暗淡，短气，纳呆肉削为肺脾气虚之征；干咳少痰，或痰少带血，唇红口干，则属肺阴虚内热的表现；舌淡红或胖，苔白干或无苔，脉细亦为气阴两虚之征。

## 七、治疗

（一）治疗原则

1.宣肺化痰为主

本病为各种原因致肺失宣降，气不利，痰浊内生而成。因此宣肺化痰为治疗的基本原则。

2.治痰勿忘健脾

肺为贮痰之器，故治痰以治肺为主。而脾为生痰之源，故治痰常兼健脾。

3.益气养阴勿忘滋肾

本病病久，伤及气阴，穷必及肾，引起肾阴亏损，肺叶失润，肺叶干焦，故益气养阴勿忘滋肾。

（二）治法方药

1.肺郁痰瘀

治法：宣肺理气，化痰逐瘀。

方药：苇茎汤加减。方中苇茎甘寒轻浮，清肺泻热，冬瓜仁化痰排脓，桃仁活血行瘀，薏苡仁清肺破毒肿。四药合用，共成清肺化痰，逐瘀排脓之功。加用浙贝母、猫爪草、山慈姑等化痰散结；桃仁、三七活血通络。

胸胁胀痛者加制乳香、制没药、延胡索;咯血者重用仙鹤草、白茅根、旱莲草;痰瘀发热者加金银花、连翘、黄芩。

2. 脾虚痰湿

治法:健脾燥湿,理气化痰。

方药:六君子汤加减。方中党参、茯苓、白术、甘草健脾益气;半夏、陈皮祛痰化湿;浙贝母、猫爪草、山慈姑、生牡蛎、壁虎等豁痰散结。

痰涎壅盛者加牛蒡子;肢倦思睡者加人参、黄芪。

3. 阴虚痰热

治法:滋肾清肺,化痰散结。

方药:百合固金汤加减。方中百合、生熟地滋养肺肾阴液;麦门冬助百合以养肺阴,清肺热,玄参助生熟地以益肾阴,降虚火;当归、芍药养血和营;贝母、桔梗散结化痰止咳;甘草调和诸药。

若咳血甚者,加侧柏叶、仙鹤草、白茅根以凉血止血;淋巴结转移者,加用白花蛇舌草、夏枯草等以加强散结之力;五心烦热者加知母、丹皮、黄柏以清热养阴;口干欲饮者加天花粉、天门冬益肺胃之阴;大便干结者加生地、火麻仁润肠通便。

4. 气阴两虚

治法:益气养阴,化痰散结。

方药:大补元煎加减。方中人参大补元气,熟地、当归滋阴补血,人参与熟地相配,即是景岳之两仪膏,善治精气大耗之证;枸杞子、山茱萸滋补肝肾;杜仲温补肾阳;甘草助补益而和诸药。诸药配合,能大补真元,益气养阴,故景岳曾称此方为"救本培元第一要方"。加用浙贝母、猫爪草、山慈姑等化痰散结;桃仁、三七活血通络。

面肢浮肿者加葶苈子、郁金行气利水;神志昏蒙者加全蝎、蜈蚣攻毒通络。

(三)其他治法

1. 古方

(1)息贲汤:半夏、吴茱萸、桂心、人参、桑白皮(炙)、葶苈(炒)。治肺之积,在右胁下,大如覆杯,久久不愈,病洒洒寒热,气逆喘咳,发为肺痈。

(2)定喘丹:杏仁、马兜铃、蝉蜕、砒。上件为末,蒸枣肉为丸,如葵子大,每服六七丸,临睡用葱白泡茶放冷送下。治男子妇人,久患咳嗽,肺气喘促,倚息不得睡卧。

(3)经效阿胶丸:阿胶、生地、卷柏叶、山药、大蓟根、五味子、鸡苏、柏子仁、人参、茯苓、百部、防风、远志、麦门冬。上为细末,炼蜜为丸,如弹子大,每服一丸,细嚼,浓煎小麦汤或麦门冬汤咽下。治劳嗽,并咳血唾血。

(4)息贲丸:厚朴、黄连、干姜、白茯苓、川椒、紫菀、川乌、桔梗、白豆蔻、陈皮、京三棱、天门冬、人参、青皮、巴豆霜。上除茯苓、巴豆霜各另研旋入外,为细末和匀,炼蜜丸,梧桐子大。治肺积,名息贲,在右胁下,大如覆杯,喘息气逆,背痛少气,喜忘目瞑,皮寒时痛。久不已,令人洒淅寒热喘嗽,发为肺壅,其脉浮而毛。

2. 中成药

(1)参一胶囊:由人参皂苷 Rg₁ 单一成分组成。有培元固本,补益气血的功效。与化疗配合用药,有助于提高原发性肺癌、肝癌的疗效,可改善肿瘤患者的气虚症状,提高机体免疫功能。饭前空腹口服,每次2粒,每日2次,连续2个月为一个疗程。

禁忌:有出血倾向者忌用。

注意事项:火热证或阴虚内热证者慎用。

(2)鹤蟾片:由仙鹤草、干蟾皮、浙贝母、半夏、天门冬、人参、葶苈子组成。具有解毒除痰,凉血祛瘀,消癥散结之功效。适用于原发性支气管肺癌,肺部转移癌,能够改善患者的主观症状和体征,提高患者生存质量。每次6片,每日3次,温开水送服。

(3)小金丹:由麝香、当归、木鳖子、草乌、地龙、乳香、没药、墨炭、白胶香、五灵脂、马钱子组成,有散结消肿、化瘀止痛的功效。用于痰气凝滞所致的瘰疬、瘿瘤、乳岩、乳癖,症见肌肤或肌肤下肿块一处或数处,推之能动,或骨及骨关节肿大、皮色不变、肿硬作痛。每次 1.2～3 克,每日 2 次,小儿酌减。

(4)梅花点舌丹:雄黄、牛黄、熊胆、冰片、硼砂、血竭、葶苈子、沉香、乳香、没药、麝香、珍珠、蟾酥、朱砂组成。能清热解毒,消肿止痛。用于火毒内盛所致的疔疮痈肿初起、咽喉牙龈肿痛、口舌生疮。口服,每次 3 粒,每日 1～2 次外用,用醋化开,敷于患处。

3.针灸

(1)体针处方:以手太阴肺经腧穴和肺的俞、募穴为主。肺俞、中府、太渊、孔最、膏肓、丰隆、足三里。

方义:病变在肺,按俞募配穴法取肺俞、中府调理肺脏气机、宣肺化痰;孔最为手太阴郄穴,配肺俞可宣通肺气;太渊为肺经原穴,本脏真气所注,配肺俞可宣肺化痰。膏肓为主治诸虚百损之要穴,具有理肺补虚之效。丰隆为豁痰散结要穴,加胃经合穴足三里,意在培补后天之本,培土生金,诸穴合用可收祛邪化痰、益气宣肺之功。

辨证配穴:肺郁痰瘀证加膻中、三阴交行气活血,健脾化痰。脾虚痰湿证加脾俞、阴陵泉健脾利湿化痰。阴虚痰热证加尺泽、然谷,肺经合穴尺泽,配肾经荥穴然谷,可清虚热而保阴津。气阴两虚加太溪、气海益气养阴。

随症配穴:胸痛加膻中、内关宽胸理气;胁痛加支沟、阳陵泉疏利少阳;咽喉干痒加照海滋阴利咽;痰中带血加鱼际清肺止血;咯血者,加阴郄、地机;盗汗加阴郄、复溜滋阴敛汗;肢体浮肿、小便不利加阴陵泉、三阴交健脾利湿。肺癌放化疗后呕吐、呃逆加内关、膈俞;肺癌放化疗后白细胞减少加大椎、膈俞。

刺灸方法:常规针刺,平补平泻为主,虚证加灸。胸背部穴位不宜刺深。

(2)耳针:肺、气管、大肠、胸、肝、脾、神门、耳轮 4～6 反应点。针双侧,用中等刺激,留针 10～20 分钟,或用王不留行籽贴压。每日 1 次。

(3)穴位注射:大椎、风门、肺俞、膏肓、丰隆、足三里。每次取 2～4 穴,用胎盘针、胸腺肽等药,注射量根据不同的药物及具体辨证而定。局部常规消毒,在选定穴位处刺入,待局部有酸麻或胀感后再将药物注入。隔日 1 次。

(4)拔罐:肺俞、膈俞、风门、膏肓。留罐 5 分钟,隔日 1 次。

(5)穴位贴敷:用白芥子、甘遂、细辛、丁香、川芎等研末调糊状,贴大椎、肺俞、膏肓、身柱、脾俞、膈俞等,用胶布固定,保留至皮肤发红,每星期 1 次,3 次为一个疗程。尤适用于放化疗后。

(6)挑治:多用于实证,取胸区点、椎环点、背区点以及压痛点、瘀点挑治。

4.蟾酥膏外治

蟾酥、生川乌、蚤休、红花、莪术、冰片等组成,制成布质橡皮膏,外贴疼处,一般 15～30 分钟起效,每 6 小时更换 1 次,可连用 1～3 日。

## 八、转归及预后

本病初起者,肺气郁滞,络脉受损,常因邪毒、痰湿为患,以实为主,机体正气尚强,通过调治,病情或可好转;若未控制,邪毒伤正,肺脾气虚,遏邪乏权,邪毒可进一步向肺外传变,或流窜于皮下肌肤,或流注于脏腑筋膜,或着于肢节骨骼,淫髓蚀骨,或邪毒上扰清窍,甚至蒙蔽清窍。虚损加重,耗气伤阴,见面削形瘦,"大肉尽脱"等虚损衰竭之症,常预示着患者已进入生命垂危阶段。此外,"痰热"常为肺癌病理演变的一个侧面,其机制是多因痰瘀化热所致。一旦出现这种转化,临床治疗时,必须采取截断方法,以求得热象迅速控制,以阻断病情的急剧恶化。本病变证较多,常见变证有血证(咯血)、虚劳、喘证等。

肺癌的预后相对较差,其与组织学类型、病程与分期、肿瘤的部位、有无转移、患者的年龄及机体的免疫状态、综合治疗、精神、饮食等因素有关。近 20 年来,中国肺癌死亡率在全部恶性肿瘤中上升幅度最大,在大中城市已居首位。约 80％患者在诊断后一年内死亡,中位生存期一般在 6 个月左右,肺癌总的 5 年生存率只有 5％～10％,疗效尚不满意。

### 九、预防与护理

预防主要在于戒烟,防止空气污染,尤其是致癌物质的污染,改善劳动条件。对有职业性接触致病因素者及高发区人群进行定期健康检查。饮食方面注意营养均衡,防止过食辛燥之品伤及肺阴。慎起居,避风寒,适当锻炼,增强机体抵抗外邪的能力。

肺癌的护理首先是调理情志,涵养性情,做到"恬淡虚无,精神内守",保持乐观积极健康的心理状态,并积极配合治疗。科学的生活包括调饮食,益脾胃;慎起居,适气候;炼体魄,避邪气等方面。要防止饮食不节和偏嗜,注意五味既可养人亦可伤人的辩证观,使饮食多样化,五谷杂粮合理调配,果蔬之类,注意摄取,素食、荤食,适度调整;起居有常,不妄作劳。"动""静"结合,"劳""逸"适度。采取适合自身的多样化的锻炼方式,如体育活动、健身操、气功、太极拳、舞蹈等,择其乐而从之,并要"练身"与"练心"有机结合,持之以恒。注意适应气候变化以"避邪气";戒烟酒,避免不良环境的影响。

(付　鹏)

# 第九章　肝胆病证

## 第一节　鼓　胀

鼓胀系因情志失调,饮食不节等原因致肝、脾、肾三脏受损,气、血、水停积腹内,引起腹胀大如鼓,皮色苍黄,脉络暴露为主要症状的一种病证。古代医籍中称之为单腹胀、蛊胀、蜘蛛蛊等。

鼓胀为临床常见多发的病证,许多肝系疾病如胁痛、黄疸、积聚、肝癌失治,终至形成鼓胀,因此鼓胀是临床重症,古代医家把它列为。"风、痨、鼓、膈"四大顽症之一。

鼓胀之名,首见于《内经》,在《灵枢·水胀篇》《素问·腹中论》对鼓胀的症状、治法、方药均作了概括性论述。金元时期对鼓胀的治疗,有主攻、主补之争,主攻派以张从正为代表,他提倡用舟车丸、禹功丸等攻下药治之;主补派以朱震亨为代表,主张养正补虚治之。通过学术争鸣,促使了鼓胀研究的发展。明清时期,《医门法律》确立了鼓胀为气、血、水内停的病理观。《医宗金鉴》提出了攻补兼施的治则。

现代医学所指的肝硬化、腹腔内肿瘤、结核性腹膜炎等形成的腹水,均可参照本节辨治。

### 一、病因

鼓胀的病因有酒食不节,情志刺激,虫毒感染,病后续发四个方面。

#### (一)酒食不节

嗜酒过度,或恣食肥甘厚腻,湿热蕴聚中焦,清浊相混,气机壅塞,肝失疏泄,气血郁滞;肝郁克脾,脾虚及肾,开合不利,致气、血、水内停而形成鼓胀。

#### (二)情志所伤

忧思恼怒致肝气郁结,气滞日久而生瘀血。肝郁克脾,脾运失职,水湿内停,气血水湿蕴结,日久不化形成鼓胀。

#### (三)虫毒感染

血吸虫流行区域,捕鱼、游泳感染血吸虫,阻塞经隧,脉道不通,内伤肝脾,气滞血瘀,清浊相混,水液停积而成鼓胀。

#### (四)黄疸、积聚日久

黄疸迁延,湿邪蕴阻,肝脾受损,气滞血瘀;积聚气血瘀滞日久,脉络壅塞,脾肾两伤,水湿内停,从而发为鼓胀。

### 二、病机

#### (一)基本病机

鼓胀的病机重点为肝、脾、肾三脏受损,气滞、血瘀、水饮互结腹内。

#### (二)病位

本病病位主在肝、脾、肾三脏,由肝脾累及于肾。肝主藏血,主疏泄,肝病则气血瘀滞,癥积内生,进而横逆乘脾;脾主运化,脾病则水湿内聚,进而土壅木郁,以致肝脾俱病。病延日久,累及于肾,肾关开合不利,水湿不化,终至气、血、水停积。

（三）病理性质

本病总属本虚标实，初起多实，后期多属本虚标实，或以本虚为主。

（四）病机转化

鼓胀脾肾阳虚，湿浊内生，上蒙清窍，导致神志昏迷；或正气衰败，气阴涸竭，导致亡阴亡阳之脱证；或因阴虚郁热，蒸液生痰，痰热扰心，引动肝风，出现神昏谵语、痉厥等险恶证候。

### 三、诊断

（一）临床表现

初起脘腹作胀，腹部膨大，食后尤甚，叩之呈鼓音或移动性浊音。继则腹部胀满高于胸部，重者腹壁青筋暴露，脐孔突出。

（二）病史

往往有胁痛、黄疸、积聚等病史。

（三）辅助检查

腹部 B 超、X 线食管钡餐造影、CT 检查和腹水检查，肝功能检查等有助于诊断。

### 四、鉴别诊断

水肿是指体内水液潴留，泛滥肌肤，引起局部或全身浮肿。严重的水肿患者可出现胸水、腹水，因此，需与鼓胀作出鉴别诊断。

水肿病证病位多在肌肤，其基本病机为肺、脾、肾三脏失调，水液泛滥于肌肤。其临床表现：初起从眼睑开始，继则延及头面四肢以至全身，亦有从下肢开始水肿，后及全身，皮色不变。后期病势严重，可见腹胀满，不能平卧等症。

鼓胀病位在腹部，其病机为肝、脾、肾功能失调，气、血、水互结于腹内。其临床表现为腹部胀大，甚则腹大如鼓，初起腹部胀大但按之柔软，逐渐坚硬，以至脐心突起，四肢消瘦，皮色苍黄，晚期可出现四肢浮肿，甚则吐血、昏迷等危象。

### 五、辨证要点

（一）辨新久缓急

鼓胀虽然病程较长，但在缓慢发病当中又有缓急之分。若鼓胀在半月至 1 个月之间不断进展，为缓中之急，多为阳证、实证；若鼓胀迁延数月，则为缓中之缓，多属阴证、虚证。

（二）辨气、血、水

腹部膨隆，脐突皮光，叩之如鼓，以气滞为主；腹大状如蛙腹，按之如囊裹水，以水饮为主；腹胀大，内有癥积疼痛，外有赤丝血缕，则以血瘀为主。

### 六、治疗原则

因本病的病理性质为本虚标实，所以攻补兼施是鼓胀的治疗准则。早期以祛邪为主，补虚为辅，根据病邪的不同，分别采用理气祛湿、行气活血、健脾利水、清热利湿等法，必要时可暂用峻剂逐水，后期以补虚为主，祛邪为辅，宜温肾健脾，滋养肝肾。总之补虚不忘实，泄实不忘虚，切忌一味攻伐，导致正气不支，邪恋不去，出现危象。

### 七、分型论治

（一）气滞湿阻

症状：腹部胀大，按之不坚，胁下胀痛，饮食减少，食后胀甚，得嗳气或矢气后稍舒，小便短少，或下肢浮肿。

舌象:舌淡红,苔薄白腻。

脉象:脉弦。

证候分析:肝郁气滞,脾失健运,湿阻中焦,浊气充塞,故腹胀,饮食减少,食后胀甚;肝失条达,胁络不和,故胁下胀痛;嗳气、矢气后气机暂得舒畅,则胀势略减;气壅湿阻,水道不利,故小便短少,下肢浮肿;苔薄白腻、脉弦为肝郁湿阻之象。

治法:疏肝理气,健脾化湿。

方药:柴胡疏肝散合胃苓汤加减。

气滞偏重者以柴胡疏肝散为主方,湿阻偏重者胃苓汤为主方,气滞湿阻均重者,二方合用。

方中柴胡、枳壳、白芍药、香附、川芎疏肝解郁;茯苓、白术、猪苓、泽泻健脾利湿;桂枝辛温通阳,助气化而利水;苍术、厚朴、陈皮化湿理气,散满除胀;甘草调和诸药。

加减:气滞较甚,腹胀难忍者加木香、大腹皮疏调气机;气滞血瘀,胁下刺痛,面色青紫,舌暗,脉弦涩者,加延胡索、莪术、丹参理气活血;气郁化火,口干而苦,苔黄腻,脉弦数者加牡丹皮、栀子。

(二)寒湿困脾

症状:腹大胀满,按之如囊裹水,脘腹痞胀,得热稍舒,身体困重,怯寒懒动,或下肢浮肿,小便短少,大便溏薄。

舌象:舌淡苔白腻。

脉象:脉弦迟。

证候分析:脾阳不振,水湿停聚,故腹大胀满,按之如囊裹水;寒水相搏,中焦气机不利,故脘腹痞胀,得热稍舒;寒湿困脾,肾阳不足,气化失司,故小便短少,下肢浮肿,大便溏薄;怯寒神疲,苔白腻,脉弦迟本为湿胜阳微之象。

治法:温中健脾,化湿利水。

方药:实脾饮加减。

方中附子、干姜振奋脾阳,茯苓、白术健脾利水,厚朴、木香、草果、槟榔理气除湿,木瓜利湿而不伤阴,生姜、大枣、甘草调和药性。

加减:水湿较盛,腹大坚满者,加肉桂、猪苓、泽泻、车前子;大便稀溏者去槟榔、厚朴加薏苡仁、扁豆;脾阳虚衰,懒动乏力者,加黄芪、党参益气健脾。

(三)湿热蕴结

症状:腹大坚满,脘腹绷急,外坚内胀,烦热口渴,渴不饮水,小便赤涩,大便秘结或溏垢,面目肌肤发黄。

舌象:舌边尖红,苔黄腻,或灰黑而润。

脉象:脉弦数。

证候分析:湿热蕴结,水势壅盛,则腹大坚满,脘腹绷急,外坚内胀;湿热上蒸故烦热口渴,渴不欲饮;湿热壅阻,肝胆疏泄不利,胆汁外溢,故面目肌肤发黄;湿热阻滞气机,故小便赤涩,大便秘结或溏垢不爽;舌边尖红,苔黄腻或灰黑而润,脉弦数,本为湿热内阻之象。

治法:清热利湿,攻下逐水。

方药:中满分消丸合茵陈蒿汤、舟车丸。

中满分消丸中炒厚朴、炒枳实下气除胀;砂仁、陈皮、半夏、干姜和胃健脾,理气除胀;黄连、黄芩清热利湿;茯苓、猪苓、泽泻淡渗利湿;人参、白术健脾益气;姜黄活血化瘀,知母滋阴清热;甘草调和药性。诸药合用,热清水去气行,中满得除。茵陈蒿汤中茵陈清热利湿退黄;栀子清利三焦湿热;大黄泄降肠中瘀热。

舟车丸中甘遂、大戟、芫花攻逐水饮;大黄、黑丑荡涤泻下,使水从二便分消;青皮、陈皮、槟榔、木香理气行水,气行则水行;轻粉走而不守,逐水通便,但轻粉燥烈有毒,应严格掌握剂量,内服量为 $1.0 \sim 0.3$ g。舟车丸每服 $3 \sim 6$ g,视病情与服药后反应掌握用量。

加减:若热迫血溢,病势突变,骤然大量吐血、下血者,病情危急,可用犀角地黄汤加三七、仙鹤草、地榆炭清热凉血,活血止血;若湿热蒙闭心包,出现怒目狂叫,四肢抽搐或颤动,口喷臭气,渐至神志昏迷者,可选用至宝丹、安宫牛黄丸、紫雪丹、醒脑静等。

（四）肝脾血瘀

症状:腹大坚满,青筋暴露,胁腹刺痛,拒按,面色黯黑,面颈胸臂有血痣,口渴不欲饮,大便色黑,唇紫。

舌象:舌质紫红或有紫斑。

脉象:脉细涩或芤。

证候分析:肝脾血瘀,隧道不通,水气内聚,故腹大坚满,脉络怒张,胁腹刺痛;瘀热蕴阻下焦,病邪日深,入肾则面色黯黑,入血则面颈胸臂出现血痣;瘀血水浊互结,故口渴不欲饮;瘀血血不归经,胃肠道出血,则便血色黑;舌紫红、有瘀斑、唇紫、脉弦涩,均为瘀血停滞之征。

治法:活血化瘀,行气利水。

方药:调营饮加减。

方中当归、赤芍药、川芎、大黄、莪术、延胡索活血化瘀;瞿麦、赤茯苓、葶苈子清热利水;槟榔、大腹皮、陈皮、桑白皮理气利水;细辛、肉桂通阳化湿;甘草调和药性。

加减:大便色黑加三七、侧柏叶;癥积甚者加穿山甲、䗪虫;水胀满甚者可加用十枣汤攻逐水饮。

（五）脾肾阳虚

症状:腹大胀满,形如蛙腹,撑胀不甚,朝宽暮急,面色苍黄,脘闷纳呆,畏寒肢冷,小便不利。

舌象:舌质淡胖,有齿痕,苔白厚腻、水滑。

脉象:脉沉弱。

证候分析:脾肾阳虚,水湿内停,故腹大胀满,形如蛙腹,入暮尤甚;水湿中阻,故脘闷纳呆;阳虚气化不利,故小便短少;脾肾阳虚,失却温煦,故畏寒肢冷。舌体淡胖,有齿痕,苔水滑,脉沉弱,实为脾肾阳衰、水湿内停之征。

治法:温补脾肾,化气利水。

方药:附子理中丸合五苓散、济生肾气丸。

附子理中丸方中用附子、干姜温中散寒;党参、白术、甘草益气健脾除湿。五苓散中桂枝温阳化气;白术健脾燥湿;茯苓、猪苓、泽泻淡渗利湿。济生肾气丸方中附子、肉桂温补肾阳;熟地黄、山萸肉、怀牛膝、山药滋肾填精,茯苓、泽泻、车前子、丹皮利水消肿。

加减:肢冷畏寒,腰膝冷痛者,加仙茅、仙灵脾温补脾肾;便溏纳呆者加薏苡仁、扁豆健脾益气。

（六）肝肾阴虚

症状:腹大坚满,甚则青筋暴露,形体消瘦,面色晦滞,唇紫,小便短少、口燥咽干,心烦少寐,齿衄、鼻出血。

舌象:舌红绛少津。

脉象:脉弦细数。

证候分析:肝肾阴虚,气机郁滞,津液不能输布,水湿停聚于内,故腹大胀满,小便短少;血行涩滞,瘀血阻络,则青筋暴露,面色晦滞,唇紫;阴虚内热,则口干咽燥;虚热扰心,则心烦少寐;虚火灼伤血络,则齿衄、鼻出血;舌红绛少津,脉细数皆为肝肾阴虚之征。

治法:滋养肝肾,化瘀利水。

方药:六味地黄丸、猪苓汤、膈下逐瘀汤。

六味地黄丸中熟地黄、山萸肉、山药滋补肝肾,茯苓、牡丹皮、泽泻淡渗利湿。猪苓汤中滑石、猪苓、茯苓、泽泻利湿,阿胶滋阴养血。膈下逐瘀汤中五灵脂、赤芍药、桃仁、红花、牡丹皮活血化瘀;川芎、乌药、延胡索、香附、枳壳理气化瘀,甘草调和药性。

加减:午后潮热者加地骨皮、白薇、银柴胡、鳖甲;阴虚阳浮,耳鸣、面赤、颧红者,宜加龟甲、鳖甲、生牡蛎滋阴潜阳;齿衄、鼻出血者可加鲜茅根、藕节、仙鹤草。

肝肾阴虚证,病情较重,多为鼓胀的晚期,滋阴易助湿,利水又易伤阴,治疗颇为棘手,故掌握好养阴与利水的关系,实为治疗的关键。

### 八、预防与调护

(1)对胁痛、黄疸、癥积等病应早期治疗,避免与血吸虫疫水的接触。

(2)饮食宜清淡而富于营养,忌饮酒浆;养成细嚼慢咽的习惯,忌食粗硬食物,以免损络动血;腹水尿少者应忌盐。

(3)注意卧床休息,腹水较多者可取半卧位。

(4)养情怡性,安心静养。注意保暖,防止正虚邪袭。

(李德显)

# 第二节　胁　痛

胁痛是以一侧或两侧胁肋疼痛为主要表现的病证。其主要为肝胆疏泄失调、气机郁结所致,与肝胆关系密切。

西医学的急慢性肝炎、胆囊炎、胆石症等疾病的过程中出现胁痛,可参考本节辨证治疗。

### 一、病因病机

(一)肝气郁结

情志抑郁,或大怒伤肝,肝失疏泄,气机不畅,络脉痹阻,而致胁痛。

(二)瘀血停着

气机郁滞,久则致血流不畅,瘀血停积,胁络痹阻;或强力负重伤及胁络,瘀血停留,阻滞不通,致使胁痛。

(三)肝胆湿热

外来湿热内侵,或饮食所伤致脾失健运,湿浊中阻,郁而化热,湿热蕴结,令肝胆疏泄失调而胁痛。

(四)肝阴不足

久病或劳欲过度,耗伤精血,肝阴不足,血虚不能养肝,肝之脉络失养,而致出现胁痛。

### 二、辨证论治

胁痛辨证,首先应根据疼痛的性质及相关的症状,区别气血虚实。一般胀痛多属气郁,疼痛游走无定;刺痛多属血瘀,痛有定所;隐痛多属阴虚,其痛绵绵;湿热胁痛,多疼痛剧烈,且伴有口苦。本证以实证为多见,实证又以气滞、血瘀、湿热为主,以气滞为先;虚证多属阴血亏损,肝失所养。治疗上实证多采用疏导祛邪以通,虚证则滋养不足以荣通。

(一)肝气郁结

1.证候

胁痛以胀痛为主,疼痛游走不定,每因情志异常而加重,胸闷,食少暖气,苔薄脉弦。

2.证候分析

肝气郁结,失于条达,阻于胁络故胁肋胀痛。气属无形,时聚时散,聚散无常,游走不定,故疼痛走窜不定。情志异常,则气机紊乱,故疼痛随情志异常而加重。肝气不畅,横逆犯胃,故胸闷食少暖气。脉弦为肝郁之象。

3.治法

疏肝理气,通络止痛。

4.方药

柴胡疏肝散(柴胡、香附、枳壳、川芎、芍药、甘草)加减。胁痛重者,酌加青皮、川楝子、郁金以增强理气止痛的作用。若见恶心呕吐,可加藿香、砂仁等以增其和胃降逆之功。胁痛肠鸣腹泻者,可加白术、茯苓、苡仁等以健脾利湿止泻。

(二)瘀血停着

1.证候

胁肋刺痛,痛有定处,入夜更甚,或胁肋下见痞块,舌质紫暗,脉象沉涩。

2.证候分析

肝郁日久,气滞血瘀,或跌仆损伤致瘀血停着,痹阻胁络故胁痛如针刺,痛处不移。血属阴,夜为阴时,故入夜痛甚。瘀结停滞,积久不散,则渐成痞块。舌质紫暗,脉象沉涩均属瘀血内停之征。

3.治法

活血祛瘀,通络止痛。

4.方药

血府逐瘀汤(生地黄、赤芍药、枳壳、牛膝、柴胡、当归、川芎、桃仁、桔梗、甘草、红花)加减。若胁肋下有痞块而正气未衰者,可加三棱、莪术、地鳖虫等以增强破瘀散坚之力。

(三)肝胆湿热

1.证候

胁痛,口苦,胸闷纳呆,恶心欲呕,小便黄赤,或目黄、身黄,舌苔黄腻,脉弦滑数者。

2.证候分析

湿热蕴结于肝胆,肝失疏泄,胆气上逆故胁痛口苦。湿热中阻,脾胃升降失常,故胸闷纳呆、恶心欲呕。湿热交蒸,胆汁不循常道而外溢,故出现目黄,身黄,小便黄赤。舌苔黄腻,脉弦滑数,均是肝胆湿热之征。

3.治法

清利湿热,疏肝利胆。

4.方药

龙胆泻肝汤(龙胆草、生地黄、木通、泽泻、车前子、当归、柴胡、栀子、黄芩、甘草)加减。若发热、黄疸者,可加茵陈、虎杖以清热利湿除黄。若胁肋剧痛,连及肩背可加金钱草、海金沙、郁金、延胡索等以行气利胆。若热盛伤津,大便秘结者,可加大黄、芒硝以泄热通便。

(四)肝阴不足

1.证候

胁肋隐痛,绵绵不休,遇劳加重,口干咽燥,心中烦热,头晕目眩,舌红少苔,脉弦细而数。

2.证候分析

肝郁化热耗伤肝阴,或久病体虚,肝血亏损,不能濡养肝络故胁肋隐痛,绵绵不休,遇劳加重。阴虚内热,津伤燥扰,故口干咽燥,心中烦热。精血亏虚,不能上荣,故头晕目眩。舌红少苔,脉细弦而数,均为阴虚内热之象。

3.治法

滋养肝阴,柔肝止痛。

4.方药

一贯煎(生地黄、枸杞子、沙参、麦冬、当归、川楝子)加减。心中烦热可加炒栀子、酸枣仁以清热安神。头晕目眩可加山茱萸、女贞子、菊花以益肾清肝。

## 三、针灸治疗

(一)肝气郁结

可选取中庭、期门、肝俞、侠溪、足三里穴,用泻法。每日1～2次。

（二）瘀血停着

可选取膈俞、三阴交、行间、大包、京门、阿是穴，用泻法。每日 1～2 次。

（三）肝胆湿热

可选取期门、日月、支沟、阳陵泉、太冲穴，用泻法。每日 1～2 次。

（四）肝阴不足

可选取内关、阴郄、心俞、太溪、三阴交穴，用补法，可灸。每日 1～2 次。

（李德显）

# 第三节　黄　疸

黄疸是以目黄、身黄、小便黄为主症的一种病证，其中目睛黄染尤为本病的重要特征。

《内经》即有关于黄疸病名和主要症状的记载，如《素问·平人气象论》说："溺黄赤，安卧者，黄疸，……目黄者曰黄疸。"

汉·张仲景《伤寒杂病论》把黄疸分为黄疸、谷疸、酒疸、女劳疸、黑疸五种，并对各种黄疸的形成机制、症状特点进行了探讨，其创制的茵陈蒿汤成为历代治疗黄疸的重要方剂。《诸病源候论》根据本病发病情况和所出现的不同症状，区分为二十八候。《圣济总录》又分为九疸、三十六黄。两书都记述了黄疸的危重证候"急黄"，并提到了"阴黄"一证。

宋·韩祗和《伤寒微旨论·阴黄证》除论述了黄疸的"阳证"外，并详述了阴黄的辨证施治，指出："伤寒病发黄者，古今皆为阳证治之……无治阴黄法。"

元·罗天益在《卫生宝鉴》中又进一步把阳黄与阴黄的辨证施治加以系统化，对临床具有重要指导意义。程钟龄《医学心悟》创制茵陈术附汤，至今仍为治疗阴黄的代表方剂。《景岳全书·黄疸》篇提出了"胆黄"的病名，认为"胆伤则胆气败，而胆液泄，故为此证。"初步认识到黄疸的发生与胆液外泄有关。

清·沈金鳌《沈氏尊生书·黄疸》篇有"天行疫疠，以致发黄者，俗称之瘟黄，杀人最急"的记载，对黄疸可有传染性及严重的预后转归有所认识。

本节讨论以身目黄染为主要表现的病证。黄疸常与胁痛、癥积、鼓胀等病证并见，应与之互参。本病证与西医所述黄疸意义相同，可涉及西医学中肝细胞性黄疸、阻塞性黄疸和溶血性黄疸。临床常见的急慢性肝炎、肝硬化、胆囊炎、胆结石、钩端螺旋体病、蚕豆黄及某些消化系统肿瘤等疾病，凡出现黄疸者，均可参照本节辨证施治。

## 一、病因病机

黄疸的病因有外感和内伤两个方面，外感多属湿热疫毒所致，内伤常与饮食、劳倦、病后有关。黄疸的病机关键是湿，由于湿邪困遏脾胃，壅塞肝胆，疏泄失常，胆汁泛溢而发生黄疸。

（一）病因

1. 外感湿热疫毒

夏秋季节，暑湿当令，或因湿热偏盛，由表入里，内蕴中焦，湿郁热蒸，不得泄越，而致发病。若湿热夹时邪疫毒伤人，则病势尤为暴急，具有传染性，表现热毒炽盛，内及营血的危重现象，称为急黄。如《诸病源候论·急黄候》指出："脾胃有热，谷气郁蒸，因为热毒所加，故卒然发黄，心满气喘，命在顷刻，故云急黄也。"

2. 内伤饮食、劳倦

（1）过食酒热甘肥或饮食不洁：长期嗜酒无度，或过食肥甘厚腻，或饮食污染不洁，脾胃损伤，运化失职，湿浊内生，郁而化热，湿热熏蒸，胆汁泛溢而发为黄疸。如《金匮要略·黄疸病脉证并治》说："谷气不消，胃中苦浊，浊气下流，小便不通……身体尽黄，名曰谷疸。"《圣济总录·黄疸门》说："大率多因酒食过度,水谷相并,积于脾胃,复为风湿所搏,热气郁蒸,所以发为黄疸。"

（2）饮食饥饱、生冷或劳倦病后伤脾：长期饥饱失常,或恣食生冷,或劳倦太过,或病后脾阳受损,都可导致脾虚寒湿内生,困遏中焦,壅塞肝胆,致使胆液不循常道,外溢肌肤而为黄疸。如《类证治裁·黄疸》篇说："阴黄系脾脏寒湿不运,与胆液浸淫,外渍肌肤,则发而为黄。"

3.病后续发

胁痛、癥积或其他疾病之后,瘀血阻滞,湿热残留,日久损肝伤脾,湿遏瘀阻,胆汁泛溢肌肤,也可产生黄疸。如《张氏医通·杂门》指出："有瘀血发黄,大便必黑,腹胁有块或胀,脉沉或弦。"

（二）病机

黄疸的病理因素有湿邪、热邪、寒邪、疫毒、气滞、瘀血六种,但其中以湿邪为主,黄疸形成的关键是湿邪为患,如《金匮要略·黄疸病脉证并治》篇指出："黄家所得,从湿得之。"

湿邪既可从外感受,亦可自内而生。如外感湿热疫毒,为湿从外受;饮食劳倦或病后瘀阻湿滞,属湿自内生。由于湿邪壅阻中焦,脾胃失健,肝气郁滞,疏泄不利,致胆汁输泄失常,胆液不循常道,外溢肌肤,下注膀胱,而发为目黄、肤黄、小便黄之病证。

黄疸的病位主要在脾胃肝胆,黄疸的病理表现有湿热和寒湿两端。由于致病因素不同及个体素质的差异,湿邪可从热化或从寒化。由于湿热所伤或过食甘肥酒热,或素体胃热偏盛,则湿从热化,湿热交蒸,发为阳黄。由于湿和热的偏盛不同,阳黄有热重于湿和湿重于热的区别。如湿热蕴积化毒,疫毒炽盛,充斥三焦,深入营血,内陷心肝,可见猝然发黄,神昏谵妄,痉厥出血等危重症,称为急黄。若病因寒湿伤人,或素体脾胃虚寒,或久病脾阳受伤,则湿从寒化。寒湿瘀滞,中阳不振,脾虚失运,胆液为湿邪所阻,表现为阴黄证。如黄疸日久,脾失健运,气血亏虚,湿滞残留,面目肌肤淡黄晦暗久久不能消退,则形成阴黄的脾虚血亏证。

阳黄、急黄、阴黄在一定条件下可以相互转化。如阳黄治疗不当,病情发展,病状急剧加重,热势鸱张,侵犯营血,内蒙心窍,引动肝风,则发为急黄。如阳黄误治失治,迁延日久,脾阳损伤,湿从寒化,则可转为阴黄。如阴黄复感外邪,湿郁化热,又可呈阳黄表现,病情较为复杂。

在黄疸的预后转归方面,一般说来,阳黄病程较短,消退较易;但阳黄湿重于热者,消退较缓,应防其迁延转为阴黄。急黄为阳黄的重症,湿热疫毒炽盛,病情重笃,常可危及生命,若救治得当,亦可转危为安。阴黄病程缠绵,收效较慢;倘若湿浊瘀阻肝胆脉络,黄疸可能数月或经年不退,须耐心调治。总之黄疸以速退为顺,如《金匮要略·黄疸病脉证并治》指出："黄疸之病,当以十八日为期,治之十日以上瘥,反剧者为难治。"若久病不愈,气血瘀滞,伤及肝脾,则有酿成癥积、鼓胀之可能。

## 二、诊查要点

（一）诊断依据

（1）目黄、肤黄、小便黄,其中目睛黄染为本病的重要特征。

（2）常伴食欲减退,恶心呕吐,胁痛腹胀等症状。

（3）常有外感湿热疫毒,内伤酒食不节,或有胁痛、癥积等病史。

（二）病证鉴别

1.黄疸与萎黄

黄疸发病与感受外邪、饮食劳倦或病后有关;其病机为湿滞脾胃,肝胆失疏,胆汁外溢;其主症为身黄、目黄、小便黄。萎黄之病因与饥饱劳倦、食滞虫积或病后失血有关;其病机为脾胃虚弱,气血不足,肌肤失养;其主症为肌肤萎黄不泽,目睛及小便不黄,常伴头昏倦怠,心悸少寐,纳少便溏等症状。

2.阳黄与阴黄

临证应根据黄疸的色泽,并结合症状、病史予以鉴别。阳黄黄色鲜明,发病急,病程短,常伴身热,口干苦,舌苔黄腻,脉象弦数。急黄为阳黄之重症,病情急骤,疸色如金,兼见神昏、发斑、出血等危象。阴黄黄色晦暗,病程长,病势缓,常伴纳少、乏力、舌淡、脉沉迟或细缓。

（三）相关检查

血清总胆红素能准确地反映黄疸的程度,结合胆红素、非结合胆红素定量对鉴别黄疸类型有重要意义。

尿胆红素及尿胆原检查亦有助鉴别。

此外,肝功能、肝炎病毒指标、B超、CT、MRI、胃肠钡餐检查、消化道纤维内镜、逆行胰胆管造影、肝穿刺活检等均有利于确定黄疸的原因。

## 三、辨证要点

黄疸的辨证,应以阴阳为纲,阳黄以湿热疫毒为主,其中有热重于湿、湿重于热、胆腑郁热与疫毒炽盛的不同;阴黄以脾虚寒湿为主,注意有无血虚血瘀表现。临证应根据黄疸的色泽,结合病史、症状,区别阳黄与阴黄。

## 四、治疗要点

黄疸的治疗大法,主要为化湿邪,利小便。化湿可以退黄,如属湿热,当清热化湿,必要时还应通利腑气,以使湿热下泄;如属寒湿,应予健脾温化。利小便,主要是通过淡渗利湿,达到退黄的目的。正如《金匮要略》所说:"诸病黄家,但利其小便。"至于急黄热毒炽盛,邪入心营者,又当以清热解毒、凉营开窍为主;阴黄脾虚湿滞者,治以健脾养血,利湿退黄。

## 五、证治分类

（一）阳黄

1.热重于湿证

身目俱黄,黄色鲜明,发热口渴,或见心中懊憹,腹部胀闷,口干而苦,恶心呕吐,小便短少黄赤,大便秘结,舌苔黄腻,脉象弦数。

证机概要:湿热熏蒸,困遏脾胃,壅滞肝胆,胆汁泛溢。

治法:清热通腑,利湿退黄。

代表方:茵陈蒿汤加减。本方有清热通腑,利湿退黄的作用,是治疗湿热黄疸的主方。

常用药:茵陈蒿为清热利湿退黄之要药;栀子、大黄、黄柏、连翘、垂盆草、蒲公英,清热泻下;茯苓、滑石、车前草利湿清热,使邪从小便而去。

如胁痛较甚,可加柴胡、郁金、川楝子、延胡索等疏肝理气止痛;如热毒内盛,心烦懊憹,可加黄连、龙胆草,以增强清热解毒作用;如恶心呕吐,可加橘皮、竹茹、半夏等和胃止呕。

2.湿重于热证

身目俱黄,黄色不及前者鲜明,头重身困,胸脘痞满,食欲减退,恶心呕吐,腹胀或大便溏垢,舌苔厚腻微黄,脉象濡数或濡缓。

证机概要:湿遏热伏,困阻中焦,胆汁不循常道。

治法:利湿化浊运脾,佐以清热。

代表方:茵陈五苓散合甘露消毒丹加减。二方比较,前者作用在于利湿退黄,使邪从小便中去;后者作用在于利湿化浊,清热解毒,是湿热并治的方剂。

常用药:藿香、白蔻仁、陈皮芳香化浊,行气悦脾;茵陈蒿、车前子、茯苓、黄芩、连翘利湿清热退黄。

如湿阻气机,胸腹痞胀,呕恶纳差等症较著,可加入苍术、厚朴、半夏,以健脾燥湿,行气和胃。

本证湿重于热,湿为阴邪,黏腻难解,治法当以利湿化浊运脾为主,佐以清热,不可过用苦寒,以免脾阳受损。如治疗失当,迁延日久,则易转为阴黄。如邪郁肌表,寒热头痛,宜先用麻黄连翘赤小豆汤疏表清热,利湿退黄,常用药如麻黄、藿香疏表化湿,连翘、赤小豆、生梓白皮清热利湿解毒,甘草和中。

3. 胆腑郁热证

身目发黄,黄色鲜明,上腹、右胁胀闷疼痛,牵引肩背,身热不退,或寒热往来,口苦咽干,呕吐呃逆,尿黄赤,大便秘,苔黄舌红,脉弦滑数。

证机概要:湿热砂石郁滞,脾胃不和,肝胆失疏。

治法:疏肝泄热,利胆退黄。

代表方:大柴胡汤加减。本方有疏肝利胆,通腑泄热的作用,适用于肝胆失和,胃腑结热之证。

常用药:柴胡、黄芩、半夏和解少阳,和胃降逆;大黄、枳实通腑泄热;郁金、佛手、茵陈、山栀疏肝利胆退黄;白芍、甘草缓急止痛。

若砂石阻滞,可加金钱草、海金沙、玄明粉利胆化石;恶心呕逆明显,加厚朴、竹茹、陈皮和胃降逆。

4. 疫毒炽盛证(急黄)

发病急骤,黄疸迅速加深,其色如金,皮肤瘙痒,高热口渴,胁痛腹满,神昏谵语,烦躁抽搐,或见衄血、便血,或肌肤瘀斑,舌质红绛,苔黄而燥,脉弦滑或数。

证机概要:湿热疫毒炽盛,深入营血,内陷心肝。

治法:清热解毒,凉血开窍。

代表方:《千金》犀角散加味。本方功能清热退黄,凉营解毒,适用于湿热疫毒所致的急黄。

常用药:犀角(用水牛角代)、黄连、栀子、大黄、板蓝根、生地、玄参、丹皮清热凉血解毒;茵陈、土茯苓利湿清热退黄。

如神昏谵语,加服安宫牛黄丸以凉开透窍;如动风抽搐者,加用钩藤、石决明,另服羚羊角粉或紫雪丹,以息风止痉;如衄血、便血、肌肤瘀斑重者,可加黑地榆、侧柏叶、紫草、茜根炭等凉血止血;如腹大有水,小便短少不利,可加马鞭草、木通、白茅根、车前草,并另吞琥珀、车前仁、沉香粉,以通利小便。

(二)阴黄

1. 寒湿阻遏证

身目俱黄,黄色晦暗,或如烟熏,脘腹痞胀,纳呆减少,大便不实,神疲畏寒,口淡不渴,舌淡苔腻,脉濡缓或沉迟。

证机概要:中阳不振,寒湿滞留,肝胆失于疏泄。

治法:温中化湿,健脾和胃。

代表方:茵陈术附汤加减。本方温化寒湿,用于寒湿阻滞之阴黄。

常用药:附子、白术、干姜,温中健脾化湿;茵陈、茯苓、泽泻、猪苓,利湿退黄。

若脘腹胀满,胸闷、呕恶显著,可加苍术、厚朴、半夏、陈皮,以健脾燥湿,行气和胃;若胁腹疼痛作胀,肝脾同病者,当酌加柴胡、香附以疏肝理气;若湿浊不清,气滞血结,胁下癥结疼痛,腹部胀满,肤色苍黄或黧黑,可加服硝石矾石散,以化浊祛瘀软坚。

2. 脾虚湿滞证

面目及肌肤淡黄,甚则晦暗不泽,肢软乏力,心悸气短,大便溏薄,舌质淡苔薄,脉濡细。

证机概要:黄疸日久,脾虚血亏,湿滞残留。

治法:健脾养血,利湿退黄。

代表方:黄芪建中汤加减。本方可温中补虚,调养气血,适用于气血亏虚,脾胃虚寒之证。

常用药:黄芪、桂枝、生姜、白术益气温中;当归、白芍、甘草、大枣补养气血;茵陈、茯苓利湿退黄。

如气虚乏力明显者,应重用黄芪,并加党参,以增强补气作用;畏寒,肢冷,舌淡者,宜加附子温阳祛寒;心悸不宁,脉细而弱者,加熟地、何首乌、酸枣仁等补血养心。

(三)黄疸消退后的调治

黄疸消退,有时并不代表病已痊愈。如湿邪不清,肝脾气血未复,可导致病情迁延不愈,或黄疸反复发生,甚至转成癥积、鼓胀。因此,黄疸消退后,仍须根据病情继续调治。

1.湿热留恋证

脘痞腹胀,胁肋隐痛,饮食减少,口中干苦,小便黄赤,苔腻,脉濡数。

证机概要:湿热留恋,余邪未清。

治法:清热利湿

代表方:茵陈四苓散加减。

常用药:茵陈、黄芩、黄柏清热化湿;茯苓、泽泻、车前草淡渗分利;苍术、苏梗、陈皮化湿行气宽中。

2.肝脾不调证

脘腹痞闷,肢倦乏力,胁肋隐痛不适,饮食欠香,大便不调,舌苔薄白,脉来细弦。

证机概要:肝脾不调,疏运失职。

治法:调和肝脾,理气助运。

代表方:柴胡疏肝散或归芍六君子汤加减。前方偏重于疏肝理气,用于肝脾气滞者;后方偏重于调养肝脾,用于肝血不足,脾气亏虚者。

常用药:当归、白芍、柴胡、枳壳、香附、郁金养血疏肝;党参、白术、茯苓、山药益气健脾;陈皮、山楂、麦芽理气助运。

3.气滞血瘀证

胁下结块,隐痛、刺痛不适,胸胁胀闷,面颈部见有赤丝红纹,舌有紫斑或紫点,脉涩。

证机概要:气滞血瘀,积块留着。

治法:疏肝理气,活血化瘀。

代表方:逍遥散合鳖甲煎丸。

常用药:柴胡、枳壳、香附疏肝理气;当归、赤芍、丹参、桃仁、莪术活血化瘀。并服鳖甲煎丸,以软坚消积。

## 六、预防调护

（一）预防

黄疸与多种疾病有关,本病要针对不同病因予以预防。

（1）在饮食方面,要讲究卫生,避免不洁食物,注意饮食节制,勿过嗜辛热甘肥食物,应戒酒类饮料。

（2）对有传染性的患者,从发病之日起至少隔离30～45天,并注意餐具消毒,防止传染他人。注射用具及手术器械宜严格消毒,避免血液制品的污染,防止血液途径传染。

（3）注意起居有常,不妄作劳,顺应四时变化,以免正气损伤,体质虚弱,邪气乘袭。

（4）有传染性的黄疸病流行期间,可进行预防服药,可用茵陈蒿90克,生甘草6克,或决明子15克,贯众15克,生甘草10克,或茵陈蒿30克,凤尾草15克,水煎,连服3～7日。

（二）调护

关于本病的调护,应注意以下几个方面。

（1）在发病初期,应卧床休息,急黄患者须绝对卧床。

（2）恢复期和转为慢性久病患者,可适当参加体育活动,如散步、太极拳、静养功之类。

（3）保持心情愉快舒畅,肝气条达,有助于病情康复。

（4）进食富于营养而易消化的饮食,以补脾益肝;禁食辛辣、油腻、酒热之品,防止助湿生热,碍脾运化。

（5）密切观察脉证变化,若出现黄疸加深,或出现斑疹吐衄,神昏痉厥,应考虑热毒耗阴动血,邪犯心肝,属病情恶化之兆;如出现脉象微弱欲绝,或散乱无根,神志恍惚,烦躁不安,为正气欲脱之征象,均须及时救治。

（焦克德）

# 第四节 积 聚

积聚是指正气亏虚，脏腑失和，气滞血瘀，引发腹内结块，或痛或胀的一种病证，古又称伏梁、肥气、痞气、息贲等。分别言之，积属有形，固定不移，痛有定处，病属血分，乃为脏病；聚属无形，包块聚散无常，痛无定处，病属气分，乃为腑病。因积与聚关系密切，故两者往往一并论述。

《内经》首先提出积聚的病名，并对其形成和治疗原则进行了探讨。如《灵枢·五变》篇说："人之善病肠中积聚者……如此则肠胃恶，恶则邪气留止，积聚乃伤。"《难经·五十五难》明确了积与聚在病机及临床表现上的区别，指出："积者五脏所生，聚者六腑所成也。积者，阴气也，其始发有常处，其痛不离其部，上下有所始终，左右有所穷处；聚者，阳气也，其始发无根本，上下无处留止，其痛无常处，谓之聚。故以是别知积聚也。"《金匮要略·五脏风寒积聚病脉证治》进一步说明："积者，脏病也，终不移；聚者，腑病也，发作有时，展转痛移，为可治。"《金匮要略·疟病脉证治》将疟疾引起的癥瘕称为疟母，并以鳖甲煎丸治之，至今仍为治疗积聚的临床常用方剂。《证治准绳·积聚》在总结前人经验的基础上，提出了"治疗是病必分初、中、末三法"的主张。《景岳全书·积聚》认为积聚治疗"总其要不过四法，曰攻曰消曰散曰补，四者而已"，并创制了化铁丹、理阴煎等新方。《医宗必读·积聚》把攻补两大治法与积聚病程中初、中、末三期有机的结合起来，并指出治积不能急于求成，可以"屡攻屡补，以平为期"，颇受后世医家的重视。《医林改错》则强调了积聚与瘀血的关系，并且创制了膈下逐瘀汤等活血化瘀消积的方剂。此外，《千金方》《外台秘要》《医学入门》等医籍，在治疗上不但采用内服药物，而且还注意运用膏药外贴、药物外熨、针灸等综合疗法，使积聚的辨证论治内容益加丰富。历代医籍中，积聚亦称为"癥瘕"，如《金匮要略》将疟后形成的积块（疟母）称为"癥瘕"；《诸病源候论·癥瘕病诸候》指出："其病不动者，名为癥；若病虽有结瘕而可推移者，名为瘕，瘕者假也。"《杂病广要·积聚》篇明确说明"瘕即积，瘕即聚"。此外，《诸病源候论》记载的"癖块"、《外台秘要》记载的"痃癖"、《丹溪心法》记载的"痞块"等，均可归入积聚的范围。

西医学中，凡多种原因引起的肝脾肿大、增生型肠结核、腹腔肿瘤等，多属"积"之范畴；胃肠功能紊乱、不完全性肠梗阻等原因所致的包块，则与"聚"关系密切。上述病症有类似积聚证候时，可参考本节辨证论治。

## 一、病因病机

积聚的发生，多因情志失调，饮食所伤，寒邪内犯，及他病之后，肝脾受损，脏腑失和，气机阻滞，瘀血内结而成。

（一）情志失调

情志抑郁，恼怒伤肝，肝气不疏，脏腑失和，脉络受阻，血行不畅，气滞血瘀，日积月累，可形成积聚；忧思伤脾，脾失健运，日久营血运行不畅，也可形成积聚。如《金匮翼·积聚统论》篇说："凡忧思郁怒，久不能解者，多成此疾。"

（二）饮食不节

酒食不节，饥饱失宜，或恣食肥厚生冷，脾胃受损，运化失健，水谷精微不布，食滞湿浊凝聚成痰，或食滞、虫积与痰气交阻，气机壅结，则成聚证。如痰浊气血搏结，气滞血阻，脉络瘀塞，日久则可形成积证。《景岳全书·痢疾论积垢》说："饮食之滞，留蓄于中，或结聚成块，或胀满硬痛，不化不行，有所阻隔者，乃为之积。"

（三）感受寒邪

寒邪侵袭，脾阳不运，湿痰内聚，阻滞气机，气血瘀滞，积聚乃成。如《灵枢·百病始生》说："积之始生，得寒乃生。"亦有外感寒邪，复因情志内伤，气因寒遏，脉络不畅，阴血凝聚而成积。如《灵枢·百病始生》说："卒然外中于寒，若内伤于忧怒，则气上逆，气上逆则六俞不通，温气不行，凝血蕴裹而不散，津液涩渗，著而不去,而积皆成矣。"以上说明,内外合邪可形成积聚。

（四）病后所致

黄疸病后,湿浊留恋,气血蕴结;或久疟不愈,湿痰凝滞,脉络痹阻;或感染虫毒（血吸虫等）,肝脾不和,气血凝滞;或久泻、久痢之后,脾气虚弱,营血运行涩滞,均可导致积聚的形成。

本病病因有寒邪、湿热、痰浊、食滞、虫积等,各种邪气往往交错夹杂,相互并见,导致气滞血瘀结成积聚。聚证可逐渐演变成积证,但积证亦可不经聚证而直接成积。本病的病机主要是气机阻滞,瘀血内结。比较而言,聚证以气滞为主,积证以血瘀为主。积聚病位主要在于肝脾胃肠。肝主疏泄,司藏血;脾主运化,司统血。如肝气不畅,脾运失职,肝脾不调,胃肠失和,气血涩滞,壅塞不通,形成腹内结块,导致积聚。

本病初起,气滞血瘀,邪气壅实,正气未虚,病机性质多属实;积聚日久,病势较深,正气耗伤,可转为虚实夹杂之证。病至后期,气血衰少,体质羸弱,则往往转以正虚为主。以上所谓虚实,仅是相对而言,积聚的形成总与正气不足有关。如《素问·经脉别论》说:"勇者气行则已,怯者著而为病也。"凡正气充盛,则血脉流畅,纵有外邪入侵,鲜见成积为聚;若正气不充,气血运行迟缓,复受外邪侵袭,则易气滞、血瘀、痰凝而形成积聚。

## 二、诊断

（1）腹腔内有可扪及的包块。如包块质软,聚散无常,痛无定处者为聚证;包块质硬,固定不移,痛有定处者为积证。

（2）常有腹部胀闷或疼痛不适等症状。

（3）常有情志失调、饮食不节、感受寒邪或黄疸、虫毒、久疟、久泻、久痢等病史。

## 三、相关检查

积聚多属空腔脏器的炎症、痉挛、梗阻等病变,依据病史、症状、体征大致可做出诊断,必要时可配合腹部X片、B超等检查。癥积多为肝脾肿大、腹腔肿瘤、增生型肠结核,必须结合B超、CT、MRI、X片、腹腔镜、病理组织活检及有关血液检查,以明确诊断。如积块日趋肿大,坚硬不平,应排除恶性病变。

## 四、鉴别诊断

（一）痞满

积聚与痞满均可因七情失和、情志抑郁而致气滞痰阻,且均可出现胀满之症。但痞满以自觉脘腹部痞塞胀满,而患处无形证可见,更无包块可及,其病变部位主要在胃;而积聚除胀满外,腹内有结块,其病变部位重在肝脾。

（二）鼓胀

积聚与鼓胀均有七情抑郁、酒食所伤而致气滞血瘀的相同病机,其病变部位可同在肝脾,皆有胀满、疼痛、包块等临床表现。但鼓胀以腹部胀大、脉络暴露为临床特征,其病机变化复有水饮内停,因而腹中有无水液停聚是积聚与鼓胀鉴别之关键所在。

## 三、辨证论治

（一）辨证要点

1.明辨积聚之异

积聚虽然合称,然病机、主症皆有不同。聚证病在气分,多属于腑,以气机逆乱为主,腹中结块,聚散无常,痛无定处;积证则病在血分,多属于脏,病机以瘀血内结为主,结块固定不移,痛有定处。

2.详察积块部位

积块所在部位不同,每标志所病脏腑的差异。积块见于胃脘者,多提示病位于胃;积块见于胁下,多提示病位于肝,或在脾;积块见于小腹、少腹者,多提示病位于肠或妇科病变。然必结合其他临床症状或体征,综合分析。

3.辨积证初、中、末三期

积证可于临床上分为初、中、末三期,初期正气尚盛,邪气虽实而不甚,表现为积块形小,按之不坚;中期正气已虚,邪气渐甚,表现为积块增大,按之较硬;末期正气大伤,邪盛已极,表现为积块明显,按之坚硬。辨证积证初、中、末三期,以知正邪之盛衰,从而选择攻补之法。

(二)治疗原则

积聚的治疗应遵循《素问·至真要大论》"坚者削之""结者散之""留者攻之""逸者行之""衰者补之"法则,以调气理血为基本大法。聚证病在气分,重在调气,疏肝理气,行气消聚为其常法;积证病在血分,重在理血,活血化瘀,散结软坚乃其常规。积证的治疗依据病情发展、病机演变,一般初期重在攻邪,中期宜攻补兼施,末期则重在培补元气。

积聚证的治疗,重在处理好攻补的关系,对攻伐伤正类药物的应用尤宜权衡,时刻铭记《素问·六元正纪大论》"大积大聚,其可犯者,衰其大半而止"之明训,因攻伐之药,每易伤及气血,虽能取效于一时,然终至正虚邪盛,遣药制方时谨记"治实当顾其虚,补虚勿忘其实"之法则。

(三)分证论治

1.聚证

(1)肝气郁结:①主症:腹中结块柔软,时聚时散,攻窜胀痛。②兼次症:脘胁胀闷不适,嗳气,矢气频多。③舌脉:苔薄白;脉弦。④分析:肝失疏泄,腹中气结成块,结块柔软,气滞于中,时聚时散,故窜痛胀闷不适,嗳气、矢气频作;脉弦为肝气郁结之象。⑤治法:疏肝解郁,行气消聚。⑥方药:木香顺气丸。本方疏肝行气,温中化湿,适用于寒湿中阻、气机壅滞的聚证。方中木香、青皮、枳壳、川朴、乌药、香附行气散结,橘皮、苍术、砂仁、桂心化湿温中,川芎活血,甘草调和诸药。如气郁化热,口干苔黄者,去桂心、砂仁、苍术,加黄芩、山栀;如腹部胀痛明显,加川楝子、延胡索理气止痛。缓解期间宜服逍遥散以疏肝健脾,防止聚证复作。

(2)食滞痰阻:①主症:腹胀或痛,腹部时有条索状物聚起,按之胀痛更甚。②兼次症:便秘,纳呆。③舌脉:苔腻;脉弦滑。④分析:饮食不节,饥饱失宜,或甘肥油腻,或粗硬生冷,或污秽不洁,脾胃受损,运化失健,虫积、食滞、痰浊交阻。气聚不散,则腹中结块,时有条索物聚起;运化失司则纳呆,腑气不畅则便秘;苔腻,脉弦滑均为积滞痰浊之象。⑤治法:理气化痰,导滞散结。⑥方药:六磨汤。本方行气化痰,导滞通便,适用于痰食交阻,脘腹胀痛,饱闷气逆,大便秘结之证。大黄、槟榔、枳实导滞通便;沉香、木香、乌药行气化痰,使痰食滞结下行,气机畅通,则瘕聚自消;若因蛔虫结聚,阻于肠道所致者,可加入鹤虱、雷丸、使君子等驱蛔药物;若痰湿较重,兼有食滞,腑气虽通,苔腻不化者,可用平胃散加山楂、六曲等以健脾消导,燥湿化痰。

2.积证

(1)气滞血阻:①主症:腹部积块质软不坚,固定不移,胀痛不适。②兼次症:脘胁闷胀。③舌脉:苔薄白或黄;脉弦。④分析:胁痛、黄疸病后,湿浊气血留结;或感染虫毒,肝脾气血瘀滞;或久泻久痢之后,脾虚邪恋,营血涩滞;或饮食、情志所伤,痰浊气血壅结。以上诸因均可导致气滞血阻,脉络不和,积而成块。积证初起,气机阻滞而血结不甚,故积块质软不坚,胀痛不适;气血不畅,肝胃失和,故脘胁闷胀;气滞血阻则苔薄白脉弦,郁而化热可见黄苔。⑤治法:理气活血,通络消积。⑥方药:金铃子散合失笑散。方中川楝子行气疏肝,延胡索行气活血;五灵脂通利血脉,蒲黄活血祛瘀;两方相合,用金铃子散以行气,取失笑散以活血,气畅血通,积块得消,疼痛自止。若见口苦者,加柴胡、黄芩以清肝火,脘痞者加木香、枳实以行胃气;若偏于气滞,加青皮、槟榔以理气行郁,若重在瘀血,加三棱、莪术以活血散结。亦可酌加茯苓、白术,以防脾胃之伤。

(2)瘀血内结:①主症:腹部积块明显,质地较硬,固定不移,隐痛或刺痛。②兼次症:形体消瘦,纳谷减少,面色晦暗黧黑,面颈胸臂或有血痣赤缕,女子可见月事不下。③舌脉:舌质紫或有瘀斑瘀点;脉细涩。④分析:癥积日久不消,瘀结日盛,故见积块增大,质地变硬;病久伤正,故见形体消瘦纳谷减少;瘀阻脉络,故见面色晦暗黧黑,血痣赤缕;瘀阻血涩,冲任失调,故见女子月事不下;舌紫、瘀斑瘀点、脉细涩均属瘀结正虚之象。⑤治法:祛瘀软坚,佐以扶正健脾。⑥方药:膈下逐瘀汤、鳖甲煎丸合六君子汤加减。膈下逐瘀汤重在活血行气,消积止痛,适用于瘀血结块,为本证的主方;鳖甲煎丸化瘀软坚,兼顾正气,适用于积块肿大坚硬而正气受损者;六君子汤旨在调补脾胃,适用于脾虚气弱,运化失健者,可与以上两方合用或间服,达到攻补兼施的目的。药用当归、川芎、桃仁、五灵脂、丹皮、赤芍、延胡索活血化瘀,消积止痛;香附、枳壳、陈皮、半夏行气和中;人参、白术、茯苓、甘草健脾扶正。适量加以山慈菇、蚤休可以加强软坚散结的功效;如痰瘀互结,苔白腻者,可加浙贝母、瓜蒌、苍术等化痰散结药物;食纳不振者,加山楂、神曲、鸡内金助胃消食。

(3)正虚瘀结:①主症:久病体弱,积块坚硬,隐痛或剧痛。②兼次症:饮食大减,肌肉瘦削,神倦乏力,面色萎黄或黧黑,甚则面肢浮肿。③舌脉:舌质淡紫,或光剥无苔;脉细数或细弱无力。④分析:症积日久,瘀结不消,故积块坚硬,隐痛或剧痛;病久伤正,气血衰少,故见饮食大减,肌肉瘦削,神倦乏力;气血衰少不荣,则面色萎黄,瘀阻血滞,则面色黧黑;气血大亏,水湿不化,则肢体浮肿,舌淡紫或光剥,脉细数或细弱无力均属气血虚少,或阴液大伤,血行滞涩之象。⑤治法:补益气血,活血化瘀。⑥方药:八珍汤合化积丸加减。八珍汤补气益血,适用于气血衰少之证;化积丸活血化瘀,软坚消积,可缓消瘀血内结之积块,不能急于求成。两方中用人参、白术、茯苓、甘草补气;当归、白芍、地黄、川芎益血;三棱、莪术、阿魏、海浮石、瓦楞子、五灵脂活血化瘀消颜;香附、苏木、槟榔行气以活血。雄黄解毒杀虫,但雄黄有毒,临床可去之。若积块日久难消,疼痛加剧,可酌情加以石见穿、喜树果以加强破血化瘀之力;若阴伤较甚,头晕目眩,舌光无苔,脉细数者,可加生地、北沙参、枸杞子、石斛;如牙龈出血,鼻衄,酌加山栀、丹皮、白茅根、茜草、三七等凉血化瘀止血;若畏寒肢肿,舌淡白,脉沉细者,加黄芪、附子、肉桂、泽泻等以温阳益气,利水消肿。

## 四、转归预后

聚证病程较短,一般预后良好。少数聚证日久不愈,可以由气入血转化成积证。癥积日久,瘀阻气滞,脾运失健,生化乏源,可导致气虚、血虚,甚或气阴并亏;若正气愈亏,气虚血涩,则癥积愈加不易消散,甚则逐渐增大。如病势进一步发展,还可出现一些严重变证。如积久肝脾两伤,藏血与统血失职,或瘀热灼伤血络,而导致出血;若湿热瘀结,肝脾失调,胆汁泛溢,可出现黄疸;若气血瘀阻,水聚腹中而成鼓胀,进而出现肝虚动风而震颤,如此则病笃已极,预后凶险。故积聚的病机演变,与血证、黄疸、鼓胀等病证有密切的联系。

## 五、临证要点

(1)癥积按初、中、末三个阶段,可分为气滞血阻、瘀血内结、正虚瘀结三个证候,但在临床中,各个证候往往兼有郁热、湿热、寒湿、痰浊等病机表现。其中,兼郁热、湿热者尤为多见。至于正气亏虚者,亦有偏重阴虚、血虚、气虚、阳虚的不同。临证应根据邪气兼夹与阴阳气血亏虚的差异,相应地调整治法方药。

(2)积聚治疗上始终要注意顾护正气,攻伐药物不可过用,同时要兼以调理脾胃。《素问·六元正纪大论》说:"大积大聚,其可犯也,衰其大半而止。"聚证以实证居多,但如反复发作,脾气易损,此时需用香砂六君子汤加减,以培脾运中。积证系日积月累而成,其消亦缓,切不可急功近利。如过用、久用攻伐之品,易于损正伤胃;过用破血、逐瘀之品,易于损络出血;过用香燥理气之品,则易耗气伤阴积热,加重病情。《医宗必读·积聚》提出的"屡攻屡补,以平为期"的原则深受医家重视。

(3)积聚除按气血虚实辨证外,尚须根据结块部位、脏腑所属综合考虑,结合西医学检查手段明确积聚的性质,对治疗和估计预后有重要意义。如癥积系病毒性肝炎所致肝脾肿大者,在辨证论治的基础上,可选加具有抗病毒、护肝降酶、调节免疫、抗纤维化等作用的药物;如恶性肿瘤宜加入扶正固本、调节免疫功能以及实验筛选和临床证实有一定抗肿瘤作用的药物。

(焦克德)

# 第五节 疟 疾

疟疾是因感受疟邪,邪正交争所致,以寒战、壮热、头痛、汗出、休作有时为临床特征,具有传染性的一类病证。我国大部分地区都有流行,其中又以南方发病较多,多发于夏秋季节。

## 一、病因病机

本病的病因是疟邪,《内经》称为"疟气"。主要是人体被疟蚊叮咬感受而得。疟邪入侵人体后,舍于营卫,伏藏于半表半里,内搏五脏,横连幕原。由于疟邪与正气相争,虚实更作,阴阳相移,而发生疟疾的一系列症状。疟邪与卫气相集,入与阴争,阴实阳虚,以致恶寒战栗;出与阳争,阳盛阴虚,内外皆热,以致壮热汗出,头痛,口渴。疟邪与卫气相离,不与营卫相搏,热退身凉,发作停止。当疟邪与卫气再次相搏邪正交争时,则再一次引起疟疾发作。

因疟邪具有盛虚更替的特性,疟气之浅深,其行之迟速,决定着与卫气相搏的周期,从而表现病以时作的特点。疟疾以间日一作最为多见,正如《素问·疟论》说:"其间日发者,由于邪气内搏于五脏,横连幕原也。其道远,其气深,其行迟,不能与卫气俱行,不得皆出,故间日乃作也。"疟气深而行更迟者,则间二日而发,形成三阴疟,或称三日疟。

根据疟疾阴阳偏盛、寒热程度的不同,把通常情况下所形成的疟疾称为正疟;素体阳盛及疟邪引起的病机变化以阳热偏盛为主,临床表现寒少热多者,则形成温疟;素体阳虚及疟邪引起的病机变化以阳虚寒盛为主,临床表现寒多热少者,则形成寒疟。南方地域,由瘴毒疟邪引起,以致阴阳极度偏盛,寒热偏颇,心神蒙蔽,神昏谵语,则形成瘴疟。若因疟邪传染流行,病及一方,同期内多人发病,则形成疫疟。疟病日久,疟邪留滞,耗伤人体气血,正气不足,每遇劳累,疟邪复与卫气相集而发病者,则形成劳疟。疟病日久,气机郁滞,血脉瘀滞,津凝成痰,结于胁下,则形成疟母。

总而言之,疟疾是由于感受疟邪,邪正相交所致的疾病,疟邪致病,伏于半表半里舍于营卫,集于卫气邪正相交则发病,离于卫气则病休。临床有正疟、温疟、寒疟、瘴疟、劳疟、疫疟、疟母之分。

## 二、辨证要点

(一)典型症状

周期性发作的寒战、发热,出汗,在间歇期症状消失,与常人无异,是诊断的重要依据。

(二)传染及流行病史

居住或近期到过疟疾流行地区,在夏秋季节发病,或流行地区见相似病例,是重要参考依据,实验室血涂片检查到疟原虫是确诊依据。

(三)相关检查

(1)血涂片查疟原虫:典型疟疾发作时,血液涂片或骨髓片可找到疟原虫。一般采用薄血片与厚血片检查方法,厚血片阳性率高,在发冷期及发作 6 小时内,血液疟原虫较多。

(2)血常规检查:红细胞和血红蛋白在疟疾多次发作过程中呈进行性降低。

(3)肝功能检查:血清胆红素可略见增高,肝功能可异常。

(4)肝、脾 B 超检查:肝脏、脾脏可肿大。

(5)尿液和肾功能检查:部分患者可有蛋白尿,尿中红、白细胞和管型;个别有肾功能损害。

## 三、类证鉴别

其他有寒热往来的疾病感冒、伤寒、风温、下焦湿热、肝胆湿热痨瘵等病证,均可出现寒热往来,但这些疾病发热发作的时间规律、兼见症状、未发时的表现等与疟疾都有不同,血检也无疟原虫阳性发现,均可供鉴别。

#### 四、辨证论治

(一)辨证要点

1.辨轻重

一般疟疾发作症状较为典型。发作时先寒战后高热,随大汗出而症状暂可缓解,休止之时,可如常人,定时而作,周期明显,多神识清楚,发病虽以南方多见,但全国各地均有,其病较轻。瘴疟则症状多样,虽有寒战发热汗出之症,而表现不典型,未发作时也有症状存在,周期不如一般疟疾明显,发作多不定时,多有神昏谵语,主要在南方地区发病,其病较重。

2.辨寒热偏盛

《景岳全书·疟疾》指出:"治疟当辨寒热,寒胜者即为阴证,热胜者即为阳证。"对于一般的疟疾,典型发作者属于正疟,与正疟相比较,阳热偏盛,寒少热多者,则为温疟。阴寒偏盛,寒多热少者,则为寒疟。在瘴疟之中,热甚寒微,甚至壮热不寒者为热瘴,寒甚热微,甚至但寒不热者为冷瘴。此为疟疾寒热偏盛的区别。

3.辨正气之虚实

一般疟疾,病初及病程短者,正气未虚,多属实证。疟疾每发,必耗人体气血,病程越长,则气血伤耗日甚。正气亏虚,易于形成劳疟而反复发作。或疟疾虽缓解,而脾胃虚弱、气血不足等证已现。病瘴疟者,瘴毒入脏腑而耗营血,其病程虽不长,正气已伤。

(二)治疗原则

祛邪截疟是疟疾的基本治疗原则。在祛邪截疟的基础上,根据疟疾证候的不同,分别施治。邪在少阳者,宜和解少阳,以达疟邪于外;偏热者,宜清热以解表;偏寒者,宜辛温以散邪;感受瘴气者,治当辟秽解瘴;夹痰夹食者,宜祛痰消滞;病久证虚者,给予调补脾胃或补养气血。证属虚实夹杂,寒热交错者,则应攻补兼施,寒温并用。

(三)分证论治

1.正疟

(1)证候:寒战壮热,休作有时。先有呵欠乏力,继则寒战鼓颔,寒罢则内外皆热,终则遍身汗出,热退身凉,每日或间一二日发作一次。头痛面赤,口渴引饮。舌质红,苔薄白或黄腻;脉弦。

(2)证候分析:疟邪伏于半表半里,出入于营卫之间,病发之初,疟邪从阴分而入,阻遏阳气,营卫不和,故见呵欠乏力,寒战鼓颔;疟邪出而与阳争,阳盛阴虚,故见壮热,头痛面赤,舌质红,口渴引饮;邪热迫津外出,则遍身汗出;邪气伏藏,疟暂休止,则见热退身凉,每日或间一二日发作一次。舌质红为热象,初病舌苔多薄白,邪伏半表半里为少阳之属,故其脉弦。

(3)治法:祛邪截疟,和解表里。

(4)方药:柴胡截疟饮。方中柴胡、黄芩、人参、甘草、半夏、生姜、大枣即小柴胡汤,和解表里,导邪外出;常山祛邪截疟;槟榔、乌梅理气和胃,并减轻常山致吐的不良反应。若津液损伤,口渴甚者,加葛根、石斛生津止渴;胸脘痞闷,苔白腻者,去滞气碍湿之参、枣二药,加苍术、厚朴、青皮理气化湿;烦渴、苔黄、脉弦数热盛伤津者,去参、姜、枣之辛温药,加石膏、天花粉清热生津。

2.温疟

(1)证候:热多寒少,汗出不畅。头痛,骨节疼痛,口渴引饮,尿赤便秘。舌质红,苔黄;脉弦数。

(2)证候分析:邪正交争,阳热偏盛于里,则热多寒少;热邪郁闭肌表,腠理不通,故汗出不畅,头痛,骨节疼痛;口渴引饮,尿赤便秘,舌质红,苔黄,弦数均为热盛之故。

(3)治法:清热解表,和解祛邪。

(4)方药:白虎加桂枝汤。方中石膏、知母清泄里热;粳米、甘草益胃护津;桂枝疏风解肌。可加青蒿、柴胡祛邪截疟;若口渴引饮,酌加生地、麦冬、石斛养阴生津止渴。

3.寒疟

(1)证候:寒多热少。口不渴,胸脘痞闷,神疲体倦。苔白腻;脉弦。

(2)证候分析:邪正交争,阳虚阴寒偏盛,故寒多热少,口不渴;阳气郁遏,气机不畅,寒湿内盛则见胸脘痞闷,神疲体倦,苔白腻,弦为寒湿之征。

(3)治法:和解表里,温阳达邪。

(4)方药:柴胡桂枝干姜汤。方中以柴胡、黄芩和解表里,桂枝、干姜、甘草温通阳气,达邪于外,天花粉、牡蛎散结软坚。可加青蒿、常山祛邪截疟。若脘腹痞闷,苔白腻者,为寒湿内盛,宜酌加草果、厚朴、陈皮、苍术等理气化湿,温运脾胃。

4.热瘴

(1)证候:寒微热甚,或壮热不寒。头痛,肢体烦疼,面红目赤,胸闷呕吐,烦渴饮冷,大便秘结,小便热而短赤,甚至神昏谵语。舌质红绛,苔黄腻或垢黑;脉洪数或弦数。

(2)证候分析:瘴疟之一,由于瘴毒入侵人体,阴阳相移,阳热偏盛,故见寒微热甚,或壮热不寒;热毒熏灼,邪热上扰,则头痛,肢体烦疼,面红目赤;热蕴中焦,胃气上逆,则胸闷呕吐;邪热内盛,津液亏耗,则烦渴饮冷,大便秘结,小便热而短赤;热毒入于心包,蒙蔽心神,则见神昏谵语;舌质红绛,苔黄腻或垢黑。脉洪数或弦数为热毒内盛之象。

(3)治法:除瘴解毒,清热保津。

(4)方药:清瘴汤。该方为治疟之验方,方中青蒿、常山清热截疟除瘴;黄连、黄芩、柴胡、知母清热解毒;竹茹、半夏、茯苓、陈皮、枳实清肝利胆和胃;滑石、甘草、朱砂清热解暑,利湿除烦。若壮热不解者,可加生石膏清热泻火;口渴心烦,津伤明显者,加生地、玄参、沙参、石斛、玉竹等清热养阴生津;肠腑不通者,可予大承气汤;热入心包,见神昏谵妄者,急用安宫牛黄丸、紫雪或至宝丹清心开窍。

5.冷瘴

(1)证候:寒甚热微,或但寒不热。或呕吐,腹泻,甚则神昏谵语。苔白厚腻;脉弦。

(2)证候分析:瘴疟之一,由于瘴毒入侵人体,阴阳相移,阴寒内盛,故见寒甚热微,或但寒不热;寒湿内阻,升降失司,故呕吐,腹泻;若瘴毒湿浊之邪蒙蔽心窍,则见神昏谵语;苔白厚腻,脉弦为寒湿内阻之征。

(3)治法:解毒除瘴,芳化湿浊。

(4)方药:不换金正气散。方中以苍术、厚朴、陈皮、甘草燥湿运脾;藿香、半夏、佩兰、荷叶芳香化浊,辟秽祛湿,和胃降逆止呕;槟榔、草果理气温脾除湿;石菖蒲豁痰宣窍。宜加青蒿或常山截疟。若见神昏谵语,合用苏合香丸芳香开窍辟秽;如见但寒不热,四肢厥冷,脉弱无力,为阳虚气脱,加人参、附子、干姜益气温阳固脱。

6.劳疟

(1)证候:疟疾迁延日久不愈,每遇劳累易发,寒热时作。倦怠乏力,短气懒言,面色萎黄,形体消瘦。舌质淡;脉细无力。

(2)证候分析:疟疾日久,疟邪未除,邪正相争,正气耗损,故每遇劳累疟疾易发,寒热时作,迁延日久不愈而成劳疟;久病伤及脾胃,气血亏虚,故见倦怠乏力,短气懒言,面色萎黄,形体消瘦;舌质淡,脉细无力为气血虚之象。

(3)治法:益气养血,扶正祛邪。

(4)方药:何人饮。方中以人参益气扶正,制何首乌当归补益精血,陈皮、生姜理气和中,加青蒿或常山祛邪截疟。若气虚较甚,倦怠乏力自汗者,加黄芪、浮小麦;以阴虚为主的,可用小营煎,该方药用熟地、当归、白芍、枸杞子、山药、炙甘草,以滋阴益精。阴虚潮热者,可酌加青蒿、常山、柴胡、鳖甲、生地等清退虚热。

7.疟母

(1)证候:久疟不愈,胁下结块,触之有形,按之疼痛,或胁肋胀痛。面色萎黄,神疲乏力,形体消瘦。舌质紫黯,或有瘀斑;脉细涩。

（2）证候分析：疟病迁延日久不愈，反复发作，致正气渐衰，疟邪瘀血痰凝，结成痞块居于胁下，故见胁下结块，触之有形，按之疼痛，或胁肋胀痛，此乃《金匮要略》所称之疟母。久病伤及脾胃，气血亏损，故见面色萎黄，神疲乏力，形体消瘦。舌质紫黯，或有瘀斑，脉细涩，为瘀血、痰浊阻络之征。

（3）治法：软坚散结，祛瘀化痰。

（4）方药：鳖甲煎丸。本方出自《金匮要略》，为治疟母的主方。方中重用鳖甲以软坚散结，配大黄、桃仁、䗪虫、蜣螂等活血化瘀，以人参、阿胶、桂枝、芍药等调和营卫，增强正气，使邪去而不伤正。本方寒热并用，攻补兼施，具有扶正祛邪、软坚散结消积之功，由于药力较峻，且重在驱邪，故久病体弱气血偏虚者，久服有伤正之弊，当与益气养血等补益剂配合使用。

（焦克德）

# 第六节　痉　病

痉病是指以项背强直，四肢抽搐，甚至口噤不开、角弓反张为主要临床表现的一种病证。古代亦称之为"痓"。

历代医家对痉证有较多论述。《内经》认为痉证的发生与风、寒、湿邪有关，如《素问·至真要大论》曰："诸痉项强，皆属于湿"，"诸暴强直，皆属于风。"《灵枢·经筋》曰："经筋之病，寒则反折筋急。"

汉·张仲景在继承《内经》理论的基础上，对痉证有了进一步的认识，不仅明确了刚痉、柔痉之别，还提出误治、失治亦可伤亡津液而致痉，这既丰富了对内伤致痉的认识，又为后世医家认识本病奠定了基础。

朱丹溪《医学明理·痉门论》指出："方书皆谓感受风湿而致，多用风药，予细详之，恐仍未备，当作气血内虚，外物干之所致。"认为痉证不仅有外感所致，也有内伤气血所致，切不可一概从风论治而专用"风药"。

《景岳全书·痉证》也说："凡属阴虚血少之辈，不能养营筋脉，以致搐挛僵仆者，皆是此证。如中风之有此者，必以年力衰残，阴之败也；产妇之有此者，必以去血过多，冲任竭也；疮家之有此者，必以血随脓出，营气涸也……凡此之类，总属阴虚之证。"强调阴虚精血亏损可致痉证。

随着清代温病学说的发展，对痉证的认识日趋完善。吴鞠通在《温病条辨·痉有寒热虚实四大纲论》中说："六淫致病，实证也；产后亡血，病久致痉，风家误下，温病误汗，疮家发汗者，虚痉也。风寒、风湿致痉者，寒证也；风温、风热、风暑、燥火致痉者，热痉也。"将痉证概括为虚、实、寒、热四大纲领。

中医学里尚有"瘈疭"一证，瘈，即抽搐。《张氏医通·瘈疭》说："瘈者，筋脉拘急也；疭者，筋脉弛纵也，俗谓之抽。"瘈疭既可为痉证的症状之一，也可单独出现而为病。如《温病条辨·痉病瘈疭总论》所述："痉者，强直之谓，后人所谓角弓反张，古人所谓痉也。瘈者，蠕动引缩之谓，后人所谓抽掣、搐搦，古人所谓瘈也。"

现代医学的各种原因引起的高热惊风，以及某些中枢神经系统病变，如流行性脑脊髓膜炎、流行性乙型脑炎、中毒性脑病、高血压脑病、颅内占位性病变、颅脑外伤等疾病，出现痉证的临床表现时，可参考本节进行辨证论治。

## 一、病因病机

风、寒、湿、热之邪外袭，壅阻经络，气血不畅；或热盛动风；或肝肾阴虚，肝阳化风；或阴虚血少，虚风内动，俱可发为痉证。

（一）邪壅经络

风寒湿邪外袭，阻遏经络，导致气血运行不利，阴血不能濡养筋脉，筋脉拘急而成痉。

（二）热盛动风

热病邪入营血，引动肝风；或热盛于里，消灼津液，阴血亏乏，筋脉失于濡养，发为痉证。

**（三）阴血亏损**

素体阴虚血虚，或因亡血，或因汗、下太过，或误治失治，或久病伤阴，致使阴亏血少，无以濡养筋脉，因而成痉。

痉证病在筋脉，与肝的关系极为密切。肝主筋，倘肝血不能濡养筋脉，则筋脉拘急，发为痉证。

证之病性，有虚实两端。虚为脏腑虚损，阴阳、气血、津液亏乏；实为外邪气盛。痉证之发病，不外外感和内伤两个方面。

外感多为风寒湿邪客于经脉所致，病性以实为主；内伤多见热盛津伤或阴虚血少而致痉，病性以虚为多。又邪气往往伤正，而呈正虚邪实，虚实夹杂之证。痉证总属阴虚血少，筋脉失养。正如《医学原理·痉门》所说："虽有数因不同，其于津亏血少，无以滋荣经脉则一。"

## 二、诊断要点

**（一）症状**

突然发病，以颈项强直、四肢不自主抽搐、口噤不开甚至角弓反张为主要证候特征。严重者可伴有神昏谵语等意识障碍。发病前多有外感或内伤病史。

**（二）检查**

血常规检查、脑脊液检查、脑部 CT 以及 MRI 检查、肝肾功能检查等，均有助于痉证的病因、病性和病位的诊断。

## 三、鉴别诊断

**（一）痫证**

痫证是一种发作性的神志异常疾病。主要症状是突然倒地，昏不知人，口吐涎沫，四肢抽搐，两目上视，或口中如作猪羊声。发作片刻后可自行苏醒，且醒后如常人。

痉证与痫证均为突然发病，有四肢抽搐、神昏等症状，但痉证的抽搐、筋脉拘急多呈持续性，难以自行恢复，且大多伴有高热或头痛等其他症状；而痫证的神昏、抽搐症状发作片刻后可自行缓解，醒后如常人，既往有类似发病史。

**（二）厥证**

厥证主要表现为突然昏倒，不省人事，四肢逆冷。虽然二者均可出现神昏症状，但厥证以四肢逆冷为主，无颈项强直、四肢抽搐等表现，两者不难鉴别。

**（三）中风**

中风以突然昏仆，不省人事，偏身麻木，口眼㖞斜，言语謇涩或不经昏仆，仅表现为半身不遂，口眼㖞斜为主要症状。而痉证表现为项背强直，四肢抽搐，甚至角弓反张，无半身不遂、口眼㖞斜等症状。

**（四）颤证**

颤证是一种慢性病证，表现为头颈、手足不自主地振摇、抖动，且动作的幅度小，频率快，呈持续性，但无发热、神昏等症状。而痉证的肢体抽搐幅度较大，呈持续性，但可伴有短时间的间歇，部分患者有发热、神昏等症状。结合病史，不难与颤证鉴别。

**（五）破伤风**

破伤风临床表现为项背强急，四肢抽搐，角弓反张，伴口噤，苦笑面容，与痉证症状相似，但破伤风发病前多有金疮破伤、伤口不洁病史，结合相关检查，可与痉证鉴别。

## 四、辨证

本病的辨证主要是辨虚实。一般而言，颈项强直，牙关紧闭，角弓反张，四肢抽搐频繁有力且幅度较大者，属实证，多由外感或痰浊、瘀血所致；手足蠕动，或抽搐时作时休，神疲倦怠，属虚证，多由内伤所致气血津液不足。

（一）邪壅经络

证候：头痛，项背强直，四肢抽搐，伴恶寒发热，肢体酸重，甚至口噤不能言。舌苔薄白或白腻，脉浮紧。

分析：风寒湿邪侵于肌表，则恶寒发热；客于经络，气血运行不畅则头痛，项背强直；外邪侵袭，筋脉拘急则肢体酸重，四肢抽搐，口噤不能言。风寒为患则苔薄白，脉浮紧；风湿外袭则舌苔白腻。

（二）肝经热盛

证候：高热头痛，口噤龂齿，手足躁动不安，甚则项背强急，四肢抽搐，角弓反张，舌质红绛，舌苔薄黄或少苔，脉弦细数。

分析：火热之邪内蕴于肝，循经上扰，则高热头痛；热盛伤阴，致阴血不能濡养经筋，则口噤龂齿，手足躁动不安，甚则项背强急，四肢抽搐，角弓反张；舌质红绛，苔薄黄或少苔，脉弦细数，均为肝火旺盛之征。

（三）阳明热盛

证候：壮热汗出，项背强急，手足挛急，甚则角弓反张，腹满便结，面红，口渴喜冷饮，舌质红，苔黄燥，脉弦数。

分析：阳明经热甚，则壮热、大汗、大渴；热甚津伤，筋失濡养，则项背强急，手足挛急，角弓反张，燥屎不下，腹满便结；面红，渴喜冷饮，舌红，苔黄燥，脉数，为热甚之象。

（四）心营热盛

证候：高热烦躁，神昏谵语，躁动不安，项背强急，四肢抽搐，甚则角弓反张，舌质红绛，苔黄少津，脉细数。

分析：热入营血，扰动心神，则高热烦躁，神昏谵语；热盛煎熬阴血，阴血亏虚不能濡润筋脉，故四肢抽搐、项背强急，角弓反张；热盛则舌质红绛，苔黄，脉细数。

（五）痰浊阻滞

证候：头痛昏蒙如裹，神识呆滞，项背强急，四肢抽搐，胸脘满闷，食少纳呆，呕吐痰涎，舌苔白腻，脉滑或弦滑。

分析：痰湿壅盛，阻滞经络，清阳不能上达头面，故见头痛昏蒙如裹，神识呆滞；筋脉失于濡养，则项背强急，四肢抽搐；痰浊阻滞中焦，则胸脘满闷，食少纳呆，呕吐痰涎；舌苔白腻，脉滑，均为痰浊之象。

（六）阴血亏虚

证候：项背强急，四肢麻木，抽搦或筋惕肉动，两目直视，口噤，伴头目昏眩，自汗，神疲气短乏力，或低热，舌质淡或舌红少苔，脉细弱或数。

分析：素体阴虚，筋脉不得滋润濡养，故项背强急，四肢麻木，筋惕肉动；气虚血少，不能濡润眼睛，则两目直视；不能滋养口唇，则口噤；阴血亏虚，不能营养周身，则头目昏眩，神疲气短，脉细弱；低热，舌红苔少，脉细数，此为阴虚之征。

## 五、治疗原则

"急则治其标，缓则治其本"为痉证治疗总则。治标应舒筋解痉。感受风、寒、湿、热之邪而致痉者，治以祛风散寒，清热祛湿，择而用之。肝经热盛者，治以清肝潜阳，熄风止痉；阳明热盛者，治以清泻胃热，存阴止痉；心营热盛者，治以清心凉血，开窍止痉；瘀血内阻而致痉者，治以活血化瘀，通窍止痉；痰浊阻滞而致痉者，治以祛风豁痰，熄风镇痉。治本以养血滋阴，舒筋止痉为主。津伤血少在痉证的发病中具有重要作用，所以滋养营阴是痉证的重要治疗方法。

## 六、中药治疗

（一）邪壅经络

治法：祛风散寒，燥湿和营。

处方：羌活胜湿汤加减。

方中羌活、独活、防风、藁本、川芎、蔓荆子祛风胜湿；葛根、白芍、甘草解肌和营，缓急止痉。

若寒邪较甚,项背强急,肢痛拘挛,无汗,病属刚痉,则以葛根汤为主方,葛根、麻黄、桂枝、生姜温经散寒,解肌止痉;芍药、甘草、大枣酸甘缓急,调和营卫;若风邪偏盛,项背强急,发热不恶寒,汗出,头痛者,病属柔痉,则当以瓜蒌桂枝汤为主方加减,用桂枝汤调和营卫,发汗解表散邪通脉;栝楼根清热生津、和络柔筋。

(二)肝经热盛

治法:清肝潜阳,熄风镇痉。

处方:羚角钩藤汤加减。

方中水牛角、钩藤、桑叶、菊花凉肝熄风止痉;川贝母、竹茹清热化痰通络;茯神宁心安神定志;白芍、生地、甘草酸甘化阴,补养肝血,缓急止痉。

若口苦、苔黄,加龙胆草、栀子、黄芩清泻肝热;口干渴甚者,加生石膏、天花粉、麦冬以甘寒清热、生津止渴;痉证反复发作,加全蝎、蜈蚣、僵蚕、蝉衣以熄风止痉。若神昏痉厥者,选用安宫牛黄丸、局方至宝丹或紫雪丹,清心泻热,开窍醒神,熄风镇痉。

(三)阳明热盛

治法:清泻胃热,增液止痉。

处方:白虎汤合增液承气汤加减。

方中生石膏、知母、玄参、生地、麦冬清热养阴生津止渴,濡润筋脉;大黄、芒硝清泻热毒,软坚润燥,荡涤胃腑积热;粳米、甘草和胃养阴。

若热邪伤津而无腑实证者,可用白虎加人参汤,以清热救津;抽搐甚者,加天麻、地龙、全蝎、菊花、钩藤等熄风止痉之品;热甚烦躁者,加淡竹叶、栀子、豆豉、黄芩清心泻火除烦。

(四)心营热盛

治法:清心透营,开窍止痉。

处方:清营汤加减。

方中水牛角、莲子心、淡竹叶、连翘清心泻热,凉血解毒;玄参、生地、麦冬清热滋阴养津。

若高热烦躁明显,加丹皮、栀子、生石膏、知母以清热除烦;四肢抽搐,加全蝎、蜈蚣、僵蚕、蝉衣等凉肝熄风止痉之品;若神昏谵语,躁动不安,四肢挛急抽搐,角弓反张,酌情选用安宫牛黄丸、至宝丹或紫雪丹以清心泻热,醒神开窍,镇痉熄风。

本证为心营热盛致痉,临证时辨其营血热毒深浅轻重,可分别选用化斑汤、清瘟败毒饮、神犀丹化裁;若肢体抽搐无力,面色苍白,四肢厥冷,气短汗出,舌淡,脉细弱,证属亡阳脱证,当予急服独参汤、生脉散以回阳救逆。

(五)痰浊阻滞

治法:豁痰开窍,熄风镇痉。

处方:导痰汤加减。

方中半夏、石菖蒲、陈皮、胆南星、姜汁、竹沥豁痰化浊开窍;枳实、茯苓、白术健脾化湿;全蝎、地龙、蜈蚣熄风镇痉。

若言语不利,加白芥子、远志以祛痰开窍醒神;胸闷甚者,加瓜蒌、黄芩、天竺黄、竹茹、青礞石以清热宽胸,涤痰散结;若昏厥抽搐,可急用竹沥加姜汁冲服安宫牛黄丸以清心醒神止痉。

(六)阴血亏虚

治法:滋阴养血,熄风止痉。

处方:四物汤合大定风珠加减。

方中生熟地、白芍、麦门冬、阿胶、五味子、当归、麻子仁补血滋阴柔肝养血;生龟甲、生鳖甲、生牡蛎熄风止痉;鸡子黄养阴宁心。

若阴虚内热,手足心烦者,加白薇、青蒿、黄连、淡竹叶;抽动不安,心烦失眠者,加栀子、夜交藤、炒枣仁、生龙骨;阴虚多汗,时时欲脱者,加人参、沙参、麦冬、五味子;气虚自汗,卫外不固,加黄芪、浮小麦;久病,阴血不足,气虚血滞,瘀血阻络,加黄芪、丹参、川芎、赤芍、鸡血藤。

## 七、针灸治疗

（一）基本处方

水沟、大椎、筋缩、合谷、太冲、阳陵泉。

《素问·骨空论》云:"督脉为病,脊强反折。"且督脉总督诸阳,故取水沟、大椎、筋缩,息风通络止痉;合谷、太冲合称四关,宁神镇痉;筋会阳陵泉,镇肝熄风。

（二）加减运用

1. 邪壅经络证

风邪甚者,加风池、风门以祛风止痉,诸穴针用泻法;湿邪甚者,加阴陵泉、公孙以健脾化湿,诸穴针用平补平泻法。

2. 肝经热盛证

加肝俞、行间以清肝泻热、平肝潜阳。诸穴针用泻法。

3. 阳明热盛证

加天枢、上巨虚、曲池、内庭以通腑泻热。诸穴针用泻法。

4. 心营热盛证

加曲泽、劳宫以清心除烦、泻热止痉,曲泽点刺出血。余穴针用泻法。

5. 痰浊阻滞证

加丰隆、公孙以健脾化痰。诸穴针用平补平泻法。

6. 阴血亏虚证

加肾俞、肝俞、太溪、三阴交以补益肝肾,针用补法。余穴针用平补平泻法。

7. 神昏

加百会、十宣(选3~5穴)以开窍醒神,十宣点刺出血。诸穴针用泻法。

（三）其他

1. 耳针疗法

取肝、肾、皮质下、神门、脑干,毫针强刺激,留针30~60分钟,每日1次。

2. 电针疗法

取合谷、太冲、阳陵泉等穴,在针刺得气的基础上接电针治疗仪,用连续波、快频率强刺激20~30分钟,每日或隔日1次。

3. 穴位注射疗法

取合谷、太冲、阳陵泉、曲池、三阴交,每次选2~3穴,用地龙注射液,每穴注射0.5~1 mL。

**（焦克德）**

# 第七节　面　瘫

面瘫是以口、眼向一侧歪斜为主要临床表现的一种病证,又称为"口眼歪斜"。本病发病突然,以一侧面部受累为多。

《内经》中有关本病较翔实的记载。《灵枢·经筋》说:"足阳明之筋……其病……卒口僻,急者目不合,热则筋纵,目不开。颊筋有寒,则急引颊移口;有热则筋弛纵缓,不胜收,故僻。"记述了本病的病因病机。同时,还提出了外敷、牵引、膏熨、食疗和燔针等综合治疗方法。如《灵枢·经筋》:"卒口僻……治在燔针劫刺,以知为数,以痛为腧。"

关于本病的针灸治疗方法,历代医籍记录颇丰,如《针灸甲乙经》:"口僻不正,翳风主之。"《铜人腧穴针灸图经》:"客主人,治偏风口歪斜。"《玉龙歌》:"口眼㖞斜最可嗟,地仓妙穴连颊车。"《针灸大成》:"中风口眼歪斜,听会、颊车、地仓。凡歪向左者,宜灸右,向右者,宜灸左,各歪陷中二七壮,艾炷如米粒大,频频灸之,取尽风气,口眼正为度。"

现代医学的周围性面神经麻痹,出现面瘫的临床表现时,可参考本节进行辨证论治。

## 一、病因病机

本病多由正气不足,脉络空虚,卫外不固,风邪乘虚中人面部经络,导致气血痹阻,面部经络失于濡养,以致肌肉纵缓不收而发。

### (一)风邪阻络

风邪乘虚入中面部经络,致气血痹阻,经筋功能失调,筋肉失于约束发为面瘫。风邪入侵,又常有夹寒、夹热、夹痰之别。

### (二)气血不足

病程日久,气血不足,经络不充,面部筋肉失用。

面瘫之病位在于面部经络。手、足阳经均上头面部,当病邪阻滞面部经络,尤其是手太阳和足阳明经筋功能失调,可导致面瘫的发生。本病多由劳作过度,机体正气不足,卫外不固,络脉空虚,风寒风热之邪,乘虚侵袭面部经络,以致气血痹阻,经筋功能失调,肌肉纵缓不收而成。

面瘫包括眼部和口颊部筋肉症状,由于足太阳经筋为"目上冈",足阳明经筋为"目下冈",故眼睑不能闭合责之于足太阳和足阳明经筋功能失调;口颊部主要为手太阳和手、足阳明经筋所主,因此,口歪主要系该三条经筋功能失调所致。

## 二、诊断要点

### (一)症状

以口眼歪斜为主要特点。面瘫起病突然,常在睡眠醒来时发现面部肌肉板滞、麻木、瘫痪,不能做蹙额、皱眉鼓腮等动作,口角歪向健侧,漱口漏水,进餐时食物常常停滞在病侧齿颊之间,病侧额纹、鼻唇沟消失,眼睑闭合不全,迎风流泪。

少数患者初起有耳后、耳下及面部疼痛。部分患者还可出现患侧舌前 2/3 味觉减退或消失,听觉过敏等症。

### (二)检查

面部肌电图检查多表现为单相波或无动作电位,多相波减少,甚至出现正锐波和纤颤波。病理学检查示面神经麻痹的早期病变为面神经水肿和脱髓鞘。

## 三、鉴别诊断

中枢性面瘫:中枢性是上运动神经元受损,病变在对侧面下部,无味觉障碍。

## 四、辨证

面瘫是由风邪入中面部,经络阻滞所致。关键在于辨别是否兼夹有寒、热或痰之邪。

### (一)风寒阻络

证候:突发口眼歪斜,伴见恶寒或发热,流清涕,苔薄白,脉浮,多有面部受凉史。

分析:风邪侵袭经络,风邪善行数变,故起病突然,寒为阴邪。其气凝闭,正邪相争,故恶寒发热,流清涕;苔薄白,脉浮为风寒袭表之象。

### (二)风热阻络

证候:突发口眼歪斜,恶风发热,头疼口咽燥,目干涩伴有耳后作痛,舌尖红,苔薄黄,脉数。

分析:风热外袭,首先犯肺,正邪相搏,故发热;风热为阳邪,热蒸肌表故恶风,风热上扰则头胀痛,口干;舌尖红、苔薄黄、脉数为风热为患之象。

(三)风痰阻络

证候:口眼歪斜,面部麻木作胀,头部沉重,身困乏力,胸脘满闷,苔白腻,脉弦滑。

分析:风痰相结为病易流窜经髓,经络受阻则见面部麻木作胀;痰浊中阻则头部沉重,身困乏力,胸脘满闷。

(四)气血不足

证候:面瘫日久,面肌僵硬,时有抽搐,舌质淡,脉细弱。

分析:气血不足,不能濡养经络,则见抽搐,面肌僵硬;舌淡,脉细弱均为气血不足之象。

## 五、治疗

治疗当分虚实。虚证治以益气养血通络;实证治以清热祛风疏经;虚实夹杂者,当以兼顾。

(一)中药治疗

1.风寒阻络

治法:祛风蔽寒,疏经活络。

处方:牵正散。

方中白附子祛风化痰通络;僵蚕、全蝎熄风化痰镇痉。本方用散剂吞服较用汤剂为佳。若口、眼眴动者加天麻、钩藤、石决明平肝熄风。

2.风热阻络

治法:清热散风,疏经活络。

处方:二陈汤加味。

方中半夏、橘红燥湿化痰,理气行滞;茯苓健脾渗湿化痰。热盛者加胆星、瓜蒌以清热化痰。

3.风痰阻络

治法:祛风化痰,疏通经络。

处方:牵正散加减。

方中白附子散头面之风,化痰通络;全蝎、僵蚕祛风止痰。

4.气血不足

治法:益气养血通络

处方:补阳还五汤。

方中重用生黄芪补益元气,气旺血行,瘀去络通;当归、赤芍、川芎、桃仁、红花活血祛瘀;地龙用为佐药以行药力。

(二)针灸治疗

1.基本处方

合谷、太冲、阳白、四白、颊车、地仓。

阳白、四白、颊车、地仓为局部取穴;合谷、太冲为循经远端选穴,舒筋活络。

2.加减运用

(1)风寒风热阻络证:加风池、大椎、外关以祛邪通络。诸穴针用泻法。

(2)风痰阻络证:加丰隆、风池以祛风化痰通络。诸穴针用平补平泻法。

(3)气血不足证:加脾俞、胃俞、足三里、三阴交以补气养血。诸穴针用补法。

(4)抬眉困难:加眉冲、头临泣、头维。诸穴针用平补平泻法。

(5)鼻唇沟变浅:加迎香透睛明。诸穴针用平补平泻法。

(6)人中沟歪斜:加水沟或口禾髎。诸穴针用平补平泻法。

(7)颏唇沟歪斜:加承浆或夹承浆。诸穴针用平补平泻法。

3.其他

(1)皮肤针疗法:叩刺阳白、颧髎、地仓、颊车,以局部潮红为度。适用于恢复期。

(2)刺络拔罐法:用三棱针点刺阳白、颧髎、地仓、颊车,尔后拔罐,每周两次,适用于恢复期见面肌板滞,局部有瘀滞者。

(3)穴位贴敷法:选太阳、阳白、颧髎、地仓、颊车。

将马钱子锉成粉末约1~2分,撒于胶布上,然后贴于穴位处,5~7日换药一次;或用蓖麻仁捣烂加麝香少许,取绿豆粒大一团,贴敷穴位上,每隔3~5日更换1次;或用白附子研细末,加冰片少许做面饼,贴敷穴位,每日1次。适用于面瘫后遗症。

## 六、转归预后

针灸治疗面瘫具有良好疗效,是目前治疗本病安全有效的首选方法。治疗期间面部应避免风寒,必要时应戴口罩、眼罩;因眼睑闭合不全,灰尘容易侵入,每日点眼药水2~3次,以预防感染。周围性面瘫的预后与面神经的损伤程度密切相关,一般而言,由无菌性炎症导致的面瘫预后较好,而由病毒导致的面瘫(如亨特式面瘫)预后较差。

(李　峰)

# 中医临证备要

## （下）

程　瑶等◎编著

吉林科学技术出版社

# 第十章　肾系病证

## 第一节　癃　闭

癃闭主要是由于肾和膀胱气化失司而导致尿量减少，排尿困难，甚则小便闭塞不通为主症的一种疾患。其中又以小便不利、点滴而短少、病势较缓者称为"癃"；以小便闭塞、点滴不通，病势较急者称为"闭"。癃和闭虽有区别，但都是指排尿困难，只有程度上的不同，因此多合称为癃闭。

### 一、病因病机

本病的发生，除与肾、膀胱密切相关外，还和肺、脾、三焦有关。若肺失肃降，不能通调水道；脾失转输，不能升清降浊；肾失蒸化，关门开合不利；肝郁气滞、瘀血阻塞影响三焦的气化，均可导致癃闭的发生。

（一）湿热蕴结

过食辛辣厚味，酿湿生热，湿热不解，下注膀胱，或湿热素盛，肾热下移膀胱，膀胱湿热阻滞，气化不利，而为癃闭。

（二）肺热气壅

肺为水之上源，热壅于肺，肺气不能肃降，津液输布失常，水道通调不利，不能下输膀胱；又因热气过盛，下移膀胱，以致上下焦均为热气闭阻，而成癃闭。

（三）脾气不升

劳倦伤脾，饮食不节，或久病体弱，导致脾虚而清气不能上升，则浊气难以下降，小便因而不利。

（四）肾元亏虚

年老体弱或久病体虚，肾阳不足，命门火衰，气不化水，是以"无阳则阴无以化"，而致尿不得出；或因下焦积热，日久不愈，耗损津液，以致肾阴亏耗，水府枯竭而无尿。

（五）肝郁气滞

七情所伤，引起肝气郁结，疏泄不及，从而影响三焦水液的运化及气化功能，致使水道通调受阻，形成癃闭。且从经脉的分布来看，肝经绕阴器，抵少腹，这也是肝经有病，导致癃闭的原因。

（六）尿路阻塞

瘀血败精，或肿块结石，阻塞尿路，小便难以排出，因而形成癃闭。

### 二、辨证要点

(1)小便不利，点滴不畅，或小便闭塞不通，尿道无涩痛，小腹胀满。
(2)多见于老年男性，或产后妇女及手术后的患者。

### 三、类证鉴别

淋证：淋证以小便频数短涩，滴沥刺痛，欲出未尽为特征，其小便量少，排尿困难与癃闭相似，但淋证尿频而疼痛，每天排出小便的总量多正常。癃闭无排尿刺痛，每日小便总量少于正常，甚则无尿排出。

### 四、辨证论治

若尿热赤短涩、舌红、苔黄,脉数者属热;若口渴欲饮、咽干、气促者,为热壅于肺;若口渴不欲饮,小腹胀满者,为热积膀胱;若时欲小便而不得出、神疲乏力者,属虚;若年老排尿无力,腰膝酸冷,为肾虚命门火衰;若小便不利兼有少腹坠胀,肛门下坠者,为脾虚中气不足;若尿线变细或排尿中断、腰腹疼痛、舌质紫黯者,属浊瘀阻滞。

辨别虚实的主要依据:若起病较急,病程较短,体质较好,尿流窘迫,赤热或短涩,苔黄腻或薄黄,脉弦涩或数,属于实证;若起病较缓,病程较长,体质较差,尿流无力,精神疲乏,舌质淡,脉沉细弱,属于虚证。

治疗原则:癃闭的治疗应根据"腑以通为用"的原则,着眼于通。实证治宜清湿热、散瘀结、利气机而通水道;虚证治宜补脾肾、助气化、使气化得行,小便自通。此外,根据"上窍开则下窍自通"的理论,尚可应用开提肺气的治法,开上以通下,即所谓"提壶揭盖"之法治疗。若小腹胀急,小便点滴不下,内服药物缓不济急,应配合导尿或针灸以急通小便。

#### (一)实证

**1.膀胱湿热**

(1)证候:小便点滴不通,或量少而短赤灼热、小腹胀满。口苦口黏,或口渴不欲饮或大便不畅。舌苔根黄腻,舌质红,脉濡数。

(2)治法:清热利湿,通利小便。

(3)方药:八正散加减。若兼心烦,口舌生疮糜烂者,可合导赤散。若湿热久恋下焦,又可导致肾阴灼伤,可改用滋肾通关丸加生地、车前子、牛膝等,以滋肾阴,清湿热而助气化;若因湿热蕴结日久,三焦气化不利,小便量极少或无尿,面色晦滞,胸闷烦躁,恶心呕吐,口中尿臭,甚则神昏谵语,舌暗红、有瘀点、瘀斑等,治宜降浊和胃,清热化湿,方用黄连温胆汤加大黄、丹参、车前子、白茅根、泽兰叶等。

**2.肺热壅盛**

(1)证候:小便不畅或点滴不通、呼吸急促或咳嗽,咽干,烦渴欲饮。舌苔薄黄,脉滑数。

(2)治法:清肺热,利水道。

(3)方药:清肺饮。

**3.肝郁气滞**

(1)证候:小便不通或通而不爽、胁腹胀满,多烦善怒。舌苔薄黄,舌红,脉弦。

(2)治法:疏调气机,通利小便。

(3)方药:沉香散加减。可合六磨汤加减。

**4.尿道阻塞**

(1)证候:小便点滴而下,或尿如细线,甚则阻塞不通,小腹胀满疼痛,舌紫暗或有瘀点、瘀斑,脉细涩。

(2)治法:行瘀散结,通利水道。

(3)方药:代抵当丸。

#### (二)虚证

**1.脾气不升**

(1)证候:时欲小便而不得出,或尿量少而不爽利,小腹坠胀。气短,语声低微,精神疲乏,食欲不振,舌质淡,舌边有齿印,脉细弱。

(2)治法:升清降浊,化气利尿。

(3)方药:补中益气汤合春泽汤。若气虚及阴,脾阴不足,清气不升,气阴两虚,症见舌质红者,可改用补阴益气煎;若脾虚及肾,而见肾虚证候者,可加用《济生》肾气丸,以温补脾肾,化气利尿。

**2.肾阳衰惫**

(1)证候:小便不通或点滴不爽,排出无力,畏寒怕冷,腰膝冷而酸软无力。面色㿠白,神气怯弱,舌质淡,苔白,脉沉细尺弱。

（2）治法：温补肾阳，化气利尿。

（3）方药：《济生》肾气丸为主方。若兼有脾虚证候者，可合补中益气汤或春泽汤同用。若因肾阳衰惫，命火式微，致三焦气化无权，浊阴内蕴，症见小便量少，甚至无尿、呕吐、烦躁、神昏者，治宜《千金》温脾汤合吴茱萸汤，以温补脾肾，和胃降浊。

（李德显）

# 第二节 水 肿

水肿是体内水液潴留，泛滥肌肤，表现以头面、眼睑、四肢、腹背，甚至全身浮肿为特征的一类病证。

本病在《内经》中称为"水"，并根据不同症状分为"风水""石水""涌水"。《灵枢·水胀》对其症状作了详细的描述，如"水始起也，目窠上微肿，如新卧起之状，其颈脉动，时咳，阴股间寒，足胫肿，腹乃大，其水已成矣。以手按其腹，随手而起，如裹水之状，此其候也。"

至于其病因病机，《素问·水热穴论》指出："勇而劳甚，则肾汗出，肾汗出逢于风，内不得入于脏腑，外不得越于皮肤，客于玄府，行于皮里，传为胕肿"。"故其本在肾，其末在肺"。《素问·至真要大论》又指出："诸湿肿满，皆属于脾"。可见在《内经》时代，对水肿病的发病已认识到与肺、脾、肾有关。

对于水肿的治疗，《素问·汤液醪醴论》提出"平治于权衡，去菀陈莝……开鬼门，洁净府"的治疗原则，这一原则，一直沿用至今。

汉代张仲景对水肿的分类较《内经》更为详细，在《金匮要略·水气病脉证并治》以表里上下为纲，分为风水、皮水、正水、石水、黄汗五种类型。该书又根据五脏发病的机制及证候将水肿分为心水、肝水、肺水、脾水、肾水。在治疗上又提出了发汗、利尿两大原则："诸有水者，腰以下肿，当利小便，腰以上肿，当发汗乃愈。"

唐代孙思邈对于水肿的认识续有阐发，在《备急千金要方·水肿》中首次提出了水肿必须忌盐，并指出水肿有五不治。

唐代以后，对水肿的分类、论治继有发展。宋代严用和将水肿分为阴水、阳水两大类。《济生方·水肿门》说："阴水为病，脉来沉迟，色多青白，不烦不渴，小便涩少而清，大腹多泄……阳水为病，脉来沉数，色多黄赤，或烦或渴，小便赤涩，大便多闭。"这一分类法，区分了虚实两类不同性质的水肿，为其后水肿病的临床辨证奠定了基础。对于水肿的治疗，严用和又倡导温脾暖肾之法，在前人汗、利、攻的基础上开创了补法。此后，《仁斋直指方·虚肿方论》创用活血利水法治疗瘀血水肿。

明代李梴《医学入门·水肿》提出疮毒致水肿的病因学说，对水肿的认识日趋成熟。

水肿是多种疾病的一个症状，包括西医学中肾性水肿、心性水肿、肝性水肿、营养不良性水肿、功能性水肿、内分泌失调引起的水肿等。本节论及的水肿主要以肾性水肿为主，包括急慢性肾小球肾炎、肾病综合征、继发性肾小球疾病等。肝性水肿，是以腹水为主证，属于鼓胀范畴。其他水肿的辨治，可以参照本节内容。

## 一、病因病机

水肿一证，其病因有风邪袭表、疮毒内犯、外感水湿、饮食不节及禀赋不足、久病劳倦，形成本病的机制为肺失通调，脾失转输，肾失开阖，三焦气化不利。

（一）病因

1. 风邪袭表

风为六淫之首，每夹寒夹热，风寒或风热之邪，侵袭肺卫，肺失通调，风水相搏，发为水肿。此即《景岳全书·肿胀》篇所言："凡外感毒风，邪留肌肤，则亦能忽然浮肿。"

**2.疮毒内犯**

肌肤患痈疡疮毒,火热内攻,损伤肺脾,致津液气化失常,发为水肿。《济生方·水肿》云:"年少血热生疮,变为水,肿满,烦渴,小便少,此为热肿。"正是指这种病因而言。

**3.外感水湿**

久居湿地,冒雨涉水,湿衣裹身时间过久,水湿内侵,困遏脾阳,脾胃失其升清降浊之能,水无所制,发为水肿。正如《医宗金鉴·水气病脉证》曰:"皮水,外无表证,内有水湿也。"

**4.饮食不节**

过食肥甘,嗜食辛辣,久则湿热中阻,损伤脾胃;或因生活饥馑,营养不足,脾气失养,以致脾运不健,脾失转输,水湿壅滞,发为水肿。如《景岳全书·水肿》篇所言:"大人小儿素无脾虚泄泻等证,而忽而通身浮肿,或小便不利者,多以饮食失节,或湿热所致。"

**5.禀赋不足、久病劳倦**

先天禀赋薄弱,肾气亏虚,膀胱开合不利,气化失常,水泛肌肤,发为水肿。或因劳倦过度,纵欲无节,生育过多,久病产后,损伤脾肾,水湿输布失常,溢于肌肤,发为水肿。

**(二)病机**

水不自行,赖气以动,水肿一证,是全身气化功能障碍的一种表现。

具体而言,水肿发病的基本病理变化为肺失通调,脾失转输,肾失开阖,三焦气化不利。其病位在肺、脾、肾,而关键在肾。病理因素为风邪、水湿、疮毒、瘀血。肺主一身之气,有主治节、通调水道、下输膀胱的作用。

风邪犯肺,肺气失于宣畅,不能通调水道,风水相搏,发为水肿。脾主运化,有布散水精的功能。外感水湿,脾阳被困,或饮食劳倦等损及脾气,造成脾失转输,水湿内停,乃成水肿。肾主水,水液的输化有赖于肾阳的蒸化、开阖作用。久病劳欲,损及肾脏,则肾失蒸化,开阖不利,水液泛滥肌肤,则为水肿。诚如《景岳全书·肿胀》篇指出:"凡水肿等证,乃肺、脾、肾三脏相干之病。盖水为至阴,故其本在肾;水化于气,故其标在肺;水惟畏土,故其制在脾。今肺虚则气不化精而化水,脾虚则土不制水而反克,肾虚则水无所主而妄行。"

由于致病因素及体质的差异,水肿的病理性质有阴水、阳水之分,并可相互转换或夹杂。阳水属实,多由外感风邪、疮毒、水湿而成,病位在肺、脾。阴水属虚或虚实夹杂,多由饮食劳倦、禀赋不足、久病体虚所致,病位在脾、肾。阳水迁延不愈,反复发作,正气渐衰,脾肾阳虚,或因失治、误治,损伤脾肾,阳水可转为阴水。反之,阴水复感外邪,或饮食不节,使肿势加剧,呈现阳水的证候,而成本虚标实之证。其次,水肿各证之间亦互有联系。阳水的风水相搏之证,若风去湿留,可转化为水湿浸渍证。

水湿浸渍证由于体质差异,湿有寒化、热化之不同。湿从寒化,寒湿伤及脾阳,则变为脾阳不振之证,甚者脾虚及肾,又可成为肾阳虚衰之证。湿从热化,可转为湿热壅盛之证。湿热伤阴,则可表现为肝肾阴虚之证。此外,肾阳虚衰,阳损及阴,又可导致阴阳两虚之证。最后,水肿各证,日久不退,水邪壅阻经隧,络脉不利,瘀阻水停,则水肿每多迁延不愈。

水肿转归,一般而言,阳水易消,阴水难治。阳水患者如属初发年少,体质尚好,脏气未损,治疗及时,则病可向愈。此外,因生活饥馑、饮食不足所致水肿,在饮食条件改善后,水肿也可望治愈。若先天禀赋不足,或它病久病,或得病之后拖延失治,导致正气大亏,肺、脾、肾三脏功能严重受损,后期还可影响到心、肝,则难向愈。若水邪壅盛或阴水日久,脾肾衰微,水气上犯,则可出现水邪凌心犯肺之重证。若病变后期,肾阳衰败,气化不行,浊毒内闭,是由水肿发展为关格。若肺失通调,脾失健运,肾失开阖,致膀胱气化无权,可见小便点滴或闭塞不通,则是水肿转为癃闭。若阳损及阴,造成肝肾阴虚,肝阳上亢,则可兼见眩晕之证。

## 二、诊查要点

**(一)诊断要点**

(1)水肿先从眼睑或下肢开始,继及四肢全身。

(2)轻者仅眼睑或足胫浮肿,重者全身皆肿;甚则腹大胀满,气喘不能平卧;更严重者可见尿闭或尿少,恶心呕吐,口有秽味,鼻衄牙宣,头痛,抽搐,神昏谵语等危象。

（3）可有乳蛾、心悸、疮毒、紫癜以及久病体虚病史。

（二）病证鉴别

1.水肿与鼓胀

二病均可见肢体水肿，腹部膨隆。

鼓胀的主证是单腹胀大，面色苍黄，腹壁青筋暴露，四肢多不肿，反见瘦削，后期或可伴见轻度肢体浮肿。而水肿则头面或下肢先肿，继及全身，面色㿠白，腹壁亦无青筋暴露。鼓胀是由于肝、脾、肾功能失调，导致气滞、血瘀、水湿聚于腹中。水肿乃肺、脾、肾三脏气化失调，而导致水液泛滥肌肤。

2.水肿阳水和阴水

水肿可分为阳水与阴水。

阳水病因多为风邪、疮毒、水湿。发病较急，每成于数日之间，肿多由面目开始，自上而下，继及全身，肿处皮肤绷急光亮，按之凹陷即起，兼有寒热等表证，属表、属实，一般病程较短，《金匮要略》之风水、皮水多属此类。

阴水病因多为饮食劳倦，先天或后天因素所致的脏腑亏损。发病缓慢，肿多由足踝开始，自下而上，继及全身，肿处皮肤松弛，按之凹陷不易恢复，甚则按之如泥，属里、属虚或虚实夹杂，病程较长，《金匮要略》之正水、石水多属此类。

（三）相关检查

（1）水肿患者一般可先检查血常规、尿常规、肾功能、肝功能（包括血浆蛋白）、心电图、肝肾 B 超。

（2）如怀疑心源性水肿可再查心脏超声、胸片，明确心功能级别。

（3）肾性水肿可再查 24 小时尿蛋白总量、蛋白电泳、血脂、补体 $C_3$、$C_4$、免疫球蛋白、抗核抗体、双链DNA 抗体、SM 抗体、$T_3$、$T_4$、$FT_3$、$FT_4$。

（4）肾穿刺活检有助于明确病理类型，鉴别原发性或继发性肾脏疾病。

### 三、辨证要点

水肿病证首先须辨阳水、阴水，区分其病理属性。

阳水属实，由风、湿、热、毒诸邪导致水气的潴留；阴水多属本虚标实，因脾肾虚弱，而致气不化水，久则可见瘀阻水停。

其次应辨病变之脏腑，在肺、脾、肾、心之差异。最后，对于虚实夹杂，多脏共病者，应仔细辨清本虚标实之主次。

### 四、治疗

发汗、利尿、泻下逐水为治疗水肿的三条基本原则，具体应用视阴阳虚实不同而异。

阳水以祛邪为主，应予发汗、利水或攻逐，同时配合清热解毒、理气化湿等法；阴水当以扶正为主，健脾温肾，同时配以利水、养阴、活血、祛瘀等法。对于虚实夹杂者，则当兼顾，或先攻后补，或攻补兼施。

（一）阳水

1.风水相搏证

证候：眼睑浮肿，继则四肢及全身皆肿，来势迅速，多有恶寒，发热，肢节酸楚，小便不利等症。偏于风热者，伴咽喉红肿疼痛，舌质红，脉浮滑数。偏于风寒者，兼恶寒，咳喘，舌苔薄白，脉浮滑或浮紧。

证机概要：风邪袭表，肺气闭塞，通调失职，风遏水阻。

治法：疏风清热，宣肺行水。

代表方：越婢加术汤加减。本方有宣肺清热、祛风利水之功效，主治风水夹热之水肿证。

常用药：麻黄、杏仁、防风、浮萍疏风宣肺；白术、茯苓、泽泻、车前子淡渗利水；石膏、桑白皮、黄芩清热宣肺。

风寒偏盛，去石膏，加苏叶、桂枝、防风祛风散寒；若风热偏盛，可加连翘、桔梗、板蓝根、鲜芦根，以清热利咽，解毒散结；若咳喘较甚，可加杏仁、前胡，以降气定喘；如见汗出恶风，卫阳已虚，则用防己黄芪汤加减，以益气行水；若表证渐解，身重而水肿不退者，可按水湿浸渍证论治。

2. 湿毒浸淫证

证候：眼睑浮肿，延及全身，皮肤光亮，尿少色赤，身发疮痍，甚则溃烂，恶风发热，舌质红，苔薄黄，脉浮数或滑数。

证机概要：疮毒内归脾肺，三焦气化不利，水湿内停。

治法：宣肺解毒，利湿消肿。

代表方：麻黄连翘赤小豆汤合五味消毒饮加减。前方宣肺利尿，治风水在表之水肿；后方清解热毒，治疮毒内归之水肿。二方合用共起宣肺利水，清热解毒之功，主治痈疡疮毒或乳蛾红肿而诱发的水肿。

常用药：麻黄、杏仁、桑白皮、赤小豆宣肺利水；银花、野菊花、蒲公英、紫花地丁、紫背天葵清热解毒。

脓毒甚者，当重用蒲公英、紫花地丁清热解毒；湿盛糜烂者，加苦参、土茯苓；风盛者，加白鲜皮、地肤子；血热而红肿，加丹皮、赤芍；大便不通，加大黄、芒硝；症见尿痛、尿血，乃湿热之邪下注膀胱，伤及血络，可酌加凉血止血之品，如石韦、大蓟、荠菜花等。

3. 水湿浸渍证

证候：全身水肿，下肢明显，按之没指，小便短少，身体困重，胸闷，纳呆，泛恶，苔白腻，脉沉缓，起病缓慢，病程较长。

证机概要：水湿内侵，脾气受困，脾阳不振。

治法：运脾化湿，通阳利水。

代表方：五皮饮合胃苓汤加减。前方理气化湿利水；后方通阳利水，燥湿运脾。两方合用共起运脾化湿，通阳利水之功，主治水湿困遏脾阳，阳气尚未虚损，阳不化湿所致的水肿。

常用药：桑白皮、陈皮、大腹皮、茯苓皮、生姜皮化湿行水；苍术、厚朴、陈皮、草果燥湿健脾；桂枝、白术、茯苓、猪苓、泽泻温阳化气行水。

外感风邪，肿甚而喘者，可加麻黄、杏仁宣肺平喘；面肿，胸满，不得卧，加苏子、葶苈子降气行水；若湿困中焦，脘腹胀满者，可加川椒目、大腹皮、干姜温脾化湿。

4. 湿热壅盛证

证候：遍体浮肿，皮肤绷急光亮，胸脘痞闷，烦热口渴，小便短赤，或大便干结，舌红，苔黄腻，脉沉数或濡数。

证机概要：湿热内盛，三焦壅滞，气滞水停。

治法：分利湿热。

代表方：疏凿饮子加减。本方功用泻下逐水，疏风发表，主治水湿壅盛，表里俱病的阳水实证。

常用药：羌活、秦艽、防风、大腹皮、茯苓皮、生姜皮疏风解表，发汗消肿，使在表之水从汗而疏解；猪苓、茯苓、泽泻、木通、椒目、赤小豆、黄柏清热利尿消肿；商陆、槟榔、生大黄通便逐水消肿。

腹满不减，大便不通者，可合己椒苈黄丸，以助攻泻之力，使水从大便而泄；若肿势严重，兼见喘促不得平卧者，加葶苈子、桑白皮泻肺利水；若湿热久羁，亦可化燥伤阴，症见口燥咽干，可加白茅根、芦根，不宜过用苦温燥湿、攻逐伤阴之品。

（二）阴水

1. 脾阳虚衰证

证候：身肿日久，腰以下为甚，按之凹陷不易恢复，脘腹胀闷，纳减便溏，面色不华，神疲乏力，四肢倦怠，小便短少，舌质淡，苔白腻或白滑，脉沉缓或沉弱。

证机概要：脾阳不振，运化无权，土不制水。

治法：健脾温阳利水。

代表方：实脾饮加减。本方功效健运脾阳，以利水湿，适用于脾阳不足伴有湿困脾胃的水肿。

常用药：干姜、附子、草果、桂枝温阳散寒利水；白术、茯苓、炙甘草、生姜、大枣健脾补气；茯苓、泽泻、车前子、木瓜利水消肿；木香、厚朴、大腹皮理气行水。

气虚甚,症见气短声弱者,可加人参、黄芪以健脾益气;若小便短少,可加桂枝、泽泻,以助膀胱气化而行水。

又有水肿一证,由于长期饮食失调,脾胃虚弱,精微不化,而见遍体浮肿,面色萎黄,晨起头面较甚,动则下肢肿胀,能食而疲倦乏力,大便如常或溏,小便反多,舌苔薄腻,脉软弱,与上述水肿不同。此由脾气虚弱,气失舒展,不能运化水湿所致。治宜益气健脾,行气化湿,不宜分利伤气,可用参苓白术散加减。浮肿甚,大便溏薄,可加黄芪、桂枝益气通阳,或加补骨脂、附子温肾助阳。并适当注意营养,可用黄豆、花生佐餐,作为辅助治疗,多可调治而愈。

2.肾阳衰微证

证候:水肿反复消长不已,面浮身肿,腰以下甚,按之凹陷不起,尿量减少或反多,腰酸冷痛,四肢厥冷,怯寒神疲,面色㿠白,甚者心悸胸闷,喘促难卧,腹大胀满,舌质淡胖,苔白,脉沉细或沉迟无力。

证机概要:脾肾阳虚,水寒内聚。

治法:温肾助阳,化气行水。

代表方:济生肾气丸合真武汤加减。济生肾气丸温补肾阳,真武汤温阳利水,二方合用适用于肾阳虚损,水气不化而致的水肿。

常用药:附子、肉桂、巴戟肉、仙灵脾温补肾阳;白术、茯苓、泽泻、车前子通利小便;牛膝引药下行。

小便清长量多,去泽泻、车前子,加菟丝子、补骨脂以温固下元。若症见面部浮肿为主,表情淡漠,动作迟缓,形寒肢冷,治以温补肾阳为主,方用右归丸加减。病至后期,因肾阳久衰,阳损及阴,可导致肾阴亏虚,出现肾阴虚为主的病证,如水肿反复发作,精神疲惫,腰酸遗精,口渴干燥,五心烦热,舌红,脉细弱等。治当滋补肾阴为主,兼利水湿,但养阴不宜过于滋腻,以防伤害阳气,反助水邪。方用左归丸加泽泻、茯苓、冬葵子等。肾虚肝旺,头昏头痛,心慌腿软,肢胸者,加鳖甲、牡蛎、杜仲、桑寄生、野菊花、夏枯草。如病程缠绵,反复不愈,正气日衰,复感外邪,证见发热恶寒,肿势增剧,小便短少,此为虚实夹杂,本虚标实之证,治当急则治标,先从风水论治,但应顾及正气虚衰一面,不可过用解表药,以越婢汤为主,酌加党参、菟丝子等补气温肾之药,扶正与祛邪并用。

3.瘀水互结证

证候:水肿延久不退,肿势轻重不一,四肢或全身浮肿,以下肢为主,皮肤瘀斑,腰部刺痛,或伴血尿,舌紫黯,苔白,脉沉细涩。

证机概要:水停湿阻,气滞血瘀,三焦气化不利。

治法:活血祛瘀,化气行水。

代表方:桃红四物汤合五苓散加减。前方活血化瘀,后方通阳行水,适用于水肿兼夹瘀血者或水肿久病之患者。

常用药:当归、赤芍、川芎、丹参养血活血;益母草、红花、凌霄花、路路通、桃仁活血通络;桂枝、附子通阳化气;茯苓、泽泻、车前子利水消肿。

全身肿甚,气喘烦闷,小便不利,此为血瘀水盛,肺气上逆,可加葶苈子、川椒目、泽兰以逐瘀泻肺;如见腰膝酸软,神疲乏力,乃为脾肾亏虚之象,可合用济生肾气丸以温补脾肾,利水肿;对气、阳虚者,可配黄芪、附子益气温阳以助化瘀行水之功。

对于久病水肿者,虽无明显瘀阻之象,临床上亦常合用益母草、泽兰、桃仁、红花等药,以加强利尿消肿的效果。

**五、预防调护**

(1)避免风邪外袭,患者应注意保暖;感冒流行季节,外出戴口罩,避免去公共场所;居室宜通风;平时应避免冒雨涉水,或湿衣久穿不脱,以免湿邪外侵。

(2)注意调摄饮食。肿势重者应予无盐饮食,轻者予低盐饮食(每日食盐量3~4克),若因营养障碍而致水肿者,不必过于忌盐,饮食应富含蛋白质,清淡易消化。

（3）劳逸结合，调畅情志。树立战胜疾病的信心。

（4）水肿患者长服肾上腺糖皮质激素者，皮肤容易生痤疮，应避免抓搔肌肤，以免皮肤感染。

（5）对长期卧床者，皮肤外涂滑石粉，经常保持干燥，并定时翻身，以免褥疮发生，加重水肿的病情。

（6）每日记录水液的出入量。若每日尿量少于500毫升时，要警惕癃闭的发生。

此外，患者应坚持治疗，定期随访。

（李德显）

# 第三节 关 格

关格是以小便不通、呕吐不止为主要临床表现的病证。小便不通名曰关，呕吐不止名曰格，两者并见名曰关格。关格一般起病较缓，此前多有水肿、淋证、癃闭、消渴等慢性病史，渐进出现倦怠乏力，尿量减少，纳呆呕吐，口中气味臭秽及多种复杂兼症。晚期可见神昏、抽搐、出血、尿闭、厥脱等危候。

另有所述以大便不通兼有呕吐而亦称为关格者，不属本节讨论范围。

## 一、历史沿革

关格之名，始见于《内经》。其所论述的关格，一是指脉象，二是指病机。前者如《灵枢·终始》，其曰："人迎四盛，且大且数，名曰溢阳，溢阳为外格。"又曰："脉口四盛，且大且数者，名曰溢阴，溢阴为内关，内关不通死不治。人迎与太阴脉口俱盛四倍以上，命曰关格，关格者与之短期。"认为人迎与寸口脉均极盛，系阴阳决离的危象。后者如《灵枢·脉度》，其曰："阴气太盛，则阳气不能荣也，故曰关；阳气太盛，则阴气弗能荣也，故曰格；阴阳俱盛，不得相荣，故曰关格。关格者，不得尽期而死也。"旨在说明阴阳均偏盛，不能相互营运的严重病理状态。

汉代张仲景发展了《内经》的认识，《伤寒论·平脉法》谓："关则不得小便，格则吐逆。"明确提出关格的主要表现是小便不通和呕吐。并指出此证为邪气关闭三焦，而正气虚弱，不能通畅，既可见于急性疾病，也可见于慢性疾病，属于危重证候。

隋代巢元方《诸病源候论·大便病诸候》认为："大便不通谓之内关，小便不通谓之外格，二便俱不通，为关格。"所指有别于《伤寒论》，而其对病机阐述则遵从《内经》。此说一经提出，其影响沿至北宋。

唐代孙思邈《备急千金要方》把以上两说并列。王焘《外台秘要·卷二十七》补充了腹部痞块亦属于关格病的一个常见症状。

南宋张锐编著的《鸡峰普济方·关格》把上述概念合而为一，提出关格病为上有吐逆，下有大小便不通。并举例应用大承气汤有效，是对关格病较早的医案记载。

金元以后诸医家，对关格概念，以宗仲景说者为多。针对关格一证的多种涵义，明代张景岳《景岳全书·关格·论证》有专门阐释："关格一证，在《内经》本言脉体，以明阴阳离绝之危证也，如'六节藏象论''终始篇''禁服篇'及'脉度''经脉'等篇，言之再四，其重可知。自秦越人三难曰：'上鱼为溢，为外关内格；入尺为覆，为内关外格。'此以尺寸言关格，已失本经之意矣。又仲景曰：'在尺为关，在寸为格；关则不得小便，格则吐逆。'故后世自叔和、东垣以来，无不以此相传。"同时，明清以来，对关格的病因认识、临床证治及预后判断方面则有所发展。如王肯堂《证治准绳·关格》提出了临床应掌握"治主当缓，治客当急"的治疗原则。李用粹《证治汇补》指出："既关且格，必小便不通，旦夕之间，陡增呕恶，此因浊邪壅塞三焦，正气不得升降，所以关应下而小便闭，格应上而呕吐，阴阳闭绝，一日即死，最为危候。"何廉臣则进一步提出"溺毒入血"理论，《重订广温热论》描述："溺毒入血，血毒上脑之候，头痛而晕，视力蒙眬，耳鸣耳聋，恶心呕吐，呼吸带有溺臭，间或猝发癫痫状，甚或神昏痉厥，不省人事，循衣摸床撮空，舌苔起腐，间有黑点。"不仅指出本病亦可见于急性热病，同时阐述了关格晚期或重症的证候学特征，均对临床有重要的指导意义。

## 二、范围

关格主要包括西医学所指各种原发性、继发性肾脏疾病引起的慢性肾衰竭。其他如休克、创伤以及流行性出血热、败血症等疾病的晚期引起急性肾衰竭者,可参考本节内容进行辨证论治。

## 三、病因病机

关格是小便不通、呕吐和各种虚衰症状并见的病证,此由多种疾病发展到脾肾衰惫,浊邪壅塞所致。临证表现为本虚标实,寒热错杂,三焦不行,进而累及其他脏腑,终致五脏俱伤,气血阴阳俱虚。

### (一)脾肾阳虚

水肿病程迁延,水湿浸渍,或饮食不调,脾失健运,湿浊内困,以致脾阳受损,生化无源;或因劳倦过度,久病伤正,年老体虚,以致肾元亏虚,命门火衰,肾关因阳微而不能开。脾肾俱虚,脏腑失养,故见神疲乏力,面色无华,纳呆泛恶,腰膝酸软,尿少或小便不通。脾肾阳气衰微,气不化水,阳不化浊,则湿浊益甚。末期精气耗竭,阳损及阴,而呈阴阳离决之势。《景岳全书·杂证谟·关格》谓:"此则真阳败竭,元海无根,是诚亢龙有悔之象,最危之候也。"

### (二)湿浊壅滞

脾肾虚损,饮食不能化为精微,而为湿浊之邪。湿浊壅塞,三焦不利,气机升降失调,故上而吐逆,下而尿闭。若属中阳亏虚,阳不化湿,湿浊困阻脾胃,则肢重乏力,纳呆呕恶,腹胀便溏,舌苔厚腻。若湿浊久聚,从阳热化,湿热蕴结中焦,胃失和降,脾失健运,则脘腹痞满,纳呆呕恶,口中黏腻,或见便秘。浊毒潴留上熏,则口中秽臭,或有尿味。湿浊毒邪外溢肌肤,症见皮肤瘙痒,或有霜样析出。湿浊上溃于肺,肺失宣降,肾不纳气,则咳逆倚息,短气不得卧。

### (三)阴精亏耗

禀赋不足,素体阴虚,或劳倦久病,精气耗竭,阳损及阴,以致肾水衰少,水不涵木;水不济火,心肾不交;心脾两虚,水谷精微不化气血,则面色萎黄,唇甲色淡,心悸失眠;肝血肾精耗伤,失于滋养,则头晕耳鸣,腰膝酸软;阴虚火旺,虚火扰动,则五心烦热,咽干口燥。肾病日久累及他脏,乃至关格末期阴精亏耗,浊毒泛溢,五脏同病。肾病及肝,肝肾阴虚,虚风内动,则手足搐搦,甚则抽搐;肾病及心,邪陷心包,心窍阻闭,则胸闷心悸,或心胸疼痛,甚则神志昏迷。

### (四)痰瘀蒙窍

脏腑衰惫,久病入络,因虚致瘀,或气机不畅,血涩不行,阻塞经脉,加之湿邪浊毒内蕴,三焦壅塞,气机逆乱,以致痰浊瘀血上蒙,清窍闭阻,神机失用,则神昏谵语,烦躁狂乱或意识蒙胧。

### (五)浊毒入血

痰瘀痹阻,脉络失养,络破血溢;或湿浊蕴结,酿生毒热,热入营血,血热妄行,以致吐衄便血。此乃脾败肝竭,关格病进入危笃阶段。

### (六)毒损肾络

失治误治,未能及时纠偏,酿生浊毒;或久服含毒药物,以致药毒蓄积,侵及下焦,耗损气血,危害肾络,进而波及五脏。

总之,关格多由各种疾病反复发作,或迁延日久所致。脾肾阴阳衰惫为其本,浊邪内聚成毒为其标,在病机上表现为本虚标实,"上吐下闭"。病变发展则正虚不复,由虚至损,多脏同病,最终精气耗竭,内闭外脱,气血离守,脏腑功能全面衰败。

## 四、诊断与鉴别诊断

### (一)诊断

1. 发病特点

患者多有水肿、淋证、癃闭、消渴等基础病史,渐进出现关格见症。部分患者亦可由于急性热病、创伤、中毒等因素而突然致病。

关格一般为慢性进程,但遇外感、咳喘、泄泻、疮疡、手术等诱因引发,可致病情迅速进展或恶化。

2.临床表现

关格临床表现为小便不通、呕吐和各种虚衰症状并见,兼症极为复杂。一般而言,关格前期阶段以脾肾症状为主,后期阶段则渐进累及多脏,出现危候。

早期阶段:在原发疾病迁延不愈的基础上,出现面色晦滞,神疲乏力。白天尿量减少,夜间尿量增多。食欲不振,恶心欲呕,晨起较为明显,多痰涎,或有呕吐。部分患者可有眩晕、头痛、少寐。舌质淡而胖,边有齿印,舌苔薄白或薄腻,脉沉细,或细弱。

中末期阶段:早期阶段诸般症状加重乃至恶化,恶心呕吐频作,饮食难进,口中气味臭秽,甚至有尿味。尿量减少,甚至少尿或无尿。或见腹泻,一日数次至十数次不等,或有便秘。皮肤干燥或有霜样析出,瘙痒不堪,或肌肤甲错,甚则皲瘪凹陷。或有心悸怔忡,心胸疼痛,夜间加重,甚至不可平卧。或胸闷气短,动则气促,咳逆倚息,面青唇紫,痰声漉漉。或有肢体抖动抽搐,甚至瘛疭。或有牙宣、鼻衄、咯血、呕血、便血、皮肤瘀斑、月经不调。或烦躁不宁,狂乱谵语,意识蒙眬。或突发气急,四肢厥逆,冷汗淋漓,神识昏糊,脉微欲绝等等。本证阶段患者脉象以沉细、细数、结或代为主。

(二)鉴别诊断

1.走哺

走哺以呕吐伴有大小便不通利为主症,相似于关格。但走哺一般先有大便不通,继之出现呕吐,呕吐物多为胃中饮食痰涎,或带有胆汁和粪便,常伴有腹痛,最后出现小便不通。故属实热证,其病位在肠,与关格有本质的区别。《医阶辨证·关格》说:"走哺,由下大便不通,浊气上冲,而饮食不得入;关格,由上下阴阳之气倒置,上不得入,下不得出。"两者相比,关格属危重疾病,预后较差。

2.转胞

转胞以小便不通利为临床主要表现,或有呕吐等症。但转胞为尿液潴留于膀胱,气迫于胞则伴有小腹急痛,其呕吐是因水气上逆所致,一般预后良好。

## 五、辨证

(一)辨证要点

1.判断临床分期

关格病的早期表现以虚证为主,脾肾气虚、脾肾阳虚或气阴两虚表现较为突出,由于原发病变不同及个体差异,部分患者可见阴虚证。此时兼有浊邪,但并不严重。把握前期阶段对疾病预后至关重要,须有效控制病情,延缓终末期进程。否则阳损及阴,浊邪弥漫,正气衰败。关格后期阶段虚实兼夹,病变脏腑已由脾肾而波及心、肺、肝诸脏,浊邪潴留,壅滞三焦,病趋恶化,以致出现厥脱等阴精耗竭、孤阳离别之危象。

2.详审原发病证

根据临床普遍规律,脏腑虚损程度与原发疾病密切相关。原发病为本,继发病为标,不同病因对脏腑阴阳气血构成不同程度的损伤,寒化伤阳,热化伤阴,至病变晚期由于机体内在基础不一,从而呈现不同的证候趋向。如:水肿反复发作而致关格者,多以脾肾阳虚为主,很少单纯属于阴虚;淋证迁延而致关格者,由于病起于下焦湿热,湿可化热,热可伤阴,故常有阴虚见症。关格由癃闭发展而致者,转归差异很大。癃闭病因复杂,或外因感受六淫疫毒,或内因伤于饮食情志劳倦,以及砂石肿物阻塞尿路,湿热、气结、瘀血阻碍为病,涉及三焦。一般而言,渐进起病的虚性癃闭而致关格者,多以气虚、阳虚见证为先,其余者往往阴阳俱虚、寒热错杂。消渴的病机基础是肺燥、胃热、肾虚交互为病,病程经久,耗气伤阴,致关格阶段多属气阴两伤,阴阳俱虚。

3.区别在气在血

关格早期阶段病在气分,后期阶段病入血分。分辨在气在血须脉症互参,其中最重要的有两点:一是兼夹风寒、风热、寒湿、湿热等各种诱发因素,病在上焦肺卫和中焦脾胃者,多在气分。可伴有发热,恶寒,或咽喉干痛,咳嗽痰黄,或尿痛淋漓,或泄泻腹胀等等。若病及心肝,则多属血分。二是不论有否外邪,凡见各种出血症状,表明病在血分,可使气血更虚,脾肾耗竭。

4.明辨三焦病位

关格病情危重,证候复杂,辨察三焦病位是论治的关键问题。本病后期由于浊邪侵犯上中下三焦脏腑各有侧重,预后不同。浊邪侵犯中焦为关格必见之证,症状又有浊邪犯胃、浊邪困脾之别。病在上焦心肺,临床表现为气急,倚息不能平卧,呼吸低微,心悸胸痛,甚则神昏谵语。浊邪侵犯下焦肝肾,临床以形寒肢冷,四肢厥逆,烦躁不安,抽搐瘛疭为特点。

在关格的后期阶段,根据三焦病位可预察转归。偏于阳损者,多属命门火衰,不能温运脾土,故先见脾败,后见肝竭;偏于阴损者,多属肾阴枯竭,肝风内动,故先见肝竭,而后见脾败。至于心绝和肺绝等多数见于脾败或肝竭之后。浊邪侵犯上焦下焦,则关格病进入危重阶段,时时均可产生阴阳离决之象。

(二)证候

1.脾阳亏虚

症状:纳呆恶心,干呕或呕吐清水,少气乏力,面色无华,唇甲苍白,晨起颜面虚浮,午后下肢水肿,尿量减少,形寒腹胀,大便溏薄,便次增多。舌质胖淡,苔薄白,脉濡细或沉细。

病机分析:脾阳不振,气血生化无源,气不足则少气乏力;血不足则面色无华,唇甲苍白;中运失健,湿浊内生,则尿少水肿,腹胀便溏;浊邪上逆,则恶心呕吐,脉濡细,苔薄舌质淡为脾阳虚的征象。

2.肾阳虚衰

症状:腰酸膝软,面色晦滞,神疲肢冷,下肢或全身水肿,少尿或无尿,纳呆泛恶或呕吐清冷。舌质淡如玉石,苔薄白,脉沉细。

病机分析:下元亏损,命门火衰,脏腑失于温煦濡养,则腰酸膝软,面色晦滞,神疲肢冷,舌淡,脉沉而细;肾阳衰微,气不化水,阳不化浊,则湿浊潴留,壅塞水道,泛滥肌肤而为水肿;肾关因阳微而不能开,则少尿或无尿。

3.湿热内蕴

症状:恶心厌食,呕吐黏涎,口苦黏腻,口中气味臭秽,脘腹痞满,便结不通。舌苔厚腻,脉沉细或濡细。

病机分析:脾胃受损,纳化失常,湿浊内生,壅滞中焦。湿浊困脾,则脘腹痞满,纳呆厌食,舌苔厚腻,脉沉细或濡细;浊邪犯胃,胃失和降,故恶心呕吐;湿浊化热,则口苦黏腻,口中气味臭秽,便结不通。

4.肝肾阴虚

症状:眩晕目涩,腰酸膝软,呕吐口干,五心烦热,纳差少寐,尿少色黄,大便干结。舌淡红少苔,脉弦细或沉细。

病机分析:阴精亏耗,肾水衰少,水不涵木,肝肾失于滋养,则眩晕目涩,腰酸膝软,纳差少寐,舌淡红少苔,脉弦细或沉细;阴虚火旺,虚火扰动,则五心烦热,咽干口燥,尿少色黄,大便干结。

5.肝风内动

症状:头痛眩晕,手足搐搦或肢体抽搐,纳差泛恶,尿量减少,皮肤瘙痒,烦躁不安,甚则神昏痉厥癫痫,尿闭,舌抖或卷缩,舌干光红,或黄燥无津,脉细弦数。

病机分析:关格末期,肾病及肝,肝肾阴虚,肝阳上亢,则头痛眩晕,舌干光红,或黄燥无津,脉细弦数;浊毒阻闭心窍,则舌抖卷缩;浊毒泛溢,虚风内动,则肢体搐搦,皮肤瘙痒;阴分耗竭,阴不敛阳,阳越于外,故见烦躁不安,甚则神昏痉厥。

6.痰瘀蒙窍

症状:小便短少,甚则无尿,胸闷心悸,面白唇暗,恶心呕吐,痰涎壅盛或喉中痰鸣,甚则神识昏蒙,气息深缓。舌淡苔腻,脉沉缓。

病机分析:脏腑衰惫,浊毒壅塞,气机逆乱,瘀血阻滞经脉,以致痰浊瘀血上蒙,清窍闭阻,神机失用,则诸症蜂起。

7.浊毒入血

症状:烦躁或神昏谵语,尿少或尿闭,呕吐臭秽,或见牙宣、鼻衄、咯血、呕血、便血、皮肤瘀斑,或有发热,大便秘结。舌干少津,脉细弦数。

病机分析:关格病进入危笃阶段,肾病及心,邪陷心包,或脾败肝竭,浊毒入营动血,络破血溢,以致吐衄便血,烦躁神昏。

8.阳微阴竭

症状:周身湿冷,面色惨白,胸闷心悸,气急倚息不能平卧,或呼吸浅短难续,神昏尿闭。舌淡如玉,苔黑或灰,脉细数,或结或代,或脉微细欲绝或沉伏。

病机分析:肾者元气之根,水火之宅,五脏之阴非此不能滋,五脏之阳气非此不能发。肾阳衰微,阳损及阴,阴耗血竭,阴不敛阳,虚阳浮越,终至阳微阴竭,气脱阳亡,阴阳离决。

## 六、治疗

(一)治疗原则

1.治主当缓,治客当急

本病脾肾衰惫为其本,浊毒内聚为其标。前者为主,后者为客。脏腑虚损为渐进过程,不宜峻补,而需长期调理,用药刚柔相兼,缓缓图之。湿浊毒邪内蕴,宜及时祛除继发诱因,尽力降浊排毒,以防发生浊毒上蒙清窍,阻塞经脉,入营动血或邪陷心包之变。

2.虚实兼顾,把握中焦

关格是补泻两难的疾病。根据病程演变规律,早期宜侧重补虚,兼以化浊;后期阶段,浊邪弥漫,正气衰败,治疗宜虚实兼顾,用药贵在灵活。本病临床累及三焦脏腑虽有侧重,但浊毒壅滞中焦则贯彻病程始终,故把握中焦为治疗要务。上下交损,当治其中。其时患者尽管正气虚衰,若强用补益亦难以受纳,且更易助长邪实,加重病情。故调理脾胃,化浊降逆,缓解呕恶,增进饮食,才能为下一步治疗提供条件。

(二)治法方药

1.脾阳亏虚

治法:温中健脾,化湿降浊。

方药:温脾汤合吴茱萸汤加减。方中附子、干姜温运中阳,人参、甘草、大枣益气健脾,大黄降浊,吴茱萸温胃散寒,下气降逆,生姜和胃止呕。本方为补泻同用之法,适用于脾胃虚寒,浊邪侵犯中焦,以致上吐下闭者。大黄攻下降浊是权宜之计,以便润为度,防止久用反伤正气。

此外,人参的选用应注意原发病的内在基础,如关格由水肿发展而来,以红参为宜;若关格的本病为淋证、癃闭、血尿、肾痨,为阴损及阳,兼有湿热者,选用白参较为适当。

阳虚水泛而为水肿者,治宜健脾益气,温阳利水,化裁黄芪补中汤或防己黄芪汤,以人参、黄芪益气补中,白术、苍术、防己健脾燥湿,猪苓、茯苓、泽泻、陈皮利水消肿,甘草和中。其中,生黄芪益气利水而无壅滞中满之弊,治疗水肿较为适宜。脾虚湿因而泛恶者,可用理中丸加姜半夏、茯苓利湿和胃。若湿抑中阳较著,可加用桂枝,师《金匮要略》防己茯苓汤法。

2.肾阳虚衰

治法:温补肾阳,健脾化浊。

方药:《济生》肾气丸化裁。方中肉桂、附子温补肾阳,地黄、山药、山茱萸滋养脾肾,茯苓、丹皮、泽泻、车前子、牛膝化湿和络,引药下行。

肾阳亏损而水肿较重者,选用真武汤。兼有中焦虚寒者,配伍干姜、肉豆蔻、吴茱萸温运中阳。呕吐明显者,加用生姜、半夏。肾阳虚衰者,往往肾阴亦亏,在应用温肾药时,应了解关格病的原发疾病以及肾阴、肾阳虚损的情况。

若原发疾病有湿热伤阴基础乃至阴损及阳,温肾药物宜选用淫羊藿、仙茅、巴戟天等温柔之品,或选用右归饮,寓温肾于滋肾之中。若肾脏畸形,命火衰微,水湿潴留于肾,以致肾脏肿大,腹部瘕积者,治宜温补肾阳,同时配伍三棱、莪术、生牡蛎、象贝母等活血祛瘀软坚之品。

3.湿热内蕴

治法:清化湿热,降逆止呕。

方药:黄连温胆汤化裁。方用陈皮、半夏、竹茹、枳实、茯苓、黄连清化湿热,配用生姜降逆止呕。浊邪犯胃,和胃降逆化浊法的常用方剂尚有小半夏汤、旋覆代赭汤等,后者降逆止呕的作用较强。亦可加大黄通导腑气,使浊邪从大便而出。

4.肝肾阴虚

治法:滋养肝肾,益阴涵阳。

方药:杞菊地黄丸化裁。方用地黄、山茱萸滋养肝肾,山药补脾固精,茯苓、泽泻渗湿,丹皮凉肝泄热,枸杞子、菊花滋补肝肾,平肝明目。肝肾阴虚,肝阳偏亢,易引动肝风,可配伍钩藤、夏枯草、牛膝、石决明平肝潜阳,降泻虚火,以防虚风内动。本病兼夹湿热浊毒,用药不宜滋腻,以免滞邪碍胃。

5.肝风内动

治法:平肝潜阳,息风降逆。

方药:镇肝息风汤化裁。方用龙骨、牡蛎、代赭石镇肝降逆;龟甲、芍药、玄参、天门冬柔肝潜阳息风;牛膝引气血下行以助潜降;合茵陈、麦芽清肝舒郁。若出现舌干光红,抽搐不止者,宜用大定风珠,方用地黄、麦门冬、阿胶、生白芍、麻仁甘润存阴;龟甲、鳖甲、牡蛎育阴潜阳;五味子配甘草,酸甘化阴,滋阴息风。

6.痰瘀蒙窍

治法:豁痰化瘀,开窍醒神。

方药:涤痰汤化裁。本方适用于痰瘀蒙窍而偏于痰湿者,方中半夏、陈皮、茯苓健脾燥湿化痰;胆南星、竹茹、石菖蒲化痰开窍。若属痰瘀蒙窍而偏于痰热者,用羚羊角汤。该方以羚羊角、珍珠母、竹茹、天竺黄清化痰热;石菖蒲、远志化痰开窍;夏枯草、丹皮清肝凉血。以上二方化瘀力稍嫌不足,宜酌情配伍丹参、赤芍、蒲黄、桃仁、三七等化瘀之品。

痰瘀浊毒内盛,上蒙清窍而致神昏者,治宜利气开窍醒神。可用醒脑静或清开灵静脉滴注,或鼻饲苏合香丸。关格进入神昏危笃阶段,小便不通,治以开窍急救时,尤应注意禁用含毒药物,以免药毒蓄积,危害肾脏。

7.浊毒入血

治法:解毒化浊,宁络止血。

方药:犀角地黄汤、清宫汤化裁。适用于痰浊化热,热入血分而致鼻衄、咯血等出血证。组方宜以水牛角、生地黄、赤芍等解毒清热、凉血止血为主药,或酌情配合应用至宝丹或紫雪丹。治疗血证,要掌握"治火、治气、治血"基本原则,酌情选用收敛止血、凉血止血、活血止血药物。严密观察病情变化。

8.阳微阴竭

治法:温扶元阳,补益真阴。

方药:地黄饮子化裁。方用附子、肉桂、巴戟肉、肉苁蓉、地黄、山茱萸温养真元,摄纳浮阳;麦门冬、石斛、五味子滋阴济阳;石菖蒲、远志、茯苓开窍化浊。若出现呼吸缓慢而深,肢冷形寒,汗出不止,命门耗竭者,急宜温命门之阳,参附注射液静脉滴注。若正不胜邪,心阳欲脱,急用参麦注射液静脉滴注敛阳固脱。

凡浊邪侵犯上焦心肺,或下焦肝肾,为关格进入末期危重阶段,口服药物无法受纳者,应采用中西医结合的方法进行抢救。

(三)其他治法

1.单方验方

(1)冬虫夏草:临床一般用量3~5克,水煎单独服用或另煎兑入汤剂中,亦可研粉装胶囊服用。20日为一个疗程,连服3~4个疗程。

(2)地肤子汤:地肤子30克,大枣4枚,加水煎服,每日1剂,分2次服完。具有清热利湿止痒功效,适用于关格皮肤瘙痒者。

2.针灸治疗

主要选穴为中脘、气海、足三里、三阴交、阴陵泉、肾俞、三焦俞、关元、中极、内关。每次选主穴2～3个，配穴2～3个。可根据病情需要选择或增加穴位。虚证用补法，实证用泻法，留针20～30分钟，中间行针1次，每日针刺1次，10次为一个疗程。

3.灌肠疗法

降浊灌肠方：生大黄、生牡蛎、六月雪各30克，浓煎200～300毫升，高位保留灌肠。2～3小时后药液可随粪便排出。每日1次，连续灌肠10日为一个疗程。休息5日后，可再继续一个疗程。适用于关格早中期。

4.药浴疗法

药浴方：由麻黄、桂枝、细辛、附子、红花、地肤子、羌活、独活等组成。将药物打成粗末，纱布包裹煎浓液，加入温水中，患者浸泡其中，使之微微汗出，每次浸泡40分钟，每日1次，10～15日为一个疗程。

### 七、转归及预后

本病为多种疾病渐进而来，病程发展趋势为由轻渐重，由脾肾受损而致五脏俱伤，正虚则邪实，邪盛则正衰，形成恶性循环。关格的转归和预后，取决于脾肾亏损程度和浊邪壅滞部位。若病限脾胃，邪在中焦，而治疗调摄得当，且避免复感外邪，尚可带病延年；若病变累及他脏，浊毒凌心射肺，入营动血，引动肝风，甚则犯脑蒙窍，最终正不胜邪，则预后较差。

### 八、预防和护理

积极治疗水肿、淋证、癃闭、消渴、眩晕、肾痨等原发疾病。注意消除外感、寒湿、劳顿等各种诱因。注意饮食调摄，不宜膏粱厚味。

（李德显）

## 第四节　尿　浊

尿浊是指小便混浊，白如泔浆，尿时无疼痛感为主证，其中尿出白如泔水者称白浊，而色赤者称赤浊。尿浊主要见于现代医学的乳糜尿，另外也有少数结核、肿瘤等。

《素问·至真要大论》曰："诸转反戾，水液浑浊，皆属于热"。水液混浊包括尿液混浊。《中藏经》将小便混浊归在淋证门中，说："小便数而色白如泔"。称为冷淋，与此相反，"小便涩而赤色如血"称为热淋。《诸病源候论》列出《虚劳小便白浊候》，所以说巢元方首先列出白浊病名。

至元代《世医得效方》将本病称溺浊，且列出"心浊""脾浊""肾浊"等类型和病名，而朱丹溪更加明显地称为"赤白浊"，明代戴思恭著《证治要诀》，认为尿浊有赤白之别，而精浊也有赤白之别。

明代张介宾《景岳全书》对本病有详细的论述，在论证时将尿浊称之为"溺白"，而清代《证治汇补》又将本病称之为"便浊"。尿浊的产生，初起多由湿热，《医学正传·便浊遗精》说："夫便浊之证，因脾胃之湿热下流，渗入膀胱，故使便溲或白或赤而浑浊不清也"。尿浊日久，可导致心、脾、肾受伤，《证治汇补·便浊》说："又有思虑伤心者，房欲伤肾者，脾虚下陷者"。可根据虚实的不同，选用通利和补益等法。

### 一、病因病机

#### （一）多食肥甘

酿生湿热，湿热久蕴而成浊邪，浊气下流渗入膀胱而尿浑浊。湿浊化热损及血络而成赤浊。或酗酒嗜肥，抑郁暴怒，致使肝胆湿热内生，湿热流注下焦，浊气渗入膀胱，故而小便黄赤混浊。

（二）脾虚下陷

是浊证中的虚证,故反复发作,尤在疲劳时易复发。脾虚不能统摄精微故尿浊如泔水;脾虚不运则精微渗入膀胱故尿中油珠,光彩不定。病情加重则脾不统血,尿浊与血混面流出成赤浊。或因过食肥甘生冷之物,滞而不化等原因,皆令湿浊停聚,不得消散,凝而为痰,痰浊内蕴下注,致使清浊不泌,产生尿浊。

（三）思虑于遂,或劳欲过度,或淋病过用通利,损及心肾气阴

使虚火甚于上,肾水亏于下,心肾不交,水火失济。《丹溪心法》曰:"人之五脏六腑,俱各有精,然肾为藏精之府,而听命于心,贵乎水火升降,精气内持。若调摄失宜,思虚不节,嗜欲过度,水火不交,精元失守,由是而为赤白浊之患"。

（四）劳倦淫欲过度,或久病不复,耗伤精气,致使肾阳衰微

命门火衰,犹釜底之无薪,气化不行,开合不利,膀胱虚冷,精气下流,故溺下白浊如凝脂。肾为水脏,内寓相火,肾阴亏损,阴不涵阳则相火亢盛,水道不清,故尿下黄浊。

## 二、诊断要点

尿浊的诊断依据:

（1）以尿道流出混浊尿液为主要特征,一般无排尿频急或尿道涩痛症状。

（2）临床上遇有白色混浊尿液、豆浆或牛奶样尿液或有乳糜血尿患者,应注意作尿液乳糜试验(又称乙醚试验,即在尿液中加入乙醚便可澄清)以明确乳糜尿及乳糜血尿的诊断。

少数乳糜尿可因结核、肿瘤、胸腹部创伤或手术、原发性淋巴管疾病(包括先天性畸形)所致,偶见于妊娠、肾盂肾炎、包虫病、疟疾等。多由剧烈运动或进食脂肪餐等诱发,可结合病史和相关的实验室检查。

## 三、类证鉴别

（一）尿浊与膏淋

二者均有小便混浊,其鉴别点在于尿痛与不痛,小便混浊而痛者为膏淋,小便混浊而不痛者为尿浊。清代叶桂《临证指南医案》说:"大凡痛则为淋,不痛为浊"。

（二）尿浊与精浊

清代何梦瑶《医碥》说:"有精浊,有便浊,精浊出自精窍,与便浊之出于溺窍者大异"。尿浊为尿出如米泔,有浑浊沉淀,尿涩不痛,或尿初尚清,旋即澄如白蜡。若热盛伤阴,血络受损,血从下溢,尿中可夹血丝、血块,其病变出自溺窍。精浊是指尿道口经常流出米泔样如糊状浊物,而小便并不混浊,且常伴有茎中灼热疼痛、尿频、尿急、尿痛等,或伴有会阴部重坠样疼痛,甚则可见腰骶部或尾骶部疼痛,其病变部位在精窍。

## 四、辨证论治

（一）辨证要点

1. 审病性

首先区分赤浊、白浊。白浊以小便混浊,色白如泔浆为主证,赤浊以小便混浊夹血为主证。《丹溪心法》说:"赤者湿热伤血分,白者湿热伤气分"。此言尿浊属于实证。《医学证传》说:"血虚热甚者,则为赤浊……气虚而热微者,则为白浊"。此言尿浊之属于虚证。

2. 察虚实

本病初起以湿热为多,属实证;病久则脾肾亏虚。

（二）治疗原则

本病初起湿热为多,治宜清热利湿,病久则脾肾虚弱,治宜补益脾肾,固摄下元。但补益之剂中亦可佐以清利,清利之剂中,又可兼以补益,必须做到清利而不伤阴,补益而不涩滞。

（三）分证论治

1.湿浊下注

证候：突然小便浑浊，或白如米泔，或如泥浆或色赤，或停放后小便胶黏浑浊，胸闷不适，纳谷不馨，小便量较多无涩痛，舌苔腻或黄腻，脉濡数。

治法：清化湿浊。

方药：程氏萆薢分清饮化裁：萆薢、石菖蒲、黄柏各10 g，茯苓、白术、车前子各15 g，莲子心12 g，丹参6 g。若热重于湿，加栀子12 g，滑石10 g，车前草15 g。

若湿重于热，加苍术、厚朴各10 g，半夏、陈皮各12 g；湿浊下注表现为赤浊，拟清心火，导小肠火，主方用导赤散合四物二陈汤加滑石、小蓟等。尿赤如血，心烦易怒，舌质红，脉细数，提示湿火较甚，以四物汤加黄柏、知母、椿根皮、青黛。

2.肝胆湿热

证候：小溲热赤浑浊，目赤肿疼，口苦心烦，常伴有阴肿、阴痒、阴湿，胸胁苦满，恶心呕吐，耳鸣耳聋，舌苔黄腻，脉象弦数或滑数。

治法：清利肝胆湿热。

方药：龙胆泻肝汤加减：龙胆草、黄芩各10 g，柴胡6 g，生地、当归、栀子各12 g，车前子、泽泻各10 g，甘草3 g。

湿热较重者，加萆薢、海金沙各10 g，白茅根15 g；阴痒阴肿者，加地肤子、白鲜皮各15 g；尿混浊夹赤，加丹皮6 g，仙鹤草15 g，藕节10 g。

3.脾虚下陷

证候：尿浊如米泔，如泥浆，如胶黏，如败絮或尿中杂有油脂，光彩不定。本症已反复发作或使用渗利之品病情反而加剧，尤在多食油腻，辛辣刺激食物及疲劳之后容易诱发。严重者发为尿赤浑浊如油珠。伴发小腹坠胀，尿意不畅，面色无华，神疲乏力，苔薄或舌质淡，脉缓。

治法：益气升清化浊。

方药：补中益气汤合苍术难名散加减：黄芪、党参、龙骨、白术各15 g，茯苓10 g，苍术、柴胡、陈皮各6 g，升麻、甘草各3 g，制川乌、补骨脂、茴香各10 g，龙骨15 g。

兼有湿热，加黄柏、萆薢各12 g，尿浊夹血者，酌加小蓟、藕节、旱莲草各15 g；心脾两虚也可出现赤浊，责之于脾不统血，拟归脾汤加熟地、阿胶各10 g（又名黑归脾）施治。

4.心虚内热

证候：小便赤浊，心中悸烦，多梦少寐，惊惕不安，健忘梦遗，夜卧盗汗，或心中嘈杂似饥，舌赤碎痛，或口舌生疮，脉细数。

治法：养心清热。

方药：清心莲子饮加减：石莲肉、黄芩各10 g，麦冬、地骨皮12 g。车前子、茯苓、人参、黄芪各15 g，甘草3 g。

阴虚火旺较重者，加知母、黄柏、生地各12 g；尿赤浊明显者，加仙鹤草、紫花地丁、白茅根各15 g。

5.肾虚不固

证候：尿浊色白反复发作，日久不愈，形寒肢冷，腰脊酸软，下肢软弱，精神委顿，舌质淡，苔白，脉沉细。或尿浊色赤，反复发作，日久不愈，心烦口渴，夜寐不安，手足心发热，甚则盗汗，舌质红、舌苔少，脉细数。

治法：益肾固涩。

方药：大补元煎加味：杜仲、熟地、怀山药、山茱萸、枸杞子各15 g，当归12 g，人参、郁金、菖蒲、萆薢各10 g，甘草5 g。

肾虚不固是尿浊的虚证，病程较长久，肾气不足势必发展为脾肾阳虚和心肾阴虚两个常见类型。

脾肾阳虚为主，常见白浊，可选无比山药丸合萆薢分清饮（萆薢、益智仁、石菖蒲、乌药）。心肾阴虚可表现为白浊，更常见赤白浊，可选坎离既济丸，见赤浊加小蓟饮子。

### 五、其他疗法

**(一)单方验方**

**1. 射干汤**

射干 15 g,水煎,每天 1 剂,加入白糖适量,分 3 次,饭后服。清热利湿。治疗尿浊(乳糜尿)。

**2. 飞廉莲子汤**

飞廉 45 g,石莲子 30 g,山药 15 g。三味共煎以代茶饮,每天 1 剂,以 30 天为 1 个疗程。本方清热利湿、健脾导浊,适用于膀胱湿热所致尿浊。

**3. 冬葵萆薢散**

冬葵子 150 g,萆薢 120 g,白糖 80 g。将前两味药焙干为末,后加入白糖拌匀装瓶备用。每天早晚各服 1 次,每次 3～5 g,温开水送服。本方清热利湿,适用于治疗血丝虫尿浊(乳糜尿)患者。

**4. 苦参消浊汤**

苦参 30 g,熟地、山萸肉各 15 g,怀山药、萆薢、车前子各 20 g,石菖蒲、乌药、益智仁、炮山甲各 10 g。水煎服,每天 1 剂。本方益肾养精,清利湿热。主治尿浊、膏淋。

**5. 乳糜血尿汤**

川断、当归、川牛膝各 10 g,淡秋石、丹参、杜仲、生蒲黄(包煎)各 15 g,益母草、黄芪、土茯苓、仙鹤草各 30 g。水煎服,每天 1 剂。本方固肾益气,活血化瘀,主治乳糜血尿。

**(二)药膳疗法**

**1. 大黄蛋**

锦纹大黄研细末 2 g,以鸡蛋 1 个,破顶入药,搅匀,蒸熟,空腹时食之,连服 3 天。主治赤白浊淋。

**2. 荞麦鸡蛋**

荞麦炒焦为末,鸡子白和为丸,梧子大,每天 3 次,每次 9 g。本方又名"济生丹"。主治男子白浊。

**3. 白糯丸**

糯米 500 g,白芷、石菖蒲各 50 g,牡蛎 100 g。研末,糯米粉和丸,木馒头煎汤吞服,每天 3 次,每次 9 g。主治小便膏脂。

**4. 韭菜子**

韭菜子每天生吞 10～20 粒,盐汤下。主治梦遗溺白。

(李德显)

# 第五节　淋　证

淋证是指小便频数短涩、滴沥刺痛,欲出未尽,小便拘急,或痛引腰腹的病症。

淋之病证名称,最早见于《内经》,《金匮要略》称淋秘。"淋"是小便涩痛,淋沥不爽;"秘":指小便秘涩难通,又曰:淋之为病,小便如栗状,小腹弦急,痛引脐中。清·顾靖远《顾松园医镜》曰"淋者,欲尿而不能出,胀急痛甚;不欲尿而点滴淋沥。"对本病症状,作了形象的描述。

淋证的分类,在《中藏经》载:有冷、热、气、血、劳、膏、虚、实八种。《备急千金要方》提出"五淋"之名。《外台秘要》指出五淋是石淋,气淋,膏淋,劳淋,热淋。后代医家沿用五淋之名,现代医家分为气淋,血淋,热淋,膏淋,石淋,劳淋 6 种。

### 一、病因病机

淋证病位在于膀胱和肾,且与肝脾有关。中医认为,肾与膀胱通过静脉互为络属,膀胱的贮尿和排尿功能依赖于肾阳的气化,肾气充足,则固肾有权,膀胱开合有度,反之肾的气化失常,固摄无摄,则出现尿频尿急,尿痛或是小便不利等症。又肝主疏泄,有调畅气机,促进脾脏运化的功能。脾的运化水液功能减退,必致水液停滞在体内,产生湿浊等病理产物。

淋证的病因是以膀胱湿热为主,亦有因肾虚和气郁而发,其病机主要是湿热蕴结下焦,导致膀胱气化不利。

据临床所见,淋证以实证居多,若病延日久,又可从实转虚,或以虚实并见,多食辛辣肥甘之品,或嗜酒太过酿成湿热,影响膀胱的气化功能。若小便灼热刺痛者为热淋;若湿热蕴积,尿液受其煎熬,日积月累,尿中杂质凝结为砂仁,则为石淋;若湿热蕴结于下,以致气化不利,无以分清泌浊,脂液随小便而去,小便如脂如膏,则为膏淋,若热盛伤络迫血,妄行,小便涩痛有血,或肾阴亏虚,虚火灼络,尿中夹血,则为血淋;如久淋不愈,湿热之邪,耗伤正气或年老久病,房劳等可致脾肾亏虚,遇劳即发者,为劳淋;恼怒伤肝,气郁化火,或气火郁于下焦,或中气不足,气虚下陷者,则为气淋。肾气亏虚,下元不固,不能制约脂液,尿液混浊则为膏淋。

淋证多见于现代医学的泌尿系统感染,肾结核,尿路结石,肾盂肾炎,膀胱癌,前列腺炎,老年前列腺肥大,前列腺癌及各种原因引起的乳糜尿等疾病。

## 二、辨证论治

(一)热淋

症见:小便短数,灼热刺痛,溺色黄赤,小腹拘急胀痛,或有寒热等,舌苔黄腻,脉滑数。

治法:清热利湿通淋。

方药:用八正散加减。

处方:萹蓄,瞿麦,木通,车前子,滑石,大黄,山栀子,甘草稍,川楝子,土茯苓。加减:大便秘结者,可重用生大黄,并加枳实以通腑泄热,小便涩痛剧烈,可配用琥珀,川牛膝,天台乌,行气止痛。

(二)石淋

症状:尿中挟砂石,小便难涩,或突然中断,腰腹剧痛难忍,舌红,苔黄脉数。

治法:清热利湿,通淋排石。

方药:方选石苇散合三金汤。处方:石苇、冬葵子、金钱草、鸡内金、瞿麦、滑石、海金砂、川楝子、玄胡等。

加减:若体壮者,可重用金钱草50~80克,如见尿中带血,可加小蓟,生地黄,藕节。

(三)气淋

症见:属肝郁气滞者,小便涩滞,淋沥不尽,少腹满痛,舌苔薄白,脉沉弦。

治法:利气疏导。

方药:可选用沉香散。

处方:沉香、石苇、滑石、当归、橘皮、白芍、王不留行、青皮等。如属中气不足者,可用补中益气汤。处方:黄芪、党参、白术、升麻、柴胡、大枣、川楝子、川牛膝等。

(四)血淋

症见:属湿热下注者,小便热涩刺痛,尿涩深红,或排出血丝,血块,舌红苔黄腻,脉滑数。

方药:方选小蓟饮子合导赤散。

处方:生地、小蓟、通草、滑石、蒲黄、竹叶、甘草稍、当归、瞿麦、白茅根、木通、侧柏炭、茜草炭、车前草、炒栀子炭。

属阴虚火旺者:方药用知柏地黄汤加味。

属心脾两虚者:方药归脾汤:处方:黄芪,党参,白术,茯苓,桂圆肉,枣仁,木香,当归,大枣,远志,仙鹤草,茜草炭,侧柏炭。

（五）膏淋

症状：属湿热下注者：小便混浊，如米泔水，尿道热涩疼痛，舌红，苔腻，脉滑数。治法：清热利湿，分清泌浊。

方药：萆薢分清饮加减。处方：川萆薢，石菖蒲，黄柏，茯苓，丹参，泽泻，薏仁，益智仁，车前子，白术，莲子芯等。

属肾虚不固者：淋久不已，淋出如脂，涩痛虽见减轻，见形体日渐消瘦者。治法：补肾固涩。

方药：方选都气丸加味；处方：五味子，熟地黄，枣皮，山药，茯苓，泽泻，丹皮，芡实，金樱子，煅龙骨，煅牡蛎。

（六）劳淋

症状：尿涩痛不甚明显，但淋沥不已，时作时止，遇劳即发，腰酸膝软，神疲乏力，舌质淡，脉虚弱。

治法：健脾益肾。

方药：方用无比山药丸加减。处方：山药，茯苓，泽泻，熟地，枣皮，巴戟天，菟丝子，杜仲，怀牛膝，五味子，淡大云，赤石脂等。

属肾阴不足者，用六味地黄丸。属肾气虚者，用菟丝子汤（丸）。兼见畏寒肢冷者为肾阳虚，用金匮肾气丸。结语：淋证是多种原因引起的疾病。临床但见有小便淋漓而痛者，不论起病缓急，均可诊为淋病（证）。而六淋之症各有特殊。如石淋，以排出砂石为主，膏淋，排出小便混浊如米泔水，或滑利如晦膏；血淋，溺血而痛；气淋，则少腹胀满明显，尿有余沥；热淋，必见小便刺痛；劳淋：常遇劳复发，小便淋漓不已。淋证虽有六淋之分，但各淋之间，可互相转化，病情的转归亦有虚实相兼，故辨治上要分清虚实审查证候的标本缓急，并应注意以下几点。

（1）热淋多初起伴有发热恶寒，此为湿热熏蒸，邪正相搏所致，虽非外邪袭表，发汗解表自非所宜，况且热淋乃膀胱有热，阴液易耗，若妄投辛散发表之品，不仅不能退热，反有劫伤营阴之弊。故仲景曾告诫："淋家不可发汗。"后世尚有"淋家忌补"之说。这是治疗淋证初起和虚实夹杂时，必须注意的。如若过早滥用温补，腻补，易造成湿热化燥，或寇邪留恋，使病情迁延难愈。若见本虚标实，也宜育阴清化，标本兼顾，方能奏效。

（2）淋证初起，多由下焦湿热引起，湿热交结，得热易发，故治疗剂量要足，要有连贯性，"祛邪务尽"。后期亦虚实夹杂居多，治疗应持续"祛邪扶正"发则，使之邪去正安。

（3）治疗气淋，石淋，可配用理气药，如沉香，木香，青皮，枳壳，乌药等。意在舒展宣通气机。另石淋兼有大便秘结者，可配用大黄、芒硝是取其通腑散结助排石之用。

（4）淋证在治疗期间，应嘱患者多饮开水，增加尿液使邪有出路。规劝患者饮食宜清淡，禁食肥腻，辛辣，香燥之品，防湿热内生，注意休息，节房事，防损肾气。保持外阴清洁，防外感以免病情反复影响治疗效果。

## 三、尿路感染的中医辨证论治

（一）概述

尿路感染统属于中医学"淋证"范畴。中医学对本病的定义为"小便频数短涩，滴沥刺痛，少腹拘急，痛引腰腹的病症"。"热"在本病发生发展中极为重要，或为湿热，或为郁热，或为虚热，总与"热"有关。因于此，《丹溪心法·淋》提出"淋有五，皆属于'热'"的观点，为后人称道。

但是对于本病，我们不得不正视其容易反复发作的特性。因为此特性，致久病而伤正，导致虚实夹杂，治疗时需要祛邪扶正兼顾。这也是巢元方《诸病源候论·淋病诸候》提出来"诸淋者，由肾虚而膀胱热故也"的原因。上述两种观点的有机结合也是现今治疗尿路感染的主要中医理论基石，临证不可不思。

（二）辨证论治

1.膀胱湿热型

（1）症见：小便频数，短涩刺痛，点滴而下，急迫灼热，溺色黄赤，少腹拘急胀痛，或发热恶寒，口苦呕恶，或腹痛拒按,大便秘结,舌红,苔黄腻,脉滑数。

(2)病机:多食辛辣肥甘之品,或嗜酒过度,酿成湿热,下注膀胱;或下阴不洁,湿热秽浊毒邪侵入膀胱,酿成湿热;或肝胆湿热下注皆可使湿热蕴结下焦,膀胱气化不利,发为淋证。甚至因湿热炽盛,可灼伤脉络,破血妄下,可导致血随尿出;另外湿热久蕴,煎熬尿液,日积月累,可结成砂石,同时湿热蕴结,膀胱气化不利,不能分清别浊,亦可导致脂液随小便而出。

(3)治法:清热解毒,利湿通淋。

(4)方药:八正散加减。

(5)基本方:丝通草 10 克,瞿麦 15 克,萹蓄 15 克,车前草 30 克,滑石 30 克(包),炒山栀 10 克,制大黄 12 克,灯芯草 10 克,甘草 6 克。

(6)加减:如伴有砂石集聚,可加金钱草,海金沙,鸡内金各 30 克以加强排石消坚,同时配合车前子,冬葵子,留行子加强排石通淋。如伴有尿血滴沥,可加小蓟草,生地黄,生蒲黄,白茅根等加强清热凉血,止血;如伴有尿中如脂如膏,可加用萆薢,菖蒲,黄柏,莲子心,茯苓等清利湿浊;如伴有少腹胀闷疼痛,可加用沉香,陈皮,小茴香利气,当归,白芍,柔肝,甚至可配合青皮,乌药,川楝子,槟榔加强理气止痛之力。

同时,大肠杆菌仍是尿路感染主要的致病菌,按照现代药理学研究成果诸如红藤,败酱草,蒲公英等对此类细菌效果较好,临床亦可参照使用。

2.肝郁气滞型

(1)症见:小便涩痛,淋漓不尽,小腹胀满疼痛,苔薄白,脉多沉弦。兼虚者可表现为尿时涩滞,小便坠胀,尿有余沥,面色不华,舌质淡,脉虚细无力。

(2)病机:因情志失和,恼怒伤肝,肝失疏泄;或气郁于下焦,久郁化火,循经下注膀胱。均可导致肝气郁结,膀胱气化不利,发为本病。

(3)治法:实证宜利气疏导,虚证宜补中益气,实证用沉香散,虚证用补中益气汤。

(4)基本方 1(无虚证):沉香 5 克,橘皮 10 克,当归 10 克,白芍 15 克,甘草 6 克,石韦 15 克,冬葵子 15 克,滑石 30 克(包),王不留行 15 克,胸闷肋胀者,可加青皮,乌药,小茴香以疏肝理气;日久气滞血淤者,可加红花,赤芍,川牛膝以活血化淤。

(5)基本方 2(有虚证):生黄芪 15 克,党参 10 克,炙甘草 6 克,白术 15 克,当归 10 克,陈皮 10 克,升麻 6 克,柴胡 6 克,滑石 30 克,车前草 30 克,黄柏 10 克,土茯苓 30 克。

3.脾肾亏虚型

(1)症见:小便不甚赤涩,但淋沥不已,时感小便涩滞,时作时止,遇劳即发,腰膝酸软,神疲乏力,舌质淡,脉细弱。

(2)病机:久淋不愈,湿热耗伤正气;或劳累过度,房事不节或年老,久病,体弱,皆可致脾肾亏虚。脾虚而中气不足,气虚下陷;或肾虚而下元不固,肾失固摄,不能制约脂液,脂液下注,随尿而去;或肾虚而阴虚火旺,火热灼伤脉络,血随尿出;或病久伤正,遇劳即发者,发则为淋。

(3)治法:健脾补肾,佐以清化湿热。

(4)方药:知母地黄汤加减。

(5)基本方:知母 10 克,黄柏 10 克,生地 15 克,山药 15 克,枣皮 10 克,牡丹皮 12 克,茯苓 15 克,泽泻 12 克,金樱子 30 克,车前子 15 克(布包),滑石 30 克(布包),玉米须 15 克。

(6)加减:如伴有阴虚火旺,尿血明显者,加女贞子,旱莲草各 20 克,如神疲乏力明显,气短自汗,加用生黄芪 30 克,党参 15 克,生薏仁 30 克,竹叶 10 克。

(李　峰)

# 第六节 阳 痿

阳痿是指性交时阴茎不能勃起，或勃起不能维持，以致不能完成性交全过程的一种病证。多由于虚损、惊恐或湿热等原因致使宗筋失养而弛纵，引起阴茎萎弱不起，临房举而不坚。古代又称"阴痿""筋痿""阴器不用""不起"等。明代《慎斋遗二悟》始见阳痿病名，此后该病名逐渐被后世医家所沿用。勃起障碍亦是阳痿的同义词。

现存最早的中医文献《马王堆医书》，已对阳痿有了初步的认识。竹简《十问》认为生殖器官"与身俱生而先身死"的原因为"其使甚多，而无宽礼"。竹简《天下至道谈》指出性功能早衰的原因是"卒而暴用，不待其壮，不忍两热，是故亟伤"。这是对阳痿最早的病因学认识。帛书《养生方》和竹简《天下至道谈》认为勃起"不大""不坚""不热"的病机为肌（肤）、筋、气三者不至，而正常须"三至乃入"。这是对阳痿病机的最早论述。

阳痿一病，《内经》称为"阴痿"（《灵枢·邪气脏腑病形》）、"阴器不用"（《灵枢·经筋》），或"宗筋弛纵"（《素问·痿论篇》）。《内经》把阳痿的成因，归之于"气大衰而不起不用"（《素问·五常政大论篇》）、"热则筋弛纵不收，阴痿不用"（《灵枢·经筋》），认识到虚衰和邪热均可引起本病。《内经》认识到阳痿的发病与肝关系密切，为后世医家从肝论治阳痿提供了理论依据。其肾气理论，对补肾法治疗阳痿理论的形成有一定影响。

隋唐诸家多从劳伤、肾虚立论。如《诸病源候论·虚劳阴痿候》说："劳伤于肾，肾虚不能荣于阴器，故萎弱也。"孙思邈特别注重男子的阳气，认为阳气在男子性功能活动中，起着至关重要的作用，指出："男子者，众阳所归，常居于燥，阳气游动，强力施泄，则成虚损损伤之病。"其治阳痿，多从温肾壮阳入手，并注重固护阴精，在其所列的约30首治阳痿方中，如五补丸、肾气丸、天雄丸、石硫黄散等，均以补肾壮阳药为主。《外台秘要·虚劳阴痿候》说："病源肾开窍于阴，若劳伤于肾，肾虚不能荣于阴气，故痿弱也"；"五劳七伤阴痿，十年阳不起，皆繇少小房多损阴。"认识到阳痿是虚劳的一种病机反应，起于房劳伤肾，肾中精气亏损，阳气不足所致。故《外台秘要》在治疗上多选用菟丝子、蛇床子、肉苁蓉、续断、巴戟天等温肾壮阳、填精补髓之品。

宋明诸家对阳痿的理法方药大有发挥。《济生方·虚损》说："五劳七伤，真阳衰惫……阳事不举。"进一步确认阳痿是虚劳所致。张景岳认为"肾者主水，受五脏六腑之精而藏之"，倡"阳非有余，真阴不足"论，提出"壮水之主，以制阳光；益火之源，以消阴翳"，在"六味""八味"启发下，创"阴中求阳""阳中求阴"之左归、右归，以峻补肾阴肾阳治疗阳痿，提出"凡男子阳痿不起，多由命门火衰，精气清冷……但火衰者，十居七八，而火盛者，仅有之耳"的著名论断。然而，亦有医家从肾虚论治阳痿之外另立法门，王纶在《明医杂著》中指出："男子阳痿不起，古方多云命门火衰，精气虚冷，固有之矣。然亦有郁火甚而致痿者。"并主张肝经湿热和肝经燥热分别用龙胆泻肝汤和六味地黄丸治疗。

清代医家对阳痿的研究各有补充。《杂病源流犀烛·前阴后阴源流》指出："又有精出非法，或就忍房事，有伤宗筋……又有失志之人抑郁伤肝，肝木不能疏达，亦致阴痿不起。"《类证治裁·阳痿》提出"先天精弱者"也可引起阳痿的观点。这些论述表明对阳痿成因的认识，越来越深入。《辨证录》主张阳痿应治心，创制"心包火大动"之莲心清火汤，治"君火先衰，不能自主"之起阴汤，治"心火抑郁而不开"之宣志汤、启阳娱心丹，治"心包火衰"之救阳汤，善用莲子、远志、柏子仁、石菖蒲、酸枣仁、茯神等治疗阳痿。《临证指南医案》将阳痿分为6种证候，并分列治法，少壮及中年患此，色欲伤及肝肾，用峻补真元、兼血肉温润之品缓调之；恐惧伤肾，治宜固肾，稍佐升阳；思虑烦劳而成者，心脾肾兼治；郁损生阳者，必从胆治；湿热为患者，治用苦味坚阴，淡渗去湿，湿去热清而病退；阳明虚宗筋纵者，通补阳明。韩善征《阳痿论》重视辨证，以虚实论阳痿，反对滥用燥烈温补，指出："独怪世之医家，一遇阳痿，不问虚实内外，概与温补燥热。若系阳虚，幸而偶中，遂自以为切病；凡遇阴虚及他因者，皆施此法，每用阴茎反见强硬，流精不止，而为强中者；且有坐受温热之酷烈,而精枯液涸以死者。"说明古代医家已经认识到不问病机,但求温肾壮阳之危害。至此,阳痿的理法方药已具有相当丰富的内容。

西医学的功能性勃起功能障碍,血管、神经、内分泌等因素引起的器质性勃起功能障碍和某些慢性疾病表现有阳痿症状者,可参考本篇内容进行辨证施治。

## 一、病因病机

阳痿乃宗筋失养而弛纵。有由于恣情纵欲,耗伤真元,命门火衰,宗筋失于温煦而致;有因先天禀弱或后天食少,禀赋不足而引起;有由于忧思气结,伤及肝脾,精微失布,宗筋失养而引起;有因湿热侵袭,或内蕴湿热,循肝经下注宗筋,宗筋弛纵而引起;还有因瘀血阻塞阳道而致者。上述种种原因均可导致阳痿,其病机各有特点。

(一)命门火衰

多由房劳过度,或少年误犯手淫,以致精气虚损,命门火衰引起阳事不举。《诸病源候论·虚劳阴痿候》说:"劳伤于肾,肾虚不能荣于阴器,故萎弱也。"

(二)抑郁伤肝

情志不遂,所愿不得,或悲伤过度,郁郁寡欢,致肝气郁结;暴怒气逆,肝疏泄太过,均可致肝失条达,气血不畅,宗筋失充,致阳痿不举。《素问·痿论篇》曰:"思想无穷,所愿不得,意淫于外,入房太甚,宗筋弛纵,发为筋痿,乃为白淫。"《杂病源流犀烛·前阴后阴源流》曰:"又有失志之人,抑郁伤肝,肝木不能舒达,亦致阴痿不起。"

(三)湿热下注

水道失畅,水湿留滞经络,郁久变生湿热;过食肥甘,嗜酒过度,亦可变生湿热,浸淫肝经,下注宗筋,而致阳痿。《灵枢·经筋》曰:"伤于热则筋弛纵不收,阴痿不用。"《临证指南医案·阳痿》曰:"更有湿热为患者,宗筋弛纵而不坚。"《类证治裁》曰:"亦有湿热下注,宗筋弛纵而致阳痿者。"郭诚勋《证治针经》曰:"湿热为患,宗筋必弛纵而不坚举。"

(四)阳明受损

思虑忧郁,损伤心脾,则病及阳明、冲脉。且脾胃为水谷之海,生化之源,脾胃虚必致气血不足,宗筋失养,而导致阳痿。《素问·痿论篇》曰:"阳明者,五脏六腑之海,主润宗筋。"《景岳全书·阳痿》曰:"凡思虑焦劳忧郁太过者,多致阳痿,盖阳明总宗筋之会……若以忧思太过,抑损心脾则病及阳明冲脉,宗筋为精血之孔道,阳明实宗筋之化源,阳明衰则宗筋不振……气血亏而阳道斯不振矣。"

(五)血脉瘀滞

无论何种病因形成的瘀血,均可导致阳痿,因瘀血阻于络脉,宗筋失养,难以充盈,致阴器不用。《证治概要》曰:"阴茎以筋为体,宗筋亦赖气煦血濡,而后自强劲有力。"清代韩善征《阳痿论》曰:"盖跌仆则血妄行,每有瘀滞精窍,真阳之气难达阴茎,势遂不举。"

## 二、诊断与鉴别诊断

(一)诊断

凡男子阴茎痿弱不起,临房不举,或举而不坚,不能完成性事者,均可诊断为阳痿。

(二)鉴别诊断

1. 老年生理性阳痿

此为正常的生理现象,应与病理性阳痿相鉴别。

2. 勃起不坚

通常是指在性交时,射精之前阴茎勃起不坚硬,但可完成性交过程。往往因性交勃起不坚硬求诊,与阳痿患者之阴茎不能纳入阴道或性交过程中因勃起不坚硬、勃起难以维持以致不能完成性交过程不同。

### 三、辨证

(一)辨证要点

**1.辨别有火无火**

阳痿而兼见面色㿠白、畏寒肢冷、舌淡苔白、脉沉细者,是为无火;阳痿而兼见烦躁易怒、小便黄赤、苔黄腻、脉濡数或弦数者,是为有火。其中辨证的依据,以脉象、舌苔为主。

**2.分清虚实**

由于恣情纵欲、思虑、抑郁、惊恐所伤者,多为脾肾亏虚,命门火衰,属于虚证;由于肝郁化火,湿热下注,瘀血阻络致宗筋弛纵者,属于实证。青壮年多实证,老年人多虚证。

**3.明辨病位**

因病因涉及的部位不同,阳痿的病位亦不同。因郁、怒等情志所伤者,病位在肝;湿热外袭者,病位多在肝经;内蕴湿热者,往往先犯脾,后侮肝;房室劳伤、命门火衰者,则病在肾。临床上有时单一脏腑发病,亦可累及多个脏腑经络。

此外,阳痿尚有虚寒和虚热证者。阳痿虚寒证,多表现为命门火衰,临床可兼见腰膝酸冷、肢体畏寒、夜尿频作、小便清长、舌质淡、脉沉细迟。阳痿虚热证,多表现为肾阴亏虚、阴虚火旺,临床可兼见五心烦热、潮热盗汗、舌质红、舌苔薄黄或剥脱、脉象细数。

(二)证候

**1.命门火衰**

症状:阳事不举,精薄清冷,头晕耳鸣,面色㿠白,精神委靡,腰膝酸软,畏寒肢冷。舌淡苔白,脉沉细。

病机分析:恣情纵欲,斫丧太过,精气亏虚,命门火衰,故见阳事不举,精薄清冷;肾精亏耗,髓海空虚,故见头晕耳鸣,五脏之精气不能上荣于面,故见面色㿠白;腰为肾之府,精气亏乏,故见腰膝酸软;精神委靡、畏寒肢冷、舌淡苔白、脉沉细,均为命门火衰之象。

**2.抑郁伤肝**

症状:阳痿伴见胸胁胀满,或窜痛,善太息,情志抑郁,咽部如物梗阻。舌淡少苔,脉弦。

病机分析:肝主宗筋,肝气抑郁可致阳痿;肝主疏泄,疏泄不及则为肝气郁结,情志抑郁不畅;肝为刚脏,其性躁烈,肝气郁结,气机紊乱则胸胁窜痛或胀满;气机不畅,阻于咽部则为梅核气;脉弦为肝气郁结的表现。阳痿之肝气郁结证患者,往往平素多疑善虑,性情懦弱,难以抵制外界之情志刺激。

**3.湿热下注**

症状:阴茎痿软,阴囊潮湿、臊臭,下肢酸困,小便黄赤。苔黄腻,脉濡数。

病机分析:湿热下注,宗筋弛纵,故见阴茎痿软;湿阻下焦,故见阴囊潮湿、下肢酸困;热蕴于内,故见小便黄赤、阴囊臊臭;苔黄腻、脉濡数,均为湿热内阻之征。

**4.阳明受损**

症状:阳事不举,面色欠华,纳少腹胀,少气懒言。舌淡苔白,脉缓弱。

病机分析:阳明主胃,胃为水谷之海,主化营卫而润宗筋,饮食劳倦或思虑过度伤及脾胃,气血生化受损,宗筋失润,故"阳道外衰";脾主运化,运化失职则纳少、腹胀,饭后尤甚;脾虚精微无以敷布,则面色萎黄或㿠白;舌淡苔白、脉缓弱,均为脾胃气虚之征象。

**5.血脉瘀滞**

症状:阳痿不举,面色黧黑,阴茎色泽紫黯发凉或睾丸刺痛。舌紫黯或有瘀斑,舌下静脉怒张,脉涩。

病机分析:跌打损伤,或强力入房,久病伤络,气血运行不畅,瘀血阻滞阴茎脉络,不能充盈宗筋,宗筋失其润养而难振;经络不通,瘀血阻于睾丸,则阳痿伴见睾丸刺痛;舌质紫黯或有瘀斑、瘀点、脉涩是瘀血阻络典型的征象。

### 四、治疗

(一)治疗原则

阳痿属虚者宜补,属实者宜泻,有火者宜清,无火者宜温。命门火衰者,阳气既虚,真阴多损,且肾恶燥,故温补之法,忌纯用刚热燥涩之剂,宜血肉温润之品。肝气郁结者,应以疏达肝气为主。湿热下注者,治用苦味坚阴,淡渗祛湿,即《内经》所谓"肾欲坚,急食苦以坚之"的原则。瘀血阻络者,以活血通络为治。

阳痿单纯由命门火衰所致者,临床上并不多见。若阳痿他证误用温肾壮火治疗,则可导致复杂的变证。如肝气郁结误用壮阳,则可肝郁化火,抑或徒伤肝肾之阴;肝经湿热误用壮阳,犹如火上加炭,使肝木焦萎;瘀血阻络误用壮阳,则伤津耗血,血液黏稠,血行更加不畅,反加重阳痿,临床尤应注意。

(二)治法方药

1.命门火衰

治法:温补下元。

方药:可选用右归丸、赞育丹、扶命生火丹、壮火丹等。诸方中既有温肾壮阳的药物,如鹿角胶、菟丝子、淫羊藿、肉苁蓉、韭子、蛇床子、杜仲、附子、肉桂、仙茅、巴戟天、鹿茸、补骨脂等,又配伍养血滋阴的药物,如熟地、当归、枸杞子、山茱萸、五味子等,以达到阴阳相济的目的,所谓"阳得阴助而生化无穷"。若火不甚衰,只因气血薄弱者,治宜左归丸、全鹿丸、火土既济丹等。

2.抑郁伤肝

治法:疏肝解郁。

方药:逍遥散合四逆散加白蒺藜、紫梢花、川楝子、醋延胡索。方中柴胡、枳实、薄荷疏肝解郁;当归、白芍柔肝养阴;炙甘草缓肝之急;白蒺藜入肝经,通阳气;紫梢花入肝经,专治阳痿;川楝子、醋延胡索一入气分,一入血分,可疏肝解郁止痛。诸药合用,共奏疏肝理气治疗阳痿之功。

3.湿热下注

治法:清化湿热。

方药:龙胆泻肝汤加减。方中龙胆草、黄芩、栀子清肝泻火,柴胡疏肝达郁,木通、车前、泽泻清利湿热;当归、生地养阴、活血、凉血,与清热泻火药物配伍,泻中有补,使泻火之药不致苦燥伤阴。若症见梦中举阳,举则遗精,寐则盗汗,五心烦热,腰酸膝软,舌红少津,脉弦细数,为肝肾阴伤,虚火妄动,治宜滋阴降火,方用知柏地黄丸合大补阴丸加减。若症见阴囊潮湿,阳事不举,腰膝沉重,或腰冷而重,尿清便溏,舌苔白腻,脉濡缓,为阴湿伤阳,治用九仙灵应散外洗。

4.阳明受损

治法:补气、健脾、和胃。

方药:九香长春饮加减。方中九香虫为君药,健脾益胃,善治阳痿;露蜂房、人参健脾益气起痿;黄芪、白术、茯苓、泽泻运脾治湿,为臣;山药、白芍药补脾益阴,防诸药之过,为佐药;桂枝醒脾通络,引药直达病所,炙甘草健脾和胃,调和诸药,为使药。诸药配伍,共奏治疗中焦气虚之阳痿的功效。

5.血脉瘀滞

治法:活血化瘀通络。

方药:蜈蚣达络汤加减。方中蜈蚣为君药,通瘀达络,走窜之力最强;川芎、丹参、赤芍、水蛭、九香虫、白僵蚕为臣药,助蜈蚣达络之力;柴胡理气、黄芪补气、紫梢花理气壮阳,共为佐药;牛膝引药下行为使药。诸药配伍,共奏理气活血、通瘀达络以治阳痿之效。亦可用血府逐瘀汤加水蛭、地龙、路路通。方中水蛭、地龙、路路通活血入络脉;当归、牛膝、红花、桃仁、赤芍、川芎养血活血化瘀;生地滋阴,柴胡疏肝理气;枳壳、桔梗、甘草宣利肺气,通利血脉。统观全方,共奏益气、和血、通络之功效。

(三)其他治法

1.单方验方

抗痿灵:蜈蚣18克,当归、白芍、甘草各60克,共研细末,分成40包,每服半包至1包,早晚各1次,空腹白酒或黄酒送服。15日为一个疗程。

2.针灸

针灸对本病有较好的疗效,可以同时配合应用。常用的穴位有关元、中极、命门、三阴交等。

### 五、转归及预后

阳痿属功能性病变者,经过适宜的治疗后,大多数可以治愈或改善,预后良好。器质性阳痿的预后差异较大。

内分泌性阳痿,一旦确认系某种疾病所致(除先天性因素外),经相应治疗,其原发病改善后,阳痿也会得到纠正。血管性阳痿采用保守治疗,原发病得到妥善治疗后,预后会更好一些。药物性阳痿,在找出某种药物所致之后,根据病情程度,停药或换药后,性能力通常也会迅速恢复起来。

### 六、预防和护理

(一)舒情怀

青壮年阳痿多与精神情志有密切关系,因此,立志向,舒情怀,防郁怒,是预防阳痿的重要一环。情绪要开朗,清心寡欲,注意生活调摄,加强锻炼,以增强体质,提高抗病能力。

(二)调饮食

要饮食有节,起居有常,不可以酒为浆,过食肥甘。以免湿热内生,酿成此患。

(三)节房劳

性生活是人类生活的一部分,不可无,亦不可过。切勿恣情纵欲,或手淫过度。在感到情绪不快、身体不适或性能力下降时,应暂时避免性的刺激,停止性生活一段时间,以保证性中枢和性器官得以调节和休息。

(四)积极治疗原发疾病

积极治疗可能引致阳痿的各种疾病。避免服用可能引起阳痿的药物。与此同时,配合妻子良好的精神护理,女方要体贴、谅解男方,帮助男方树立战胜疾病的勇气。

(李　峰)

## 第七节　遗　精

### 一、概说

遗精有梦遗与滑精之分,有梦而遗精的,名为梦遗;不因梦感或见色而精自滑出者,名为滑精。《景岳全书》说:"梦遗滑精,总皆失精之病,虽其证有不同,而所致之本则一。"这说明梦遗与滑精,在证候上虽有轻重的区别,而发病的原因基本上是一致的,故本节把二病合并讨论。

此外,必须说明的一点是,成年男子,未婚或婚后久旷者,偶有遗精,次日并无不适感觉及其他症状,这是生理现象,并非病态。若三五日或一二日一次,甚或白昼精自滑出,并有头昏不适、精神萎靡、心跳气短、腰酸腿软、消瘦自汗、不能熟睡等症状,则必须及时治疗。

本病多由肾虚不能固摄,君相火旺,或湿热下注,扰动精室,而致遗精。在治疗上,应以补肾滋阴、清化湿热、养心安神、温补固涩为主。本病除药物治疗外,更应注意生活起居,精神调养,而节思寡欲,尤属重要。

### 二、病因病机

(1)劳神过度,心阴暗耗,心阳独亢,心火不下交于肾,肾水不上济于心,心肾不交,水亏火旺,扰动精室而遗。《证治要诀》说："有用心过度,心。肾不摄而遗。"《折肱漫录》所谓:"梦遗之证,非必尽因色欲过度,大半起于心肾不交。凡人用心太过则火亢,火亢则水不升而心肾不交。"如果精神过劳,每有此病。如心有妄想,所欲不遂,心神不宁,君火偏亢,相火妄动,亦能促使精液自遗,正如尤在泾所谓:"动于心者,神摇于上,则精遗于下也。"

(2)青年早婚,或恣情纵欲,肾精不藏。肾阴虚则相火偏盛,干扰精室,致封藏失职;肾阳虚则精不固而自遗。《医贯》说:"肾之阴虚则精不藏,肝之阳强则火不秘,以不秘之火,加临不藏之精,有不梦,梦即泄矣。"《证治要诀》说:"色欲过度,下元虚惫,泄滑无禁。"前者是阴虚阳亢,后者是阴阳两虚。此外,又有因先天禀赋薄弱而致肾虚不藏的,在临证上亦所常见。

(3)醇酒厚味,损伤脾胃,湿热下注,扰动精室,亦可发生精液自遗。如《明医杂著》说:"梦遗精滑,饮酒厚味,痰火湿热之人多有之。"《医学入门》也说:"饮酒厚味,乃湿热内郁,故遗而滑也。"

综上所述,遗精的发病机理,主要责之于心、肝、肾三脏。《素问·六节藏象论》说:"肾者主蛰,封藏之本,精之处也。"但本病除因肾脏自虚,精关不固外,心肝之火内动,也能影响肾的封藏。正如朱丹溪所说:"主闭藏者肾也,主疏泄者肝也,二者皆有相火,而其系上属于心。心,君火也,为物所感则易动。心动则相火亦动,动则精自走。相火翕然而起,虽不交会,亦暗流而疏泄矣。"至于湿热下注,也能扰动精室而致遗精,多见于饮酒厚味者。

### 三、辨证施治

遗精的辨证,前人有"有梦为心病,无梦为肾病"之说,其实单凭有梦无梦,并不足为辨证的依据,必须结合患者的健康状况、发病的新久,以及其他脉证等,才能得到正确的诊治。

(一)心肾不交

主证:每多梦中遗精,次日头昏且晕,心悸,精神不振,体倦无力,小便短黄而有热感,舌质红,脉细数。

证候分析:君火亢盛,心阴暗耗,心火不能下交于肾,肾水不能上济于心,水亏火旺,扰动精室,致精液走泄。心火偏亢,火热耗伤心营,营虚则心悸;外不充养肌体,则体倦无力,精神不振;上不奉养于脑,则头昏且晕。小便短黄而有热感,乃属心火下移小肠,热入膀胱之征。舌质红,脉细数,均为心营被耗,阴血不足之象。

治法:滋阴清火。

方药:知柏地黄丸或三才封髓丹加减。可酌加黄连、灯心之类,以清心泻火。

若心有妄想,所欲不遂,心神不安,君火偏亢,相火妄动,干扰精室,而精液泄出者,宜养心安神,以安神定志丸主之。此类患者,不能仅靠药物,更重要的是精神调养,排除杂念,是治疗本病的关键。如张景岳说:"遗精之始,无不病由乎心……及其既病而求治,则尤当以持心为先,然后随证调理,自无不愈。使不知求本之道,全恃药饵,而欲望成功者,盖亦几希矣。"其次是要注意生活起居,夜晚进食不宜过饱,少食辛辣刺激性食品(如酒、茶、咖啡之类),睡时以侧卧为宜,被褥不宜过厚,衬裤不宜过紧;同时,要适当进行体育活动以及气功锻炼等。

(二)肾虚不藏

1.相火偏盛

(1)主证:遗精,头昏目眩,耳鸣腰酸,神疲乏力,形体瘦弱,舌红少津,脉来弦细带数。

(2)证候分析:恣情纵欲,必致伤肾,肾阴虚则相火妄动,干扰精室,致封藏失职,精液泄出。肾虚亏损,真阴暗耗,则精气营血具不足,不能上承,故见头昏、目眩、耳鸣;不能充养肌肉,则形体瘦弱、神疲乏力。腰为肾之府,肾虚则腰酸。舌红少津,脉来弦细带数,均为阴虚内热、气血不足之象。

(3)治法:宜壮水制火,佐以固摄之品。

(4)方药:以六味地黄丸加芡实、金樱子之类。若遗精频作,日久不愈者,用金锁固精丸以固肾摄精。

2.肾气不固

(1)主证:滑精频作,面色㿠白,精神萎靡,舌质淡,苔白,脉多沉弱。

(2)证候分析:病久不愈,阴精内枯,阴伤及阳,以致下元虚惫,气失所摄,精关因而不固,故滑精频作。

真阴内竭,元阳虚衰,五脏之精华不能上荣于面,则面色㿠白,精神亦现萎靡之象。舌质淡,苔白,脉多沉弱,均为元阳已虚、气血不足之征。

(3)治法:补肾温阳,固涩精关。

(4)方药:用《济生》秘精丸、斑龙丸加减主之。前者偏重于温涩,后者温补之力尤胜。

(三)湿热内蕴

主证:遗精频作,口苦或渴,小便热赤,苔黄腻,脉濡数。

证候分析:湿热下注,扰动精室,则遗精频作。湿热上蒸,故口苦或渴。若下注小肠,移入膀胱,则小便热赤。苔黄腻,脉濡数,均为内有湿热之象。

治法:本证属实者居多,宜清化湿热为主。

方药:用猪肚丸加车前子、泽泻、猪苓之类。

### 四、阳痿

阳痿即阳事不举,或临房举而不坚的一种病证。在《内经》中称为"阴痿"。张景岳说:"阴痿者,阳不举也。"说明阴痿即是阳痿。历代医家认为本证每多涉及肝、肾、阳明三经。阳痿的发生,多由恣情纵欲,或少年误犯手淫,致命门火衰,精气虚寒;或思虑忧郁,损伤心脾;或恐惧不释,因而伤肾;亦有湿热下注,宗筋弛纵而痿的。正如《类证治裁》所说:"伤于内则不起,故阳之痿,多由色欲竭精,斫丧太过,或思虑伤神,或恐惧伤肾……亦有湿热下注,宗筋弛纵而致阳痿者。"不过湿热下注导致阳痿的病例,在临证时较为少见,所以景岳有"火衰者十居七八,火盛者仅有之耳"之说。

关于本病的辨证及治法,由于命门火衰的,多见面色㿠白,头晕目眩,精神委靡,腰足酸软,脉多沉细,治宜温补下元,用五子衍宗丸或景岳赞育丹等方。思虑损伤心脾或恐惧伤肾的,多见精神不振,胆怯多疑,寐不安宁,宜补益心肾,用大补元煎酌加养心安神之品。至于湿热下注,则小溲多热赤,下肢酸困,尺脉多见沉滑,宜清化湿热,可用知柏地黄丸加减。

(李　峰)

# 第八节　遗　尿

遗尿是指在睡眠中小便自遗,醒后方知的疾病。也称尿床。临床上,以儿童为多见,成年男女也可以有此疾患。有些成年人因不好意思就诊,故常常使病情拖延很长时间,造成治疗上十分困难。

现代医学认为,遗传、熟睡或做梦、精神因素、尿路病变、下尿路梗阻及不稳定性膀胱等均可引起遗尿。

《素问·宣明五气论》说:"膀胱不利为癃,不约为遗溺。"又《咳论》说:"膀胱咳状,咳而遗溺。"《灵枢·本输》说:"虚则遗溺,遗溺则补之。"遗溺与遗尿同。

遗尿一词最早见于《伤寒论》。在"辨阳明病脉证并治"中说:"三阳合病,腹满身重,难以转侧,口不仁,面垢,谵语遗尿。"又"辨太阳病脉证并治"中说:"若被下者,小便不利,直视失溲。"这种与高热昏迷联系在一起的"遗尿""失溲",主要是指外感热病危重阶段出现的尿失禁,实际上是属于广义之遗尿。

狭义之遗尿也称尿床。最早见于隋代巢元方《诸病源候论·尿床候》,且巢氏有指出:"夫人有于睡眠不觉尿出者,是其禀质阴气偏盛,阳气便虚也。"唐代孙思邈《千金要方》把遗尿、遗溺、小便失禁、尿床并列为名。至《仁斋直指附遗方论》提出了遗尿和尿床的不同概念,认为:"出而不禁为之遗尿;睡里自出,谓之尿床。"此处遗尿实际上就是指小便不禁。

明代张介宾所称之遗溺亦是广义的。《景岳全书·遗溺》说:"遗溺一症,有自遗者,以睡中而遗失也;有不禁者,以气门不固而频数不能禁也;又有气脱于上,则下焦不约而遗失不知者。"又如清代何梦瑶《医碥·遗尿小便不禁》说:"不知而出为遗;知而不能忍为不禁,比小便数为甚,故另为一类。"从内涵分析,"不知而出为遗"还包括睡熟中遗溺和昏迷中遗溺。

近代才把昏迷中的遗溺归入尿失禁,而遗尿只是指睡熟中的遗溺,即本篇所讨论之内容。

## 一、病因病机

根据历代医家所述,遗尿的病因病机可以归纳以下几个方面:①心肾虚热,心气亏损,或者心肾不交,每致传送失度,水液无制,而为遗尿;②肝肾积热,肾督经脉虚衰,失于固摄;肝气失于疏泄,无以调节尿道之开启,则为遗尿;③湿热蕴结于里,下注膀胱,膀胱失约,亦可导致遗尿。

遗尿的病因病机与五脏虚损关系密切。肺虚不能化气,脾虚中气下陷,心虚小肠传送失度,肝失疏泄而开启失常,最终使肾虚不能温化水液而尿出不知。

## 二、诊断要点

遗尿的诊断依据。

(1)三岁以上儿童,或成年人,在睡眠中小便自遗,或者有梦自遗,醒后方知。

(2)凡属功能性遗尿,中医有较好的疗效,但若经1个月左右的治疗,效果不显著者,应转西医进一步查明原因,以排除器质性病变。

## 三、类证鉴别

遗尿须与下列病证作鉴别。

### (一)小便不禁

此为在平时清醒状态下,小便不随意流出。而一旦咳嗽较剧,直立过久,行走过多,心急,大笑,高声,惊吓时尿自出。大多数见于妇女及老年人。在昏迷时小便自遗亦属小便不禁,与睡熟中的小便尿床是容易鉴别的。

### (二)膀胱咳

在咳嗽剧烈时,小便自遗,而咳嗽痊愈后,小便自遗亦见消失。

## 四、辨证论治

### (一)辨证要点

**1.辨病程之长短**

遗尿多见于儿童。随着年龄的增长,肾气渐充而自愈。乃至成年尚未愈者,这与体质素弱或与大病以后气血亏损有关。因此,病程之长短常能反映病情的一定变化。

如幼年病程短者,显系幼稚气阳未充。发病至年少者则为生长发育不够健全,理宜积极调理。而病程长于成年者,则为身体衰弱,气阳不能固守,当应积极治疗。所以,本病病程长者,病情多较重。

**2.辨寒热虚实**

遗尿以五脏虚亏见多,故常表现出阳衰寒象,如形体怯冷,小便清长,腰脊酸软而感寒冷,肢末不温,或者见有大便稀溏,舌质淡,苔白,脉象沉细无力。而心肾不交则表现热象,如阴虚潮热,心烦,口咽干燥,手心足心烦热,小便短黄,舌质红,苔少或光,脉象细数。因湿热下注而表现热象,口苦口干,心烦呕恶,胸腹胀满,舌苔黄腻,脉象濡滑而数。病程中也可出现虚实互见,寒热错杂,应注意详辨施治。

### (二)治疗原则

遗尿的治疗,虚则以补,热则以清为原则。当然须佐以固涩之品。但补益固涩,又以无实邪,湿热清为前提,有时清中固涩,常常互用,可见用药配伍得当是十分重要的。

### (三)分证论治

**1.肾督虚损**

证候:神疲怯寒,小便自遗,头晕眼花,腰膝酸痛,脊背酸楚,两足无力,舌淡苔白,脉细无力。

治法:补肾填精。

方药:菟丝子煎合缩泉丸加减:菟丝子、补骨脂各 15 克,小茴香、桑螵蛸、覆盆子各 10 克,益智仁、当归、乌药、山药各 10 克。

若少腹不温,乏力恶寒,加制附片、肉桂各 6 克;若脘腹作胀、纳食减少,加神曲、砂仁各 10 克。

2.心肾虚热

证候:夜寐遗尿,精神不振,形体消瘦,寐不安宁,心烦而溲数淋沥,舌苔薄,舌尖有红刺,脉沉细而数。

治法:补心肾,清虚热。

方药:桑螵蛸散:人参、茯神、远志各 15 克,菖蒲 12 克,龟甲、桑螵蛸、龙骨各 30 克。

若心肾不交,而夜寐不安者,可加交泰丸;若肾阴虚,而相火偏亢,加滋水清肝饮,另加益智仁、山药各 10 克,五味子 6 克。

3.湿热下注

证候:夜寐遗尿,小便频数,淋沥短涩,且有灼热感,舌偏红,苔薄腻,脉细滑而数。

治法:清利湿热。

方药:八正散加减:瞿麦、萹蓄、车前子各 10 克,大黄 6 克,山栀、滑石各 12 克,生草梢 5 克,灯芯草、山药、桑螵蛸、菟丝子各 15 克。

若湿热较盛,加白茅根、石韦各 15 克;若湿热伤阴,加知母、黄柏、麦冬各 10 克。

## 五、其他疗法

(一)单方验方

(1)蜂房焙干研末,每服 3~5 克,加白糖少许,开水冲服,每天 2 次。

(2)白薇散:白薇、白蔹、白芍各 30 克。以上各药捣细末为散,每于食前以粥饮调下 6 克。主要适用于湿热内盛或下注于膀胱之遗尿。

(3)秘元丹:白龙骨 90 克,诃子 10 个去核,缩砂仁 30 克去皮。上药为末,糯米粥丸梧桐子大,每服 50 克,空心盐酒下。适用于内虚里寒的遗尿。

(4)遗尿汤:桑螵蛸、黄芪、龙骨各 15 克,肉桂 6 克,水煎服,每天 1 剂,分两次服。功效补肾固肾。主治肾气不足、下元虚冷、膀胱失约所致遗尿。

(5)固本止遗汤:党参、白术、菟丝子、枸杞子、当归各 6 克,黄芪、山药、五味子、覆盆子各 9 克,肉桂 2 克,小茴香 3 克。上药用于清水泡 20 分钟,再用文火煎 30 分钟,每剂煎 2 次。以上为 10 岁小儿用量,年龄小于 10 岁者酌减,大于 10 岁者酌增,每天 1 剂,将煎好的药液混匀,早晚各服 1 次。功效益气健脾,温肾止遗。主治小儿及成人遗尿。

(二)食疗

(1)鸡肠散:黄雄鸡肠 4 具,切碎,净洗,炙令黄熟;肉苁蓉、苦参、赤石脂、白石脂、黄连各 150 克,捣罗同研匀细为散,每次服 6 克,酒调,食前服,白天服 2 次,睡前服 1 次。适用于肾气不固,而心火偏盛之遗尿。

(2)猪肚 1 具,莲子 150 克,同煮至稀烂,食用。主要适用于脾气不足之遗尿。

(3)洋参猪腰:西洋参、龙眼干各 15 克,猪腰 1 对。以上 3 样蒸熟食用。治疗小儿遗尿。

(4)龙骨鸡蛋:生龙骨 30 克,鸡蛋若干。将生龙骨加水适量煎煮,取汤煮荷包鸡蛋。3 岁以下每次 1 个,3 岁以上每次 2 个,每晚服 1 次。第 2 次煎龙骨时,可加入第 1 次煮后之龙骨汤煎,如此逐日加入,连用 3~6 天。功效镇心安神,收敛固涩。治疗小儿遗尿。

(5)复方猪脬汤:鲜猪脬 2 个,茯苓、桂圆肉各 30 克。将猪脬反复清洗干净,后 2 味药共研末,每取药末 30 克装入猪脬内,置于碗上,上蒸笼蒸 2~3 小时。睡前将猪脬同药一起吃尽,第 2 天晚上再吃 1 次。功效健脾固肾。主治遗尿症。

（三）外治法

1.脐疗法

丁香、肉桂各 3 克。将两者研细，与米饭适量共捣成泥，作成小饼，每晚敷于肚脐上。功效补火助阳。治疗遗尿。

2.针灸疗法

针刺气海、太渊、足三里、三阴交，用补法，并配合艾灸，每天 1 次，适用于脾肺气虚所致遗尿。

3.穴位埋线疗法

在百会穴行常规消毒，埋入 000～001 号羊肠线 2 毫米，30 天 1 次，1～2 次即可。

（李　峰）

# 第十一章 气血津液病证

## 第一节 消 渴

消渴是指因禀赋不足、饮食失节、情志失调及劳欲过度等导致肺、胃(脾)、肾功能失调,出现阴虚燥热,久则气阴、阴阳两虚或兼血瘀所引起的以多饮、多食、多尿、形体消瘦,或尿有甜味为特征的病证。

### 一、历史沿革

本病在《内经》称"消瘅",根据发病机制和临床表现的不同,而有"消渴""膈消""肺消""消中"等不同名称。《内经》对消渴的记载,散见于约14篇之中,对其病因病机、临床表现、治则及预后等都分别做了论述。

在病因方面,认为过食肥甘、情志失调、五脏柔弱等因素,与消渴病发生有密切关系。如《素问·奇病论篇》谓:"此人必数食甘美而多肥也,肥者令人内热,甘者令人中满,故其气上溢,转为消渴"。《灵枢·五变》谓:"怒则气上逆,胸中蓄积,血气逆留,髋皮充肌,血脉不行,转而为热,热则消肌肤,故为消瘅"。又谓:"五脏皆柔弱者,善病消瘅"。

在病机方面,指出胃肠热结、耗伤津液是消渴发病主要机制。如《素问·阴阳别论篇》谓:"二阳结谓之消"。书中对消渴的主要症状如多饮、多食、多尿、形瘦等已有明确记载。《素问·气厥论篇》谓:"肺消者饮一溲二";"大肠移热于胃,善食而瘦人"。《灵枢·师传》谓:"胃中热则消谷,令人悬心善饥"。

在治疗方面,强调指出消渴患者要禁食膏粱厚味和芳草、石药等燥热伤津之品。如《素问·腹中论篇》谓:"数言热中、消中,不可服高粱、芳草、石药"。并指出可用性味甘寒能生津止渴的兰草治疗。《素问·奇病论篇》谓:"治之以兰,除陈气也"。

在预后方面,已有根据脉象判断病情的记载。如《素问·通评虚实论篇》谓:"消瘅……脉实大,病久可治;脉悬小坚,病久不可治"。《内经》对消渴的认识,是后世消渴理论发展的渊源,至今对消渴的研究仍具有一定的指导意义。

西汉淳于意的《诊籍》中,有"肺消瘅"一案记载,是消渴病最早的医案。案中不仅记载了发病因素、临床表现及治疗经过,而且更以"形弊""尸夺"(《史记·扁鹊仓公列传》)形象地描述了消渴重症患者形体消瘦的典型症状。

汉代张仲景在《金匮要略》中,以消渴作为篇名,篇中对本病的阐述,有论有治。认为胃热肾虚是导致消渴的主要机制,并提出治法,首创白虎加人参汤、肾气丸等治疗方剂,至今仍为治疗消渴的有效方药,为临床医家所推崇。该书其他篇章对消渴并发肺痿等证也有记载,如《金匮要略·肺痿肺痈咳嗽上气病脉证治》谓:"肺痿之病,从何得之……或从消渴,小便利数……重亡津液,故得之"。

后世在《内经》和《金匮要略》的基础上,对本病的病因病机、临床表现、并发症,特别是治疗,都有所补充和发展。

隋代巢元方根据消渴证候表现、兼证、预后的不同,在《诸病源候论·消渴病诸候》中,将消渴归纳为消渴候、渴病候、大渴后虚乏候、渴利候、渴利后损候、渴利后发疮候、强中候等8种证候类型。对本病的病因病机亦有补充,认为消渴发病原因主要是服五石散,使下焦虚热、肾燥阴亏所致。巢氏还明确认识到消渴病易发痈疽和水肿等并发症。并提出导引和散步是治疗消渴病的"良药",主张饭前"先行一百二十步,多者千步,然后食之",已初步认识到体育疗法的重要意义。

唐代对消渴病的认识和治疗等有较大的发展,孙思邈于《备急千金要方·消渴》中,认为消渴乃嗜酒之人,"三觞之后,制不由己,饮啖无度……积年长夜……遂使三焦猛热,五脏干燥"所致,对后世消渴病机燥热说有一定的影响。孙氏认为消渴病"小便多于所饮"的机制是内热消谷、"食物消作小便"所致,这一认识,为消渴病的饮食控制疗法提供了理论依据。对消渴证候的表现多有补充,除"三多"症状外,还记述了"呼吸少气,不得多语,心烦热,两脚酸,食乃皆倍于常,故不为气力",或"精神恍惚"等症状。并认识到本病治愈较难,常易复发,"服枸杞汤即效,但不能常愈"。尤其可贵者,孙氏不仅明确提出饮食控制疗法,而且把饮食控制疗法放在治疗的首位,他说:"能慎此者,虽不服药而自可无他,不知此者,纵有金丹,亦不可救,深思慎之"。在药物治疗方面,收载治疗消渴方剂达 52 首,其中以天花粉、麦门冬、地黄、黄连等清热生津之品为多。王焘在《外台秘要·消渴消中门》中,最先记载了消渴病尿甜的发现,引《古今录验方》说:"渴而饮水多,小便数,无脂似麸片甜者,皆消渴病也"。又引祠部李郎中说:"消渴者……每发即小便至甜"。并有服药后"使小便咸若如常"的记载。说明当时已将小便有无甜味,作为判断本病是否好转的标准。同时对尿甜发生的机制进行朴实而科学的论述,谓:"消渴者,原其发动此则肾虚所致,每发即小便至甜。医者多不知其疾……今略陈其要。按《洪范》稼穑作甘,以物理推之,淋饧醋酒作脯法,须臾即皆能甜也。足明人食之后,滋味皆甜,流在膀胱,若腰肾气盛,则上蒸精气,气则下入骨髓,其次以为脂膏,其次为血肉也。其余别为小便,故小便色黄,血之余也。骚气者,五脏之气,咸润者,则下味也。腰肾既虚冷,则不能蒸于上,谷气则尽下为小便者也,故甘味不变"。这是古人在缺乏实验手段的条件下,经过实践的观察,应用推理论证建立起来的假说,与现代科学的认识已相接近,确实难能可贵。对饮食控制疗法的实施,提出了具体要求,主张"先候腹实,积饥乃食",反对患者无限制地过多饮食,"食欲得少而数,不欲顿而多",即少食多餐。并宜食后"即须行步",不宜"饮食便卧,终日久坐",还主张患者进行适当的体力劳动,"人欲小劳,但莫劳疲极也"。在药物治疗方面载方 47 首,药味约有 98 味之多。

宋代《太平圣惠方》,其中有"三痟论"一卷,明确提出了"三痟"一词。谓:"夫三痟者,一名痟渴,二名痟中,三名痟肾";"一则饮水多而小便少者,痟渴也;二则吃食多而饮水少,小便少而赤黄者,痟中也;三则饮水小便下,小便味甘而白浊,腰腿消瘦者痟肾也"。至此之后,多数医家根据消渴"三多"症状的偏重不同而分上、中、下三消。王氏根据其证候表现、并发症和预后的不同,将消渴病分为 14 种证候类型进行论治,载方 177 首,常用药物有:人参、天花粉、黄连、甘草、麦门冬、知母、地黄等。

金元时期的刘完素、张子和等发展了三消理论,提倡三消燥热学说,主张治三消当以清热泻火、养阴生津为要。刘完素《三消论》是阐述三消燥热学说的专著。他认为三消的病因病机系由"饮食服饵失宜,肠胃干涸,而气液不得宣平,或耗乱精神,过违其度,或因大病阴气损而血液衰虚,阳气悍而燥热郁甚"所致。对三消本证和兼证的关系论述精辟,说:"消渴者,多变聋盲疮癣痤痱之类",或"虚热蒸汗,肺痿劳嗽"。并将本证与兼证的种种表现,皆归咎于"热燥太甚",从而得出"三消者,燥热一也"的结论。提出三消的治则是:"补肾水阴寒之虚,而泻心火阳热之实,除肠胃燥热之甚,济人身津液之衰,使道路散而不结,津液生而不枯,气血利而不涩,则病日已"。推崇白虎、承气诸方,所创宣明黄芪汤,立意在于补肺气以布津液。刘氏论治,多偏于寒凉,补充发展了用寒凉药治疗本病的经验。刘氏的独到之见,受到张子和与李杲的推崇和赞成。朱丹溪更是发展了刘完素的三消燥热学说,在《丹溪心法·消渴》中说治消渴应当"养肺、降火、生血为主"。该篇《附录》中说:"肺为津液之脏,自上而下,三焦脏腑皆囿乎天一真水之中,《素问》以水之本在肾,末在肺者此也,真水不竭,安有所谓渴哉?"三消学说经丹溪学派的不断充实之后,形成了一套以养阴为主的消渴治疗体系。

明代医家重在对消渴治法的探讨。戴思恭注重益气,在《证治要诀·消渴》中云:"三消得之气之实,血之虚,久久不治,气尽虚,则无能为力矣"。并学习一僧人专用黄芪饮(即黄芪六一汤:黄芪、甘草)加减治疗三消的经验,把益气放在治疗的首位,对后世医家用药颇有影响。戴氏经临床观察,对三消预后及并发症有新的发现,"三消久而小便不臭反作甜,气在溺桶中滚涌,其病为重";"三消久之,精血既亏,或目无见,或手足偏废如风疾,非风也"。特别是将"小便不臭反作甜,气在溺桶中滚涌"的现象,作为消渴病情加重的一个简易诊断指标,比较符合临床实际。李梴主张治消渴重补脾益肾,于《医学入门·消渴》中谓:"治渴初宜养肺降心,久则滋肾养脾。盖本在肾,标在肺,肾暖则气上升而肺润,肾冷则气不升而肺焦,故肾气丸为消渴良方也。然心肾皆通乎脾,养脾则津液自生,参苓白术散是也"。赵献可力主三消肾虚学说,提倡治三消当以治肾为本。在《医贯·消渴论》中说:"人之水火得其平,气血得其养,何消之有? 其间摄养失宜,水火偏胜,津液枯槁,以致龙雷之火上炎,熬煎既久,肠胃合消,五脏干燥……故治消之法,无分上中下,先治肾为急,唯六味、八味及加减八味丸随证而服,降其心火,滋其肾水,则渴自止矣"。推崇治肾为本的还有张景岳、喻嘉言等。周慎斋治消渴强调以调养脾胃为主,特别重视养脾阴,如《慎斋遗书·渴》中云:"盖多食不饱,饮多不止渴,脾阴之不足……用参苓白术散"。

清代医家对消渴的认识和治疗,既吸取前人精华,亦有所创获。如对消渴发病的机制,黄坤载、郑钦安认为消渴之病责之于肝,成为本病从肝论治的理论依据。黄氏在《四圣心源·消渴》中说:"消渴者,足厥阴之病也,厥阴风木与少阳相火为表里……凡木之性专欲疏泄……疏泄不遂……则相火失其蛰藏"。又在《素灵微蕴·消渴解》中说:"消渴之病,则独责肝木,而不责肺金"。郑氏在《医学真传·三消症起于何因》中说:"消症生于厥阴风木主气,盖以厥阴下水而上火,风火相煽,故生消渴诸证"。对消渴的治疗,费伯雄补充发展了化痰利湿的治法,在《医醇賸义·三消》中认为:"上消者……当于大队清润中,佐以渗湿化痰之品,盖火盛则痰燥,其消烁之力,皆痰为之助虐也,逢原饮主之;中消者……痰入胃中与火相乘,为力更猛,食入即腐,易于消烁……清阳明之热,润燥化痰,除烦养胃汤主之;下消者,肾病也……急宜培养真阴,少参以清利,乌龙汤主之"。陈修园根据脾喜燥恶湿的生理特点,在《医学实在易·三消症》中强调"以燥脾之药治之",主张用理中汤倍白术加天花粉治疗。

综上所述,中医对本病的认识历史悠久,源远流长。消渴理论渊源于《内经》,辨证论治出自于《金匮要略》,证候分类起始于《诸病源候论》,体系形成于唐宋。唐宋以后医家,均从不同的侧面对消渴理论和治法等做了补充和发展,内容丰富,为我们今天研究消渴病提供了宝贵的文献资料。

## 二、范围

本节之消渴病与西医学的糖尿病基本一致,而西医学的尿崩症,亦具有本病的一些特点,可参照本篇进行辨证施治。

## 三、病因病机

饮食不节、情志失调、房劳伤肾、先天禀赋不足或过服温燥药物等,是消渴病发生的重要因素。阴津亏损、燥热内生是消渴病发生的基本病机。

(一)病因

1.饮食不节,积热伤津

长期过食肥甘、醇酒厚味、辛燥刺激食物,损伤脾胃,脾胃运化失司,积于胃中酿成内热,消谷耗液,津液不足,脏腑经络皆失濡养发为消渴。如《丹溪心法·消渴》谓:"酒面无节,酷嗜炙煿……于是炎火上熏,腑脏生热,燥热炽盛,津液干焦,渴饮水浆,而不能自禁"。说明饮食不节与本病的发生有密切关系。

2.情志失调,郁火伤阴

长期过度的精神刺激,如郁怒伤肝,肝气郁结,郁久化火,火热炽盛,不仅上灼胃津,下耗肾液,而且肝之疏泄太过,肾之闭藏失司,则火炎于上,津液泄于下,三多之症随之而起,发为消渴。另外,心气郁结,郁而化火,心火亢盛,致心脾精血暗耗,肾阴亏损,水火不济,亦可发为消渴。《医宗己任编·消症》谓:"消之为病,一原于心火炽炎……然其病之始,皆由不节嗜欲,不慎喜怒"。《慎斋遗书·渴》有"心思过度……此火乘脾,胃燥而肾无救"发为消渴的认识。这些论述,说明情志失调、五志过极是发生消渴的重要因素。正如刘完素《三消论》说:"消渴者……耗乱精神,过违其度,而燥热郁盛之所成也"。

3.禀赋不足,五脏虚弱

先天禀赋不足,五脏虚弱,尤其是肾脏素虚,与本病的发生有一定的关系。因五脏主藏精,精为人生之本,肾又受五脏六腑之精而藏之,若五脏虚羸,则精气不足,气血虚弱,肾亦无精可藏,复因调摄失宜,终至精亏液竭而发为消渴。《灵枢·本藏》谓:"心脆则善病消瘅热中""肺脆则善病消瘅易伤""肝脆善病消瘅易伤""脾脆则善病消瘅易伤""肾脆善病消瘅易伤"。《医贯·消渴论》谓:"人之水火得其平,气血得其养,何消之有?"说明体质强弱与消渴的发病有一定的关系。

### 4.房劳过度,肾精亏损

房室不节,劳伤过度,肾精亏损,虚火内生,则"火因水竭而益烈,水因火烈而益干",终至肾虚肺燥胃热俱现,发为消渴。《备急千金要方·消渴》云:消渴由于"盛壮之时,不自慎惜,快情纵欲,极意房中,稍至年长,肾气虚竭……此皆由房室不节之所致也"。说明房室过度、肾精耗损与本病的发生有一定关系。

### 5.过用温燥,耗伤阴津

前人认为嗜服壮阳之石类药物,致燥热伤阴可发生消渴病。今服石药之风不复存在,但亦有意欲长寿,或快情纵欲,长时服用温燥壮阳之剂,或久病误服温燥之品,致使燥热内生,阴津亏损,发为消渴者。

### (二)病机

消渴的病机,主要在于阴津亏损,燥热偏胜,而以阴虚为本,燥热为标,两者互为因果,阴愈虚燥热愈盛,燥热愈盛阴愈虚。消渴的进一步发展,可耗伤脾肾之气,而致气阴两虚,日久亦可损伤脾肾之阳,而见阴阳两虚。在消渴的发生发展过程中,瘀血亦为常见的病理因素。消渴日久,可累及五脏,变生百病。消渴病变的部位虽与五脏均有关,但主要在肺、脾(胃)、肾三脏,尤以肾为重。

肺主气为水之上源,敷布津液,肺受燥热所伤,则不能敷布津液而直趋下行,随小便排出体外,故小便频数量多;肺不布津则口渴多饮。《医学纲目·消瘅门》说:"肺主气,肺无病则气能管摄津液之精微,守养筋骨血脉,余者为溲。肺病则津液无气管摄,而精微者亦随溲下,故饮一溲二"。说明肺与消渴的发病有关。

胃为水谷之海,主腐熟水谷,脾为后天之本,主运化,为胃行其津液,脾胃受燥热所伤,胃火炽盛,脾阴不足,则口渴多饮、多食善饥;脾气虚不能转输水谷精微,则水谷精微下流而为小便,故小便味甘;水谷精微不能濡养肌肉,故形体日渐消瘦。《类证治裁·三消论治》云:"小水不臭反甜者,此脾气下脱症最重"。说明脾胃与消渴病的发病关系密切。

肾为先天之本,主藏精而寓元阴元阳。肾阴亏损则虚火内生,上燔心肺则烦渴多饮,中灼脾胃则胃热消谷,阴虚阳盛,肾之开阖失司固摄失权,则水谷精微直趋下泄为小便而排出体外,故尿多味甜,或混浊如脂膏。《丹台玉案·三消》说:"惟肾水一虚,则无以制余火,火旺不能扑灭,煎熬脏腑,火因水竭而益烈,水因火烈而益干,阳盛阴衰构成此证,而三消之患始剧矣"。若肾阳虚则无以化气上升,津液不布,则口渴多饮,下焦不摄,多尿随之而起。如《景岳全书·三消干渴》说:"有阳不化气,则水精不布,水不得火,则有降无升,所以直入膀胱,而饮一溲二,以致泉源不滋,天壤枯涸者,是皆真阳不足,火亏于下之消症也"。说明肾与消渴的发病甚为密切。

消渴病虽有在肺、脾(胃)、肾的不同,但常常互相影响,如肺燥津伤,津液失于敷布,则脾胃不得濡养,肾精不得滋助;脾胃燥热偏盛,上可灼伤肺津,下可耗损肾阴;肾阴不足则阴虚火旺,亦可上灼肺胃,终至肺燥、胃热、脾虚、肾亏常可同时存在,而"三多"之证常可相互并见。但肺脾(胃)、肾三脏中,尤以肾最为重要,即使症状表现在肺或脾(胃),亦与肾密切相关。如《石室秘录·卷六·内伤门》说:"消渴之证,虽分上中下,而以肾虚致渴,则无不同也"。由此可见消渴病以肾为本。

消渴之病,若迁延日久不愈,常可累及五脏,致精血枯竭,阴阳俱衰,燥热内蕴而并发多种兼症。

## 四、诊断与鉴别诊断

### (一)诊断

#### 1.发病特点

本病多发于中年以后,以及嗜食膏粱厚味、醇酒炙煿之人。若青少年罹患本病者,一般病情较重。

临床上多先见本病,随病情的发展而后出现并发症。但亦有与此相反者,如元代僧人继洪在《澹寮集验方》就有消渴病"先疮而后渴",或"二症俱发"情况的记载。证之临床,现在亦可偶见"先疮而后渴",或因眼疾而发现本病者。

2.临床表现

无论男女老幼,凡以多饮、多食善饥、多尿、消瘦或尿有甜味为临床特征者,即为消渴。由于患者的体质,病程长短的不同,故其临床表现又有差异。或为多饮,或为多食,或为多尿,而大多表现为多饮、多食、多尿,或多饮、多尿并见,同时还可伴见神疲乏力、自汗、心烦、失眠、皮肤干燥、大便干结、小便混浊,或如脂膏,或小便清白等症。舌质多红而少津,苔多薄白或黄燥。脉象多见弦数或细数无力等。消渴病日久不愈,常可并发多种兼症,表现为疮疡痈疽,或生于背,或生于下肢不等,皮肤瘙痒,口舌生疮;或肺痿劳嗽;或内障、雀目、耳聋;或中风手足偏废,或四肢骨节疼痛;或肢体麻木、心悸胸痛;或水肿、泄泻;或头痛、呕吐、不思食、腹痛、呼吸深长,有烂苹果样臭味等;在女子可有月经不调,在男子见阳痿。严重者,可出现阴绝阳亡而卒。

(二)鉴别诊断

1.口渴症

口渴症系指口渴饮水的一个临床症状,尤为外感热病所常见,与消渴病的口渴引饮相类似,在古代文献中亦有将外感热病过程中出现的口渴饮水症状称为"消渴"者,如五苓散证即是。但这类口渴无多饮、多食、多尿并见的特点,故不同于消渴病。

2.瘿病

西医学之甲状腺功能亢进症,属中医瘿病范围。本病以情绪激动、多食善饥、形体日渐消瘦、心悸、眼突、颈部一侧或两侧肿大为特征。其中多食善饥、消瘦极似消渴病的中消。但眼突出、颈前生长肿物则与消渴有显著差别。其病机也与消渴不同,瘿病为痰气郁结、日久化火、心肝火旺、心胃阴虚所致,病变脏腑主要在肝。

## 五、辨证

(一)辨证要点

1.辨年龄

本病一般多发于中年之后,但也有青少年罹患本病者。随发病年龄的不同,本病的发生发展、轻重程度及预后转归也各有差异。年龄越小者,一般发病急,发展快,病情重,症状多具有典型性,预后较差,这与幼年儿童为"稚阴稚阳"之体,机体易虚易实的生理特点有关。中年之后发病者,一般起病较缓,病程较长,部分患者之临床表现不具典型性,其临床表现有类于虚劳,常有痈疽、肺痨、心、脑、肾、眼等并发症。掌握这些年龄特点,对于辨证治疗和了解预后转归,颇有参考意义。

2.辨标本

本病以阴虚为本、燥热为标,两者互为因果,常因病程长短和病情轻重的不同而阴虚和燥热之表现则各有偏重。大体初病多以燥热为主,病程较长者则阴虚与燥热互见,日久则以阴虚为主,可致气阴两虚,进而由阴损阳,导致阴阳俱虚之证。

3.辨证辨病相结合

中医对疾病的认识,无论哪一类病证,只要有证可辨,并辨明寒热虚实、何脏何腑以及在气在血之后,即可立法处方用药。但对于确有其病,而又无证辨者,这就需要辨病论治了。如消渴患者,在其早期,或在治疗后,可以没有明显的临床表现,在这种情况下,治疗应以辨病为主。抓住阴虚燥热这一本质,并结合患者体质进行论治。

4.辨本证与并发症

多饮、多食、多尿和消瘦为本病的基本临床表现,而诸多并发症则是本病的另一特点。本证和并发症的关系,一般以本证为主,并发症为次;多数患者先见本证,随病情的发展而出现并发症,但也有与此相反者,如有些中年或老年患者,"三多"和消瘦的本证不明显,有时竟被患者忽略,常因痈疽、眼疾、心血管疾病而发现本病。根据治病必求其本的原则,一旦辨明本证与并发症的关系,在治疗上不可忽略对本病的治疗。

（二）证候

消渴证候，古今许多医家采用三消分证。对于三消之间的关系，认为上轻、中重、下危，上中不甚则不传于下，故下消为上中消的传变结果。由于三消症状互见为多，且有密切的内在联系，故实难截然划分。本病常因多尿而耗伤津液，津液耗伤则多饮、多食，所谓的上消、中消之证则随之而起。由于水谷精微下泄，不能濡养机体，虽多食、多饮，而机体却日益消瘦，五脏焦枯。由此可见，三消的临床表现虽有差异，但其基本病机则一，故无须截然以三消分证。本篇拟用本证和并发症加以分类，即将燥热和燥热伤阴所致的肺胃燥热、肠燥津枯、肝肾阴虚等病变，列为本证一类；而将消渴日久不愈，由于病情的发展加重所出现的痈疽、眼疾、泄泻、水肿、肢麻等病变，归为并发症一类。

1. 本证

（1）肺胃燥热：烦渴引饮，消谷善饥，小便频数量多，尿色浑黄，身体渐瘦。舌红苔少，脉滑数。

病机分析：饮食不节，积热于胃，胃热熏灼于肺，肺热伤津，津液耗伤，欲饮水自救，故烦渴引饮；饮水虽多，但不能管摄水液以敷布人身，津液自趋下泄，加之肾失固摄，水谷精微从小便而出，故尿多而浑黄；水谷精微大量外失，人身之营养物质匮乏，故人体日渐消瘦。对于这一病机现象，前人早有形象比喻，认为消渴之候，譬如乳母，谷气上泄，皆为乳汁，消渴疾者，谷气下泄，尽为小便也。舌红苔少，为津液耗损、燥热内盛征象。

（2）肠燥津伤：多食易饥，口渴引饮，大便燥结，或便闭不通，舌红少津、苔黄燥，脉实有力。

病机分析：阳明燥热内盛，伤津劫液，致使肠燥津枯，故大便燥结，或便闭不通。舌红少津、苔黄燥，脉实有力，为肠燥津伤之象。肠燥津伤与肺胃燥热的病机和临床表现大体相同，唯大便燥结与否乃是不同之点。

（3）肝肾阴虚：尿频量多，混浊如脂膏，或尿甜，腰膝酸软无力，头昏耳鸣，多梦遗精，皮肤干燥，全身瘙痒。舌红少苔，脉细数。

病机分析：肝肾阴虚，肝之疏泄过度，肾之固摄失常，津液直趋膀胱，故尿频尿多；大量水谷精微下泄则尿液混浊脂膏，或尿甜味；腰为肾之府，为肾所主，膝为筋之府，为肝所主，筋骨失养，故腰膝酸软乏力；肝肾精血不能濡润清窍，故头昏耳鸣；水谷精微不能营贯于肌肤，故皮肤干燥而瘙痒。舌红少苔，脉细数，为阴虚内热之象。本证多为前2种证候发展而成，与前两者相比，则阴液、精血伤耗的程度更重。

（4）阴阳两亏：小便频数，混浊如膏，甚则饮一溲一，手足心热，咽干舌燥，面容憔悴，耳轮干枯，面色黧黑，腰膝酸软乏力，四肢欠温，畏寒怕冷，甚则阳痿。舌淡苔白而干，脉沉细无力。

病机分析：人之阴阳互根，燥热伤阴虽然为本病的基本病机，但病程日久，阴损及阳，或因治疗失当，过用苦寒伤阳，终致形成阴阳两亏之证，即本证既有手足心热、咽干舌燥、面容憔悴、耳轮干枯等阴亏之证，又有四肢欠温、畏寒怕冷、甚则阳痿等阳虚之证。本证候多由肺胃燥热、肠燥津枯、肝肾阴虚之证演变而来，治疗上应阻止这种演变发展。

（5）脾胃气虚：口渴引饮，能食与便溏并见，或饮食减少，精神不振，四肢乏力。舌淡、苔白而干，脉细弱无力。

病机分析：消渴本以"三多"消瘦为特点，但若治疗失当，过用大苦大寒之品，消渴未止，而脾胃反伤，脾失健运，谷气下泄从大便而出，则能食便溏；而脾虚不运，湿浊中阻，则腹胀食少。因此消渴表现为脾虚者，究竟能食与否，则因人而异，应当具体分析。

消渴以"三多"便结为多，而便溏、食少多为病情发展转化或治疗失当所致，故属变证。这种证型虽然较少，但医者不可不知。

（6）湿热中阻：渴而多饮，多食善饥，口苦口腻或仅有饥饿感，脘腹痞闷。舌苔黄腻，脉濡缓。

病机分析：消渴日久，脾虚生湿化热，或新感湿热之邪；湿热蕴结脾胃，故见湿热中阻之证。本证虽不属于消渴的常见或必见证，但在病情的转化中和有兼夹因素时，这种证型并不鲜见。古人对疾病的认识，强调"疾病有见证，有变证，有转证，必灼见其始终转变，胸有成竹，而施之以方"。

2.并发症

(1)瘀血证:消渴兼见舌质瘀暗,舌上有瘀点或瘀斑,舌下静脉粗大而长,或胸中刺痛,或半身不遂,头昏耳鸣,心悸健忘多梦。脉涩或结代。

病机分析:消渴病久入络,瘀血阻滞,故见瘀血阻络之证。由于阻滞的部位不同,则有不同见证,阻于胸中则胸中刺痛;阻滞经络则半身不遂;阻于清窍则头昏耳鸣、健忘多梦。舌瘀暗、脉涩或结代为瘀血之征。

(2)痈疽:消渴并发痈疽,或牙龈脓肿,久久不愈,甚则高热神昏。舌红苔黄,脉数。

病机分析:消渴并发痈疽,为燥热内盛所致。而小便过多,津液枯涸,则是并发痈疽的另一因素。《诸病源候论·消渴病诸候》指出:"小便利,则津液竭,津液竭则经络涩;经络涩,则营卫不行;营卫不行,则由热气留滞,故成痈疽"。疮毒内陷,邪热攻心,扰乱神明,则神昏谵语,古代死于这种并发症者不少。

(3)白内障,或雀目、耳聋:初起视物微糊,眼前常见黑花扰乱,或如蝇飞蚊舞,或如隔轻烟薄雾。检查瞳神,呈隐隐淡白,或如油点浮在水面,视物昏朦日甚,目久瞳色为纯白,甚至完全失明。有的患者表现为雀目,入暮即视物不见,至天明视觉恢复。有的患者表现为耳鸣耳聋。

病机分析:消渴日久,伤精耗血,导致肝肾两亏,肝开窍于目,肾开窍于耳,精血不能上承于头以濡养耳目,耳目失养,故成白内障、雀目、耳聋等证。

本证的表现虽然有在目、在耳之异,但其病机则一,均为肝肾精血亏虚所致。

(4)劳咳:先病消渴,继而干咳少痰,痰中带血,五心烦热,潮热盗汗。舌红少苔,脉细数。

病机分析:消渴患者多为燥热素盛,熏灼于肺,耗伤肺津,常出现阴虚肺热咳嗽。咳嗽日久不愈,加之患者有虚劳表现,故称劳咳。消渴并发劳咳,刘完素《三消论》明确指出:"消渴者,多变聋盲""或蒸热虚汗,肺痿劳咳"。证诸临床,本病并发肺痿者不少。

(5)泄泻:食欲减退,精神不振,四肢欠温,大便溏泻或完谷不化。舌淡苔白,脉细无力。

病机分析:消渴日久,脾肾俱伤,肾阳虚衰不能温养脾胃,而呈一派脾肾阳虚之征。

此型虽然消渴本证不重,然而却属于严重并发症之一。

(6)水肿:腹部胀满,四肢水肿,甚则全身水肿,小便不利。舌淡苔白,脉沉迟。

病机分析:"五脏之伤,穷必及肾",消渴日久,肾气虚衰,不能蒸化水液,水液潴留,故演变成水肿。根据历代医家的记载和临床所见,这类水肿多由阴阳两虚或阳虚水泛所致。

(7)肢体麻木:肌肉瘦削,肢体酸软乏力,麻木不仁,刺痛,行走如脚履棉花之上。

病机分析:消渴日久,伤精耗血,气血亏虚,不能濡养肢体肌肉筋骨,故肢体酸软乏力、麻木不仁。

(8)虚脱:主症表现为烦躁不安,甚则神志昏迷,有的患者表现骤然昏厥,四肢逆冷,脉微欲绝。这类虚脱之证,在辨证上有亡阴、亡阳之分:亡阴表现为高热,口渴引饮,呼吸气粗,汗出如珠,神昏谵语,舌红苔黄而干,脉象虚数;亡阳表现为食欲不振,恶心呕吐,呕吐痰涎,出冷汗,精神困倦,甚则神昏,四肢厥冷。舌淡苔白,脉微欲绝。

病机分析:人体之阴阳,"阴平阳秘,精神乃治,阴阳离决,精气乃绝"。本证乃是病情重笃,濒于阴阳离决的危象,应辨清究竟是亡阴还是亡阳,同时辨清寒热二端。

## 六、治疗原则

本病的基本病机是阴虚为本、燥热为标,故清热生津、益气养阴为基本治则。

本病的发病过程,常以阴虚燥热开始,随着病情的发展,则逐渐损及元气精血,久则由阴损阳,发展为阴阳两虚或以阳虚为主之证,最后多死于阴竭阳亡或严重之痈疽、劳咳、泄泻等并发症。因此在治疗上除了运用清热生津、益气养阴的基本治则外,还应针对具体病情,及时合理地选用清热泻火、健脾益气、滋补肾气、补肾涩精、活血化瘀等治法,调整机体之阴阳气血,以期病情好转。

## 七、治法方药

（一）本证

### 1.肺胃燥热

治法：清热生津止渴。

方药：白虎加人参汤。方中石膏辛甘大寒,清泻肺胃而除烦热,为主药;知母苦寒清泄肺胃之热,质润以滋其燥,作为辅药,石膏配知母清热除烦之力尤强;人参、甘草、粳米益胃护津,使大寒之剂而无损脾胃之虑。诸药合用,共奏清热生津之功。根据近年来的研究,证明本方治消渴有明显疗效,其中石膏起主要作用。

此外,本证还可选用玉泉丸、玉液汤、滋脾饮等。玉泉丸治疗消渴,现已销售于国内外,对于部分患者有一定疗效。至于玉液汤、滋脾饮,张锡纯在《医学衷中参西录》中推崇备至,强调玉液汤以黄芪为主,得葛根能升元气,佐以山药、知母、天花粉大滋肾阴,用五味子封固肾关,使水液不急于下趋,诸药合用,能使阳升阴应,自有云行雨施之妙。滋脾饮的作用与玉液汤大致相同,张锡纯用之以治消渴,自谓屡次见效。

### 2.肠燥津伤

治法：滋阴养液,润肠通腑。

方药：增液承气汤。本方用增液汤,生津止渴,润肠通便,配合芒硝、大黄软坚化燥,为"增水行舟"之法。本证候的治疗,刘完素在《素问病机气宜保命集·消渴论》中指出,治消中,热在胃而能食,小便赤黄,微利之为妙,不可多利,服厚朴、大黄、枳实,渐渐利之,不欲多食则愈。从刘氏的论述可知,下法治消渴,主症为胃热能食,不必定有便闭见证。如何掌握用下法治消渴？张锡纯在《医学衷中参西录·治消渴方》中有具体分析："中消承气汤,此须细为斟酌,若其右部之脉滑而且实,用之尤可,若其人饮食甚勤,一时不食,即心中怔忡,且脉象微弱者,系胸中大气下陷,中气亦随之下陷,宜用补中益气之药,而佐以收涩之品与健补脾胃之品,拙拟升陷汤后有治验之案可参观。若误用承气下之,则危不旋踵"。张氏之论可供临床参考。

古人有用下法治疗消渴的经验,今人亦有用此治消渴而取效者。但对下法的应用,要适可而止,过用则变证丛生。李用粹《证治汇补·消渴》曰："过用苦寒,久成中满之证,所谓上热未除,中寒复起也"。《张氏医通·消瘅》曰："渴家误作火治,凉药乱投,促人生命"。

### 3.肝肾阴虚

治法：滋养肝肾,益精补血,润燥止渴。

方药：六味地黄丸。方中熟地滋肾填精为主,辅以山茱萸养肝肾而益精,山药补脾阴而摄精微,三药合用,以达到三阴并补之功,这是补的一面。又配茯苓淡渗脾湿,以助山药之益脾;泽泻清泄肾火,并防熟地之滋腻;丹皮清泄肝火,又制山萸肉之温,共为佐使,这是泻的一面。各药合用,使滋补而不留邪,降泄而不伤正,适合消渴患者长期服用。临床实践证明,本方对消渴病确有治疗和巩固疗效的作用。若阴虚火旺,骨蒸潮热,盗汗梦遗,则本方加知母、黄柏,即知柏地黄丸以滋阴降火。

本证治疗,在服六味地黄丸的同时,常并服生地黄饮子以加强疗效。方中天门冬、麦门冬、生地、熟地、石斛养阴补血;人参、黄芪益气生津止渴;佐以枇杷叶、枳壳宣肺散津止渴;用泽泻利水泄热,使心火下行,则小便清利。诸药合用,有生精补血、润燥止渴之效,沈金鳌在《杂病源流犀烛·三消源流》中,推崇本方"造化精深,妙无伦比"。

### 4.阴阳两亏

治法：温阳滋阴补肾。

方药：《金匮》肾气丸。本方以六味地黄丸滋阴补肾,并用附子、桂枝（肉桂）温阳暖肾,意在微微生火,以鼓舞肾气,取"少火生气"之义。方中补阳药与补阴药并用,即《景岳全书·新方八陈略》曰："善补阳者,必于阴中求阳,则阳得阴助而生化无穷;善补阴者,必于阳中求阴,则阴得阳升而泉源不竭"。用肾气丸治疗消渴,首创于张仲景,后世的赵献可、张景岳等加以发挥与推崇。

关于治疗消渴,何以要用附子、肉桂（或桂枝）等热药问题,赵献可在《医贯·消渴论》中有详细的阐述："盖因命门火衰,不能蒸腐水谷,水谷之气,不能熏蒸,上润于肺,如釜底无薪,锅盖干燥,故渴。至于肺亦无所禀,不能四布水津,并行五经,其所饮之水,未经火化,直入膀胱,正谓饮一升溲一升,饮一斗溲一斗。试尝其味,甘而不咸可知矣。故用附子、肉桂之辛热,壮其少火,灶底加薪,枯笼蒸溽,稿禾得雨,生意维新"。李用粹在《证治汇补·消渴》中亦说:"久病宜滋肾养脾,盖五脏之津液皆本乎肾,故肾暖则气上升而肺润,肾冷则气不升而肺枯,故肾气丸为消渴良方也"。

肾气丸固然是治消渴之良方,但应用于阴阳两虚或以阳虚为主者为宜,不宜泛用于一切消渴之证。《杂病源流犀烛·三消源流》曰:"确然审是命门火衰,然后可用桂附,若由热结所致,下咽立毙矣"。

5.脾胃气虚

治法:健脾益气,生津止渴。

方药:七味白术散。方中四君子健脾益气;木香、藿香醒脾行气散津;葛根升清以生津止渴,故本方为治消渴常用之方。本方对消渴脾虚之证,能食者,或不能食者,均可应用。赵献可在其论中曰:"盖不能食者,脾之病,脾主浇灌四旁,与胃行其津液者也。脾胃既虚,则不能敷布其津液,故渴。其间纵有能食者,亦是胃虚引谷自救,若概以寒凉泻火之药,如白虎承气之类,则内热未除,中寒复生,能不末传鼓胀耶? 惟七味白术散,人参生脉散之类,恣意多饮,复以八味地黄丸,滋其化源,才是治法"。《张氏医通·消瘅》对本方的适应证指出:"食已如饥,胃热消谷,阳明脉盛,心火上行,面黄肌瘦,胸满胁胀,小便赤涩,七味白术散"。此外,《医宗金鉴》等也把本方列为消渴的常用方。

本证还可用参苓白术散、升阳益胃汤治疗。参苓白术散作用与七味白术散大致相同。升阳益胃汤用人参、黄芪、茯苓、白术、甘草、大枣健脾益气;半夏、陈皮、生姜、泽泻运脾化湿;白芍敛阴生津,黄连清热;柴胡、独活、防风升津以止渴;故本方有健脾益气生津、化湿升清、使津液上承的作用。本方所用之独活、防风等风药,有鼓动脾胃的作用,对健脾益气药有升动作用,为健脾方中常用之良药。本证的治疗,常以健脾益气方与六味地黄丸、《金匮》肾气丸同用,以增强疗效。

6.湿热中阻

治法:清热化湿。

方药:黄芩滑石汤。本方主治中焦湿热,消渴兼见中焦湿热者,用本方治疗之后,随着湿热邪气的消退,而消渴自然改善。湿热郁阻中焦作渴者,除用本方之外,张锡纯认为可酌用二妙散、越鞠丸。湿热中阻属消渴变证,在治疗变证时,应注意消渴本证,可标本同治。

(二)并发症

1.瘀血证

治法:活血化瘀。

方药:降糖活血方。方中用丹参、川芎、益母草活血化瘀,当归、赤白芍养血活血;木香行气导滞,可增强活血药的化瘀效果;葛根生津止渴。若兼见气阴两虚者,本方可与生脉散配合使用。若兼见阴虚阳亢者,可加麦门冬、天门冬、牡蛎、石决明等以滋阴平肝潜阳。

关于瘀血与消渴关系,古今认识有所演变。古人多认为因瘀致渴,如《血证论·瘀血》有因瘀致渴的记载。本篇则是从消渴病容易因渴致瘀的特点,把瘀血列为消渴的并发症之一。

2.痈疽

治法:清热解毒。

方药:五味消毒饮。方中金银花清热解毒、消散痈肿为主药;紫花地丁、紫背天葵、蒲公英、野菊花均为清热解毒治疗痈疮之要药,为辅佐。诸药合用,清热解毒的功效甚强。痈疮而有热结肠中、大便闭结者,可用栀子金花丸治之。本方用黄连解毒汤加知母、大黄、天花粉而成,清热解毒之力甚强,并能通腑泻热,对于大便闭结、脉实有力的痈疮患者尤为适宜。治疗痈疽者,现在很少一法独进,常与治疗消渴本病之法合施,《金匮翼·消渴统论》强调兼服消渴方。在痈疽的恢复阶段,治疗上应重视托脓生肌。

3.白内障,或雀目、耳聋

治法:滋补肝肾,益精补血。

方药:明目地黄丸。方中之六味地黄丸滋补肝肾之阴;生地、熟地同用,意在增强滋补精血之力;当归、五味子补血敛精;佐以柴胡升提清气,引诸药上达耳目之病所。此外还可选用杞菊地黄丸、磁朱丸、石斛夜光丸等方。磁朱丸药物仅有 3 味,但却为本证常用之方。方中磁石入肾,能益阴潜阳;朱砂入心,能清心安神;二药合用,能交融水火,使心肾相交,则耳聪目明。更用六曲健脾以助消化,使金石之药不碍胃气,利于药力运行,临床上本方常与明目地黄丸、杞菊地黄丸同用,有相得益彰之效。石斛夜光丸为平肝息风、滋阴明目的名方,常用于视物昏花及白内障等证。本方药物虽多,但从其组成来分析,对于消渴本病和并发耳目之疾,均有一定的治疗作用,为临床常用方之一。

4.劳咳

治法:养阴清热,润肺止咳。

方药:百合固金汤。方中百合、生地、熟地滋养肺肾,为主药;麦门冬助百合以润肺止咳,玄参助生地、熟地以滋阴清热;当归、芍药养血和阴,贝母、桔梗清肺化痰止咳,为佐药;甘草调和诸药为使。百合固金汤既能治疗劳咳,同时亦能治疗消渴本病,有标本同治之效。为了增强疗效,根据病情需要,还可选加前述治疗本病的有关方药。劳咳的详细辨证论治,可参考肺痨专篇。

5.泄泻

治法:温补脾肾。

方药:侧重于中焦虚寒者,用理中汤。方中党参甘温扶脾,补中益气,强壮脾胃,为主;由虚致寒,寒者热之,干姜辛热,温中而扶阳气,为辅;白术苦温燥湿健脾;用甘草为使,补中扶正。诸药合用,共成温中祛寒、健脾止泻之剂。

根据有些医家的经验,本方不仅可以治疗并发症之虚寒泄泻,而且还是治疗消渴的良方之一。如陈修园在《医学实在易·三消》中,主张用黄芪六一汤、七味白术散、理中汤治之。认为理中汤之人参、白术、炙甘草,能固中州;干姜守中,必假之焰釜薪而腾阳气,是以谷入于阴,长气于阳,上输华盖,下摄州都,五脏六腑,皆以受气矣。此理中之旨也。陈氏之论,别具一格,可作变法看待,在应用一般常规治疗无效,或有中焦虚寒见证者,可供试用。泄泻表现侧重于脾肾阳虚者,常用理中汤合四神丸。此外,还可选用附子理中汤、赤石脂禹余粮丸、一甲煎等。

6.水肿

治法:温肾化气行水。

方药:济生肾气丸合真武汤。

7.肢体麻木

治法:补益气血。

方药:黄芪六一汤合四物汤。方中黄芪六一汤补气以益血;四物汤补血调血。

8.虚脱

治法:亡阴者,宜益气养阴固脱;亡阳者,宜回阳固脱。

方药:亡阴者,可用生脉散加酸枣仁、龙骨、牡蛎、浮小麦等,或用三甲复脉汤之类,或用生脉针剂静脉注射;亡阳者,可用参附汤、四逆汤或参附注射液肌内注射。近年来,对于亡阴、亡阳的救治,不分阴阳寒热,通用大剂量生脉针剂静脉注射,取得较好疗效。这种用法,是辨证与辨病相结合所取得的进展。关于消渴并发虚脱之证,病势危急,有的在顷刻之间即可危及生命,应予及时抢救。

## 八、其他治法

(一)单方验方

(1)黄连 3 g、天花粉 15 g、生地 24 g、藕汁 90 mL、牛乳 120 mL,先煎黄连、天花粉、生地,煎后去渣,将牛乳煮沸和藕汁一并冲入频服。

(2)猪胰 7 具,切碎煮熟,加蜂蜜 500 g,熬如膏,每次服 15 g。

(3)生地 12 g、黄芪 24 g、山茱萸 18 g、猪胰 1 具水煮,分 3~4 次服。

(4)天花粉、黄连各 9 g 为末蜜丸,麦冬汤下,日二服。

(5)生萝卜捣汁服,或以汁煮粥食之。

(6)去皮冬瓜,每食后吃 60～90 g。

(7)熟地 30 g、山药 30 g、党参 15 g、覆盆子 15 g、五味子 5 g、五倍子 3 g,水煎服,每日 1 剂。

（二）导引

导引是以肢体运动、呼吸运动和自我按摩相结合为特点的一种保健却病的方法。《庄子·刻意》说:"吹呴呼吸,吐故纳新,熊经鸟伸,为寿而已矣"。具体如《保生秘要》曰:"口干导引法,左右足心,每搓三十六回,按时吐纳津回";"运功以舌托上腭,凝悬壅穴。贯一窟凉水,渐提至口噗咽"。

### 九、转归及预后

典型的消渴病,就其自然发病过程而言,常以阴虚燥热开始,病程日久,可致气阴两虚,进一步发展,可导致阴损及阳,而形成阴阳两虚,或以阳虚为主之重症,并常有各种严重并发症,最后多死于阴竭阳亡。在治疗上,应通过清热、益气、生津、滋补精血、调整阴阳等法以阻止病情的恶性循环,控制病情的发展。

对于本病的预后,历代医家积累了丰富的经验,现归纳于后:"三多"和消瘦的程度,是判断病情轻重的标志,若"三多"严重,并大骨枯槁、大肉陷下,多属危候;反之,则病情较轻;气尿是本病转重的征兆。戴思恭在《证治要诀·三消》中指出:"三消久而小便不臭反作甜,气在溺桶中滚涌,其病为重"。从《外台秘要》开始,历代许多医家把消渴并发神志恍惚、嗜睡、烦躁、痈疽、水肿、泄泻等列为恶候。

多食为消渴特点之一,若病见反不能食者,则多传变为恶候。《医宗金鉴·消渴》曰:"若能食大便坚,脉大强实者为实热,下之尚可医也;若不能食,湿多舌白滑者,病久则传变水肿泄泻,热多舌紫干者,病久则发痈疽而死也"。

### 十、预防与护理

(1)节制饮食和情欲:过食肥甘和醇酒炙煿,以及情欲恚怒,是本病的重要发病因素,因此注意节制饮食和避免七情内伤,对本病具有一定的预防意义。既病之后,更应节制饮食肥甘厚味和面食,节制房事,若患者不倍加爱惜,则可导致"纵有金丹,亦不可救"的后果。

(2)注意生活安排:协助患者建立有规律生活制度,劳逸结合,慎生活起居,适应气候的寒温变化,预防外邪的侵袭。

(3)适当体力活动:注意参加文娱活动、体育运动和体力劳动,不宜食后则卧,终日久坐。坚持太极拳锻炼,也有利于病情康复。

(4)预防褥疮:特别是对于消渴所致的昏迷患者,要勤翻身、轻擦洗,防止褥疮发生。

(5)巩固治疗:本病多有宿根,病难速已,经过治疗,即使"三多"症状消除,体重恢复正常,也不能立即中断治疗,否则病情会再度复发,宜长期服用七味白术散和六味地黄丸之类,或以黄芪代茶饮,做到调养与治疗相结合,就能起到巩固疗效,预防复发的作用。

（牛荣荣）

## 第二节　肥　胖

肥胖是指以体内膏脂堆积过多,体重异常增加为主要临床表现的一种病证,常伴有头晕乏力、神疲懒言、少动气短等症。

肥胖病早在《内经》中就有记载,《素问·阴阳应象大论》有"肥贵人"及"年五十,体重,耳目不聪明"的描述。《灵枢·逆顺肥瘦》记载了"广肩腋项,肉薄厚皮而黑色,唇临临然,其血黑以浊,其气涩以迟"的证候。

《素问·奇病论》中认为本病的病因是"喜食甘美而多肥"。《灵枢·卫气失常》将肥胖病分为"有肥,有膏,有肉"三种证型。

在此基础上,后世医家认识到肥胖的病机还与气虚、痰湿、七情及地理环境等因素有关。如《景岳全书·杂证谟·非风》认为肥人多气虚,《丹溪心法》《医门法律》则认为肥人多痰湿。

在治疗方面,《丹溪心法·中湿》认为肥胖应从湿热及气虚两方面论治。《石室秘录·肥治法》认为治痰须补气兼消痰,并补命火,使气足而痰消。此外,前人还认识到肥胖与消渴、仆击、偏枯、痿厥、气满发逆等多种疾病有关。《女科切要》中指出:"肥白妇人,经闭而不通者,必是痰湿与脂膜壅塞之故也。"

现代医学的单纯性(体质性)肥胖病、继发性肥胖病(如继发于下丘脑及垂体病、胰岛病及甲状腺功能低下等的肥胖病),可参考本节进行辨证论治。

## 一、病因病机

肥胖多由年老体弱、过食肥甘、缺乏运动、先天禀赋等病因,导致气虚阳衰、痰湿瘀滞形成。

### (一)年老体弱

中年以后,阴气自半,脏气功能减退;或过食肥甘,脾之运化不及,聚湿生痰;或脾虚失治,阳气衰弱,久之损及肾阳,而致脾肾阳虚,脾虚不能运化水湿,肾虚不能化气行水,水湿痰浊内停,浸淫肌肤而成肥胖。

### (二)饮食不节

饮食不节,或暴饮暴食,或饥饱失常,损伤脾胃,中焦失运,积热内滞;或嗜食辛辣煎炸之品,助阳助火,心肝火旺,横犯中土,胃热偏盛则食欲亢进,脾失健运则水湿不化;或喜食肥甘厚腻,困遏脾气,湿聚成痰,留滞机体而成肥胖。或妇女孕期产后,脾气不足,过食鱼肉,营养过剩,加之活动减少,运化不及,食物难消,水湿停积,脂膏内生,留滞肌肤,亦容易发生肥胖。

### (三)运动缺乏

喜卧好坐,缺乏运动,气血运行不畅,脾胃呆滞,运化失常,不能布散水谷精微及运化水湿,致使湿浊内生,蕴酿成痰,化为膏脂,聚于肌肤、脏腑、经络而致肥胖证候。

### (四)先天禀赋

禀赋不同,体质有异。若阳热体质,胃热偏盛者,食欲亢进,食量过大,脾胃运化不及,易致痰湿膏脂堆积,而成肥胖。

此外,肥胖的发生与性别、地理环境等因素都有关,由于女性活动量少于男性,故女性肥胖者较男性为多。

肥胖之病位主要在脾与肌肉,而与心、肺、肝、肾有关。肾虚不能化气行水,易酿水湿痰浊;心肺功能失调,肝失疏泄,亦每致痰湿瘀滞。病机总属气虚阳衰,痰湿偏盛,膏脂内停。

肥胖之病性属本虚标实之候。本虚多为脾肾气虚,标实为痰湿膏脂内停,临床常有偏于本虚及标实之不同。虚实之间常可发生转化,如食欲亢进,过食肥甘,湿浊积聚体内,化为膏脂,形成肥胖,但长期饮食不节,可损伤脾胃,致脾虚不运,甚至脾病及肾,导致脾肾两虚,从而由实转虚;而脾虚日久,运化失司,湿浊内生,或土塞木郁,肝失疏泄,气滞血瘀,或脾病及肾,肾阳虚衰,不能化气行水,而致水湿内停,泛溢于肌肤,阻滞于经络,使肥胖加重,从而由虚转实或呈虚实夹杂之证。

## 二、诊断

### (一)症状

体重超出标准体重{标准体重(kg)=[身高(cm)-100]×0.9}(Broca标准体重)20%以上,或体重质量指数[体重质量指数=体重(kg)/身高(m)$^2$](正常为18.5~23.9)超过24为超重,大于或等于28为肥胖。排除肌肉发达或水分潴留因素,即可诊断为本病。男性腰围大于或等于85 cm、女性腰围大于或等于80 cm为腹部肥胖标准。轻度肥胖仅体重增加20%~30%,常无自觉症状。中重度肥胖常见伴随症状,如神疲乏力,少气懒言,气短气喘,腹大胀满等。

（二）检查

肥胖患者一般应做相关检查,如:身高、体重、血压;血脂;空腹血糖、葡萄糖耐量试验、血清胰岛素、皮质醇;抗利尿激素;雌二醇、睾酮、黄体生成素;心电图、心功能、眼底及微循环;以及 $T_3$、$T_4$、TSH、头颅X线摄片或头颅、双肾上腺 CT 扫描等测定,以排除内分泌功能异常引起肥胖的可能性。

（三）世界卫生组织的肥胖诊断标准

世界卫生(WHO)最近制定了新的肥胖诊断标准,新的肥胖症诊断标准把体重指数(BMI)为 25 以上者定为肥胖。内脏脂肪型肥胖的诊断标准是,经 CT 检查内脏脂肪面积达 100 cm² 以上者。

WHO 规定,BMI 把体重划为 6 类,BMI<18.5、18.5～25.5、25.5～30、30～35、35～40、≥40,分别定为低体重、普通体重、肥胖 1、2、3、4 度。

肥胖症的诊断,首先 BMI 达 25 以上,如合并有与肥胖有关联的健康障碍 10 项(2 型糖尿病、脂质代谢异常、高血压、高尿酸血症、冠心病、脑梗死、睡眠呼吸暂停综合征、脂肪肝、变形性关节炎、月经异常)中的一项以上,即可诊断为肥胖症。

作为预测合并危险因子的指标,已明确用腰围做指标。WHO 的标准是:因肥胖而伴有危险因子增加者,男性为 94 cm,女性为 80 cm 以上。

## 三、鉴别诊断

（一）水肿

水肿严重时,体重亦增加,也可出现肥胖的伴随症状,但水肿以颜面及四肢水肿为主,严重者可出现腹部胀满,甚至全身皆肿,与本病症状有别。水肿经治疗病理性水湿排出体外后,体重可迅速减轻,降至正常,而肥胖患者体重减轻则相对较缓。

（二）黄胖

黄胖由肠道寄生虫与食积所致,以面部黄胖肿大为特征,与肥胖迥然有别。

## 四、辨证

本虚标实为本病之候。本虚有气虚、阳虚之别,标实有痰湿、水湿及瘀血之异,临证当辨明。本病有在脾、在胃、在肾、在肝、在心、肺的不同,临证时需详加辨别。

肥胖病变与脾胃关系最为密切,临床症见身体重着,神疲乏力,腹大胀满,头沉胸闷,痰多者,病变主要在脾。若食欲旺盛,口渴恶心者,病变在胃;症见腰膝酸软疼痛,动则气喘,嗜睡,形寒肢冷,夜尿频多,下肢水肿,病在肾;若心烦善怒,失眠多梦,病在心、肝;症见心悸气短,少气懒言,神疲自汗,病在心、肺。

（一）胃热滞脾

证候:多食易饥,形体肥胖,脘腹胀满,面色红润,心烦头昏,嘈杂,得食则缓,舌红苔黄腻,脉弦滑。

分析:胃火亢盛则消谷善饥,多食,嘈杂,得食则缓;食积气滞中焦则脘腹胀满;脾失健运,痰湿内停则形体肥胖;胃火上冲扰心则面色红润,头昏心烦;舌红苔黄腻,脉弦滑为湿热内盛之象。

（二）痰湿内盛

证候:形盛体胖,身体重着,肢体困倦,胸膈痞满,痰涎壅盛,头晕目眩,口干而不欲饮,嗜食肥甘厚味,神疲嗜卧,苔白腻或白滑,脉滑。

分析:痰湿内盛,充斥肌肤则形盛体胖,内阻气机则胸膈痞满,痰涎壅盛,上蒙于头则头晕目眩;湿困脾阳,则身体重着,肢体困倦,神疲嗜卧;痰湿中阻,津不输布则口干而不欲饮;苔白腻或白滑,脉滑为痰湿内盛之象。

（三）脾虚不运

证候:肥胖臃肿,神疲乏力,身体困重,胸腹胀闷,四肢轻度水肿,晨轻暮重,劳累后明显,饮食如常或减少,既往多有暴饮暴食史,小便不利,大便秘结或溏薄,舌淡胖,边有齿印,苔薄白或白腻,脉濡细。

分析:脾气虚弱,运化失健,水湿流溢肌肤,则肥胖臃肿,四肢轻度水肿,晨轻暮重;气虚则神疲乏力,劳则耗气,则诸症劳累后明显;湿困中焦则身体困重,胸腹胀闷;津液不布则饮食偏少,便秘;水湿趋下则小便不利,便溏;舌淡胖,边有齿印,苔薄白或白腻,脉濡细为气虚湿盛之象。

### (四)脾肾阳虚

证候:形体肥胖,颜面水肿,神疲嗜卧,气短乏力,腹胀便溏,气喘自汗,动则更甚,形寒肢冷,下肢水肿,小便昼少夜频,舌淡胖,苔薄白,脉沉细。

分析:脾肾阳虚,不能化气行水,水液泛溢肌肤则形体肥胖,颜面水肿,下肢水肿;阳气不足则神疲嗜卧,气短乏力;肾阳不能温煦脾阳,水谷不化则腹胀便溏;肾不纳气则自汗气喘,动则更甚;阳虚肢体失温则形寒肢冷;肾阳虚弱则小便昼少夜频;舌淡胖,苔薄白,脉沉细为阳虚之象。

## 五、治疗

肥胖具有本虚标实的特点,治疗当以补虚泻实为原则。补虚常用健脾益气;脾病及肾,结合益气补肾。泻实常用祛湿化痰,结合行气、利水、通腑、消导、化瘀等法,以祛除体内病理性痰浊、水湿、膏脂、瘀血等。其中祛湿化痰法是治疗肥胖的最常用的方法,贯穿于肥胖治疗过程的始终。

### (一)中药治疗

**1. 胃热滞脾**

治法:清泻胃火,佐以消导。

处方:小承气汤合保和丸加减。

前方通腑泻热,行气散结,用于胃肠积热,热邪伤津而见肠有燥屎者;后方重在消食导滞,用于食积于胃而见胃气不和者。两方合用,有清热泻火、消食导滞之功,使胃热除,脾湿化,水谷精微运化归于正化。

方中大黄泻热通腑;连翘、黄连清泻胃火;枳实、厚朴行气散结;山楂、神曲、莱菔子消食导滞;陈皮、半夏理气和胃化痰;茯苓健脾利湿。

若肝胃郁热,症见胸胁苦满,急躁易怒,口苦舌燥,腹胀纳呆,月经不调,脉弦,可加柴胡、黄芩、栀子;肝火旺致便秘者,加更衣丸;食积化热,形成湿热,内阻肠胃,而致脘腹胀满,大便秘结,或泄泻,小便短赤,苔黄腻,脉沉有力,可用枳实导滞丸或木香槟榔丸;湿热郁于肝胆,可用龙胆泻肝汤;风火积滞壅积肠胃,表里俱实者,可用防风通圣散。

**2. 痰湿内盛**

治法:燥湿化痰,理气消痞。

处方:导痰汤加减。

方中半夏、制南星、生姜燥湿化痰和胃;枳实、橘红理气化痰;冬瓜皮、泽泻淡渗利湿;决明子润肠通便;莱菔子消食化痰;白术、茯苓健脾化湿;甘草调和诸药。

若湿邪偏盛者,可加苍术、薏苡仁、防己、赤小豆、车前子;痰湿化热,症见心烦少寐,食少便秘,舌红苔黄,脉滑数,可酌加竹茹、浙贝母、黄连、黄芩、瓜蒌仁等,并以胆南星易制南星;痰湿郁久,壅阻气机,以致痰瘀交阻,伴见舌暗或有瘀斑者,可酌加当归、赤芍、川芎、桃仁、红花、泽兰、丹参等。

**3. 脾虚不运**

治法:健脾益气,渗湿利水。

处方:参苓白术散合防己黄芪汤加减。

前方健脾益气渗湿,适用于脾虚不运之肥胖;后方益气健脾利水,适用于气虚水停之肥胖。两方相合,健脾益气作用加强,以助恢复脾的运化功能,杜生湿之源,同时应用渗湿利水之品,祛除水湿以减肥。

方中黄芪、党参、白术、茯苓、大枣健脾益气;桔梗性上浮,兼补益肺气;山药、扁豆、薏苡仁、莲子肉健脾渗湿;陈皮、砂仁理气化滞,醒脾和胃;防己、猪苓、泽泻、车前子利水渗湿。

若脾虚湿盛,肢体肿胀明显者,加大腹皮、桑白皮、木瓜,或加五皮饮;腹胀便溏者,加厚朴、陈皮、广木香以理气消胀;腹中畏寒者,加干姜、肉桂等以温中散寒。

4.脾肾阳虚

治法:温补脾肾,利水化饮。

处方:真武汤合苓桂术甘汤加减。

前方温肾助阳,化气行水,适用于肾阳虚衰,水气内停之肥胖;后方健脾利湿,温阳化饮,适用于脾虚湿聚饮停之肥胖。两方合用,共奏温补脾肾,利水化饮之功。

方中附子、桂枝温补脾肾之阳,助阳化气;茯苓、白术健脾利水化饮;白芍敛阴;甘草和中;生姜温阳散寒。

若气虚明显,伴见气短,自汗者,加人参、黄芪;水湿内停明显,症见尿少水肿,加五苓散,或泽泻、猪苓、大腹皮;若见形寒肢冷者,加补骨脂、仙茅、仙灵脾、益智仁,并重用肉桂、附子以温肾祛寒。

临床本型肥胖多兼见合并症,如胸痹、消渴、眩晕等,遣方用药时亦可参照相关疾病辨证施治。

(二)针灸治疗

1.基本处方

中脘、曲池、天枢、上巨虚、大横、丰隆、阴陵泉、支沟、内庭。

中脘乃胃募、腑会,曲池为手阳明大肠经的合穴,天枢为大肠的募穴,上巨虚为大肠的下合穴,四穴合用可通利肠腑,降浊消脂;大横健脾助运;丰隆、阴陵泉分利水湿、蠲化痰浊;支沟疏调三焦;内庭清泻胃腑。

2.加减运用

(1)胃热滞脾证:加合谷、太白以清泻胃肠、运脾化滞。诸穴针用泻法。

(2)痰湿内盛证:加水分、下巨虚以利湿化痰。诸穴针用平补平泻法。

(3)脾虚不运证:加脾俞、足三里以健脾助运,针用补法,或加灸法。余穴针用平补平泻法。

(4)脾肾阳虚证:加肾俞、关元以益肾培元,针用补法,或加灸法。余穴针用平补平泻法。

(5)少气懒言:加太白、气海以补中益气。诸穴针用平补平泻法。

(6)心悸:加神门、心俞以宁心安神。诸穴针用平补平泻法。

(7)胸闷:加膻中、内关以宽胸理气。诸穴针用平补平泻法。

(8)嗜睡:加照海、申脉以调理阴阳。诸穴针用平补平泻法。

3.其他

(1)皮肤针疗法:按基本处方及加减选穴,或取肥胖局部穴位,用皮肤针叩刺。实证重力叩刺,以皮肤渗血为度;虚证中等力度刺激,以皮肤潮红为度。2日1次。

(2)耳针疗法:取口、胃、脾、肺、肾、三焦、饥点、内分泌、皮质下等穴。每次选3～5穴。毫针浅刺,中强刺激,留针30分钟,每日或隔日1次;或用埋针法、药丸贴压法,留置和更换时间视季节而定,其间嘱患者餐前或有饥饿感时,自行按压穴位2～3分钟,以增强刺激。

(3)电针疗法:按针灸主方及加减选穴,针刺得气后接电针治疗仪,用疏密波强刺激25～35分钟。2日1次。

## 六、预防及护理

在药物治疗的同时,积极进行饮食调摄,饮食宜清淡,忌肥甘醇酒厚味,多食蔬菜、水果等富含纤维、维生素的食物,适当补充蛋白质,宜低糖、低脂、低盐,养成良好的饮食习惯,忌多食、暴饮暴食,忌食零食,必要时有针对性地配合药膳疗法。

适当参加体育锻炼或体力劳动,如根据情况可选择散步、快走、慢跑、骑车、爬楼、拳击等,也可做适当的家务等体力劳动。运动不可太过,以防难以耐受,贵在持之以恒,一般勿中途中断。

减肥须循序渐进,使体重逐渐减轻接近或达到正常体重,而不宜骤减,以免损伤正气,降低体力。

(牛荣荣)

# 第三节 虚 劳

虚劳是指以五脏虚证为主要临床表现的多种慢性虚弱证候的总称。又称虚损。

历代医籍对虚劳的论述甚多。《素问·通评虚实论》提出的"精气夺则虚"是虚证的提纲。而《素问·调经论》所谓"阳虚则外寒,阴虚则内热",进一步说明虚证有阴虚、阳虚之别,并明确了阴虚、阳虚的主要特点。《难经·十四难》论述了"五损"的症状及病势传变,并根据五脏的所主及其特性提出相应的治疗大法,如"损其肺者益其气,损其心者调其营卫,损其脾者调其饮食、适其寒温,损其肝者缓其中,损其肾者益其精。"汉·张仲景在《金匮要略·血痹虚劳病脉证并治》篇首先提出了"虚劳"的病名,分阳虚、阴虚、阴阳两虚三类,详述症、因、脉、治,治疗着重于温补脾肾,并提出扶正祛邪、祛瘀生新等治法,首倡补虚不忘治实的治疗要点。《诸病源候论·虚劳病诸候》比较详细地论述了虚劳的原因及各类症状,对五劳(心劳、肝劳、肺劳、脾劳、肾劳)、六极(气极、血极、筋极、骨极、肌极、精极)、七伤(大饱伤脾,大怒气逆伤肝,强力举重、久坐湿地伤肾,形寒、寒饮伤肺,忧愁思虑伤心,风雨寒暑伤形,大恐惧不节伤志)等内容作了具体阐释。金元以后,对虚劳的理论认识及临床治疗都有较大的发展。如李东垣重视脾胃,长于甘温补中。朱丹溪重视肝肾,善用滋阴降火。明·张景岳深刻地阐发了阴阳互根的理论。提出"阴中求阳,阳中求阴"的治则,在治疗肾阴虚、肾阳虚的理论及方药方面有新的发展。汪绮石重视肺、脾、肾在虚劳中的重要性,所著《理虚元鉴》中明确指出:"治虚有三本,肺、脾、肾是也。肺为五脏之天,脾为百骸之母,肾为性命之根,治肺、治脾、治肾,治虚之道毕矣。"清·吴澄的《不居集》系统汇集整理了虚劳的资料,是研究虚劳的一部有价值的参考书。

虚劳所涉内容很广,是中医内科中范围最广的一种病证。凡先天禀赋不足,后天调护失当,病久体虚,积劳内伤,久虚不复等导致的多种以脏腑气血阴阳亏损为主要表现的病证,均属于本病证的范畴。

现代医学中多系统的众多慢性消耗性疾病以及功能衰退性疾病,出现虚劳的临床表现时,可参考本节进行辨证论治。

## 一、病因病机

引起虚劳的原因很多。《理虚元鉴·虚证有六因》全面归纳了虚劳之因,提出"有先天之因,有后天之因,有痘疹及病后之因,有外感之因,有境遇之因,有医药之因",表明多种病因作用于人体,引起脏腑亏损,气血阴阳亏虚,日久不复,皆可发展为虚劳。概言之,其病因不外先天、后天两大因素。以脏腑亏损、气血阴阳虚衰为主要病机。

(一)禀赋不足

因父母体虚,禀赋薄弱,或孕育不足,胎中失养,或后天喂养不当,水谷精气不充,均可导致先天禀赋不足,体质不强,易于患病,病后久虚不复,脏腑气血阴阳日渐亏虚,发为虚劳。

(二)烦劳过度

烦劳过度,因劳致虚,损伤五脏。如《素问·宣明五气》篇指出:"久视伤血,久卧伤气,久坐伤肉,久立伤骨,久行伤筋。"《医家四要·病机约论》也说:"曲运神机则劳心,尽心谋虑则劳肝,意外过思则劳脾,预事而忧则劳肺,色欲过度则劳肾。"在各种劳损中,尤以劳神过度及恣情纵欲较为常见。

(三)饮食不节

暴饮暴食,饥饱无常,或嗜欲偏食,营养不良,或饮酒过度,均会损伤脾胃,久则气血无以生化,内不能和调于五脏六腑,外不能洒陈于营卫经脉,形成虚劳。

(四)大病久病

邪气强盛,正气短时难复,损伤脏气,耗伤气血阴阳,复以病后失于调养,每易发展为虚劳;或久病迁延失治,邪气留恋,病情传变日深,损耗人体的气血阴阳;或妇人产后调理失当,正虚难复,均可演变为虚劳。

（五）误治失治

因误诊误治，或遣方用药不当，以致精气耗损，既延误治疗，又损及阴精或阳气，从而发为虚劳。

虚劳之病位主要在五脏，尤以脾肾为主。由于五脏相关，气血同源，阴阳互根，所以一脏受病，可以累及他脏，互相影响和转化。虽病因各异，或是因虚致病，因病致劳，或是因病致虚，久虚不复成劳，但究其病理性质，主要为气、血、阴、阳的亏耗。气虚不能生血，血虚无以载气。气虚日久阳亦渐衰，血虚日久阴也不足。阳损日久，累及于阴；阴亏日久，累及于阳。病势日渐发展，而病情趋于复杂。

## 二、诊断要点

（一）症状

多见于形神衰败，身体瘦弱，大肉尽脱，心悸气短，自汗盗汗，面容憔悴，食少厌食，或五心烦热，或畏寒肢冷，脉虚无力等症。具有引起虚劳的致病因素及较长的病史。

（二）检查

虚劳涉及的病种甚多，必须结合患者的具体情况，针对主要症状有选择地做相应的检查，以便重点掌握病情。一般常选用血常规、血生化、心电图、X线摄片、免疫功能测定等检查。特别要结合原发病做相关检查。

## 三、鉴别诊断

（一）肺痨

宋代严用和在《济生方·五劳六极论治》中指出："医经载五劳六极之证，非传尸、骨蒸之比，多由不能卫生施于过用，逆于阴阳，伤于荣卫，遂成五劳六极之病焉。"两者鉴别的要点是：肺痨乃因正气不足而被痨虫侵袭所致，病位主要在肺，具有传染性，以阴虚火旺为其病理特点，以咳嗽、咳痰、咳血、潮热、盗汗、消瘦为主要临床症状；而虚劳由多种原因所导致，久虚不复，病程较长，一般无传染性，以脏腑气、血、阴、阳亏虚为其基本病机，可分别出现五脏气、血、阴、阳亏虚的多种临床症状。

（二）其他疾病中的虚证

虚劳与内科其他病证中的虚证证型虽然在临床表现、治疗方药方面有类似之处，但两者仍有区别：虚劳的各种证候，均以出现一系列精气亏虚的症状为特征；而其他病证的虚证则各以其病证的主要症状为突出表现。例如眩晕一证的气血亏虚型，虽有气血亏虚的症状，但以眩晕为最突出、最基本的表现；水肿一证的脾阳不振型，虽有脾阳亏虚的症状，但以水肿为最基本、最突出的表现。此外，虚劳一般都有比较长的病程，且病势缠绵，往往涉及多脏甚至整体。而其他病证的虚证类型虽然也以久病属虚者居多，但亦有病程较短而表现虚证者。例如泄泻一证的脾胃虚弱型，以泄泻为主要临床表现，有病程长者，亦有病程短者。

## 四、辨证

《杂病源流犀烛·虚损劳瘵源流》说："虽分五脏，而五脏所藏无非精气，其所以致损者有四，曰气虚，曰血虚，曰阳虚，曰阴虚"，"气血阴阳各有专主，认得真确，方可施治"。一般说来，病情单纯者，病变比较局限，容易辨清受累脏腑及其气、血、阴、阳亏虚的属性。但由于气血同源，阴阳互根，五脏相关，所以各种原因所致的虚损往往相互影响，由一虚而渐多虚，由一脏而累及他脏，使病情趋于复杂和严重，辨证时应加以注意。

虚劳的证候虽繁，但总离不开五脏，而五脏之虚损，又不外乎气、血、阴、阳。因此，现以气、血、阴、阳为纲，五脏虚证为目，分类列述其证治。

（一）气虚

症见面色㿠白或萎黄，少气懒言，声音低怯，头昏神疲，肢体无力，舌苔淡白，脉细软弱。

1.肺气虚

证候：咳嗽无力，痰液清稀，自汗气短，语声低微，时寒时热，平素易于感冒，面白，舌质淡，脉弱。

分析:肺气不足,则咳嗽无力,痰液清稀;表卫不固,故自汗气短,语声低微;肺气亏虚,营卫失和则时寒时热;肺主皮毛,肺虚则腠理疏松,故易感受外邪;肺气亏虚,不能朝百脉,故见面白、舌淡、脉弱。

2.心气虚

证候:心悸,气短,动则尤甚,神疲体倦,自汗,面色㿠白,舌质淡,脉弱。

分析:心气虚弱,心失所养,则心悸、气短;因心开窍于舌,其华在面,故心气不足则面色㿠白,舌质淡;心主血脉,故心气虚则脉道空虚;汗为心之液,故心气不足则摄津无力,而见自汗;心主神志,心气不足,则神疲体倦,劳则尤甚,舌淡、脉弱。

3.脾气虚

证候:纳食减少,食后胃脘不适,神疲乏力,大便溏薄,面色萎黄,舌淡苔薄,脉弱。

分析:脾虚不能健运,胃肠受纳及传化功能失常,故纳食减少,食后胃脘不适,大便溏薄;脾虚不能化生水谷精微,气血来源不充,形体失养,故倦怠乏力,面色萎黄,舌淡,脉弱。

4.肾气虚

症状:神疲乏力,腰膝酸软,小便频数而清长,白带清稀,舌质淡,脉弱。

分析:肾气亏虚则固摄无力,故小便频数而清长,白带清稀;腰为肾之府,故肾虚则腰膝酸软;神疲乏力,舌质淡,脉弱,均为气虚之征。

(二)血虚

症见面色淡黄或淡白无华,唇、舌、指甲色淡,头晕目眩,肌肤枯燥,舌质淡红,苔少,脉细。心主血,脾统血,肝藏血,故血虚之中以心、脾、肝的血虚较为多见。

1.心血虚

症状:心悸怔忡,健忘,失眠,多梦,面色不华,舌质淡,脉细或结代。

分析:心血亏虚,血不养心,则心神不宁,故致心悸怔忡,健忘,失眠或多梦;血虚不能上荣头面,故面色不华,舌质淡;血虚气少,血脉不充,故脉细或结代。

2.肝血虚

症状:头晕目眩,胁肋疼痛,肢体麻木,筋脉拘急,或惊惕肉𣊓,妇女月经不调甚则闭经,面色无华,舌质淡,脉弦细或细涩。

分析:肝血亏虚,不能上养头目,故致头晕目眩;血不养肝,肝气郁滞故胁肋疼痛;由于血虚生风,筋脉失养,以致肢体麻木,筋脉拘急,或惊惕肉𣊓;肝血不足,妇女冲任空虚,则月经不调甚或闭经;面色无华,舌淡,脉弦细或细涩,为肝血不足,血脉不充之象。

(三)阴虚

症见面赤颧红,唇红,手足心热,虚烦不安,潮热盗汗,口干,舌质光红少津,脉细数无力。五脏的阴虚在临床上均较常见,而以肾、肝、肺为主,且以肝肾为根本。病情较重时,可出现气阴两虚或阴阳两虚。

1.肺阴虚

症状:咳嗽,咽干,咳血,甚或失声,潮热盗汗,颧红如妆,舌红少津,脉细数。

分析:肺阴亏耗,肺失濡润,故干咳;肺络损伤,则咳血;阴虚津不上承,故咽干,甚则失声;阴虚火旺,虚热迫津外泄,则潮热盗汗;颧红如妆,舌红少津,脉细数,均为阴虚有热之象。

2.心阴虚

症状:心悸,失眠,烦躁,潮热,盗汗,面部潮红,口舌生疮,舌红少津,脉细数。

分析:心阴亏虚,心失濡养,故心悸,失眠;阴虚生内热,虚火亢盛,故烦躁,面部潮红,口舌生疮;虚热迫津外泄,则盗汗;舌红少津,脉细数,为阴虚内热,津液不足之象。

3.胃阴虚

症状:口干唇燥,不思饮食,大便秘结,甚则干呕,呃逆,面部潮红,舌干,少苔或无苔,脉细数。

分析:脾胃阴虚,运化失常,故不思饮食;津亏不能上承,故口干;胃肠失于滋润则大便秘结;若阴亏较甚,胃气失于和降,上逆为患,则干呕、呃逆;面部潮红,舌红,苔少,脉细数,均为阴虚内热之象。

4.肝阴虚

症状:头痛,眩晕,耳鸣,视物不明,目干畏光,急躁易怒,或肢体麻木,筋惕肉瞤,面部潮红,舌干红,脉弦细数。

分析:肝阴不足,肝阳偏亢,上扰清窍,故头痛,眩晕,耳鸣;肝阴不能上荣于目,故视物不明,目干畏光;阴血不能濡养筋脉,虚风内动,故肢体麻木,筋惕肉瞤;阴虚火旺,肝火上炎,则面部潮红;舌红少津,脉弦细数为阴虚肝旺之象。

5.肾阴虚

症状:腰酸,遗精,两足痿软,眩晕,耳鸣,甚则耳聋,口干,咽痛,颧红,舌红少津,脉沉细数。

分析:肾虚失养,故感腰酸;肾阴亏损,相火妄动,精关不固,则遗精;肾阴亏虚,髓海不充,脑失濡养,则眩晕,耳鸣;虚火上炎,故口干、咽痛、颧红;舌红少津、脉沉细数,均为肾阴亏虚之征。

(四)阳虚

症见面色苍白或晦暗,畏寒肢冷,出冷汗,神疲乏力,气息微弱,或水肿,下肢较甚,舌质胖嫩,边有齿印,苔淡白而润,脉沉迟或虚大。阳虚常由气虚进一步发展而成,阳虚则寒,其症比气虚更重,并出现里寒的征象。阳虚之中,以心、脾、肾的阳虚为多见。由于肾阳为人身之元阳,所以心、脾阳虚日久,必累及于肾,而出现心肾阳虚或脾肾阳虚的病变。

1.心阳虚

症状:心悸,自汗,神倦嗜卧,形寒肢冷,心胸憋闷疼痛,面色苍白,舌淡或紫黯,脉细弱或沉迟。

分析:心阳不足,心气亏虚,故心悸、自汗,神倦嗜卧;阳虚不能温养四肢百骸,故形寒肢冷;阳虚气弱,不能推动血液运行,心脉瘀阻,气机滞塞,故心胸憋闷疼痛,舌质紫黯;面色苍白,舌淡,脉沉迟,均属心阳亏虚,运血无力之征。

2.脾阳虚

症状:面色萎黄,形寒,食少,神倦乏力,少气懒言,大便溏泄,肠鸣腹痛,每因遇寒或饮食不慎而加剧,舌质淡,苔白,脉弱。

分析:脾阳亏虚,不能运化水谷,充养四肢百骸,故形寒,食少,神倦乏力,少气懒言;气虚中寒,清阳不升,寒凝气滞则腹痛肠鸣,大便溏泄,感受寒邪或饮食不慎,以致中阳更虚,更易加重病情;面色萎黄,舌淡,苔白,脉弱均为中阳虚衰之征。

3.肾阳虚

症状:腰背酸痛,遗精,阳痿,多尿或尿失禁,面色苍白,形寒肢冷,下利清谷或五更泄泻,舌质淡胖,有齿痕,苔白,脉沉迟。

分析:肾阳不足,失于温煦,故腰背酸痛,形寒肢冷;阳气衰微,精关不固,故遗精,阳痿;肾气不固,则小便失禁;气化不及,则尿多;命门火衰,火不生土,不能蒸化腐熟水谷,故下利清谷或五更泄泻;面色苍白,舌淡胖有齿痕,脉沉迟,均为阳气亏虚,阴寒内盛之象。

## 五、治疗

对于虚劳的治疗,根据"虚则补之""损者益之"的理论,当以补益为原则。在进行补益的时候,一是必须根据病理属性的不同,分别采取益气、养血、滋阴、温阳的治疗方药;二是要密切结合五脏病位的不同而选用方药,以加强治疗的针对性。此外,由于脾为后天之本,是水谷、气血生化之源;肾为先天之本,寓元阴元阳,是生命的本源,所以补益脾肾在虚劳的治疗中具有比较重要的意义。

(一)气虚

1.中药治疗

(1)肺气虚:治法:补益肺气。

处方:补肺汤。

方中人参、黄芪益气补肺固表;因肺气根于肾,故以熟地、五味子益肾固元敛肺;桑白皮、紫菀清肃肺气。

若自汗较多者，加牡蛎、麻黄根固表止汗；若气阴两虚，而兼见潮热盗汗者，加鳖甲、地骨皮、秦艽等养阴清热；肺气虚损，卫阳不固，易感外邪，症见发热恶寒，身重，头目眩冒，治宜扶正祛邪，可仿《金匮要略》薯蓣丸意，佐防风、豆卷、桂枝、生姜、杏仁、桔梗之品，以疏风散表。

（2）心气虚：治法，益气养心。

处方：七福饮。

方中人参、白术、炙甘草益气养心；熟地、当归滋阴补血；酸枣仁、远志养心安神。

若自汗多者，加黄芪、五味子益气敛汗；不思饮食，加砂仁、茯苓开胃健脾。

（3）脾气虚：治法，健脾益气。

处方：加味四君子汤。

方中以人参、黄芪、白术、甘草益气健脾；茯苓、扁豆健脾除湿。

若兼胃脘胀满，嗳气呕吐者，加陈皮、半夏理气和胃降逆；腹胀脘闷，嗳气，苔腻者，证属食积停滞，酌加神曲、麦芽、山楂、鸡内金消食健胃；若气虚及阳，脾阳渐虚而兼见腹痛泄泻，手足欠温者，加肉桂、炮姜温中散寒止痛；若脾气虚损而主要表现为中气下陷，症见脘腹坠胀，气短，脱肛者，可改用补中益气汤以补益中气，升阳举陷。

（4）肾气虚：治法，益气补肾。

处方：大补元煎。

方中用人参、山药、炙甘草益气强肾固本；杜仲、山茱萸温补肾气；熟地、枸杞、当归补精养血。

若神疲乏力较甚者，加黄芪补气；尿频较甚及小便失禁者，加菟丝子、五味子、益智仁补肾摄精；脾失健运而兼见大便溏薄者，去熟地、当归，加肉豆蔻、补骨脂以温补脾肾，涩肠止泄。

在气、血、阴、阳的亏虚中，气虚是临床最常见的一类，尤以肺、脾气虚为多见，而心、肾气虚亦不少。肝病而出现神疲乏力，纳少便溏，舌质淡，脉弱等气虚症状时，多在治肝的基础上结合脾气亏虚论治。

2.针灸治疗

（1）基本处方：膻中、中脘、气海。

膻中补上焦肺气；中脘补中焦水谷之气；气海补下焦元气。

（2）加减运用：①肺气虚证，加肺俞、膏肓俞以培补肺气。诸穴针用补法，或加灸法。②心气虚证：加心俞、内关以培补心气。诸穴针用补法，或加灸法。③脾气虚证：加百会、足三里以升阳举陷。诸穴针用补法，或加灸法。④肾气虚证：加肾俞关元以补肾纳气。诸穴针用补法，或加灸法。

（二）血虚

1.中药治疗

（1）心血虚：治法，养血宁心。

处方：养心汤。

方中人参、黄芪、茯苓、甘草益气养血；当归、川芎、五味子、柏子仁、酸枣仁、远志养血宁心安神；肉桂、半夏曲温中健脾，以助气血之生化。

若失眠、多梦，加夜交藤、合欢花养心安神。

脾血虚常与心血虚同时并见，临床常称心脾血虚。除养心汤外，还可选用归脾汤。归脾汤为补脾与养心并进，益气与养血相融之剂，具有补益心脾、益气摄血的功能，是治疗心脾血虚的常用方剂。

（2）肝血虚：治法，补血养肝。

处方：四物汤。

方中熟地、当归补血养肝；芍药、川芎调和营血。

血虚甚者，加制首乌、枸杞子、鸡血藤以增强补血养肝的作用；胁痛，加丝瓜络、郁金、香附理气通络止痛；肝血不足，目失所养所致视物模糊，加枸杞子、决明子养肝明目。

若肝郁血瘀，新血不生，羸瘦，腹满，腹部触有瘕块，质硬而痛，拒按，肌肤甲错，状如鱼鳞，妇女经闭，两目黯黑，舌有青紫瘀点、瘀斑，脉细涩者，可同服大黄䗪虫丸祛瘀生新。

2.针灸治疗

(1)基本处方:膈俞、肝俞、足三里、三阴交。

血会膈俞,辅以肝俞,养血补血;足三里、三阴交健脾养胃,补气养血。

(2)加减运用:①心血虚证,加心俞、内关、神门以养血安神。诸穴针用补法。②肝血虚证:加期门、太冲、阳陵泉以补血养肝、柔筋缓急。诸穴针用补法。

(三)阴虚

1.中药治疗

(1)肺阴虚:治法,养阴润肺。

处方:沙参麦冬汤。

方中用沙参、麦冬、玉竹滋补肺阴;天花粉、桑叶、甘草清热润燥生津。

咳甚者,加百部、款冬花肃肺止咳;咳血,酌加白及、仙鹤草、鲜茅根凉血止血;潮热,加地骨皮、银柴胡、秦艽、鳖甲养阴清热;盗汗,加五味子、乌梅、瘪桃干敛阴止汗。

(2)心阴虚治法:滋阴养心。

处方:天王补心丹。

方中以生地、玄参、麦冬、天冬养阴清热;人参、茯苓、五味子、当归益气养血;丹参、柏子仁、酸枣仁、远志养心安神;桔梗载药上行。本方重在滋阴养心,适用于阴虚较甚而火热不亢者。

若火热旺盛而见烦躁不安,口舌生疮者,去当归、远志之辛温,加黄连、木通、淡竹叶清泻心火,导热下行;若见潮热,加地骨皮、银柴胡清虚热;盗汗,加牡蛎、浮小麦固表敛汗。

(3)胃阴虚:治法,养阴和胃。

处方:益胃汤。

方中以沙参、麦冬、生地、玉竹滋阴养液;配伍冰糖养胃和中。

若口唇干燥,津亏较甚者,加石斛、花粉养阴生津;不思饮食者,加麦芽、扁豆、山药益胃健脾;呃逆,加刀豆、柿蒂、竹茹和胃降逆止呃;大便干结者,用蜂蜜润肠通便。

(4)肝阴虚:治法,滋养肝阴。

处方:补肝汤。方中以四物汤养血柔肝;木瓜、甘草、酸枣仁酸甘化阴。

若头痛、眩晕、耳鸣较甚,或筋惕肉瞤,为肝风内动之征,加石决明、菊花、钩藤、刺蒺藜镇肝熄风潜阳;目干涩畏光,或视物不明者,加枸杞子、女贞子、草决明养肝明目;若肝火亢盛而见急躁易怒,尿赤便秘,舌红脉数者,加夏枯草、龙胆草、山栀清肝泻火。若肝阴虚证而表现为以胁痛为主要症状者,可改用一贯煎。

(5)肾阴虚:治法,滋补肾阴。

处方:左归丸。

方中以熟地、龟甲胶、枸杞、山药、牛膝滋阴补肾;山茱萸、菟丝子、鹿角胶补肾填精。

若精关不固,腰酸遗精,加牡蛎、金樱子、芡实、莲须固肾涩精;虚火较甚,而见潮热,口干,咽痛,舌红,脉细数者,去鹿角胶、山茱萸,加知母、黄柏、地骨皮滋阴泻火。

2.针灸治疗

(1)基本处方:肾俞、足三里、三阴交。

肾俞、足三里补先后天而益阴;三阴交为精血之穴,益肝脾肾之阴。

(2)加减运用:①肺阴虚证,加肺俞、膏肓、太渊以养阴润肺。诸穴针用补法。②心阴虚证:加心俞、神门以滋阴养心。诸穴针用补法。③胃阴虚证:加胃俞、中脘以养阴和胃。诸穴针用补法。④肝阴虚证:加肝俞、期门、太冲以滋养肝阴。诸穴针用补法。⑤肾阴虚证:加志室、太溪以滋补肾阴。诸穴针用补法。

(四)阳虚

1.中药治疗

(1)心阳虚:治法,益气温阳。

处方:保元汤。

方中以人参、黄芪益气扶正;肉桂、甘草、生姜温通心阳。

若血脉瘀阻,而见心胸疼痛者,酌加郁金、丹参、川芎、三七活血定痛;阳虚较甚,而见形寒肢冷,脉迟者,酌加附子、巴戟天、仙茅、仙灵脾、鹿茸温补阳气。

(2)脾阳虚:治法,温中健脾。

处方:附子理中汤。

方中以党参、白术、甘草益气健脾,燥湿和中;附子、干姜温中祛寒。若腹中冷痛较甚,为寒凝气滞,可加高良姜、香附或丁香、吴茱萸温中散寒,理气止痛;食后腹胀及呕逆者,为胃寒气逆,加砂仁、半夏、陈皮温中和胃,降逆止呃;腹泻较甚,为阳虚寒甚,加肉豆蔻、补骨脂、苡仁温补脾肾,涩肠止泻。

(3)肾阳虚:治法,温补肾阳。

处方:右归丸。

方中以附子、肉桂温肾补阳;杜仲、山茱萸、菟丝子、鹿角胶补益肾气;熟地、山药、枸杞、当归补益精血,滋阴以助阳。

若精关不固而见遗精,加金樱子、桑螵蛸、莲须,或金锁固精丸以收涩固精;若脾虚而见下利清谷,则去熟地、当归等滋腻滑润之品,加党参、白术、薏苡仁补气健脾,渗湿止泻;若命门火衰而见五更泄泻,宜合四神丸(《证治准绳》)温补脾肾,固肠止泻;若阳虚水泛而见水肿,尿少者,加茯苓、泽泻、车前子,白术利水消肿;若肾阳虚衰,肾不纳气而见喘促短气,动则尤甚,加补骨脂、五味子、蛤蚧补肾纳气。

2.针灸治疗

(1)基本处方:关元、命门、肾俞。

关元、命门温肾固本,培养下元;肾为水火之宅,肾俞温阳化气。

(2)加减运用:①心阳虚证,加心俞、内关、少海、膻中以益气温阳。诸穴针用补法,或加灸法。②脾阳虚证:加脾俞、胃俞、中脘以温中健脾。诸穴针用补法,或加灸法。③肾阳虚证:加志室、神阙以温补肾阳。诸穴针用补法,或加灸法。

(李勇军)

# 第四节　血　证

血证是因热伤血络、气不摄血或瘀血阻络等致血液不循经脉运行,溢于脉外,以口鼻诸窍、前后二阴出血,或肌肤紫斑为主要临床特征的一类病证。血证根据出血部位的不同而有相应的名称:血从齿龈、舌、鼻、眼、耳、肌肤而出者分别称齿衄、舌衄、鼻衄、眼衄、耳衄、肌衄(或紫斑、葡萄疫),统称为衄血;血从肺或气管而来,随咳嗽从口而出者为咳血;血从胃或食管而来,从口中吐出者为吐血或呕血;血从肛门而下者为便血或圊血、清血;血从尿道出者为尿血或溲血、溺血;如口、鼻、眼、耳、皮肤出血和咳血、呕血、便血、尿血并现者为大衄。

早在《内经》即对血溢、血泄、衄血、咳血、呕血、溺血、溲血、便血等出血病证有了记载,对引起出血的原因及部分出血病证的预后有所论述,如《灵枢·百病始生》曰:"卒然多食饮,则肠满,起居不节,用力过度则络脉伤。阳络伤则血外溢,血外溢则衄血,阴络伤则血内溢,血内溢则后血"。《素问·大奇论篇》曰:"脉至而搏,血衄身热者死"。《金匮要略·惊悸吐衄下血胸满瘀血病证治》记载了泻心汤、柏叶汤、黄土汤等治疗吐血、便血的方剂,至今仍在沿用。隋代《诸病源候论·血病诸候》对各种血证的病因病机有较详细的论述,《千金方》则收载了一些较好的治疗血证的方剂,如犀角地黄汤至今仍被广泛应用。宋代《济生方》认为血证的病因有"大虚损,或饮酒过度,或强食过饱,或饮啖辛热,或忧思恚怒"等,病机上强调"血之妄行也,未有不因热之所发"。《素问玄机原病式》也认为失血主要由热盛所致。金元时期朱丹溪在《平治荟萃·血虚阴难成易亏论》中强调阴虚火旺是导致出血的重要原因。明代《医学正传·血证》率先将各种出血归纳为"血证"。《先醒斋医学广笔记·吐血》则提出了治吐血三要法，即"宜行血不宜止血""宜补肝不宜伐肝""宜降气不宜降火"，一直为后代医家所推崇。《景岳全书·血证》对血证进行了较系统的归纳，提纲挈领地将出血的病机概括为"火盛"及"气伤"两个方面，对临证辨别血证的病因病机有一定的指导意义。清代唐容川《血证论·吐血》在论及血证的治疗时则提出"惟以止血为第一要法；血止之后，其离经而未吐出者，是为瘀血……故以消瘀为第二法；止吐消瘀之后，又恐血再潮动，则需用药安之，故以宁血为第三法……去血既多，阴无有不虚者矣……故又以补虚为收功之法。四者乃通治血证之大纲"。止血、祛瘀、宁血、补虚四法，目前仍对血证的论治具有指导意义。

西医学中呼吸系统疾病如支气管扩张症、肺结核等引起的咳血；消化系统疾病如胃及十二指肠溃疡、肝硬化门脉高压、溃疡性结肠炎等病引起的吐血、便血；泌尿系统疾病如肾小球肾炎、肾结核、肾肿瘤引起的尿血；血液系统疾病如原发性血小板减少性紫癜、过敏性紫癜、白血病及其他出血性疾病引起的皮肤、黏膜和内脏的出血等均可按血证进行辨证论治。

### 一、病因病机

外感六淫、酒食不节、情志过极、劳倦过度以及热病或久病之后等均可引起血液不循经脉运行，溢于脉外而导致血证的发生。

**（一）外感六淫**

外感风热燥邪，热伤肺络，迫血上溢而致咳血、鼻衄；湿热之邪，侵及肠道，络伤血溢，从下而泻可致便血；热邪留滞下焦，损伤尿道，络脉受损，导致尿血。正如《临证指南医案·吐血》中指出："若夫外因起见，阳邪为多，盖犯是证者，阴分先虚，易受天之风热燥火也"。

**（二）酒食不节**

饮酒过多或过食辛辣，一则湿热蕴积，损伤胃肠，熏灼血络，化火动血，则衄血、吐血、便血。所以《临证指南医案·吐血》曰："酒热戕胃之类，皆能助火动血"；二则酒食不节，损伤脾胃，脾虚失摄，统血无权，血溢脉外。

**（三）情志过极**

七情所伤，五志化火，火热内燔，迫血妄行而致出血。如肝气郁滞，日久化火，木火刑金，损伤肺窍及肺之络脉可致鼻衄和咳血。郁怒伤肝，肝火偏亢，横逆犯胃，胃络受伤，以致吐血。

**（四）劳倦过度**

心主神明，神劳伤心；脾主肌肉，身劳伤脾；肾主藏精，房劳伤肾。劳倦过度，可致心、脾、肾之气阴损伤。气虚失摄，或阴虚火旺，迫血妄行均可致血溢脉外而致衄血、吐血、便血、尿血、紫斑。

**（五）久病热病**

久病或热病之后，一则可使阴津耗伤，阴虚火旺，火迫血行而至出血；二则由于正气损伤，气虚失摄，血溢脉外而致出血；三则久病入络，瘀血阻滞，血不循经，因而出血。

出血的病因虽然复杂，但其病机变化可以归纳为热伤血络、气不摄血、瘀血阻络三个方面。如《景岳全书·血证》就强调了火热与气虚在本证发病的重要性："血本阴精，不宜动也，而动则为病；血主营气，不宜损也，而损则为病。盖动者多由于火，火盛则逼血妄行；损者多由于气，气伤则血无以存"。火热之邪又有虚实之分，由外感风热燥邪、湿热蕴积和肝郁化火等而成者属实火；而阴虚导致的火旺则为虚火。气虚又有单纯气虚和气虚及阳而阳气虚衰的不同。瘀血阻络多因久病而致，可因正气虚弱或邪气深入致瘀。在证候上，由火热亢盛、瘀血阻络所致者属实证，而由阴虚火旺及气虚不摄所致者属虚证。在病机变化上，常发生实证向虚证转化。如火热偏亢致出血者，反复发作，阴分必伤，虚火内生；出血既多，气亦不足，气虚阳衰，更难摄血，甚至有气随血脱，亡阳虚脱之虞。因此，在一定情况下，属实的火热之邪引起反复不止的出血，可以导致阴虚和气虚的病机变化；而阴虚和气虚又是导致出血日久不愈和反复发作的病因。如此循环不已，则是造成某些血证缠绵难愈的原因。

## 二、诊断

(1)鼻衄:凡血从鼻腔溢出而不因外伤、倒经所致者,均可诊断为鼻衄。

(2)齿衄:血自牙龈、齿缝间溢出,并可排除外伤所致者,即可诊断为齿衄。

(3)咳血:血由肺或气管而来,经咳嗽而出,或纯红鲜血,间夹泡沫,或痰中带血丝,或痰血相兼,痰中带血。多有慢性咳嗽、喘证或肺痨等肺系疾患病史。

(4)吐血:血从胃或食管而来,随呕吐而出,常夹有食物残渣等胃内容物,血多呈紫红、紫暗色,也可呈鲜红色,大便常色黑如漆或呈暗红色。吐血前多有恶心、胃脘不适、头晕等先兆症状。多有胃痛、嗳气、吞酸、胁痛、黄疸、症积等宿疾。

(5)便血:大便下血可发生在便前或便后,色鲜红、暗红或紫暗,甚至色黑如柏油。多有胃痛、胁痛、积聚、泄泻,痢疾等宿疾。

(6)尿血:小便中混有血液或夹血丝、血块,但尿道不痛。

(7)紫斑:四肢及躯干部出现瘀点或青紫瘀斑,甚至融合成片,压之不褪色,常反复发作。

## 三、相关检查

胸部 X 线、CT、支气管镜或造影检查,血沉、痰细菌培养、痰抗酸杆菌检查和脱落细胞检查等均有助于咳血的诊断。呕吐物、大便潜血试验、上消化道钡餐造影、纤维胃镜和 B 超检查等有助于吐血、便血的诊断。尿常规、尿隐血、膀胱镜等检查有助于尿血的诊断。血液分析、血小板计数、出凝血时间、血块退缩时间、凝血酶原时间、束臂试验、骨髓细胞学检查等有助于血液病所致血证的诊断。

## 四、鉴别诊断

(一)鼻衄

1.外伤鼻衄

有明确的外伤史,如碰撞或挖鼻等原因而导致鼻衄者,其血多来自外伤一侧的鼻孔,经治疗后一般不再复发,也无全身症状。

2.经行衄血

其发生与月经周期密切相关,一般在经前或经期内出现,也称逆经或倒经。

(二)齿衄

舌衄:出血来自舌面、舌边、舌根或舌系带处,有时在舌面上可见针尖样出血点。

(三)咳血

1.吐血

咳血与吐血均为血液经口而出的病证,但两者区别明显。

(1)病位不同:咳血的病位在肺与气管,而吐血的病位在胃与食管。

(2)血色不同:咳血之血色鲜红,常伴有泡沫痰液;吐血血色紫暗,常混有食物残渣。

(3)伴随症状不同:咳血之前多伴有喉痒、胸闷之兆,血常随咳嗽而出,一般大便不黑;而呕血常伴胃脘不适、恶心等症状,血随呕吐而出,大便常呈黑色。

(4)旧疾不同:咳血的患者常有咳嗽、肺痨、喘证或心悸等旧疾;而呕血则往往有胃痛、胁痛、黄疸、鼓胀等旧病。

2.肺痈

肺痈初期常可见风热袭于卫表之症状,当病情进展到成痈期和溃脓期时则常有壮热、烦渴、咳嗽、胸痛、咳吐腥臭浊痰,甚至脓血相兼,舌质红、苔黄腻、脉洪数或滑数等症状,而咳血是以痰血相兼,唾液与血液同出的病证,与肺痈截然不同。

（四）吐血

1. 咳血

见咳血的鉴别诊断。

2. 口腔、鼻咽部出血

口腔及鼻咽部出血常为鲜红色或随唾液吐出，血量较少，不夹杂食物残渣。此类出血多因相应的口腔、鼻咽部疾病引起。

（五）便血

1. 痔疮

出血在便中或便后，色鲜红，常伴肛门疼痛或异物感。肛门或直肠检查可发现内痔或外痔。

2. 痢疾

下血为脓血相兼，常伴腹痛、里急后重和肛门灼热感等症状。病初常有发热恶寒等外感表现。

3. 便血的自身鉴别

（1）近血：为先血后便的病证，病位在肛门及大肠。

（2）远血：为先便后血的病证，病位在胃及小肠。

（3）肠风：为风热客于肠胃引起，症见便血，血清而鲜者，病属实热。

（4）脏毒：为湿热留滞肠中，伤于血分引起，症见便血，血浊而暗者，病属湿热偏盛。

（六）尿血

1. 血淋

尿血与血淋均为血随尿出，血淋伴尿道疼痛，而尿血不伴尿道疼痛。

2. 石淋

石淋者可先有小便排出不畅，小便时断，腰腹绞痛，痛后排出砂石并出现血尿；尿血不伴腰腹绞痛、小便艰涩，亦无砂石排出。

（七）紫斑

1. 出疹

紫斑与出疹均为出现在肌肤的病变，而紫斑中有点状出血者须与出疹相鉴别。一般说来，紫斑隐于皮内，压之不褪色，触之不碍手；而出疹点则高于皮肤，压之褪色，触之碍手。

2. 温病发斑

紫斑与温病发斑在肌肤上的改变很难区别。但临证上温病发斑发病急骤，常伴高热烦躁、头痛如劈、昏狂谵语、有时抽搐，同时可有鼻衄、齿衄、便血、尿血、舌质红绛等，其传变迅速、病情险恶；而紫斑常有反复发作的慢性病史，但一般无舌质红绛，也无温病传变迅速的特点。

## 五、辨证论治

（一）辨证要点

1. 辨病位

同为一种血证，可由不同病变脏腑引起，其病位是不同的。如咳血有在肺、在肝的不同；鼻衄有在肺、在胃和在肝的不同；齿衄则有在胃、在肾的不同；尿血则有在肾、在脾和在膀胱的不同。应仔细辨识其病位，以正确施治。

2. 辨虚实

血证中的实证，多由火热亢盛，迫血妄行所致，也可由瘀血阻络而成。火热之证，有实火与虚火之不同，其实火为火热亢盛，虚火一般由阴虚导致，而后者属虚中夹实证。血证中的虚证，一般由气虚失摄，血不归经所致。此外，初病多实，久病多虚，而久病入络者，又为虚中夹实。辨证候的虚实，有利于指导临证施治。

3.辨出血量

血为气之母,如出血过多,可致气随血脱,甚至亡阳虚脱,病至危殆。因而,辨别出血量的多少对判断预后、制订治疗方案具有重要意义。临证当根据头晕、乏力、面色唇甲苍白、心慌、出汗等症的程度,结合舌、脉,综合判断出血程度,分清标本缓急。

(二)治疗原则

血证虽因出血部位不同而有不同的称谓,但其病机基础不外火热伤络、气不摄血、瘀血阻络三端,因而,其治疗也不外在火、气、血三方面。恰如《景岳全书·血证》所说:"凡治血证,须知其要。而血动之由,惟火惟气耳。故察火者但察其有火无火,察气者但察其气虚气实,知此四者而得其所以,则治血之法无余义矣"。故临证治疗血证多以治火、治气和治血为基本原则。

1.治火

火热亢盛,迫血妄行,血不归经,溢于脉外是引起血证最常见的病因病机。由于火热之邪可分为实火与虚火的不同,故实火当清热泻火,虚火当滋阴降火。

2.治气

一则气为血帅,气能统血,气行血行,气脱血脱;二则气有余便生火,火热偏亢则扰动血脉,血不归经。故对实证当清气降气,虚证当补气益气。当出血严重,气随血脱而有亡阳虚脱之虞者,当以益气固脱,回阳救逆为急。

3.治血

血证既为出血之证,因此一定要根据出血的病因病机和证候的差异而施以不同的止血方法。如实火亢盛,扰动血脉者当凉血止血;气虚失摄,出血不止者当收敛止血;瘀血阻络,血难归经者当活血止血。出血之后,血虚明显者又当适当补血生血。

除上述治疗血证的三项原则以外,还应根据出血的不同阶段,使用不同的治疗方法及药物。如血证初期,出血较多较急,应急塞其流,以治其标,即采取"止血"的治疗方法;血止之后,应祛除病因,以澄其源,即采用"宁血"的治疗方法;善后应补养气血,以扶其正,即采用"补虚"的治疗方法。因此止血、宁血和补虚三个治疗方法,常应用在血证不同阶段的治疗中。血证的初期,应积极采用塞流止血的方法,立即服用三七粉、十灰散或花蕊石散、血余炭、蒲黄炭等以求迅速止血。如证属火热偏盛者,临床多使用犀角地黄汤(方中犀角以水牛角代替)清热解毒、凉血止血,临床还可根据病情,适当选用白茅根、栀子、丹皮、白及、侧柏叶、茜草根、仙鹤草、地榆、大、小蓟等清热凉血之品;如阳气虚损,气失统摄者,应立即服用三七粉、艾叶炭以温经止血。如出血过多,症见面色苍白,四肢厥冷,汗出不止,心悸不宁,甚至神识不清,脉微细欲绝者为气随血脱之危候,急以益气固脱的独参汤煎服,或使用参附汤以回阳救逆。

(三)分证诊治

1.鼻衄

鼻衄以火热偏盛,迫血妄行为多。其中以肺热、肝火、胃火最为常见;有时也与正气不足,气不摄血有关。

(1)热邪犯肺。

主症:鼻燥流血,血色鲜红。

兼次症:身热不适,口干咽燥,咳嗽痰黄,或恶风发热。

舌脉:舌质红,苔黄燥或薄黄;脉数或浮数。

分析:鼻为肺窍,热邪犯肺,迫血妄行,上循其窍,故鼻燥流血;火为阳邪,故其血色鲜红;热耗肺津,不能上承,故口干咽燥;发热为热邪犯肺所致;热邪亢盛,灼津为痰,肃降失司故咳嗽痰黄。舌质红,苔黄燥,脉数为热邪偏盛之象。如热邪尚在卫表,则可见恶风发热,苔薄黄,脉浮数。

治法:清肺泻热,凉血止血。

方药:桑菊饮。方中桑叶、菊花、薄荷、连翘辛凉透表,宣散风热;杏仁、桔梗、甘草降肺气,利咽止咳;芦根清热生津。可酌加栀子炭、白茅根、丹皮、侧柏叶加强凉血止血之力。肺热盛而无表证者可去薄荷、桔梗,加黄芩、桑白皮以清泻肺热;咽喉痛者加玄参、马勃以清咽利喉;咽干口燥者加麦冬、玉竹、沙参、天花粉以养阴生津;咳甚者加象贝母、枇杷叶以润肺止咳。

(2)肝火上炎。

主症:鼻衄,血色鲜红,目赤,烦躁易怒。

兼次症:头痛眩晕,口苦耳鸣,或胸胁胀痛,或寐少多梦,或便秘。

舌脉:舌质红,苔黄而干;脉弦数。

分析:肝郁化火,木火刑金,肝火循肺经上出其窍而为鼻衄;肝开窍于目,肝火偏盛故两目红赤;肝在志为怒,肝火盛则烦躁易怒;肝火上炎则头痛、口苦、耳鸣;清窍为肝火所扰故眩晕;肝经过胸胁,肝经火盛而胸胁胀痛;肝火扰心则寐少多梦;肝热移胃,腑气不通则便秘。舌质红,苔黄而干,脉弦数皆为肝火偏亢之征象。

治法:清肝泻火,凉血止血。

方药:龙胆泻肝汤。方中龙胆草、柴胡、栀子、黄芩清肝泻火;木通、泽泻、车前子清利湿热;生地、当归、甘草滋阴养血。可酌加侧柏叶、藕节、白茅根以凉血止血;寐少梦多者可加磁石、龙齿、珍珠母、远志等清肝安神;便秘者可加大黄通腑泻热;阴液亏耗者可加麦冬、玄参、旱莲草以养阴清热。

(3)胃热炽盛。

主症:鼻血鲜红,胃痛口臭。

兼次症:鼻燥口渴,烦躁便秘,或兼齿衄。

舌脉:舌质红,苔黄;脉数。

分析:胃热亢盛,上炎犯肺,迫血外溢,上出肺窍则鼻衄且血色鲜红;阳明经上交鼻(安页),胃火上熏则鼻燥口臭;胃热伤阴则口渴引饮;热居胃中,气机不利则胃脘疼痛;热扰心神则烦躁不安;胃热腑气不通,且热伤津液,肠道失润则便秘。舌质红,苔黄,脉数皆为胃中有热之象。

治法:清胃养阴,凉血止血。

方药:玉女煎。方中石膏清泻胃热,麦冬养阴清热,生地凉血止血,川牛膝引血下行。可酌加山栀子、丹皮、侧柏叶、藕节、白茅根等加强清热凉血止血之力;大便秘者加大黄、瓜蒌通腑泻热;阴津被伤而见口渴,舌质红,少苔者,加沙参、天花粉、石斛等益胃生津。

(4)气血亏虚。

主症:鼻衄,血色淡红。

兼次症:心悸气短,神疲乏力,面白头晕,夜难成寐,或兼肌衄、齿衄。

舌脉:舌质淡,苔白;脉细或弱。

分析:气为血帅,气虚失摄,血溢脉外故见鼻衄、齿衄血色淡红,也可见肌衄;气血不足,心神失养故见心悸、夜难成寐;正气亏虚则神疲乏力、气短;气血虚弱,不能上荣头面而面白头晕。舌质淡,苔白,脉细或弱均为气血不足之征。

治法:益气摄血。

方药:归脾汤。方中以人参、白术、甘草健脾益气;黄芪、当归益气生血;茯神、酸枣仁、远志、龙眼肉补气养血,安神定志;木香理气醒脾,使本方补而不滞。可酌加仙鹤草、茜草、阿胶以增强止血之效。

以上各种鼻衄之证,除内服汤剂以外,尚可在鼻衄发生时,采用局部外用药物治疗,以期尽快止血。可选用云南白药或三七粉局部给药以止血或用湿棉条蘸塞鼻散(百草霜15 g、龙骨15 g、枯矾60 g共研极细末)塞鼻治疗。

2.齿衄

手足阳明经分别入于上下齿龈,而肾主骨,齿为骨余,即所谓"齿为肾之余,龈为胃之络",所以牙龈出血一般与胃、肾二经有关。

(1)胃火内炽。

主症:齿衄血色鲜红,齿龈红肿疼痛。

兼次症：口渴欲饮，口臭便秘，头痛不适，或齿龈红肿溃烂，或唇舌颊腮肿痛。

舌脉：舌质红，苔黄或黄燥；脉洪数或滑数。

分析：上下齿龈分属手阳明大肠经与足阳明胃经。胃肠火盛，循经上扰，以致齿衄出血鲜红，齿龈红肿疼痛；胃火上熏，故口臭头痛，甚则齿龈红肿溃烂，或唇舌颊腮肿痛；火热伤津，故口渴欲饮；热结阳明则便秘。舌质红，苔黄，脉洪数为阳明之表现。

治法：清胃泻火，凉血止血。

方药：加味清胃散。方中以生地黄、丹皮、犀角（水牛角代）清热凉血；黄连、连翘清胃泻火；当归、甘草养血和中。临证可酌加黄芩、黄柏、栀子、石膏等增强清热泻火之力，加藕节、白茅根、侧柏叶等增强凉血止血之力；烦渴加知母、天花粉、石斛以清热养阴除烦；便秘可加大黄、芒硝以通腑泻热。

（2）阴虚火旺。

主症：齿衄血色淡红，齿摇龈浮微痛。

兼次症：常因烦劳而发，头晕目眩，腰膝酸软，耳鸣，或遗精，或盗汗，或潮热，或手足心热。

舌脉：舌质红，苔少；脉细数。

分析：肾主骨，齿为骨余，肾虚则龈浮齿摇而不坚固；阴虚火旺，虚火上炎，血随火动，故血从齿缝渗出，血色淡红；烦劳则更伤肾阴，而易诱发齿龈出血；肾阴不足，水不涵木，相火扰动，清窍不利则头晕目眩；腰为肾之外府，耳为肾窍，肾阴不足，故腰膝酸软，耳鸣；肾阴虚相火妄动则遗精；阴虚生内热，则潮热，手足心热，盗汗。舌质红，苔少，脉细数为阴虚火旺之征。

治法：滋阴降火，凉血止血。

方药：知柏地黄丸合茜根散。知柏地黄丸中的六味地黄丸重在滋补肾阴，知母、黄柏重在降下虚火。茜根散中的生地黄、阿胶珠滋阴止血；茜草根、柏叶凉血止血；黄芩清热；甘草和中。两方合用，共奏滋阴补肾，降火止血之效。临证可酌加旱莲草、侧柏叶等加强滋阴凉血止血之力；如阴虚潮热，手足心热者可加银柴胡、胡黄连、地骨皮等清虚热；盗汗明显，或酌加五味子、浮小麦等敛汗。

3.咳血

咳血由肺络受损所致，燥热、阴虚、肝火是导致肺络损伤，引起咳血的主要原因。

（1）燥热犯肺。

主症：咳痰不爽，痰中带血。

兼次症：发热喉痒，鼻燥口干，或干咳痰少；或身热恶风，头痛，咽痛。

舌脉：舌质红，少津，苔薄黄；脉数或浮数。

分析：肺为娇脏，喜润恶燥，燥邪犯肺，肺失清肃，则发热喉痒，咳嗽，肺络受伤故咳血；燥伤津液故咳痰不爽或干咳痰少，口干鼻燥。舌质红，少津，苔薄黄，脉数为燥热伤肺之征。如感受风热而肺卫失宣，则见身热恶风，头痛，咽痛，脉浮数。

治法：清热润肺，宁络止血。

方药：桑杏汤。方中桑叶轻宣润燥；杏仁、象贝母宣肺润肺止咳；栀子、淡豆豉清宣肺热；沙参、梨皮养阴润肺。临证酌加藕节、仙鹤草、白茅根等凉血止血。出血量多而不止者，可再加用云南白药或三七粉吞服。若兼见发热、头痛、咳嗽、喉痒、咽痛等外感风热者，可加金银花、连翘、牛蒡子以辛凉解表，清热利咽；燥伤津液较甚，症见口干鼻燥，咳痰不爽，舌质红，少津，苔干者，可加麦冬、天冬、石斛、玉竹等生津润燥。若痰热壅盛，热迫血行，症见咳血，咳嗽发热，面红，咳痰黄稠，舌质红，苔黄腻，脉滑数者，可用清金化痰汤加大小蓟、侧柏炭、茜草根等以清肺化痰，凉血止血；热甚咳血较重者，可重用黄芩、知母、栀子、海蛤壳、枇杷叶等清热宁络。

（2）肝火犯肺。

主症：咳嗽阵作，痰中带血，胸胁牵痛。

兼次症：烦躁易怒，目赤口苦，便秘溲赤，或眠少多梦。

舌脉：舌质红，苔薄黄；脉弦数。

分析:肝火亢盛,木火刑金,肺失清肃,肺络受伤,故咳嗽阵作且痰中带血;肝经布胸胁,肝火犯肺,故胸胁牵引作痛;肝在志为怒,肝火旺则烦躁易怒;肝火盛则目赤口苦,便秘溲赤;肝火扰心则眠少多梦。舌质红,苔薄黄,脉数等肝火偏亢之征。

治法:清肝泻肺,凉血止血。

方药:黛蛤散合泻白散。两方合用后,青黛清肝泻火;桑白皮、地骨皮清泻肺热;海蛤壳、甘草化痰止咳。临证可酌加大小蓟、白茅根、茜草根、侧柏叶以凉血止血;肝火较甚,烦躁易怒,目赤口苦者可加丹皮、栀子、黄芩、龙胆草等加强清泻肝火;若咳血较多,血色鲜红,可加用犀角地黄汤(方中犀角用水牛角代)冲服云南白药或三七粉以清热泻火,凉血止血;便秘者,可加大黄、芒硝通腑泻热。

(3)阴虚肺热。

主症:咳嗽少痰,痰中带血,经久不愈。

兼次症:血色鲜红,口干咽燥,两颧红赤,潮热盗汗。

舌脉:舌质红,苔少;脉细数。

分析:肺阴不足,肺失清润,阴虚火旺,损伤肺络则咳嗽少痰,痰中带血;肺阴亏虚,难以速愈,故反复咳血,经久不愈;肺阴不足津液亏少,故口干咽燥;阴虚火旺则潮热盗汗,两颧红赤。舌质红,苔少,脉细数均为阴虚火旺之征。

治法:滋阴润肺,降火止血。

方药:百合固金汤。方中百合、麦冬、生地黄、熟地黄、玄参养阴清热凉血,润肺生津;当归、白芍柔润补血;贝母、甘草肃肺化痰止咳。方中桔梗性提升,不利治疗咳血,不宜用。可酌加白及、白茅根、侧柏叶、十灰散等凉血止血;反复咳血及咳血不止者,宜加阿胶、三七养血止血;潮热颧红者可加青蒿、银柴胡、胡黄连、地骨皮、鳖甲、白薇等清退虚热;盗汗宜加五味子、煅龙骨、煅牡蛎、浮小麦、稽豆衣、糯稻根等以收涩敛汗。

以上咳血诸证当注意保持气道通畅,防止血液或血块阻塞气道引起窒息。

4. 吐血

《丹溪心法·吐血》曰:"呕吐血出于胃也"。胃自身病变及他脏病变影响胃,使胃络受伤而吐血。临证常见胃热壅盛、肝火犯胃、瘀阻胃络和气虚血溢等证。

(1)胃热壅盛。

主症:胃脘灼热作痛,吐血色红或紫暗,夹食物残渣。

兼次症:恶心呕吐,口臭口干,便秘,或大便色黑。

舌脉:舌质红,苔黄干;脉数。

分析:嗜食辛辣酒热之品,热积胃中,热伤胃络,胃失和降而逆于上,血随气逆,从口而出,故恶心呕吐,吐血色红或紫暗,夹食物残渣;热结中焦,和降失司,气机不利则胃脘灼热作痛;溢于胃络之血如未尽吐而下走大肠故大便色黑;胃热上熏则口臭;热伤大肠津液则便秘。舌质红,苔黄干,脉数皆为胃中积热之象。

治法:清胃泻热,凉血止血。

方药:泻心汤合十灰散。泻心汤中之大黄、黄芩、黄连苦寒泻胃中之火,故《血证论·吐血》曰:"方名泻心,实则泻胃"。十灰散中栀子泻火止血;大黄导热下行;大、小蓟、侧柏叶、荷叶、白茅根、丹皮凉血止血;配以棕榈炭收涩止血。两方中的大黄,为治胃中实热吐血之要药,泻火下行而活血化瘀,与凉血止血诸药相配,使止血而无留瘀之弊。若胃热伤阴,口干而渴,舌红而干,脉象细数者,可加玉竹、沙参、麦冬、天冬、石斛等滋养胃阴;胃气上逆,恶心呕吐者,可酌加旋覆花、代赭石、竹茹等和胃降逆。

(2)肝火犯胃。

主症:吐血色红或紫暗。

兼次症:脘胀胁痛,烦躁易怒,目赤口干,或寐少多梦,或恶心呕吐。

舌脉:舌质红,苔黄;脉弦数。

分析:肝郁化火,横逆犯胃,络伤血溢,故吐血色红或紫暗;肝胃失和,气机不利,故脘胀胁痛;胃气上逆则恶心呕吐;肝火旺盛,扰动心神,故烦躁易怒,寐少多梦;肝火上炎,灼伤津液,故目赤口干。舌质红,苔黄,脉弦数为肝火亢盛之象。

治法:清肝泻火,凉血止血。

方药:龙胆泻肝汤。本方清泻肝火效佳,但凉血止血之力弱,可酌加侧柏叶、藕节、白茅根、旱莲草、丹皮等加强凉血止血之力;寐少梦多者可加磁石、龙齿、珍珠母、远志等清肝安神;便秘者可加大黄通腑泻热;阴液亏耗者可加麦冬、玄参、沙参等养阴清热。如吐血不止,口渴不欲饮而胃脘刺痛者,为瘀血阻络,血不归经所致,应合用十灰散、三七粉,增强化瘀止血之力;胁痛明显者,可加延胡索、香附等疏肝理气,活血止痛。

(3)瘀阻胃络。

主症:吐血紫暗或带血块。

兼次症:胃脘刺痛或如刀割,痛处固定而拒按;病程较久,胃脘痛与吐血反复发作;面唇晦暗无华,口渴不欲饮,大便色黑;或妇人月经愆期,色黯有块。

舌脉:舌质紫黯,或有瘀点、瘀斑;或舌质淡黯;苔薄白;脉涩或细涩。

分析:久病入胃络,瘀血阻滞,血不循经而出血,故吐血紫暗或带血块;瘀血阻于胃络,不通则痛,故胃脘刺痛或如刀割,痛处固定而拒按;久病已入络,病难速愈,故常胃痛与吐血反复发作;面唇晦暗无华,口渴不欲饮,大便色黑,或妇人月经愆期,色黯有块等均为瘀血内阻之象;舌质紫黯,或有瘀点、瘀斑,或舌质黯,脉涩等皆血瘀之征;出血既久,可致血虚不荣,故可面色晦而无华,舌质淡黯,脉细。

治法:化瘀止血。

方药:失笑散。方中蒲黄活血止血;五灵脂通利血脉,散瘀止痛,二药均入血分,相须为用,活血止血而散瘀止痛;酽醋可利血脉,化瘀血。可加入三七加强化瘀止血之力,加桃红四物汤加强活血化瘀之功而兼养血,使攻中有养,尤其适合于瘀血阻络兼血虚者。如胃脘痛甚,可合用丹参饮理气活血止痛;如兼脾胃虚弱者,可加黄芪、太子参、白术、茯苓等补益脾胃,益气行血。

(4)气虚血溢。

主症:吐血缠绵不止,血色暗淡。

兼次症:吐血时轻时重,神疲乏力,心悸气短,语声低微,面色苍白;或畏寒肢冷,自汗便溏。

舌脉:舌质淡,苔薄白;脉弱或沉迟。

分析:气虚不足,摄血无力,血液外溢,故吐血缠绵不止,血色暗淡,时轻时重;正气不足则神疲乏力,气短声低;气血虚弱,心失所养则心悸;血虚不能上荣于面则面色苍白;气虚及阳,中阳不足,则畏寒肢冷,自汗便溏。脉沉迟,舌质淡,脉弱为气虚不足之象。

治法:益气摄血。

方药:归脾汤。本方能益气健脾,摄血养血,但止血之力稍弱,临证可酌加仙鹤草、茜草、阿胶等增强止血之效;也可加炮姜炭温阳止血,乌贼骨收敛止血。若气损及阳,脾胃虚寒,兼见肢冷畏寒,自汗便溏,脉沉迟者,治宜温经摄血,可用柏叶汤和理中汤,前方以艾叶、炮姜温经止血,侧柏叶宁络止血,童便化瘀止血,理中汤温中健脾以摄血,合方共奏温经止血之效。

以上吐血诸证,如出血过多导致气随血脱,表现为面色苍白、四肢厥冷、冷汗出、脉微等,亟当益气固脱,可服用独参汤或静脉滴注参麦针等积极救治。

5. 便血

便血为胃肠脉络受伤所致。临床主要有肠道湿热与脾胃虚寒两类。

(1)肠道湿热。

主症:便血鲜红。

兼次症:腹痛不适,大便不畅或便溏,口黏而苦,纳谷不香。

舌脉:舌质红,苔黄腻;脉滑数。

分析:恣食肥甘厚味,湿热下移大肠,热伤大肠络脉,血随便下,故见便血;湿性黏滞,肠道传化失常故大便不畅或便溏;湿为阴邪,易阻气机,气机不利故腹痛;湿热困于肠胃,运化失调,则口黏而苦,纳谷不香。舌质红,苔黄腻,脉滑数为肠道有湿热之象。

治法:清热化湿,凉血止血。

方药:地榆散。方中以地榆、茜草凉血止血;黄芩、黄连、栀子苦寒泻火燥湿;茯苓淡渗利湿。可加槐角以增强凉血止血的作用;口黏苔腻甚者,宜加苍术、砂仁以健运脾胃。若便血日久,湿热未尽去而营阴已伤者,应清利湿热与养阴补血兼而治之,可用脏连丸。方中以黄连、黄芩清热燥湿;当归、地黄、赤芍、猪大肠养血补脏;槐花、槐角、地榆凉血止血;阿胶养血止血。可酌加茯苓、白术、泽泻等燥湿利湿之品。若为肠风,则见下血鲜红,血下如溅,舌质红,脉数,应清热止血,方用槐花散或唐氏槐角丸。前方以荆芥炭疏散风邪,炒枳壳宽中理气,槐花、侧柏叶清热凉血止血;槐角丸中以防风、荆芥疏散风邪,黄连、黄芩、黄柏苦寒泻火,槐角、地榆、侧柏叶、生地凉血止血,当归、川芎养血归经,乌梅收敛止血,枳壳宽中。两方相比,后者清热疏风的作用较强。若为脏毒,证见下血浊而暗,应使用地榆散加苍术、萆薢、黄柏治之。方中黄连、黄芩、黄柏、栀子苦寒泻火中,地榆、茜根凉血止血,茯苓、苍术、萆薢健脾利湿。

(2)脾胃虚寒。

主症:便血紫暗或黑色。

兼次症:脘腹隐隐作痛,喜温按,怯寒肢冷,纳差便溏,神疲懒言。

舌脉:舌质淡,苔薄白;脉弱。

分析:脾胃虚寒,中气不足,脾失统摄,血溢肠中,故便血紫暗或呈黑色;脾胃阳气不足,运化乏力,故脘腹隐痛,喜温喜按;脾主四肢肌肉,阳气不能温煦肢体,故怯寒肢冷;脾胃阳虚,生化无权,则纳差便溏;阳气不足则神疲懒言。舌质淡,苔薄白,脉弱皆为脾胃虚寒之象。

治法:温阳健脾,养血止血。

方药:黄土汤。方中灶心黄土(伏龙肝)温中摄血;附子、白术温阳健脾;地黄、阿胶养阴止血;甘草和中;黄芩苦寒坚阴,用量宜少,以反佐附子辛燥偏性。临证可加炮姜炭、艾叶、鹿角霜、补骨脂以温阳止血,加白及、乌贼骨收敛止血;有瘀血见证者加花蕊石、三七活血化瘀止血。如脾胃虚弱而阳虚不明显,见便血,气短声低,面色苍白,食少乏力等表现者,当补脾摄血,用归脾汤;如下血日久不止,肛门下坠,舌质淡,脉细弱无力者,为气虚下陷之象,可合用补中益气汤以益气升阳。

便血诸证出血量大时可致气随血脱而致脱证,临证要仔细观察病情变化,及时救治。

6.尿血

尿血多因热邪蓄于下焦或阴虚火旺损伤络脉,致使血液妄行引起,也有因脾虚失摄、肾虚失固而致者。

(1)下焦热盛。

主症:尿血鲜红。

兼次症:小便黄赤灼热,心烦口渴,面赤口疮,夜寐不安。

舌脉:舌质红,苔黄;脉数。

分析:下焦热盛,灼伤膀胱之络脉,故尿血鲜红;膀胱热盛,煎灼尿液,故小便黄赤灼热;热扰神明则心烦、夜寐不安;火热上炎则面赤口疮;热伤津液则口渴。舌质红,苔黄,脉数为热盛之象。

治法:清热泻火,凉血止血。

方药:小蓟饮子。竹叶、木通清热泻火利小便;滑石清热利湿;小蓟、生地黄、蒲黄、藕节凉血止血;栀子泻三焦之火,引热下行;当归引血归经;甘草调和诸药。如心烦少寐,可加黄连、夜交藤清心安神;火盛伤阴而口渴者,加黄芩、知母、石斛、天花粉以清热生津;如尿血甚者,可加白茅根、侧柏叶、琥珀末以凉血止血。

(2)阴虚火旺。

主症:小便短赤带血。

兼次症:头晕目眩,颧红潮热,腰酸耳鸣。

舌脉:舌质红,少苔;脉细数。

分析:肾阴亏虚,虚火内动,灼伤脉络,故小便短赤带血;阴虚阳亢,故头晕目眩,颧红潮热;腰为肾府,耳为肾窍,肾阴不足,则外府失养,肾窍不充故腰酸耳鸣。舌质红,少苔,脉细数均为肾之阴虚火旺之象。

治法:滋阴降火,凉血止血。

方药:知柏地黄丸。此方以六味地黄丸滋补肾之阴水,以知母、黄柏滋阴降火,旨在"壮水之主,以制阳光"。可酌加旱莲草、大蓟、小蓟、茜草根、蒲黄炭等加强凉血止血之力;颧红潮热者加地骨皮、胡黄连、银柴胡、白薇等清热退虚火之药。

(3)脾不统血。

主症:久病尿血,色淡红。

兼次症:气短声低,面色苍白,食少乏力,或兼见皮肤紫斑、齿衄。

舌脉:舌质淡,苔薄白;脉细弱。

分析:脾气亏虚,统血无力,血不归经,渗于膀胱,则尿血日久不愈,溢于肌肤,可兼见紫斑、肌衄;脾胃运化无权,气血生化不足,故食少乏力,气短声低;气血不能上荣头面则面色苍白无华。舌质淡,脉细弱皆为气血亏虚,血脉不充之象。

治法:补脾摄血。

方药:归脾汤。临证可加用阿胶、仙鹤草、熟地黄、槐花、三七等养血生血之品;若气虚下陷,小腹坠胀者,可加升麻、柴胡等以提升中阳,亦可合用补中益气汤。

(4)肾气不固。

主症:尿血日久不愈,血色淡红。

兼次症:神疲乏力,头晕目眩,腰酸耳鸣。

舌脉:舌质淡,苔薄白;脉弱。

分析:劳倦日久或久病伤肾,肾气不足,封藏不固,血随尿出,此为久病但无火邪,故尿血日久不愈,血色淡红;肾虚则腰膝酸痛兼见耳鸣;髓海不充则头晕目眩,神疲乏力。舌质淡,脉弱皆为肾气不足之象。

治法:补益肾气,固摄止血。

方药:无比山药丸。方中熟地黄、山药、山萸肉、怀牛膝补益肾精;菟丝子、肉苁蓉、巴戟天、杜仲温肾助阳且固肾气;五味子、赤石脂固摄止血;茯苓、泽泻健脾利水。可酌加仙鹤草、蒲黄炭、大小蓟、槐花等加强止血之力;也可酌加煅龙骨、煅牡蛎、补骨脂、金樱子等加强固摄肾气之力。若见畏寒神怯者,可酌加肉桂、鹿角片、狗脊以温补肾阳。

7. 紫斑

紫斑常因热盛迫血、阴虚火旺和气不摄血而血溢肌肤所致,清热解毒、滋阴降火和益气摄血为主要治疗方法。

(1)热盛迫血。

主症:感受风热或火热燥邪后,肌肤突发紫红或青紫之斑点或斑块。

兼次症:发热口渴,烦躁不安,溲赤便秘,常伴有鼻衄、齿衄、尿血或便血。

舌脉:舌质红,苔薄黄;脉数有力。

分析:感受风热或火热燥邪,火热偏盛,迫血妄行,血溢于肌肤脉络之外,故皮肤出现青紫之斑点或斑块;若热邪炽盛,损伤鼻、龈、肠胃和膀胱等处之脉络,则可见鼻衄、齿衄、便血和尿血;热扰心神则烦躁不安;火热伤津则不仅可见发热,不可见口渴、溲赤、便秘之症。舌质红,脉数有力皆为火热之邪偏盛之象。

治法:清热解毒,凉血止血。

方药:清营汤。方中犀角(水牛角代)、玄参、生地、麦冬滋阴清热凉血;金银花、连翘、黄连、竹叶清热解毒;丹参散瘀止血。可酌加紫草、茜草凉血止血,化斑消瘀。若发热口渴,烦躁不安,紫斑密集成片者,可加用生石膏、龙胆草,并冲服紫雪以增强清热泻火解毒之效;还可合用十灰散以增强凉血止血、活血化瘀之效;若热壅肠胃兼见气滞血瘀,症见腹痛者,可酌加白芍、甘草缓急,五灵脂、香附理气活血,以期缓解腹痛;若热伤肠络而见便血者,可加槐实、槐花、地榆炭以凉血止血;若热夹湿邪,阻滞肢体经络,而见关节肿痛者,可加秦艽、木瓜、桑枝、川牛膝等清热祛湿、舒经活络。

(2)阴虚火旺。

主症:肌肤出现红紫或青紫斑点或斑块,时作时止。

兼次症:手足心热,潮热盗汗,两颧红赤,心烦口干,常伴齿衄,鼻衄,月经过多等症。

舌脉:舌质红,少苔;脉细数。

分析:阴虚火旺,虚火灼伤肌肤络脉,故可见红紫或青紫斑点、斑块,亦可见齿衄、鼻衄或月经过多之表现;阴虚火旺,则可见手足心热,潮热盗汗;肾水不足,不能上济心火,心火被扰则心烦;虚火逼心液外出则盗汗;阴液不足则口渴。舌质红,少苔,脉细数为阴虚火旺之象。

治法:滋阴降火,宁络止血。

方药:茜根散。方中生地、阿胶滋阴养血;茜草根、侧柏叶、黄芩清热凉血止血;甘草调中解毒。可酌加丹皮、紫草等加强化斑消瘀止血主力。阴虚较甚者,可加玄参、龟甲、女贞子、旱莲草等育阴清热之品;潮热者,可加地骨皮、鳖甲、秦艽、白薇等清退虚热之药;盗汗者,加五味子、煅龙骨、煅牡蛎等以收敛止汗。

(3)气不摄血。

主症:紫斑反复出现,经久不愈。

兼次症:神疲乏力,食欲不振,面色苍白或萎黄,头晕目眩。

舌脉:舌质淡,苔白;脉弱。

分析:气虚不能摄血,脾虚不能统血,以致血溢于肌肤脉络之外而为紫斑;气虚日久,难以速复,故紫斑反复出现且经久不愈;脾虚运化无权则食欲不振;生化气血不足则神疲乏力,面色苍白或萎黄;气血不足,不能上承濡养清窍,故头晕目眩。舌质淡,苔白,脉弱为气虚不足之象。

治法:补脾摄血。

方药:归脾汤。临证可酌加仙鹤草、棕榈炭、血余炭、蒲黄炭、紫草等药以增强止血消斑的作用。若脾虚及肾,兼见肾气不足,出现腰膝酸冷,大便不实,小便频数清长者,可酌加菟丝子、补骨脂、川续断以补益肾气。

(牛荣荣)

# 第五节 汗 证

汗证是指人体阴阳失调,营卫不和,腠理不固引起汗液外泄失常的一类病证。根据汗出的临床表现,可分为自汗、盗汗、脱汗、战汗、黄汗五种。

早在《内经》中就有对汗的生理和病机的精辟论述,《素问·宣明五气篇》载"心为汗",《素问·阴阳别论篇》载"阳加于阴谓之汗",明确指出汗为心液,为心所主,是阳气蒸化阴液而形成。《灵枢·五癃津液别》曰:"天暑衣厚则腠理开,故汗出……天寒则腠理闭,气湿不行,水下留于膀胱,则为溺与气"。《素问·经脉别论》曰:"故饮食饱甚,汗出于胃,惊而夺精,汗出于心;持重远行,汗出于肾;疾走恐惧,汗出于肝;摇体劳苦,汗出于脾"。均阐明了出汗与外界环境的关系,及汗证与脏腑的关系。

在病机上《灵枢·经脉》曰:"六阳气绝,则阴与阳相离,离则腠理发泄,绝汗乃出"。这些论述为后世认识和治疗汗证奠定了理论基础。汉代张仲景将外感病汗出的症状分为汗出、自汗出、大汗出、手足濈然汗出、头汗出、额汗出、汗出而喘、盗汗和黄汗等,并根据汗出的性质、程度、部位来推断疾病的病机,判别表、里、寒、热、虚、实的差异,拟定了桂枝汤、白虎汤、承气汤、茵陈蒿汤等,给予对证治疗。有关盗汗,《金匮要略·水气病脉证并治》指出:"食已汗出,又常暮盗汗者,此劳气也"。《金匮要略·血痹虚劳病脉证并治》又指出:"男子平人,脉虚弱细微者,喜盗汗也"。有关战汗,《伤寒论·辨太阳病脉证并治》指出:"太阳病未解,脉阴阳俱实,必先振栗,汗出而解"。有关黄汗,《金匮要略·水气病脉证并治》指出:"黄汗之为病,身体肿,发热汗出而渴,状如风水,汗沾衣,腰髋弛痛,如有物在皮中状,剧者不能食,身疼重,烦躁,小便不利"。以上论述对后世认识和治疗汗证很有启发。前人有自汗属阳虚,盗汗属阴虚之说,系指自汗、盗汗发病的一般规律,但不能概括全部,如《丹溪心法》载:"自汗属气虚、血虚、湿、阳虚、痰","盗汗属血虚、气虚"。《景岳全书·汗证》载:"自汗、盗汗亦各有阴阳之证,不得谓自汗必属阳虚,盗汗必属阴虚也"。"凡伤寒欲解,将汗之时,若是正气内盛,邪不能与之争,汗出自不作战,所谓不战,应知体不虚也。若其人本虚,邪与之争,微者为振,甚者为战,正胜邪则战而汗解也"。《温疫论》对战汗的发生机制,以及病情转归的关系都有一定见解,认为战汗在临床上常作为观察病情变化和预后的一个重要标志。清代王清任《医林改错·血腑逐瘀汤所治之症目》曰:"竟有用补气、固表、滋阴、降火,服之不效,而反加重者,不知血瘀亦令人自汗、盗汗,用血府逐瘀汤"。对血瘀导致自汗、盗汗的治疗作了补充。

西医学多种疾病如甲状腺功能亢进、自主神经功能紊乱、更年期综合征、风湿热、结核病、低血糖、虚脱、休克及肝病、黄疸等某些传染病以汗出为主要症状者,均可参考本篇进行辨证论治。

## 一、病因病机

本病大多由邪客表虚、营卫不和,肺气亏虚、卫表不固,阳气虚衰、津液失摄,阴虚火旺、虚火烁津,热邪郁蒸、迫津外泄等所致。

### (一)营卫不和

阴阳偏盛、偏衰之体,或表虚之人,卒感风邪,可使营卫不和,卫强营弱,卫外失司,营阴不能内守而汗出。

### (二)肺气亏虚

素体虚弱,病后体虚,或久患咳喘之人,肺气不足,肌表疏松,腠理不固而汗自出。如明代王肯堂《证治准绳·自汗》曰:"或肺气微弱,不能宣行荣卫而津脱者"。

### (三)阳气虚衰

《素问·生气通天论》云:"阳者卫外而为固也"。久病重病,脏气不足,阳气过耗,不能敛阴,卫外不固而汗液外泄,甚则发生大汗亡阳之变。

### (四)虚火扰津

烦劳过度,精神过用,伤血失精,致血虚精亏,或邪热伤阴,阴液不足,虚火内生,心液被扰,不能自藏而外泄作汗,如《素问·评热病论》云:"阴虚者,阳必凑之,故少气时热而汗出也"。

### (五)心血不足

劳心过度,或久病血虚,致心血不足,心失所养,心液不藏而外泄则盗汗。

### (六)热邪郁蒸

风寒入里化热或感受风热、暑热之邪,热淫于内,迫津外泄则大汗出,如《素问·举痛论》载:"炅则腠理开,荣卫通,汗大泄"。或因饮食不节,湿热蕴结,熏蒸肝胆,见汗出色黄等。

综上所述,汗证的病位在卫表肌腠,其发生与肺、心、肾密切相关。病机性质有虚、实两端。由热邪郁蒸,迫津外泄者属实;由肺气亏虚、阳气虚衰、阴虚火旺所致者属虚,因气属阳,血属阴,故此类汗证总由阴阳失衡所导致,或为阴血不足,虚火内生,津液被扰而汗出,或为阳气不足,固摄无权,心液外泄而汗出;至于邪客表虚,营卫不和则为本虚标实之证。古有自汗多阳气虚,盗汗多阴血虚之说,此为常理,但临证每见兼夹错杂,需详加鉴别。

## 二、诊断

(1)不因外界环境影响,在头面、颈胸、四肢、全身出汗超出正常者为诊断的主要依据。

(2)昼日汗出溱溱,动则益甚者为自汗;寐中汗出津津,醒后自止者为盗汗;在外感热病中,全身战栗而汗出为战汗;在病情危重时全身大汗淋漓,汗出如油者为脱汗;汗出色黄,染衣着色者为黄汗。

## 三、相关检查

血沉、抗"O"、血清甲状腺激素和性激素测定、胸部X线摄片、痰培养等,以鉴别风湿热、甲状腺功能亢进、肺结核等疾病引起的汗多。

### 四、鉴别诊断

生理性汗出与病理性汗出出汗为人体的生理现象。因外界气候、运动、饮食等生活环境等因素影响，稍有出汗，其人并无不适，此属正常现象，应与病理性汗出鉴别。

### 五、辨证要点

**(一)辨虚实**

邪气盛多实，或存表，或在里，或为寒，或为热；正气衰则虚，或气虚，或血虚，或阴虚，或阳虚；正衰邪恋则虚实夹杂。一般来说自汗多属气虚不固，然实证也或有之；盗汗多属阴虚内热，然气虚、阳虚、湿热也间或有之；脱汗多属阳气亏虚，阴不内守，阴极阳竭。黄汗多属感受外邪，湿热内蕴，则为实证。战汗则常发于外感热病，为邪正相争之证以实证为主，若病变重者正不胜邪，则可出现虚实错杂的情况。

**(二)辨寒热**

汗证由热邪迫津外泄或阴虚火旺，心液被扰而失常者属热；由表里阳气虚衰，津液不固外泄为汗者属寒。

### 六、治疗原则

治疗当以虚者补之，脱者固之，实者泄之，热者清之，寒者热之为原则。虚证当根据证候的不同而治以益气、温阳、滋阴、养血、调和营卫；实证当清泄里热、清热利湿、化湿和营；虚实夹杂者，则根据证候的虚实主次而适当兼顾。此外，汗证以腠理不固，津液外泄为基本病变，故可酌加麻黄根、浮小麦、牡蛎等固涩止汗之品。

### 七、分证论治

**(一)自汗**

**1.营卫不和**

主症：汗出恶风，周身酸楚。

兼次症：或微发热，头痛，或失眠，多梦，心悸。

舌脉：苔薄白；脉浮或缓。

分析：营卫失和，腠理不固，故汗出恶风，周身酸楚。如风邪在表者，则兼见头痛，发热，脉浮等。营卫不和，心失所养，心神不宁，则失眠，多梦，心悸，苔薄白，脉缓。

治法：调和营卫。

方药：桂枝汤。本方解肌发表，调和营卫。既可用于风寒表虚证，又可用于体虚营卫不和之证。方中桂枝温经解肌，白芍敛阴和营，桂枝、白芍同用，调和营卫以使腠理固密，佐生姜、大枣、炙甘草和中，助其调和营卫之功。

若气虚明显，加黄芪益气固表；失眠多梦、心悸者，加龙骨、牡蛎，以安神止汗。

**2.肺气虚弱**

主症：汗出恶风，动则益甚。

兼次症：久病体虚，平时不耐风寒，易于感冒，体倦乏力。

舌脉：苔薄白；脉细弱。

分析：肺主皮毛，病久体虚，伤及肺气，皮毛不固而见汗出畏风，平素易于感冒，动则耗气，气不摄津，故汗出益甚，体倦乏力，脉细弱，苔薄白，均为肺气不足之征。

治法：益气固表。

方药：玉屏风散。本方益气固表止汗，用于肺气虚弱、卫气不固的自汗。方中黄芪补气固表，白术健脾补气以实表，佐防风祛风走表而助黄芪固表之力。

汗多者加麻黄根、浮小麦、五味子、煅牡蛎以止汗敛阴。病久脾胃虚弱者合用四君子汤培土生金。兼中气虚者加补中益气汤补中益气。

3.心肾亏虚

主症:动则心悸汗出,或身寒汗冷。

兼次症:胸闷气短,腰酸腿软,面白唇淡,小便频数而色清,夜尿多。

舌脉:舌质淡,舌体胖润,有齿痕,苔白;脉沉细。

分析:久病重病,耗伤心肾之阳,阳气不足,不能护卫腠理,故见汗出;心失温养则见心悸。身寒,腰酸腿软,面白唇淡,小便频数而色清,夜尿多,舌质淡体胖有齿痕,苔白,脉沉细,均为肾阳亏虚之征。

治法:益气温阳。

方药:芪附汤加味。本方补气温阳,主治气阳不足,虚汗不已之证。方中黄芪益气固表止汗,附子温肾益阳。以振奋卫气生发之源。

乏力甚加人参、白术、大枣补中益气;四肢厥冷加桂枝、肉桂通阳补肾;汗多者加浮小麦、龙骨、牡蛎以止汗敛阴。

4.热郁于内

主症:蒸蒸汗出,或但头汗出,或手足汗出。

兼次症:面赤,发热,气粗口渴,口苦,喜冷饮,胸腹胀闷,烦躁不安,大便干结,或见胁肋胀痛,身目发黄,小便短赤。

舌脉:舌质红,苔黄厚;脉洪大或滑数。

分析:素体阳盛,感邪日久,郁而化热,热淫于内,迫津外泄,故见蒸蒸汗出,面赤气粗;津液被劫,故口渴饮冷,大便干结。舌质红,苔黄,脉洪大滑数,为内有积热之征。若饮食不节,湿热蕴结肝胆,则见胁肋胀痛,身目发黄,小便短赤。

治法:清泄里热。

方药:竹叶石膏汤加减。本方清热养阴,生津止汗,适用于热病伤阴,方中生石膏、竹叶清气分热,人参(可改用沙参)、麦冬滋养阴液。白芍敛阴,甘草和中。里热得清,汗出自止。

宿食在胃者,可用枳实导滞丸消导和胃,佐以泄热。如大便秘结,潮热汗出,脉沉实者,可用增液承气汤,不应,改大承气汤攻下热结。肝胆湿热者,可用龙胆泻肝汤清热利湿。

(二)盗汗

1.心血不足

主症:睡则汗出,醒则自止,心悸怔忡,失眠多梦。

兼次症:眩晕健忘,气短神疲,面色少华或萎黄,口唇色淡。

舌脉:舌质淡,苔薄;脉虚或细。

分析:劳心过度,心血耗伤,或久病血虚,心血不足,神不守舍,入睡神气外浮则盗汗;血不养心,故心悸怔忡,失眠多梦;气血不足,故面色不华,气短神疲,眩晕健忘,口唇色淡;舌质淡,苔薄,脉虚或细,均为心血亏虚之征。

治法:补血养心。

方药:归脾汤加减。方中茯神、酸枣仁、龙眼肉、远志养心安神,当归养血补血,人参、黄芪、白术、甘草补脾益气;脾为后天之本,气血生化之源,脾健气旺则血生,化源不绝,心神得养。

若心悸甚者加龙骨、琥珀粉、朱砂以镇惊安神;不寐加柏子仁、合欢皮以养心安神;气虚甚者加生黄芪、浮小麦以固表敛汗。

2.阴虚火旺

主症:寐则汗出,虚烦少寐,五心烦热。

兼次症:久咳虚喘,形体消瘦,两颧发红,午后潮热,女子月经不调,男子梦遗。

舌脉:舌质红少津,少苔;脉细数。

分析:肺痨久咳,或亡血失精,阴血亏虚,虚火内生,寐则阳气入阴,营阴受蒸则外泄,故见夜寐盗汗。阴虚则阳亢,虚火内生,形体消瘦,午后潮热,两颧发红,五心烦热;热扰神明,则虚烦少寐;阴虚火旺,相火妄动,引起女子月经不调,男子遗精。舌质红少津少苔,脉细数,为阴虚火旺之象。

治法:滋阴降火。

方药:当归六黄汤加减。方中当归、生地、熟地滋阴养血;黄芩、黄连清心肺之火;黄柏泻相火而坚阴;黄芪益气固表。可加龙骨、牡蛎、糯稻根以敛汗。

骨蒸潮热重者,可合青蒿鳖甲汤滋阴退热。阴虚相火妄动者,可合知柏地黄丸加减应用。

(三)脱汗

主症:多在病情危重之时,出现大汗淋漓,汗出如油。

兼次症:精神疲惫,四肢厥冷,气短息微。

舌脉:舌萎少津;脉微欲绝,或脉大无力。

分析:急病或重病耗伤正气,阳气暴脱,阳不敛阴,阴阳离绝,汗液大泄,故见突然大汗淋漓,汗出如油,精神疲惫,四肢厥冷,声短息微。脉微欲绝或散大无力,舌萎少津为阴阳离决之象。

治法:益气回阳固脱。

方药:参附汤加味。方中重用人参大补元气,益气固脱;附子回阳救逆。可加生黄芪益气止汗。病情危急,用药应功专力宏,积极抢救。亦可静脉滴注黄芪注射液、参麦注射液等急救之品。

若在热病中所见,尚可加麦冬、五味子敛阴止汗。汗多时可加煅龙骨、煅牡蛎、麻黄根等敛汗之品,随症应用。亦可用止汗红粉,绢布包扑之以助止汗。

(四)战汗

主症:多在急性热病中,突然全身恶寒、战栗,而后汗出。

兼次症:发热口渴,躁扰不宁。

舌脉:舌质红,苔薄黄;脉细数。

分析:热邪客于气分,故见发热口渴,躁扰不宁。正气抗邪外出,正邪交争,故恶寒、战栗。若正能胜邪,则汗出病退,脉静身凉,烦渴自除。舌质红,苔薄黄,脉浮数为邪热在气分之象;脉细示正气已伤。

治法:扶正祛邪。

方药:主要针对原发病进行辨证论治。战栗恶寒而汗出顺利者,一般不需特殊治疗,可适当进食热汤、稀粥之品,予以调养。

若恶寒战栗而无汗者,此属正气亏虚,用人参、生姜煎汤服之,以扶正祛邪;若汗出过多,见精神疲惫,四肢厥冷者,治宜益气回阳固脱,用参附汤、生脉散煎汤频服;若战汗之后,汗出不解,再战再汗病情反复者,若已无表证,里热内结,可用滋阴增液,通便泄热之法,以增液承气汤加减治之。若表证未尽,腑气热闭,应表里同治,以凉膈散加减治之。

(五)黄汗

主症:汗出色黄,染衣着色。

兼次症:或有身目黄染,胁肋胀痛,小便短赤;或有发热、口渴不欲饮,或身体水肿。

舌脉:舌质红,苔黄腻;脉弦滑或滑数。

分析:湿热素盛,感受温热之邪,湿热熏蒸肝胆,胆汁不循常道,随汗液外渍肌肤,故汗出色黄,染衣着色,身目黄染,胁肋胀痛;或感受温热之邪,交阻于肌表,故发热,身体水肿;湿热交阻中焦,故口渴不欲饮;舌质红,苔黄腻,脉弦滑或滑数,皆为湿热之征。

治法:清热化湿。

方药:龙胆泻肝汤加减。本方清肝火,清利湿热,主治肝胆实火,湿热内蕴,用于邪热郁蒸所致的黄汗。方中龙胆草、黄芩、山栀、清泄肝热;泽泻、木通、车前子清热利湿;柴胡、当归、生地疏肝滋阴、养血和营;甘草调和诸药,清热解毒。

若热势不甚,小便短赤,身体水肿,予茵陈五苓散清热利水退黄。若湿热未清而气阴已亏者,可用清暑益气汤清热利湿,益气养阴并举。

### 八、转归与预后

单纯出现的自汗、盗汗,一般预后良好,经过治疗大多可在短期内好转。若伴见于其他疾病过程中出现出汗,往往病情较重,治疗时应着重针对原发疾病,随着原发疾病的好转,出汗才能减轻或消失。由于引起汗证的疾病较多,如结核、感染性疾病、肝胆病及危重病证等引起的汗证,则该病的发展转归决定其预后。

(李勇军)

# 第六节  急性白血病

急性白血病(缩写为 AL)是由于造血干祖细胞恶变,导致某系列白细胞成熟障碍,其幼稚白细胞在骨髓或其他造血组织中恶性增殖,浸润全身组织器官,使正常造血功能受抑,以贫血、发热、出血、肝脾及淋巴结肿大、感染等为主要表现的一组造血系统恶性肿瘤。本病多起病急骤,发展迅速。

本病属中医急劳、血证、热劳等范围。

## 一、诊断

(一)临床表现

1.起病较急

多数起病急骤,特别是青壮年病者;多数老年患者及低增生白血病患者则起病较缓。常以疲乏、头晕、咽痛、齿龈肿痛、淋巴结肿大、发热等就诊。

2.发热

发热常为首发症状,也可发生在任何阶段,热型不一,热度不等。继发感染是急性白血病主要原因,其发热常为高热或超高热,多伴畏寒、多汗、身痛、消瘦、衰竭等,感染部位以咽部、口腔、上呼吸道、肺部、尿路、肠道为多见,化疗后粒细胞缺乏时更易见口腔、咽喉、呼吸道及肛周感染,可出现败血症;病原体以革兰氏阴性杆菌为主,其次为真菌,亦可为革兰氏阳性菌、病毒、衣原体等。白血病本身引起的发热与核酸代谢亢进有关,常以低热为主,多不超过 38 ℃,不伴恶寒,抗感染治疗无效,化疗后即可消退。

3.出血

多数患者有不同程度出血,以早幼粒细胞白血病最严重,常可并发 DIC;其次是粒细胞或单核细胞白血病,淋巴细胞白细胞出血稍少。出血原因较复杂,包括血小板质与量下降;血管壁受侵蚀、损害;凝血因子减少;纤溶亢进等。部位以皮肤、黏膜最常见。多为瘀斑、瘀点、鼻衄、龈血、口腔黏膜血疱等,全身其他部位均可出血,颅内、呼吸道、消化道出血可致命。

4.贫血

为急性白血病最常见的症状,发病初期即可出现进行性加重。贫血原因主要是骨髓红系增生受白血病细胞所抑制;化疗抑制造血;自身免疫性溶血;反复出血。贫血多表现为正细胞正色素性,亦可为大细胞性,临床表现为头晕头痛,皮肤黏膜苍白,纳呆,心悸,疲乏,气促等。

5.白血病细胞浸润的表现

(1)骨关节疼痛,胸骨局限性压痛:胸骨下端压痛常为白血病特征之一;骨关节痛易误诊为风湿病,特别是青少年。

(2)肝、脾、淋巴结肿大:以急淋白血病最明显,其次为急单或急粒白血病。淋巴结肿大程度不一,质软或中等,以颈部多见,其次为腋窝、腹股沟及颌下。

(3)中枢神经系统浸润:又称为中枢神经系统白血病,常为急性白血病复发的根源。多发生于急淋白血病患者,主要表现为颅内压高,头痛,呕吐,视力减退,口眼㖞斜,心率减慢,视乳头水肿,颅神经麻痹,甚至可见昏迷、偏瘫等。脑脊液检查可见压力增高,蛋白及白细胞增多,或找到白血病细胞。

(4)其他组织器官浸润:消化道浸润者可见口腔炎、食管炎、小肠结肠炎等;皮肤黏膜浸润者可见丘疹、斑疹、脓疮、结节、肿块、荨麻疹、疱疹、痒疹、多形性红斑、牙龈肿胀、咽峡炎等;呼吸系统浸润者,可见胸闷痛、咳嗽气促、呼吸困难、胸腔积液等;泌尿系统浸润者,可见水肿、蛋白尿及管型尿;生殖系统浸润者,男性可见睾丸肿大,女性可见阴道出血和月经紊乱等;循环系统浸润者,可见心力衰竭、心包炎等。

(二)实验室及其他检查

1.血象

白细胞总数多增多,少数正常或减少。常见 5％～95％的原始及幼稚细胞。红细胞及血红蛋白、血小板中重度减少。

2.骨髓象

增生活跃,明显活跃,甚至极度活跃。少数未经化疗即增生低下,且外周血三系减少,称为低增生白血病。分类某系列原始及幼稚细胞≥30％,形态明显异常,如形态不规则,核染色质粗,分布不均,核仁大而明显,核浆发育失衡,急粒白血病细胞可见奥氏小体,成熟细胞少见;除红白血病外。红系增生受抑;除巨核细胞白血病外,巨核细胞系统受抑,血小板少见。

3.细胞化学染色

不同类型急性白血病的治疗方案及预后有明显不同,单纯常规染色常难以分类,必须参考细胞化学染色来区别不同类型急性白血病。在免疫学检查前,首先要经临床及形态学、细胞化学染色确定是否急性白血病;再用 TdT、MPO 及单克隆抗体来鉴别是急性非淋巴细胞白血病,还是 T 或 B 细胞系急性淋巴细胞白血病,进一步再按 T-ALL 与非 T-ALL 的单克隆抗体分亚型。

4.临床分型

主要分为急性淋巴细胞白血病和急性非淋巴细胞白血病。

(1)形态学分型:①急性淋巴细胞白血病(ALL):根据细胞大小及形态特征分 $L_1$,$L_2$,$L_3$ 三型。②急性非淋巴细胞白血病(ANLL):又称为急性髓性白血病(A mL),分 7 个亚型:急性粒细胞白血病未分化型($M_1$)、急性粒细胞白血病部分分化型($m^2$)、急性早幼粒细胞白血病($M_3$)、急性粒—单核细胞白血病($M_4$)、急性单核细胞白血病($M_5$)、急性红白血病($M_6$)、急性巨核细胞白血病($M_7$)。

(2)免疫学分型:急性淋巴细胞白血病和急性非淋巴细胞白血病。

(3)细胞遗传学分型(MIC 分型):按 B-急性淋巴细胞白血病,T-急性淋巴细胞白血病,急性非淋巴细胞白血病,据其细胞标志再行分类。

## 二、危重指征

(1)合并严重感染,特别是革兰氏阴性杆菌或真菌感染者。

(2)内脏器官出血,如呼吸道、消化道、颅脑等部位出血,或鼻衄不止等。

(3)合并 DIC 者。

(4)重度贫血,血红蛋白少于 40 g/L;或血小板计数少于 $10 \times 10^9$/L 者。

(5)外周血白细胞数高于 $50 \times 10^9$/L,或出现中枢神经系统白血病者。

(6)外周血白细胞数低于 $1.0 \times 10^9$/L,特别是并发感染性休克或败血病者。

## 三、治疗

(一)西医治疗

1.治疗原则

联合使用化学药物进行诱导缓解,巩固、强化和维持治疗;积极加强支持疗法,防治感染和出血,纠正贫血;争取进行造血干细胞移植。

2.治疗措施

(1)化学治疗:诱导缓解:诱导缓解是急性白血病的基本治疗,适当的诱导治疗,可使患者病情趋于缓解,为以后的治疗,为患者的长期无病生存,甚至治愈带来希望。目前认为,诱导缓解的原则应当是早期、足量、联合使用化疗药,并注意个体化,争取在1个疗程或2个疗程内达临床缓解。若2个疗程仍不能缓解,应改用其他联合化疗方案。

急性白血病的诱导缓解如下。

初治ALL的常用化疗方案有以下几种。

VP方案:为标危型儿童急淋的基本方案。长春新碱每平方米体表面积1.5 mg,静脉注射,每周1次;强的松每日每平方米体表面积40 mg,分2~4次,口服。每4周1个疗程,或直到完全缓解(CR)为止。

VDP方案:上述VP方案再加柔红霉素每平方米体表面积30~50 mg,静脉注射,第1~2天,间歇10~14天,重复第2疗程。

VDLP方案:即上述VDP方案,于第17~28天加左旋门冬酰胺酶,每平方米体表面积6 000 u,静脉滴注,每天或隔天1次。

初治ANLL的常用化疗方案有以下几种。

DA方案:柔红霉素每平方米体表面积30~40 mg,静脉注射,连用3天;阿糖胞苷每平方米体表面积100 mg,静脉滴注或分2次静脉注射,第1~7天。

AA方案:即上述DA方案中柔红霉素换用阿奇霉素,用法用量同上。

hA方案:三尖酯碱每平方米体表面积3~4 mg,静脉滴注,第1~7天;阿糖胞苷用法用量同上。

hAE方案:即hA方案再加足叶乙甙每平方米体表面积100 mg,静脉滴注,第1~7天。

全反式维甲酸每日30~120 mg,分3~4次,口服,直至完全缓解。适用于早幼粒细胞白血病。

难治及复发性白血病的诱导治疗如下。

急淋白血病方案有以下几种。

NA方案:米托蒽醌每平方米体表面积5~10 mg,静脉滴注,第1~3天;阿糖胞苷每平方米体表面积0.5~1 gL,静脉滴注,每天2次,连用3~4天。

NA正方案:米托蒽醌用法用量同上NA方案;阿糖胞苷每天每平方米0.5 g,静脉滴注,连用3天;足叶乙甙每天每平方米体表面积100 mg,静脉滴注,第4~8天。

VP$_{16}$+ hDAra-c方案:足叶乙甙每日每平方米体表面积100 mg小静脉滴注,第1~5天;阿糖胞苷每天每平方米体表面积0.5~3 g,静脉滴注,第1~3天。

VP+ hDMTX方案:VP方案同前;氨甲喋呤每平方米体表面积800~1500 mg,静脉滴注;然后用甲酰四氢叶酸钙于0,4,8,12小时各用400 mg,静脉滴注解救。

急非淋白血病有以下几种。

NAE方案:同难治及复发性急淋用法。

IA方案:去甲氧柔红霉素每平方米体表面积6~8 mg,静脉滴注,第1~5天;阿糖胞苷每平方米体表面积600 mg,静脉滴注,第1~5天。

IAE方案:即IA方案,加用足叶乙甙每平方米体表面积150 mg,静脉滴注,第1~3天。

缓解后治疗:缓解后治疗包括巩固、强化、维持三阶段,阶段之间无明确界限。目的是进一步减少残留的白血病细胞,延长无病生存期,防止白血病复发。

巩固、强化治疗:原则是大剂量,早强化,联合交替用药。每月1次骨髓抑制性强化巩固,连续6个疗程。急淋白血病可选用原诱导方案或氨甲喋呤、阿糖胞苷、环磷酰胺、足叶乙甙、长春新碱、强的松等,以不同组合、剂量,从完全缓解后2~3周开始进行;急非淋白血病可选用原诱导方案或DA、AA、hA、NA等方案交替用药,从完全缓解后3~4周开始。

维持治疗:可用诱导及巩固、强化的几种方案,每个方案用2个疗程,交替使用,第1年每月1疗程,第2年每2个月1疗程,第3年以后每3个月1疗程,至5年才可停药观察,但仍须定期随访。

髓外白血病的防治:包括中枢神经系统白血病及睾丸白血病的防治,以减少白血病的复发。

中枢神经系统白血病的防治:常用氨甲喋呤每平方米体表面积 10 mg,地塞米松 2～5 mg,鞘内注射;或加用或单用阿糖胞苷每平方米体表面积 25～50 mg,地塞米松剂量同前,鞘内注射。不能鞘内注射或鞘内注射失败者,可用环己亚硝脲 100～120 mg,顿服。急淋白血病及急非淋白血病 M₄、M₅ 在完全缓解后,即宜进行连续 3 周,每周 1 次鞘内注射,以后每 1～2 个月 1 次,共6～8疗程。一旦发生中枢白血病,则每周 2 次鞘内注射,直至脑脊液中白血病细胞消失,然后逐渐延长间隔时间;还可用头颅放射,剂量不超过 2400cGy,2～3 周内照完。睾丸白血病的防治:对于 ALL 及 ANLL-M₄,M₅ 可予睾丸放射。

(2)支持疗法:①防治感染:保持环境卫生,包括净化病房空气,防止医源性及交叉感染;注意患者自身清洁,加强护理工作;预防性使用抗生素及早期、足量、联合、静脉使用强力抗生素。②防治出血:鼻腔、口腔等黏膜出血可用凝血酶加去甲肾上腺素填塞或漱口;消化道、呼吸道出血等可用止血敏、止血芳酸静脉滴注;阴道流血不止可用快诺酮等;血小板低于 $15\times10^9$/L,有眼底或颅内出血倾向者,可输浓缩血小板。③纠正贫血:重度贫血者给予输浓缩或洗涤红细胞,使血红蛋白维持在 80 g/L 以上。④造血因子的使用:在化疗后骨髓抑制期,粒细胞缺乏者,可予G-CSF或GM-CSF皮下注射。除过敏者外,造血因子对于急淋白血病患者无禁忌证;对于急非淋白血病患者,除非属低增生白血病,不主张在化疗前用,化疗后使用亦须谨慎,以免刺激白血病细胞生长。⑤防治高尿酸血症:化疗期可予别嘌呤醇 0.1 gL,加碳酸氢钠 1.0 g,每日 3 次口服;同时增加补液量至每天 1 500～2 000 mL 左右。对于白细胞超过 $100\times10^9$/L 者,可先予羟基脲0.5～1.0 g,每日 3 次口服,或用血细胞分离机,使白细胞降低至$(30\sim50)\times10^9$/L 左右,再行联合化疗。⑥其他:营养状况差、低蛋白血症者可输血浆或清蛋白等;化疗期间呕吐者,可予枢丹(枢复宁)4～8 mg,或康泉(格拉司琼)3 mg,化疗前静脉注射,必要时再口服枢丹 4 mg;保护肝功能可用肝太乐 100 mg,每日 3 次,口服,或肝得健 2 片,每日 3 次,口服。

(3)造血干细胞移植:骨髓或外周血造血干细胞移植是目前根治白血病的有效方法。一般主张宜在经诱导缓解达 CR 后再行移植,成功率约50%,最好采用异基因移植,以减少复发。缺点是供体难找且费用昂贵,尚不能作为常规治疗手段。适应证:年龄在 45 岁以下,自体骨髓移植可适当放宽;成人急性淋巴细胞白血病首次缓解(CR₁),急非淋白血病第 2 次缓解(CR₂),或儿童高危急淋白血病首次缓解(CR₁)和标危急淋白血病第 2 次缓解(CR₂),儿童急非淋白血病首次缓解(CR₁);脏器功能正常,无影响移植的疾病。不良反应包括移植物抗宿主病,免疫缺陷性感染,间质性肺炎等。

(4)其他治疗:如免疫治疗,包括卡介苗、转移因子、胸腺素、白细胞介素(IL)等,对急性白血病部分有效。

(二)中医治疗

1.热毒炽盛

(1)主证:高热汗出,气粗烦躁,或头痛面赤、鼻衄、齿衄、紫斑,血色深红或紫红,溲赤便秘,口渴欲饮,甚则神昏谵语,舌红绛苔黄燥,脉弦滑数。

(2)治法:清热解毒,凉营止血。

(3)例方:清营汤或清瘟败毒饮。

(4)常用药:水牛角、生地、丹皮、玄参、麦冬、金银花、连翘、竹叶、大青叶、生石膏、知母、紫草、茜草根、黄连、黄芩、半枝莲、七叶一枝花、雄黄。

(5)应急措施:清开灵注射液 30～40 mL 加入生理盐水中静脉滴注。双黄连粉针剂 2～3 g 加入生理盐水中静脉滴注。复方丹参注射液 20～30 mL 加入生理盐水中静脉滴注。亚砷酸注射液 10 mL,加入10%葡萄糖液中静脉滴注。

2.肝肾阴虚

(1)主证:发热或高或低,头晕目眩,潮热盗汗,五心烦热,腰膝酸软,口燥咽干,或口咽溃烂,或齿衄齿摇,或肌衄,血色鲜红,诸症入夜尤甚,舌质红,苔少,脉细数。

(2)治法:滋补肝肾,清热解毒。

(3)例方:清骨散合二至丸。

(4)常用药:女贞子、旱莲草、胡黄连、银柴胡、鳖甲、地骨皮、青蒿、知母、石斛、骨碎补、紫草、茜根、大青叶、蛇舌草、生地。

(5)应急措施:复方丹参注射液 20 mL,加入生理盐水中静脉滴注。

**3. 正虚痰瘀**

(1)主证:颈腋痰核,瘰疬累累,胁下癥积,面色萎黄,时发热,疲乏气短,唇甲紫暗,舌质淡红而紫暗,或有瘀斑瘀点,苔白腻,脉弦涩。

(2)治法:益气活血,化痰散结。

(3)例方:补阳还五汤合消瘰丸。

(4)常用药:黄芪、桃仁、红花、赤芍、玄参、山慈姑、牡蛎、浙贝、猫爪草、鳖甲、莪术、补骨脂、三七、七叶一枝花。

(5)应急措施:六神丸每次 20～30 粒,每日 3 次,口服。血栓通注射液 10～20 mL 加入 5％葡萄糖生理盐水中静脉滴注。气血注射液 10～20 mL 加入 5％葡萄糖生理盐水中静脉滴注。

**4. 湿热蕴结**

(1)主证:身热不扬,汗出不解,头身困重,骨节烦疼,或有紫斑,胸脘痞闷,纳呆尿黄,便溏不爽,口苦口黏或口咽溃烂,舌质红苔黄腻,脉滑数。

(2)治法:清热解毒,理气化湿。

(3)例方:甘露消毒丹。

(4)常用药:白豆蔻、滑石、绵茵陈、通草、石菖蒲、郁金、黄芩、连翘、浙贝、射干、胡黄连、羚羊角骨、半枝莲、板蓝根、马勃。

(5)应急措施:清开灵注射液 30～40 mL 加入生理盐水中静脉滴注。茵栀黄注射液 10～20 mL 加入 5％葡萄糖生理盐水中静脉滴注。当归龙荟丸每次 2 丸,每日 3 次,口服。

**5. 气血亏虚**

(1)主证:眩晕耳鸣,面色萎黄或苍白,唇甲色淡,心悸气短,动则尤甚,脘闷纳呆,自汗盗汗,常易感冒,或虚烦不寐,或鼻衄、齿衄、紫斑,血色淡红,舌质淡有齿印,脉虚大或细弱。

(2)治法:益气养血,健脾补肾。

(3)例方:归脾汤合圣愈汤。

(4)常用药:黄芪、当归、鸡血藤、补骨脂、菟丝子、茯苓、白术、防风、党参、熟地、白芍、黄精、紫河车、人参。

(5)应急措施:黄芪注射液或气血注射液 20～30 mL,加入生理盐水中静脉滴注。参麦注射液 20～40 mL,加入生理盐水中静脉滴注。

**6. 阴阳两虚**

(1)主证:面色㿠白,形寒肢冷,倦卧不起,腰膝酸痛,纳呆便溏,脘腹胀满,或面浮肢肿,或大肉陷下,目暗神迷,气短难续,时发高热,自汗盗汗,发脱齿摇,舌淡胖嫩,或暗,苔白腻,脉沉弦虚数或大。

(2)治法:益肾健脾,调补阴阳。

(3)例方:右归丸合补中益气汤。

(4)常用药:黄精、山茱萸、菟丝子、补骨脂、山药、附子、杜仲、莪术、山慈姑、黄芪、吉林参、三七、升麻、茯苓、白木、枳壳。

(5)应急措施:丽参注射液 20～30 mL,加入 5％葡萄糖生理盐水中静脉滴注。参附注射液 20 mL,加入生理盐水中静脉滴注。

(李勇军)

# 第七节　恶性淋巴瘤

　　恶性淋巴瘤是一组原发于淋巴结或淋巴组织的恶性肿瘤,临床特征为无痛性、进行性淋巴组织增生,尤以浅表淋巴结肿大为显著,常伴有肝脾肿大,晚期有贫血、发热和恶病质表现。由于起病方式、淋巴结外组织器官的涉及率、病程进展以及对治疗反应的不同,根据组织病理检查中淋巴细胞和(或)组织细胞的肿瘤性增生不同,可将本病分为霍奇金病( hodgkin disease, hD)和非霍奇金淋巴瘤(non- hodgkin lymp homa, N hL)两大类。在我国发病率为 3/10 万～4/10 万,按发病数计,其居恶性肿瘤第 11～13 位,占肿瘤性疾病的 3％～8％;年死亡率男性 1.35/10 万,女性0.96/10万,年总死亡率 1.16/10 万,死亡率占恶性肿瘤的第 11 位。

　　自 1832 年霍奇金( hodgkin)发现 hD,Billrot h 于 1871 年首先提出了恶性淋巴瘤这一沿用至今的名词。1955 年 Gall 根据组织细胞学的特点,将本病正式划分为霍奇金淋巴瘤( hL)和非霍奇金淋巴瘤(N hL),这是一个有病理学和临床学两方面实际意义的重大贡献。本病是病毒病因重点研究对象,伯基特(Burkitt)淋巴瘤的流行特点及其与 Epstein Barr(EB)病毒的关系已早有定论。近年来逆转录 RNA 病毒与某些 T 细胞淋巴瘤更受重视。淋巴瘤的病理分类研究发展很快,随着杂交瘤技术和单克隆抗体的兴起又为本病的研究提供了重要武器。近年来新的免疫组织化学测定方法,使病理学家得以利用单克隆抗体迅速而准确地将淋巴瘤细胞的来源区分为 B 淋巴细胞还是 T 淋巴细胞。

　　中医古籍中类似淋巴结肿大的记载很多,其中包括的病种也比较复杂。有一些描述与恶性淋巴瘤相似。因其肿块皮色不变,不痛不痒,故属于"阴疽"范围;以部位而言,见于颈腋下肿大的淋巴结,称为"瘰疬",认为与风、热、痰气、诸毒有关;如其肿块坚硬如石,谓之"石疽";若肿块坚硬而渐大,患者气血亏损,形瘦虚衰者,名之"恶核"或"失荣";也有日久肿痛,好发于耳、项、肘、腋等处的淋巴结称为"痰核"。但这些命名因受历史条件的限制,一般指头颈部及体表部的肿瘤,而对诸内脏系统受侵犯的恶性淋巴瘤则描写不全,或归于其他肿瘤的命名之中。也有按证候特点,认为以发热为主者,属"内伤发热";以腹中结块为主者,属"癥积";以喘促、咳嗽、胸腔积液为主者,属"悬饮";以骨骼疼痛为主者,属"骨痹";因病久不愈,贫血加重,呈现全身虚衰状态者为疾病晚期,应归属于"虚劳"。本病发展过程中症状错综复杂,尚难统一归属于一种病证,应依本病不同阶段及其各种证候学特点有机而系统地加以联系。

## 一、源流

　　1832 年霍奇金发现 hD,1871 年 Bill-rot h 首先提出了恶性淋巴瘤这一沿用至今的名词。1955 年 Gall 根据组织细胞学的特点,将本病正式划分为 hL 和 N hL,1966 年 Rappaport 提出了 N hL 可分为结节型(又名滤泡型)和弥漫型,得到了全世界的公认并一直沿用至今。1970 年 Ann Arbor 会议,根据淋巴结的解剖部位和受累范围,确定了举世公认的恶性淋巴瘤分期法(包括淋巴结外型淋巴瘤)。此外 1965 年 Rye 会议上提出的 hD 的四类分型法也得到世界的承认,自 20 世纪 70 年代始,Lukes 和 Collins 以及 Lennert 等相继提出了几种免疫功能分类法,这种结合转化淋巴细胞标记及其在淋巴结内定性与定位、形态与功能相结合的 N hL 分型法在临床上虽嫌繁琐,但确是一大发展。随后杂交瘤技术和单克隆抗体的兴起,又为本病的研究提供了重要武器。近年来新的免疫组织化学测定方法,使得病理学家得以利用单克隆抗体迅速而准确地区分淋巴瘤的来源为 B 淋巴细胞还是 T 淋巴细胞。

　　在我国,古代医家很早就观察到淋巴结肿大现象,并进行了详尽的分类和命名,其中与恶性淋巴瘤有相近证候的有失荣、瘰疬、石疽、痰核、恶核等。这些病证的肿块共同特点是皮色不变,不痛不痒,因而又皆属于中医"阴疽"范畴。

　　有关淋巴结肿大的描述最早见于《灵枢·寒热》,云:"寒热瘰疬在于颈腋者,皆何气使生?"又云:"此皆鼠瘘寒热之毒气也,留于脉而不去者也。"这里首先提出了位于颈部腋下肿大的淋巴结,并命名为"瘰疬",

其发病与"毒气"有关,这些描述与淋巴瘤相似。

《外科正宗·瘰疬》发展了《内经》关于瘰疬的论述,对瘰疬进行了详细的分类,并提出了瘰疬的病因病机,云:"夫瘰疬者,有风毒、热毒、气毒之异,又有瘰疬、筋疬、痰疬之殊。风毒者,外受风寒伏于经络,……热毒者,天时亢热,暑中三阳或内食膏粱厚味酿结成患……气毒者,四时杀疬之气,感冒而成。……瘰疬者,累累如贯珠,连接三五玫……痰疬者,饮食冷热不调,饥饱喜怒不常,多致脾气不能传运,遂成痰结。"

"石疽"也是淋巴结肿大的一种病证。《证治准绳》在论及石疽时说:"痈疽肿硬如石,久不作脓者是也。"《外科心法要诀》也说:"石疽生于颈项旁,坚硬如石,色照常,肝郁凝结于经络。"根据石疽的特点与颈部恶性淋巴瘤或内脏癌肿颈部淋巴结转移相似。

"失荣",《素问·疏五过论》称其为"脱营",也是淋巴结肿大的病证。《外科正宗》有较详细的描述,云:"失荣者,其患多生于肩之上。初起微肿,皮色不变,日久渐大,坚硬如石,推之不移,按之不动,半载一年,方生隐痛,气血渐衰,形容瘦削,破烂紫斑,渗流血水,或肿泛如莲,秽气熏熏,昼夜不歇,愈久愈大,越溃越坚,犯此俱为不治。"这里对"失荣"的描述很像颈及锁骨上区的恶性淋巴瘤或转移癌。

《外科证治全生集》对失荣、石疽等提出了鉴别诊断,云:"阴疽之证,皮色皆同,然有肿与不肿,有痛与不痛,有坚硬难移,有柔软如绵,不可不为之辨……不痛而坚,形在如拳者,恶核失荣也……不痛而坚如金石,形如升斗,石疽也。此等证候尽属阴虚,无论平塌大小,毒发五脏,皆曰阴疽……重按不痛而坚者,毒根深固,消之难速。"

《阴疽治法篇》提出:"夫色之不明散漫者,乃气血两虚也,患之不痛而平塌者,毒痰凝结也。"

此外,与恶性淋巴瘤相近的尚有"痰核"一证。《类证治裁》云:"结核经年,不红不痛,坚而难移,久而肿痛者为痰核,多生耳、颈、肘、腋等处。""痰核"的发病部位与恶性淋巴瘤的好发部位也是相似的。

近年来,认为患恶性淋巴瘤的患者,由于先天禀赋不足,后天失养,引起脏腑亏损,气血虚弱,阳气衰耗;或由于内伤七情,痰毒内结,气滞血瘀,耗伤肝肾之阴,损及脾胃运化功能。所以治疗本病在治标的同时,总不忘治本;在理气化痰散结的同时,注重滋养肝肾,益气健脾养血和营的固本方法。在这些方面近年国内研究很多。根据现代医学理论,认为治疗多与调节细胞免疫功能,平衡内环境,调整水盐代谢等有关。

## 二、病因与病机

在现代医学,恶性淋巴瘤的发病原因尚未完全阐明,但目前病毒学说最受重视,尤其与 EB 关系密切。1964 年 Epstein 等首先从非洲儿童 Burkitt 淋巴瘤组织传代培养中分离出 EB 病毒后,认为这种 DNA 疱疹型病毒可引起人类 B 淋巴细胞的恶性变而致 Burkitt 淋巴瘤。在 80% 的此类患者中,其血清 EB 病毒抗体滴度明显增高;而在同地区非 Burkitt 淋巴瘤患者血清中,其滴度增高者仅 14%。在这些抗体滴度增高患者中日后发生 Burkitt 淋巴瘤的机会明显增多,加上本病在非洲儿童中有明显的地方流行发病情况,因此说明 EB 病毒可能是 Burkitt 淋巴瘤的病因。此外,在 20% hD 的 Reed-Sternberg(R-S)细胞中,用分子生物学方法可发现 EB 病毒。但 EB 病毒与淋巴瘤的因果关系,尚待进一步明确。

另一种病毒性疾病——传染性单核细胞增多症(1M)与 hD 的关系也一直受到流行病和临床专家的关注。通过前瞻性对照研究,曾发现患 IM 后 hD 的发病率确有增加趋势,且在 IM 患者的淋巴结中偶可发现 R-S 细胞。

自 20 世纪 70 年代后期始,又发现逆转录病毒与某些淋巴瘤的发病有密切关系,1976 年发现成人 T 细胞淋巴瘤和白血病有明显的家族集中趋势,且呈季节性地区性流行,hTLV-1 被证明为这种成人 T 细胞淋巴瘤的病因。同样,另一种逆转录病毒 hTLV-V 近已被认为与皮肤 T 细胞皮淋巴瘤—蕈样肉芽肿的发病有关。另外恶性淋巴瘤还可能与某些细菌感染、免疫缺损、自身免疫性疾病、电离辐射、遗传因素等有关。

中医认为恶性淋巴瘤的淋巴结肿大,皆与痰有关。正所谓"无痰不成核",然痰之起因有二,一为寒湿凝结成痰;一为火热煎熬津液成痰。因而痰的形成又与"寒","火热"有关。

（一）寒痰凝结

寒性凝滞收引，与湿相结可为痰。寒湿为患可为外感亦可内生。风寒之邪侵袭人体首先犯肺，肺为水之上源，主通调水道，输布津液，寒邪袭肺，使肺的宣降失常失于治节，津液失于正常输布，则水湿停聚而为痰；脾胃素虚，食少饮多，恣食生冷，均可阻遏阳气，虚寒内生，使中州失运，水湿内停，聚湿成痰，故有"脾为生痰之源，肺为贮痰之器"的说法；若肾阳素虚，气化失司，气不化水，以致水液失于输布，停蕴体内亦成痰饮。

由此可知，凡损伤肺、脾、肾三脏功能，水液代谢失调，皆可聚湿成痰饮，这些痰可以流注全身，无处不到，日久寒痰凝滞而结为痰核。《医学入门》云："痰原于肾，动于脾，客于肺，水火升降，脾胃调和痰从何生？若阳虚，肾寒不能收摄，邪水冷痰溢上"。痰核形成后，结于颈、项、腋、鼠蹊等则为"瘰疬""失荣""石疽""痰核"等。除上述部位易发生痰核外，全身上下都可出现痰核，正如《丹溪心法·痰病》所云："痰之为物，随气升降，无处不到。"又"凡人身上中下有块者多是痰。"

（二）气郁痰结

若忧思恼怒则肝气郁结，气郁则血逆，与痰火凝结于少阳、阳明之络而成本病；思则气结，忧则气闭而不行，气为血帅，气郁者必血逆，郁结胸中久而化火，灼津为痰。《医门法律·痰饮留伏论》云："人身热郁于内，气血凝滞，蒸其津液，结而为痰，皆火之变现也。"李梴说："郁结伤脾，肌肉消薄与外邪相搏，而成肉瘤。"颈部的侧面为少阳、阳明经脉所过之处，少阳属肝胆，阳明为多气多血之脏，气郁血逆，痰火凝聚颈侧，积久成形而为"失荣"。

（三）痰瘀胶结

无论寒痰或者热痰均可阻滞血脉，而致脉络不畅，血液瘀滞；气为血帅，气机郁滞，血行不畅，必致血液瘀滞。痰瘀胶结为痰核、石疽，或为腹中积块。

（四）肝肾阴虚

由于先天不足或由他病及肾，或房事不节致精血亏虚，肾水不足，母病及子，水不涵木，又致肝阴虚，肝肾阴亏，阴不敛阳，则虚火内动，灼津为痰，痰火结聚而成"恶核"。《医贯·痰论》云："盖痰者病名也，原非人身之所有，非水泛为痰，则水沸为痰，但当分有火无火之异耳……阴虚火动，则水沸腾，动于肾者，犹龙火之出于海，龙兴而水附；动于肝者，犹雷火之出于地，急风暴雨，水随波涌而为痰，是有火者也。"由此可知，肝肾阴虚，阴虚火旺，如龙雷之火煎熬津液，故而成痰，如与邪毒胶结则发为"恶核""失荣""石疽"等证。

总之，此病的发生与脏腑亏损、气血虚弱、阳气衰耗、痰毒凝结、气滞血瘀有明显关系。其发病规律为：肺脾肾气化失调或先天禀赋不足而致风寒邪毒乘虚而由表入里；或饮食不节，日久损伤脾胃，以致寒凝气滞，水液失于输布，聚湿为痰，寒痰之气凝结，外阻肌肤脉络，内伤脏腑；或因忧思恼怒，日久不解，肝郁血结，化火灼津生痰，痰火热毒痹阻于少阳、阳明之脉络。初期多见颈侧腋下等处浅表淋巴结进行性肿大，无痛，质硬，乃风寒痰毒痹阻脉络之证候；若邪毒深入脏腑则见咳喘气逆、腹痛腹块等痰瘀热毒入里，损及肺脾肝胃之证候，或兼见骨痛、肢肿、肌肤结块等邪毒侵犯肌肤骨骼之证候。亦有壮热不退，甚则神昏谵语、鼻齿衄血及内脏出血等热毒燔灼营血，内陷心包，耗乏气血之危候。晚期多为痰火邪毒浸淫脏腑，或湿热蕴毒，伐伤脾肾，气血亏损或肝肾不足，气阴两亏，并常为虚实夹杂寒热并见。

霍奇金病的组织学诊断，必须发现 R-S 细胞，其典型形态为巨大双核或多核细胞，直径 $25\sim30\mu m$，核仁巨大而明显。值得注意的是 R-S 细胞并非霍奇金病所特有，在其他一些疾病情况下，例如传染性单核细胞增多症、EB 病毒感染、使用苯妥英钠后等，亦可能出现 R-S 细胞。故尚须结合全面组织学改变作出诊断。

## 三、组织学分型

现国内外普遍采用 Lukes 及 Butler 等 1966 年提出的分型如下。

（一）结节硬化型

胶原纤维束将肿瘤组织分割成结节样结构，其间分布淋巴细胞、浆细胞、嗜中性粒细胞及嗜酸性粒细胞,R-S 细胞常巨大,在固定过程中往往胞浆收缩,使其周围呈裂隙样,有时被称为裂隙细胞。

（二）淋巴细胞为主型

肿瘤组织中小淋巴细胞多见,R-S 细胞较少。

（三）混合细胞型

淋巴细胞、浆细胞、嗜中性粒细胞、嗜酸性粒细胞及中等量 R-S 细胞混同存在。

（四）淋巴细胞消减型

淋巴细胞少见,而 R-S 细胞大量增生或呈纤维硬结样。

## 四、解剖学分期

国内外均采用 1970 年 Ann Arbor 分期方案,1989 年在英国 Cotswalds 举行的会议又做了补充及修订。分期的目的系根据病变侵犯的解剖部位,界定疾病分布的广泛程度。分期可为临床分期（CS）,指临床检查所发现的侵犯范围;以及病理分期（PS）,系包括剖腹探查,外科取样及骨髓活检所发现的侵犯范围。

Ⅰ期:单个淋巴结区域受犯（Ⅰ期）;或单个结外器官局限部位受犯（ⅠE 期）。

Ⅱ期:在横膈同侧两组或多组淋巴结受犯（Ⅱ期）或膈同侧的一组或多组淋巴结受犯,伴有临近器官的局限部位受犯（ⅡE 期）。

Ⅲ期:膈上下淋巴结同时受犯（Ⅲ期）;或同时伴有局限性结外器官部位受犯（ⅢE 期）,或伴有脾受犯（ⅢS 期）;或伴局限性结外器官及脾均受犯（ⅢSE 期）。

Ⅳ期:一个或多个结外器官广泛性或播散性侵犯,伴或不伴淋巴结肿大。需注意肝脏及/或骨髓受犯病例,不论是局限性或广泛性均属Ⅳ期,而不作为 IE、ⅡE、ⅢE 期。

各期还按有或无以下特定全身症状而分 A 或 B 两组（无全身病状者为 A,有全身症状者为 B）:①体重减轻:来诊前 6 个月内无其他原因体重减轻 10% 以上者;②发热:经常发热 38 ℃以上;③盗汗:夜间或入睡时出汗;注意:单纯皮肤瘙痒不作为 B 症状;正确的分期须经完整的临床和实验室检查。

（一）临床分期

1.一般检查项目

（1）完整的病史,特别注意有无 B 症状。

（2）全身的体检,特别注意淋巴结肿大,包括滑车上淋巴结、韦氏咽环、肝脾肿大、骨压痛。

（3）技术良好的活检,由有经验的病理学家检阅。

（4）胸正侧位照片及纵隔断层照片,腹部 CT 扫描,胸、腰椎、骨盆照片及有压痛的骨骼照片。

（5）有条件者应作双下肢淋巴管造影,必要时做骨、肝、脾核素扫描。

2.实验室检查

（1）血常规包括血小板数、血沉。

（2）肝功能检查,血清碱性磷酸酶,血清蛋白电泳。

（3）尿常规及肾功能检查,包括尿素氮及血清肌酐、血清尿酸及血清电解质检查（钠、钾、钙、磷、氯化物）。

（二）病理分期

所谓病理分期（PS）,是除了上述临床检查外,再加上以下项目检查所发现的病变范围。

1.穿刺活检

双侧髂后上棘骨髓穿刺活检。

2.剖腹探查

包括脾切除活检、肝穿刺或楔形活检,以及腹主动脉旁、肠系膜、肝门及脾门淋巴结取样活检。必要时亦可用腹腔镜检查代替剖腹检查。应注意并非每例患者均需病理分期。仅在制定治疗方案需要了解有无腹腔内隐匿病变及脾侵犯时,才需要做剖腹分期,如拟定治疗方法不决定于腹腔内病变详情时,则可不必强求做剖腹手术。

## 五、诊断

（一）霍奇金病

霍奇金病的确诊依靠病理组织学检查，并没有特征性的临床表现或实验室检查可据以做出诊断。通常系由临床证象引起注意而进行活体组织检查而确诊。

1.临床表现

（1）无痛性淋巴结肿大。

（2）不同部位淋巴结肿大引起相应的器官压迫症状。

（3）可伴有发热或不伴发热、消瘦、盗汗、皮肤瘙痒等全身症状。

（4）随着病程进展，可侵犯腹膜后淋巴结，以及肝、脾、骨、骨髓等结外组织并引起相应症状。

2.实验室检查

（1）可有中性粒细胞增多及不同程度的嗜酸性粒细胞增多。

（2）血沉增快及粒细胞碱性磷酸酶活性增高往往反应疾病活跃。

（3）在本病较晚期，骨髓穿刺可能发现典型 R-S 细胞或单个核的类似细胞。

（4）少数患者可并发 Coombs 试验阳性或阴性溶血性贫血。

3.病理组织学检查

系诊断本病的主要依据。应选取较大的淋巴结完整取出，避免挤压，迅速置固定液中送检，尽量避免选取腹股沟淋巴结，因常有慢性炎症改变，混淆诊断。

（二）非霍奇金淋巴瘤

1.临床表现

以无痛性淋巴结肿大为主（约发生于 2/3 的患者），结外病变可侵犯韦氏咽环、胃肠道、骨、骨髓、皮肤、唾液腺、甲状腺、神经系统、睾丸等。分别表现为局部肿块、压迫、浸润或出血等症状。20%～30%患者出现发热、体重减轻、盗汗等全身症状。

2.实验室检查

骨髓受累时，可发生血细胞减少。某些类型非霍奇金淋巴瘤（N hL）易侵犯中枢神经系统，有脑脊液异常。血清乳酸脱氢酶（LD h）水平升高，可作为预后不良的指标。

3.病理组织学检查

系确诊本病的主要依据。其特点为：淋巴结正常结构消失，为肿瘤组织所取代；恶性增生的淋巴细胞形态呈异形性，无 R-S 细胞；淋巴结包膜被侵犯。根据组织学特征、细胞来源和免疫表型以及预后，可将非霍奇金淋巴结瘤分为不同类型。

## 六、国内淋巴瘤分型方案

（一）B 细胞系列淋巴瘤

（1）B 小淋巴细胞型淋巴瘤。

（2）浆细胞样淋巴细胞型淋巴瘤。

（3）（大、小）核裂细胞型淋巴瘤。

（4）混合细胞型淋巴瘤。

（5）大无核裂细胞型淋巴瘤。

（6）B 免疫母细胞型淋巴瘤。

（7）浆细胞型淋巴瘤。

（8）伯基特淋巴瘤。

(二)T细胞系列淋巴瘤

(1)淋巴母细胞型淋巴瘤。

(2)免疫母细胞淋巴结病样T细胞淋巴瘤。

(3)T免疫母细胞肉瘤。

(4)透明细胞型淋巴瘤。

(5)多型细胞型淋巴瘤。

(6)蕈样肉芽肿病-Sezary综合征-皮肤T细胞淋巴瘤。

(7)T小淋巴细胞型淋巴瘤。

(8)单核细胞型T细胞淋巴瘤。

(9)Lennert细胞淋巴瘤。

(三)组织细胞肉瘤

(1)霍奇金病。

(2)未分类淋巴瘤。

(3)不能分类。

## 七、淋巴瘤分期标准

参照霍奇金病的Ann Arbor分期标准。由于NhL多为全身性疾病,故临床分期不如霍奇金病时重要,也不必过于严格。

Ⅰ期:单一淋巴结区或单一淋巴结外器官或部位受累。

Ⅱ期:横膈同侧两个或两个以上淋巴结区受累。

Ⅲ期:横膈两侧淋巴结区受累。

Ⅳ期:一个或多个结外器官广泛或弥漫必受累。

## 八、鉴别诊断

(一)霍奇金病

(1)浅表淋巴结肿大的霍奇金病与良性疾病引起的淋巴结肿大的鉴别:①结核性淋巴结炎:多局限于颈部淋巴结,可彼此融合并与周围组织粘连;常因软化、溃破而形成窦道。淋巴结穿刺涂片或病理切片可见具有特征性的郎罕氏细胞、类上皮细胞,或有干酪样变。抗结核治疗有效。②传染性单核细胞增多症:常为后颈部淋巴结肿大,外周血中出现异形淋巴细胞,病程短,肿大的淋巴细胞可自行消退。③类肉瘤病:除可引起浅表淋巴结肿大外,还可引起肺门淋巴结肿大及肺结节状病变。淋巴结穿刺涂片可见大量类郎罕氏细胞的多核巨细胞而无干酪样变。

(2)与其他淋巴瘤的鉴别:尤其是淋巴细胞为主型与分化良好的淋巴细胞淋巴瘤,淋巴细胞削减型或混合细胞型易误诊为组织细胞性或分化差的淋巴瘤。

(3)以发热为主的霍奇金病应与结核病、败血病、真菌或其他感染、结缔组织病鉴别;肾癌可引起长期发热;药物反应如抗癫痫药——苯妥英钠亦可引起发热。

(4)结外原发病变与相应器官的其他恶性肿瘤鉴别。

(二)非霍奇金淋巴瘤

非霍奇金淋巴瘤与以淋巴增生性反应的良性疾患、其他有关的恶性淋巴系疾病、白血病等的鉴别,主要依据组织病理学检查及相应的有关检查。

## 九、疗效标准

无论是霍奇金病还是非霍奇金淋巴瘤,其疗效标准相同,但对伴有白血病血象或骨髓象者,应同时采用急性白血病的疗效标准。

（一）肿瘤客观疗效

我国制定的实体瘤客观近期疗效评定标准，与国际通用的指标一致，分为以下几级：

1.完全缓解（CR）

可见的肿瘤完全消失超过1个月。

2.部分缓解（PR）

病灶的最大直径及其最大垂直直径的乘积减少50％以上，其他病灶无增大，持续超过1个月。

3.稳定（NC）

病灶的最大直径及其最大垂直直径的乘积缩小不足50％或增大不超过25％，持续超过1个月。

4.进展（PD）

病灶两径乘积增大25％以上，或出现新病灶。

（二）缓解时间

1.完全缓解（CR）的时间

自开始判定为CR起，至肿瘤开始再出现的时间。

2.部分缓解（PR）的时间

自开始判定为PR起，至肿瘤两径增大到治疗前1/2以上的时间。

3.生存时间

从开始化疗至死亡或末次随诊的时间（注明是否仍生存）。

（三）无病生存时间

CR患者从开始化疗至开始复发或死亡的时间（未取得CR者无此项指标）。

## 十、辨证要点

（一）辨虚实

痰核外形相似，然成因不同，因而有虚实之分。正如《景岳全书》："痰有虚实，不可不辨……盖虚实二字全以元气为言，凡可攻者，便是实痰；不可攻者，便是虚痰。何为可攻？以其年力犹盛，血气未伤，或以肥甘过度，或以湿热盛行，或风寒外闭皮毛，或逆气内连肝膈，皆能骤至痰饮，但察其形气病气，俱属有余者，即实痰也，实痰者何？谓其元气犹实也。此则宜行消伐，但去其痰无不可也。何为不可攻？则或以形羸气弱，年及中衰者，即虚痰也。或以多病，或以劳倦，或以忧思酒色，致成劳损，非风卒厥者，亦虚痰也。……虚痰者何？谓其元气已虚也。此则但宜调补，若或攻之，无不危矣。"

（二）辨寒热

正如《医贯》所说："盖痰者病名也……但当分有火无火之异耳。"大抵凡外感寒邪，或肺、脾、肾气虚，阳虚而成痰者，多为寒痰；凡感受火热之邪，或因阴虚火旺而灼津为痰者，多为热痰，抑或气郁血瘀日久，化火而灼津为痰者，也为热痰。

（三）辨病之轻重

凡病之初起，痰核少且小，较软且可推动者，为病轻；病程日久，痰核大且多，坚硬如石，推之不移为病重；若面色萎黄，形体消瘦，卧床不起，腹大青筋暴露，或咳喘不宁者，多属病之晚期，治之难矣。

总之，淋巴瘤的辨证，首先应辨清寒热虚实。"无痰不成核"，痰有寒热之分，外感寒邪，或素体气虚、阳虚而阴寒内盛者多为寒痰，出现局部痰核肿起，不痛不痒，皮色如常，坚硬如石，推之不移，形寒肢冷，不伴发热，其难溃难解；外感热邪，气郁化火，阴虚火旺，或血瘀日久化热，则为热痰，多伴发热、消瘦、皮肤瘙痒等。"痰有虚实，不可不辨"。一般的说，年轻气盛，疾病初起，或肝气郁结，寒热邪盛者为实；而年老体弱，病之晚期，脏气虚损，气血亏虚者为虚，也有虚实夹杂者。

## 十一、论治原则

淋巴瘤的治疗，以扶正祛邪，标本兼顾为原则，理气化痰、祛瘀散结为大法。根据不同症状而施治，分别以温化寒痰、疏风清热、养血润燥、疏肝理气、滋补肝肾、软坚散结等治法。如《外证医案汇编》所说："其起之始,不在脏腑,不变形躯,正气尚旺,气郁则理之,血郁则行之,肿则散之,坚则消之。久则身体日减,气虚无精,顾正消坚散结,其病日深,外耗于卫,内夺于营,滋水淋漓,坚硬不化,温通气血,补托软坚,此三者,皆郁则达之义也,不但失荣一证,凡郁证治法俱在其中矣。若治不顾本,犯经禁病,气血愈损,必为败症。"是对本病治疗原则的说明,其中提出扶正培本是很重要的,尤其在老年人,更应注意。由于淋巴瘤顽固,难以速愈,治疗中应注意顾护胃气。

## 十二、辨证论治

（一）寒痰凝结

1. 证候

患者形气尚盛,证见颈项耳下肿核,渐见增大,不痛不痒,坚硬如石,不伴发热,面苍少华,神疲乏力,形寒怕冷,舌质红,苔白润,脉沉细而弱。此型一般为恶性淋巴瘤肝脾不肿大,无其他脏器淋巴瘤细胞浸润,属Ⅰ期或Ⅱ期,为发病初期。

2. 治法

温化寒痰,软坚化痰。

3. 方药

阳和汤加减:熟地、麻黄、白芥子、肉桂、炮姜、鹿角胶、生南星、夏枯草、皂角刺、生牡蛎、瓦楞子、土鳖虫、甘草。方中肉桂、炮姜温肾散寒;鹿角胶补阴中之阳;熟地滋阴补血;白芥子、麻黄温散阴寒之邪;夏枯草、生南星、生牡蛎、瓦楞子软坚散结消痰核;皂角刺、土鳖虫活血祛瘀、削坚化积。

4. 加减

形寒明显者,加附子、黄芪以补气壮阳;气虚明显者,加党参、白术以健脾补气。也可加小金丹,打碎,用陈酒温化,临睡前服1粒。

（二）气郁痰结

1. 证候

胸闷不舒,两胁下作胀,脘腹痞结,颈、腋及腹股沟处作核累累,舌质红,苔薄白,脉沉弦或弦滑。可见于淋巴结或结外淋巴组织瘤细胞浸润性肿块,肝脾肿大者。

2. 治法

舒肝解郁,化痰散结。

3. 方药

舒肝溃坚汤加减:柴胡、夏枯草、僵蚕、香附、石决明、当归、陈皮、柴胡、川芎、穿山甲、红花、片姜黄、海藻、黄药子、猫爪草、瓜蒌、贝母、生甘草。方中柴胡、夏枯草、陈皮、香附疏肝解郁,理气畅中;当归、片姜黄、红花、川芎、穿山甲活血破瘀通络;石决明、海藻、黄药子、瓜蒌、夏枯草化痰消核,软坚散结;猫爪草解毒散积。

4. 加减

肝火明显者,加龙胆草、栀子清肝泻火;大便秘结则加大黄,改枳壳为枳实以通腹泻热。若气郁不解,热结痰凝,选用犀角地黄汤合四逆散加白花蛇舌草、半枝莲、猫爪草、山慈菇、石上柏等。痰核增大明显或腹中积块者,加用犀黄丸6g,临睡前温开水送服。

（三）血燥毒热

1. 证候

血虚内燥,毒热内盛,证见发热不解,口干烦躁,爪甲色淡,唇面无华,舌质红,苔黄,脉沉细而数。此型可见于本病Ⅳ期纵隔淋巴结肿大,腹腔脏器浸润性肿块,脾肿大或骨髓中存在淋巴瘤细胞者。

2. 治法

养血润燥,清热解毒。

3.方药

清肝芦荟丸加减:生地、当归、白芍、川芎、黄连、青皮、昆布、猪牙皂、芦荟、花粉、牛蒡子、丹皮、女贞子、沙参、干蟾皮、海蛤粉。方中四物汤养阴血,女贞子、沙参、丹皮、花粉养阴润燥;黄连、芦荟、牛蒡子清热解毒化湿;青皮破气;昆布、猪牙皂、海蛤粉化痰软坚散结;干蟾皮解毒消肿块。

4.加减

若见潮热盗汗,纳少腹胀,兼有气血亏虚,阴亏劳热者,用青蒿鳖甲汤加山慈菇、黄药子、白花蛇舌草,并随证选加调理中焦之品。

(四)肝肾阴虚

1.证候

颈项肿核累累,坚硬如石,头晕耳鸣目眩,五心烦热,午后潮热,两胁疼痛,腰膝酸软,舌质偏红或红,苔薄,脉细数弦。常见 N hL 晚期腹腔内脏器淋巴瘤细胞浸润性块状物,深部淋巴结肿大,脾肿大者。

2.治法

滋补肝肾,软坚散结。

3.方药

知柏地黄丸加减:生地、玄参、知母、黄柏、山萸肉、丹皮、茯苓、枸杞子、龟甲、女贞子、白花蛇舌草、半枝莲、土鳖虫、浙贝母、甘草。方中生地、山药、山萸肉、枸杞子、女贞子滋补肝肾之阴;玄参、龟甲滋阴软坚散结;黄柏、知母清热坚阴;土鳖虫、丹皮活血凉血祛瘀;白花蛇舌草、半枝莲、浙贝母清热解毒消积;茯苓、甘草益气健脾扶正。

4.加减

如阴虚火旺明显者,加青蒿、地骨皮去虚热劳蒸;口渴明显者,加天冬、白茅根生津止渴。

(五)气血双亏

1.证候

颈项腋下肿核累累,坚硬如石,推之不移,或腹内结块,面色苍白,神疲乏力,头晕眼花,心悸气短,唇甲色淡,纳食减少,失眠多梦,舌质淡或淡胖有齿印,苔薄白,脉细弱。此型属晚期病例。

2.治法

益气补血,兼以消积。

3.方药

香贝养营汤加减:黄芪、当归、党参、白术、枸杞子、熟地、浙贝母、白花蛇舌草、半枝莲、香附、白芍、甘草、生姜、大枣。方中黄芪、党参、白术健脾益气;当归、熟地、白芍、枸杞子滋肾养血;浙贝母消痰散结;白花蛇舌草、半枝莲解毒消积;香附理气开郁;生姜、大枣调和营卫。

4.加减

心悸失眠甚者,加枣仁、生龙牡安神定志,纳呆食少明显者,加焦三仙健脾开胃。

(六)脾气虚弱

1.证候

纳呆便溏,食后作胀,脘腹痞闷,神疲乏力,舌质淡红,苔薄白腻,脉细。此型多见于 N hL,腹腔内淋巴细胞浸润及深部淋巴结肿大,或因放疗、化疗不能耐受者。

2.治法

益气健脾。

3.方药

香砂六君子汤加减:党参、白术、茯苓、陈皮、半夏、木香、砂仁、夏枯草、炙甘草。方中党参、白术、茯苓健脾益气;陈皮、半夏理气和胃;木香、砂仁理气健脾温胃,夏枯草清热散结。

### 十三、中成药等治疗

（一）明雄黄

30 克,研细末,每天分 3 次服下。

（二）小金丹

由草乌、五灵脂、地龙、木鳖、乳香等组成。功用温化寒凝,祛瘀通络。每日早晚各服 1 丸,黄酒小半杯温服。

（三）当归芦荟丸

每日 3 次,每次 2 g。3 月为 1 个疗程。

（四）加味消瘰丸

由川贝母、生牡蛎、玄参、僵蚕、海哈壳、海浮石等量组成。上药共研细末,每次 3 g,每日 3 次。

（五）犀黄丸

由牛黄、麝香、乳香、没药组成。功用化瘀解毒,消痰散结。每次 2 粒,开水或黄酒送服,每日 3 次。

（六）轻月丸

由轻粉、月石、白硇砂、苏合油、硼砂、白及、血竭、枯矾、雄黄、全蝎、蜈蚣、生水蛭、乳香、没药、朱砂、花粉组成。上药共研细末,面糊为丸,如绿豆大小。口服,每次 2~10 丸,每日 3 次,连服 3 个月为 1 个疗程。服本药后略有恶心,但服后无肝肾、血象异常。

（七）胜利丹

由雄黄、乳香、没药、石膏、山甲珠、蜈蚣、血竭、全蝎、蜗牛、轻粉、朱砂、冰片、蟾酥、硼砂、麝香、大黄组成。上药共研细末,面糊为丸,如绿豆大,每次 5~8 粒,饭后温水送服,每日 1 次。

**（李勇军）**

# 第十二章　肢体经络病证

## 第一节　腰　痛

腰痛是指以腰部一侧或两侧酸楚疼痛为主要症状的病证。腰为肾之府,腰痛与肾的关系最为密切。

西医学的腰椎疾病、腰肌劳损、泌尿系统感染等疾病的过程中出现以腰痛为主症者,可参考本节辨证治疗。

### 一、病因病机

（一）感受寒湿

由于久居冷湿之地,或涉水冒雨,劳汗当风,衣着湿冷而感受寒湿之邪,致腰腿经脉气血运行不畅而发生疼痛。

（二）感受湿热

感受湿热之邪,或寒湿内蕴日久郁而化热,湿热阻遏经脉气血运行,引起腰痛。

（三）跌仆外伤

跌仆闪挫,或体位不正,用力不当,导致经络气血阻滞不通,瘀血留着而腰痛。

（四）肾亏体虚

先天禀赋不足,或久病失治,或年老体衰,或房劳过度,致肾精亏损,无以濡养经脉筋骨而发生腰痛。

总之,腰痛的病因病机以肾虚为本,感受外邪,跌仆闪挫是标,两者又互为因果。

### 二、辨证论治

腰痛辨证宜先分辨虚实。虚证病情缠绵,反复发作,多由肾虚所致,治宜补肾壮腰;实证多感受外邪,或跌仆闪挫而致,发病急,病程短,治宜祛邪通络为主,佐以补肾。

（一）寒湿腰痛

1.证候

腰部冷痛重着,转侧不利,静卧痛不减,遇阴雨加重,苔白腻,脉沉。

2.证候分析

寒湿之邪,侵袭腰部,寒性收引,湿性粘滞,痹阻经络,气血运行不畅,故腰部冷痛重着,转侧不利。寒湿为阴邪,得阳运始化,静卧则寒湿邪气更易停滞,故虽卧疼痛不减。潮雨寒冷天气则寒湿更盛,疼痛加剧。苔白腻,脉沉均为寒湿停聚之象。

3.治法

散寒化湿,温经通络。

4.方药

甘姜苓术汤（干姜、甘草、茯苓、白术）加味。若冷痛甚,拘急不舒,可加热附片以温阳祛寒。若痛而沉重,可加苍术以燥湿散邪。若腰痛左右不定,牵引两足,或连肩背,或关节游痛,可加独活、防风、牛膝、桑寄生以祛风补肾通络。

（二）湿热腰痛

1.证候

腰部坠胀疼痛，痛处伴有热感，小便短赤，苔黄腻，脉濡数。

2.证候分析

湿热壅于腰部，筋脉弛缓，经气不通，故腰部坠胀疼痛而有热感。湿热下注膀胱，故小便短赤。苔黄腻，脉濡数，均为湿热之象。

3.治法

清热利湿，舒筋止痛。

4.方药

三妙散（苍术、黄柏、牛膝）加味。坠痛明显，可加木瓜、络石藤以加强通络止痛之功；若口渴，小便短赤，可加栀子、泽泻以助清利湿热。

（三）瘀血腰痛

1.证候

腰痛如刺，痛有定处，痛处拒按，舌质暗紫，或有瘀斑，脉涩。或有外伤史。

2.证候分析

瘀血阻于腰部经脉，气血运行不畅，故腰痛如刺，痛有定处，痛处拒按。舌质暗紫，或有瘀斑，脉涩，均为瘀血内停征象。

3.治法

活血化瘀，通络止痛。

4.方药

身痛逐瘀汤（秦艽、当归、桃仁、红花、乳香、五灵脂、香附、牛膝、地龙、羌活、甘草、川芎、没药）加减。若腰部重着，宜加独活、狗脊祛风胜湿；若有腰部闪扭病史则加地鳖虫、乳香以增强活血止痛之功。

（四）肾虚腰痛

1.证候

腰部以酸软疼痛为主，绵绵不绝，喜温喜按，腿膝无力，遇劳更甚，卧则减轻。偏阳虚者，则少腹拘急，手足不温，少气乏力，舌质淡，脉沉细；偏阴虚者，则五心烦热，失眠，口燥咽干，面色潮红，舌红少苔，脉弦细数。

2.证候分析

腰为肾府，肾主骨髓，肾之精气亏虚，腰脊失养，故见酸软无力，其痛绵绵，喜温喜按；劳则耗气，故遇劳更甚，卧则减轻。肾阳虚衰不能温煦下元，则少腹拘急；不能温养四末，故手足不温。舌淡，脉沉细皆为阳虚有寒之象。肾阴虚则阴津不足，虚火上炎，故五心烦热，失眠，口燥。舌质红少苔，脉弦细数，均为阴虚有热之征。

3.治法

补肾壮腰，偏阳虚者温肾壮腰，偏阴虚者滋补肾阴。

4.方药

偏阳虚者以右归丸（熟地黄、山茱萸、怀山药、枸杞子、菟丝子、杜仲、附子、肉桂、当归、鹿角胶）为主方加减。偏阴虚者以左归丸（熟地黄、山茱萸、怀山药、枸杞子、菟丝子、鹿角胶、龟甲胶、川牛膝）为主方加减。

## 三、针灸治疗

（一）寒湿腰痛

可选取肾俞、大肠俞，委中、阿是穴、三阴交、腰阳关穴（灸），宜泻法。每日1～2次。

（二）湿热腰痛

可选取阿是穴、肾俞、大肠俞、委中（放血）、三阴交、阳陵泉，用泻法。每日1～2次。

（三）瘀血腰痛

可选取阿是穴、肾俞、大肠、委中、人中、昆仑穴,用泻法。每日1～2次。

（四）肾虚腰痛

可选取足临泣、肾俞、委中、命门、太溪穴,用补法,可加灸。每日1～2次。

（李德显）

# 第二节　痹　病

痹即闭阻不通之意,痹病是由外邪侵袭人体,闭阻经络,气血运行不畅,因而引起肌肉、筋骨、关节等处疼痛,酸胀,麻木,重着,屈伸不利,或关节肿大灼热等的病证。

痹病最早见于《素问·痹论》,"所谓痹者,各以其时,重感于风寒湿之气也。"认为风寒湿邪的侵袭,是为痹病的主要原因。《金匮要略·中风历节病》篇的历节,即指痹病一类的疾病。古人关于痹病的分类,广义痹如食痹、水假痹、喉痹、血痹、胸痹、肠痹;狭义痹如五因痹(风、寒、湿、热、顽痹,即行、痛、着、热、顽痹),五体痹(皮、肌、脉、筋、骨痹),五脏痹(心、肝、肺、脾、肾痹)。

现代医学的风湿性关节炎、骨性关节炎、类风湿关节炎、坐骨神经痛、痛风、强直性脊柱炎、肌纤维炎等,以及系统性红斑狼疮、硬皮病、皮肌炎在某些阶段以关节肿痛为主时,可参考本节辨证论治。

## 一、病因病机

### （一）外邪侵袭

素体虚弱,由于居处潮湿,涉水冒雨,气候剧变,冷热交错等原因。以致风寒湿邪乘虚侵入人体,注于经络,留于关节,使气血痹阻成为痹病。亦有感受风热之邪,与湿相并,而致风湿热合邪为患;或因风寒湿郁久不解,化为湿热,湿热流注关节,浸淫筋骨而发为痹病。

### （二）痰瘀互结

痹病日久,正虚邪恋,湿聚为痰,血滞为瘀,痰瘀互结,阻滞经络,可形成痰瘀痹阻,关节疼痛。

### （三）肝肾亏虚

素体肝肾亏虚,感受外邪,更易流注筋骨;或痹病日久,邪气留连,气血耗伤,导致肝肾亏虚。痹病至此,病变复杂,常可虚实互见。

从上可知,痹病的发生,是由正气不足,腠理不密,卫外不固,感受风寒湿热之邪,使气血痹阻,关节不利,形成痹病。痹病日久,气滞血瘀,痰浊互结,可使关节畸形;或出现气血不足及肝肾亏虚的症状。

## 二、诊断与鉴别诊断

### （一）诊断

(1)主症:肢体关节、肌肉、筋骨疼痛伴活动障碍。

(2)伴发症:麻木、酸楚、重着、肿胀、发热。

(3)病情与气候变化关系密切。

### （二）鉴别诊断

本病主要与痿病相鉴别,详见本章第二节痿病。

## 三、辨证论治

### （一）辨证要点

痹病的辨证,首应辨清风寒湿痹和热痹。热痹以关节红肿灼热疼痛为特点,风寒湿痹虽有关节酸痛,但无局部红肿灼热。在风寒湿痹中,由于病邪有所偏胜,因而症状亦各有所不同。其风邪胜者为行痹,关节疼痛游走不定;寒气胜者为痛痹,关节疼痛较重而痛有定处;湿气偏胜者为着痹,肢体疼痛重着,肌肤麻木。病程久者,尚应辨认有无气血损伤及脏腑亏虚的证候。

(二)治疗要点

痹病是由于感受风寒湿热所致,故治疗应以祛风、散寒、利湿、清热以及舒筋通络为主要治则。病久不愈,疼痛屡发,体尚实者,应予破滞消瘀,搜剔络道。如病久体虚者,则应培补气血,滋养肝肾,扶正祛邪,标本兼顾。

(三)分证论治

1.风寒湿痹

(1)临床表现:肢体关节疼痛,屈伸不利,疼痛时轻时重,阴雨天甚,或见恶寒发热。若风邪偏胜,则痛处游移;寒邪偏胜,则痛有定处,疼痛较重,遇寒更甚,得热痛减;湿邪偏胜,则痛处重着,麻木不仁,或有肿胀。舌苔薄白或白滑,脉紧或濡缓。

(2)治疗原则:祛风散寒,除湿通络。

(3)代表处方:蠲痹汤。海风藤、桑枝各20克,独活、羌活、秦艽、当归、川芎、炙甘草、乳香、木香各10克,桂心6克。

(4)加减应用:①风邪偏胜者,加防风、白芷各10克,威灵仙20克。②寒邪偏胜者,加制川乌、制附子各10克(先煎),细辛6克。③湿邪偏胜者,加薏苡仁20克,苍术、防己各10克。

2.风湿热痹

(1)临床表现:关节疼痛,不能屈伸,痛处灼热红肿,痛不可触,得冷稍减,可多个关节同时发作,发病较急,兼有身热,汗出,恶风,口渴,烦闷不安,小便短赤,舌苔黄燥,脉滑数。

(2)治疗原则:清热通络,祛风化湿。

(3)代表处方:白虎加桂枝汤。粳米30克,石膏20克(先煎),知母、生甘草各10克,桂枝6克。

(4)加减应用:①临证时,加金银花藤、薏苡仁、桑枝各20克,黄柏、连翘、防己各10克。②皮肤有红斑者,加丹皮、赤芍、地肤子各20克,以凉血祛风。③舌红少苔,津伤甚者,去桂枝,加沙参、麦冬各20克,以养阴生津。

3.痰瘀痹阻

(1)临床表现:关节疼痛,反复发作,时轻时重,痛处固定,关节肿大,肤色黯黑,甚至强直变形,屈伸不利,舌质紫,苔白腻,脉细涩。

(2)治疗原则:活血祛瘀,化痰通络。

(3)代表处方:身痛逐瘀汤。秦艽、川芎、桃仁、红花、生甘草、羌活、当归、没药、香附、五灵脂(包煎)各10克,牛膝20克,地龙15克。

(4)加减应用:①临证时,加胆南星、白芥子、法夏各10克,以祛痰邪。②疼痛甚者,加乌梢蛇20克,穿山甲、土鳖虫各10克,全蝎5克,以搜风通络。

4.气血虚痹

(1)临床表现:关节疼痛,腰膝酸痛,反复发作,疼痛时轻时重,屈伸不利,或麻木不仁,面色不华,形体消瘦,倦怠乏力,舌质淡,脉沉细。

(2)治疗原则:祛风湿,补气血,益肝肾。

(3)代表处方:独活寄生汤。杜仲、茯苓、牛膝各20克,桑寄生15克,秦艽、防风、当归、芍药、独活、川芎、干地黄、人参、生甘草各10克,细辛、桂心各6克。

(4)加减应用:①如痹病日久,内舍于心,症见心悸、气短,动则尤甚,脉虚数或结代者,治宜益气养心,温阳通脉,用炙甘草汤加减。②本证以气虚血亏为主,故亦可用八珍汤加乌蛇、络石藤、狗脊各20克,稀莶草、秦艽各10克,以活络导滞,通经,宣痹止痛。

### 四、其他疗法

**（一）单方验方**

(1)鸡血藤、海风藤、桂枝各9克，每日1剂，水煎服，适用于风寒痹痛。

(2)苍术、独活各9克，每日1剂，水煎服，适用于风湿痹痛。

(3)老鹳草30克，木瓜12克，当归9克，白酒500毫升，药泡酒中，7天后即可饮用，每次30毫升，每日3次，适用于久痹者。

**（二）中成药疗法**

行痹，可选用追风透骨丸、风湿骨痛丸；痛痹可用大活络丸、舒筋活络丸；着痹为主者，可用木瓜丸、寒热痹胶囊；热痹可选四妙丸、湿热痹胶囊；久痹可选用健步丸、虎潜丸等。

**（三）外擦法**

可选用风湿酒、雷公藤风湿药酒等外搽。

**（四）外贴法**

可选伤湿止痛膏、麝香风湿止痛膏、精制狗皮膏、青海麝香膏等外贴痛处。

**（五）饮食疗法**

(1)粳米60克，生苡仁、莲子、芡实各20克，共煮稀饭，每日1次，温服，适用于着痹为主者。

(2)粳米60克，乌豆20克，红糖适量，共煮稀饭，每日1次，温服，适用于久痹气血虚弱者。

(3)胡椒40克，蛇肉250克，同炖汤，调味服食，每日1次，连服数次，适用于风痹为主者。

(4)瘦猪肉100克，辣椒根90克，生姜50克，共煮汤，调味后服食，连服数次，适用于寒痹为主者。

（李德显）

## 第三节　痿　证

痿证是指以肢体筋脉弛缓，软弱无力，不能随意运动，或伴有肌肉萎缩为主要临床表现的一种病证。痿者萎也，枯萎之义，即指肢体痿弱，肌肉萎缩。因其多发生于下肢，故又有"痿躄"之称。

痿之名，首见于《内经》。《内经》有关痿证的记载颇详，其对痿证病因病机、证候分类和治疗原则的论述，对后世有深远的影响。如《素问·痿论》专题论述痿证，强调本病的主要病机为"肺热叶焦"，肺燥不能输精于五脏，致五体失养，发为痿证。并依据病机、证候的不同，把痿证分为皮、脉、筋、肉、骨五痿，在治法上提出"治痿者独取阳明"的基本原则。《素问·生气通天论》指出湿热也是痿证的发病原因之一。

隋唐至北宋时期，将痿列入风门，较少进行专题讨论。金元时期，随着四大家的崛起，医家各抒己见，张子和强调火热在发病中的重要性，治疗上主张使用寒凉药物，"若痿作寒治，是不刃而杀之也"。张氏还从临床表现、病机方面对风、痹、痿、厥四证进行了鉴别；李东垣认为痿证为湿热刑肺，肺燥伤津，累及肝肾所致，治疗上提出用清燥汤主之；而分析清燥汤的药物组成，包含有补中益气汤，可见李东垣用清燥汤治疗痿证是对《内经》"治痿独取阳明"这一治疗原则的具体运用。朱丹溪力倡"阴常不足，阳常有余"的理论，制虎潜丸，滋阴降火，强壮筋骨，是治疗肝肾阴虚所致痿证的有效方剂，至今仍为临床所习用。

明·张景岳对前人所说的痿证皆以火热论治的理论提出异议，在《景岳全书·杂证谟》中提出痿证"非尽为火证"，"元气败伤，则精虚不能灌溉，血虚不能营养者，亦不少矣。若概从火论，则恐真阳亏败，及土衰水涸者，有不能堪"。同时在治疗上主张："若绝无火证，而止因水亏于肾，血亏于肝者，则不宜兼用凉药，以伐生气，惟鹿角胶丸为最善。"清·叶天士明确指出本病为"肝肾肺胃四经之病"，说明四脏气血津精不足是导致痿证的直接因素。总之，自明清以来，对痿证的病因病机的认识及治法有了较大的进展，使痿证辨证施治的内容日臻丰富完善。

现代医学的感染性多发性神经炎、运动神经元病、脊髓病变、重症肌无力、肌营养不良、周期性麻痹等疾病,出现痿证的临床表现时,可参考本节进行辨证论治。

### 一、病因病机

痿证形成的原因复杂。外感温热毒邪、内伤七情、饮食不节、劳倦失宜、先天不足、房事不节、跌打损伤及接触神经毒性药物等,均可致五脏受损,精津不足,气血亏耗,肌肉筋脉失养,而发为痿证。

#### (一)感受温毒

感受温热毒邪,高热不退,或病后余热燔灼,伤津耗气,皆令"肺热叶焦",不能布送津液以润泽五脏,遂致四肢筋脉失于濡养,痿弱不用。

#### (二)湿热浸淫

久处湿地,或冒雨露,浸淫经脉,使营卫运行受阻,郁遏生热,久则气血运行不利,筋脉肌肉失却濡养而弛纵不收,成为痿病。也有因饮食不节,如过食肥甘,或嗜酒,或多食辛辣,损伤脾胃,内生湿热,阻碍运化,导致脾不输运,筋脉肌肉失养,而发生痿病。同时阳明湿热不清,易灼肺金,加重痿病。

#### (三)脾胃亏虚

脾胃为后天之本,素体脾胃虚弱,或久病成虚,中气受损,则受纳、运化、输布的功能失常,气血津液生化乏源,无以濡养五脏,运行血气,以致筋骨失养,关节不利,肌肉瘦削,肢体痿弱不用。如果原有痿病,经久不愈,可导致脾胃虚弱,使痿病加重。

#### (四)肝肾亏损

素来肾虚,或因房色太过,乘醉入房,精损难复,或因劳役太过,罢极本伤,阴精亏损,导致肾中水亏火旺,筋脉失其营养,髓枯筋痿而成痿病。

或因五志失调,火起于内,肾水虚不能制,以致火烁肺金,肺失治节,不能通调津液以溉五脏,脏气伤则肢体失养,发生痿躄。

此外,脾虚湿热不化,流注于下,久则亦能损伤肝肾,导致筋骨失养。

#### (五)跌仆瘀阻

跌仆损伤,劳力过猛,瘀血留内,络脉不通,经气运行不利,脑失神明之用,发为痿证;或产后恶露未尽,瘀血流注于腰膝,以致气血瘀阻不畅,脉道不利,四肢失其濡润滋养。

痿证之病位在筋脉肌肉,但和五脏虚损有关。因肝藏血主筋,肾藏精生髓,心主血脉,津生于胃,散布于肺,脾主肌肉四肢,故本病与五脏关系密切。病机重点在肝肾二脏,亦可因肺燥、脾虚、湿热久羁而致。痿证病变累及五脏,常常相互传变。如肺热叶焦,津失敷布,久则五脏失濡,内热互起;肾水下亏,水不制火,则火烁肺金,导致肺热津伤;脾虚与湿热更是互为因果,湿热亦能下注于肾,伤及肾阴。所以本病病证常常涉及诸脏,而不局限于一经一脏,各证候亦常交叉掺杂。由于真脏亏损,病多沉重深痼。

痿证之病性以热证、虚证为多,虚实夹杂者亦不少见。病初由感邪所致,多属实证;久病则五脏虚损,病性由实转虚,或虚实夹杂,表现本虚标实之候。

### 二、诊断要点

#### (一)症状

以肢体筋脉弛缓不收,下肢或上肢,一侧或双侧,痿软无力,甚至瘫痪,部分患者可有肌肉萎缩为主证。常有久居湿地或涉水淋雨史,或有药物史,或有家族史,或有跌仆损伤史,或有外感温热病史。男女老幼均可罹患。温热邪气致病多在春夏季节,肝肾亏虚者多发于老年。有缓慢起病的,也有突然发病者。

#### (二)检查

神经系统检查肌力降低,肌萎缩,必要时做肌电图、肌活检与酶学检查等有助于明确诊断。

### 三、鉴别诊断

（一）痹证

痹证与痿证的鉴别，详见痹证节。

（二）偏枯

偏枯临床表现为一侧肢体不用，即一侧的上下肢同时不用，或左或右，且常伴有口舌歪斜、语言謇涩、肢体麻木、突然昏仆等症。而痿证为四肢不用，左右肢体同时不用，尤以双下肢不用为多见，与一侧肢体不遂的偏枯不难鉴别。

### 四、辨证

痿证应分急缓与虚实。凡起病急，发展较快，肢体力弱，或拘急麻木，肌肉萎缩尚不明显，属肺热津伤，或湿热浸淫者，多属实证；病史较久，起病与发展较慢，肢体弛缓，肌肉萎缩明显，以脾胃虚弱与肝肾亏损为多，二者均属虚证。

（一）肺热津伤

证候：病起发热，或热退后突然出现肢体软弱无力，皮肤枯燥，心烦口渴，咳呛少痰，咽干不利，小便黄赤或热痛，大便干燥，舌质红，苔黄，脉细数。

分析：温热之邪犯肺，肺脏气阴受伤，津液不能敷布全身，遂致筋脉肌肉失于濡养，故肢体痿软不用，皮肤干燥；热盛伤津，故心烦口渴；肺津不能上润肺系，故咽干不利，咳呛少痰；小便黄赤或热痛，大便干燥，舌质红，苔黄，脉细数，均为阴伤津涸，虚热内炽之象。

（二）湿热浸淫

证候：肢体逐渐出现痿软无力，尤以下肢多见，或兼微肿、手足麻木，扪及微热，喜凉恶热，或有发热，身体困重，胸痞脘闷，小便短赤涩痛，舌质红，苔黄腻，脉濡数或滑数。

分析：湿热浸淫经脉，气血阻滞，筋脉失养，故肢体痿软无力；湿性重浊，故以下肢为常见；湿热浸渍肌肤，故见肢体困重、或微肿，扪及微热，喜凉恶热；湿热不攘，气血运行不畅，故见手足麻木；湿热郁蒸，故见身热；湿热阻滞气机则胸痞脘闷；湿热下注，故小便短赤涩痛；舌质红，苔黄腻，脉濡数或滑数，均为温热内蕴之征。

（三）脾胃虚弱

证候：肢体软弱无力，逐渐加重，肌肉萎缩，神疲乏力，面色不华，食少纳呆，腹胀，便溏，气短懒言，舌淡，体胖大，苔薄白，脉细弱。

分析：脾胃虚弱、气血生化不足，筋脉肌肉失荣，故肢体软弱无力，逐渐加重，肌肉萎缩；脾不健运，则食少纳呆，腹胀，便溏；周身失充，则面色不华，气短懒言，神疲乏力；舌淡，体胖大，苔薄白，脉细弱亦为脾胃虚弱，气血不足之象。

（四）肝肾亏损

证候：起病缓慢，渐见肢体痿软无力，尤以下肢明显，腰膝酸软，不能久立，或伴有眩晕耳鸣，舌咽干燥，遗精或遗尿，或妇女月经不调，甚至步履全废，腿胫大肉渐脱，舌红少苔，脉细数。

分析：肝肾精血亏虚，不能濡养筋骨经脉，而渐成痿证；筋肉失养日久，则肌肉萎缩，形瘦骨立；精髓不足，腰膝失养，故见腰膝酸软，不能久立；肝肾亏虚，精血不能上充于脑，故眩晕耳鸣；肾虚膀胱不约而遗尿；肾虚不能藏精，故见遗精；肝肾亏虚，冲任失调，故见月经不调；久则髓枯筋燥，而腿胫大肉消脱，遂成痿废不起，步履全废；舌红少苔，脉细数，均为阴虚内热之象。

（五）脉络瘀阻

证候：外伤后突然下肢痿软或四肢痿软，或久病体虚，四肢痿弱，肌肉瘦削，手足麻木不仁，四肢青筋显露，可伴有肢体肌肉疼痛不适，舌痿不能伸缩，舌质暗淡或有瘀点、瘀斑，脉细涩。

分析:跌仆损伤,劳力过猛,瘀血留内,或久病入络,瘀血不去,络脉不通,气血被阻,肢体肌肉失养,肢体麻木,痿软无力;瘀血内阻,则肢体肌肉疼痛不适;瘀阻舌络,气血不活,舌本失养,则舌痿不能伸缩;舌质暗淡或有瘀点、瘀斑,脉细涩均为瘀血内阻之象。

## 五、治疗

对于痿证的治疗,实证宜祛邪和络为主,肺热津伤者,宜清热润燥;湿热浸淫者,宜清热利湿;瘀阻脉络者,宜活血行瘀。虚证者宜扶正补虚为主,肝肾亏虚者,宜滋养肝肾;脾胃虚弱者,宜益气健脾。《内经》提出"治痿者独取阳明",是指从补脾胃、清胃火、祛湿热以滋养五脏的一种重要措施。若痿证日久,多气血不行,须酌情应用活血通络之品,但切忌用药温燥,以免助热伤阴。

(一)中药治疗

1.肺热津伤

治法:清热润燥,养肺生津。

处方:清燥救肺汤加减。

方中石膏、桑叶清燥热;麦冬、阿胶、胡麻仁润肺燥,养阴血;杏仁、枇杷叶润肺化痰止咳;人参、生甘草甘润生津,益气养阴。

若热蒸气分,高热、口渴、汗多,可重用生石膏,并加知母、银花、连翘清热祛邪;若咳呛少痰,酌加瓜蒌、桑白皮、川贝等清肺润燥化痰;咽干口渴重者加天花粉、玉竹、沙参、百合、芦根滋阴润燥生津;若见身热退净,食欲减退,口燥咽干较甚者,证属肺胃阴伤,宜用益胃汤(《温病条辨》)加石斛、薏苡仁、山药、麦芽等益胃生津。

2.湿热浸淫

治法:清热利湿,通利经脉。

处方:加味二妙散加减。

方中黄柏清下焦之湿热,苍术燥湿健脾,两药相配为主药;又以萆薢、防己导湿热从小便而出;当归、牛膝活血养血,化瘀通络;龟甲滋阴潜阳,补肾健骨。

若湿邪偏盛者,胸脘痞闷,肢重且肿,可酌加厚朴、茯苓、枳壳、陈皮理气化湿;热甚伤阴证见形体消瘦,自觉足胫热气上腾,心烦,舌红或中剥,脉细数,上方去苍术,酌加生地、山药、元参,重用龟甲以养阴清热;若挟瘀血阻滞者,证见肌肉顽痹不仁,关节活动不利或有痛感,舌质紫,脉细涩,酌加赤芍、丹参、桃仁、红花活血通络。

3.脾胃虚寒

治法:补中益气,健脾升清。

处方:参苓白术散合补中益气汤加减。

参苓白术散健脾益气利湿,用于脾胃虚弱,健运失常,水湿内盛者;补中益气汤健脾益气养血,用于脾胃虚弱,中气不足,气血亏虚者。

方中人参、白术、山药、莲子、甘草、大枣均为健脾益气之品;黄芪、当归益气养血;茯苓、薏苡仁、扁豆健脾渗湿;砂仁、陈皮和胃理气;升麻、柴胡升举清阳;桔梗宣肺。

若食滞腹胀者,加山楂、枳壳、神曲、麦芽等理气消食;若畏寒肢冷,可酌加附子,干姜以温脾阳;若病久体弱,气血虚甚者,宜重用党参、黄芪、当归、白术、阿胶等以加强补益气血之力;气血不足兼有血瘀,唇舌紫黯,脉兼涩象者,加丹参、川芎、川牛膝活血祛瘀;肥人痰多或脾虚湿盛,可用六君子汤加减。

4.肝肾亏虚

治法:补益肝肾,滋阴清热。

处方:虎潜丸加减。

方中虎骨(用狗骨代)、牛膝强筋骨,利关节;熟地、龟甲、知母、黄柏填精补髓,补血滋阴,清虚热;锁阳温肾益精,补阳益血;当归、白芍养血柔肝;陈皮、干姜理气健脾,中和胃,既防苦寒败胃,又使滋补而不滞。

若兼见面色萎黄不华,心悸头昏,舌淡红,脉细弱者,酌加黄芪、党参、当归、鸡血藤、何首乌等以补养气血;病久阴损及阳,阴阳两虚,兼有神疲,怯寒怕冷,阳痿早泄,小便清长,妇女月经不调,脉沉细无力,不可过用寒凉以伐正气,去黄柏、知母,加仙灵脾、鹿角霜、紫河车、附子、肉桂,或服用鹿角胶丸、加味四斤丸;若腰脊酸软,加续断、补骨脂、狗脊补肾壮腰;热甚者,可去锁阳、干姜,或服用六味地黄丸加牛骨髓、鹿角胶、枸杞子滋阴补肾,以去虚火;遗尿者,加桑螵蛸、覆盆子益肾固精缩尿;阳虚畏寒,脉沉弱,加右归丸加减。

5. 脉络瘀阻

治法:益气养营,活血行瘀。

处方:圣愈汤合补阳还五汤加减。

方中人参、黄芪补益元气;当归、川芎、熟地、生地养血和血;赤芍、地龙、桃仁、红花活血化瘀,通经活络。

若手足麻木,舌苔厚腻者,加橘络、木瓜舒筋活络;下肢痿软无力,加杜仲、锁阳、桑寄生补益肝肾,强健筋骨;病情重者,加乳香、没药、穿山甲等增强活血祛瘀之力。

(二)针灸治疗

1. 基本处方

上肢:肩髃、曲池、手三里、合谷、外关、颈 1～胸 1 夹脊。

下肢:腰夹脊、髀关、伏兔、足三里、风市、阳陵泉、三阴交、环跳、冲门。

上述诸穴配合,旨在通经络,调营卫,理阴阳。

2. 加减运用

(1)肺热津伤证:加大椎、尺泽、肺俞、二间以清热润肺、益气生津,大椎、尺泽针用泻法。余穴针用平补平泻法。

(2)湿热浸淫证:加阴陵泉、中极以清热利湿,阴陵泉针用平补平泻法。余穴针用泻法。

(3)脾胃虚弱证:加脾俞、胃俞、章门、中脘以健运脾胃、益气生血。诸穴针用补法,或加灸法。

(4)肝肾亏损证:加肝俞、肾俞、太溪、太冲以补益肝肾、滋阴清热。诸穴针用补法。

(5)脉络瘀阻证:加气海、血海、脾俞以健脾益气、养血活络。诸穴针用平补平泻法。

(6)肌肉萎缩:局部用齐刺法,以疏调经脉气血,使筋肉得以濡养温煦。

3. 其他

(1)皮肤针疗法:反复叩刺背部肺俞、脾俞、胃俞、膈俞和手、足阳明经循行线。隔日 1 次。

(2)电针疗法:参考体针用穴,在瘫痪肌肉处选取穴位,针刺后加脉冲电刺激,以患者能耐受为度,每次 20 分钟。

(3)穴位注射疗法:参考体针用穴,用维生素 $B_1$、$B_{12}$ 或当归注射液,每次取 3～4 穴,每穴注射 0.5～1 mL,隔日 1 次。

(4)耳针疗法:选肺、胃、大肠、肝、肾、脾、神门等相应部位,用强刺激,每次选 3～4 穴,留针 10 分钟,隔日 1 次,10 次为 1 疗程。

## 六、预后转归

本病起病急者,若治疗及时,诊治无误,部分病例可获治愈,预后亦佳;若失治或治之不当,以及缓慢起病者,虽经多年治疗,效果多不佳,预后也差。痿病日久,影响气血正常运行,经络瘀滞,而致筋骨失其濡养,关节不利,肌肉萎缩,多难治而预后较差。

## 七、预防护理

(1)日常应注意保暖,避居湿地,防御外邪侵袭;饮食宜清淡富有营养,少食辛辣肥甘之品,勿饮酒,以免助热生痰。

(2)急性期,应卧床休息,高热者予物理降温密切观察病情变化,以便及时抢救。

(3)起病缓慢较轻者,应注意劳逸结合。

(4)对长期卧床者,要防止发生褥疮。

(李　峰)

# 第四节　麻　木

麻木是指肌肤、肢体发麻,甚或全然不知痛痒的一类疾患。多因气虚失运、血虚不荣、风湿痹阻、痰瘀阻滞所致。

现代医学中的多种结缔组织病,如类风湿关节炎、结节性多动脉炎、硬皮病以及营养障碍性疾病,如脚气病等均可参照本篇内容辨证治疗。

## 一、病因病机

麻木一证属气血的病变。临床上常见正虚邪实、虚实夹杂的复杂病理变化。

### (一)气虚失运

饮食劳倦,损伤中气;或房事不节,精亏气少均可引起气虚。气虚则卫外失固易致邪侵,气虚则无力推动血的运行,经脉、肌肤得不到气血的温煦与濡养,所以出现麻木的症状。

### (二)血虚不荣

素体血虚,或产后、病中失血伤津,或久病慢性失血,是引起血虚的直接原因。血虚则经脉空虚,皮毛肌肉失养,因而出现麻木感。由于气血相依,血虚则气无所附,气伤则血耗,故常见气血两虚之证。

### (三)风湿痹阻

风寒湿邪,乘人体卫表空虚入侵,客于肌表经脉,使气血运行受阻,而为疼痛、麻木、重着等症。

风性善行,最易耗伤人体气血,湿邪黏滞缠绵,易于影响气血的流通,故有"风麻湿木"之说。

而寒邪其性阴凝,最易伤人阳气,阳气至虚之处,正为寒湿盘踞之所,风寒湿邪合而为痹,留恋不解,其始以疼痛为主,久则因病邪阻遏,气血失运,以麻木不仁为其主要临床表现。

### (四)痰瘀阻滞

痰瘀既成,往往胶结一处,留于经隧、关节,阻遏气血流通,而为久麻久木。二者之中,尤以痰的变化为多,痰浊与外风相合,即为风痰;久停不去,深入骨骱,即为顽痰;蓄而化火,即为痰热或痰火。

总之,麻木一证,以气血亏虚为本,风寒湿邪及痰、瘀为标。麻木的病因虽有多端,而其病机皆为气血不能正常运行流通,以致皮肉经脉失养所致。

## 二、诊断与鉴别诊断

麻,指皮肤、肌肉发麻,其状非痒非痛,如同虫蚁乱行其中;木,指肌肤木然,顽而不知。二者常同时并见,故合称麻木。

麻木一般多发生于四肢,或手指、足趾,亦有仅见于面部一侧或舌根等部位者。临床上根据以上发病特点,不难作出诊断。

## 三、辨证要点

### (一)辨虚实

新病多实,久病多虚。麻木实证多由外感风寒湿邪或在里之湿痰瘀血阻闭经脉气血引起;虚证多属气虚或血虚,或气血两虚。

但气虚不仅可导致血虚,而且往往又是形成痰瘀的原因。

（二）辨病情轻重

麻木虽为一证，而二者又存在一定的区别。

麻是指发麻感，局部尚有一定知觉；木则是局部失去知觉。故麻轻而木重，麻为木之渐，木为麻之甚。在病理上，麻多属气病，气虚为本，风痰为标；木则多为气病及血，而且多夹湿痰死血。

（三）辨发病部位

麻木在上肢者多属风湿，或气虚夹痰；在下肢者，以寒湿、湿热为多见。两脚麻木，局部灼热肿胀者，多属湿热下注。

头面发麻或木然不知痛痒，多为气血亏虚，风邪第乘之，常兼见口眼㖞斜，面部一侧抽搐的症状。

指端麻木，多为经气全虚，内风夹痰。口舌麻木，多属痰浊阻于络脉。浑身麻木，多为营分阻滞，卫气不行。

## 四、证候分类

（一）气虚失运

1. 症状

手足发麻，犹如虫行，面色㿠白，自汗畏风，短气乏力，倦怠嗜卧，懒于行动，语言无力，易于感冒，食少，大便稀溏或先干后溏，次数增多，舌质淡，舌体胖大，边有齿痕，苔薄白，脉弱。

2. 病机分析

气为血之帅，气虚则鼓动无力，血涩不利，而为麻木；四肢为诸阳之本，故多见于四肢。面色㿠白，形体虚胖，是气虚的特点；倦怠乏力、嗜卧、自汗畏风、食少、便溏，均为脾肺气虚之象。

气虚则卫外功能减弱，所以易致外邪入侵；又因其无力推动血液运行，运化水湿，血留为瘀，湿聚为痰，所以气虚而兼痰、兼瘀者亦复不少。

（二）血虚不荣

1. 症状

手足麻木，形瘦色苍，面唇淡白无华，眩晕，心悸，失眠，爪甲不荣，舌质淡，脉细。

2. 病机分析

血虚则无以滋养头目，上荣于面，故见眩晕、面唇淡白无华；血不荣心，则心悸失眠；经脉失于濡养，故爪甲不荣，手足发麻。

（三）风湿痹阻

1. 症状

长期渐进性肢体关节肌肉疼痛，麻木，重着，遇阴天雨湿而加剧，或呈发作性剧痛，局部多喜暖恶寒。其病久入深者，往往表现为关节不利，麻木不仁，而疼痛反不剧烈，甚至不痛。其舌质多淡，苔薄白或白腻，脉沉迟，亦有风寒湿邪郁久化热或湿热入络而局部肿胀、灼热、疼痛、麻木者，舌质多红，舌苔黄腻，脉细数或滑数。

2. 病机分析

风寒湿合邪，阻闭营卫，气血不得正常的流通敷布，所以出现疼痛、麻木、重着等症状。病久入深，外邪与痰瘀胶结，营卫之行愈涩，故麻木疼痛兼见，或以麻木为主。风寒湿邪郁久化热，或湿热相合，流于经隧，则见麻木、疼痛、肿胀、灼热等症。

（四）痰瘀阻滞

1. 症状

麻木日久，或固定一处，或全然不知痛痒，舌上有瘀斑，舌苔或滑或腻，脉沉滑或沉涩。

2. 病机分析

麻木日久，木重于麻者，多属湿痰瘀血，胶着一处，使营卫之气，不得宣行所致。

若伴见乏力、少气、自汗、畏风等症，为气虚兼瘀兼痰；伴见头目眩晕，心悸失眠，脉细涩，为血虚而兼瘀兼痰。

心主血,开窍于舌,故瘀血为病,舌上多见紫黯之瘀斑瘀点,脉象沉涩;舌苔滑腻,脉沉滑,则多为风痰或湿痰内阻之象。

## 五、治疗

(一)治疗原则

麻木以气血的病变为主,多属虚证或虚中夹实证,故其治疗,应以调补气血、助卫和营为主。但由于麻木与外邪、瘀血、痰湿有关,特别是久麻久木,不知痛痒者,多属因虚而致实,前人已明确指出是湿痰瘀血为患,有形之邪,阻于经隧,故又当以疏通为先,待邪有消退之机,气血渐趋流通之时,再施调补为宜。正虚邪实,则补泻合剂,相机而施。

总之,在治疗上应注意区分新久虚实、标本缓急,全面考虑,根据具体的情况拟定治则,不可拘于一法一方。

(二)治法方药

1. 气虚失运

治法:补气实卫。

方药:补中益气汤加减。此方有补气升清之功,气壮则血行,麻木可瘥。但方中参、芪需重用,其效始著。

黄芪益气汤系此方加黄柏、红花而成,一则抑降阴火,一则活血散瘀,用于气虚麻木亦很合拍。

阳虚者,可用补中益气汤加桂枝、制附片以振奋阳气。脾虚湿盛,食少便溏,两腿沉重麻木,用除湿补气汤以升阳益气除湿。夏月手指麻木,四肢乏力,困倦嗜卧,用人参益气汤。

气虚兼痰者,一般用补中益气汤合二陈汤。若痰盛,可先用青州白丸子或止麻清痰饮;不效,可酌用礞石滚痰丸、控涎丹加桃仁、红花以祛风痰,通经络,待痰去十之六七,再用补中益气汤加减调补。

气虚兼瘀,常用黄芪赤风汤、补阳还五汤等以补气行血。

2. 血虚不荣

治法:养血和营。

方药:四物汤加减。可加丹参、秦艽、红花、鸡血藤等以增强活血通络作用。

血虚液燥,加首乌、枸杞子、沙苑子、熟地黄。病在手,加桑枝、蒺藜;病在足,加牛膝、木瓜。

血虚而风寒袭之,手足麻木疼痛者,可用当归四逆汤或桂枝汤加当归、红花温经活血;血虚而兼风湿,宜神应养真丹。

木重于麻,在病之早期多为阳气衰微,不能鼓动血藏运行,可在益气养血和血方中加桂枝、附子通阳开痹,振奋阳气,俾气旺血行,而麻木自已。

一般气血两虚的麻木,用黄芪桂枝五物汤。方中黄芪补气益卫,桂、芍和营,姜枣斡旋脾胃之气以发挥药力。

兼肝肾不足者,酌加养血息风之品如枸杞子、白蒺藜、沙苑子、天麻之类,并兼用丹参、鸡血藤、红花、五加皮等以活血通络,对阴虚风动所引起的麻木,应以滋养肝肾治其本,平肝息风、通络化痰治其标,常用天麻钩藤饮、镇肝息风汤等方,加豨莶草、老鹳草、桑枝、地龙通络,痰盛者合二陈汤加竹沥、远志、石菖蒲。待火降风息,则以填补为主常用地黄饮子、四斤丸、虎潜丸。形丰多痰者,参用健中化痰之剂。

中年以上,形体丰盛之人,如见中指、食指发麻,多为中风先兆,不可滥用祛风发表,以免损伤真气可用桑枝膏丸,滋养肝肾,活血通络。

3. 风湿痹阻

治法:祛风通络。

方药:初期常选蠲痹汤加减。方中羌活、独活、桂枝、秦艽、海风藤、桑枝,既祛风湿又兼通络之长;当归、川芎活血;木香、乳香调气;甘草调和诸药。

偏风者加防风；偏寒者加制川乌；偏湿者，加防己、苡仁、苍术。病在上肢加姜黄、威灵仙；病在下肢加牛膝、续断、五加皮、木瓜。风寒湿痹，并可配合服用大、小活络丹。湿热痹则以清利湿热为主，佐以通络，常用三妙丸加草薢、地龙、乳香、豨莶草、鸡血藤、海风藤、姜黄、防己之类。病邪去，营卫复，则麻木自愈。

痹病日久，肝肾、气血、阴阳俱虚，症见麻木疼痛，活动障碍，常用独活寄生汤加减。方中人参、茯苓、甘草、地黄、芍药、当归、川芎双补气血；桑寄生、杜仲、牛膝补肝肾、壮筋骨；独活、细辛、防风祛风湿；合为养正固本、兼祛风湿之良方。《三因方》之胜骏丸，亦有扶正祛邪之功，可以选用。

湿热羁留不去，久而伤阴，症见局部灼热、肿胀、活动不利，用三妙丸合四物汤，加地龙、蚕沙、木瓜、僵蚕、鸡血藤、防己之类，继用虎潜丸。湿热甚者，忌用参、芪之类甘温补气药。

4.痰瘀阻滞

治法：化痰行瘀。

方药：双合汤加减。方中桃红四物汤活血祛瘀，二陈汤合白芥子、竹沥、姜汁涤痰通络。但瘀痰亦可有偏盛，治疗上各有侧重。

偏痰者，用二陈汤加苍白术、桃仁、红花，少加附子以引经；偏瘀者，用四物汤加陈皮、茯苓、羌活、红花、苏木。瘀血阻痹经络隧道，可用身痛逐瘀汤。方中桃仁、红花、当归、川芎活血祛瘀；没药、五灵脂、香附行血疏肝；羌活、防风、牛膝、地龙，祛风湿、通经络。

湿热偏重者，加苍术、黄柏燥湿清热；气虚加黄芪。并可适当加用全蝎、地鳖虫、白花蛇等虫类药物搜剔通络，提高疗效。

顽痰结聚，形盛色苍，体壮脉实之人，可用控涎丹加桂枝、姜黄、全蝎、桃仁、红花、姜汁以攻逐之。体虚邪实，不任重剂克伐者，可改用指迷茯苓丸。

口舌麻木，多属痰火，可用止麻消痰饮。方中半夏、茯苓、陈皮、细辛化痰行气；瓜蒌、黄芩、黄连清化热痰；桔梗、枳壳调理气机升降；天麻平肝息风。气虚酌加人参，血虚加当归、白芍。

颜面麻木，多属风痰阻络，常用牵正散加白芷、防风、钩藤、蜈蚣。兼血瘀者合桃红四物汤。兼用外治法：川芎、防风、薄荷、羌活煎汤，用布巾蒙头熏之，一日二三次。

（李德显）

# 第五节　痉　证

痉证是以颈项强急，四肢抽搐，甚至口噤、角弓反张为主要临床表现的病证。痉可出现在多种疾病中，也可见于同一疾病的不同阶段，它不是一种独立的疾病，实属病中之证，故本书采用痉证为名。痉证可见于外感病，亦可出现在内伤杂病中。

## 一、病因病机

风、寒、湿、痰、瘀阻滞脉络，心、肝、胃、肠热邪炽盛，或阴虚血少，元气亏损，筋脉失濡，均可导致本证的发生。

（一）外邪侵袭

感受淫邪是导致部分痉证的原发病因。古人虽有"六气为患，皆足以致痉"之说，但证之临床，以风寒湿邪杂感及湿热病邪、温热病邪（含疫病之气）致痉者居多。风寒湿热等邪侵袭人体，壅滞经络，气血运行不利，筋脉拘急成痉。如《金匮要略方论本义·痉病总论》指出："脉者人之正气、正血所行之道路也，杂错乎邪风、邪湿、邪寒，则脉行之道路必阻塞壅滞，而拘急蜷挛之证见矣。"

（二）内伤致痉

凡能耗损人体气血阴阳，以致筋脉失养的因素，或素体气虚血弱都是痉证的内伤病因。如火热内盛，或误用或过用汗、吐、下之法，耗劫津液，久病气血阴阳损伤较甚，产后或外伤失血过多，疮家血随脓出，或因饮食劳倦，化源不足，或因五志七情失度而致气血暗耗等，都属内伤致痉的原发病因。

1. 火热内盛

外感温热时邪，或寒邪郁而化热，邪热入里，消灼阴津，筋脉失于濡养，引起痉证；或热病邪入营血，劫液动风，引发本证。如《临证指南医案·痉证》篇所说："五液劫尽，阳气与内风鸱张，遂变为痉。"

2. 痰火发痉

素有伏痰郁火，又触感风邪，或骤然暴怒，痰火阻闭，而成痉证。

3. 汗下致痉

热病伤阴，又发汗攻下太过，复伤津液，特别是误发疮家之汗，最易致痉。

4. 血枯致痉

素体气血亏虚，或因亡血失液，或因产后血少，阴液不营养筋脉，或更复感风邪，更易燥化致痉。

5. 痰瘀内阻

由于素体脾虚不能运化水湿，或肝火熬煎津液，以致湿浊积聚而成；或因久病体虚，气血耗伤，气虚无力运血，以致血行不畅，渐而血积成瘀，由于痰瘀内阻，筋脉失去濡养而致发痉。

痉证病在筋脉，属肝所主。筋脉有约束、联系和保护骨节肌肉的作用，其依赖肝血的濡养，保持刚劲柔韧相兼之性。如阴血不足，肝失濡养，筋脉刚劲太过，失却柔和之性，则发为痉证。《景岳全书·痉证》篇说："痉之为病……其病在筋脉，筋脉拘急，所以反张。"其病因虽有外感、内伤之别，但病理变化主要在于阴虚血少，筋脉失养，故《医学原理·痉门论》认为，痉证"虽有数因不同，其于津血有亏，无以滋荣经脉则一。"

由于经脉是人体气血运行之通路，若外邪侵袭，络脉、经脉为之壅塞，气血不能正常运行敷布，筋失濡润，导致颈项强急、肢体抽搐等症。若里热炽盛，上犯神明，横窜于肝，消津灼液，筋脉失于濡养，也因而发痉。此时，虽有阴精亏损，但重在热邪鸱张，故病性仍属热偏实。其中肝为藏血之脏，主筋，血热横窜筋脉，上扰元神，则手足躁扰，肢体抽搐，颈项强急，角弓反张，口噤神迷；或阳明气分热邪弥漫或热结肠道，邪热上犯神明，下消阴液，筋脉拘急而发痉；或心营热盛，内陷心包，上扰清窍，逆乱神明，毒瘀交结，闭塞经脉，而发为痉证。

另外，素体气血虚弱，或久病损伤，或因亡血，或汗下太过，以致气血两虚，筋脉失濡，从而发痉；或温病邪热久羁，灼伤真阴，筋失所养，筋燥而急，故见时时发痉，手足蠕动，病性属虚。

至于痰浊，盖由脾虚不能运化水湿，肝火熬煎津液，肺气失于宣肃等因，以致湿浊积聚而成。痰性黏稠，侵入经隧，气血运行之路为之而堵，壅塞不通；或因久病体虚，气血耗伤，气虚无力运血，以致血行不畅，渐而血积成瘀，由于痰瘀内阻，筋脉失去濡养而致发痉。诚如《医学原理》所云："是以有气血不能引导，津液无以养筋脉而致者；有因痰火壅塞经隧，以致津血不荣者"，即为此意。临床外感与内伤两种因素又可兼夹。或先有内伤复加外感，或外感后又遇误治损伤，则更易发病。此时，外感、内伤又可互为诱发因素，如《金匮要略·妇人产后病脉证并治》所举新产血虚、汗出中风病证，即属此类。

## 二、诊断

（1）痉证发病前可有乏力、头晕、头痛、烦躁不安、呵欠频频等前驱症状。

（2）患者颈项强直，其头后仰，不能做点头运动。出现角弓反张时，可见患者的头及足后屈，腰部前凸，形成背弓状。

（3）四肢抽搐时，患者的肢体可出现屈膝、屈肘、半握拳等姿态，屈伸交替，幅度大小不等。但比颤抖为甚，频率亦可有快慢之别，一般以频抽为多见。

（4）痉证大多伴有口噤，上下两排牙齿紧紧相抵，难以启开，甚至咬破舌体。

（5）痉证发作时，若不用药物治疗，一般常难以自行缓解。

## 三、病证鉴别

痉证在临床上当与痫证、中风、厥证、颤振、子痫等病证相鉴别。

（一）痫证

痫证为一发作性的神志异常疾病，发作时常兼见筋脉拘急、四肢抽搐等症状。两者鉴别的要点：一是痫证呈发作性，且有以往病史可查，而痉证则常无类似发作病史；二是痫证发病，片刻即可自行恢复，一如常人，痉证若不经治疗一般不会自行恢复，即使暂时缓解，亦多有头痛，发热等症状存在；三是痫证在发病时，常发出号叫，声如猪羊，口吐涎沫，而痉证无此相伴症状。

（二）中风

中风有时可出现筋脉拘急强痉之症状，但常以口眼㖞斜、半身不遂为主症，且留有语言謇涩、举步艰难等后遗症，发病者多以中老年为多；痉证则以四肢拘急、角弓反张为主症，治愈后一般无后遗症，不论男女老幼均能发病。

（三）厥证

厥证是由于人体气机逆乱，阴阳之气不相衔接而致突然昏仆，不省人事，以四肢逆冷为主症，五项背强急、四肢抽搐等表现；痉证由于筋脉失去濡养而致病，是以角弓反张，筋脉拘急为临床主症，一静一动可予分辨。

（四）颤振

颤振是头部或上、下肢不由自主地抖动，其特征是动作较慢，幅度较小，抽动较轻，且不停地发作，于入眠后即可停止；痉证则四肢抽搐的动作幅度较大，力量较猛，即使在昏迷状态中，仍可抽搐不止。

（五）子痫

子痫是当妊娠六七月后，或正值分娩时，忽然眩晕倒仆，昏不知人，四肢抽搐，牙关紧闭，目睛直视，口吐白沫，片刻自醒，醒后又发。其鉴别要点是：子痫是在妇女妊娠期中发生的病证，而且一般先有头晕目眩、下肢浮肿等症状。

在中医学的某些书籍中，尚载有"瘛疭"一证，其以抽搐为主症。如《张氏医通·瘛疭》说："瘛者，筋脉拘急者；疭者，筋脉弛纵也，俗谓之搐。"临床上，本证很少单独出现，多是痉证的表现之一，名异实同。

## 四、辨证

（一）辨证要点

1.辨外感与外伤

外感发痉，为风、寒、湿邪壅滞经络，气血运行不畅，筋脉失养所致，故起病多急骤，同时伴见恶寒、发热、脉浮等外感表证；内伤发痉，系因久病体虚，气血耗伤，或产后血亏，或误下、误汗，痰瘀内阻所致，病多渐起，病情缓慢，可同时兼有内伤之证。

2.辨刚痉与柔痉

刚痉和柔痉均为外感痉证，区分的依据主要根据其感受外邪之偏盛及有无汗出而定。刚痉者，以感受寒邪为主，临床症状以发热、恶寒、无汗、脉浮紧表实证为主；柔痉者，则以感受风邪偏重，兼见发热、不恶寒、汗出、脉沉细而迟等表虚证。

3.辨虚证与实证

从病情分辨，如见四肢抽搐有力、牙关紧闭、谵语昏狂、舌红、脉弦数等症者为实证；若手足蠕动、神昏气竭、脉细数或虚而无力，为虚证。从病因分辨，外因风、寒、湿邪浸淫筋脉或痰瘀内阻而致痉者，多为实证；因耗伤津液，损伤气血而致不能荣养筋脉者为虚证。从病机分辨，太阳刚痉为表实证，太阳柔痉为表虚证。

4.辨血虚与血瘀

血虚和血瘀同为痉证的致病因素，但有本质区别。因血虚不能濡养筋脉而致痉者，多见于体质虚弱，并常见头昏目眩、唇甲淡白、面色无华、手足麻木等症；血瘀致痉者，多见于病前有剧烈头痛，痛如锥刺，且痛处固定不移，常兼见肌肤粗糙、舌质紫暗、边有瘀点等症。

（二）辨证候

对于痉证的辨证分型，历代医家各抒己见，论述颇多，至清代，吴鞠通把痉证分为寒痉、风温痉、温热痉、暑痉、燥痉、湿痉、内伤饮食痉、客忤痉和本脏百病痉九种，似可认为是从《内经》《金匮要略》以来，对痉证一次较全面的概括。临床主要分为外感与内伤两大类，再根据其病邪及脏腑病变予以区分，分述如下。

1.外感痉证

（1）寒邪外侵证：四肢挛急抽搐，口噤不得语，项背强直，角弓反张，伴有发热，恶寒，头痛，无汗，舌苔薄白，脉浮紧。

病机：寒为阴邪，易伤阳气，经脉为寒邪所客，气血运行迟缓，泣而不行，筋脉失去荣养而见项背强直，四肢抽搐，甚至角弓反张；寒性凝滞，脑络为之闭阻，脑气不通，故而头痛；寒主收引，故见四肢挛急，口噤不开而不得言语，毛窍腠理闭塞，卫阳被郁不得宣泄，故见发热，恶寒，无汗；舌苔薄白，脉浮紧，均为寒邪外束之表实证象。

（2）风邪外侵证：颈部牵掣或突发角弓反张，全身筋脉频繁抽搐，甚至口噤，伴有发热，不恶寒或微恶寒，汗出，头项强痛，舌苔薄白，脉沉细而迟。

病机：风为阳邪，其性开泄，致使汗出津伤，筋脉失去濡养；风性向上，易袭阳位，头为诸阳之会，可见头项强痛，颈部牵掣；风性主动，故全身筋脉抽搐频繁，甚至口噤，角弓反张；风邪袭表，营卫不和，犯表而使腠理开泄，故见发热汗出而不恶寒之表证；然其脉反沉细而迟，此乃风邪淫于外而津液伤于内之故也。

（3）湿邪外侵证：项背强直，不易转侧，或见角弓反张，肢体沉重，筋脉拘急难举，甚至口噤，伴头昏头痛，其痛如裹，发热不高，恶寒较轻，舌苔白腻，脉浮缓濡。

病机：经曰"诸痉项强，皆属于湿"。湿性重着，其性粘滞，犯表入隧，阻于经络，气血难以运行，筋脉失其所养，故项背强直，筋脉拘急；湿性重着，故项强难以转侧，四肢沉重难举；湿邪袭卫，营卫不和，然湿为阴邪，故虽发热恶寒并见，但均不明显；湿为阴邪，阻碍气机，故头痛如裹；苔白腻，脉浮缓濡，均为湿邪束表之候。

2.内伤痉证

（1）阳明燥结证：项背强急，肌肤燥热，手足挛急，甚至口噤，唇燥起皱，角弓反张，伴壮热，大渴不止，烦躁不安，腹部胀满，大便秘结，舌质红，苔黄糙，脉见洪数欠畅。

病机：阳明为多气多血之经，邪热不解，传入阳明，邪热郁蒸，故发壮热；火热伤津，故见渴饮；阴津大伤，筋脉失养，致使项背强急，手足挛缩；肌肤燥热则是阳明燥结之征，此乃"燥胜则干"之故；腑气不通，故腹胀而便秘干结；脑神失之濡养又被燥邪所扰，故烦躁不安；舌质红，苔黄糙，脉洪数欠畅，均为燥结阳明之征象。

（2）肝热风动证：目斜上视，口噤龄齿，手足躁动，甚至项背强急，角弓反张，四肢抽搐，伴高热，额顶胀痛，急躁易怒，舌绛少苔，脉弦数。

病机：肝经热盛，热极生风，风动则木摇，筋为肝所主，今风阳妄动又系肝热灼津，故见口噤齘齿，手足躁动，甚则项背强急，角弓反张；两目为肝之外窍，额顶为肝经所主，风火相煽，上扰头目脑神，故见高热，额顶胀痛，目斜上视，急躁易怒；肝体阴而用阳，肝热耗损肝阴，故见舌绛少苔；脉来弦数则为肝经热盛之候。

（3）心营热盛证：高热不退，神志昏愦，谵语不止，项背强直，四肢抽搐，甚至口噤，角弓反张，舌质红绛，脉细数。

病机：邪热内陷心营，热扰脑神，故见高热神昏，谵语不止；筋脉因热邪伤津耗液而失之濡养，故见项背强急，四肢抽动，甚至口噤，角弓反张；舌为心之苗，脉为心所主，心阴耗伤，故见舌质红绛，脉呈细数。

（4）气血亏虚证：项背强急，四肢抽搐，但见抽动频幅较小，频率亦缓，可有口噤，兼见头目昏眩，神疲乏力，少气懒言，自汗津津，面色苍白，唇甲无华，舌质淡红，脉象弦细。

病机：因素体虚弱，或失血，汗下太过后，气血两虚，不能荣养筋脉，故而项背强急，四肢抽搐，或见口噤；但因气血已耗，又无燥热之邪，故抽搐频率缓，频幅小，与实证有异；血虚不能上奉于脑，髓海空虚，故头目昏眩；气血不足，不能充养人体，故见神疲乏力，少气懒言；气虚外卫不固而自汗津津；血虚不荣，故面色苍白,唇甲无华;舌质淡红,脉弦细,均为气血亏虚之征。

（5）痰瘀内阻证:头痛昏蒙或刺痛,痛有定处,痛如锥刺,项背强急,四肢抽搐,甚至角弓反张,伴有胸脘满闷,呕恶痰涎,舌质紫暗,边有瘀斑,舌苔白腻,脉细涩或滑。

病机:瘀血、痰浊阻于头部,上蒙清窍,经络阻塞,清阳不升,故见头痛昏蒙或刺痛;痛有定处为瘀血之特征;痰浊阻滞胸脘,故胸脘满闷,呕恶痰涎;痰瘀阻滞经脉,气血通行受阻,筋脉失养,故项背强直,四肢抽搐;舌质紫暗,舌苔白腻,脉滑或细涩,均为痰湿内阻之象。

## 五、治疗

### (一)治疗要点

痉证主要分外感致痉和内伤致痉两大方面,因此在治疗前须分清孰内孰外。外感致痉者,当以祛邪为主,宜祛风、散寒、除湿;内伤致痉者,多扶正为主,宜益气温阳,滋阴养血,化痰通络。

痉证是由多种原因引起,通常在治疗时,只要审证求因,消除致痉因素,从本论治,则痉证自然缓解。但痉证病发突然,抽搐明显,患者十分痛苦,或当病证出现危候时,则宜急则治其标,首选解痉定搐之药控制症状,然后再缓图其本,临床上一般以标本兼顾之法为常用。

### (二)分证论治

1.寒邪外侵证

治法:散寒解肌,和营柔脉。

方药:葛根汤加减。本方祛风散寒,发汗而不伤津液,散中有收,刚中有柔,切合病机,故为治疗刚痉之主方。

药用葛根为君,既可发汗解表以祛外邪,又能升脾胃清阳而输布津液,且能生津养液而濡养筋脉,诚为祛风解痉之要药。表实寒重,故以麻黄为臣加强散寒解表之力,佐以桂枝,不仅配麻黄以发汗,尤可调和营卫,使邪气一去,表气自和;为恐过汗伤津,故又佐以芍药甘酸敛阴和营,既缓发汗之力,更能荣筋缓急,与桂枝相配,调和营卫功能益著;生姜、大枣调脾胃,和众药。

若风寒痹阻经脉,周身酸楚疼痛,加秦艽、羌活通络止痛;风邪上扰,头痛甚者,可加川芎、僵蚕熄风止痛。

2.风邪外侵证

治法:祛风和营,养津舒筋。

方药:瓜蒌桂枝汤加减。本方调和营卫,润燥柔筋,为治疗柔痉之主方。

药用天花粉、桂枝、白芍、生姜、大枣、甘草,本方即桂枝汤加天花粉而成。缘于风邪外客,营卫失和,以桂枝汤治之甚为合拍,然纵观颈项强急,全身筋脉拘挛之症,是为风邪外袭,经络受阻,复因表虚有汗,阴津有损,筋脉不得濡润之故,此又非桂枝汤所胜任,故而方中加入天花粉,并以此为主药,既能润燥生津,又善通行经络,故成无己称:"加之则津液通行"。

若风邪较甚,可酌加防风以加强祛风之力;若抽搐频繁不止,可加僵蚕、全蝎以熄风定痉。

3.湿邪致痉证

治法:祛湿和营,通经柔脉。

方药:羌活胜湿汤。本方祛风散寒,燥湿和营,用于湿邪在表,项背强直,肢体酸重,苔腻,脉浮者。

药用羌、独二活为君,羌活入太阳经,主祛上部之风湿,《日华子本草》谓其"治筋骨拘挛",独活祛下部之风湿,二者合用,能散周身之风湿,舒利筋脉而通气血;以防风、藁本为臣,祛太阳经风湿,且止头痛;川芎为血中之气药,通利血气,亦能祛风止痛;甘草调和诸药为使。

若湿邪偏甚,下肢浮肿者,可加车前草、木通以渗其湿;若湿邪郁遏,渐趋化热,当加薏苡仁、威灵仙以健脾清热,利湿通络。

4.阳明燥结证

治法:清火泄热,增液养筋。

方药:增液承气汤加减。本方滋阴润燥通便,用于高热、神昏、项背强直,甚至角弓反张、腹胀、便秘、苔黄腻而干、脉弦数者。

药用玄参、麦冬、生地为主滋阴增液,使阴液平复,润燥滑肠;大黄、芒硝泄热通下,软坚润燥,是以祛邪热而不伤阴液,津液来复则痉证得以缓解。

若见烦躁不安甚者,可加黄连、栀子以清其热;若腹部胀满痛甚者,酌加枳实、厚朴以加强通腑之力。

5.肝热风动证

治法:清热凉肝,熄风镇痉。

方药:羚角钩藤汤。本方凉肝熄风,清热透窍,用于高热、抽搐、神志昏迷、角弓反张、舌质红绛、苔黄燥、脉滑数者。

药用羚羊角、钩藤为君药,凉肝熄风,清热解痉;取菊花、桑叶为臣,以加强熄风之效;用生地、白芍养阴增液,以补热灼耗伤之阴液,以柔肝舒筋;基于热邪可灼津为痰,故用鲜竹茹、浙贝母清化热痰,以杜痰蒙脑窍之患,以茯神宁脑安神为佐,均为清脑宁神所设;生草调和诸药为使,与白芍相配,则甘酸化阴,可舒筋缓急。

若肝阳上亢,可酌加石决明、龙骨、牡蛎潜镇宁脑;若兼口苦,可加龙胆草以泻肝热。

6.心营热盛证

治法:清心凉营,开窍止痉。

方药:以清营汤为主方送服安宫牛黄丸。清营汤清热凉血,可使火热入营之邪,透出气分而解,为治邪热内传营阴之证之主方。安宫牛黄丸专为热邪内陷心包,痰热壅闭脑窍而设,为清热开窍之重要方剂,与清营汤相配更加强开窍镇痉之功效。其中清营汤以清热凉血,气血两清为主;安宫牛黄丸重在清热开窍,化痰熄风。

药用犀角(用代用品)咸寒,生地甘寒,以清营凉血为君,此为遵"热淫于内,治以咸寒,佐以甘苦"之经旨所配。元参、麦冬配生地养阴增液清热为臣,佐以金银花、连翘心、黄连、竹叶心清心经之热毒以透邪热,使入营之邪,透出气分而解。热入营血,瘀热相结,故配丹参活血以消瘀热。送服安宫牛黄丸清热开窍,凉血熄风。

若见大便秘结者,可酌加大黄以引热势下趋;心经热甚者,可加栀子以清心解毒。

7.气血亏虚证

治法:养血益气,柔筋缓痉。

方药:八珍汤加减。本方气血双补,滋液熄风,用于项背强急,四肢抽搐,神疲乏力,少气懒言,面色苍白,唇甲无华,舌质淡红,脉象弦细者。

药用当归补血活血,人参大补元气,健脾养胃,为君药。熟地以补血为主,川芎入血分,理血中之气,芍药敛阴养血,白术健脾益气燥湿,茯苓甘淡渗湿健脾,炙甘草甘温调中,共为辅佐药。诸药配合,使血得气之助而充盈,气得血滋助更旺盛,共收气血双补之功。为解除患者抽搐之苦,可酌加钩藤、天麻等药以加强熄风定痉之力。

若气血不畅,手足麻木,酌加鸡血藤、路路通活血通络;若脾失健运,纳差食少,加陈皮、炒谷麦芽。

8.痰瘀内阻证

治法:导痰化瘀,通窍止痉。

方药:导痰汤合通窍活血汤加减。导痰汤健脾燥湿,化痰开窍,用于头痛昏蒙,项背强急,四肢抽搐,甚至角弓反张,伴有胸脘满闷,呕恶痰涎,舌苔白腻,脉细滑者。通窍活血汤活血通络,祛瘀开窍,用于头痛如刺,痛有定处,痛如锥刺,项背强急,四肢抽搐,甚至角弓反张,舌质紫暗,边有瘀斑,脉细涩者。两方均以祛邪开窍为主,但前者之治重在痰浊壅盛,病在气分;后者重在瘀血阻窍,病在血分。

药用半夏性温,健脾化痰祛湿,赤芍活血化瘀,共为导痰化瘀之主药。佐以橘红理气化痰,使气顺而痰消。茯苓健脾渗湿,湿去脾旺,痰无由生。胆星化痰镇惊,主治四肢抽搐。川芎、桃仁、红花活血化瘀而养血。甘草调和诸药。

若寒痰壅盛可加姜汁,火痰加青黛,燥痰加瓜蒌、杏仁,老痰加海浮石;若兼有气滞,胸闷腹胀者,可加制香附、陈皮、路路通。

(三)单方验方

(1)蚯蚓5～10条,洗净捣烂,白糖浸泡,取糖水内服,有退热止痉之功。

(2)蜈蚣(或全蝎)3～5条,煎服,可止痉。

(3)取活蚌一个,银簪脚拨开,滴入姜汁,将蚌仰天片刻,即有水出,用瓷杯盛之,隔汤炖熟,灌下可止痉。

(4)荆芥穗不拘多少,微炒为末,每服9～15 g,以大豆黄卷炒,以热酒汰之,去豆黄卷,用汁调下,治新产血虚发痉,汗后中风,其效如神,方名卿举古拜散。

(5)伸筋草、透骨草各30 g,干姜数片,煎水,熏蒸及浸泡,治肢体挛缩。

(6)清热镇痉散:羚羊角30 g,白僵蚕24 g,蝎尾18 g,蜈蚣、雄黄、琥珀、天竺黄各12 g,朱砂、牛黄各6 g,麝香2 g,共研细末。每次服3 g。对温热内闭、神昏谵语、颈项强直、牙关紧闭、手足抽搐等症有效。

(7)生槐枝250 g,蝉蜕150 g,金银花30 g,钩藤15 g,金刚藤60 g,水煎服,每日3次。

(8)以井底泥敷上腹部,磨羚羊角冲服止痉散或紫雪丹等,治疗高热抽搐。

(9)白虎汤加蜈蚣,有学者用以治小儿温病发痉。兼惊者加朱砂、铁锈水、生龙骨、生牡蛎等;热者加羚羊角、青黛;痰盛者加菖蒲、胆南星;有风者加全蝎、僵蚕。

(10)防风当归饮:治发汗过多,发热头摇,口噤反张,具祛风养血之功。药用防风、当归、川芎、生地等分,水煎服。

(四)中成药

1.牛黄清热散

功能与主治:清热镇惊。用于温邪入里引起高热惊厥,四肢抽动,烦躁不安,痰浊壅塞等症。

用法与用量:口服,一次1.5 g,一日3次,小儿酌减。

2.万氏牛黄清心丸

功能与主治:清热解毒,豁痰开窍,镇惊安神。用于邪热内闭,烦躁不安,四肢抽搐,神昏谵语,小儿高热惊厥。

用法与用量:口服,一次1丸,一日2～3次。

注意事项:孕妇慎服。感冒发热等表证未解时不宜用,以防引表邪内陷。

3.紫雪丹

功能与主治:清热解毒,镇痉开窍。主治温热病之神昏谵语,高热抽搐。

用法与用量:口服,一次1瓶,一日1～2次。

4.安脑丸

功能与主治:醒脑安神,清热解毒,镇痉熄风。主治实热所致的高热神昏,头痛眩晕,抽搐痉厥,中风窍闭。

用法与用量:口服,一次1～2丸,一日2次,小儿酌减。

5.万应锭

功能与主治:清热化痰,镇惊开窍。主治惊风,昏迷,痰多气急,烦躁。

用法与用量:口服,一次2～4粒,一日1～2次,3岁以内酌减,孕妇忌服。

6.羚羊散

功能与主治:平肝熄风,清热解毒,镇惊安神。用于热病高热,神昏,谵语,头痛眩晕。

用法与用量:散剂。口服,一次0.6～1.0 g,一日2次。

7.清热镇惊散

功能与主治:清热解痉,镇惊熄风。用于高热急惊,烦躁不安,气促痰滞,手足抽搐。

用法与用量:散剂。口服,一次1g,一日2次。

8.牛黄宁宫片

功能与主治:清热解毒,镇静安神,熄风止惊。用于高热昏迷,惊风抽搐,及头痛,眩晕,失眠等症。

用法与用量:片剂。口服,一次6片,一日3次。

9.抗热镇痉丸

功能与主治:清心涤痰,凉营熄风。用于湿温暑疫,高热不退,惊厥昏狂,谵语发狂。

用法与用量:蜜丸。口服,一次1丸,一日2次,用温开水化服。

10.解毒清心丸

功能与主治:清热解毒凉血,化浊开窍。用于温疫热邪引起的高热不退,惊厥神昏,谵语发狂,口糜咽烂及斑疹毒盛等症。

用法与用量:糊丸。口服,一次3g,一日2次,3岁以下小儿酌减。

(五)其它疗法

1.针灸疗法

止痉可针刺人中、涌泉、十宣、大椎、合谷、阳陵泉等穴,强刺激。热盛发痉取穴大椎、阳陵泉,俱用泻法,留针;少商、委中,均以三棱针刺血。血虚致痉取穴命门、肝俞、脾俞,用补法,风府、后溪,宜用泻法。热入营血者取穴曲泽、劳宫、委中、十宣、行间,热甚者配大椎,神昏者配水沟,以毫针刺,用泻法,或在十宣穴上放血。

2.外治疗法

(1)南星、半夏、地龙,三药共为细末,用姜汁、薄荷汁调搽劳宫、委中、涌泉穴。

(2)雄黄15g,巴豆(不去油)15g,砂仁1.5g,五灵脂9g,银砂4.5g,蓖麻油1.5g,密香0.9g,诸药为粉,以油脂调膏,名曰"吕祖一枝梅"。将药膏做成豆大饼状,外敷在前额、印堂穴处,并记载所需时间,大抵为一炷香,同时观察贴药处情况。若有红斑晕色,肿起飞散现象,为"红霞捧飞",为好现象,示预后良好;若该处不红肿,为"白云漫野",示预后不良。成人每次可用3~4.5g。一般1次即可,如1次不愈,可2~3次,无效不可再敷。

(付　鹏)

# 第六节　颤　振

颤振是以头部或肢体甚至全身颤抖、动摇为主要临床表现的一类病证,又称为颤证、震颤、振掉。轻者可以仅见到头摇、下巴抖动或手足微微颤动等局部颤振,基本不影响工作和生活;重者颤振部位波及全身,并且颤振幅度较大,持续终日,并可见到项背拘急,四肢筋脉僵滞不和,后期可见到头颈振摇不止,甚至扭转痉挛,手摇如数钞,足颤不能步,严重影响生活质量,失去工作和自理生活的能力。本病多发于中老年,男性多于女性。

## 一、病因病机

颤振主要由于各种原因导致的气血不足,筋脉失养,以及肝郁、痰热、血瘀,风自内生,风气入络,久则肾精亏损,筋脉失于濡润。

(一)年老体衰

"年四十而阴气自半",由于年龄老化而致肝肾亏虚,精气不足,不能供奉髓海,濡养筋脉;也有平素阳亢之人,不识颐养,老年肝肾亏虚之时,气火愈加亢旺,下虚上实,肝气化风入络,肝筋失用,则肢体颤抖,筋脉拘紧,从而导致头摇、肢颤,故本病恒多见于中年以后。

（二）病后体虚

感染温邪，罹患热病，邪热灼伤阴津，筋脉失于阴液濡润，发生肢体抖动或摇动；也有内伤杂病，多病重叠，耗伤气血，由脾及肾，阴伤及阳。导致肢体失养或不能作强而肢体颤振不已。故本病常继发于它病之后。

（三）情志不舒

五志过极，皆能化火。情怀抑郁，肝气不舒，气郁化火，火动生风；或突遇惊恐，气机逆乱，肝气入络，肝筋失用，则肢体出现颤振。也有久思伤脾，脾运失健，痰湿内生，郁久化热，痰热生风，筋脉为之不用而出现颤振者。

（四）跌仆损伤

不慎跌仆，或有中风、刀创，损及精明之府，瘀血阻滞，化生内风，窜入经络，发为颤振。

总之，气血不足、肾精亏损、筋脉失养是本，痰热、肝郁、血瘀是标。其中气血不足乃因素禀不足，或后天不知调摄，患病日久，耗损气血，致使身体早衰，筋脉失于濡养，虚风内动。《素问》云："掌受血而能摄，足受血而能步"，气血不足，势必动作失宜而颤振。肾精亏虚则主要由于年高肾精亏损，以及"久病穷必及肾"而来，又有阴阳之分，偏于阴虚，为筋脉失于濡润，阴虚及阳，阳气不能正常布津，则筋脉失于温养。肝气郁结，肝气化风入络；痰热阻滞，肝筋失和，则肢体颤抖，筋脉不用；瘀血阻于肝经，则血瘀生风，窜入经络，则肢体筋脉抖动、摇动。本病之发生，固然有单方面因素造成者，但尤多本虚标实，相兼为病。

## 二、诊断

（1）本病以头部或肢体甚至全身颤抖、动摇为主要临床表现的一类病证。可以只是身体局部的颤抖、动摇，也可以是身体多个部位的颤抖、动摇，可以是发作性的，也可以是持续不断的颤抖、动摇。因为症状独特，临床上一般不难诊断。

（2）多见于中老年患者。

## 三、病证鉴别

颤振作为头部、肢体等部位的不自主动作，临证时应与瘛疭、痉证作鉴别。

（一）瘛疭

颤振通常为慢性疾病，以身体局部或多处抖动和摇动为主要临床表现，动作频率较快，一般无发热、神昏和其它特殊的神志改变；瘛疭则为抽动或抽搐，幅度一般较大而频率较小，通常为阵发性，见于多种急性热病或某些慢性疾病的急性发作，临床可见到手足屈曲牵引，两目窜动，头手抽动，甚至角弓反张，如果是出现在急性热病中，则可伴有发热、神昏。正如清·张璐《张氏医通》所说："瘛疭则手足牵引，而或伸或屈，颤振则但振动而不屈也，亦有头动而手不动者。"结合病史和症状特点，二者不难鉴别。

（二）痉证

颤振主要是身体局部或全身的抖动和摇动，病情发展中可以见到肢体某些部位的僵滞不和，但以颤振的症状为主；痉证主要以身体各部位僵硬、肢体酸胀为主，如果是发作性的痉证，则可以见到项背强急，四肢缓慢抽搐，甚至口噤、角弓反张等。二者有所区别，但颤振发展到较严重阶段，可以兼见痉证。

（三）中风牵动

中风之后，常有半身肢体的不遂，同时间有肢体的牵动，中风牵动主要为不遂的肢体僵滞不和，动作失控，筋脉拘急，缓慢抽搐，有时也可夹有抖动，但以僵滞不遂为主要特点。颤振则纯为抖动和摇动，僵滞仅为晚期兼症。明·楼英《医学纲目·颤振》谓：颤振"战摇振动，轻利而不痿弱，比之中风，牵动重迟者，微有不同。"

## 四、辨证

（一）辨证要点

1.辨颤振的新久

颤振为阵发性，幅度比较小，一般为本病初期；而颤振为持续性，动作幅度比较大，则为病情进展或病久。

2.辨证候虚实

颤振大多为本虚标实之证，病初患者多偏于实，病久多偏于虚，但也有病初即虚、久病仍实者，也可虚中夹实。实证表现为风盛、痰浊、瘀血、气郁、火旺，虚证则表现为气虚、血亏、阴伤、阳弱。

本病颤振为典型的内风之象，风证为其本证。其风盛表现为身体局部或全身颤抖、动摇的频率加快，幅度加大，部位扩大；痰浊表现为形体肥胖，胸闷脘痞，头晕涎滴，面溢油垢，舌苔垢腻；瘀血表现为颤振与外伤有关联，同时具有头昏头痛，舌质暗，或有紫斑紫点，脉涩等症；气郁表现为情怀抑郁，情绪紧张或低落时颤振加重；火旺表现为急躁易怒，面红目赤，大便秘结，小便短赤，舌红，苔黄，脉弦滑。

本病虚证主要见到气血两虚和肾阴亏虚，后期可见显著的肾阳虚弱或阴阳两虚。气血两虚者除颤振之外，尚有肢体乏力，头晕目花，神呆懒言，少气自汗，大便不爽，面色不华，舌胖而润，边有齿痕，舌质暗淡或见瘀斑，脉细弱或缓而无力等症；肾阴亏虚者则有形体消瘦，五心烦热，烦躁多怒，失眠健忘，或有遗精，头晕耳鸣，腰酸腿软，步态拖拉，行走不稳，便干难解，舌质暗红，苔少，脉弦细或细涩等症；肾阳虚弱者则见形体偏胖，形寒怕冷，阳痿不用，头晕耳鸣，神呆健忘，腰酸腿软，步态拖拉，行走不稳，便干难解，舌淡，脉弦细或细涩；阴阳两虚则可见到上述阴虚和阳虚的证候。

（二）辨证候

1.肝郁痰火证

肢体颤抖，筋脉拘紧，情怀抑郁，或急躁易怒，胸闷脘痞，头晕涎滴，面溢油垢，舌红或淡红，苔黄或腻垢，脉弦滑或细弦。

病机：气行血行，气虚血滞，反之亦然。肝藏血，血虚不能推动气行，则肝气易郁，出现情怀抑郁；肝气犯胃，则胸闷脘痞；肝气久郁，化火上炎，则急躁易怒，头晕头胀；气滞津停，化作痰涎，夹肝火而为痰热，则涎滴，面溢油垢；痰热阻滞，肝气化风入络，肝筋失用，则肢体颤抖，筋脉拘紧；苔黄或腻垢为痰热之象；脉弦滑或细弦是肝气郁结或肝郁化火之征。

2.瘀血阻滞证

跌仆损伤或中风之后，突然或渐渐出现肢体抖动、摇动，头昏头痛，舌质暗，或有紫斑、紫点，苔薄，脉弦滑或细涩。

病机：跌仆损伤及中风是瘀血之因；舌质暗，有紫斑、紫点，脉细涩为瘀血在里之象。损伤及脑，脑气不舒，则头昏头痛；瘀血阻于肝经，则瘀血化风，肢体筋脉抖动、摇动，发为颤振。

3.气血不足证

手足振掉，筋脉拘紧，行步慌张，肢体乏力，头晕目花，神呆懒言，少气自汗，大便不爽，面色不华，舌胖而润，边有齿痕，舌质暗淡或见瘀斑，脉细弱或缓而无力。

病机：气主煦之，血主濡之，气血不足，则肢体筋脉失于濡养，而见手足振掉，筋脉拘紧，行步慌张，肢体乏力；气虚固涩无力，津液外泄，则少气自汗；气虚大肠传导无力，血虚失于濡润，则大便不爽；头晕目花，神呆懒言，面色不华，为"上气"不足之象；舌胖而润，边有齿痕，舌质暗淡或见瘀斑，脉细弱或缓而无力，是气血不足之外象。

4.肾阴耗损证

形体消瘦，五心烦热，烦躁多怒，失眠健忘，反应迟钝，神思不敏，或有遗精，头晕耳鸣，腰酸腿软，颤掉日久，步态拖拉，行走不稳，便于难解，舌质暗红，苔少，脉弦细或细涩。

病机：肾阴不足，不能作强，可见腰酸腿软，步态拖拉，行走不稳；肾阴耗损，髓海失养，则失眠健忘，反应迟钝,神思不敏,头晕耳鸣;阴精亏耗,则形体消瘦,便干难解,舌质暗红,苔少,脉弦细或细涩。阴虚日久,渐致火旺,而有五心烦热,烦躁多怒,或有遗精;颤掉日久,必见虚证。

5.肾阳不足证

形体偏胖,形寒怕冷,阳痿不用,头晕耳鸣,神呆健忘,腰酸腿软,颤掉日久,步态拖拉,行走不稳,便干难解,舌质淡或暗红,苔少,脉弦细或细涩。

病机:颤掉日久,致成肾虚,久病穷必及肾故也。肾虚髓海失养,可见头晕耳鸣,神呆健忘;不能作强,而现腰酸腿软,步态拖拉,行走不稳;形体偏胖,形寒怕冷,阳痿不用,是肾阳不足之明证;便干难解,舌质淡或暗红,苔少,脉弦细或细涩,则为阴虚及阳之征。

## 五、治疗

(一)治疗要点

本病多为本虚标实表现,早期一般实证的证候明显,稍夹虚象,中晚期则基本上以虚证为主,或夹有实证证候,治疗主要是视标本缓急而调治,其中补肾调肝、益气养血为治本之道,清化痰热、搜剔瘀血,是治标之途,而平肝熄风、搜风通络则为本病对症治疗之要法,三者宜斟酌而用。

(二)分证治疗

1.肝郁痰火证

治法:开郁和血,清化痰热。

方药:摧肝丸或涤痰汤、丹栀逍遥散出入。摧肝丸、涤痰汤着重清肝涤痰祛风,用于痰热生风之颤振,胸闷脘痞,头晕涎滴,面溢油垢,舌苔黄腻明显者;丹栀逍遥散则开郁和血,清泄肝火,用于情怀抑郁,或急躁易怒而舌苔薄、舌质红者。

药用胆南星、姜半夏、橘皮、茯苓清化痰热;青黛、钩藤清肝熄风;白芍、丹参养血柔肝;枳壳、竹茹、玫瑰花、川朴花、柴胡、甘草疏肝理气。

若肝热较甚,急躁易怒,面红目赤,口苦而干,宜加黄芩、夏枯草清肝化痰;便秘而干,加全瓜蒌、生大黄化痰、行滞、通腑;颤甚,可加生龙骨、生牡蛎,石决明、珍珠母平肝潜阳,熄风止颤;颤振又见拘挛者,可入木瓜、葛根舒筋、解痉、熄振。

2.瘀血阻滞证

治法:活血化瘀,熄风通络。

方药:通窍活血汤加减。本方通窍化瘀,专治脑窍瘀血而致颤振之证。

药用桃仁、红花、赤芍、当归、川芎、丹参活血化瘀;天麻、全蝎平肝熄风;老葱通窍活血,引药上行。

若血瘀明显,头痛如裂,面色紫暗,或舌紫,脉涩较甚,可加水蛭、地龙、蜈蚣搜风活血熄风;大便闭塞难解,可仿复元活血汤或抵当汤清化瘀热,根据患者身体虚实,而于本方中加入生大黄或熟大黄泻热通瘀;颤振随情志波动者,则宜仿血府逐瘀汤行气活血,于方中加入柴胡、香附、青皮、陈皮、枳实等行气之品。

3.气血不足证

治法:益气养血,活络熄风。

方药:定振丸加减。本方补养气血,熄风舒络,是古代治疗颤振专方之一。

药用生黄芪、炒白术、炙升麻升阳益气;熟地、当归、川芎、丹参养血活血;天麻、钩藤、全蝎熄风通络。

头昏脑鸣,少气懒言,气虚甚者,可加党参或人参健脾益气;有声低气怯,形瘦色白,大气下陷之象,宜仿补中益气汤,加重黄芪用量,并加柴胡以助升举之力;颤振甚加蜈蚣、蝉蜕熄风定痉;便秘,加火麻仁,白术改生白术,润肠健脾以通大便。

4.肾阴耗损证

治法:补肾填精,柔筋通络。

方药:大定风珠加减。本方滋液熄风,专治肾阴亏耗引起的颤振,见有舌红、腰酸、疲乏等症,也是治疗颤证古方之一。药用白芍、干地黄、山萸肉、枸杞子、五味子、阿胶(烊)、鸡子黄滋肾养精柔筋;龟甲、鳖甲、牡蛎滋肾育阴熄风;丹参凉血活血;白芍配甘草酸甘化阴,柔络熄风。如见颤甚,可加全蝎、蜈蚣,熄风止痉;心烦易怒,宜加连翘、郁金,清心除烦;痴呆健忘,加石菖蒲、制首乌,补脑开窍;失眠,加酸枣仁、合欢花,养心、解郁、宁神。

**5.肾阳不足证**

治法:温肾助阳,柔筋通络。

方药:地黄饮子出入。本方温养肾元,柔润筋脉,适用于颤振日久肾阳不足,或阴伤及阳而见形寒怕冷、尿多清长者。

药用制附子、肉桂、肉苁蓉、巴戟天温补肾阳;干地黄、山萸肉、白芍、五味子补肾填精;石菖蒲、远志化痰开窍。

腰酸膝软,步履维艰,应加桑寄生、杜仲、怀牛膝、金狗脊补肾强脊;大便不通,可加入锁阳温肾通便;有阴阳两虚见证,可以阴阳同补,适当加入育阴熄风之品,如龟甲、鳖甲、牡蛎等。

**(三)单方验方**

**1.止痉散**

全蝎、蜈蚣等量,研细末。一次服3g,一日3次,温开水送下。本方搜风通络力宏,对于颤振及肢体僵硬效果较好。

**2.瓜葛汤**

木瓜15g,葛根30g,磁石30g,一日1剂,水煎取汁,分2～3次服。本方舒筋通络,兼有平肝作用,对于本病兼有肢体僵硬的患者有一定的效果。

**3.松香散**

松节、乳香各3g,木瓜100g。以松节、乳香炒焦为末,木瓜以黄酒150mL煎汁,送下。本方有活血舒挛作用,适用于本病瘀血证候明显的患者。

**4.皂香汤**

牙皂、木香各10g,水煎服。适用于痰气较盛的本病患者。

**5.星蒌汤**

全瓜蒌30g,胆南星、天麻各10g。适用于本病风痰证。

**6.豁痰汤**

天麻15g,姜半夏、石菖蒲各10g,全蝎3g,水煎服。适用于本病风痰较盛者。

**7.止颤汤**

全蝎5g,蜈蚣3条,洋金花0.6g,水煎服。本方熄风止颤的力量较大。

**8.活络汤**

熟地黄12g,白芍15g,钩藤30g,水煎服。本方育阴活络。

**9.芪陈汤**

黄芪30g,陈皮3g,水煎服。本方益气健脾,对于气虚明显的震颤麻痹患者较有效。

**10.芪红酒**

黄芪200g,红花100g,黄酒500～1000mL,将黄芪、红花放入黄酒中,7天后可供饮用。具有益气通络的功效,对于本病气虚血瘀证有较好作用。

**(四)中成药**

**1.定振丸**

功能与主治:益气养血,熄风止颤。用于颤振而兼有头昏目眩,面色不华,肢体筋脉拘挛,舌淡,脉细者。

用法与用量:口服,每次6～9g,每日2～3次。

**2.杞菊地黄丸**

功能与主治:滋补肝肾,清肝熄风。用于颤振而兼有头昏脑胀,面红目赤,耳鸣,记忆不敏,腰酸腿软者。

用法与用量:口服,每次浓缩丸 8 粒或水泛丸 6～9 g,每日 2～3 次。

3.加味逍遥丸(又名丹栀逍遥丸)

功能与主治:清肝理气,解郁宁神。用于颤振由情志激越或紧张诱发者。

用法与用量:口服,每次浓缩丸 8 粒或水泛丸 6～9 g,每日 2～3 次。

4.大活络丹

功能与主治:培补气血,化痰通络。用于颤振兼见肢体酸困、活动不利者。

用法与用量:口服,每次 1 丸(9 g),每日 2～3 次。

(五)其它疗法

1.针灸疗法

针灸治疗本病具有良好作用,有体针和头皮针等治疗方案。

(1)体针疗法:风池、曲池、消颤穴(少海穴下 1.5 寸)、外关、环跳、足三里、阳陵泉、太冲,均用 32 号 1 寸或 1.5 寸毫针直刺,平补平泻,每日或隔日一次,留针 30 分钟,10 次为一疗程。

(2)头皮针疗法:取舞蹈震颤区(顶颞前斜线)、运动区,平衡区,足运感区和视区。用 32 号1寸或 1.5 寸毫针直刺,针刺得气后留针 30 分钟,7～10 次为一疗程。

2.推拿疗法

推拿疗法对于改善本病患者的肢体僵硬、疼痛、酸胀等症状有较好疗效,主要采用滚法、推法、拿法、点法、擦法及敲法、震颤法,对患者肢体局部特别是对肌张力增高、肢体僵硬的部位实施敲法,对于减轻肌张力、改善患者的症状特别有效。可以采用循经取穴(穴位可参考上述体针疗法部分)与局部取穴相结合的方案。

3.外治疗法

方用桃仁、诃子各 7 g,麝香 0.3 g,先将桃仁、诃子碾碎,过 80 目筛,取该药粉加麝香研成细末,加入白酒适量调成膏状。取药膏 1 g,涂于手掌心,外用胶布固定,7 天换药一次,一料药为一疗程。有行气活血、熄风止颤之功,适用于颤振有瘀象者。

4.藏药疗法

雪茶、牦牛蹄筋、天麻、半夏、桑叶、白芍、龙骨、牡蛎、枸杞、桑寄生各 30 g,何首乌、地龙、野菊花、黄花各 20 g,郁金、全蝎、枣皮各 15 g,岩羊角 20 g,黑芝麻 60 g。每日 1 剂,水煎 2 次,滤取药汁,分 2～3 次服。能够滋肾清肝,平肝熄风,对于颤振有一定的治疗作用。

5.运动疗法

本病患者必须加强运动,运动对于减轻震颤麻痹的临床症状、改善患者的生活质量以及减缓该病的自然进程,有非常重要的意义。

对于震颤为主要症状的患者,应加强气功特别是松静功、内养功的锻炼,怡情移性,避免急躁情绪,往往有减轻震颤的作用。太极拳和八段锦、五禽戏等轻柔、舒缓的运动以及太极拳中的云手、揽雀尾、下势、左右蹬腿,八段锦中的双手托天理三焦、左右开弓射大雕等单个动作,对于以肢体僵硬、肌张力增高以及慌张步态的患者有显著的改善作用,也可采用主动活动和被动活动相结合的方式,以锻炼肢体的柔韧、灵活。

体育锻炼不仅能对患者的症状有一定辅助治疗作用,坚持不懈的体育锻炼也可以起到强健身体、改善体质虚弱的作用;在体育运动、锻炼过程中,可以加强患者同他人之间的交往,同时随着患者对太极拳等运动的了解而增加生活乐趣,能够减少因病痛而造成的痛苦、沮丧、焦虑、抑郁等劣性情绪,增强与疾病作斗争的信心。但体育锻炼应以适度为宜,不宜过度疲劳。

6.饮食疗法

(1)羊脑方:羊脑 1 副,龙眼肉 15 g。先将羊脑用开水烫过,除去羊脑表面薄膜,同龙眼肉炖熟吃。每周 1～2 次。

(2)健脑小吃:核桃肉 15～30 g,每日生吃,不拘时间。

(3)甘麦大枣汤:甘草 30 g,小麦 60 g,大枣 15 枚,用水 4 碗,煎成 1 碗,分早晚 2 次服。

(4)养肝汤:小麦 30 g,红枣 10 枚,龙眼肉 15 g,水煎,连汤吃。

(5)镇肝蛋:鸡蛋黄 3 只,取金银首饰一件,用开水烫去油污后,放在蛋黄内,加水将蛋黄炖熟,吃蛋黄并饮汤。

(6)黄花木耳羹:金针菜(黄花菜)60 g,木耳 15 g,用水 750mL 煮成 250mL,以白糖调服。据经验,金针菜、木耳可减轻忧郁,对减轻震颤有益。

(7)木瓜酒:木瓜 50～100 g,加入黄酒 1 000mL 中浸泡 7 天以上,每日 1 次,每次饮用30mL。对于肢体僵硬有一定缓解作用。

(付 鹏)

# 第七节 厥 证

厥证是由阴阳失调、气机逆乱所引起的,以突然昏倒、不省人事,或伴有四肢逆冷为主要表现的一种病证。发病后一般在短时内苏醒,醒后无偏瘫、失语和口眼㖞斜等后遗症,但特别严重的,则昏厥时间较长,甚至一厥不复而导致死亡。本证因内伤所致者,多由下元亏损、阴阳偏颇而致。在热病过程中,阴盛阳虚或阳郁入里亦可发生。此外,气郁不达,或食滞痰浊、瘀血阻滞等,均可导致阴阳之气不相顺接而发生厥证。

## 一、历史沿革

厥证,古有"寒厥""热厥""阴厥""阳厥""煎厥""薄厥""暴厥"(大厥、尸厥)、"风厥""太阳厥"(踝厥)、"阳明厥"(肝厥)、"少阳厥""太阴厥"(臂厥)、"少阴厥"(臂厥、首厥)、"厥阴厥""厥""痿厥""气厥""血厥""痰厥""食厥""色厥""蛔厥"之分。这些名称,历代医家有以厥证统之者,有以中恶统之者,有以类中风统之者。

厥证之名,首见于《内经》。除《素问》有厥论专篇外,还散见于其他 30 多个篇章之内,厥之不同名称有 30 多种,其临床表现也相当复杂,大体可分为 3 类:一是指暴不知人,卒然昏倒。如《素问·厥论篇》说:"厥或令人腹满,或令人暴不知人";"巨阳之厥,则肿首头重,足不能行,发为眴仆。"《素问·大奇论》说:"脉至如喘,名曰暴厥,暴厥者不知与人言。"二是指手足逆冷。如《灵枢·五乱》指出,人体气机"乱于臂胫,则为四厥",发为四肢逆冷。三是指六经形证。如《素问·厥论篇》叙述的太阳、阳明、少阳、太阴、少阴、厥阴之厥等。这 3 类厥证,前两类一直沿用至今,其中第 3 类厥证,与近代厥证含义大有区别,如《素问·厥论篇》曰:"阳阴之厥,则癫疾欲走呼,腹满不得卧,面赤而热,妄见而妄言。"所谓阳明之厥,实指神志病证而言,今已罕用这个概念。

《内经》对厥证的病机论述比较深刻,认为厥证为气机逆乱、气血运行悖逆所致。如《素问·生气通天论篇》曰:"大怒则形气绝而血菀于上,使人薄厥。"《灵枢·五乱》以清浊之气逆乱阐述诸多厥证的病机,云:"清气在阴,浊气在阳,营气顺脉,卫气逆行,清浊相干,乱于胸中,是为大悗。故气乱于心,则烦心密嘿,俯首静伏;乱于肺,则俯仰喘喝,接手以呼;乱于肠胃,则为霍乱;乱于臂胫,则为四厥;乱于头,则为厥逆,头重眩仆。"

张仲景在《伤寒论》少阴篇和厥阴篇中,重点阐发了《内经》关于寒厥和热厥的理论和治法。认为寒厥、热厥的病机为阴阳气失去相对的平衡,不能相互贯通的结果,主要表现为四肢逆冷。即《伤寒论·辨厥阴病脉证治》曰:"凡厥者,阴阳气不相顺接,便为厥。厥者,手足逆冷是也。"关于寒厥证的论述,《伤寒论》与《内经》相同,两者论述热厥证的临床表现则有所差异。《素问·热论篇》所论热厥为手足热,而《伤寒论》所论之热厥为手足冷,认为热厥的病机为"热深厥亦深,热微厥亦微",故手足逆冷为热邪深入,阻遏于里,不能外达于四肢之故。自仲景以后,历代对于热厥的论述,有宗《内经》者,也有宗仲景者,各有所本。更重要的是,仲景补充了寒厥和热厥的治法,论述精辟,提出寒厥用四逆汤、当归四逆汤、通脉四逆加猪胆汁汤等,热厥用白虎汤等,还提出了热厥可应用下法治疗。

隋代巢元方《诸病源候论·中恶病诸候》以中恶统括诸多厥证之候,对其病因病机论述相当翔实,认为某些厥证与精神因素密切相关,如谓"中恶者,是人精神衰弱,为鬼神之气,卒中之也。夫人阴阳顺理,荣卫调平,神守则强,邪不干正。若将摄失宜,精神衰弱,便中鬼毒之气"。指出了机体的精神衰弱是发病的基础,外中邪毒之气为诱发因素,这种内外相关的病因病机学说有较大实践意义。

金代张子和《儒门事亲·指风痹痿厥近世差玄说》不仅泛论了寒厥、热厥、尸厥、风厥、气厥、骨厥、臂厥、阳明厥等厥证,而且补充了痰厥、酒厥之证,丰富了厥证的内容。

明代医家对厥证有较大的补充发展,使厥证的理论体系和辨证治疗方法日趋完善起来。如张景岳《景岳全书·厥逆》说:"言厥者,以其内夺,谓夺其五内之精气也,瘖声不能出也,非肢体偏废也……诸论则非风之义可知矣。"对厥证的寒热虚实,以及暑厥和酒厥也大有发挥。后世论厥多宗其说。

清代吴谦《医宗金鉴·杂病心法要诀·类中风总括》谓厥证为类中风,分别论述了尸厥、虚中、气中、食中、寒中、暑中、中恶等证。明确地把有无口眼㖞斜和偏废作为中风和厥证的鉴别要点。林佩琴则将厥证责之于肝,其《类证治裁·厥证》云:"《内经》论十二经阴阳之厥详矣,而仲景以厥隶厥阴,《活人》亦谓手足逆冷,皆属厥阴,以肝脏风火,为厥逆之主,故厥证种种,类由肝风痰火,冲激闭塞,以致昏痉为多。"此说本于经旨,参以前贤,甚有见地。

## 二、范围

厥证是一个证候,可见于多种疾病之中。西医学的血管迷走性晕厥、低血糖昏迷、中暑、休克以及精神性疾病等出现厥证表现者,均可参照本篇内容进行辨证治疗。

## 三、病因病机

引起厥证的病因较多,常在素体亏虚或素体气盛有余的基础上,因外邪侵袭、七情内伤、饮食劳倦、亡血失津、剧烈疼痛、痰饮内伏、瘀血阻滞等,导致气机突然逆乱,升降乖戾,气血运行失常而发为厥证。如《证治汇补·厥》说:"人身气血,灌注经脉,刻刻流行,绵绵不绝,凡一昼夜,当五十营于身,或外因六淫,内因七情,气血痰食,皆能阻遏运行之机,致阴阳二气不相接续,而厥作焉。"其病位在心、肝,与脾、肾关系密切。

（一）病因

1. 外邪侵袭

感受六淫或秽恶之邪,使气机逆乱阴阳之气不相顺接,即可发为昏厥。此即《素问·缪刺论篇》曰:"邪客于手足少阴、太阴、足阳明之络……五络俱竭,令人身脉皆动,而形无知也,其状如尸,或曰尸厥。"六淫致厥,其中以中寒、中暑比较多见。中寒之厥,多发于严寒之时或高寒地区;中暑之厥,多发于酷暑季节;秽恶之厥,多发于入庙登冢,或深入矿井之内等。

2. 七情内伤

七情内伤,气逆为病,以因怒而厥者为多。若所愿不遂,肝气郁结,郁久化火,肝气上逆,或因大怒而气血并走于上等,以致阴阳不相顺接而发为厥证。此外,若其人平素精神衰弱,加上突如其来的外界影响,如见死尸,或闻巨响,或见鲜血喷涌等,亦可发为昏厥。

3. 饮食劳倦

元气素虚者,如因过度饥饿,以致中气不足,脑海失养;或因暴饮暴食,饮食停于胸膈,上下不通,阴阳升降受阻,均可引起昏厥。过度疲劳,或睡眠不足,阴阳气血暗耗,也是发厥原因之一。

4. 亡血失津

如因大汗吐下,气随液耗,或因创伤出血,产后大量失血等,以致气随血脱,阳随阴消,神明无主,均可出现厥证。

**5.剧烈疼痛**

疼痛伤气,并可导致气机逆乱而卒然昏仆。如《素问·举痛论篇》说:"寒气客于五脏,厥逆上泄,阴气竭,阳气未入,故卒然痛死不知人,气复反则生矣。"临床上除寒邪疼痛致厥外,创伤、气滞、瘀血疼痛等,也可引起气机逆乱而发生昏厥。

**6.痰饮内伏**

多见于形盛气弱之人,嗜食酒酪肥甘,脾胃受伤,运化失常,以致聚湿生痰,痰阻中焦,气机不利,日积月累,痰愈多则气愈阻,气愈滞则痰更甚,如痰浊一时上壅,清阳被阻则可发为昏厥。

《儒门事亲·指风痹痿厥近世差玄说》说:"有涎如拽锯声在咽喉中为痰厥。"《丹溪心法·厥》指出:"痰厥者,乃寒痰迷闷。"陈士铎《辨证录·厥证门》也指出:"肝气之逆,得痰而厥。"均指此类证候而言。

**7.瘀血阻滞**

血总统于心,化生于脾,藏受于肝,宣布于肺,施泄于肾,在肺气的推动下循经脉而运行周身。五脏功能障碍,气机运行失常,都能导致瘀血内生。瘀血形成之后,往往闭阻经络,瘀塞心窍,使营卫不通,阴阳气血不能顺接而形成厥证,《医学入门·厥》所谓:"气逆而不下行,则血积于心胸,《内经》谓之薄厥,言阴阳相薄气血奔并而成。"即是阐述瘀血致厥的机制。

**(二)病机**

厥证的基本病机为气机突然逆乱,升降乖戾,气血运行失常,正如《景岳全书·厥逆》所说:"厥者尽也,逆者乱也,即气血败乱之谓也。"所谓气机逆乱是指气上逆而不顺;升降乖戾是指气机紊乱的病机变化;气血运行失常则是气机病机变化的结果。

由于体质和病机转化的不同,则病机性质有虚实之别。大凡气盛有余,气逆上冲,血随气逆,或夹痰浊、瘀血壅滞于上,以致清窍闭塞,不知人事,为厥之实证;气虚不足,清阳不升,气陷于下,或大量出血,气随血脱,血不上达,气血一时不相顺接,以致神明失养,不知人事,为厥之虚证。

病变所属脏腑主要在心、肝而涉及脾、肾。心为精神活动之主,肝主疏泄条达,心病则神明失用,肝病则气郁气逆,乃致昏厥。但脾为气机升降之枢,肾为元气之根,脾病清阳不升,肾虚精气不能上注,亦可与心肝同病而致厥。周学海《读医随笔·平肝者疏肝也非伐肝也》曰:"凡脏腑十二经之气化,皆必借肝胆之气化以鼓舞之,始能调畅而不病。凡病之气结血凝痰饮、蚹肿鼓胀、痉厥……皆肝之不能舒畅所致也。"可见肝气郁则全身之气皆郁,肝气逆则全身之气皆逆也,气血并走于上则昏不知人,阳郁不达则四肢逆冷。厥之虚证,与肺脾的关系最为密切。盖肺脾气虚,清阳不升,气陷于下,血不上达,以致神明失主,而发为厥证。

主要病机分述如下。

**1.肝郁不疏,气机上逆**

情志变动,最易影响气机运行,轻则气郁,重则气逆,逆而不顺则气厥。气盛有余之人,骤遇恼怒惊骇,气机上冲逆乱,清窍壅塞而发为气厥实证。

**2.元气素虚,清阳不升**

素来元气虚弱之人,加之悲恐、疲劳过度、睡眠不足,或饥饿、受寒等因素诱发,由于一时气机不相顺接,中气下陷,清阳不升,神明失养,而发为气厥虚证。

**3.怒而气上,血随气逆**

素有肝阳偏亢,遇暴怒伤肝,肝阳上亢,肝气上逆,血随气升,气血逆乱于上,发为血厥实证。

**4.出血过多,气随血脱**

本证多发生于鼻衄、咳血、吐血、便血、妇女暴崩、外伤等大量出血之后;也可发生于大汗、吐下之后,血脱则气无以附,气血不能上达清窍,神明失养,昏不知人,则发为血厥虚证。

**5.肝郁肺痹,痰随气升**

由于情志过极、饮食不节以致气机升降失调运行逆乱,或痰随气升,阻滞神明,则发为痰厥。

**6. 胃气不降,气逆于上**

由于暴饮多食,食滞中脘,胃气不降,气逆于上,清窍闭塞,而发为食厥。

**7. 暑邪犯心,蒙蔽清窍**

夏季炎热或高温环境,感受暑邪,暑邪犯心,蒙蔽清窍,发为暑厥。

### 四、诊断与鉴别诊断

**(一)诊断**

**1. 发病特点**

多见于素体亏虚者、老年人、女性,在饥饿、劳累、空气不流通、长时间站立等诱因诱发下发生。

**2. 临床表现**

凡卒然昏倒,不省人事,醒后无口眼㖞斜、无肢体偏废等后遗症者,或以四肢逆冷为主症者,均可诊断为厥证。

**(二)鉴别诊断**

痫病、中风、神昏均有卒然昏仆之候,应当与厥证相鉴别。

**1. 痫病**

痫病是一种发作性神志异常的疾病,其特征为发作性精神恍惚,甚则突然昏仆,昏不知人,口吐涎沫,两目上视,四肢抽搐,或口中如作猪羊叫声,移时苏醒。病有宿根,反复发作,每次发作,病状相似。可见厥证与痫病虽然皆有卒然昏仆,但病作之后喉中发出异常叫声和反复发作等特点,为痫病所独有,这与厥证大不相同。周学海《读医随笔·风厥痉痫》说:"厥有一愈不发,癫痫必屡发难愈者。"实为经验之谈。

**2. 中风**

中风以口眼㖞斜,语言謇涩,半身不遂,甚至突然昏仆,不省人事为特征。厥证与中风均可出现卒然昏仆,但厥证没有口眼㖞斜、偏废不用等后遗症。周学海《读医随笔·风厥痉痫》说:"风之为病,其伤在筋,故有口眼㖞斜、肢节痿缓之象。厥之为病,其伤在气……故气复即醒,醒即如常而无迁延之患。"

**3. 神昏**

神昏患者在发作之前,多患有较重疾病,昏迷之后,病情明显加重,昏迷时间较长,在短时内不易苏醒,醒后常有较重的原发病存在。这与厥证在发作之前一如常人有所区别。

### 五、辨证

**(一)辨证要点**

**1. 辨病因**

厥证的发生,常有明显的病因可寻。如气厥虚证,多平素体质虚弱,厥前有过度疲劳,睡眠不足,饥饿受寒等诱因;血厥虚证,则与失血有关,常继发于大出血之证;气厥、血厥实证,多形体壮实,而发作多与精神刺激密切相关;痰厥好发于恣食肥甘、体丰湿盛之人;食厥多发于暴食之后;酒厥发生于暴饮之后;暑厥多在夏季久暴烈日或高温作业之时出现;色厥发生于纵欲无节之时。故了解病史、察明病因,有助于辨清证候。

**2. 辨虚实**

"虚其虚""实其实"是治疗厥证之大忌,往往关乎生命安危,故须辨别清楚。一般实证表现为昏厥而气壅息粗,喉间痰鸣,牙关紧闭,脉多沉实或沉伏;虚证表现为昏厥而气息微弱,张口自汗,肤冷肢凉,脉沉细微。

**(二)证候**

厥证的种类很多,历代对其证候的分类不一,本篇根据气血运行障碍的病机,结合病因,将厥证分为气、血、痰、食、暑、酒、色厥和中恶八类。

1.气厥

(1)实证:形体壮实,多由精神刺激诱发,突然昏倒,不省人事,口噤拳握,呼吸气粗,或四肢厥冷。舌苔薄白,脉沉或沉弦。

病机分析:肝气郁结,气机上逆,气壅心胸,阻塞清窍,故见突然昏倒,不省人事,口噤拳握;肝气上逆,气机闭塞,肺气不宣,则呼吸气粗;阳气被郁,不能外达,则四肢厥冷;气闭于内,则见脉沉,肝气郁而未畅,则脉见沉弦。

(2)虚证:眩晕昏仆,面色苍白,呼吸微弱,汗出肢冷。舌质淡,脉沉微。

病机分析:中气下陷,清阳不升,脑海失养,故见眩晕昏仆,面色苍白,气息低微;气不摄汗,则汗出肢冷;舌质淡,脉沉微,均为气虚之象。

2.血厥

(1)实证:突然昏倒,不省人事,牙关紧闭,面赤唇紫。舌红,脉多沉弦。

病机分析:由于暴怒使肝气上逆,血随气升,上蔽神明,清窍闭塞,因而突然昏厥,不省人事,牙关紧闭;面赤唇紫,舌红,脉象沉弦,皆气逆血菀于上之象。

气厥实证和血厥实证,病因基本相同,临床表现也颇相似,但血厥面赤唇紫、手足温和,与气厥面色苍白、手足逆冷有所区别。由于气血关系密切,病变时常相互累及,故这两种证型多演变成气血同病之证。临证时既要注意两者的联系,又要分清主次。

(2)虚证:突然昏厥,面色苍白,口唇无华,四肢震颤,目陷口张,自汗肤冷,呼吸微弱。舌质淡,脉芤或细数无力。

病机分析:亡血失津,血虚脑海失养,故突然晕厥;血不荣于面,故面色苍白,口唇无华;气血不能达于四末,筋失所养,则四肢震颤;营阴内衰,正气不固,故目陷口张、自汗肤冷、气息低微。舌淡,脉细数无力,是血失过多而阴伤之征。

气厥虚证和血厥虚证,均有明显的呼吸气短、乏力倦怠、脉弱无力等气虚证候,但气厥虚证,多发生于平素气虚之体,而血厥虚证则多发于大量失血之后,所以两者在病因上是不难鉴别的。气血互根,失血之证,若气随血脱,则可演变成气血两亏之证。

3.痰厥

症状:突然昏厥,喉有痰声,或呕吐涎沫,呼吸气粗。舌苔白腻,脉沉滑。

病机分析:痰阻气道,痰气相击,故喉中痰鸣,或呕吐涎沫;痰浊阻滞,气机不利,则胸闷气粗。舌苔白腻,脉象沉滑,为痰浊内阻之征。

4.食厥

症状:暴饮过食,突然昏厥,气息窒塞,脘腹胀满。舌苔厚腻,脉滑实。

病机分析:暴饮多食,食滞中脘,胃气不降,气逆于上,清窍闭塞,故突然昏厥;胃府浊气,壅于胸中,肺气不利,故气息窒塞;食滞内停,气与食并,则脘腹胀满。苔厚腻、脉滑实为食滞不消、浊气不降之候。

5.暑厥

症状:头晕头痛,胸闷身热,面色潮红,继而卒仆,不省人事,或有谵妄。舌红而干,脉象洪数,或虚弦而数。

病机分析:《诸病源候论·中恶病诸候》云:"夏月炎热,人冒涉途路,热毒入内,与五脏相并,客邪炽盛,或郁瘀不宣,致阴气卒绝,阳气暴壅,经络不通,故奄然闷绝。"感受暑邪,气热郁逆,上犯头部,故见眩晕、头痛;气热蒸迫,邪热内闭,则见胸闷身热,面色潮红;暑邪犯心,蒙蔽清窍,则卒然昏仆,甚至谵妄。舌红而干,脉象洪数或虚弦而数,乃暑热伤津之象。

6.中恶

症状:步入某种秽浊或特殊环境,忽然手足厥冷,肌肤栗起,头面青黑,精神不守,或错言妄语,牙口俱紧,昏晕不知。

病机分析:此证多系正虚之体,冒犯不正之气所致。如进冢入庙,吊死问丧,或深入地窖、矿井之内,由于环境的恶劣影响,精神紧张,或因毒气的侵袭,气虚失于温煦,故见手足厥冷,肌肤栗起;气虚于下,清阳不升,故见头面青黑,精神不守,或错言妄语,牙口俱紧,昏晕不知。本证与前述气厥的临床表现颇相似,但其病因不同。

7. 酒厥

症状:纵饮不节,饮后昏倒,轻者犹能知人,重者神志昏迷,或烦躁,或痰涎如涌,或气喘发热。脉滑数。

病机分析:酒性慓悍滑疾,其气上冲于头,清窍闭塞,故见昏倒;酒性燥烈,扰动心神,故烦躁;引动宿痰则见痰涎如涌,气喘发热,脉滑数。

8. 色厥

症状:男女同房,发生昏厥。

病机分析:本证多发生于中年之后。其病机为纵欲竭精,精竭于下,气脱于上。《景岳全书·厥逆》曰:"色厥之证有二,一曰暴脱,一曰动血也。凡色厥之暴脱者,必以其人本虚,偶因奇遇,而悉力勉为者有之,或因相慕日久,而纵竭情欲者亦有之,故于事后则气随精去而暴脱不返";"又色厥之动血者,以其血气并走于上,亦血厥之属也。但与大怒血逆者不同,而治法亦有所异。盖此因欲火上炎,故血随气上……其证则忽尔暴吐或鼻衄不能禁止,或厥逆,或汗出,或气喘,或咳嗽,此皆以阴火上冲而然。"本证古有记载,供作参考。

## 六、中药治疗

厥证总因气机逆乱,升降失常,阴阳之气不相顺接使然。证因阴阳偏衰者,以调阴阳、扶元气为主;气实而厥者,理气降逆;气虚而厥者,益气扶正;血瘀而厥者,祛瘀降逆;血脱而厥者,先收其散亡之气;因痰、食、暑、酒、中恶等致厥者,分别予以豁痰开闭、消食和中、祛暑清心、解酒化滞、辟秽开窍之法。

(一)气厥

1. 实证

治法:调气降逆。

方药:温开水灌服苏合香丸或玉枢丹。患者苏醒后,再服五磨饮子以理气降逆。方中枳壳、乌药、木香理气;槟榔、沉香降逆。

若肝阳偏亢,症见头晕、头痛、面赤升火者,加钩藤、石决明、磁石平肝潜阳;痰多气壅者,加胆南星、贝母、竹沥、橘红等导涤痰浊;若醒后时时啼哭,哭笑无常者,加远志、茯神、丹参、酸枣仁等安神定志,或合用甘麦大枣汤养心润燥。

2. 虚证

治法:益气固本。

方药:灌服参附汤或芪附汤,同时可灌服糖开水或热茶。患者苏醒后,服四味回阳饮。

若表虚自汗者,加黄芪、白术益气固表;汗出不止者,加龙骨、牡蛎固涩敛汗;心悸不宁者,加熟地、远志、当归、酸枣仁养血安神。

(二)血厥

1. 实证

治法:祛瘀降逆。

方药:急用醋或童便火焠,取烟熏鼻;亦可灌服童便(取男性儿童中段尿)。患者苏醒后,可服通瘀煎。方中用当归尾、红花、山楂活血散瘀;乌药、青皮、香附、木香理气开郁,气行则血行;用泽泻利水。

若急躁易怒、少寐多梦者,加夜交藤、石决明平肝安神;风阳内盛而头痛眩晕者,加钩藤、菊花、刺蒺藜、枸杞子、生地等柔肝息风。

2. 虚证

治法:益气固脱。

方药:急服独参汤以收散亡之气,或可选用当归补血汤。同时灌服糖开水。患者苏醒后,可酌用全真益气汤去牛膝加黄芪调治,以增强益气固脱之力。

若仍出血者,加阿胶、仙鹤草、藕节、茜草根等止血;心悸少寐者,加酸枣仁、龙眼肉、茯神养心安神;舌质红绛,口干少津者,去附子、白术,加沙参、黄精、石斛等养胃生津。

治疗本证,若不重视益气,但用补血或寒凉之剂,则效果不佳。《景岳全书·厥逆》说:"但用血分等药,则几微之气,忽尔散失,阴无所主,无生机矣;其或有用寒凉以止血者,必致败绝阳气,适足以速其死耳。"

（三）痰厥

治法:豁痰开闭。

方药:痰在膈上者,急用盐汤探吐,并用黑白丑、甘遂研细末,拌和面粉作饼,贴足心。

如口角流涎、脉沉滑者,多属寒痰,用巴矾丸研细调水灌服。如喉间痰鸣、面赤唇红、脉滑数者,多属热痰,用白金丸研细调莱菔汁灌服。患者苏醒后,可服导痰汤加减,并重视澄本清源。《景岳全书·厥逆》说:"如因火生痰者,宜清之降之;因风寒生痰者,宜散之温之;因湿生痰者,宜燥之利之;因脾虚生痰者,自宜补脾;因肾虚生痰者,自宜补肾。"以防痰浊滋生。

由于厥多夹痰,所以祛痰法不仅用于痰厥证,亦参用于其他各类厥证之夹痰者。陈士铎《石室秘录·死治》说:"一时卒到,不省人事是也。此等病是邪气中之,痰迷心窍也。"在治法上,陈氏强调攻痰和开心窍。他在《石室秘录·厥症》说:"治法自宜攻痰为要,然徒攻痰而不开心窍,亦是徒然。方用启迷丹。"方中半夏、人参同用,攻补兼施,则痰易消,气可复;用菟丝子则正气生,邪气散;皂荚、石菖蒲、茯神开心窍,使气回而厥定;生姜、甘草和胃调中。立法遣药,颇有巧思。

（四）食厥

治法:消食和中。

方药:昏厥若在食后未久,应用盐汤探吐以去实邪,再用神术散合保和丸加减治之。方中以山楂、神曲、莱菔子消食;以藿香、苍术、厚朴、砂仁等理气化浊;以半夏、陈皮、茯苓和胃化湿。

若腹胀而大便不通者,可用小承气汤导滞通腑。

（五）暑厥

治法:解暑清心。

方药:本证多因烈日暴晒,或高温环境所引发,故昏厥发生后,应立即将患者移至阴凉通风之处,再用牛黄清心丸或紫雪丹等,以凉开水调服。继则可因证选用白虎加人参汤或清暑益气汤,以祛暑清热,益气生津。

若暴受暑邪,邪热蒸迫于内,津液外泄,症见头晕心悸、四肢无力、面色苍白、多汗肢冷、卒然昏厥、脉象濡数者,治宜益气固脱,急灸百会、关元、气海,同时与服参附龙牡汤。方中用人参补气;附子回阳;龙骨、牡蛎敛汗摄阴。切忌芳香开窍之品,以防耗伤正气。

若暑邪伤阴,肝风内动,症见四肢抽搐,汗多口渴,眩晕恶心,小便量少,脉弦数者,治宜平肝息风、养阴清暑。方用羚角钩藤汤加减。方中以羚羊角、钩藤、桑叶、菊花清热平肝,息风解痉;生地、白芍、甘草凉血养肝、缓解挛急;可加西瓜皮、鲜荷叶、卷心竹叶以清心解暑。

另外,《医学心悟·类中风》对于暑厥的治法亦可参考:"凡人务农于赤日,行旅于长途,暑气逼迫,卒然昏倒,自汗面垢,昏不知人,急用千金消暑丸灌之,其人立苏。此药有回生之功,一切暑药,皆不及此,村落中各宜预备。灌醒后,以益元散清之,或以四味香薷饮(香薷饮加甘草)去厚朴,加丹参、茯苓、黄连治之。"

（六）中恶

治法:辟秽开窍。

方药:急用姜汁调服苏合香丸或玉枢丹或用醋炭熏法,苏醒后酌用藿香正气散调之。

有的暑厥患者,因暑湿秽浊之气郁闭,清窍不利,其证类似中恶表现,可参照本证治疗。

（七）酒厥

治法:解酒化滞。

方药:急用盐汤探吐,然后用梨汁、绿豆汁、浓茶交替灌之。继用分消酒湿、和中健脾之剂,方如葛花解醒汤。方中葛花解酒,使邪从肌表而出;茯苓、猪苓、泽泻淡渗,使邪从小便而去;更以砂仁、肉蔻仁、青皮、陈皮、木香、干生姜调气温中;人参、白术、神曲补脾健胃,适用于酒积伤脾之证。但须注意,酒厥之证,每随人的体质不同而有寒化、热化之分,本方适用于治脾胃虚寒、中阳不振、湿从寒化之证。

假如湿从热化,湿热内盛而见面赤烦热、口渴饮冷等证,又当减去辛温之品,酌加黄芩、黄连等清热之药。或选用抽薪饮,方中黄芩、栀子、黄柏、木通、泽泻清热利湿,使邪从小便分利;枳壳行气化湿;石斛、甘草生津止渴。

此外,枳椇子善解酒毒,可配入主方中应用,或单独使用。

（八）色厥

治法:益气固脱。

方药:属暴脱者,治宜益气固脱。用独参汤频频灌之。

若阴火上冲,鼻衄不止,可用加减一阴煎。方用生地、麦冬、知母、白芍、地骨皮滋阴清热;熟地、炙甘草滋补精血。若阴竭于下,火不归原,别无烦躁脉证,吐血、衄血而昏厥不醒,病势垂危者,可用镇阴煎。方中熟地、炙甘草滋补精血;牛膝引血下行;肉桂、附子引火归元。

## 七、其他治法

（一）单方验方

凡属气厥、痰厥、暑厥、中恶之实证者,均可用生半夏末或皂荚末,取少许吹入鼻中,使之喷嚏不已;或以石菖蒲末吹鼻中,肉桂末纳舌下,并以石菖蒲根汁灌服之,这些方法有通窍醒神之效。

（二）针灸

在厥证的抢救中,针灸比内服药发挥作用快,简便有效,是一个重要的急救措施。其中,灸法有回阳救逆、温阳散寒的作用,常用于脱证和寒邪阻闭之证。针刺能开闭通阳,多用于闭证。

1. 灸法

常用穴位:百会、神阙、关元、气海、足三里。

运用灸法时,还可加一些药物作熨敷,以增强疗效。如用吴茱萸和食盐炒烫,布包熨脐下;或以盐填脐中,盖蒜艾灸;或以胡椒粉纳脐中,以膏药封上,热熨。

对于灸法的功效,《幼幼集成·回生艾火》做了高度的评价:"凡男妇一切中风中痰气厥阴证,虚寒竭脱、凶危之候,咸宜用之,有起死回生之功,幸毋轻视。"

2. 针刺

常用穴位:人中、内关、百会、素髎、十宣、十井等。邪实闭盛者,可十宣少量放血。

3. 耳针

皮质下、肾上腺、内分泌、交感、心、肺、升压点、呼吸点。

## 八、转归及预后

厥证之转归主要有三:一是阴阳气血相失,进而阴阳离绝,发展为一厥不复的死证,故《素问·举痛论篇》有气"不复返则死"的论断。二是阴阳气血失常,或为气血上逆,或为中气下陷,或气血痰瘀等邪气内闭,气机逆乱,但尚未阴阳离绝。这类厥证,或生或死,取决于正气来复与否和治疗措施是否得当。若正气来复或治疗得当,则气复返而生;反之,则气机逆乱加重,气不复返而死。三是表现为各种证候之间的转化,如气厥和血厥之实证,常转化为气滞血瘀之证;失血致厥,常转化为气随血脱之证;气血痰瘀等邪气郁闭之极,可以致厥,但亦可转化为内闭外脱之证。

关于厥证的预后,发病之后,若呼吸比较平和,脉象有根,选用生半夏、细辛、皂角、石菖蒲末吹鼻取嚏,若喷嚏频作者,表现预后良好。反之,若厥证发生后,呼吸微弱,久久一息,甚则鼻中无气,说明肺气已绝;或见怪脉,或如屋之漏,或若虾游鱼翔,或人迎、寸口、趺阳之脉全无,说明心气已绝;手冷过肘,足冷过膝,唇口指甲青黑者,说明阴阳之气严重不相顺接。这些均表示病情危重,预后不佳。

### 九、预防与护理

(1)对于思想狭隘、感情容易激动者,平时要注意提高个人修养,遇事不要急躁,更不要稍不如意便盛怒不已,以防气血并走于上致厥。

(2)对于气血虚弱者,要注意劳逸结合,保持充足的睡眠时间,不要过度饥饿。

(3)对于精神亏虚、感情脆弱者,不要参加吊丧祭奠、入庙登冢类活动,避免恶劣环境影响而发生昏厥。

(4)在盛暑季节,或进行高温作业,要采取有效措施,预防中暑。

(5)要饮食有节,饮酒适度,合理控制房事,凡有酒厥病史者,最好终生戒之。

一旦厥证发生,家属或周围群众,不要惊惶失措,频频呼叫。如发生在烈日之下或高温环境,应及时把患者移至阴凉通风之处。如发生在严寒的野外,应及时把患者移至暖室之内,注意保温。若有喉间痰鸣者,要及时吸痰,保持呼吸道通畅,防止窒息死亡。

(付　鹏)

# 第十三章 妇科病证

## 第一节 闭 经

温带地区，女子年逾18岁，月经尚未初潮；或月经周期已正常建立，又连续中断6个月以上，排除生理性停经者，称闭经。前者称原发性闭经，后者称继发性闭经。妊娠期、哺乳期、绝经期停经，属生理性停经，不属闭经范畴。有的少女初潮后两年内月经未能按时而至，或有的妇女由于生活环境突然改变，偶见一、两次月经不潮，又无其它不适者，可暂不作病论。本节所言闭经包括了中枢神经、下丘脑、垂体前叶、卵巢、子宫的功能性或部分器质性病变所引起的月经闭止。至于先天性发育异常，如无子宫、无阴道、无卵巢或处女膜闭锁等器质性病变所致闭经，非药物治疗所能奏效，不属本节讨论范围。

中医学对闭经的认识大约可划分为四个阶段。第一阶段为医学创始时期至隋代，此阶段主要是对病因病机探索。《内经》许多章节对闭经原因进行论述，认识到闭经可由纵欲、大脱血、心理失调等因素，导致心、脾、肝、肾功能紊乱而引起，还提出了"以四乌贼骨一芦茹丸"治疗血枯经闭。东汉张仲景《金匮要略》提出，闭经是"妇人之病，因虚、积冷、结气为诸经水断绝"。隋巢元方《诸病源候论》指出，血枯是由于"劳伤血气""劳伤过度""唾血、吐血、下血"。

第二阶段为唐宋金元，主要是对治疗的探讨，各医家根据自己实践经验，独树治疗风格，总结出仍适用于今天临床的验方。唐代孙思邈仅《备急千金要方》便列举了治疗闭经的药方31首。宋陈自明的《妇人大全良方》对闭经从病因、病机至辨证治疗作了较为系统的综合，他认为养气益血才是治疗的根本，批评有些医家盲目使用活血通经药，"譬犹索万金于乞丐之人，虽捶楚并下，不可得也。但服以养气益血诸药，天癸自行。"

金元时期四大家对闭经的认识及治疗上都有独特之处。刘河间在"河间六书"把闭经的原因也主要归结于"火"。张子和把吐、下法用于治疗闭经。如用吐法，"妇人月事不来，室女亦同，心火盛，可用茶调散吐之"。如用下法，"妇人月事沉滞，数月不行……急宜服桃仁承气汤加当归，大作剂料服，不过三服立愈"。李东垣《东垣十书》提出经闭有三，把脾胃久虚列为首要原因。朱丹溪对闭经的治疗并不拘泥于养阴，主张"治宜生血补血"，"宜调心气，通心经"。并首次提出痰阻闭经乃"躯脂满闭经，治以导痰汤加黄连、川芎"。

第三阶段，明代，是总结提高阶段。明李梴在《医学入门》中，把错综复杂的闭经病因病机统分虚实两类。概括"凡此变证百出，不过血滞与枯而已"，并进一步拟定治疗原则，血滞经闭或推陈出新，或清之宣之，或开郁行气等法；而血枯经闭，则列举补中益气、十全大补之类。张景岳的《景岳全书·妇人规》以虚实为纲，把闭经分血枯与血隔两类，指出"阻隔者，因邪气之隔滞，血有所逆也。枯竭者，因冲任之亏败，源断其流也"。强调对血枯治疗，"欲其不枯，无如养营；欲以通之，无如充之"。并注重冲任亏败、肾气虚弱在闭经病理环节中的作用。

第四阶段，清代，为继续发展阶段。傅青主的《傅青主女科》明确提出"肾气本虚，又何能盈满而化经水外泄耶"。叶天士对闭经重奇经八脉，冲任用药上主张用血肉有情之品；重精神因素，善于调肝。怡悦情怀；重调脾胃，采用"扶持中土，望其加谷"；充分认识干血痨的严重性，并认为"极难调治"；还提出血蛊闭经。

## 一、主要病机

月经正常来潮是肾气盛、天癸至、任脉通、冲脉盛、胞宫出纳精气的完整生理过程。这过程以肾气盛、天癸至为根本,以脏腑气血为基础。因此,凡是引起肾、冲任、胞宫本身功能下降,或破坏它们之间功能协调,都可产生闭经。

闭经的病理机制虽然复杂,但概括起来可分虚实两类。

虚者多由于精亏血枯,无经可下。可由于先天禀赋不足、多产房劳、哺乳过久,或可由于脾胃虚弱生化不足,也可由于劳瘵引致肺燥阴伤,中焦虚火引致津枯,失血引致血枯,上述诸种因素若导致肾气虚、肾精亏、天癸不至或至而不充、血海空虚、任脉不通、冲脉不盛,则胞宫无经可下,而产生闭经。

实者多由于阻滞血隔,经行受阻。如感受风冷,寒凝血滞;忧愁郁怒、气机郁结;躯肥脂满,痰湿壅塞;癥瘕积聚,瘀血内阻等,导致肾郁而开合失司、天癸不至、冲任阻滞、胞宫闭塞,产生闭经。

虚实两类在一定条件下可发生转化,或兼杂而见。

现代研究表明,引起闭经的原因有全身性疾病、下丘脑—垂体两者功能失调或器质性病变、卵巢功能失调或器质性病变、子宫性、药源性及其它内分泌功能紊乱等。

全身性疾病:主要有营养不良、慢性消耗性疾病、结核、糖尿病等。

下丘脑闭经:可有功能性和器质性两大类。功能性的可由特发性因素、精神神经因素及运动、体重等引起的;器质性有退行性损害、肿瘤、脑膜炎、脑炎等。

垂体性闭经:垂体前叶器质性病变或功能失调,如西蒙—席汉综合征、垂体肿瘤等。

卵巢性闭经:先天性卵巢发育不全或缺如,如 Turner 综合征;卵巢早衰,卵巢组织破坏及卵巢肿瘤等。

子宫性闭经:子宫发育不良、幼稚型子宫、子宫内膜遭受严重破坏或严重感染、子宫腔粘连等。

其它内分泌功能紊乱:肾上腺皮质功能失调、甲状腺功能失调及糖尿病性闭经。

此外尚有高催乳素血症及多囊卵巢综合征亦可出现闭经。

## 二、诊断与鉴别诊断

### (一)诊断要点

闭经的诊断依据是女子年逾 18 周岁,月经尚未初潮;或女子已行经而又中断 6 个月以上,排除了妊娠期、哺乳期、绝经期等生理性停经。诊断并不很困难,但要确定引起闭经的原因、病变的部位及诊断程序却有一定难度。因此,在诊断时既要注意闭经的出现,又要观察全身症状;既要进行一般的妇科检查,又要进行特殊的辅助检查。并且在检查过程中要注意循序渐进,探本求源的顺序。

1.病史

(1)月经史:有无初潮,初潮时间,月经期、量、色、质的状况,本次停经时间,伴随停经所出现症状。

(2)孕产史:有无流产史,流产过程的异常情况;有无生育史,过程是否顺利,出血多寡;有无避孕及避孕措施等。

(3)既往史:身体生长发育过程,如营养状况,有无罹患过某些急慢性疾病,如结核、糖尿病;接受过哪些药物治疗,有无精神刺激、环境改变及工作学习紧张等诱因。

2.临床表现

注意下腹部有无周期性进行性胀痛,有无择食、恶心、晨吐等早孕反应,有无溢乳、头胀痛、视力障碍等症状。

3.检查

(1)全身检查:注意第二性征发育表现,精神、营养状况,身高、体重、四肢躯干比例、五官生长特征、毛发分布、有无畸形,乳房发育及挤压乳头有无溢乳,颈部及腹股沟有无肿块等。

(2)妇科检查:注意外生殖器发育是否正常,阴道是否通畅、黏膜色泽性状;子宫大小,有无压痛,活动度如何;附件有无包块结节,包块性状与邻近器官的关系等。

4.辅助检查

检查原则应由简及繁,由易及难,由一般到特殊。

(1)子宫功能检查:主要了解子宫、子宫内膜状态及功能。

药物撤退试验:先作孕激素试验,若阴性反应,应进一步作雌激素试验。

诊断性刮宫:刮取子宫内膜作病理学检查,可了解子宫内膜对卵巢激素的反应,刮出物同时可作结核菌培养。

子宫输卵管碘油造影:用以诊断生殖系统发育不良、畸形、结核及宫腔粘连等病变。

子宫镜检查:诊断有无宫腔粘连,可疑结核病变,应常规取材送病理学检查。

(2)卵巢功能测定:通过基础体温测定、阴道脱落细胞检查、宫颈黏液结晶检查、血甾体激素测定,可了解体内性激素水平,从而提示卵巢功能是否正常,有无衰竭等。

(3)垂体功能检查:若雌激素试验阳性提示患者体内雌激素水平低落,为确定原发病因在卵巢、垂体或下丘脑,需作以下检查。

血 FSH、LH、PRL 放射免疫测定:了解垂体功能,及提示引起卵巢功能减退的原因可能在垂体或下丘脑。

垂体兴奋试验:将 LHRH 静脉注射后,用放射免疫法测定 LH 含量,通过 LH 值变化,区别下丘脑或垂体病变。

(4)血清自身免疫抗体测定:最近有报道用 ELISA(enzyme linked immunsorbent assay)方法测定抗卵巢抗体、抗 FSH 受体抗体、抗甲状腺抗体,以协助诊断卵巢早衰及其原因。

5.影像学检查

为确定蝶鞍区占位病变,往常行头颅侧位 X 线摄片,现用电子计算机断层扫描(CT),或磁共振成像(MRI),以诊断空泡蝶鞍、垂体微小腺瘤等。

6.其它检查

疑有先天性畸形者,应进行染色体核型分析及分带检查。考虑闭经与甲状腺功能异常有关时测定血 $T_3$、$T_4$、TSH。闭经与肾上腺功能有关时可作尿 17-酮、17-羟类固醇或血皮质醇测定。

(二)鉴别诊断

隐经是体内有正常性周期变化,但由于下生殖道先天性异常或后天性损伤而出现阴道阻塞,经血不能外流;常见于处女膜闭锁、阴道横隔或子宫粘连综合征等。隐经常伴有周期性下腹痛,药物撤退性试验阴性,但基础体温测定、宫颈黏液结晶检查及阴道脱落细胞涂片检查,均显示卵巢功能正常。可在反复人工流产或刮宫术后出现闭经。

### 三、因证辨治

引起闭经原因颇为复杂,证候繁多,可分虚实两纲,虚证多由肾虚、气血亏损、阴虚血燥,实证多由气滞血瘀、痰湿阻滞。

辨证要点:从病因辨,虚证多由于先天不足,或后天失调,久病伤身,气血精津液耗损。实证多由于外界环境刺激,精神抑郁,或病理产物壅塞。从全身症状辨,虚证多见形体单薄,全身羸弱,气血虚衰,脏腑功能低下。实证多见形体壮实。从闭经病程辨,虚证常见月经后期、稀发、量少、色淡质薄而渐闭止的病理过程。实证多是月经突然闭止。

治疗闭经总则为通补兼施,视其虚实而选择重补轻通,重通轻补,先补后通或先通后补。治疗程序为先审其病因,继而审其病位,再审其虚实,一般而论,虚证宜补而通之。首用补法,待补到一定程度,病者感腹胀腰酸、乳房胀、白带多而稠时,再把握时机,寓通于补,适当加入活血通经药物,可望经血来潮。实证宜通而调之;首审其病因病机而渐消症结。但亦要寓补于通,切忌滥用通破,适当加入补益之品。否则,不仅不能通经,反而易耗伤气血,使病情更加复杂。

（一）肾虚证

病因病机：肾气为月经来潮原动力，如先天禀赋不足，或幼时多病，身体羸弱，肾气未能按时充盛化生天癸，天癸未能按时而至，任脉不通，冲脉不盛，则月经迟迟未能来潮，称原发性闭经。或天癸曾至，而因身体诸脏病久及肾；或生活调摄失节，房劳过度，堕胎产密殒伤肾气，天癸至而复止，冲任无由激发而月经停闭；或经来渐迟、量少，最终闭止。

主要证候：年逾18岁月经仍未至，或月经周期曾正常建立，而渐后期、稀发、色淡质稀而停闭。全身发育欠佳，第二性征较差，性欲低下。偏肾气虚者，尚见反应迟钝，面色苍黄无华或晦黯，表情呆滞，腰酸腿软，倦怠乏力，畏寒脚冷，尿多或夜尿；舌质淡、苔薄白或白滑，脉沉细。偏肾阴虚者，尚见五心烦热，午后潮热，头晕耳鸣腰酸。舌质红，苔白干，脉细数。

辨证依据：有先天发育不良及后天伤肾耗精病史；原发性闭经，或病程较长，可有经量渐少，经期延长以至停闭史，第二性征发育不良，性功能下降，头晕耳鸣，腰腿疲软；若兼见倦怠乏力，畏寒脚冷，尿多或夜尿，舌质淡，苔白滑，脉沉细为肾阳虚；若兼见五心烦热，午后潮热；舌质红，苔白干，脉细数为肾阴虚。

治法：补肾益精、养血调经。

方药归肾丸（见"月经先期"节）加鸡血藤、首乌。

偏肾阳虚者，加巴戟、紫河车、鹿角霜。偏肾精不足者，加阿胶、龟甲、生地、麦冬。服用一段时间后，若患者感腰酸、下腹胀、白带增多，加用四物汤及活血之品助其通经。

（二）气血亏损证

病因病机：引起气血亏损原因不外两途。一是失血过多，入不敷出；一是生化不足，无源无流。失血过多多见于长期慢性失血，或急性大出血，尤其多产、堕胎小产或产后出血，虫蛊耗血，血亏未能填充肾精，冲任血海无由充盈，精血亏少而致闭经。生化不足多由于饮食营养匮乏，血液生化无源；或因饮食劳倦损伤脾胃，运化失职未能化水谷精微为营血。仓廪薄，肾精乏源补充，天癸竭少，冲任不盈，血海不满，以致月经由后期量少而渐停闭。需注意的是，尽管月经主要成分是血，但月经是否停闭，经量多少与血液贫盛并不是简单正比关系，只有在气血亏损，殃及肾精之化生、天癸之至盛、血海之充盈时才会影响月经。

主要证候：大失血后，月经骤然停止。或经量渐少，色淡质薄，经来延期、稀发，以至停闭。身体屡弱，面色苍白无华，言语低微，动则气喘，头晕目眩，心悸健忘，失眠多梦，甚则毛发脱落不泽，肌肤干燥，乳房松软，性欲低下，阴道干涩，带下稀少。舌质淡，苔薄白，脉细无力。

辨证依据：有大失血、贫血及慢性消耗疾病病史；继发性闭经，大失血后月经骤停，或病程较长，有经量渐少，经期延长以至停闭，第二性征退化，面色不荣，头晕目眩，心悸气短，神疲乏力；舌质淡，苔薄白，脉细无力。

治法：益气养血，健脾补肾调经。

方药：人参养荣汤。白芍、当归、陈皮、黄芪、肉桂、人参、白术、甘草、熟地、五味子、茯苓、远志。

此型闭经虽由气血虚弱引起，但由于精生血、血化精，精血同源而互生，故亦有肾虚冲任不足之病理过程，因此，治疗时尚需加补肾益精之品，如淫羊藿、巴戟天、肉苁蓉、枸杞子等。若大失血后见毛发脱落，神志淡漠，阴道干涩，尤需添加补肾之品，如鹿茸、紫河车、鹿角霜等。服用一段时间后，若见诸证均见改善，白带增多，可适当加强活血补血类，如鸡血藤、丹参、益母草、川芎之类，旨在通经。此外，尚需审气血亏损之因而治之；因慢性失血者，宜止其血；因脾虚者，宜加强健脾；因虫积者，亦要治虫。

（三）阴虚火旺证

病因病机：可因劳瘵灼金或胃火消烁。若骨蒸潮热，火刑肺金，阴虚肺燥，金水不能相资，且虚火亦可直灼肾阴，肾精亏虚，无精化血，月经源流衰少而渐至不行。又因足阳明胃经乃水谷之海，冲脉之所系。若素体阴虚或病中消，胃火炽盛，灼烁煎熬，津液枯竭，中焦乏之源取汁化气，冲任枯竭，不能化生月经而致月水不行。

主要证候：经来困难、量少，渐而闭止。骨蒸潮热、盗汗，五心烦热，咳嗽，唾血，咯血，口燥咽干，形体消瘦，气短喘促，甚则肌肤甲错，下腹胀满按之如揉面状，阴道干涩，白带干少。舌红苔少，脉细数。

辨证依据：有结核，或其它慢性消耗性疾病、内分泌功能紊乱病史；经来困难、量少、渐而闭止；第二性征退化，五心烦热，潮热盗汗，口干舌燥；舌红苔少，脉细数。

治法：养阴清热调经。

方药：加减一阴煎（生地、熟地、白芍、知母、麦冬、地骨皮、甘草）加黄精、丹参、枳壳。

骨蒸潮热甚者加青蒿、鳖甲。咳嗽甚者加川贝、百合、五味子。咯血唾血加阿胶、白及。病程日久，病情严重者加龟甲胶、鳖甲胶、桑椹子、女贞子。有月经征兆时加丹皮、赤芍，茺蔚子以助通经。

**（四）气滞血瘀证**

病因病机：气郁血滞，忧愁恼怒，情怀不畅；或生活环境改变，机体尚难适应；或精神紧张等因素，令致肝气郁结，气郁及肾，肾郁不宣，天癸亦郁而难至。气为血帅，气机失畅，血滞不行，冲任受阻，经闭不通；亦可寒凝血瘀，经期产后，调摄失宜，感受寒凉，寒气客于血室，肾阳被郁，气乱血凝，冲任通盛受阻而致月水不下。

主要证候：常先见经来困难疼痛，先后不定期，后渐至停闭，或骤然闭经。精神抑郁，烦躁易怒，胸胁胀闷，喜叹息，下腹胀痛。或畏寒肢冷，下腹冷痛，得温则舒。舌紫黯有瘀点，脉沉涩或沉弦。

辨证依据：有精神刺激、生活紧张或生活环境突然变化、遇感风寒雨冷史；原发或继发性闭经，经闭骤然，或经来困难疼痛，先后不定期，渐至停闭；精神紧张，易于激惹，胸胁胀满，小腹胀痛，精神抑郁；舌质紫黯，脉沉涩或沉弦。

治法：理气解郁，温经活血。

方药：逍遥散。

气滞甚加青皮、木香、香附。血瘀甚加桃仁、红花，或改用血府逐瘀汤。偏寒凝加桂枝、小茴香。若治疗一段时间，效果不著，月经未见复潮，则宜健脾理气调理，寓补于通。尤需注意的是，气郁者首重精神调养，注重心理因素，先解其郁。

**（五）痰湿阻滞证**

病因病机：饮食失节，劳倦内伤，脾阳不运，聚湿生痰；或肾虚气化不利，水液失调，停聚而致痰湿。痰脂湿浊蕴集子宫，胞脉不通，月事不来。此外，尚有癥瘕积聚，血瘀阻滞，或手术损伤，经血通道闭塞不通而致闭经。

主要证候：月经后期量少而渐停闭。形体肥胖或四肢粗壮，呕恶痰多，胸脘满闷或面目浮肿，神疲倦怠，头晕目眩，带下量多而清稀。舌质淡苔白滑，脉弦滑。

辨证依据：有寒凉刺激、饮冷伤脾史，原发或继发性闭经，闭经前可有后期量少而渐停闭过程；性欲下降，形体肥胖，神疲嗜睡，头晕目眩，胸闷泛恶多痰，带下量多；苔白腻，脉濡或滑。

治法：豁痰除湿，调气活血通经。

方药：苍附导痰丸。

究其痰湿壅滞，多与脾肾虚气化不良有关，是本虚标实。因此，兼脾虚者加白术、党参、扁豆。除湿祛痰后，亦有必要佐入补肾治本，如菟丝子、补骨脂、仙茅、巴戟天、淫羊藿类。服药一段时间，见腰酸、下腹似有月经征兆时，加用川牛膝、鸡血藤、茺蔚子、益母草助其通经。

## 四、多种疗法

**（一）心理疗法**

医师主动热情关心患者，了解患者生活经历、个性特征和心理状态，分析引起闭经精神因素，引导患者克服精神障碍，解除精神负担，把心理治疗结合到各种治疗中去。

**（二）西医疗法**

1. 人工周期疗法

适用于先天性卵巢发育不全、卵巢功能减退性闭经。

2.促排卵治疗

用于下丘脑、垂体性闭经。

3.溴隐亭应用

多用于高催乳激素血症伴垂体肿瘤。

4.皮质激素使用

对于卵巢早衰而血清自身免疫抗体阳性者,常用肾上腺糖皮质激素类药物,可给予可的松口服,每日15～50mg,或泼尼松,每日5～10mg,同时加用小剂量雌激素口服,如炔雌醇,每日0.01～0.04mg,或己烯雌酚,每日0.5～1mg,连服3周,停药1周后再开始新的周期,连续3个周期,有恢复排卵及妊娠报道,但亦有认为尚无肯定疗效,不宜长期服用。

(三)手术疗法

对于垂体腺瘤,仍主张用溴隐亭治疗,若服用药品效果不明显时,也有考虑经蝶窦切除肿瘤的手术治疗。近年来采用伽马刀治疗垂体微腺瘤,效果更好而损伤极小。由于子宫颈和子宫腔受损粘连,导致闭经,可采用分离术。对于粘连严重者可在术后放置宫内节育环。

(四)效验方

1.促排卵汤

菟丝子、淫羊藿、巴戟天、枸杞子、熟地、熟附子、当归、党参、甘草。

功用:补肾益精,培本调经。

适应证:肾虚经闭。

阴虚者加用干地黄、女贞子、桑椹子、五味子等;阳虚者加用桂枝、仙茅、补骨脂、艾叶等。适时选用川芎、丹参、鸡血藤、牛膝等活血通经之品。

2.健脾益肾消脂汤

炒当归、生地、白芍、川芎、仙灵脾、巴戟肉、仙茅石菖蒲、白芥子、生山楂、茯苓、炒白术、怀牛膝。

功用:健脾益肾、化痰消脂调经。

适应证:痰湿闭经。

3.资肾通经汤

柏子仁、川断、黄柏、熟地、仙灵脾、当归、赤芍、丹参、泽泻、牛膝、茺蔚子。

功用:温脾肾,清虚热,通胞脉,交心肾。

适应证:肾阴虚闭经,伴见虚烦不眠、心悸健忘、头晕咽干等症。

(五)中成药

1.滋肾育胎丸

功用:补肾益精、调经种子。

适应证:肾虚闭经。

2.乌鸡调经丸

功用:补肾益气、养血调经。

适应证:虚证闭经。

(六)食疗法

(1)益母草干品15g或鲜品60g,红糖30g,煎水服,每日1剂,连用4～6剂。

(2)红花9g,黑豆90g,红糖60g,水煎服。

(3)当归9g,鲜益母草60g,大枣6枚,黑糯米一把熬粥。每天服,连服4～6天。

(七)针灸治疗

1.体针

取三阴交、关元,虚证配足三里、血海、肾俞;实证配太冲、中极。

2.耳针

子宫、内分泌、卵巢、皮质下、神门、交感等穴。

（王　铭）

# 第二节　痛　经

凡在经期或经行前后出现周期性小腹疼痛，或痛引腰骶，甚至剧痛晕厥者，称为痛经，亦称"经行腹痛"。

痛经，汉代张仲景《金匮要略·妇人杂病脉证并治》曾有本病的相关描述，如"带下，经水不利，少腹满痛，经一月再见"。隋代巢元方《诸病源候论》立有"月水来腹痛候"，已将本病作为一个独立病证进行论述。宋代以后，对本病的论述日臻完善，如宋代陈自明《妇人大全良方》说："妇人经来腹痛，由风冷客于胞络冲任，……用温经汤"，简要阐述了本病的病因和治法。而明代张景岳《景岳全书·妇人规》则认为："经行腹痛，证有虚实。实者或因寒滞，或因血滞，或因气滞，或因热滞；虚者有因血虚，有因气虚。然实痛者多痛于未行之前，经通而痛自减；虚痛者多痛于既行之后，血去而痛未止，或血去而痛益甚。大都可按可揉者为虚，拒按拒揉者为实。"张氏不仅较为详细地归纳了本病的常见病因，且提出了据疼痛时间、性质、程度"辨虚实之大法"，对后世临证多有启迪。至清代，很多妇科专著，在此基础上又有所发展，如《医宗金鉴·妇科心法要诀》指出，痛经有寒、热、虚、实之不同，应加鉴别。其后《傅青主女科》认为痛经涉及肝、脾、肾三脏，病因主要有肝郁、寒湿、肾虚。治疗有解郁、化湿、补肾三大方法，并分别立宣郁通经汤、温脐化湿汤、调肝汤等，这些方剂今天仍为妇科临床所常用。

西医学将痛经分为原发性痛经和继发性痛经。原发性痛经又称功能性痛经，是指生殖器官无器质性病变者；继发性痛经则是由于生殖器官器质性疾病，如子宫内膜异位症、子宫腺肌症、盆腔炎、子宫发育异常、子宫过度前曲或后倾、宫颈狭窄、膜样排经等所导致。原发性痛经以青少年多见，继发性痛经则常见于育龄期妇女。本节讨论的痛经，包括西医学的原发性痛经和继发性痛经。

## 一、病因病机

痛经一证有情志所伤、起居不慎、六淫伤害等不同致病因素。在经期、经期前后特殊的生理状态下，受到上述致病因素的影响，导致冲任瘀阻或寒凝经脉，使气血运行不畅，胞宫气血流通受阻，"不通则痛"；或冲任胞宫失于煦濡，"不荣则痛"。其病位在冲任、胞宫，病变在气血，表现为痛证。其所以随月经周期发作，是与经期及经期前后气血变化有关。经期或经期前后，血海由满盈而外溢，气血盛实而骤虚，冲任胞宫气血变化较平时急剧，致病因素乘时而作，即可发生痛经。其常见病机有气滞血瘀、寒湿凝滞、湿热瘀阻、气血虚弱、肝肾亏损等。

### （一）气滞血瘀

平素性情抑郁或恚怒伤肝，肝郁气滞，血行失畅，瘀滞冲任；或因经期产后（包括堕胎小产），余血内留，蓄而成瘀，经行之际气血下注冲任，胞脉气血壅滞更甚，"不通则痛"，于是发为痛经。诚如《张氏医通》所云："经行之际……若郁怒则气逆，气逆则血滞于腰腿心腹背肋之间，遇经行时则痛而重。"

### （二）寒湿凝滞

经期产后，感受寒邪，或过食寒凉生冷，或久居寒湿之地，寒湿客于胞中，与血相搏，以致气血凝滞不畅，临经气血下注，胞宫胞脉气血更加壅滞，而为痛经，此亦"不通则痛"。

### （三）湿热瘀阻

素体温热内蕴，或经期产后，摄生不慎感受湿热，与血相搏，流注冲任，蕴结胞中，当经前经期气血下注之时，胞宫胞脉气血壅滞更甚，致使经行腹痛。

（四）气血虚弱

素体虚弱，气血不足；或大病久病，耗伤气血；或脾胃虚弱，化源匮乏，气血不足，经后冲任气血愈虚，不能濡养胞宫、胞脉，故使痛经，此所谓"不荣作痛"。《宋氏女科秘书》所说"经行后作痛者，气血虚也，治当调养气血"，即指此类病证。

（五）肝肾亏损

先天肾气不足，或房劳过度，或多次堕胎小产，伤及肝肾，导致精血亏虚，冲任不足，经后血海愈加空虚，胞宫、胞脉失养，"不荣则痛"，因而痛经。故《傅青主女科》谓："妇人有少腹疼于行经之后者，……是肾气之涸。"

综上所述，痛经的发病机理主要是气血失调，经脉不利。病位主要在冲任二脉、胞宫，与肝肾有关。病性有实有虚。虚者，主要因气血虚弱、肝肾亏损而起；实者主要由气滞血瘀、寒湿凝滞、湿热瘀阻所致。各种致病因素可单独成因，也可相兼为病，临证常见相互转化。发作时实证多虚证少，非发作期有实有虚，也有虚实夹杂者。

## 二、诊断要点

（一）病史

经行腹痛，随月经周期而发作。

（二）症状

经期或经行前后小腹疼痛，痛及腰骶，甚则晕厥。好发于青年未婚女子。

（三）检查

1.腹部触诊

腹软，一般无反跳痛。

2.妇科检查

功能性痛经者，妇科检查多无阳性体征，部分患者可有子宫极度屈曲或宫颈口狭窄。子宫内膜异位症多有痛性结节，子宫粘连、活动受限，或伴有卵巢囊肿；子宫腺肌症的患者子宫多呈均匀性增大，局部有压痛；慢性盆腔炎有盆腔炎症的征象。

3.辅助检查

基础体温测定呈双相曲线；血清前列腺素测定显示有异常增高；超声检查原发性痛经多无盆腔器质性病变；腹腔镜、子宫输卵管碘油造影、宫腔镜检查有助于明确痛经的原因。

## 三、鉴别诊断

（一）辨明原发性痛经与继发性痛经

原发性痛经多见于初潮后及青年未婚未育的女性，妇科检查无明显生殖器官器质性病变；继发性痛经多发于已婚或经产妇，以子宫内膜异位症引起者为多见。鉴别明确，有助于针对病因治疗。

（二）与异位妊娠相鉴别

若患者有短暂停经史，又见腹痛、阴道流血，应与异位妊娠鉴别。异位妊娠多有停经史和早孕反应，妊娠试验阳性；B超检查可见子宫腔外有孕囊或包块存在；后穹隆穿刺或腹腔穿刺阳性；内出血严重时，患者有休克、血色素下降。痛经可出现剧烈的腹痛，但无上述妊娠征象。

（三）与胎动不安相鉴别

胎动不安也有停经史和早孕反应，妊娠试验阳性。妇科检查，子宫体增大如停经月份，变软，B超检查可见子宫腔内有孕囊和胚芽，或见胎心搏动。痛经无停经史和早孕反应，妊娠试验阴性，妇科检查及B超也无妊娠征象。

痛经还须与发生在经期或于经期加重的内、外、妇诸科引起腹痛症状的疾病如急性阑尾炎、结肠炎、膀胱炎、卵巢囊肿蒂扭转等鉴别。尤其是患者疼痛之性质、程度明显有别于既往经行腹痛征象时，或腹部见肌紧张或反跳痛体征者,更需审慎,注意详问病史,结合妇科检查及相关辅助检查,作出诊断与鉴别。

## 四、辨证

痛经主要依据临床表现,结合疼痛性质及月经情况进行辨证。①首先辨痛经发生的时间:一般而言,痛在经前或经期,多属实证;痛在月经将净或经后,多属虚证。②继辨疼痛的性质、程度:若为隐痛、喜揉喜按者属虚;掣痛、绞痛、刺痛、拒按者属实;灼痛得热反剧属热,冷痛得热痛减属寒;痛甚于胀,持续作痛为瘀;胀甚于痛,时痛时止属气滞。③再辨痛之部位:痛在少腹多属气滞,病在肝;痛在小腹多与血瘀有关;若痛及腰脊多病在肾。④最后辨经量、经色、经质:经行不畅,色暗有块,块下痛减者为血瘀;经色淡、质稀为气血虚弱;经色深红、质稠多为湿热壅滞。此为辨证之大要,临证须结合兼症、舌脉及体质因素和病史,综合分析、详细审辨。

(一)气滞血瘀

证候:经前或经期小腹胀痛拒按,或伴乳胁胀痛,经血量少不畅,色紫暗有块,块下痛减,舌质紫暗或有瘀点,脉沉弦或涩。

分析:肝郁气滞,冲任胞宫气血瘀滞,经行之际气血下注冲任,胞脉气血壅滞更甚,故经前或经期小腹胀痛拒按,经血量少,行而不畅;经血瘀滞,故色紫暗有块;块下瘀滞稍通,故腹痛暂减;肝气郁滞,经脉不利,故乳胁胀痛。舌紫暗或有瘀点、脉沉弦或涩为气血瘀滞之征。

(二)寒湿凝滞

证候:经行小腹冷痛,得热则舒,经量少,色紫暗有块,或见形寒肢冷,小便清长,苔白,脉细或沉紧。

分析:寒湿伤及下焦,客于胞中,气血凝滞不畅,故经行小腹冷痛;寒得热化,瘀滞暂通,故得热痛减;血被寒凝,行而不畅,因而经血量少,色暗有块;寒邪内盛,阻遏阳气,故形寒肢冷,小便清长。苔白、脉细或沉紧为寒湿凝滞之候。

(三)湿热瘀阻

证候:经前或经期小腹疼痛,或痛连腰骶,或感腹内灼热,月经量多质稠,色鲜红或紫,有小血块,或伴小便短赤,带下黄稠,舌质红,苔黄腻,脉滑数。

分析:湿热蕴结冲任,气血失畅,经期气血下注冲任,胞宫、胞脉气血壅滞更甚,故经前或经期小腹疼痛,痛连腰骶,有灼热感;湿热伤于冲任,迫血妄行,故经量多,色鲜红或紫,质稠有血块;湿热下注,伤及带脉,则带下黄稠;湿热熏蒸下焦,故小便短少黄赤。舌红、苔黄腻、脉滑数均为湿热之象。

(四)气血虚弱

证候:经期或经后小腹隐痛喜按,经行量少质稀,形寒肢疲,头晕眼花,心悸气短,舌质淡,苔薄,脉细无力。

分析:气血本虚,经行后冲任气血更虚,胞宫、胞脉失养,故经期或经后小腹隐痛喜按;气血亏虚,冲任不足,血海不充,故经量少,色淡质清稀;气血亏虚,不能上荣头面、温养四肢,故形寒肢疲,头晕眼花;血虚心神失养,故心悸气短。舌淡、苔薄、脉细弱均为气血虚弱之象。

(五)肝肾亏损

证候:经期或经后小腹绵绵作痛,经行量少,色红无块,腰膝酸软,头晕耳鸣,舌淡红,苔薄,脉细弦。

分析:肝肾亏损,精血不足,行经之后,血海空虚,胞脉失养,故经期或经后小腹绵绵作痛;精亏血少,故经行量少,色红无块;肾虚精亏,清窍失养,故头晕耳鸣;腰为肾之府,膝为筋之府,肝肾亏虚,则腰膝酸软。舌淡红、苔薄、脉细弦为肝肾亏损之征。

## 五、治疗

(一)中药治疗

1.气滞血瘀

治法:理气行滞,化瘀止痛。

处方:膈下逐瘀汤。

方中香附、乌药、枳壳、延胡索行气止痛;五灵脂、当归、川芎、桃仁、红花、赤芍、丹皮活血化瘀;甘草调和诸药。痛甚,加血竭化瘀止痛;恶心呕吐,加吴茱萸、半夏、陈皮和胃降逆;若肝郁化热,见口苦、经质黏稠者,加夏枯草、山栀清泻肝火。

另外,可选用益母草膏,每次 10 g,每日 3 次。

2.寒湿凝滞

治法:温经散寒,化瘀止痛。

处方:少腹逐瘀汤。

方中官桂、干姜、小茴香温经暖宫;当归、川芎、赤芍活血祛瘀;蒲黄、五灵脂、没药、延胡索化瘀止痛。诸药合用,可温经散寒,活血祛瘀,使寒散血行,冲任、子宫血气调和流畅,自无疼痛之虞。若痛甚而厥、冷汗淋漓者,加附子、细辛回阳散寒;冷痛甚者,加艾叶、吴茱萸、沉香行气止痛;带多湿重者,宜加苍术、茯苓、苡仁以散寒除湿;恶心呕吐者,去没药,加藿香、半夏、陈皮和胃降逆。

若伴神疲气短、面色无华、痛欲呕恶、舌淡、脉沉等症,可用温经汤益气养血、温阳散寒。

另外,可选用痛经丸,每次 6~9 g,每日 1~2 次。

3.湿热瘀阻

治法:清热利湿,化瘀止痛。

处方:清热调血汤加车前子、苡仁、败酱草。

方中黄连清热燥湿;丹皮、生地、白芍清热凉血;当归、川芎、桃仁、红花、莪术活血化瘀;延胡索、香附行气活血止痛;车前子、苡仁、败酱草以清热除湿。诸药合用,清热利湿,化瘀止痛。若经量多或经期长者,去莪术、川芎,酌加地榆、槐花、黄芩凉血止血;带下黄稠者,加黄柏、土茯苓、椿白皮清热除湿止带;若湿浊不化、口腻纳少,加佩兰、藿香、神曲等芳香化湿。

4.气血虚弱

治法:益气养血,调经止痛。

处方:圣愈汤加鸡血藤、桂枝、艾叶、甘草。

方中人参、黄芪补气生血;熟地、白芍、当归养血和血;川芎、鸡血藤、桂枝、艾叶温经止痛;炙甘草和中缓急。全方共奏补气养血、温经止痛之功。若腰酸不适,加菟丝子、杜仲补肾壮腰;纳呆、脘腹痞闷者,加木香、砂仁行气醒脾;疼痛明显者,加延胡索以行气止痛;精血虚甚者,加菟丝子、山茱萸、枸杞子补养精血。

另外,可选用八珍益母丸,每次 9 g,每日 2 次。

5.肝肾亏损

治法:补益肝肾,养血止痛。

处方:调肝汤加黄芪、熟地。

方中巴戟天、山茱萸补肾益精;当归、熟地、阿胶滋肝养血;黄芪、山药补脾生血;白芍、甘草缓急止痛。诸药合用,共奏调肝补肾、益精养血、缓急止痛之效。腰骶酸痛,加菟丝子、桑寄生、杜仲补肾强腰;经血量少、色暗,加鹿角胶、枸杞子滋阴养血填精;头晕耳鸣,健忘失眠,酌加枸杞子、制何首乌、酸枣仁、柏子仁养血安神;夜尿多,小便清长者,加益智仁、桑螵蛸、补骨脂补肾固涩。若属先天不足,发育不良者,可选加减苁蓉菟丝子丸以益气养血、补肾益冲。

另外,可选用六味地黄丸,每次 9 g,每日 2~3 次。

(二)针灸治疗

基本处方:关元、三阴交、地机、次髎。

关元属任脉经穴,为任脉与足三阴经交会穴,可温经散寒、行气活血、补益肝肾、调补冲任;三阴交为肝、脾、肾三经交会之处,可调理全身气血;地机是足太阴脾经郄穴,为血中之气穴,可调血通经止痛;次髎可调气活血,为治疗痛经的经验效穴。

加减运用:气滞血瘀加合谷、太冲,诸穴均用泻法,以调气活血,通经止痛;寒湿凝滞加水道,诸穴均用补法,并加灸法,可达散寒除湿、温经止痛之效;湿热瘀阻加中极、行间,诸穴均用泻法,以清湿热;气血虚弱加足三里、血海、脾俞、气海,诸穴均用补法,可加灸法,以补气血,益冲任;肝肾亏损加肾俞、肝俞、足三里,诸穴均用补法,以补肝肾,益精血,精血充沛,胞脉得濡而痛经可除。

痛经的治疗时间,一般宜在痛前3～5天开始,连续3个周期以上,平时应针对病因调理。

另外可选用:①耳针:取内分泌、神门、内生殖器、交感、肾,每次选2～3穴,留针15～30分钟,留针期间,捻转1～3次,也可用耳穴埋针、耳穴贴压法。②穴位注射疗法:取关元、中极、三阴交、足三里、肾俞、次髎,每次选2～3穴,用当归、丹参、红花注射液或0.25％普鲁卡因注射液、维生素$B_{12}$注射液,每穴注药1～2mL,每日1～2次。③灸法:取关元、气海、子宫,艾条灸,每穴10～20分钟。④腕踝针:取双下,留针20～30分钟,也可固定后留针1～2天。

(王　铭)

# 第三节　崩　漏

崩漏是以经血非时暴下或淋沥不尽为主要表现的一种月经周期、经期、经量严重失常的病证。其中经血暴下者称"崩",也称"崩中";经血淋沥不尽者称为"漏",也称"漏下"。崩与漏出血情况虽然不同,但二者常相互转化,且其病机基本一致,故概称"崩漏",诚如《济生方》所云:"崩漏之疾,本乎一症,轻者谓之漏下,甚者谓之崩中。"

有关崩的记载,最早见于《素问》,其"阴阳别论"说:"阴虚阳搏谓之崩",明确指出崩是以阴虚阳亢为其发病机理。漏,始见于汉代《金匮要略·妇人妊娠病脉证并治》。隋代巢元方《诸病源候论》首列"漏下候""崩中候",指出崩中、漏下属非时经血,明确了崩漏的概念,并概括其病机是"伤损冲任之脉……冲任气虚,不能制约经血"。同时指出:"崩而内有瘀血,故时崩时止,淋沥不断,名曰崩中漏下。"说明崩、漏可互相转化。元代李东垣在《兰室秘藏》中指出:"肾水阴虚,不能镇守胞络相火,故血走而崩也。"至明代,医家对崩漏有了更充分的认识,如《景岳全书·妇人规》对崩漏的论述尤为精辟,指出:"崩淋之病,有暴崩者,有久崩者。暴崩者其来骤,其治亦易。久崩者其患深,其治亦难。且凡血因崩去,势必渐少,少而不止,病则为淋。此等证候,未有不由忧思郁怒,先损脾胃,次及冲任而然者。"阐明了崩漏的病因病机,进而提出"凡治此之法,宜审脏气,宜察阴阳。无火者求其脏而培之、补之;有火者察其经而清之、养之"的治则,并出具了各证型之方药。而方约之在《丹溪心法附余》中提出治崩三法:"初用止血以塞其流,中用清热凉血以澄其源,末用补血以还其旧。"其"塞流""澄源""复旧"治疗崩漏三法,至今仍为临床医家所推崇。清代唐容川在《血证论》中云:"崩漏者……脾不摄血,使血崩溃,故曰崩中,示人治崩必治中州也。"提出了崩漏的治疗当需重脾的见解。《张氏医通》又认为:"血崩之病……或因肝经有火,血热妄行,或因怒动肝火,血热沸腾。"提出血热致崩的观点。清代《傅青主女科》则提出"止崩之药,不可独用,必须于补阴之中行止崩之法",创制治疗气虚血崩的"固本止崩汤"和治血瘀致崩的"逐瘀止血汤",均为后世临床常用。而《妇科玉尺》则较全面地概括崩漏的病因为"究其源则有六大端,一由火热、二由虚寒、三由劳伤、四由气陷、五由血瘀、六由虚弱"。历代医家论治崩漏的经验,至今仍对临床有重要指导意义。

西医学中的功能失调性子宫出血病(简称功血),归属本病范畴论治,同时生殖器炎症和某些生殖器肿瘤,可参照本节辨证论治。

## 一、病因病机

崩漏的主要病机是冲任损伤,不能制约经血,使胞宫蓄溢失常,经血非时妄行。导致崩漏的常见病因有虚、热、瘀。虚则经血失统,热则经血妄行,瘀则经血离经。

### (一)血热内扰

素体阴虚或久病伤阴;或素体阳盛血热;或素性抑郁,郁久化热;或湿热内蕴,均可因热扰冲任,迫血妄行,而为崩漏。

**(二)气不摄血**

脾胃素虚、中气不足;或饮食劳倦,损伤脾气,以致脾虚统摄无权,冲任不固,不能制约经血,而成崩漏。

**(三)肾气(阳)不足**

先天禀赋不足;或房劳多产损伤肾气;或久病大病伤及于肾;或绝经前后肾气渐衰,天癸渐竭,引起肾失封藏,冲任不固,经血失约,发为崩漏。若素体阳虚,命门火衰,或病程日久,气损及阳,阳不摄阴,精血失固,亦可导致崩漏。

**(四)肾阴亏虚**

素体肾阴亏虚,或多产房劳耗伤真阴,或失血伤阴、元阴不足,则虚火动血,迫血妄行,遂致崩漏。

**(五)瘀滞胞宫**

七情内伤,气滞血瘀;或经期产后余血未净,又感外邪,壅滞经脉,内生瘀血;或崩漏日久,离经之血为瘀,均可因瘀血阻滞胞宫,血不归经而妄行,形成崩漏。

综上所述,崩漏的原因很多,但概括来说,不外乎虚、热、瘀三种,但由于发病并非单一,故崩漏的发生发展常气血同病、多脏受累、因果相干、互相转化,所以病机错综复杂。

## 二、诊断要点

**(一)病史**

注意患者的月经史、孕产史;有无生殖器炎症和生殖器肿瘤病史;有无宫内节育器及输卵管结扎术史等。

**(二)症状**

月经周期紊乱,行经时间超过半月以上,甚或数月淋沥不止;常有不同程度的贫血。

**(三)检查**

**1.妇科检查**

功能性子宫出血患者,无明显的器质性病变。

**2.辅助检查**

主要是排除生殖器肿瘤、炎症或全身性疾病(如再生障碍性贫血等)引起的阴道出血,可根据病情需要选作基础体温测定、宫腔镜检查、诊断性刮宫、阴道细胞学检查、宫颈黏液检查、B超、内分泌激素测定、腹腔镜检查。

## 三、鉴别诊断

本病应与月经不调、经间期出血、赤带、胎产出血、外阴阴道外伤性出血以及出血性内科疾病相鉴别。

**(一)月经先期、月经过多、经期延长**

月经先期是周期缩短,月经过多是经量过多如崩,经期延长是行经时间长似漏。三种病证的出血有一定的周期性,而且经期延长与月经过多者出血在2周之内自然停止,但崩漏的出血是持续出血不能自然停止,周期长短不一。

**(二)月经先后无定期**

月经先后无定期其周期长短不一,但应在1~2周内波动,即提前或延后在7天以上2周以内,经期、经量基本正常,与崩漏无规律性的阴道出血显然有别。

**(三)经间期出血**

崩漏与经间期出血都是非时而下,但经间期出血发生在两次月经中期,且出血时间持续2~7天,量少而能自然停止,而崩漏是周期、经期、经量的严重失常,出血不能自止。

**(四)赤带**

赤带与漏下通过询问病史和妇科检查多能鉴别。赤带以带中有血丝为特点,月经正常。

（五）胎产出血

崩漏应与妊娠早期的出血疾病如胎漏、胎动不安、小产，尤其是异位妊娠相鉴别。通过询问病史、妊娠试验、B超检查可以明确诊断。

（六）生殖系器质性病变

生殖系炎症（如慢性宫颈炎、子宫内膜炎等）和生殖系肿瘤（如子宫肌瘤、腺肌病、子宫内膜癌、宫颈癌和卵巢功能性肿瘤等）均可引起不规则阴道出血。上述病症，通过妇科检查和诊断性刮宫、宫腔镜、B超等辅助检查可作鉴别。

（七）外阴、阴道外伤出血

外阴、阴道外伤出血有外阴、阴道外伤病史如跌仆损伤、暴力性交等，询问病史和妇科检查可鉴别。

（八）宫内节育器及避孕药物

上节育环后出现不规则阴道出血以及长期服用避孕药物可引起月经紊乱，往往在停用或停药后月经多可恢复正常。通过询问和作B超可作鉴别。

此外，还须与内科疾病所导致的不正常子宫出血相鉴别。如心血管、肝脏疾病和血液病等导致的经血量过多，甚则暴下如注，或淋沥不净。通过询问病史、体格检查、妇科检查、血液分析、肝功能以及凝血因子的检查或骨髓细胞分析可与崩漏相鉴别。

## 四、辨证

崩漏一证，有虚实之分。虚者多因脾虚、肾虚；实者多因血热、血瘀。临证以无周期性的阴道出血为主要症状，主要依据出血时间、血量、血色、血质特点，辨明病证的寒、热、虚、实属性。一般而言，出血非时暴下，量多势急，色鲜红或深红，质稠者，多属热证；出血非时暴下或淋沥难尽，色淡质稀者，多属虚证；经血非时而至，时出时止，时多时少，色紫暗有块或伴腹痛者，多属血瘀；暴崩不止，或久崩久漏，血色淡暗，质稀者，多属寒证。另外，还须结合全身脉症和必要的检查综合分析。

（一）血热内扰

证候：经来无期，量多如崩，或淋沥不净，色深红或紫红，质黏稠，面赤头晕，烦躁易怒，口干喜饮，便秘尿赤，舌质红，苔黄，脉弦数或滑数。

分析：热扰冲任，迫血妄行，故经来无期，量多如崩，或淋沥不净；血为热灼，故血色深红或紫红，质黏稠；邪热上扰，则面赤头晕；热扰心神，故烦躁易怒；热灼阴伤，故口干喜饮，便秘尿赤。舌红、苔黄、脉弦数或滑数均为血热之征。

（二）气不摄血

证候：经血非时暴下不止，或淋沥不净，量多、色淡、质稀，神疲懒言，面色萎黄，动则气促，头晕心悸，纳呆便溏，舌质淡胖边有齿痕，苔薄润，脉细无力。

分析：脾气虚弱，血失统摄，冲任不固，故经血暴下不止，或淋沥不净；气虚血失温化，故经色淡、质稀；脾气虚弱、中阳不振，故神疲懒言，面色萎黄，动则气促，头晕心悸，纳呆便溏。舌质淡胖边有齿痕、苔薄润、脉细无力均为脾虚之象。

（三）肾气（阳）不足

证候：经乱无期，出血量多，或淋沥不净，色淡质稀，精神不振，面色晦暗，腰膝酸软，甚则肢冷畏寒，小便清长，舌质淡，苔薄润，脉沉细。

分析：肾气不足，封藏失职，冲任不固，故经乱无期，量多或淋沥不净；肾气亏虚，血失温化，故色淡质稀；肾虚外府失荣，故腰膝酸软；若肾阳不足，形体失于温养，膀胱失于温化，则肢冷畏寒、小便清长。舌质淡、苔薄润、脉沉细均为肾气（阳）不足之征。

（四）肾阴亏虚

证候：经乱无期，经血时多时少，淋沥不净，或停闭数月又暴下不止，色鲜红，头晕耳鸣，五心烦热，夜寐不安，舌质红或有裂纹，苔少或无苔，脉细数。

分析:肾阴不足,虚火内动,迫血妄行,故经乱无期,经血时多时少,淋沥不净,或停闭数月又暴下不止;阴虚内热,故血色鲜红;肾阴亏虚,精血衰少,不能上荣清窍,故头晕耳鸣;阴虚内热,热扰心神,故五心烦热,夜寐不安。舌红少苔、脉细数均为肾阴亏虚之象。

(五)瘀滞胞宫

证候:经乱无期,淋沥漏下,或骤然崩中,色暗有块,小腹疼痛,块下痛减,舌质紫暗或边有瘀斑,脉涩。

分析:瘀血停滞,阻滞冲任,血不循经,故经乱无期,淋沥漏下,或骤然崩中;冲任瘀滞,经血运行不畅,故经血色暗有块;瘀阻胞中,不通则痛,故小腹疼痛;血块下后,瘀血暂通,故块下痛减。舌质紫暗或边有瘀点、脉涩均为血瘀之征。

# 五、治疗

(一)中药治疗

1.血热内扰

治法:清热凉血,固冲止血。

处方:清热固经汤。

方中黄芩、栀子清热泻火;生地、地榆、地骨皮凉血止血;龟甲、牡蛎育阴潜阳,固摄冲任;阿胶养阴止血;陈棕炭、藕节收涩止血;生甘草调和诸药。若兼见少腹或小腹疼痛,苔黄腻者,为湿热阻滞冲任,加黄柏、晚蚕砂以清热利湿;若经血质稠有块者,加蒲黄炭以活血止血。

若肝郁化火,兼见心烦易怒,胸胁胀痛,口干苦,脉弦数,用丹栀逍遥散加蒲黄炭、血余炭以平肝清热止血。

若经治火势渐衰,但阴血已伤,或起病即属阴虚内热,热扰冲任血海,经血量少,色红、淋沥不止,面红潮热者,可用上下相资汤以养阴清热,益气固冲。

另外,可选用十灰散,每次9g,每日2次。

2.气不摄血

治法:补气摄血,固冲止崩。

处方:固本止崩汤加升麻、山药、乌贼骨。

方中人参、黄芪、升麻大补元气,升阳固本;白术、山药健脾摄血;熟地、当归滋阴养血,佐黑姜可引血归经,并能温阳收敛;乌贼骨固涩止血。全方气血两补,共收益气升阳、固冲止血之效。若久漏不止者,加藕节、炒蒲黄以固涩止血;若血虚者,加制首乌、白芍、枸杞子以滋阴养血;若气虚成瘀者,加田七、益母草以化瘀止血。

若暴崩如注,肢冷汗出,昏厥不省人事,脉微欲绝者,为气随血脱之危急证候。宜补气回阳固脱,急用独参汤;或用生脉散,以益气生津,敛阴固脱。

若症见四肢厥逆,冷汗淋漓,是为亡阳之候,用参附汤以回阳固脱。病势缓解,善后调理可用补肾固冲丸以脾肾双补。

3.肾气(阳)不足

治法:补益肾气,固冲止血。

处方:加减苁蓉菟丝子丸加黄芪、党参、阿胶。

方中熟地甘温滋肾养血、填精益髓;配肉苁蓉、菟丝子、覆盆子、桑寄生补肝肾、益精气;当归、枸杞、阿胶、艾叶养肝血、益冲任;加黄芪、党参补气摄血;若量多势急者,加仙鹤草、乌贼骨以止血;若为青春期功血,加紫河车、仙茅、仙灵脾以温肾益气。若肢冷畏寒,小便清长,肾阳不足者,应温阳益肾,固冲止血,方选右归丸加减;若四肢不温,纳少便溏,脾肾阳虚者,合用理中汤以温经止血。

4.肾阴亏虚

治法:滋肾益阴,固冲止血。

处方:左归丸合二至丸。

方中熟地、山萸肉、山药滋补肝肾；龟甲胶、鹿角胶峻补精血，调补肾中阴阳；枸杞子、菟丝子、二至丸补肝肾，益冲任；川牛膝补肝肾，且引诸药直达下焦。全方共收壮水填精、补益冲任之效。若头晕目眩者，加夏枯草、刺蒺藜、牡蛎以平肝潜阳；出血量多者，加地榆、大黄炭、生地以凉血止血。若肾阴虚不能上济心火，或阴虚内热，见心烦失眠，惊悸怔忡，可加黄连、枣仁以清心安神。

5.瘀滞胞宫

治法：活血化瘀，固冲止血。

处方：逐瘀止血汤。

方中重用生地清热凉血；归尾、桃仁、赤芍祛瘀止血；丹皮、大黄凉血逐瘀止血，配枳壳下气，加强涤荡瘀滞之功；龟甲养阴化瘀。若出血量多，加三七粉、益母草、乌贼骨、茜草以化瘀止血；若因寒致瘀，见肢冷畏寒，小腹冷痛者，加艾叶、桂心、炮姜以散寒行瘀；若因热致瘀，兼见经色紫红、质稠有块，心烦唇红者，加黄芩、丹皮、赤芍以清热凉血；若出血日久，气随血耗，症见气短乏力者，可合用生脉散以益气养血。

另外，可选用云南白药，每次0.2～0.3 g，每4小时服1次。

（二）针灸治疗

基本处方：关元、三阴交、血海、膈俞、隐白。

方中关元为任脉经穴，又是足三阴经之会，可调冲任、理经血；三阴交为足三阴经交会穴，可调补三阴而益气固冲；膈俞为八会穴中的血会，血海为治血之要穴，共奏调经养血止血之功；艾灸隐白可止血治崩，为治疗崩漏的效穴。

加减运用：若血热内扰加大敦、行间、太冲，针用泻法，以清泻血热，固冲止血；气不摄血加脾俞、气海、足三里，针用补法，以健脾益气，固冲止血；肾气不足加百会、气海、命门、肾俞，针用补法，加灸法，以补益肾气，收摄经血；肾阴亏虚加肾俞、太溪、阴谷，针用补法，以滋肾益阴，宁冲止血；瘀滞胞宫，加地机、太冲、合谷，针用泻法，以理气化瘀止血。

另外，还可选用：①耳针：取内生殖器、内分泌、神门、皮质下、肝、脾、肾，针刺中等强度，留针1～2小时，每日1次，或耳穴压丸或埋针。②挑刺疗法：在腰骶部督脉或足太阳经上寻找红色丘疹样反应点，每次2～4个点，用三棱针挑破约0.2～0.3 cm长、0.1 cm深，将白色纤维挑断，每月1次，连续挑刺3次。③皮肤针：取腰骶部督脉、足太阳经，下腹部任脉、足少阴经、足阳明经、足太阴经，下肢足三阴经，由上而下反复叩刺3遍，中度刺激，每日1～2次。④穴位注射：取气海、血海、三阴交、足三里，每次选2～3穴，用维生素$B_{12}$或黄芪、当归注射液，每穴注射2mL，每日1次。

（王　铭）

# 第四节　盆腔炎

女性内生殖器及其周围的结缔组织、盆腔腹膜发生炎症，称盆腔炎。

盆腔炎性疾病是指女性上生殖道的一组感染性疾病，主要包括子宫内膜炎、输卵管炎、输卵管卵巢脓肿、盆腔腹膜炎等。炎症可局限于一个部位，也可同时累及几个部位。以输卵管炎、输卵管卵巢炎最常见。盆腔炎性疾病若未能得到及时、彻底治疗，可能发生一系列的后遗症，如可导致不孕、输卵管妊娠、慢性盆腔痛以及炎性反复发作等。

本节仍按中医对急、慢性盆腔炎的辨证论治方法介绍于下。

## 一、急性盆腔炎

急性盆腔炎是指女性生殖器官及其周围结缔组织和腹膜的急性炎症。其初期的临床表现与古籍记载的"热入血室""产后发热""妇人腹痛"相似。

（一）病因病机

急性盆腔炎的发病与阴部卫生习惯不良或房事不节或手术不慎,感受热毒、湿热之邪有关,或由邻近脏器病变,累及子宫等而发病。

急性盆腔炎的主要病机为湿热瘀阻于子宫、胞络,致冲任带三脉功能失常;或素有宿疾,日久不愈,内结癥瘕,复因劳累、重感外邪而触发。

1.热毒壅盛

正值经期,或流产、分娩后,体弱胞虚,若房事不洁,或手术消毒不严,热毒内侵,客于胞宫、胞络等,邪热与气血相搏,滞于冲任,化热酿毒,正邪交争,致高热、腹痛、阴道分泌物增多。

2.湿热瘀结

经行产后,余血未尽,湿热之邪乘虚侵入,与余血相搏,客于子宫、胞络;或急性盆腔炎后,邪气未尽,遇房劳、寒热之邪等感触而复发,湿热之邪与气血相搏,致使气机不利,经络气血受阻,冲任带脉功能失常而致病。

（二）诊断要点

1.临床表现

呈急性病容,下腹部疼痛,甚至剧痛难忍,高热不退,白带增多,呈脓性,秽臭。若在月经期发病,可出现月经量增多,甚至如脓血,经期延长,或伴恶心呕吐,腹胀、腹泻,尿频、尿急等症状。

2.妇科检查

下腹部肌紧张,有压痛、反跳痛;阴道充血,内有大量脓性分泌物;宫颈充血水肿,抬举痛;子宫大小正常或略大,压痛明显,活动受限;双侧附件压痛明显,可触及增粗的输卵管或包块;必要时做后穹隆穿刺,可吸出脓液。

3.辅助检查

血常规检查白细胞明显升高,中性升高;血沉加快;分泌物或血培养阳性;B超检查可见后穹隆游离液体,输卵管增粗并有积液,或附件脓肿;必要时作腹腔镜检查。

（三）鉴别诊断

1.急性阑尾炎

两者均以发热、下腹痛为主要症状。急性阑尾炎疼痛多局限于右下腹部,麦氏点压痛、反跳痛。而盆腔炎痛在下腹两侧,病位较低,再通过病史以及体格检查等即可鉴别。

2.异位妊娠、卵巢囊肿蒂扭转、黄体囊肿破裂、卵巢巧克力囊肿破裂

此类疾病都有下腹疼痛,但急性盆腔炎伴有发热。体格检查、B超检查或妇科盆腔检查,亦可资鉴别。

（四）辨证论治

急性盆腔炎发病急,病情重,病势凶险。一般属热、属实。

治疗以清热解毒为主,活血化瘀为辅。治疗必须及时彻底,常常需中西医结合治疗。若盆腔炎性疾病未得到及时正确的治疗,可能发生一系列的后遗症,如输卵管阻塞、输卵管增粗;输卵管卵巢粘连形成输卵管卵巢肿块;输卵管积水或输卵管卵巢囊肿;子宫固定等。

1.热毒壅盛

（1）主要证候:发热头痛或高热、寒战,下腹剧痛拒按,或下腹有包块,带下量多,色黄或赤白相兼,质黏稠如脓血,臭秽,若值经期可出现经量增多、经期延长,全身乏力,口干欲饮,大便干结,小便短赤。舌质红、苔黄,脉滑数。

（2）证候分析:热毒内侵,客于胞宫、胞络,热毒与气血相搏,邪正交争,营卫不和,故发热寒战;血被热毒煎熬成瘀,瘀滞下焦,故下腹痛而拒按有块;任带损伤,则带下量多;冲任失调,可见月经紊乱,经血量多;热盛中焦,热灼津液,故口干欲饮;下焦热毒盛,故大便干结,小便短赤。舌红、苔黄,脉滑数,亦为热毒壅盛之征。

（3）治法:清热解毒,凉血化瘀。

（4）方药：黄连解毒汤（《胎产秘要》）。黄芩、黄连、黄柏、山栀子，加生地、牡丹皮、乳香、没药。

方中黄芩清上焦肺热；黄连清中焦脾胃实热；黄柏泻下焦膀胱实热；山栀子泻三焦实火，加生地、丹皮滋阴清热凉血；乳香、没药活血化瘀止痛。全方共奏清热解毒，凉血化瘀之效。

若带下量多而秽臭者，加车前草、椿根白皮、茵陈以清热利湿；盆腔形成脓肿者，加冬瓜仁、红藤、皂角刺、败酱草、生苡仁以清热排脓；腹胀甚者，加厚朴、枳实以行气导滞；兼经量多、经期长者，加大黄、地榆、生地、大蓟等以清热泻火、凉血止血；兼便秘者，加大黄、桃仁通腑泄热。

若症见高热神昏，下腹痛加重，烦躁谵语，斑疹隐隐，舌红绛、苔黄燥，脉弦细而数，为热邪已入营分，宜清营解毒，活血消瘀。方用清营汤（《温病条辨》）加减。同时，应结合西医治疗，合理选用抗生素。若经过上述保守治疗仍高热不退，腹痛不减，盆腔脓肿形成时，可考虑手术治疗。

2.湿热瘀结

（1）主要证候：低热起伏，下腹坠胀，或有灼热感，或疼痛拒按，痛连腰骶，带下量多、色黄、质稠、臭秽，胸闷，纳差，小便频急、色黄，大便溏薄伴里急后重。舌质红、苔黄腻，脉弦滑或滑数。

（2）证候分析：湿热之邪结于下焦，与气血相搏，气血运行失常，则下腹坠胀或疼痛拒按；邪正交争，病势进退，故见低热起伏；湿热留于任带二脉，致任带失约，见带下量多、色黄、质稠、臭秽；湿热下注膀胱，故小便频急、短黄；湿热滞于大肠，故大便溏薄伴里急后重；湿热阻于中焦，故见胸闷纳呆。舌质红、苔黄腻，脉弦滑，亦为湿热内结之征。

（3）治法：清热利湿，化瘀止痛。

（4）方药：清热调血汤（《古今医鉴》）。当归、川芎、白芍、生地、黄连、香附、桃仁、红花、莪术、延胡索、丹皮，去白芍，加败酱草、红藤、薏苡仁、山栀子。

方中黄连清热解毒；当归、桃仁、红花、莪术、川芎活血散瘀；香附、延胡索行气止痛，气行血活，湿热之邪自无留滞之所；丹皮、生地清血分之热，加红藤、山栀子增强清热解毒之力；薏苡仁、败酱草清利湿热，解毒排脓。诸药配合，共奏清热利湿，化瘀止痛之功。

若正值经期，兼见经量增多、经期延长者，上方去当归、川芎、红花，酌加槐花、地榆、马齿苋清热利湿止血；兼腹痛剧者，酌加木香、天台乌药增加理气止痛之力。

## 二、慢性盆腔炎

慢性盆腔炎是指女性内生殖器及其周围结缔组织和盆腔腹膜的慢性炎症。古人描述散见于"腹痛""带下病""不孕"等病证中。最近西医妇科学称之为"盆腔炎性疾病后遗症"。

（一）病因病机

慢性盆腔炎常因急性盆腔炎未得到及时正确的治疗，或患者体质虚弱，病程迁延引起。主要病机为湿瘀之邪蕴于子宫、胞络，致冲任带脉功能失调而致。

1.气滞血瘀

素有宿疾，瘀血内阻；或因七情内伤，肝气郁结，气滞血瘀；或外感湿热之邪，滞留冲任胞宫。均致胞脉血行不畅而发病。

2.寒凝气滞

于经期、产后，感受寒邪，或过食苦寒生冷，寒湿之邪与胞宫内余血浊液相结，凝结瘀滞；或素有宿疾，病程迁延日久，正气虚弱，致使阳气不振，气血失于温运而瘀滞。

3.脾虚瘀浊

脾气素弱，或过服苦寒之品，损伤脾胃，运化失职，湿浊内停，下注冲任，致气血运行不利，郁久成瘀。瘀血与湿浊互结，滞于下焦，伤及冲任带脉而致病。

（二）诊断要点

1.临床表现

下腹痛或坠胀，或痛连腰骶，于劳累、性交后及月经前后加剧，白带量多、色黄、味臭，月经不调，或低热,甚至不孕。

**2.妇科检查**

若为盆腔结缔组织病变,子宫常呈后倾后屈,子宫大小可正常,活动受限或粘连固定,宫骶韧带常增粗、变硬,有触痛;若输卵管病变,在子宫一侧或两侧触到呈条索状增粗的输卵管,并有轻度压痛;若为输卵管积水或输卵管卵巢囊肿,则可扪及囊性肿块。

**3.辅助检查**

腹腔镜检查可见盆腔内炎性病变及粘连,盆腔B超、子宫输卵管造影有助诊断。

**(三)鉴别诊断**

子宫内膜异位症、盆腔瘀血症、卵巢囊肿、慢性阑尾炎、慢性结肠炎、肠粘连等疾病均有程度不同的慢性下腹痛,可通过询问病史、体格检查,必要时结合B超、腹腔镜、结肠镜等辅助检查进行鉴别。

**(四)辨证论治**

本病病程较长,以慢性、持续性下腹痛为主要症状,或反复急性发作,或并发异位妊娠,或不孕。临床表现以实证多、虚证少,即使是虚证,也是虚中夹实。辨证时必须参以全身症状、舌脉等以辨寒热虚实。

治疗以活血理气、化瘀散结为主。本病多以局部症状为主,常需采取内服与外治、整体与局部相结合的综合治疗。

**1.气滞血瘀**

(1)主要证候:少腹一侧或双侧坠胀疼痛,腰骶酸痛,劳累后或经期更甚,经期延长,或经量增多,有血块,块下痛减,带下量多,色黄或白,有气味,或婚久不孕。舌质黯、苔薄,脉细弦。

(2)证候分析:情志内伤,肝气郁结,气血运行失畅,瘀血结于子宫胞脉,则少腹疼痛、坠胀;经期或劳累后瘀滞加重,故疼痛更甚;气血瘀结,伤及任带二脉,故带下异常;伤及肝肾,则腰骶酸痛;血瘀内阻,新血难安,故经期延长,或月经量多、有血块;胞脉闭阻,两精不能结合,故不孕。舌质黯、苔薄,脉细弦,亦为气滞血瘀之征。

(3)治法:活血化瘀,理气止痛。

(4)方药:血府逐瘀汤《医林改错》。当归、生地、桃仁、红花、枳壳、赤芍、柴胡、甘草、桔梗、川芎、牛膝,加红藤。

方中含桃红四物汤活血祛瘀;配柴胡、枳壳、芍药、甘草疏肝理气,气行则血行;桔梗开胸膈之结气;牛膝导瘀血下行,加红藤清热解毒,诸药合用,共具理气行滞,化瘀止痛之功。

兼见低热者,加败酱草、蒲公英、黄柏以清热解毒;若腹痛较甚,加蒲黄、五灵脂以化瘀止痛;兼见经量多,加地榆、茜草、三七化瘀止血;兼带下多者,加黄柏、白芷、苡仁清热利湿;兼神疲乏力,加党参、白术健脾益气。兼腰酸者加杜仲、桑寄生、续断补肾壮腰;兼有包块者加夏枯草、穿山甲、皂角刺以软坚散结。

**2.寒湿凝滞**

(1)主要证候:小腹冷痛,遇热痛减,经行腹痛加重,腰骶坠胀觉冷,带下量多、色白,月经后期、量少、色黯有块,神疲乏力,婚久不孕。舌质淡黯、苔白腻,脉沉迟。

(2)证候分析:寒湿之邪入侵子宫、胞脉,与气血相结,气血运行不畅,故小腹冷痛,得热则减,月经后期、量少;湿邪下注,损伤任带二脉,则致带下量多;寒伤阳气,阳气不振,脏腑失温,故见神疲乏力,腰骶坠胀觉冷,宫寒不孕。舌淡黯、苔白腻,脉沉迟,亦为寒湿凝滞之征。

(3)治法:温经散寒,化瘀止痛。

(4)方药:少腹逐瘀汤(《医林改错》)。小茴香、干姜、生蒲黄、五灵脂、延胡索、没药、当归、川芎、赤芍、肉桂,加茯苓、白术。

方中小茴香、肉桂、干姜温经散寒止痛;当归、赤芍、川芎养血活血;蒲黄、五灵脂、没药、延胡索化瘀止痛,加茯苓、白术健脾渗湿。诸药合用,共奏温经散寒,健脾化湿,活血化瘀之效。

若少腹冷痛甚,加艾叶、细辛、吴茱萸温经止痛;兼肿块者,加桃仁、三棱、莪术化瘀消癥;兼腰酸者,加川断、寄生、杜仲温肾强腰。

若寒邪渐散,但湿邪留滞。症见带下量多、色白、质黏腻,胸脘痞闷,口淡腻,四肢沉重,腰骶重坠,苔白腻,脉缓。方用参苓白术散(《太平惠民和剂局方》)加桂枝、仙茅益气健脾,理气化湿。

3.脾虚瘀浊

(1)主要证候:小腹胀痛,缠绵日久,痛连腰骶,经前、经期尤甚,面色无华,精神疲倦,四肢乏力,食少纳呆,大便溏薄,月经后期,经量或多或少,带下量多、色白黏稠。舌胖淡黯或舌边有齿印、苔薄白,脉细缓或弦缓。

(2)证候分析:脾虚湿浊内停,阻滞冲任、胞络,气血运行不畅,郁久成瘀,故小腹胀痛;经前、经期胞血满溢,瘀血随下,故小腹胀痛加重;脾虚气血生化之源不足,故面色无华,精神疲倦,四肢乏力;脾虚运化不利,则食少纳呆,大便溏薄;脾虚瘀浊内停,阻滞冲任,则月经不调;脾虚湿浊下注,故带下量多、色白黏稠。舌体胖、边有齿印、质淡黯、苔薄白,脉细缓或弦缓,亦为脾虚瘀浊之征。

(3)治法:健脾化浊,祛瘀通络。

(4)方药:香砂六君子汤(《名医方论》)。党参、白术、茯苓、甘草、半夏、陈皮、木香、砂仁、生姜、大枣;合桂枝茯苓丸(《金匮要略》):桂枝、丹皮、赤芍、桃仁,去桃仁,加丝瓜络。

方中香砂六君子汤芳香醒脾,健运化湿;桂枝茯苓丸活血化瘀,因大便溏薄,去桃仁,加丝瓜络行气通络。二方合用,共奏补脾健运,活血通络之功。

若小腹胀痛明显,加乌药、延胡索行气止痛;兼经量过少者,酌加丹参、益母草、泽兰活血调经;兼经量过多者,经期去桂枝、赤芍,加三七、蒲黄、荆芥炭化瘀止血。若久病及肾,兼见夜尿多者,可于上方加桑螵蛸、乌药、益智仁补肾缩尿。

(五)其他疗法

1.中药保留灌肠

(1)复方红藤汤(《新编妇科秘方大全》):红藤、败酱草、蒲公英、丹参各30 g,金银花、连翘、鸭趾草各20 g,紫花地丁25 g。将上方水煎浓缩至100 mL保留灌肠。以晚上睡眠前进行为佳,月经干净后3～5天开始治疗,每日1次,10日为1疗程,一般持续2～3个疗程。适用于急性盆腔炎湿热蕴结证。

(2)金银花30 g,蒲公英20 g,地丁20 g,红藤30 g,败酱草20 g,连翘20 g,三棱15 g,莪术15 g,丹参20 g,赤芍20 g。浓煎至100 mL保留灌肠,每日1次,10日为1疗程,一般持续2～3个疗程。适用于急性盆腔炎湿瘀内结证。

(3)化瘀解毒汤(《新编妇科秘方大全》):败酱草20～30 g,三棱、莪术、赤芍、丹皮、红藤、木香、槟榔、昆布、大黄各10～15 g。上药浓煎成100 mL,缓慢灌肠,每日1次,10日为1疗程。适用于慢性盆腔炎湿热互结证。

(4)三棱、莪术、延胡索、五灵脂各20 g,金银花、桃仁、红花、连翘各20 g,荔枝核、皂角刺、丹参、赤芍各10 g。浓煎成100 mL,缓慢灌肠,每日1次,10日为1疗程。适用于慢性盆腔炎气滞血瘀证。

2.中药外敷

(1)鲜蒲公英适量,捣烂如泥,加白酒调匀,外敷下腹部。适用于急性盆腔炎各证型。

(2)金黄膏外敷下腹部,每日1次。适用于急性盆腔炎湿热蕴结证。

(3)外熨消癥散(《新编妇科秘方大全》):血竭5 g,乳香、没药、白芥子、莱菔子各30 g,桃仁、红花、麻黄、小茴香各15 g,附子、吴茱萸各45 g,冰片10 g,炒食盐60 g。上方除冰片外,其余药物均捣为粗末,取醋1 000 mL于铁锅内煎沸后加入食盐煮10分钟,加入药末,煎炒至半干后取出,晾一天,加入冰片和匀。装入布袋备用,睡前放置小腹部,上压热水袋热敷,每日1～2次,每次30分钟,1个月为1疗程,一袋药可热敷3个月。适用于慢性盆腔炎气滞血瘀证。

(4)乌头、艾叶、肉桂、鸡血藤、红花、川芎、延胡索、五灵脂、当归、皂角刺各20 g。切成细末,入布袋内,蒸后热敷下腹部,每日1～2次。适用于慢性盆腔炎寒湿凝滞证。

3.中成药

(1)金刚藤糖浆,每次15～20 mL,口服,日3次。4周为1疗程。适用于急、慢性盆腔炎。

(2)妇科千金片,每次 4 片,口服,每日 2～3 次,连服 4 周。适用于急、慢性盆腔炎。

(六)预防与调摄

(1)注意个人卫生保健,积极锻炼身体,增强体质。

(2)急性盆腔炎、阴道炎、淋病者应及时彻底治愈。

(3)正确处理分娩及宫腔手术,严格执行无菌操作。凡有可能感染者,应及时进行预防性治疗。

(4)慢性盆腔炎病程较长,应正确认识疾病,解除思想顾虑,增强治疗的信心。

(王　铭)

# 第五节　经期延长

月经周期正常,行经期超过 7 日以上,甚或淋漓不净达半月之久者,称为"经期延长",又称"月水不断"或"经事延长"。

本病应与崩漏相鉴别。

西医妇科学中排卵型功能失调性子宫出血的黄体萎缩不全、盆腔炎、子宫内膜炎、子宫内节育器和输卵管结扎术后引起的经期延长等可参照本病辨证论治。

## 一、病因病机

本病的主要发病机制是气虚冲任不固,虚热血海不宁,血瘀血不循经,使经血失于制约而致经期延长。

(一)气虚

素体脾虚,或劳倦伤脾,中气不足,统摄无权,冲任不固,不能制约经血而致经期延长。《妇人大全良方》曰:"妇人月水不断,淋漓腹痛,或因劳损气血而伤冲任"。

(二)虚热

素体阴虚,或多产房劳,或久病伤阴,阴血亏耗,虚热内生,热扰冲任,血海不宁,故致经期延长。王孟英曰:"有因热而不循其常度者"。

(三)血瘀

素体抑郁,或郁怒伤肝,气郁血滞,或经期产后,摄生不慎,邪与血搏,结而成瘀,瘀阻胞脉,经血妄行,以致经期延长。

## 二、辨证论治

经期延长应根据月经量、色、质的不同辨虚实。

治疗重在固冲止血调经,常用养阴、清热、补气、化瘀等治法,不宜过用苦寒以免伤阴,亦不可概投固涩之剂,以免致瘀。

(一)气虚证

证候:行经时间延长,经量多色淡质稀,神疲体倦,气短懒言,面色㿠白,纳少便溏,舌质淡,苔薄白,脉缓弱。

分析:气虚冲任不固,经血失于制约,故行经时间延长,量多;气虚火衰,血失气化,故见经色淡质稀;气虚阳气不布,则神疲体倦,气短懒言,面色㿠白;中气虚不运,则纳少便溏;舌淡苔薄白,脉缓弱,为脾虚气弱之象。

治法:补气摄血调经。

方药:举元煎。

若经量多者,可加阿胶养血止血,乌贼骨固冲止血,姜炭温经止血,炒艾叶暖宫止血;若失眠多梦者,酌加炒枣仁、龙眼肉以养心安神;若伴腰膝酸痛,头晕耳鸣者,酌加炒续断、杜仲、熟地以补肾益精。

（二）虚热证

证候：经行时间延长，量少质稠色鲜红，两颧潮红，手足心热，咽干口燥，舌红少苔，脉细数。

分析：阴虚内热，热扰冲任，血海不宁，则经行时间延长；阴虚水亏故经量少；火旺则经色鲜红质稠；阴虚阳浮，则两颧潮红，手足心热；虚火灼津，津液不能上承，故见咽干口燥；舌红少苔，脉细数，均为阴虚内热之象。

治法：养阴清热调经。

方药：两地汤。

若月经量少者，加枸杞、丹参、鸡血藤养血调经；潮热不退者，加白薇、麦冬滋阴退虚热；若口渴甚者，酌加天花粉、葛根、芦根以生津止渴；若见倦怠乏力，气短懒言者，酌加太子参、五味子以气阴双补而止血。

（三）血瘀证

证候：经行时间延长，经量或多或少，色紫暗有块，小腹疼痛拒按，舌质紫暗或有瘀斑，脉弦涩。

分析：瘀血内阻，冲任不通，血不归经，而致经行时间延长，量或多或少；瘀阻胞脉，气血不畅，不通则痛，故经色紫暗，有血块，经行小腹疼痛拒按；舌质紫暗或有瘀斑，脉涩，亦为血瘀之象。

治法：活血祛瘀止血。

方药：桃红四物汤合失笑散。

若经行量多者，加乌贼骨、茜草固涩止血；若见口渴心烦，溲黄便结，舌暗红，苔薄黄者，为瘀热之征，酌加生地、黄芩、马齿苋、丹皮以清热化瘀止血。

### 三、其他疗法

（一）中成药

（1）功血宁胶囊：每服1～2粒，每日3次。用于血热证。

（2）归脾丸：每次1丸，每日2次。用于气虚证。

（3）补中益气丸：每次1丸，每日2次。用于气虚证。

（4）云南白药：每服0.25～0.5 g，每日3次。用于血瘀证。

（二）针灸治疗

主穴：关元、子宫、三阴交。

配穴：肾俞、血海、足三里、太溪。

方法：每次取3～4穴，虚证用补法加灸，留针30分钟；实证平补平泻，留针15分钟。

（王　铭）

# 第六节　带下病

　　带下量明显增多或减少，色、质、气味异常，或伴有全身或局部症状者，称带下病，古代又称为"白沃""赤沃""白沥""赤沥""下白物"等。本病首见于《素问·骨空论》："任脉为病，女子带下瘕聚"。带下有广义和狭义之分，广义带下泛指经、带、胎、产等多种妇科疾病，因其多发生在带脉以下而名，故古人称妇产科医生为带下医。狭义带下指妇女阴中分泌的一种阴液。又有生理和病理之别，生理性带下是指女性发育成熟后，阴道内分泌的少量无色无臭的黏液，有润泽阴道的作用。妇女在月经期前后、经间期、妊娠期带下稍有增多者，或绝经前后带下减少而无明显不适者，均为生理现象，不作疾病论。带下病是妇科的常见病、多发病，常缠绵反复、不易速愈，且易并发月经不调、阴痒、闭经、不孕、癥瘕等病证。临床上带下过多以白带、黄带、赤白带、五色带为常见，但也有带下过少者，亦属带下病的范畴。本节所讨论的是带下病中的带下过多。

西医学的"阴道炎""宫颈炎""盆腔炎"等所致的白带增多,属于本病范畴。

## 一、病因病机

本病主要病因是湿邪为患,伤及任、带二脉,使任脉不固,带脉失约而致。湿邪又有内湿、外湿之分。内湿主要涉及脾、肾、肝三脏,脾虚失运,水湿内生;肾阳虚衰,气化失常,水湿内停;肝郁侮脾,湿热下注等均可产生内湿。外湿多因久居湿地,或冒雨涉水或不洁性交等感受湿邪引起。

### (一)脾虚湿困

素体脾虚,或劳倦过度,或饮食所伤,或思虑太过,皆可损伤脾气,致其运化失职,水液不运,聚而生湿。湿性趋下,流注下焦,伤及任带,使任脉不固,带脉失约,故致带下过多。

### (二)肾虚

先天禀赋不足,或年老体虚,或房劳过度,或早婚多产,或久病伤肾,致肾阳亏虚,命门火衰,寒湿内生,使带脉失约,任脉不固,而为带下病;或因肾气亏损,封藏失职,阴精滑脱,而致带下过多;亦有素体肾阴偏虚,或年老真阴渐亏,或久病伤阴,相火偏旺,虚热扰动,或复感湿邪,湿郁化热,伤及任带,任带约固失司,而为带下病。

### (三)湿热下注

经行产后,胞脉空虚,摄生不洁,或淋雨涉水,居处潮湿等,皆可感受湿邪,蕴久化热;或因脾虚生湿,湿蕴化热;或肝气郁结,久而化热,肝郁乘脾,肝热脾湿,湿热互结,流注下焦,损伤任带二脉,而为带下过多。

### (四)热毒蕴结

经期产后,胞脉空虚,摄生不慎,或房室不禁,或阴部手术消毒不严,或手术损伤,感染热毒,或湿热蕴久成毒,热毒损伤任带二脉,而为带下过多。

## 二、诊断要点

### (一)临床表现

带下量明显增多,并伴带下色、质、气味的异常,或伴有阴部瘙痒、灼热、疼痛、坠胀,或兼有尿频、尿痛、小腹痛、腰骶痛等局部和全身症状。

### (二)妇科检查

可见各类阴道炎、宫颈炎症、盆腔炎性疾病等炎症体征,也可发现肿瘤。

### (三)辅助检查

外阴及阴道炎患者因病原体不同,阴道分泌物特点、性质也不一样,可通过阴道分泌物涂片检查以区分滴虫阴道炎、外阴阴道假丝酵母菌病、细菌性阴道病等。怀疑盆腔肿瘤或盆腔炎症者,可作宫颈刮片、B超等项检查以明确诊断。急性或亚急性盆腔炎时,血白细胞计数增高。

## 三、鉴别诊断

(1)带下呈赤色时,应与经间期出血、漏下鉴别。①经间期出血:经间期出血是在两次月经之间出现周期性的阴道少量出血,一般持续2～3天能自行停止。赤带者,绵绵不断而无周期性,且为似血非血之黏液。②漏下:漏下是对经血非时而下,量少淋漓不断,无正常月经周期而言。赤带者,是似血非血的赤色黏液,且月经周期正常。

(2)带下呈赤白带或黄带淋漓时,应与阴疮、子宫黏膜下肌瘤鉴别。①阴疮:阴疮为阴户生疮,伴有阴户红肿热痛,或积结成块,溃破时可有赤白样分泌物,甚至疮面坚硬肿痛、臭水淋漓等。带下浓浊似脓者,仍是由阴中分泌而由阴道而出的一种黏液,分泌物的分泌部位不相同,且无阴疮的局部症状。②子宫黏膜下肌瘤:子宫黏膜下肌瘤突入阴道时,可见脓性白带或赤白带,或伴臭味,与黄带、赤带相似。可通过妇科检查、B超检查加以鉴别。

(3)带下呈白色时,应与白淫、白浊鉴别。①白淫:是指欲念过度,心愿不遂时;或纵欲过度,过贪房事时,突然从阴道内流出的白色液体,有的偶然发作,有的反复发作,与男子遗精相类似。②白浊:是指由尿窍流出的混浊如米泔样物的液体,多随小便排出,可伴有小便淋漓涩痛。而带下过多出自阴道。此外,带下五色间杂,如脓似血,臭秽难闻者,应警惕宫颈癌、宫体癌、或输卵管癌。可借助妇科检查,阴道细胞学检查,或宫颈、子宫内膜病理检查,B超、宫腔镜、腹腔镜等检查作出鉴别。

### 四、辨证论治

本病主要以带下的量、色、质、气味的异常情况为依据,并结合全身症状、舌脉来辨清虚、实、寒、热。一般而论,量多、色淡、质稀者,多属虚、属寒;量多、色黄、质稠、有臭秽者,多属实、属热;带下量多、色黄或赤白带下,或五色带、质稠如脓、有臭味或腐臭难闻者,多为热毒。

治疗以除湿为主。一般治脾宜运、宜升、宜燥;治肾宜补、宜涩;治肝宜疏、宜达;湿热和热毒宜清、宜利。还可配合其他疗法以提高疗效。

(一)脾虚湿困

1.主要证候

带下量多,色白或淡黄,质稀薄,或如涕如唾,绵绵不断,无气味。面白无华,四肢不温,腹胀纳少,便溏,肢倦,或肢体浮肿。舌淡胖、苔白或腻,脉缓弱。

2.证候分析

脾虚运化失职,水湿下注,伤及任带,使任脉不固,带脉失约,故致带下量多,色白或淡黄,质稀薄,或如涕如唾,绵绵不断;脾虚中阳不振,则见面白无华,四肢不温;脾虚失运,化源不足,机体失养,则肢倦,腹胀纳少,便溏,或肢体浮肿;舌淡胖、苔白或腻,脉缓弱,皆为脾虚湿困之征。

3.治法

健脾益气,升阳除湿。

4.方药

完带汤(《傅青主女科》):白术、山药、人参、白芍、苍术、甘草、陈皮、黑芥穗、柴胡、车前子。

方中重用白术、山药以健脾益气止带;人参、甘草补气扶中;苍术健脾燥湿;白芍、柴胡、陈皮舒肝解郁,理气升阳;车前子利水除湿;黑芥穗入血分,祛风胜湿。全方脾、胃、肝三经同治,寓补于散之内,寄消于升之中,补虚而不滞邪,以达健脾升阳,除湿止带之效。

若肾虚腰痛者,加杜仲、菟丝子、鹿角霜、覆盆子等温补肾阳;若兼见四肢不温,畏寒腹痛者,加黄芪、香附、艾叶、小茴香以温阳益气,散寒止痛;若带下日久,正虚不固者,加金樱子、芡实、乌贼骨、白果、莲肉、龙骨之类以固涩止带;纳呆者,加砂仁、厚朴以理气醒脾;便溏、肢肿者,加泽泻、桂枝以助阳化气利水。若脾虚湿郁化热,症见带下量多,色黄,质稠,有臭味者,宜健脾祛湿,清热止带,方用易黄汤(《傅青主女科》)。

(二)肾虚

1.肾阳虚

(1)主要证候:带下量多,清冷如水,绵绵不断。腰膝酸软冷痛,形寒肢冷,小腹冷感,面色晦黯,小便清长,或夜尿增多,大便溏薄。舌淡、苔白润,脉沉弱,两尺尤甚。

(2)证候分析:肾阳亏虚,命门火衰,气化失职,寒湿内生,任带不固,故见带下量多,质稀;腰为肾之府,肾虚腰膝失于温养,则腰膝酸软冷痛;阳虚寒盛,则形寒肢冷;小腹为胞宫所居之处,胞络系于肾,肾阳虚,胞宫失于温煦,故小腹有冷感;肾阳虚不能上温脾阳,下暖膀胱,则见大便溏薄,小便清长,或夜尿增多;面色晦黯,舌淡、苔白润,脉沉弱,两尺尤甚,为肾阳不足之象。

(3)治法:温肾助阳,固任止带。

(4)方药:内补丸(《女科切要》)。鹿茸、菟丝子、潼蒺藜、黄芪、肉桂、桑螵蛸、肉苁蓉、制附子、白蒺藜、紫菀茸。

方中鹿茸、菟丝子、肉苁蓉温肾阳、益精髓,固任止带;黄芪益气固摄;潼蒺藜、桑螵蛸涩精止带;肉桂、制附子温肾壮阳;白蒺藜疏肝祛风;紫菀茸温肺益肾。全方共奏温补肾阳,涩精止带之效。

若便溏者,去肉苁蓉,加补骨脂、肉豆蔻、炒白术以补肾健脾,涩肠止泻;若小便清长或夜尿增多者,加益智仁、乌药、覆盆子以温肾缩尿;若畏寒腹冷甚者,加艾叶、小茴香以温中止痛;若带下如崩者,加人参、鹿角霜、煅牡蛎、巴戟天、金樱子以补肾益气,涩精止带。

2.肾阴虚

(1)主要证候:带下量或多或少,色黄或赤白相兼,质稠,或有臭气。阴部干涩,有灼热感或瘙痒,腰膝酸软,头晕耳鸣,五心烦热,咽干口燥,失眠多梦,或面部烘热。舌质红、苔少或黄腻,脉细数。

(2)证候分析:肾阴不足,虚火内生,复感湿邪,损伤任带二脉,故致带下量较多,带下色黄或赤白相兼,质黏稠,有臭气;阴精亏虚,阴部失荣,则阴部干涩、有灼热感或瘙痒;腰为肾之府,脑为髓海,肾阴虚腰膝、清窍失养,则腰膝酸软,头晕耳鸣;肾阴不足,虚热内生,故见五心烦热,咽干口燥;虚热扰乱心神,则失眠多梦;阴虚不能制阳,虚阳上扰,则见面部烘热;舌红、苔少或黄腻,脉细数,为阴虚夹湿之征。

(3)治法:滋阴益肾,清热止带。

(4)方药:知柏地黄丸(《医宗金鉴》)加芡实、金樱子。

熟地黄、山茱萸、山药、牡丹皮、茯苓、泽泻、知母、黄柏。

知柏地黄丸原方可滋阴降火,再加芡实益肾固精,健脾祛湿;金樱子固涩止带。诸药合用,共奏滋肾清热,除湿止带之功。

若兼失眠多梦者,加柏子仁、酸枣仁、远志、麦冬以养心安神;若咽干口燥甚者,加麦冬、沙参、玄参以养阴生津;若五心烦热甚者,加地骨皮、银柴胡以清退虚热;兼头晕目眩者,加旱莲草、女贞子、白菊花、龙骨以滋阴清热,平肝潜阳;带下较多者,加乌贼骨、桑螵蛸固涩止带。

(三)湿热下注

1.主要证候

带下量多,色黄或呈脓性,质黏稠,有臭气,或带下色白质黏,如豆腐渣状。外阴瘙痒,小腹作痛,脘闷纳呆,口苦口腻,小便短赤。舌质红、苔黄腻,脉滑数。

2.证候分析

湿热蕴积于下,或湿毒之邪直犯阴器胞宫,损伤任带二脉,故见带下量多,色黄或呈脓性,质黏稠,有臭气,或带下色白,质黏,如豆腐渣状,阴痒;湿热阻遏气机,则小腹作痛;湿热阻于中焦,则见脘闷纳呆,口苦口腻;湿热郁于膀胱,则小便短赤;舌红、苔黄腻,脉滑数,均为湿热内盛之征。

3.治法

清热利湿止带。

4.方药

止带方(《世补斋·不谢方》):猪苓、茯苓、车前子、泽泻、茵陈、赤芍、丹皮、黄柏、栀子、牛膝。

方中茯苓、猪苓、泽泻利水渗湿止带;赤芍、丹皮凉血活血;车前子、茵陈清热利水,使湿热之邪从小便而泄;黄柏、栀子泻热解毒,燥湿止带;牛膝引诸药下行,直达病所,以除下焦湿热。

若带下有臭气者,加土茯苓、苦参以清热燥湿;腹痛者,川楝子、延胡索以理气活血止痛;兼阴部瘙痒者,加苦参、蛇床子以清热杀虫止痒。若肝经湿热下注,带下量多,色黄或黄绿,质黏稠,呈泡沫状,有臭气,阴部瘙痒,烦躁易怒,头晕目眩,口苦咽干,便结尿赤,舌边红、苔黄腻,脉弦滑数。治宜清肝除湿止带,方用龙胆泻肝汤(《医宗金鉴》)。

(四)热毒蕴结

1.主要证候

带下量多,黄绿如脓,或赤白相兼,或五色杂下,质黏稠,气臭秽。小腹疼痛拒按,腰骶酸痛,口苦咽干,大便干结,小便短赤。舌质红、苔黄或黄腻,脉滑数。

2.证候分析

热毒损伤任带二脉,故带下量多,赤白相兼,或五色杂下;热毒蕴蒸,则带下质黏如脓,且有臭气;热毒蕴结,瘀阻胞脉,则小腹、腰骶疼痛;热毒伤津,则见口苦咽干,大便干结,小便短赤;舌质红、苔黄或黄腻,脉滑数,均为热毒内蕴之象。

3.治法

清热解毒。

4.方药

五味消毒饮(《医宗金鉴》)加半枝莲、白花蛇舌草、土茯苓、薏苡仁、败酱草。

蒲公英、金银花、野菊花、紫花地丁、紫背天葵子。

方中蒲公英、金银花、野菊花、紫花地丁、紫背天葵子清热解毒;加半枝莲、白花蛇舌草、土茯苓、薏苡仁、败酱草既能清热解毒,又可利水除湿。全方合用,共奏清热解毒,除湿止带之功。

若热毒炽盛,可酌加丹皮、赤芍以凉血化瘀;若腰骶酸痛,带下恶臭难闻者,加穿心莲、半枝莲、鱼腥草、椿根白皮以清热解毒除秽;若小便淋痛,兼有白浊者,加土牛膝、虎杖、车前子、甘草梢以清热解毒,利尿通淋。必要时应中西医结合治疗。

### 五、其他疗法

1.外治法

(1)洁尔阴、妇炎洁等洗剂外洗,适用于黄色带下。

(2)止带栓塞散:苦参 20 g,黄柏 30 g,威灵仙 30 g,百部 15 g,冰片 5 g,蛇床子 30 g,雄黄 5 g。共为细末调匀,分 30 等份。每份用纱布包裹如球状,用长线扎口备用。用前消毒,每晚睡前,将药球纳入阴道内,线头留置于外,第 2 天拉出药球。经期禁用。适用于黄色带下。

(3)川椒 10 g,土槿皮 15 g。煎水坐浴。适用于白色带下。

(4)蛇床子 30 g,地肤子 30 g,黄柏 15 g。煎水坐浴。适用于黄色带下。

2.热熨法

电灼、激光等作用于宫颈病变局部,使病变组织凝固、坏死、脱落、修复、愈合而达到治疗的目的。适用于因宫颈炎而致带下过多者。

3.针灸疗法

(1)体针:主穴取关元、气海、归来。配穴根据肝郁、肾虚、脾虚之不同,分别取肝俞、肾俞、脾俞等穴。快速进针,用补法,得气之后不留针,每日 1 次,10 次为 1 个疗程。

(2)艾条灸:取穴隐白、大都。将艾条点燃,靠近穴位施灸,灸至局部红晕温热为度。每穴施灸 10 min 左右,隔日 1 次,10 次为 1 个疗程。适用于治疗脾肾阳虚的带下病。

4.中成药

(1)乌鸡白凤丸:每次 1 丸,每日 2 次,口服。10 天为 1 个疗程。适用于脾肾虚弱者。

(2)愈带丸:每次 3～4 片,每日 3 次,口服。10 天为 1 个疗程。适用于湿热下注者。

(3)知柏地黄丸:每次 5 g,每日 2 次,几服。10 天为 1 个疗程。适用于阴虚夹湿者。

### 六、预防与调摄

(1)注意个人卫生,保持外阴清洁干燥,勤换内裤。经期产后勿冒雨涉水或久居阴湿之地,以免感受湿邪。

(2)饮食有节,不宜过食肥甘厚味或辛辣之品,以免滋生湿热。

(3)调节情志,积极消除不良情志因素的刺激。

(4)避免房劳多产及多次人工流产等。

(5)定期进行妇科普查,发现病变及时治疗。

(6)反复发作者,应检查性伴侣有无感染,如有交叉感染,应同时接受治疗。

(7)医务人员应严格执行消毒隔离常规,以避免医源性交叉感染。

(王 铭)

# 第七节　不孕症

凡育龄妇女未避孕,配偶生殖功能正常,婚后有正常性生活,同居 2 年以上而未怀孕者称为原发性不孕。曾有过生育或流产,未避孕而又 2 年以上未怀孕者,称继发性不孕。中医学称原发性不孕为"无子""全不产",称继发性不孕为"断绪"。

## 一、病因病理

西医学认为,引起不孕的原因有卵巢、输卵管、子宫体、子宫颈、阴道以及精神等方面的因素。此外还有性器官以外的因素以及部分妇女血清中含有抗精子抗体而不孕者。其中由于卵巢功能低下或卵巢内分泌功能障碍以及下丘脑、垂体、卵巢之间内分泌平衡失调而引起月经异常、无排卵月经或黄体功能不全所致的不孕占有很大比例。

中医学认为,导致不孕的原因很多,如古人所说的五不女,即螺、纹、鼓、角、脉五种,大多属于先天性生理缺陷,这是针灸所不能奏效的。就脏腑气血而论,本症与肾精关系密切;如先天肾虚,或精血亏损,使冲任虚衰,寒客胞脉而不能成孕;或情志不畅,肝气郁结,气血不和,或恶血留内,气滞血瘀;或脾失健运,痰湿内生,痰瘀互阻,胞脉不通均可致不孕。

## 二、临床表现

婚后 2 年以上未孕,多见有月经不调,经期紊乱,或先或后,经量不一,量少或淋漓不断,或量多而出血凶猛。经色或淡或红或紫黑,或有瘀块,由于导致不孕的原因不同,则可伴不同的症状。

## 三、诊断要点

(1)育龄妇女未避孕,配偶生殖功能正常,婚后有正常性生活,同居 2 年以上而未怀孕,或曾有过生育或流产,未避孕而又 2 年以上未怀孕。

(2)因男方因素导致不孕症约占 30%,首先应排除男方因素。要注意有无慢性病、结核、腮腺炎、附睾炎、睾丸炎等病史,有无接触铅、磷或放射线。还应做局部检查及精液检查。

(3)女方应了解月经史、分娩史及流产史,有无生殖器感染,性生活情况,是否采取避孕措施。还要进行体格检查、卵巢功能检查、性交后试验,输卵管通畅试验,必要时进行腹腔镜、宫腔镜,免疫等项检查,以查明原因。

(4)妇科检查、基础体温,基础代谢率和血清雌激素、孕激素的测定以及诊断性刮宫、输卵管通畅试验、宫颈黏液检查等有助于诊断。

## 四、针灸治疗

(一)针刺

处方一:肾俞、太溪、照海、关元、三阴交、足三里。

操作:常规针刺,施提插捻转补泻法,关元穴可加用灸法。每日 1 次,10 次为 1 疗程。适用于肾虚型之不孕。

处方二:肾俞、关元、中极、子宫、三阴交、足三里、血海、脾俞。

操作:常规针刺,施补法。得气后留针 20～30 min,每日 1 次,10 次为 1 疗程。适用于血虚型之不孕。

处方三:中极、气冲、足三里、丰隆、三阴交、阴陵泉、子宫。

操作:常规针刺,施泻法。得气后留针 20～30 min,每日 1 次.10 次为 1 疗程,适用于痰湿型之不孕。

处方四:中极、四满、三阴交、太冲、子宫。

操作:中极向曲骨方向斜刺,针刺1～1.5寸,施提插泻法,以针感向会阴传导为佳。四满直刺,进针1～1.5寸,施捻转平补平泻法。三阴交直刺,进针1寸;太冲直刺,进针0.5～0.8寸;子宫穴直刺1.5寸,使患者感到局部酸胀,均施捻转泻法;每日1次,10次为1疗程,适用于肝郁型之不孕。

处方五:主穴取关元、中极、子宫、血海。肾虚配肾俞、命门;气血亏虚配百会、足三里;肝郁气滞配内关;痰湿郁滞配丰隆、阴陵泉,三阴交;宫寒血瘀配归来、膈俞;湿热内阻配阴陵泉。

操作:每次取主穴2～3个加配穴,施平补平泻手法。针刺关元穴时,针尖应向斜下,进针2寸左右,使针感向会阴部扩散。子宫穴直刺达1.5～3寸,使患者感到局部酸胀,并向下腹部扩散为宜。留针20～30 min,留针期间行针2～3次,每日1次,10次为1疗程,疗程间隔5～7天,经期暂停。

处方六:主穴取中极、三阴交、大赫、地机。肾虚型配肾俞、气穴、照海;血虚型配膈俞,血海、足三里;肝郁型配太冲、阴廉、气门;痰湿型配四满、丰隆、阴陵泉;血瘀型配气冲、胞门、次髎。

操作:在月经周期第12天开始针刺,连续3天,每日1次,留针15 min,均用平补法。月经期和增生期,根据辨证取穴治疗,每日1次。

处方七:主穴取中极、大赫、三阴交,地机。肾虚者配肾俞、关元、太溪;血虚者配肝俞:血海、足三里;痰盛者配中脘、丰隆、阴陵泉;肝郁者配阴廉、曲泉、太冲;血瘀者配膈俞、次髎、血海。

操作:虚证施以补法,实证施以泻法,并可配合采用艾灸。针灸治疗在月经期及增生期根据证型,辨证用穴,隔日治疗1次,月经周期第12天开始,用上述处方的主穴,每天治疗1次。

处方八:中极、归来、子宫、气穴、三阴交。

操作:中极、归来、气穴、子宫均直刺,可刺1～2寸,施捻转泻法。三阴交直刺,针1～1.5寸,施提插捻转泻法。每日1次,10次为1疗程。

处方九:中极、气冲、丰隆、三阴交、阴陵泉。

操作:中极直刺,进针1～1.5寸,施提插捻转泻法。气冲直刺或稍向上斜刺,进针0.5～1寸,施捻转泻法。丰隆直刺,进针1～1.5寸,施提插泻法。阴陵泉、三阴交直刺,进针1～1.5寸,施捻转平补平泻法。每日1次,7次为1疗程。

处方十:关元、气海、中极、血海、天枢、三阴交、八髎、肾俞。

操作:针刺用平补平泻法,每次引出强烈针感。每次留针30 min,每10 min行针1次。针刺完毕后可配合以按摩手法在腹部及腰骶部操作,手法以按法、揉法为主,手法要求深透柔和,以患者感觉局部明显温热感为度。治疗自月经来潮前15日开始,每日1次,12次为1疗程。

(二)芒针

处方:志室透肾俞、血海、气海透中极、八髎、昆仑透太溪。

操作:针刺八髎时,由上髎进针沿皮平刺至下髎。气海穴透中极穴时,先直刺气海0.5～1寸,得气后,将针稍稍退出少许,沿皮浅刺透中极穴。余穴用常规针法。隔日1次,每次留针0～30 min,7～10次为1疗程,疗程间隔5～7天。经期暂停。

(三)皮肤针

处方一:肾俞、命门、八髎、关元、气海、中极、足三里、三阴交。

操作:用皮肤针中、重度刺激,每日1次,7次为1疗程,疗程间隔7日,于每次月经前7日施治。适用于各型不孕症。

处方二:气海、关元、中极、天枢、命门、肾俞、八髎。

操作:用中、重度刺激,下腹部由脐向下至耻骨联合上缘反复叩刺2～3行,可加叩横向3～4行,重点叩刺气海、关元、中极、天枢穴。腰、骶部可沿督脉及其夹脊穴自上而下海条经脉叩刺1～2行,每日施治1次,7次为1疗程,疗程间隔7天,可于每次月经前7天左右开始施治。

(四)耳针

处方一:子宫、肾、屏间、脑、卵巢。

操作:穴位常规消毒,用中等刺激,留针20 min,每日1次,10次为1疗程,或用锨针耳内埋入法、压豆法,亦可用耳穴磁疗法。适用于本病各型。

处方二:内分泌、肾、子宫、皮质下、卵巢。

操作:穴位严格消毒,毫针刺,用中等刺激,每日 1 次,每次 2～3 穴,10 次为 1 疗程。亦可用锨针耳内埋入法。

处方三:子宫、脑点、腹、皮质下、内分泌、肝、肾。

操作:先用 75％乙醇在穴位上消毒,用 28 号毫针刺激,留针 20～30 min,留针期间捻针刺激 1～2 次,每日或隔日 1 次,10 次为 1 疗程。

处方四:内分泌、肾、子宫、卵巢。

操作:毫针刺,经期第 12 天开始治疗,连续 3 天,中等刺激,留针 30 min,每日 1 次。

处方五:子宫、卵巢、肾、肝、内分泌、皮质下。

操作:每次选用 2～4 穴,或两耳交替。毫针刺法在月经周期第 12 天开始,连续 3 天,中等刺激,留针 30 min,每日 1 次。

处方六:子宫、肾、卵巢。肝郁加肝;痰湿加内分泌。

操作:毫针中等刺激,每日 1 次,10 次为 1 疗程,亦可用耳穴埋针治疗。

(五)三棱针

处方:主穴曲泽、腰俞;配穴阴陵泉、委阳。

操作:用三棱针点刺放血,若出血量少,可配合针刺后拔罐。主要用于血瘀型不孕。

(六)皮内针

处方:肾俞配关元,志室配中极,气海配血海,三阴交配足三里。

操作:每次取 1 组穴,局部常规消毒后,用皮内针平刺入皮肤 0.5～1.2 cm,用小块胶布固定针柄,埋针时间为 2～3 天,7 次为 1 疗程,疗程间隔 5～7 天。

(七)穴位注射

处方一:肾俞、气海、关元、天枢、归来、子宫、足三里、三阴交。

操作:每次取 2～3 穴,每穴注入 5％当归注射液或胎盘组织液 0.5～1 mL,隔日 1 次,10 次为 1 疗程,经期暂停。适用于各型不孕症。

处方二:肾俞、关元、天枢、归来、三阴交、足三里。

操作:每次只取 2～3 个穴,上穴轮换使用,用 5％当归注射液或胎盘组织液,每穴注入 0.5～1 mL,隔日 1 次,10 次为 1 疗程,经期暂停。

处方三:子宫,次髎、肾俞、关元、曲骨、足三里、三阴交、然谷。

操作:用胎盘组织液 2 mL 或绒毛膜促性腺激素或当归注射液,每次选 3～4 穴,每穴注入 0.5～1 mL,治疗从经期第 10 天开始,每日 1 次,连续 5 天。

处方四:中极、大赫、三阴交、地机。

操作:每次选用 2 穴,或选用胎盘注射液、当归注射液、绒毛膜促性腺激素等,每穴注入药液 1～2 mL,治疗从月经周期第 12 天开始,每天 1 次,连续 5 次。

(八)电针法

处方:关元、天枢、中极、曲骨、血海、三阴交。

操作:每次取 3～4 个穴,针刺得气以后接通电 G-6805 电针仪,使用连续波中等刺激,每次治疗 20～30 min,每日或隔日 1 次,10 次为 1 疗程,经期暂停。

(九)激光照射法

处方一:关元、气海、水道、子宫。

操作:月经后 3～5 日,用氦－氖激光仪照射上穴,每穴 5 min,每日 1 次。适用于无排卵性不孕症。

处方二:子宫、八髎。

操作:用 $CO_2$ 激光扩束(功率密度 300 mW/$cm^2$)照射穴位,每日 1 次,每穴 10 min。

（十）穴位埋线法

处方：三阴交。

操作：穴位常规消毒后，以注射用针头为套管，1.5 寸毫针剪去针尖为针芯，套入长度为 0.2 cm 的 4 号羊肠线。针刺适当深度后，行轻度提插捻转手法至患者自觉局部有酸、麻、重、胀感，然后边推针芯边退针将羊肠线埋于穴位内。15 日治疗 1 次，3 次为 1 疗程。

（十一）灸法

处方一：神阙、关元、石关、子宫。

操作：以直接无瘢痕灸，每穴 25～50 壮，或隔附子饼灸 7～9 壮，每日 1 次，15 次为 1 疗程。

处方二：神阙、关元、足三里、三阴交、中极。

操作：每次选腹部、下肢各 1 穴，神阙用隔盐灸，余穴用隔附片发泡灸。每月经周期治疗1次，治疗时间在经期第 12 天左右为宜。平时用艾条温和灸气海或中极 15～20 min，隔日 1 次。

处方三：关元、中极、神阙、子宫、肾俞、命门，脾俞、足三里、三阴交。

操作：每次取 4～5 穴，每穴用艾条温和灸 10 min，每日 1 次，10 次为 1 疗程；适用于各型不孕症。

处方四：关元、中极、子宫、神阙、命门、肾俞、血海、三阴交。

操作：每次取 3～4 穴，每穴用中号艾炷隔姜施灸 5～7 壮，隔日 1 次，7 次为 1 疗程，疗程间隔 7 日。适用于肾阳虚型不孕症。

（十二）温针法

处方：关元、中极、肾俞、命门、足三里、三阴交。

操作：先用毫针刺入穴位，得气以后，用 1 寸长艾条插在针柄上，点燃，使针体温热，待艾条燃尽，再留针 10 min 左右，每日 1 次，10 次为 1 疗程，疗程间隔 5～7 天。

（十三）磁疗法

处方：耳穴：子宫、脑点、内分泌、肝、肾。

操作：先用毫针刺入耳穴，然后在针柄上贴小磁片，每次留针 30 min 左右，双耳交替施治，每日 1 次，10～15 次为 1 疗程。

## 五、推拿治疗

处方一：关元、子宫、气海、胞门、三阴交、次髎为主穴，配合背部膀胱经第一线。

操作：先用禅推法分别施治于关元、中极、子宫、气海、胞门、子户穴，每穴约 2 min，然后按揉双侧三阴交穴 2 min，再用小鱼际擦次髎穴，以透热为度，最后用小鱼际擦背部膀胱经第一线 5～8 遍。肾虚不孕者，加按揉命门、肾俞、照海，每穴 2 min；肝郁不孕者，加按揉蠡沟、太冲穴，每穴 2 min；痰湿不孕者，加按揉脾俞、丰隆、足三里穴，每穴 2 min；血瘀不孕者，加掌摩腹部约 5 min，然后按揉血海穴约 2 min。

处方二：关元、气海、曲骨、中极、肾俞、命门、然谷、太溪、腰眼、阳谷。

操作：首先患者仰卧位，医者施摩法于小腹部，以小腹部微热为宜，时间约 10 min。再按揉关元、气海、曲骨、中极各 1 min，以酸胀为度。然后患者取俯卧位，医者施四指推法、擦法于腰部，重点在肾俞与命门穴，时间约 5 min。接着擦腰骶部，透热为度。最后点按气海、然谷、太溪、腰眼、阳谷穴 2 min，振百会穴。

（王　铭）

# 第八节　月经先期

月经周期提前 7 天以上，甚则一月两次，连续两个月经周期以上者，称为"月经先期"，亦称"经行先期""经期超前""经早"。如果每次只提前 3～5 天，或偶尔提前一次，下一周期又恢复正常者，均不作本病论。

### 一、中医病因病机

本病发生的机理主要是冲任不固,经血失于制约,月经先期而至。引起冲任不固的原因有气虚、血热之分。气虚之中又有脾气虚弱、肾气不固之分,血热之中又有实热、虚热之别。此外,尚有因瘀血阻滞,新血不安,而致冲任不固,月经先期者,临床亦不鲜见。

**(一)脾气虚弱**

体质虚弱,或饮食失节,或劳倦过度,或思虑过多,损伤脾气,脾伤则中气虚弱,不能摄血归源,使冲任不固,经血失于统摄而妄溢,遂致月经先期来潮,脾为心之子,脾气虚则夺母气以自救,日久则心气亦伤,发展为心脾气虚。

**(二)肾气不固**

青年肾气未充,或绝经前肾气渐衰,或多次流产损伤肾气,使肾气不固,冲任失于约制,经血下溢而为月经先期。肾气不一足,久则肾阳亦伤,发为肾阳虚,如阳虚不能温运脾阳则脾阳亦衰,发用展为脾肾阳虚。

**(三)阳盛血热**

素体阳盛,或过食辛燥助阳之品,或外感邪热,或妇常在高温环境工作,以致热伏冲任,迫血下行,月经先期而至。

**(四)肝郁血热**

情志不畅,郁怒伤肝,木火妄动,下扰血海,冲任不固,血遂妄行,以致经不及期先来。此即《万氏女科·不及期而经先行》说:"如性急躁,多怒多妒者,责其气血俱热,且有郁也。"若肝气乘脾,脾土受制,则又可发展为肝脾气郁。

**(五)阴虚血热**

素体阴虚,或失血伤阴,或久病阴亏,或多产房劳耗伤精血,以致阴液亏损,虚热内生,热扰冲任,血海不宁,月经先期而下。《傅青主女科》说:"先期而来少者,火热而水不足也。"正是指的此类病机。

**(六)瘀血停滞**

经期产后,余血未尽,或因六淫所伤,或因七情过极,邪与余血相结,瘀滞冲任,瘀血内停,则新血不安而妄行,以致先期而至。

### 二、诊断与鉴别诊断

**(一)诊断要点**

(1)本病以月经周期提前 7 天以上、14 天以内,连续两个或两个以上月经周期,既往月经基本规律,作为诊断依据。亦可伴有经期、经色、经质的改变。

(2)检查妇科内诊检查,排除炎性、肿瘤等器质性病变;测量基础体温;检测血中 $E_2$、P、FSH、LH、T 的水平;B 超检查;诊断性刮宫取子宫内膜病检。

**(二)鉴别诊断**

本病以周期提前为特点。但若合并经量过多或经期延长,应注意与崩漏鉴别。若周期提前十多天一行,应注意与经间期出血鉴别。

**1.崩漏**

崩漏的诊断依据为月经不按周期妄行,出血量多如崩,或量少淋漓不尽,不能自止。

**2.经间期出血**

经间期出血常发生在月经周期的 12~16 天(但不一定每次月经中间均出血),持续 1~2 h 至 2~3 天,流血量一般较少。而月经先期的量、色、质和持续时间一般与正常月经基本相同。

### 三、治疗

（一）中医辨证论治

本病辨证，着重于周期的提前及经量、经色、经质的情况，结合形、气、色、脉，辨其虚、实。一般以周期提前或兼量多（亦可有量经少），色淡，质稀薄，唇舌淡，脉弱的属气虚。如周期提前兼见量多，经色鲜红或紫红，质稠黏，量或多或少，唇舌红，脉数有力的属阳盛血热（实热）。质稠，排出不畅，或有血块，胁腹胀满，脉弦，属肝郁血热。周期提前，经量减少（亦可有量正常或增多），色红，质稠，脉虚而数，伴见阴虚津亏证候者属虚热。周期提前伴见经色暗红，有血块，小腹满痛，属血瘀。本病若伴经量过多，可发展为崩漏。临证时应重视经量的变化。

本病的治疗原则，应按其疾病的性属，或补或泻，或养或清。如虚而夹火，则重在补虚，当以养营安血为主。或脉证无火，而经来先期者，则应视病位所在，或补中气，或固命门，或心脾同治，或脾肾双补，切勿妄用寒凉，致犯虚虚之戒。

1. 脾虚型

证候特点：月经周期提前，经量或多或少，经色淡红，质清稀。神疲乏力，气短懒言，小腹空坠，纳少便溏，胸闷腹胀，舌质淡，苔薄白，脉细弱。

治法：补脾益气，摄血固冲。

方药：可选用补中益气汤、归脾汤。

（1）补中益气汤：人参、黄芪、甘草、当归、陈皮、升麻、柴胡、白术。

加减：若经血量多，去当归之"走而不守，辛温助动"，加炮姜炭、乌贼骨、牡蛎止血；腰膝酸软，夜尿频多，配用菟丝子、杜仲、乌药、益智仁益肾固摄；气虚失运，血行迟滞以致经行不畅或血中见有小块，酌加茜草、益母草、三七粉等活血化瘀。

（2）归脾汤：人参、白术、黄芪、茯神、龙眼肉、当归、酸枣仁、远志、木香、炙甘草、生姜、大枣。

2. 肾气不固型

证候特点：月经提前，经量或多或少，舌暗淡，质清稀，腰膝酸软，夜尿频多，色淡，苔白润，脉沉细。

本证常见于初潮不久的少女或将近绝经期妇女。由于青春期肾气未盛，绝经前肾气渐衰，肾虚封藏失职，冲任不固，月经先期而潮。

治法：补肾气，固冲任。

方药：归肾丸、龟鹿补冲汤。

（1）归肾丸：熟地、山药、山茱萸、茯苓、当归、枸杞子、杜仲、菟丝子。

加减：经色暗淡、质清稀，肢冷畏寒者，宜加鹿角胶、淫羊藿、仙茅，温肾助阳，益精养血。量多加补骨脂、续断、焦艾叶补肾温经，固冲止血。神疲乏力，体倦气短，加党参、黄芪、白术。夜尿频多配服缩泉丸。

（2）龟鹿补冲汤：党参、黄芪、鹿角胶、艾叶、龟甲、白芍、炮姜、乌贼骨、炙甘草。

3. 阳盛血热型

证候特点：月经提前，量多或正常，经色鲜红，或紫红，质稠黏，面唇色红，或口渴，心烦，小便短黄，大便干结，舌质红，苔黄，脉数或滑数。

治法：清热凉血，固冲调经。

方药：清经散、清化饮。

（1）清经散：丹皮、地骨皮、白芍、生地、青蒿、茯苓、黄柏。

加减：若经量甚多者去茯苓以免渗利伤阴，并酌加炒地榆、炒槐花、仙鹤草等凉血止血；若经来有块，小腹痛，不喜按者为热邪灼血成瘀，酌加茜草、益母草以活血化瘀。

（2）清化饮：白芍、麦冬、丹皮、茯苓、黄芩、生地、石斛。

加减：如经量过多者，酌加地榆、大小蓟、女贞子、旱莲草清热养阴止血；量少、色鲜红、有块，小腹痛而拒按者为热结血瘀，加丹参、益母草活血化瘀止血。

4. 肝郁血热型

证候特点：月经提前，量或多或少，经色深红或紫红、质稠，排出不畅，或有血块；烦躁易怒，或胸胁胀闷不舒，或乳房、小腹胀痛，或口苦咽干，舌质红.苔薄黄，脉弦数。

治法：疏肝清热，凉血固冲。

方药：丹栀逍遥散。

丹皮、栀子、当归、白芍、柴胡、白术、茯苓、煨姜、薄荷、炙甘草。

加减：如气滞而血瘀，经行不畅，或夹血块者，酌加泽兰、丹参或益母草活血化瘀；两胁或乳房、少腹胀痛，酌加川楝子炭、延胡索疏肝行气，活血止痛；经量过多去当归。

5. 阴虚血热型

证候特点：月经提前。量少或正常（亦有量多者），经色深红、质稠。两颧潮红，手足心热，潮热盗汗，心烦不寐，或咽干口燥，舌质红苔少，脉细数。

治法：滋阴清热固冲。

方药：两地汤。

生地、地骨皮、玄参、麦冬、阿胶、白芍。

加减：若阴虚阳亢，兼见头晕、耳鸣者可酌加刺蒺藜、钩藤、夏枯草、龙骨、牡蛎、石决明等平肝潜阳；若经量过多可加女贞子、旱莲草、炒地榆以滋阴清热止血。

6. 血瘀型

证候特点：月经周期提前，经量少而淋漓不畅，色暗有块，小腹疼痛拒按，血块排出后疼痛减轻，全身常无明显症状。有的可见皮下瘀斑，或舌质暗红，舌边有瘀点，脉涩或弦涩。或小腹冷痛不喜揉按，肢冷畏寒，或胸胁胀满、小腹胀痛。

治法：活血化瘀，调经固冲。

方药：桃红四物汤、通瘀煎。

(1)桃红四物汤：当归、熟地、白芍、川芎、桃仁、红花。

加减：如经量增多，或淋漓不尽者，酌加三七粉、茜草炭、炒蒲黄等化瘀止血；小腹胀痛者加香附、乌药行气止痛。

(2)通瘀煎：当归尾、山楂、香附、红花、乌药、青皮、木香、泽泻。

加减：瘀阻冲任、血气不通的小腹疼痛，加蒲黄、五灵脂化瘀止痛。小腹冷痛，不喜揉按，得热痛缓或肢冷畏寒者，宜加肉桂、小茴香、细辛温经散寒，暖宫止痛。如血量多，酌加茜草、大小蓟、益母草化瘀止血。血瘀而致月经先期，活血化瘀不宜选用峻猛攻逐之品，恐伤冲任，反致血海蓄溢紊乱，化瘀之剂亦不可过用，待月经色质正常，腹痛缓解，即勿再服。若瘀化而经仍未调，当审因求治以善其后。

(二)其他疗法

1. 体针疗法

(1)曲池、中极、血海、水泉。针刺行泻法，不宜灸。适用于阳盛血热证。肝郁血热证可配行间、地机。

(2)足三里、三阴交、气海、关元、脾俞。针刺行补法，并施灸。适用于脾气虚弱证。

(3)肾俞、关元、中极、阴谷、太溪。针刺行补法，可灸。适用于肾气不固证。

(4)气海、三阴交、地机、气冲、冲门、隐白。针刺行泻法，可灸。适用于血瘀证。气滞血瘀者，加太冲、期门。因寒凝致瘀，重用灸法。

2. 耳针

卵巢、肾、内分泌、子宫。

3. 头针

双侧生殖区。适用于脾气虚弱及肾气不固证。

## 四、预后

本病治疗得当，多易痊愈。其中伴有经血过多者可发展为崩漏，使病情反复，久治难愈，故应积极治疗。

### 五、预防与调护

平素特别是经期、产后须注意适寒温,避免外邪人中,勿妄作劳,以免耗气伤脾保持心情舒畅,使血气安和,重视节制生育和节欲以蓄精养血。

月经先期又见量多者,经行之际勿操劳过度,以免加剧出血,亦不宜过食辛辣香燥,以免扰动阴血。对于情志所伤者,给予必要的关怀、体谅、安慰和鼓励,同时注意经期勿为情志所伤。经期用药,注意清热不宜过于苦寒,化瘀不可过用攻逐,以免凝血、滞血或耗血、动血之弊。

(王　铭)

# 第九节　月经过少

月经周期基本正常,经量明显少于以往,甚或点滴即净;或带经期不足 2 天者,称为"月经过少"。亦称"经水涩少""经量过少"。

本病最早见于晋代王叔和的《脉经》,称"经水少",病机为"亡其津液";明代《万氏妇人科》结合患者体质来辨虚实;《医学入门》认为"内寒血涩可致经水来少,治以四物汤加桃仁、红花、丹皮……"。

西医学月经过少多由子宫发育不良、子宫内膜结核、子宫内膜粘连、刮宫过深等引起,严重者可发展为闭经。

### 一、病因病机

月经过少分虚实两端。虚者多因素体虚弱,或脾虚化源不足,或多产房劳,肾气亏虚等,导致精血不足,冲任血海满溢不多;实者多因血为寒凝,或气滞血瘀,或痰湿等邪气阻滞冲任,经血不得畅行。

### 二、诊断

(一)病史

素体虚弱,月经初潮较迟,或情志不遂;询问有无感受寒冷,多次流产,刮宫,长期口服避孕药以及是否有失血过多,结核病等病史。

(二)临床表现

月经量明显减少,或带经期不足 2 天,月经周期基本正常。

(三)检查

1. 全身检查

了解机体整体情况、营养状态及毛发分布情况。

2. 妇科检查

检查第二性征发育情况,如乳房发育、有无溢乳、阴毛多少与分布;了解子宫发育情况等。

3. 辅助检查

(1)卵巢功能测定:基础体温、阴道脱落细胞检查、宫颈黏液结晶等,了解有无排卵及雌、孕激素水平。

(2)蝶鞍摄片(或 CT、核磁共振)除外垂体肿瘤。

(3)催乳激素(PRL)除外高催乳素血症。

(4)必要时行子宫内膜活检,除外子宫内膜结核。

(5)近期有刮宫史者,可行宫腔探查术,除外宫腔粘连。

(6)B超检查了解子宫、卵巢发育情况。

### 三、鉴别诊断

(一)激经

激经是妊娠早期仍按月有少量阴道出血而无损于胎儿的一种特殊生理现象,与月经过少有类似之处,但激经可伴有恶心欲吐等早孕反应。通过且妊娠试验、B超、妇科检查等可以确诊。

(二)经间期出血

经间期出血亦为有规律的少量阴道出血,但月经过少的出血发生在基础体温低温相的开始阶段,出血量每次都一样。而经间期出血发生在基础体温低、高温相交替时,并与月经形成一次多一次少相间隔的表现。

(三)胎漏

妊娠期间有少量阴道出血,但无周期性,且有早孕反应,妊娠试验阳性,B超提示早孕活胎。

### 四、辨证要点

主要根据月经色、质的变化以及发病的情况进行辨证。如经色淡,质稀,多属虚证;经色紫黯有块,多属血瘀;经色淡红,质稀或黏稠,夹杂黏液,多属痰湿;如经量逐渐减少,多属虚证,若突然减少,多属实证。并结合兼证及舌脉进行辨证。

### 五、治疗

本病虚多实少,或虚实夹杂,治法重在濡养精血,慎不可妄投攻破,以免重伤气血,使经血难以恢复正常。

(一)辨证论治

1.肾虚证

主要证候:月经量少,经血色淡、质稀,腰酸腿软,头晕耳鸣,夜尿多,舌淡,苔薄白,脉沉细。

证候分析:肾虚精亏,冲任血海满溢不足,故月经过少,经血色淡、质稀;肾虚腰膝、清窍失养,则腰酸腿软,头晕耳鸣;肾虚膀胱之气不固,则夜尿多;舌淡,脉沉细,亦为肾虚之象。

治法:补肾养血调经。

方药:归肾丸(见月经先期)。

加减:肾阳不足,形寒肢冷者,加肉桂、淫羊藿以温肾助阳;夜尿频数者加益智仁、桑螵蛸以补肾缩尿;若经色红,手足心热,舌红少苔,脉细数,属肾阴不足者,去杜仲,加女贞子以滋补肾阴。

2.血虚证

主要证候:月经量少,色淡红、质稀,头晕眼花,心悸失眠,面色萎黄,或经行小腹空坠,舌淡,苔薄白,脉细无力。

证候分析:营血衰少,冲任血海满溢不足,故月经量少,经血色淡红、质稀;血虚失养,则头晕眼花,心悸失眠,面色萎黄,小腹空坠;舌淡,脉细无力亦为血虚之象。

治法:补血益气调经。

方药:滋血汤。

人参、山药、黄芪、白茯苓、川芎、当归、白芍、熟地。

方解:方中四物汤补血养营;人参、山药、黄芪、茯苓补气健脾,以资生化之源。全方共奏补血益气调经之效。

加减:若子宫发育不良,或经行点滴即净,为精血亏少,加紫河车、枸杞子、制首乌以补益精血;若脾虚纳呆,加陈皮、砂仁理气醒脾;心悸失眠者,加炒枣仁、首乌藤以养心安神。

3.血瘀证

主要证候:月经过少,经色紫黯,有小血块,小腹疼痛拒按,舌黯红,或有瘀点,脉弦或涩。

证候分析:瘀血阻滞冲任,经血不得畅行,故月经过少,经色紫黯,有小血块;瘀血阻滞,不通则痛,则小腹疼痛拒按;舌黯红,或有瘀点,脉弦或涩,亦为瘀血内阻之象。

治法:活血化瘀调经。

方药:桃红四物汤。

加减:若腹冷痛喜暖,为寒凝血瘀,加肉桂、小茴香以温经散寒;若腹胀痛,胸胁胀满,为气滞血瘀,加延胡索、川楝子以行气止痛。

4.痰湿证

主要证候:月经过少,经色淡红,质稀或黏稠,夹杂黏液;形体肥胖,胸闷呕恶,或带下量多黏稠,舌淡胖,苔白腻,脉滑。

证候分析:痰湿阻滞冲任,经血不得畅行,故月经过少,经色淡红,黏腻;痰湿壅阻中焦,则胸闷呕恶;痰湿流注下焦,损伤任、带二脉,则带下量多;苔白腻,脉滑,亦为痰湿内停之象。

治法:燥湿化痰调经。

方药:苍附导痰丸合佛手散。

茯苓、法半夏、陈皮、甘草、苍术、香附、胆南星、枳壳、生姜、神曲、当归、川芎。

方解:方用二陈汤燥湿化痰,理气和中;苍术燥湿健脾;枳壳、香附理气行滞助痰行;胆南星清热豁痰;生姜、神曲和胃止呕;佛手散养血活血调经。痰湿消除而经血得通。

加减:若脾虚疲乏倦怠,加白术、山药健脾利湿。

(二)中成药

1.八珍益母丸

每次9 g,每日2次,口服。功能补气血,调月经。用于血虚证。

2.妇科得生丹

每次9 g,每日2次,口服。功能行气活血。用于血瘀证。

3.复方益母草膏(口服液)

膏剂每次20 mL,口服液每次2支,每日2次,口服。功能活血行气,化瘀止痛。用于血瘀证。

4.二陈丸

每次9～15 g,每日2次,口服。功能燥湿化痰,理气和胃。用于痰湿证。

5.五子衍宗口服液

每次10 mL,每日3次,口服。功能补肾益精。用于肾虚证。

(三)其他疗法

1.针灸疗法

(1)体针:虚证取脾俞、肾俞、足三里,用补法,并灸;实证取合谷、血海、三阴交、归来,用泻法,一般不灸。

(2)耳针:取穴内分泌、卵巢、肝、肾、子宫,每次选2～3穴,中、强刺激,留针20分钟,也可耳穴埋豆。

2.单方

紫河车粉每次3 g,每日2次,口服;或新鲜胎盘(牛、羊胎盘亦可),加工制作后随意饮食。用于虚证。

3.食疗

猪瘦肉120 g,洗净切片,与鸡血藤、黑豆各30 g共放入锅中,加清水适量,武火煮沸后,文火煲约2小时,调味后服用。功能养血活血,调经止痛。用于血瘀证。

(王　铭)

# 第十四章 皮肤病证

## 第一节 湿 疹

湿疹是一种由多种内外因素引起的急性、亚急性和慢性过敏性炎症性皮肤疾患,是皮肤科的常见病、多发病,往往占门诊病例的30％左右。其特征是多形性皮损,弥散性分布,对称性发作,剧烈的瘙痒,反复发病,有演变成慢性的倾向。

男女老幼皆可发生,而以过敏体质者为多;无明显季节性,但冬季常常复发。本病急性者多泛发全身,慢性者往往固定在某些部位,亚急性者介于两者之间。可泛发,亦可局限。在某些特定的部位,尚有其特殊的表现。

湿疹是西医学病名,中医文献中有许多病名指的是本病,包括在疮、癣、风之中。因为"疮",广义地说,指一切体表的外疡;狭义地说,是指发于皮肤浅表、有形燉痒、搔破流水、常浸淫成片的皮肤疾患。如浸淫疮就类似于急性湿疹。早在战国《素问·玉机真藏论》中就有"浸淫"二字,如"帝曰:夏脉太过与不及,其病皆何如? 岐伯曰:太过则令人身热而肤痛,为浸淫"。汉张仲景在《金匮要略·疮痈肠痈浸淫病脉证并治》中有了症状和治法,如:"浸淫疮,从口流向四肢者,可治;从四肢流来入口者,不可治。""浸淫疮,黄连粉主之"。隋《诸病源候论·浸淫疮候》中说:"浸淫疮是心家有风热,发于肌肤,初生甚小,先痒后痛而成疮,汁出浸溃肌肉,浸淫渐阔,乃遍体……以其渐渐增长,因名浸淫也"。以后在清《医宗金鉴·外科心法要诀》"浸淫疮"中说:"此证初生如疥,瘙痒无时,蔓延不止,抓津黄水,浸淫成片。由心火、脾湿受风而成"。

以疮命名在古代文献中尚有许多,如《诸病源候论·疮病诸候》"头面身体诸疮候"中有"湿热相搏,故头面身体皆生疮。其疮初如疱,须臾生汁,热盛者则变为脓,随瘥随发"。相当于急性湿疹。在"瘑疮候"中有"瘑疮者,由肤腠虚,风湿之气折于血气,结聚所生。多著手足间,递相对,如新生茱萸子。痛痒抓搔成疮,黄汁出,浸淫生长拆裂,时瘥时剧"。在"燥瘑疮候"中有"肤腠虚,风湿搏于血气则生瘑疮。若湿气少风气多者,其瘑则干燥,但痒,搔之白屑出,干枯拆痛"。在"湿瘑疮候"中有"若风气少湿气多,其疮痛痒,搔之汁出,常清湿者"。相当于手足部的急、慢性湿疹。清《医宗金鉴·外科心法要诀》中"旋耳疮"有"此证生于耳后缝间,延及耳折上下,如刀裂之状,色红,时津黄水。由胆、脾湿热所致。然此疮月盈则疮盛,月亏则疮衰,随月盈亏,是以又名月蚀疮也"。指的是耳部湿疹,反复发作。

中医书籍中有时疮与癣又常混称。把湿毒疮叫"湿癣",慢性的称"干癣",把有形而有分泌物渗出的称为疮,与皮肤相平如苔藓之状、无分泌物渗出的称为癣。如《诸病源候论·疮病诸候》"湿癣候"中有"湿癣者,亦有匡部,如虫行,浸淫,赤,湿痒,搔之多汁,成疮。是其风毒气浅,湿多风少,故为湿癣也"。在"干癣候"中有"干癣,但有匡部,皮枯索痒,搔之白屑出是也。皆是风湿邪气客于腠理,复值寒湿与血气相搏所生。若其风毒气多,湿气少,则风沉入深,故无汁为干癣也"。即是现在所说的急、慢性湿疹。

有的文献用"风"命名各部位的湿疹。如明《外科正宗·钮扣风》中说:"钮扣风皆由风湿凝聚生疮,久则瘙痒如癣,不治则沿漫项背"。《医宗金鉴·外科心法要诀》:"此证生于颈下天突穴之间,因汗出之后,邪风袭于皮里,起如粟米,瘙痒无度,抓破汁水,误用水洗,浸淫成片"。指的是胸前部湿疹。《外科正宗·肾囊风》:"肾囊风乃肝经风湿所成。其患作痒,喜欲热汤,甚者疙瘩顽麻,破流滋水"。《外科启玄》中叫"胞漏疮",指的是阴囊湿疹。《医宗金鉴·外科心法要诀·四弯风》说:"此证生在两腿弯、脚弯,每月一发,形如风癣,属风邪袭入腠理而成。其痒无度,搔破津水,形如湿癣"。《外科启玄》中叫"血风疮",《圣济总录》中称"下注疮",指的是下肢湿疹。

其他,还有如《外科启玄》把眉部湿疹称"恋眉疮",足踝部湿疹叫"湿毒疮"。如说:"凡湿毒所生之疮,皆在于二足胫、足踝、足背、足跟。初起而微痒,爬则水出、久而不愈"。《医宗金鉴·外科心法要诀》把鼻部湿疹称"鼻(蚕)疮",《薛氏医案》把头面部湿疹称"头面疮"。以后诸家又把乳部湿疹称"乳头风",脐部湿疹称"脐疮",肛门周围湿疹称"肛门圈癣"等。

总之,尽管病名有数十种之多,但症状相似,均有湿疹的特点,故都放在湿疹中论述。

## 一、病因病机

总因禀赋不耐,风、湿、热之邪外阻肌肤,内由脾失健运所致。或因饮食不节,过食辛辣鱼腥动风之品,或嗜酒,伤及脾胃,脾失健运,致湿热内生,又外感风湿热邪,内外合邪,两相搏结,浸淫肌肤发为本病;或因素体虚弱,脾为湿困,肌肤失养或因湿热蕴久,耗伤阴血,化燥生风而致血虚风燥,肌肤甲错,发为本病。西医学认为本病是过敏体质者对体内外各种致敏因素产生变态反应而诱发的,还可能与神经功能障碍、内分泌失调、肠道疾病、新陈代谢异常等有一定的关系。

急性者,以实证为主,湿热为患常夹有外风。风为阳邪,其性轻扬,易袭皮毛腠理,头面上肢为重,所谓"伤于风者,上先受之"即是此意。风者善行而数变,来去急快、游走不定,可泛发全身;湿为阴邪,其性黏滞、弥散,重浊而趋下,多袭腠理以致水湿蕴内,而起水疱、糜烂、渗液;风湿均易夹热蕴结,可致皮肤潮红、灼热、作痒、疼痛,是因"热微作痒、热甚则痛"之故。

慢性者,虚中挟实,血虚风燥兼有湿热蕴阻。湿疹反复发作,长期不愈、剧烈瘙痒而致夜眠不安,胃纳不振,脾虚失于运化,致使阴血生化无源,血虚生风生燥,肤失所养,形成皮肤干燥、粗糙、肥厚、脱屑。不同部位者,常因发于胸腹、阴部者,认为是肝经湿热;或因营养异常,代谢障碍认为与脾虚湿热蕴阻所致;或下肢青筋暴露,患处皮肤色素沉着是湿热内蕴夹有气滞血瘀而成。

总之,湿疹是一种以脾失健运为本,风湿热毒蕴阻肌肤为标,虚实夹杂的疾病。湿,脾主湿、脾失健运、饮食失宜,湿从内生。如多饮茶、酒而生茶湿、酒湿;多食鱼腥海鲜、五辛发物而生湿热;多吃生冷水果,损伤脾阳而水湿内生。热,心主火,心主血脉,凡心绪烦扰,神态不宁,心经有火,血热内生。或因湿热内蕴,复受外风,或因过食辛辣香燥之物,而使血燥生风。

## 二、临床表现

(一)按发病过程分型

湿疹皮损多样,形态各异,病因复杂、表现不一。可发生于任何部位,甚则泛发全身,但其大多数发生于人体的屈侧、折缝,如耳后、肘弯、腋窝、乳房下、阴囊、肛门周围等处。按其发病过程,可分为急性、亚急性、慢性三个类型。

1. 急性湿疹

原发皮损常有多形性的特征,即同一部位可同时见到:红斑、丘疹、丘疱疹、小水疱,有时以某一型为主。急剧发生者以群集的小水疱为主,针尖到粟米大小的小水疱可自行破溃,形成小点状的糜烂、渗液黏稠,干燥形成点状、透明、略黄的结痂。是本病与其他皮肤病因搔抓而形成的片状的糜烂流滋结痂的重要区别点。炎症轻者,水疱较少且多散在,以后结痂、脱屑而愈。但易反复发作,范围逐渐扩大,因搔抓形成糜烂,滋水淋漓,浸淫成片,病情由轻到重。继发感染者,水疱成为脓疱,疱液混浊,结蜡黄色脓性痂片,引起附近臀核肿痛。自觉瘙痒,重者难以忍受,呈间歇性或阵发性,常于夜间增剧,影响睡眠。一般无全身不适,若范围广泛,病情严重,伴有继发感染者可有怕冷、发热、纳呆、便干等症状。病程不定,病情发展时,在大片损害的周围有红斑、水疱散在或于其他部位继发,扩展到全身;缓解时水疱减少、消失,仅留下斑片、脱屑。轻者数日内消失,一般 2~3 周可治愈。范围广泛者需 1 个多月才好,但常因用水洗,或吃辛辣的大蒜、韭菜、胡葱、生姜、辣椒,或食鱼、虾、蛋、蟹、牛肉、羊肉等发物,有时进食牛奶、雪里蕻、毛笋、南瓜、奶糖等都会引起急性发作或使病情加重,常因反复发作而形成亚急性或慢性湿疹。

2. 亚急性湿疹

多由急性湿疹迁延而来。潮红肿胀显著减轻,水疱减少,而以小丘疹为主,结痂、鳞屑较多,仍有剧痒,因抓破而有小片糜烂,流滋已止,或有胸闷、纳呆、便溏、溲赤等症状。有演变成慢性湿疹的倾向,也可因外界的刺激而呈急性发作。

3. 慢性湿疹

多由急性湿疹、亚急性湿疹反复发作转变而来。局限于某些部位者,亦可一开始即是慢性湿疹。其主要皮损为皮肤肥厚、粗糙、干燥、脱屑、皮纹增宽加深、色素沉着、苔藓样变明显。一般局限在某些特定部位可长久不变,可伴有少量丘疹、抓痕、点状出血、血痂。在热水洗烫或搔抓后可有少量渗液,自觉瘙痒无度,每当就寝或情绪紧张时,有阵发性剧痒,如发于关节处者常有皲裂,则痛痒兼作。病程缠绵,病情时轻时重,可因诊治及时趋向好转或痊愈,尔后因外来刺激呈急性发作常数月或数年,甚至数十年不愈。病久不愈,常伴有性情急躁,夜眠不安、头昏眼花、腰痠肢软等症状。

(二)按部位分型

不同部位湿疹,由于发生在某些特定部位的湿疹,除可因急性、亚急性、慢性表现外,还或多或少地具有一定的特点,分述如下。

1. 头皮湿疹

多见于成年女性。急性者潮红、水疱、糜烂、流滋,常因皮脂腺分泌过多结黄厚痂片、有时把头发黏集成团;继发感染者则为脓疱,可发展成毛囊炎、疖,伴有附近臀核肿痛,引起瘢痕性脱发。慢性者以瘙痒、脱屑为主。

2. 面部湿疹

较为多见。急性者多对称、弥漫性潮红、细小的丘疹、水疱,相互间杂存在,甚则眼睑、口周肿胀。可以和头皮湿疹同时存在。慢性者多呈限局性不对称的斑片,圆形、椭圆或不规则形,有时明显浸润,上覆细薄的少量鳞屑。若在鼻孔、口唇周围者,则浸润、皲裂,有干燥、紧张感;小儿经常用舌舔之,而有边界清楚的暗红色椭圆形斑片;若因唇膏反复刺激引起者,则唇部肿胀。常数月至数年不退。

3. 耳部湿疹

发生在外耳道者多是中耳炎引起的传染性湿疹,不在此范围。发生在耳后折缝处或耳轮者,中医叫旋耳疮。常有潮红、糜烂、流滋、结痂,甚至肿胀,耳后裂开如刀割之状,痒痛并作,常有渗液,结黄色厚痂,往往与眼镜架的反复刺激有关。

4. 乳房湿疹

中医叫乳头风。主要是妇女发病,大多数只发生在乳头上,有的也可累及乳晕或乳房。常表现为边界清楚的斑片,潮湿、糜烂、流滋、上覆鳞屑或结黄色痂片,瘙痒不堪。有时皲裂疼痛。日久则色素沉着,常经年累月不愈。

5. 脐部湿疹

中医叫脐疮。皮损为鲜红或暗红色的斑片,潮湿、糜烂,汁水多少不定,多数结痂呈褐灰或褐黄色,痂下渗液往往带有臭味,边界清楚,多数局限,不向周围扩展,病程慢性,不易治愈。继发感染者常形成脐痈(皮下脓肿)或脐漏。

6. 阴部湿疹

可分为阴囊湿疹(中医叫肾囊风或绣球风)、女阴湿疹、肛门周围湿疹三种。

(1)阴囊湿疹:是一种多发病。急性者潮湿、流滋颇多,常浸湿衣裤,肿胀、结痂、光亮、暗红;日久干燥肥厚,皱纹变深加阔如核桃皮状,有薄痂或鳞屑、色素沉着,亦有因搔抓而致色素减退者,剧烈瘙痒,无法安眠。可反复发作,多年不愈,甚至引起淋巴郁滞,呈象皮肿样改变。

(2)女阴湿疹:多发在大阴唇或大阴唇与股部之间的皱襞皮肤处,常为潮红、肿胀、糜烂、流滋,亦可肥厚、浸润,因搔抓、摩擦导致色素减退的为多。易感染而发生女阴道炎、尿道炎、膀胱炎。

(3)肛门周围湿疹:多局限于肛门口,很少累及到周围皮肤。发作时潮湿、糜烂、流滋为主;慢性时则肥厚、浸润,往往发生辐射状皲裂,伴有色素减退或疼痛。

7.皱褶部湿疹

颌下、腋窝、女性乳房下、腹股沟、阴部等处常因局部潮湿、经常摩擦而起疹。急性者潮红、糜烂、流滋、水肿,夹有丘疹、水疱。日久则肥厚、皲裂,有时色素减退。易继发念珠菌感染,是此处湿疹的特点。

8.肘部湿疹

多见于肘窝或伸侧,常为不规则的干燥性斑片,皮肤浸润、肥厚,上有丘疹或细薄的鳞屑,受外界刺激后可有糜烂、流滋。

9.腘窝足背湿疹

中医名"四弯风"。主要为边界较为清楚的红斑,小水疱、糜烂、渗液。日久皮肤肥厚,有黏着性细薄鳞屑。

10.手部湿疹

病因复杂,形态多样。在手背者常边界清楚、潮红、糜烂、流滋、结痂;在手掌者边缘不清,皮肤肥厚粗糙,冬季干燥皲裂、疼痛,病程极为缓慢。

11.小腿部湿疹

多见于长期站立工作或伴有青筋暴露者,皮损主要在小腿下 1/3 内外侧皮肤上,初为暗红斑,表面潮湿、糜烂、流滋,或干燥、结痂、脱屑,呈局限性或弥散性分布。常伴发小腿溃疡。以后皮肤肥厚,色素沉着中心部分可色素减退,形成继发性白癜风。

### 三、诊断与鉴别诊断

湿疹一般根据病史及临床表现特点即可诊断。急性湿疹表现为皮疹多形性,对称分布,渗出倾向;慢性皮损呈苔藓样变;亚急性损害介于两者之间。并伴剧烈瘙痒,容易复发。对特殊类型湿疹可依据其独特临床表现,诊断也不困难。湿疹因皮疹呈多形性,常需与多种皮肤病鉴别。

(一)与急性湿疹相鉴别的疾病

(1)药物性皮炎:发病突然,皮损广泛而多样。一般可问及在发病前有明确的用药史。

(2)接触性皮炎:与急性湿疹鉴别见表 14-1。

表 14-1　急性湿疹与接触性皮炎鉴别

| 类别 | 急性湿疹 | 接触性皮炎 |
| --- | --- | --- |
| 病因 | 复杂,不明确 | 有明确接触史 |
| 部位 | 不定,对称分布,屈侧为多 | 局限在接触部位 |
| 皮疹 | 多形性,边界弥漫不清,伴渗出倾向 | 单一形态皮疹,边界清楚 |
| 形态 | 不定 | 有时与接触物表面形态类似 |
| 病程 | 较长,去除刺激后不易很快好转 | 较短,去除接触物后较快治愈 |
| 复发 | 易于复发 | 不接触致敏物质后,不易复发 |

(3)疥疮:皮损以丘疱疹为主,多在指缝、腕部屈侧、腋窝、腹股沟、阴部等处。可看到细条状的皮损,用针挑破,有时可见到疥虫。常有家庭或集体发病史。

(二)慢性湿疹应和牛皮癣(神经性皮炎)鉴别

后者皮损好发于颈项、四肢伸侧、尾骶部。初为多角形扁平丘疹,后融合成片,典型损害为苔藓样变,皮损边界清楚,无糜烂渗出史。慢性湿疹与牛皮癣鉴别见表 14-2。

(三)与不同部位湿疹相鉴别的疾病

(1)头面部脂溢性皮炎:潮红斑片、油腻性脱屑为多,往往引起脱发。

（2）下肢部丹毒：多先有怕冷、发热等全身症状，皮损鲜红，四周略带水肿，境界明显，局部灼热，患肢附近淋巴结肿痛。

（3）鹅掌风、脚湿气（手足癣）：手足癣的掌跖部常有水疱、糜烂、脱屑，角化过度。多伴有灰指甲（甲癣）。

表 14-2　慢性湿疹与牛皮癣鉴别

| 类别 | 慢性湿疹 | 牛皮癣 |
|---|---|---|
| 病史 | 由急性、亚急性转变而来 | 多先感瘙痒而后发疹 |
| 部位 | 多在头面，四肢屈侧及外阴部 | 发在人体易受摩擦部位，如颈、尾骶及四肢伸侧 |
| 皮疹 | 浸润肥厚，色素沉着，边界仍可有丘疹、丘疱疹等 | 苔藓样变化明显，或有色素减退。四周散在扁平有光泽的丘疹 |
| 敏感 | 对多种物质过敏，受刺激后易引起急性发作 | 可耐受多种药物 |
| 病程 | 反复发作，有渗出病史 | 慢性 |
| 季节 | 常冬季加重 | 夏季易复发 |

## 四、治疗

本病如能明确病因者，首先去除病因，并根据具体症状对症处理。中医药治疗本病仍以内外合治为宜。

（一）内治

1. 湿热浸淫证

多见于急性泛发性湿疹，湿热互结、热盛于湿者。皮损多见红斑、丘疹、水疱、糜烂、渗液，边缘弥漫不清，浸淫遍体，瘙痒剧烈。伴有口渴，心烦，大便秘结，小便黄赤，苔薄黄腻，舌质红，脉滑数等症状。治宜凉血清热利湿。方选萆薢渗湿汤合二妙丸加减。常用药物如：金银花、连翘、牡丹皮、苦参片、苍术、黄柏、萆薢、茯苓皮、茵陈、大黄、生甘草等。加减法：发于上部或弥散全身者，多夹有风邪，应加祛风清热的桑叶、菊花、苍耳子、蝉衣，去黄柏、茯苓皮；发于中部或肝经所分布者，宜清利肝经湿热为主，加龙胆草、生山栀、黄芩，发于下部者，湿邪为重，宜清热利湿法加川牛膝、车前子瘙痒甚者，宜清热止痒法，加徐长卿、白鲜皮、地肤子；皮损焮红灼热者，宜凉血清热法，加生地黄、赤芍、牡丹皮。

2. 脾虚湿蕴证

多见于亚急性湿疹，脾失健运，湿困脾胃者。皮损多以丘疹、结痂、脱屑为主，色淡红或不红，水疱、渗液少，轻度浸润，瘙痒时作，缠绵难愈；伴有胸闷纳呆，腹胀便溏，苔白腻，舌质淡红，脉濡滑等症状。治宜健脾燥湿清热。方选除湿胃苓汤加减。常用药物如：苍术、白术、猪苓、茯苓、怀山药、生薏苡仁、车前草、泽泻、徐长卿、茵陈、陈皮等。加减法：胃纳不香者，宜芳香化湿，加藿香、佩兰；胸闷不舒者，宜理气宽胸，加厚朴、枳壳；大便溏薄者，宜清热止泻，加金银花炭、黄芩炭；剧痒滋水过多者，宜利湿止痒，加块滑石、苦参片。

3. 血虚风燥证

多见于慢性湿疹，阴血耗伤、血燥生风者。皮损多以肥厚、粗糙、干燥、脱屑为主，伴有色素沉着、苔藓样变，瘙痒剧烈，常反复发作，经年不愈；伴有头晕乏力，口渴咽干，苔薄，舌质淡红，脉濡细等症状。治宜养血祛风、清热化湿。常用药物如：生地黄、当归、白芍、小胡麻、白鲜皮、地肤子、萆薢、茯苓皮、蛇床子、生甘草等。加减法：瘙痒不能入眠者，宜潜镇安神，加珍珠母、生牡蛎、夜交藤、酸枣仁；腰脊酸软者宜补益肝肾，加炙狗脊、仙灵脾、菟丝子；口渴咽干者宜养阴生津，加玄参、麦冬、石斛；皮损粗糙、肥厚严重者宜活血祛风，加丹参、鸡血藤、干地龙或乌梢蛇（研粉分吞）；伴急性发作，潮红灼热者，宜凉血清热，加地骨皮、赤芍、丹参、紫草。

4. 肺胃阴虚证

多见于头面部脂溢性湿疹，肺胃湿热，阴虚内热者。皮损多见头面部弥散性潮红、丘疹、水疱、糜烂、渗液、结黄色痂片或以脱屑为主，自觉瘙痒难忍，可累月经年不愈；伴有口渴咽干，小便黄赤，大便秘结，苔薄黄腻,舌质红,脉滑数等症状。治宜养阴清热除湿。方选养阴清肺汤加减。常用药物如:生地黄、玄参、麦冬、牡丹皮等。

5.肝胆湿热证

多见于阴部湿疹及肛门湿疹,肝胆湿热、蕴阻肌肤者。皮损多见局部潮红、丘疹、水疱、轻度糜烂、渗液、结痂或显著浸润、肥厚,自觉奇痒难忍,不断搔抓,影响睡眠,伴有口苦,心烦易怒,苔薄黄,舌质红,脉滑数等症状。治宜清利肝胆湿热。方选龙胆泻肝汤加减。常用药物如:龙胆草、山栀、泽泻、车前子、柴胡、生地黄、生甘草等。

另外湿疹发于不同部位者,可根据部位特点,酌情加减:发于头面部者,加川芎、羌活、白芷;乳房、腋窝者,加茵陈、土大黄、车前子;四肢者,加桑枝、川牛膝、忍冬藤;发于小腿而青筋暴露,皮色乌黑者,宜加活血祛瘀法,加用泽兰、莪术、川牛膝等。

(二)外治

1.急性湿疹

(1)糜烂流滋较多者,用10%黄柏溶液或蒲公英60 g,野菊15 g煎汤待冷后湿敷。

(2)红斑、丘疹、水疱,流滋不多者,用三黄洗剂外搽,每日5~6次;或用青黛散干扑,每日用4~5次。

(3)糜烂、脓疱、结痂者,用黄连油或青黛散麻油调搽,每日3次。

2.亚急性湿疹

(1)少量流滋者,选用三黄洗剂外搽,每日3次。

(2)无流滋者,可选用青黛散麻油调搽或黄柏霜外搽,每日3次。

3.慢性湿疹

(1)青黛膏或皮脂膏外涂,伴有小腿青筋暴露者,另加用缠缚疗法。

(2)用青黛膏、硫黄软膏、湿疹膏加热烘疗法,每日1次。皮损肥厚者,可加用封包疗法。

(三)其他疗法

1.成药、验方

(1)急性湿疹:①清解片一次5片,每日2次;地龙片一次5片,每日2次。②二妙丸、三妙丸、龙胆泻肝丸、防风通圣丸、当归龙荟丸,任选一二种,每次4.5 g,每日2次吞服。③苦参合剂:治阴部湿疹,苦参片60 g,黄柏30 g,蛇床子15 g,金银花30 g。取黄柏、蛇床子研末同苦参片、金银花微火煎2~3次后,再将先后药液混合,候冷后装瓶备用,服时摇匀,每次服20~40 mL,每日3次饭前服。④二黄合剂:一枝黄花15 g,黄柏9 g,蛇床子15 g,苦参片30 g,石菖蒲30 g,虎杖15 g。煎汤头汁内服,二汁洗患处。

(2)慢性湿疹:①当归片一次5片,每日2次。②乌梢蛇片或地龙片一次5片,每日2次。

2.针灸治疗

湿热浸淫者清热化湿,只针不灸,泻法;脾虚湿蕴者健脾利湿,针灸并用,补法;血虚风燥者养血润燥,以针刺为主,平补平泻。处方:以皮损局部和足太阴经腧穴为主。如:曲池、足三里、三阴交、阴陵泉。加减:湿热浸淫加脾俞、水道、肺俞;脾虚湿蕴加太白、脾俞、胃俞;血虚风燥加膈俞、肝俞、血海;痒甚而失眠者加风池、安眠、百会、四神聪等。尚有耳针、皮肤针、穴位注射、艾灸等治疗方法。

3.静脉注射疗法

泛发性湿疹,起病急骤,症情较重者,可予以中药制剂静脉注射。如:清开灵注射液、丹参注射液、脉络宁注射液等药。

## 五、预防与调护

(1)急性湿疹或慢性湿疹急性发作的患处,忌用热水烫洗或肥皂等刺激物洗涤。

(2)不论急性、慢性,应尽可能避免搔抓,并忌食辛辣、鸡、鸭、牛肉、羊肉等发物。

(3)急性湿疹期间,暂缓预防注射和接种牛痘。

(吕广利)

# 第二节 隐 疹

隐疹是一种常见的瘙痒性过敏性皮肤病,以皮肤上出现鲜红或苍白色风团,发无定处,时隐时现,来去迅速,瘙痒无度,消退后不留痕迹为其特点。历代医家有隐疹、风瘙隐疹等,俗称风疹块,相当于西医学的荨麻疹。

"隐疹"一词最早见于《素问·四时刺逆从论》,文中就有"少阴有余,病皮痹隐疹"的记载。唐王冰注云:"肾水逆连于肺母故也,足少阴脉从肾上贯肝膈入肺中,故有余病皮痹隐疹",这是"隐疹"作为病名出现的最早记载。隋巢元方在《诸病源候论》阐明了发病原因:"人皮肤虚,为风邪所折,则起隐疹","小儿因汗,解脱衣裳,风入腠理,与血气相搏,结聚起相连,成隐疹。风气止在腠理,浮浅,其势微,故不肿不痛,但成隐疹瘙痒耳"。清吴谦《医宗金鉴·外科心法要诀》中生动地描述了症状:"初起皮肤作痒,次发扁疙瘩,形如豆瓣,堆累成片"。

## 一、病因病机

隐疹的成病,一为外感不正之气,二为津血暗耗风气内动。急性者多因汗出当风,营卫失和,卫外不固,风邪郁于皮毛腠理之间而发病;或因禀赋不耐,进食鱼、虾等荤腥动风之物,或因药物过敏,致使湿滞肠胃,积热伤阴,引动内风;慢性者则多因情志不遂,肝郁化热,伤及阴液,或因血分伏热,血热生风;或有慢性疾病,气血损耗,营血不足,冲任不调,阴虚生风,加之风邪外袭,以致内不得疏泄,外不得透达,郁于肌腠,邪正相搏而发病。

（一）风邪外袭,营卫不固

患者多因汗出受风,或露卧寒凉,感受风邪不正之气,加之肺卫失宣,或营卫失和,卫外不固,风邪挟寒或兼热,侵袭肌表,郁于肌腠,邪正相争,外不得透达,内不得疏泄,故而发为瘾疹瘙痒。

（二）饮食失宜,风木克土

患者多因禀赋不耐,进食鸡、鹅、虾、蟹等动风发物,或辛辣刺激炙煿之品,或陈腐不洁之食,或有肠寄生虫,致脾不健运,化生痰浊,内滞胃肠,引动暗伏之内风,又横逆犯脾,故可见隐疹、腹痛、吐泻之证。

（三）血热内盛,肝风暗伏

患者多因情志不遂,肝郁不舒,心肝郁热,隐伏血分;或因病服药,不耐药毒,化热动血生风;或因素为血热之体,兼感外风,引动心肝血分之伏风,内外风邪交织于肌腠,外泛皮毛,发为瘙痒隐疹。

（四）津气耗损,血虚受风

患者多因久病不愈,津气内耗,营血暗亏,阴虚内热,化燥生风;或因胎产、经期失血,失于调理,以致冲任不调,肝失濡润,肌肤失养,风从内生,外发肌表,化生瘙痒隐疹。

## 二、临床表现

皮肤突然瘙痒,迅速出现小如米粒、扁豆,或大如核桃、手掌的大小不等的扁平隆起的风团。境界清楚,或伴见周围红晕,呈圆形或椭圆形,向四周扩大,可以彼此融合。自觉剧烈瘙痒,有的伴有灼热感,有的因手搔抓后可见隆起的划痕。皮损可局限或泛发全身,发作快,但往往数小时即可消退。重者此起彼伏,一日数发。急性者1周左右即可停止发作,而慢性者则可经年累月不断发作。重者亦可累及黏膜,如伴有胃肠黏膜损害时则有恶心呕吐、腹痛泄泻等症状;累及喉头黏膜,引起水肿时,则有气闷窒息感,甚至昏厥。另有急性荨麻疹患者,若伴有寒战、高热、血白细胞总数明显增多者,可能是疔疮走黄、疽毒内陷的脓毒败血症所引起,应注意及时诊断和及时抢救。

### 三、诊断与鉴别诊断

突发风团,大小不等,形态不一,鲜红或苍白色,迅速消失,不留痕迹。临床应与下列疾病相鉴别。

(1)丘疹性荨麻疹:好发于小儿,皮损常为圆形或梭形之风团样损害,顶端可有针头大小的水疱,散在或成簇分布,瘙痒剧烈。好发于四肢伸侧、躯干及臀部,皮损常可陆续分批出现,1～2周皮损可自行消退。

(2)色素性荨麻疹:初起表现为风团,以后常在原处复发和消失,最终形成持久性黄褐色色素斑或表面不平的色素性结节,少数患者在皮损上还可出现水疱,当搔抓后又再次出现风团。

### 四、治疗

本病首先需明确致敏原因,针对病因采取对应措施。如病因不明者,可针对情况对症治疗,若有呼吸道或消化道黏膜水肿引起呼吸困难、剧烈腹痛等症状,及时采用糖皮质激素等西医治疗。

(一)内治

本病急性者多易治易愈,惟因失治误治,迁延日久,耗气伤阴,转成慢性者则缠绵难愈。

1. 风寒束表证

隐疹色淡微红,以露出部位如头面、手足为重,吹风着凉更甚,得热则缓;日久手洗冷水亦起,冬重夏轻;舌淡苔薄白,脉浮紧或迟缓。多见于冷刺激性荨麻疹。初起不久,治宜祛风散寒,调和营卫;日久反复发作,则宜固卫御风。初起方用麻黄桂枝各半汤加减。常用药物如:桂枝、麻黄、白芍、荆芥、防风、秦艽、白鲜皮、生姜皮、浮萍、生甘草等。加减法:日久反复发作,方用玉屏风散加桂枝汤加减,常用药物由上方去麻黄,加玉屏风散。顽固不愈者可加熟附块、乌梅、乌梢蛇;易于出汗,着风即起,去麻黄加龙骨、牡蛎、麻黄根。

2. 风热犯表证

隐疹色红,遇热则剧,得冷则隐;发于上半身被覆部位为多,或兼咽喉肿痛;脉浮滑数,舌红苔薄白或薄黄。治宜辛凉解表,疏风清热。方选消风散加减。常用药物如:桑叶、牛蒡子、荆芥、防风、蝉蜕、生石膏、知母、山栀、黄芩、金银花、生甘草、苦参等。加减法:咽痛明显,加板蓝根、桔梗,或蒲公英、紫花地丁、半边莲;便秘加生地黄,或生大黄;风团反复发作,自汗者,加炒白术、黄芪;风团鲜红灼热者,加牡丹皮、赤芍;口渴者,加玄参、天花粉;瘙痒剧烈,情绪烦躁者,加白蒺藜、珍珠母、灵磁石。

3. 脾胃湿热证

风团发作时脘腹疼痛,恶心呕吐,神疲纳呆,坐卧不安,不能进食,倦怠乏力,大便溏泄,间或便秘,可有发热,舌质红,苔黄腻,脉滑数。多见于胃肠型荨麻疹。治宜健脾和胃,化湿导滞。方选除湿胃苓汤加减。常用药物有茯苓、苍术、白术、厚朴、山栀、泽泻、薏苡仁、枳壳、车前子、黄连、木香、陈皮。便秘者,加大黄;腹痛呕吐明显者,加砂仁、制半夏;如内有虫积者,加使君子 15 g(炒香分 2 次嚼碎吞服),乌梅 9 g,槟榔 30 g(先浸一夜另煎汁服)。

4. 血热生风证

发病突然,皮疹弥漫全身,呈大片鲜红色,有时可见出血性皮疹,瘙痒剧烈;或先皮肤灼热刺痒,搔后即随手起风团或条痕隆起,越抓越起,发时常伴心烦不宁、口干思饮、咽喉肿痛、面红目赤、小便短赤、大便秘结;舌红,苔净,脉弦滑数。后者多见于人工荨麻疹或称皮肤划痕症。治宜凉血清热,祛风止痒。方选凉血四物汤加减。常用药物如:当归、生地黄、丹参、牡丹皮、赤芍、知母、石膏、黄芩、苦参、白蒺藜、生甘草、徐长卿等。加减法:发热、口干口渴明显,加玄参、麦冬;口舌生疮、小便短赤,加竹叶、木通;咽喉肿痛明显者,加蒲公英、蚤休;心烦不宁,情志不畅者,加柴胡、郁金、薄荷。

5. 气虚血燥证

常见于老年人或久病之后,隐疹色淡红,日轻夜重,或疲劳时加重;舌淡,苔薄净,脉弦细。治宜益气养血,熄风潜阳。方选玉屏风散合当归饮子加减。常用药物如:黄芪、白术、当归、生地黄、白芍、川芎、何首乌、荆芥、防风、白蒺藜、生甘草、龙骨、牡蛎等。加减法:心烦易怒、胸胁胀满者,加沙参、枸杞子、川楝子;夜痒不安、失眠者,加夜交藤、合欢皮、酸枣仁、茯神;月经不调、痛经、舌有瘀点者,加丹参、益母草、桃仁、红花;口干欲饮者,加天冬、麦冬、玄参。

6.冲任不调证

常于经前 2～3 日隐疹多发,经净后渐轻或消失,以少腹腰骶大腿内侧为多,下次经来临前又发作;舌紫,苔净,脉弦细。多见于月经疹。治宜调摄冲任,活血祛风。方选四物汤合二仙汤加减。常用药物如:当归、赤芍、川芎、生地黄、川牛膝、丹参、黄柏、益母草、防风、仙茅、仙灵脾、巴戟天等。加减法:体虚乏力、头昏者,加党参、黄芪、茯苓、白术;腰膝酸软、月经量少者,加熟地黄、阿胶、杜仲。

(二)外治

用香樟木或晚蚕砂各 30～60 g;或楮桃叶 30～60 g,煎汤先熏后洗,每日 1～2 次。

(三)其他疗法

1.成药

(1)慢性隐疹证属气虚不固者,可采用玉屏风颗粒口服,每次 5 g,每日 3 次。

(2)身发隐疹,兼见外寒内热,表里俱实,头痛咽干,小便短赤,大便秘结者,可采用防风通圣丸口服,每次 6 g,每日 2 次。

(3)隐疹迁延日久,缠绵难愈,疹色淡红,日轻夜重,可予乌蛇止痒丸口服,每次 3 g,每日 3 次。

当出现过敏性休克、并发喉头水肿或晕厥时,酌情选择糖皮质激素治疗。

2.放血疗法

慢性者在耳背静脉用三棱针刺之出血;或用碎磁片消毒后砭刺出血,2～3 日 1 次;或分别在双耳尖、双中指尖、双足趾尖,经消毒后用三棱针刺之放血,3 日 1 次,5 次为 1 个疗程。

3.针刺

(1)体针:主穴取曲池、血海、三阴交(双侧);面部肿加合谷;头部多取丝竹空、迎香、风池;腰部多取肺俞、肾俞;腹部多取中脘;腹痛加足三里;下肢多取伏兔、风市、委中、足三里。平补平泻手法。留针 10～15 min,每日或间日 1 次。

(2)耳针:取穴神门、肺区、枕部、荨麻疹点。刺留针 1 小时,每次选 2～3 穴。

对于喉头水肿窒息严重或发生晕厥者,必要时予以气管切开术。

## 五、预防与调护

(1)日常生活中应尽量避免接触花粉、动物皮屑、羽毛、灰尘、蓖麻粉、油漆等。

(2)饮食宜清淡而易消化,禁食辛辣、鱼腥等动风发物,如鱼、虾、蟹、葱、韭、蒜、酒、牛羊肉、公鸡、竹笋等。

(3)司机、高空作业者在工作期间慎用抗组胺药物,以免因头晕、嗜睡而出现事故。

(吕广利)

# 第三节 寻常性痤疮

寻常性痤疮是青春期常见的一种慢性毛囊皮脂腺炎症,因皮脂腺管与毛孔的阻塞,致使皮脂外流不畅所致。其好发于颜面部,有丘疹、黑头粉刺、脓疱、结节、囊肿及瘢痕等多种损害,常伴有皮脂溢出。青春期过后,大多可自愈或减轻。中医称本病为"粉疵""面疱"或"酒刺"。

## 一、病因病机

尚不完全明了,可能是多因素综合作用的结果。

中医认为痤疮是青年人气血旺盛,加之阳热偏盛,脉络充盈,内热外壅,怫郁体表,外受风邪所致,又有内热、肺热、血热、肝热、阴虚内热之分。脓疱等皮损属于风热、热毒所致。囊肿性痤疮、聚合性痤疮等炎性症状不明显,慢性过程,为寒疮寒疡之证。

西医认为:①青春期开始后,雄激素及其代谢产物增多,使皮脂腺活性增强。②痤疮患者的毛囊漏斗部角化过程增强,其细胞膜致密增厚不易脱落。③痤疮丙酸杆菌增多,增多的原因可能与毛囊漏斗部导管角化,皮脂排出受阻,并与相对缺氧的环境有关。④痤疮丙酸杆菌将三磷酸甘油酯水解为甘油酯和游离脂肪酸,含有 C8~C14 的脂肪酸分子可穿透毛囊进入真皮而引起更明显的炎症。⑤痤疮丙酸杆菌尚能产生蛋白酶、透明质酸酶及一些趋化因子激活补体,均可引起丘疹、脓疱、结节、囊肿等。此外,遗传也可能是本病发生的重要因素。

## 二、临床表现

### (一)皮损特点

本病多见于 15~30 岁的青年男女,有皮脂过多现象,毛孔多较明显。初起为粉刺,可分白头粉刺与黑头粉刺两种,含脱落角质及皮脂。黑头粉刺为明显扩大毛孔中的小黑点,略高于皮面,较易挤出黄白色脂栓。白头粉刺为皮肤色或暗红色小丘疹,无黑头,不易挤出脂栓,较易引起毛囊周围炎症。粉刺在发生过程中可演变为炎性丘疹、脓疱、结节、脓肿及囊肿,最后形成瘢痕等。往往数种同时存在,并以其中一二种较为显著。临床上常根据皮损的主要表现分为丘疹性痤疮、脓疱性痤疮、囊肿性痤疮或结节性痤疮等。

### (二)好发部位

痤疮常对称分布,损害主要发生于面部,尤其是前额、双颊部、颏部,其次是胸部、背部及肩部。

### (三)病程慢性

时轻时重,常持续数年或到中年时期逐渐缓解而痊愈,留下萎缩性瘢痕或疙瘩性损害。

临床上根据 Pillsbury 分类法,按皮损形态、数目多少、发生部位等分为Ⅰ~Ⅳ度。

Ⅰ度(轻度):黑头粉刺散发至多数及/或有散发的炎性丘疹。

Ⅱ度(中度):炎性丘疹数目加多,可密集,但限于面部,或在Ⅰ度的基础上发生一些浅在性脓疱。

Ⅲ度(重度):在Ⅱ度基础上出现结节性损害,除颜面外,可累及颈部、胸背部。

Ⅳ度(重度一集簇性):在Ⅲ度基础上出现囊肿、瘢痕,可累及上半身。

## 三、组织病理

粉刺含有角化细胞、皮脂和某些微生物,阻塞在毛囊口内。丘疹是毛囊周围以淋巴细胞为主的炎症浸润,同时可见一小部分毛囊壁开始碎裂。脓疱是毛囊壁破裂后在毛囊内形成的,内含较多的中性白细胞。结节发生于毛囊破裂部位,是由皮脂、游离脂肪酸、细菌和角化细胞自毛囊进入真皮而成。毛囊周围的浸润可发展成囊肿,其中有很多中性白细胞、单核细胞、浆细胞和少数异物巨细胞浸润。在痊愈过程中,炎症浸润被纤维化所取代而形成瘢痕。

## 四、诊断及鉴别诊断

根据患者多为青年男女,常伴有皮脂溢出,损害为多数散在丘疹或脓疱,好发于颜面、上胸及背部等皮脂腺较多的部位,对称分布等,本病不难诊断。

本病应与以下疾病鉴别。

### (一)酒渣鼻

多于中年时期发病,好发于颜面中部,损害为弥漫性红斑、丘疹、脓疱及毛细血管扩张。

### (二)职业性痤疮

常发于与焦油、机油、石油、石蜡等经常接触的工作人员,可引起痤疮样疹,损害较密集,可伴毛囊角化;除面部外尚可见于手背、前臂、肘部等接触矿油部位。

（三）颜面扩散性粟粒狼疮

损害为棕黄色或暗红色半球状或略扁平的丘疹,对称分布于眼睑、鼻唇沟及额部,在下眼睑往往融合成堤状,病程慢性。

## 五、辨证

根据病患的皮疹表现,舌苔及脉象,各家分型多不相同,归纳起来大致可分为以下几点。

（一）肺经风热

丘疹色红,或有痒痛。舌红,苔薄黄,脉浮数。

（二）湿热蕴结

皮疹红肿疼痛,或有脓疱,口臭,便秘,尿黄。舌红,苔黄腻,脉滑数。

（三）痰湿凝结

皮疹结成囊肿,或有纳呆,便溏。舌淡胖,苔薄,脉滑。

## 六、治疗

（一）中医治疗

1.肺经风热

治法:宣肺清热。方药:枇杷清肺饮、黄芩清肺饮加减。水煎服,每日1剂,分2次服。

2.湿热蕴结

治法:清热化湿通腑。方药:三黄丸合茵陈蒿汤加减。水煎服,每日1剂,分2次服。

3.痰湿凝结

治法:和营化痰消结。方药:桃仁二陈汤加减。水煎服,每日1剂,分2次服。可外用鲜马齿苋30 g（干品减半）,苍术、蜂房、白及各9 g,细辛6 g,蛇床子10 g,苦参、陈皮各15 g,加水煎沸取汁,趁热洗患处,每日3～5次,连洗数日可愈。其他治法还有针刺疗法、针罐交用、刺血疗法、耳穴埋针等。

（二）西医治疗

原则是:①纠正毛囊内的异常角化。②降低皮脂腺活性。③减少毛囊内的菌群,特别是痤疮丙酸菌。④抗炎及预防继发感染等。局部治疗最常用的是复方硫黄洗剂和白色洗剂,其他如1%氯霉素酊、1%磷酸氢洁霉素溶液、0.05%～0.1%维A酸霜等。5%过氧化苯甲酰洗剂或霜剂等可酌情选用,过氧化苯甲酰为一强烈消毒剂,有溶解黑头粉刺及控制感染作用,但应避免引起接触性皮炎。

较重的病例除局部治疗外,可酌用以下方法。

(1)口服抗生素,以抑制痤疮丙酸菌和使皮脂中游离脂肪酸减少,连服6～8周为1疗程。

(2)血清锌含量偏低或碱性磷酸酶偏低者,可服硫酸锌0.2 g,每日2次。4周为1疗程;或甘草锌胶丸1～2丸,每日2次。

(3)维A酸制剂如13-顺维A酸口服,每日0.5～1 mg/kg,疗程4个月,大部分患者可治愈。用于囊肿及聚合性痤疮的较重者,本药能直接作用于皮脂腺,对皮脂的产生有较强的抑制作用。对痤疮丙酸菌也有抑制作用。

(4)性激素类药物适用女性严重患者。

(5)去炎松混悬液0.05～0.1 mL/(10 mg/mL),利多卡因等量,供结节性、囊肿性损害内注射。

(6)紫外线(红斑量)或液氮冷冻(喷雾法),适用于结节性或囊肿性痤疮。

(7)久不愈合的脓肿和窦道可考虑整形手术。

## 七、预防与调摄

(1)应少吃富含脂肪、糖类食物和刺激性饮食,常用温热水洗涤患处,可用器械压出黑头粉刺。

(2)避免长期服用碘化物、溴化物及皮质类固醇激素等药物。

(3)大部分患者到 30 岁以后自痊愈。严重患者痊愈后遗留瘢痕。妇女使用化妆品过多或使用劣质化妆品可加重或延缓其自然回归过程。

（吕广利）

# 第四节　热　疮

热疮是指发热后或高热过程中在皮肤黏膜交界处所发生的急性疱疹性皮肤病。

本病好发于口唇、鼻、外阴等皮肤黏膜交界处，多见于高热患者的发病过程中，如感冒、猩红热等病。其特点是：皮损为成群的水疱，有的可互相融合，1 周左右可痊愈，但愈后易复发。

本病相当于西医学的单纯疱疹。

## 一、病因

本病发于上部者，多为外感风热邪毒，阻于肺胃二经，蕴蒸皮肤而生；发于下部者，多为肝胆二经湿热下注，阻于阴部而成；反复发作者，多为热邪伤津，阴虚内热而成。

西医学认为，本病是由单纯疱疹病毒感染所致。单纯疱疹病毒一般分为二型，Ⅰ型主要引起口、眼部皮肤黏膜感染；Ⅱ型主要引起生殖器部位的皮肤黏膜感染，称为生殖器疱疹。多在感冒、猩红热等病的发展过程中，机体免疫力低下，病毒趁机侵入而发病。

## 二、诊断

发疹前常有发热及月经来潮、妊娠、过度劳累、情志不畅、胃肠功能紊乱病史等。

好发于皮肤黏膜的交界处，如口角、唇缘、鼻孔周围、面颊及外阴等部位。

皮损初期为红斑，灼热而痒，继而形成针头大小簇集成群的水疱，疱内含透明浆液，数日后水疱破裂，露出糜烂面，伴渗液，逐渐干燥，结痂脱落而愈，愈后留有轻微色素沉着。

一般无全身症状。病程 1～2 周，易反复发作，常倾向于在同一部位复发，也可发生在其他部位。

发于外阴部者，可有尿频、尿痛等症状；发于阴道及宫颈者，可伴有发热等全身不适，腹股沟淋巴结肿大，易引起早产、流产和新生儿感染。

幼儿发于口腔者，可见口腔、牙龈上出现成群疱疹，浅表溃疡，剧痛，唇红及口周疱疹，并可伴有发热、咽痛等症状，称疱疹性齿龈口腔炎；新生儿单纯疱疹除皮肤黏膜、口腔、眼部疱疹外，还可引起内脏损害。

辅助检查：血清免疫抗体测定，免疫荧光检查阳性。

## 三、鉴别诊断

(1)蛇串疮：皮损为簇集成群绿豆大小的水疱，沿机体的一侧神经呈带状分布，疱群间皮肤正常，疼痛明显，愈后一般不再复发。

(2)黄水疮：多于夏秋季节发病，好发于头面、四肢等暴露部位，皮损以脓疱为主，结黄色脓痂，皮损广泛者常有全身症状，并具有传染性。

## 四、治疗

本病应注意休息，避免各种诱发因素，以防复发。

(一)内治

1.肺胃热盛证

(1)证候：病程短，好发于口角、唇缘、鼻孔等处，皮损为群集小水疱，自觉灼热刺痛；可伴有轻度周身不适,口干,心烦郁闷,大便干,小便黄;舌质红,苔薄黄,脉弦滑数。

(2)治法:疏风清热。

(3)方药:辛夷清肺饮合竹叶石膏汤加减。

2.湿热下注证

(1)证候:好发于外阴部,水疱易破裂糜烂,渗出,灼热疼痛;可伴有尿频、尿急、尿痛;舌质红,苔黄腻,脉滑数。

(2)治法:清热利湿。

(3)方药:龙胆泻肝汤加减。

3.阴虚内热证

(1)证候:皮疹反复发生,迁延日久;可伴有口干唇燥,午后低热;舌质红,少苔,脉细数。

(2)治法:养阴清热。

(3)方药:增液汤加板蓝根、紫草、生薏苡仁、石斛、天花粉、白茅根。

(二)外治

用金黄散油膏、青黛散油膏、黄连油膏及青吹口散油膏等外搽。

(三)其他疗法

阿昔洛韦,每次 0.2 g,1 日 5 次,口服。转移因子每次 2 mL,肌内注射,每周 2 次。左旋咪唑 2 片/次,3 次/天,3 天/周,口服。2%甲紫液或阿昔洛韦霜局部外搽。

本病忌用皮质类固醇激素。

## 五、预防与护理

(1)多饮水,多食蔬菜、水果,忌食辛辣炙煿、肥甘厚味之品。

(2)避免诱发因素,加强锻炼,增强体质。

(3)局部保持清洁,并促使干燥结痂,防止继发感染。

(吕广利)

## 第五节　蛇串疮

蛇串疮是一种皮肤上出现成簇水疱,呈带状分布,痛如火燎的急性疱疹性皮肤病。

本病又名缠腰火丹、火带疮、蛇丹、蜘蛛疮等。四季均发,尤以春秋季节多见,好发于成人。其特点是:皮损为红斑上出现簇集性水疱,沿机体的一侧神经呈带状分布,可伴剧烈疼痛如火燎。愈后多数可获得终身免疫力。

本病相当于西医学的带状疱疹。

### 一、病因病机

多因情志不畅,肝气郁结,郁久化火,肝经蕴热,外溢皮肤而发;或脾失健运,湿邪内生,蕴湿化热,外溢皮肤而生;或感染毒邪,湿热火毒蕴结肌肤而成。年老体弱,常因血虚肝旺,湿热火毒炽盛,而导致经络阻塞,气血凝滞,以致疼痛剧烈,病程迁延难愈。总之本病初期以湿热火毒为主,后期以正虚血瘀为主。

西医学认为,本病是由水痘-带状疱疹病毒所致。初次感染后,表现为水痘或呈隐性感染。此后,该病毒潜伏于脊髓后根神经节的神经元中,当机体免疫功能低下时,如传染病、外伤、疲劳、恶性肿瘤、放射治疗等,病毒被激活,使侵犯的神经节发炎及坏死,产生神经痛。病毒沿着周围神经纤维移至皮肤而发生节段性水疱疹。

## 二、诊断

好发于春秋季节,以成人多见。任何部位都可发生,但以腰胁部、胸部、头面部多见。皮损主要分布于机体一侧,一般不超过体表正中线,腰胁部常沿肋间神经,头面部常沿三叉神经分布。

发疹前,往往有轻度发热、全身不适、食欲不振及患处皮肤灼热感或神经痛等前驱症状。

皮损初起时,为带状红色斑丘疹,继而出现集簇粟粒至绿豆大的水疱群,累累如珠,疱液透明,周围绕以红晕,疱液很快混浊。新水疱群陆续出现,各水疱群间皮肤正常。数群水疱常沿一侧皮神经呈带状排列。数天后水疱干涸、结痂,痂皮脱落,遗留暂时性红斑或色素沉着。轻者可无皮损,仅有刺痛感,或稍潮红,不发生典型的水疱;重者可伴有大疱、血疱、坏死,甚至皮损呈泛发性。

伴有明显的神经痛。疼痛可在皮损出现前发生,或与皮疹同时出现,或在皮损出现之后发生。疼痛程度往往随年龄增大而加剧,如老年患者疼痛剧烈,甚至难以忍受,而儿童患者不痛或疼痛较轻。老年患者可遗留顽固性神经痛,常持续数月或更久。发于头面部者,尤以眼部和耳部者病情较重,疼痛剧烈,可伴有附近淋巴结肿痛,甚至影响视力和听力。

病程2周左右,严重者,可迁延日久。愈后极少复发。

## 三、鉴别诊断

(1)热疮:以发热性疾病的中、后期多见,好发于皮肤与黏膜交界处,如口唇,皮损为针头至绿豆大小的小水疱,常为一群,1周左右痊愈,但愈后易复发。

(2)接触性皮炎:发病前往往有明确的接触史,皮损局限于接触的部位,一般为红斑、丘疹、水疱,疱破后则形成糜烂,边界清楚,形态与接触物大抵一致,自觉局部瘙痒、烧灼感,重者疼痛。去除病因后很快痊愈,不接触不再发。

## 四、治疗

本病以清热利湿、行气止痛为主要治法。

(一)内治

1.肝经郁热证

(1)证候:皮损鲜红,水疱集簇成群,疱壁紧张,灼热刺痛;伴口苦咽干,烦躁易怒,大便干燥或小便黄;舌质红,苔薄黄或黄厚,脉弦滑数。

(2)治法:清肝泻火,利湿解毒。

(3)方药:龙胆泻肝汤加减。发于头面者,加牛蒡子、桑叶、菊花;发于眼部者,加石决明;由血疱者,加丹皮、赤芍;疼痛剧烈者,加乳香、没药等。

2.脾虚湿蕴证

(1)证候:皮损色淡,疱壁松弛,易于破溃,渗水糜烂,疼痛较轻;可伴有食少腹胀,大便时溏薄;舌质淡,苔白或白腻,脉沉缓或滑。

(2)治法:健脾除湿解毒。

(3)方药:除湿胃苓汤加减。水疱大而多者,可加土茯苓、车前草等。

3.气滞血瘀证

(1)证候:多见于老年人,常可持续数月或更长时间。皮损减轻或消退后局部疼痛不止;可伴心烦,夜寐不安;舌质黯,苔白,脉弦细。

(2)治法:理气活血,重镇止痛。

(3)方药:桃红四物汤合柴胡疏肝散加减。疼痛剧烈者,加延胡索、乳香、没药、全蝎、蜈蚣等;心烦失眠者,加珍珠母、牡蛎、酸枣仁等。

（二）外治

初期水疱未破者，玉露膏或青黛膏外敷；水疱已破者，可用四黄膏、青黛膏外敷；有坏死者，用九一丹换药。

（三）其他疗法

1.西医治疗

（1）抗病毒：阿昔洛韦口服每次 0.2 g，1 日 5 次，或阿昔洛韦 5 mg/kg 静脉滴注，每 8 小时 1 次；西咪替丁口服每次 0.2 g，1 日 4 次。疗程均为 7～10 天。

（2）止痛：口服索米痛片、布洛芬、吲哚美辛、阿司匹林等。

（3）维生素类药物：口服复方维生素 B，3 片/次，3 次/天，维生素 $B_{12}$，每次 0.5 mg，1 日 1 次，肌内注射。

（4）皮质类固醇激素：早期应用可减轻炎症反应及疼痛，预防后遗神经痛的发生有一定效果。一般应用泼尼松 20～30 mg/d，分 2～3 次口服。

（5）免疫增强剂：可用转移因子、胸腺素、丙种球蛋白等，肌内注射。

（6）炉甘石洗剂、阿昔洛韦霜及酞丁胺搽剂局部外涂。眼部可用 0.1%～0.5% 碘苷眼药水。

2.针刺

取内关、足三里、阳陵泉等穴，留针 30 min，每天 1 次。或阿是穴强刺激。

## 五、预防与护理

（1）宜清淡饮食，忌食辛辣炙煿、肥甘厚味之品。

（2）注意休息。

（3）保持局部清洁，并促使皮疹干燥结痂，防止继发感染。

（4）保持心情舒畅。

（吕广利）

# 第六节　扁平疣

扁平疣是一种以发生于皮肤浅表部位的小赘生物为主症，多发生于青年人颜面、手背部的常见皮肤病，尤以青春期前后女性为多，故也称为青年扁平疣。中医学称为"扁瘊""瘊子""疣目"。本病多由肌肤受风热之邪搏结而赘生，或因肝气郁结，气血凝滞，发于肌肤而成。

西医学认为本病是由人类乳头瘤病毒引起。

## 一、辨证

本病以颜面、手背和前臂处散在或密集分布淡红色或褐色米粒至芝麻粒大的扁平丘疹为主要症状。临床根据兼症可分为肝郁化火、风热搏结等证型。

1.肝郁化火兼

见烦躁易怒，口苦咽干，目眩，脉弦。

2.风热搏结

发病初期，丘疹呈淡红色或红褐色伴有瘙痒，兼见咳嗽，发热，脉浮数。

## 二、治疗

（一）针灸治疗

（1）治则：疏风清热，泻肝养阴。以手阳明经穴位为主。

(2)主穴:阿是穴(疣体所在部位)、合谷、曲池、血海。

(3)配穴:肝郁化火者,加行间、侠溪;风热搏结者,加风池、□□。

(4)操作:毫针刺,泻法。用26～28号0.5～1寸毫针,在每疣中心快速进针至疣底部,大幅度捻转提插30次左右,然后摇大针孔,迅速出针,放血1～2滴,再压迫止血;若疣体较大,再于疣体上下左右四面与正常皮肤交界处各刺1针,以刺穿疣体对侧为度。施用同样手法,3～5日针刺1次。

(5)方义:本证刺法以刺疣体局部为主,用粗针刺出血再按压止血,意在破坏疣底部供应疣体的营养血管,使之出血、阻塞,断绝疣体的血液供应,从而使疣体枯萎脱落。因本证为风热毒邪结聚于皮肤所致,故疣数较多者取合谷、曲池针而泻之,散风清热;再针泻血海凉血化瘀、软坚散结,更有助于疣体之枯萎。

(二)其他治疗

1.激光照射

选取阿是穴,用7～25 mw的氦-氖激光仪散焦作局部照射20～30 min,每日1次。

2.耳针

选肺、肝、肾、面颊、内分泌、交感,每次取2～3穴,毫针刺,中等强度刺激,留针30 min,每日1次。亦可用王不留行贴压。

### 三、按语

(1)针灸治疗扁平疣有较好疗效,多采用局部选穴。若在治疗期间出现局部色泽发红,隆起明显,瘙痒加重,往往是经气通畅之象,为转愈之征兆,应坚持治疗。

(2)治疗期间应忌食辛辣、海鲜等发物,避免挤压摩擦疣体,以防感染。

(吕广利)

# 第七节　黄褐斑

黄褐斑是一种以颜面部出现局限性黄褐色或淡黑色皮肤色素改变为主症的皮肤病。中医学称为"鼾黑斑",此外还有"肝斑""面尘""蝴蝶斑"等别名。本病多发于孕妇及经血不调的妇女,男子或未婚女性亦可患病,皮损日晒后多可加重。本病多由七情内伤,饮食不调,劳倦失宜,妇人经血不调等导致。

西医学认为本病发病机制十分复杂,确切的发病原因目前尚不十分清楚。

### 一、辨证

本病以对称分布黄褐色或淡黑色斑片,或深或浅,大小不定,形状各异,如钱币、蝇翅状或蝴蝶状,日晒后加重为主要症状。临床根据兼症可分为肝郁气滞、肝脾不和、脾胃虚弱和肾阴不足等证型。

1.肝郁气滞

为浅褐色至深褐色斑片,呈地图状或蝴蝶状,轮廓易辨,边缘不整,对称分布于目周、颜面,可伴有胁胀痞满,烦躁易怒,纳后腹胀,月经不调,经前斑色加深,两乳胀痛,舌苔薄白,脉弦。

2.肝脾不和

为栗皮色,地图斑片状,边缘不整,轮廓较清晰,对称分布于双颧、目、额面、鼻周、口周,伴胸脘痞闷,两胁作痛,腹胀便溏,月经不调,舌苔白,脉弦滑。

3.脾胃虚弱

为灰黑色斑片,状如蝴蝶,境界模糊,自边缘向中央逐渐加深,对称分布于前额、鼻翼、口周,伴气短乏力,腹胀纳差,四肢酸软,舌淡苔腻,脉细弱。

4.肾阴不足

为黑褐色斑片,大小不定,形状不规则,轮廓鲜明,多以鼻为中心,对称分布于颜面,伴头眩耳鸣,腰酸腿软,五心烦热,骨蒸盗汗,舌红少苔,脉细数。

## 二、治疗

(一)针灸治疗

(1)治则:活血通络,疏肝健脾,滋补肝肾。以足太阴、足厥阴、足少阴经穴位及病变局部穴位为主。

(2)主穴:太阳、阳白、攒竹、颊车、迎香、地仓、下关、血海、三阴交。

(3)配穴:肝郁气滞加期门、太冲、支沟、肝俞、阳陵泉;脾虚加中脘、足三里、脾俞等穴;肾虚加关元、太溪、气海、肾俞。

(4)操作:毫针刺,太冲、支沟、阳陵泉用泻法,其他穴位用补法。

(5)方义:太阳、阳白、攒竹、颊车、迎香、地仓、下关均为局部取穴,以起到活血通络、荣颜祛斑的作用;血海可活血化瘀;本病发生与肝、脾、肾三脏密切相关,以气血不能上承荣于面为其主要病机,故取三阴交以滋补肝肾,健补脾胃。

(二)推拿治疗

(1)治则:疏肝健脾,滋补肝肾。以足太阴、足厥阴、足少阴经穴位及病变局部穴位为主。

(2)取穴:太阳、阳白、攒竹、颊车、迎香、地仓、下关等。

(3)手法:抹法、揉法、擦法、点法、揉法、拍法等。

(4)操作:患者取仰卧位,主要沿眼轮匝肌、额肌、口轮匝肌及面部主要肌群走行方向施以抹、揉、擦、点、揉、拍等手法,于太阳、阳白、攒竹、颊车、迎香、地仓、下关等穴施以点揉法。肝郁气滞者,加期门、三阴交、太冲、支沟、肝俞、阳陵泉按揉法;脾虚者,加中脘、足三里、关元、脾俞按揉法;肾虚者,加关元、太溪、气海、肾俞按揉法。

(三)其他治疗

1.拔罐

以大椎穴为三角形顶点,两肺俞穴为三角形的两个底角,形成一个等腰三角形为刺络拔罐区,用梅花针在三角区内叩刺,每次选1～2个叩刺点,每个叩刺点上形成15个左右小出血点。叩刺后用2号玻璃罐,以闪火法于叩刺部位上拔罐,每个罐内出血量一般掌握在1 mL以内,隔日1次,10次为1疗程。

2.耳针

选相应部位、缘中、肾上腺、内分泌、肾、肝、脾、肺。月经不调加内生殖器、卵巢,男性加前列腺。相应部位点刺放血,其他主穴和配穴各选2～3个,以王不留行贴压。每次贴1耳,两耳轮换,3天1次,10次为1疗程。临床治疗时间较长,一般需要1～3个月。

## 三、按语

(1)针灸推拿治疗有一定的疗效。

(2)患者应保持心情舒畅,禁忌忧思恼怒。避免日光曝晒,夏季外出宜打伞戴帽。饮食适量,多食新鲜蔬菜、水果,勿食油腻、辛辣及酒酪之品。局部不宜滥用激素等外用药物。

(吕广利)

# 第八节 风 疹

风疹是以皮肤瘙痒异常,出现成块成片、疏密不一的疹团为主证的一种皮肤病,又名"瘾疹"。发病迅速,遇风易发,有急性和慢性之分。其特征是皮肤上出现大小不等、数目不一的风疹块,时隐时现,伴有强烈的瘙痒感。急性者短期发作后多可痊愈,慢性者常表现为疹块反复发生,时轻时重,病程可达数月或经久难愈。本病可发生于任何年龄,但常见于青壮年。

本病相当于西医学之"荨麻疹"。

## 一、临床表现

### 1.风热犯表

风疹色红,灼热刺痒,遇热加剧,搔抓后起风团或条痕,伴发热恶寒,咽喉肿痛,苔薄黄,脉浮数。

### 2.风寒束表

皮疹色淡微红,遇风寒加重,得暖则减,冬重夏轻,伴恶寒,口不渴,舌淡,苔薄白,脉浮紧。

### 3.肠胃实热

皮疹色红,成块成片,瘙痒异常,伴脘腹疼痛、恶心、呕吐、便秘或泄泻,苔黄腻,脉滑数。

### 4.血虚风燥

皮疹淡红,反复发作,迁延日久,疲劳时加重,伴心烦少寐、口干、手足心热,舌红,少苔,脉细数。

## 二、治疗

（一）针灸治疗

(1)选穴:曲池、合谷、血海、三阴交、膈俞、委中。

(2)加减:风热犯表加大椎、风池,咽喉肿痛甚者加商阳、鱼际,呼吸困难配天突、膻中,咽痛加少商点刺出血,腹痛腹泻加天枢;风寒束表加风门、风池,头痛者加太阳,若挟湿兼见面部水肿者加阴陵泉;肠胃实热加足三里,脘腹疼痛者加中脘、天枢,恶心呕吐者加内关;血虚风燥加足三里、三阴交、脾俞,心烦少寐、手足心热者加神门、风池。

(3)操作:毫针刺;每日 1 次,每次留针 20～30 min,6 次为 1 疗程。

（二）其他疗法

### 1.耳针

(1)选穴:肺、大肠、肾上腺、神门、内分泌。

(2)操作:每次取 2～3 穴,毫针刺用中强刺激,留针 20～30 min。或用压籽法,每日按压 3～5 次,每次每穴按压 20～30 下,3 天换药 1 次,两耳轮换,贴压 5 次为 1 疗程。

### 2.拔罐法

(1)选穴:神阙。

(2)操作:用闪火法拔罐。留 3～5 min 即可起罐,稍停片刻再行拔罐,反复 3 次结束。每日 1 次。

### 3.三棱针法

(1)选穴:主穴:大椎、血海。配穴:疹发上肢配曲池;疹发下肢配委中;疹发背部配膈俞。

(2)操作:在穴位局部揉按后常规消毒,用三棱针点刺使血溢出,加拔火罐 15 min。隔日 1 次。

### 三、按语

(1)针灸治疗风疹效果较好,对反复发作者须查明原因,针对病因治疗。

(2)本病属过敏性皮肤病,病原很难找到,某些慢性风疹较难根治。若发作时出现呼吸困难(合并过敏性哮喘),应及时采取综合治疗,以免发生窒息。

(3)忌食鱼腥虾蟹等易致过敏的食物;对易致过敏的药物,也应避免应用;便秘者应保持大便通畅。

**(吕广利)**

# 第十五章　恶性肿瘤

## 第一节　鼻咽癌

鼻咽癌是原发于鼻咽黏膜被覆上皮的恶性肿瘤,鼻咽位于颅底和软腭之间连接鼻腔和口咽,癌瘤常侵犯临近的腔窦、颅底或颅内。鼻咽癌病人虽然见于五大洲的许多国家和地区,但世界上 80％左右的鼻咽癌发生在中国。世界上大部分地区发病率较低,一般在 1/10 万以下。鼻咽癌发病有明显的种族易感性、地区聚集性和家族倾向性。白种人少见,黄种人的发病率最高,在黄种人中,又以华人发病率高;在华人中,仍以操广东方言的人群发病率高。高发人群移居外地或他国,其后裔的发病率仍高于当地居民。鼻咽癌的发病率年龄曲线由 20 岁开始上升,至 50～60 岁的年龄组为最高峰,男性为女性的 2～3 倍。在我国,好发于广东、广西、福建、湖南等省和自治区,尤其在广东省的发病率较高,又称"广东瘤"。有报道称,居住在广东省中部及操广东方言的男性,其发病率为 30/10 万～50/10 万。鼻咽癌的发病还与遗传、环境、饮食、病毒、免疫等多种因素有关。鼻咽癌的病理类型有原位癌、腺癌、鳞状细胞癌和未分化癌,其中鳞状细胞癌以低分化鳞癌占绝大多数,约 95％以上。在高发区所发生的鼻咽癌大多数是分化癌和未分化癌,鳞状细胞癌少见;而在低发区则以鳞状细胞癌为多见。鼻咽癌通过淋巴管转移至颈淋巴结的发生率高达 79.37％,通过血道转移者以骨、肺、肝居多,且常为多个器官同时发生。鼻咽癌的死亡率占全部恶性肿瘤死亡率的 2.81％,居第 8 位,其中男性为 3.11％,占第 7 位,女性为 2.34％,占第 9 位。年平均死亡率在广东省恶性肿瘤死亡率中居第 3 位,中山医科大学肿瘤医院 1964－1995 年,经统计共诊治 273 904 例恶性肿瘤,其中鼻咽癌 85 492 例,占所有癌症的 31.2％。

鼻咽癌的自然病程个体差异很大,平均约为 18.7 个月。放射治疗是鼻咽癌的主要治疗手段,早期鼻咽癌的 5 年生存率平均在 50％左右,而中晚期者仅为 20％～30％。目前多倾向于多学科的综合治疗,以提高患者的 5 年生存率。

### 一、文献概述

在中医学文献中,没有"鼻咽癌"之病名,但对"鼻""咽"有过不少相关的论述。《灵枢·经脉》曰:"肝足厥阴之脉,起于大趾丛毛之际,上循……上贯膈、布胁肋,循喉咙之后,上人颃颡,连目系,上出额与督脉会于巅……"按其循行路线,"颃颡"与现代"鼻咽"的解剖部位相吻合。元代《十四经发挥》一书中,对"颃颡"一词的校注为颃颡是软口盖的后部。

中医学古籍中,"鼻渊""控脑砂""耳鸣证""石疽""失荣"等病证的记载与鼻咽癌的临床症状极为相似。如《素问·气厥论》曰:"鼻渊者,浊涕下不止也。传为衄蔑,瞑目。"宋·窦汉卿《疮疡全书》提到上石疽,曰:"溃即放血,三日内毙。"明·王纶《明医杂著》中曰:"耳鸣证,或鸣甚如蝉,或左或右,时时闭塞,世人作肾虚治不效,殊不知此是痰火上升,郁于耳中而鸣,郁甚则壅闭矣。"明·陈实功《外科正宗》曰:"失荣者……其患多生肩之以上,初起微肿,皮色不变,日久渐大,坚硬如石,推之不移,按之不动,半载一年,方生阴痛,气血渐衰,形容瘦削,破烂紫斑,渗流血水,或肿泛如莲,秽气熏蒸,昼夜不歇,平生疙瘩,愈久愈大,越溃越坚,犯此俱为不治"。清·高秉钧《疡科心得集》中栽:"失荣者……如虚痰病瘤之状,按之石硬无情,推之不肯移动,如钉着肌肉者是也。不寒热,不觉痛,渐渐加大,后遂隐隐疼痛,痛着肌骨,渐渐溃破……随有疮头放血如喷壶状,超时而止,体怯荞,实时而毙。"清·吴谦《医宗金鉴》曰:"鼻窍中时流色黄浊涕……若久而不愈,鼻中淋沥腥秽血水,头眩虚晕而痛者,必系虫蚀脑也,即名控脑砂。""上石疽生颈项旁,形如桃李,皮色如常,坚硬如石,不痛不热……初小渐大。难消难溃。既溃难敛。疲顽之证也。"又曰:"失荣耳旁及项间,起如痰核不动坚,皮色如常日渐大,忧思怒郁火凝然,日久气衰形消瘦,越溃越硬现紫斑,腐蚀浸淫流血水,疮口翻花治总难。"

## 二、病因病机

鼻咽癌的病因有内因和外因两个方面,外因多由感受时邪热毒、饮食失调所致,内因则多与情志失调,正气不足有关,现分述如下。

### (一)热毒蕴肺

肺开窍于鼻,司呼吸,外感风邪热毒,侵袭经络,导致肺络不通,肺气郁闭,气道不通,则邪火循太阴之经而至鼻,蕴集而成肿块。如《医学准绳六要》中明确指出:"至如酒客膏粱,辛热炙太过,火邪炎上,孔窍壅塞,则为鼻渊。鼻中浊涕如涌泉,渐变鼻蔑、衄血,必由上焦积热郁塞已久而生。"

### (二)肝胆瘀热

足厥阴肝经之脉,循喉咙上入颃颡。情志抑郁,或暴怒伤肝,肝胆火毒上逆,灼津成痰,阻滞经脉,气血失调,瘀血乃生,痰瘀凝结而成肿块。如《素问·气厥论》所述:"胆移热于脑,则辛頞鼻渊。"《疡科心得集》指出:"失营者由肝阳久郁,恼怒不发,营亏络枯、经道阻滞而成。"

### (三)痰浊内阻

外受湿邪,或饮食不节,或思虑劳倦,中焦脾胃受伤,运化无权,湿浊内生,凝集成痰。痰浊内结,阻滞经脉,久而不散,日久肿块乃生。正如《丹溪心法》所说:"痰之为物,无处不到。"又云:"凡人身上、中、下有结块者,多是痰。"

### (四)正气虚弱

《医宗必读》云:"积之成也,正气不足,而后邪气踞之……"先天不足,禀赋薄弱,或人到中年,正气渐趋不足,易为邪毒所侵。邪毒入侵机体,邪气久羁,正气耗伤,正不胜邪,日久渐积而成癌肿。《外证医案汇编》谓:"正气虚则为癌"。

本病之病位在鼻咽部,鼻咽为呼吸之通道,和肺密切相关。肺主气,开窍于鼻,肺气通于鼻,热邪内蕴于肺脏则致上焦肺气不宣,故见鼻塞、咳嗽;火热上蒸,灼液成痰,痰浊外泄则见鼻涕腥臭;热伤脉络,迫血离经则出现涕血或鼻衄。"肝足厥阴之脉……上入颃颡,连目系",若情志内伤,肝郁气逆,热毒内阻,肝胆热毒循经上扰,则可产生头痛、耳鸣耳聋等少阳经症状。若痰火郁于少阳经脉,阻塞络脉,凝结成块则可致耳前颈项痰核日久渐大,坚硬如石。然究其发病之根本,则与机体正气衰弱有关,张元素《活法机要》谓:"壮人无积,虚人则有之。脾胃怯弱,气血两衰,四时有感,皆能成积。"说明正气亏虚、痰热内阻为鼻咽癌的主要病理,其发病与肺、肝、胆功能失调关系密切。

## 三、诊断与鉴别诊断

### (一)诊断要点

1.临床表现

(1)回吸性血涕:回吸鼻腔后,从口腔吐出带血丝鼻涕,尤以早晨起床后为甚。可以持续一段时间,为肿瘤血管破裂出血所致,是鼻咽癌的早期症状。

(2)鼻塞:为肿瘤阻塞后鼻孔或侵犯鼻腔,导致鼻腔通气不畅,或伴有较多的脓血性分泌物。

(3)头痛:常表现为枕部或颞部的疼痛,多为钝痛。早期为血管反射性头痛,晚期为肿瘤破坏颅底骨或脑神经,肿瘤感染,颈淋巴结转移压迫血液神经等所致。

(4)耳鸣或听力减退:也是鼻咽癌的常见症状。多因耳咽管被压迫或受侵感染,引起耳咽管口阻塞,使中耳腔气压平衡失调导致传导性耳聋。单侧性耳鸣或听力减退,耳内闭塞感是早期鼻咽癌症状之一。

(5)颈部淋巴结肿大:为最常见的一个症状,30%～40%病人为最早的症状,而治疗时70%～80%的病人有颈部淋巴结转移。肿块常较硬,按之无疼痛,活动常较差,具有转移早、转移率高的特点,病至晚期时可有锁骨、腋下、纵隔淋巴结肿大。

(6)脑神经及突限压迫症状:临床上约有30%～50%的病人出现神经压迫症状,多由颅内扩散或咽后淋巴结转移引起。可出现面麻、复视、眼睑下垂、眼球固定、视力减退或失明、伸舌困难、声嘶和吞咽困难等,肿瘤侵犯眼球后眼球受压则可见突眼。

鼻咽癌远处转移最常见的部位是骨、肺、肝,其次为远处淋巴结。发生时间以放疗后2年内多见,占87.5%。骨转移以椎骨最常见,再次为骨盆及肋骨,表现为相关骨部疼痛,肺部转移表现为咳嗽、呼吸困难、咯血等,肝部转移表现为肝区疼痛、黄疸等。

2.影像学诊断

X线平片常规作鼻咽侧位照片和颅底照片,观察鼻咽后顶壁的软组织阴影,黏膜下浸润扩张和颅底骨质的破坏情况。CT扫描能显示癌灶向周围及咽旁间隙浸润的情况,对颅底骨质的观察更为清晰、准确,还可显示鼻咽部小的软组织隆起,帮助确定活检方向和部位,有利于早期诊断,对于确定临床分期以及制订治疗方案都极为重要。MRI检查既能清楚地显示头颅各层次,又可以显示肿瘤与周围组织的关系,MRI良好的软组织分辨力,可清楚显示鼻咽部正常结构的层次和分辨肿瘤的范围,同时可显示局部骨小梁尚未被破坏时,肿瘤对骨髓腔的浸润。MRI确定肿瘤的界线较CT更为清楚和准确,并可了解脑组织损伤的情况。

3.鼻咽镜检查

鼻咽镜检查是诊断鼻咽癌重要的常用方法。有间接鼻咽镜检查和纤维鼻咽镜检查。

在鼻咽腔顶部或侧壁可见局部增生性结节或局部充血、糜烂以及溃疡、出血、粗糙等,可做活检以明确诊断。

4.EB病毒血清学检测

目前临床常用间接酶染色方法测定血清IgA/VCA和IgA/EA抗体的滴度,对鼻咽癌进行辅助诊断,其中IgA/VCA诊断鼻咽癌的敏感性与特异性都可以达到90%左右。而IgA/EA诊断鼻咽癌的特异性较高,可达到98%左右,敏感性为50%左右。为了提高鼻咽癌诊断率,通常将两种指标联合应用。

5.病理学诊断

鼻咽癌大多数起源于被覆上皮,少数来源于腺体上皮,95%以上是鳞状细胞癌。按分化程度分为高、中和低分化,低分化占85%以上。未分化癌是指分化程度极低的癌,常须与恶性淋巴瘤鉴别。尚有少数是腺癌、囊腺癌、黏液表皮样癌,或恶性混合瘤等。

(二)鉴别诊断

1.鼻咽结核

本病多发生于女性中青年。以颈部淋巴结肿大为主要临床表现,鼻咽顶壁以结节或增生多见,表面常有坏死,与鼻咽癌难以肉眼区别,组织活检时鉴别。

2.鼻咽纤维血管瘤

主要为男性青年,10～25岁最常见。肿瘤来自鼻咽颅底蝶骨和枕骨骨膜或颅底腱膜,在形态上很少有恶变。临床表现为反复大量鼻出血,伴有鼻塞、听力下降、头痛等。本病在未有充分止血准备前切忌活检,以防大出血。

3.鼻咽部坏死性肉芽肿

常见于鼻咽顶或顶前部,肿物表面坏死黑色,恶臭难闻。病理多为慢性肉芽组织。部分很快发展成为鼻咽未分化癌。

4.颈部淋巴结炎或结核

颈淋巴结炎呈急性炎症时往往伴有红、肿、热、痛,呈慢性炎症时常伴有慢性咽炎、慢性扁桃体炎或龋齿。颈淋巴结核多发生于年轻人,常呈半球状,有时有波动感,呈干酪样改变。活检可抽出干酪样物质,有时可形成瘘管,且伴有全身的结核中毒症状。

5.鼻腔原发非何杰金淋巴瘤

该病是一种少见的结外原发性恶性淋巴瘤,以进行性鼻塞为特征,部分患者伴有鼻衄、鼻背隆起、发热、盗汗等症。早期多局限于一侧鼻腔,可侵犯邻近组织和器官,如上颌窦、筛窦、硬腭、鼻咽等。

## 四、辨证论治

(一)辨证要点

1.辨虚实

鼻咽癌临床上往往表现为全身属虚,局部属实,虚实夹杂的证候。本病初起时,多为邪实,表现为鼻塞、涕血,若不治,热毒与痰搏结,聚于颈部少阳胆经循行之处而成痰核;或热毒之邪,损伤血络,迫血离经则可见涕血、鼻衄;气逆或火毒上扰清阳则见头痛;耳鸣耳聋属实者为肝胆郁火,属虚则为肺肾阴亏;病情到晚期,邪毒久留不去,耗伤气血,可见形体消瘦,面色㿠白、颈部癌核累累或头痛如刀劈,口眼歪斜;若经放疗,机体表现出热毒过盛,津液受损,因耗阴伤津,多见口干喜饮、耳鸣等阴津耗损之证;若化疗,则多见恶心、纳差、疲倦、乏力等脾胃受损,气血不足之证。

2.辨舌脉

鼻咽癌舌红,或暗红,脉弦滑数者多实证,为痰、热、毒、瘀较盛;舌红绛或淡,苔薄或少苔,脉细弱无力,多虚,为阴精不足,气血双亏,苔白或黄,或腻,多实。

(二)临床分型

1.热毒蕴肺

主症:鼻塞流脓涕或涕中带血,头痛,发热,心烦失眠,咽干口苦,耳鸣耳聋,小便短赤,大便干结,鼻咽黏膜充血,甚至溃疡。舌质红,苔薄白或少苔,脉弦细或细数或滑数。

证候分析:六淫之邪侵入肺系,外邪内蕴不解,郁而化热,出现肺气不和,肺气不通,聚集而成肿块;上焦热甚,则出现头痛,发热,咽干口苦等症;肺开窍于鼻,肺气通于鼻,肺热迫血离经而行,即出现鼻衄;舌质红,苔薄白或少苔,脉弦细或细数或滑数,为热邪内组之象。

治法:清热解毒,软坚散结。

方药:五味消毒饮加味。

金银花15g,野菊花12g,蒲公英12g,紫花地丁12g,紫背天葵12g,蚤休15g,山豆根12g,山慈菇15g,生天南星(先煎)10g,生半夏(先煎)10g,仙鹤草30g,辛夷花10g。

方中金银花清气血热毒为君;辅以野菊花、蒲公英、紫花地丁、紫背天葵、蚤休、山豆根增强金银花清热解毒之力,并能凉血消肿,山慈菇、生天南里、生半夏软坚散结,共为臣药;佐以仙鹤草、辛夷花止血通窍。全方合用,共奏清热解毒,软坚散结之功。

鼻衄者,加三七粉、茜草炭、血余炭;头痛、视力模糊或复视者,加僵蚕、蜈蚣、全蝎、钩藤。

2.瘀血阻络

主症:鼻塞脓涕,涕血色紫黑,头痛,耳鸣,复视,口干喜冷饮,鼻咽部肿块,颈部肿块凸出,质坚硬。舌质紫暗或有瘀斑、瘀点,苔薄黄,脉弦细或涩。

证候分析:气血凝聚,脉络瘀阻,久则积结成肿块;瘀血日久,气血运行不畅,则鼻塞流涕、涕血色紫黑;瘀血阻滞脑络,不通则痛,故见头胀、头痛;邪毒循经结聚于颈部,则见颈部肿块凸出;舌质紫暗或有瘀斑、瘀点,苔薄黄,脉弦细或涩为瘀血内阻之象。

治法:行气活血,祛瘀散结。

方药:通窍活血汤加减。

赤芍12g,川芎12g,桃仁15g,红花10g,泽兰12g,牛膝10g,柴胡12g,郁金12g,桔梗12g,浙贝母10g,天南星10g,橘红12g,牡蛎15g,夏枯草12g。

方中赤芍、川芎行气活血为君药。桃仁、红花、泽兰活血化瘀,牛膝祛瘀血,通血脉,引瘀血下行,柴胡、郁金理气行血;贝母、天南星、橘红、夏枯草、牡蛎祛痰散结软坚,共为臣药;桔梗为引经药,开宣肺气,载药上行。全方合用,使瘀血消散,气行脉通,癌毒疏解,而癌肿得消。

头痛者,加钩藤、白芷;血瘀发热者,加连翘、黄芩、蚤休、白花蛇舌草。

3.痰浊内阻

主症:鼻塞涕多,头晕头重,胸闷痰多,恶心欲吐,纳呆,口干不欲饮,耳内胀闷,大便溏薄,鼻咽黏膜水肿,分泌物多,颈部有转移性肿块。舌质淡暗或淡红,体胖边有齿印,苔白腻,脉弦滑或细滑或濡细。

证候分析:情志不遂,肝木乘脾,脾胃受伤,则运化失健,水湿内停,痰浊内生,阻滞脉络,气血凝聚,痰浊困结,积结成块。痰之为病,常与寒热风湿相结,与气滞血瘀相随,痰火搏于少阳胆经,则成瘰疬、失荣、石疽,表现为颈部转移性包块;痰浊内停于肺窍,奥窍不通,产生鼻塞;痰浊内阻,故舌体胖,边有齿印,苔白腻,脉弦滑或细滑或濡细。

治法:化痰解毒,软坚散结。

方药:清气化痰丸加减。

胆南星 15g,黄芩 12g,瓜蒌仁 15g,杏仁 10g,半夏 12g,陈皮 12g,枳实 10g,山慈菇 15g,鸡内金 12g,党参 15g,茯苓 15g,辛夷 10g,苍耳子 15g,土茯苓 15g,土贝母 15g,半枝莲 15g。

方中胆南星清热化痰为君;黄芩、瓜蒌仁、杏仁清热化痰,半夏、陈皮、枳实、山慈菇祛痰散结,鸡内金、党参、茯苓健脾和胃渗湿,土茯苓、土贝母、半枝莲等清热解毒,共为臣药;佐以辛夷、苍耳子宣通鼻窍。全方共奏祛痰化浊抗癌之功效。

头痛者,加露蜂房、蜈蚣、全蝎;咽干痛、牙龈肿瘤者,加射干、石斛、岗梅根;口苦、胸胁痛者,加八月札、郁金、山楂、二至丸。

4.气阴两虚

主症:神疲乏力,少气自汗,头痛,五心烦热,失眠,口干咽痛,间有涕血,唇焦舌燥,形体消瘦,影响吞咽,尿赤便干,口咽黏膜充血、糜烂。舌质红,少苔、无苔,或有裂纹,脉细滑或细数。

证候分析:患病日久,耗伤气血,出现神疲乏力、少气自汗;津液亏虚,阴不制阳,虚火内扰,故五心烦热,失眠;热扰营阴则盗汗,阴津不足,失于滋润,虚火蕴蒸,故口燥咽干,形体消瘦;热伤血络,故间有涕血;舌质红,少苔、无苔或起芒刺,或有裂纹,脉细滑或细数或细弦,为气阴两虚之征。

治法:益气养阴,托毒散结。

方药:生脉散加味。

太子参 15g,麦冬 12g,五味子 12g,半夏 12g,胆南星 12g,山慈菇 15g,仙鹤草 30g,石上柏 12g,丹皮 10g,苍耳子 15g,辛夷花 10g。

方中太子参、麦冬、五味子益气养阴为君;辅以半夏、胆南星、山慈菇化痰散结为臣;佐以仙鹤草、石上柏、丹皮解毒,苍耳子、辛夷花通鼻窍。全方合用共奏益气养阴,解毒散结之功。

若肢倦乏力,纳减便溏者,加党参、黄芪、白术、炙甘草;胸闷不畅,胃纳不佳者,加枳壳、陈皮等。颈部肿块未控制者,加生南星、生半夏、僵蚕、浙贝母。

## 五、辨病治疗

(一)内服药

1.常用中草药

(1)山慈菇:甘、微辛,寒,有小毒。功能消肿散结,化痰解毒。治乳腺癌、肺癌、鼻咽癌、食管癌等癌肿证属痰热壅盛者。《本草纲目》谓:"主疔肿,攻毒破皮,解诸毒。"常用 6～15g 煎服,入丸散剂减半。

(2)夏枯草:苦、辛、微甘,寒。清泻肝火,化痰散结,平抑肝阳。《神农本草经》:"主寒热、瘰疬、鼠瘘、头疮,破癥,散瘿结气,脚肿湿痹。"《本草从新》:"治瘰疬、鼠瘘、瘿瘤、癥坚、乳痈、乳岩。"治疗鼻咽癌中属热毒郁结者。常用 9～15g 煎服。

(3)黄药子:其性寒,味苦、咸,有小毒。功能化痰散结,解毒消肿,凉血止血。《开宝本草》记载:"黄药子苦,平,无毒。主治恶肿疮瘘,喉痹,蛇犬咬毒。"治疗鼻咽癌中证属血热痰结者。本品内服有时可对肝功能产生不良影响,故长期用药者应注意观察肝功变化。如一次用量过大有时亦能引起中毒反应。常用9~15g煎服。

(4)山豆根:味苦,性寒。有清火解毒,消肿止痛的功能。本品有抗肿瘤作用。《开宝本草》:"主解诸药毒,止痛,消疮肿毒。"用于治疗肺癌、鼻咽癌、乳癌、喉癌、膀胱癌、白血病及软组织肿瘤属热毒郁结者。常用6~15g,煎服。

(5)石上柏:甘,平。清热解毒,消肿散结。治鼻咽癌、肺癌、消化道癌、宫颈癌等恶性肿瘤证属热毒郁结者。常用15~30g煎服。

(6)天门冬:味甘、苦,性大寒。养阴润燥,清肺生津。《备急千金要方》:"治虚痨绝伤,老年衰损羸瘦,偏枯不遂,风湿不仁,冷痹,心腹积聚,恶疮,痈疽肿癞。"治疗鼻咽癌肿闽气阴两虚者。常用10~15g,煎服。

2.常用中成药

(1)西黄丸:由牛黄、麝香、乳香、没药组成。具有清热解毒,活血消肿的功效。用于痈疽疔毒,瘰疬,流注,癌肿等。适用于痰热蕴结型的鼻咽癌。每次3g,每日3次,温开水送服。

(2)玉枢丹:由麝香、冰片、雄黄、山慈菇、千金子霜、红大戟、朱砂、五倍子组成。具有清热解毒,开窍止痛,化痰消肿的功能。用于治疗热毒时疫、痰厥、疮痈肿毒等病。每次1.5g,每日2次。适用于鼻咽癌中属痰热壅盛者。

(3)鼻咽灵片:由山豆根、麦冬、半枝莲、石上柏、白花蛇舌草、天花粉等组成,具有清热解毒,消肿散结,养阴益气之功效。适用于鼻咽癌放疗患者。每日4次,每次4片,15天为1疗程。

(4)安康欣胶囊:由黄芪、人参、丹参、补骨脂、鸡血藤、半枝莲、淫羊藿等组成,具有活血化瘀,软坚散结,清热解毒,扶正固本的功效。适用于鼻咽癌各期。每次5粒,每日3次,饭后温开水送服。

(二)外治法

1.适用于鼻咽癌各期患者

(1)甘遂3g,甜瓜蒂3g,硼砂1.5g,飞辰砂1.5g。共研细末,吹入鼻内,每日1次。

(2)麝香0.3g,牛黄0.6g,猴枣0.45g,白蜡0.05g,珍珠0.6g,凤凰衣2.1g,辰砂0.9g。上药共研成细末,吹喉,每次0.3g,每日3次。

2.适用于鼻咽癌头痛者

(1)硼脑膏:金银花9g,鱼脑石6g,黄柏6g,硼砂6g,冰片0.6g。共研细粉,用香油、凡士林调成软膏,用棉球蘸药膏塞鼻孔内;或用药粉,吸入鼻腔内,每日3次。

(2)辛石散:白芷3g,鹅不食草3g,细辛3g,辛夷6g,鱼脑石4块,冰片4.5g。共研细粉,混匀,吸入鼻腔内,每日2~3次。

3.头痛塞鼻散

将川芎、白芷、远志、冰片等研末,塞入鼻孔内,右侧痛塞左鼻,左侧痛塞右鼻。一般塞鼻3~5分钟,头痛逐渐减轻。

(三)针灸

1.针刺

主穴取印堂、上星、通天、天鼎、足三里、合谷。

肺热痰凝型加尺泽、丰隆清肺化痰。气郁痰瘀型加太冲、三阴交行气散瘀。火毒内阻型加内庭、液门清泻火毒。气阴亏虚型加气海、照海益气养阴。

咽喉干痒加照海滋阴利咽;痰中带血加鱼际清肺止血;咯血者,加阴都、地机;盗汗加阴郄、复溜滋阴敛汗;胸痛加膻中、内关宽胸理气;放疗、化疗后呕吐、呃逆加内关、膈俞;白细胞减少加大椎、血海。

方法:用常规针刺,平补平泻为主,虚证加灸。胸背部穴位不宜刺深。每日1次,每次留针20~30分钟,适用于鼻咽癌各期。

2.耳针

内鼻、咽喉、肺、大肠、轮4~6的反应点。针双侧,用中等刺激,留针10~20分钟,或用王不留行压贴。每日1次。

3.穴位注射

取百会、内关、风门、肺俞、丰隆等穴,每次2~4穴,用20%~30%紫河车注射液14~16mL注射,也可选用足三里和大椎穴注射。每日或间日1次,注射15次为1疗程,休息3~5日,开始下一疗程。

4.拔罐法

肺俞、膈俞、风门、膏肓。留罐5分钟,隔日1次。

5.穴位贴敷

用白芥子、甘遂、细辛、丁香、川芎等研末调糊状,贴大椎、肺俞、膏肓、身柱、脾俞、膈俞等穴,用胶布固定,保留至皮肤发红,每周1次,3次为1疗程。尤适用于放疗、化疗后。

## 六、急症与兼症

### (一)鼻衄

若鼻咽癌溃烂出血量较多,血色鲜红或紫红、口干咽燥、舌红苔黄、脉数,多因血热络伤而致。治宜清热解毒,凉血止血。方用黄连解毒汤、犀角地黄汤等。药用黄连、生地、丹皮、水牛角(代犀角)、白茅根、大蓟、小蓟、地榆、侧柏叶、藕节等。若出血量较大、血色较淡、肢倦体乏、舌淡苔白、脉细,为脾不统血。治宜补脾摄血。方用归脾汤加减。药用党参、白术、茯苓、黄芪、当归、山药、阿胶、血余炭、地榆、仙鹤草等。若血色紫黑、头痛、痛有定处、舌青紫有瘀斑、脉涩,为瘀血阻络。治宜祛瘀止血。方用祛瘀止血汤。药用丹参、当归、川芎、生地、三七、花蕊石、侧柏叶、茜草等。若患者大量出血,血容量减少,出现出血性休克,应立即让病人平卧,垫高双脚,改善脑部血液循环,并结合现代急救措施及时进行输液或输血等抗休克治疗。

### (二)癌痛

晚期鼻咽癌患者常有头痛症状。若头痛剧烈,影响睡眠,精神不振,疲倦乏力,食欲减退,甚或加重病情,全身衰竭。中医认为,鼻咽癌疼痛多因"不通则痛"。气滞血瘀、痰湿凝滞、毒邪蕴结等均可引起"不通",因此治宜疏肝理气、活血化瘀、化湿祛痰、解毒散结,药用乌头、延胡索、徐长卿、白芍、罂粟壳等。

### (三)放射性脑脊髓病

放射性脑脊髓病是鼻咽癌放疗后发生的一种严重的后遗症。多数为放射后1~2年发病。临床表现为记忆力减退,定向力障碍,神志呆滞,答非所问,个别病例出现幻觉,智能减退甚至完全痴呆。颅内压增高表现为头痛、呕吐、抽搐等。严重的表现为运动障碍,从无力到完全瘫痪,痛、温、触觉减退至消失,大小便异常甚至失禁。应用当归、川芎、威灵仙、女贞子、吴茱萸、菟丝子、桂枝、杜仲、续断、全蝎、蜈蚣、地龙、僵蚕、天麻、钩藤等组方治疗,可以减轻放射性脑脊髓病的症状,延缓其病情的发展。

### (四)放化疗期间毒副反应

放射治疗为治疗鼻咽癌的主要手段,中医治疗结合放疗可以提高放疗敏感性,减轻放疗反应,延长生存期。临床上中医辨证为:①热毒伤阴型:治宜清热解毒,益气养阴,方以五味消毒饮或龙胆泻肝汤合生脉散加减;②肺胃阴虚型:治宜滋养肺阴,润燥生津,方以养阴清肺汤合沙参麦冬汤加减;③痰瘀气滞型:治宜化痰祛瘀,活血理气,方以通窍活血汤或桃红四物汤合导痰汤加减;④气血亏虚型:治宜健脾益气,补血生净,方以八珍汤或人参养荣汤加减。

## 七、中医临床特色

放射治疗是目前治疗鼻咽癌的首选方法,但是鼻咽癌放疗期间会引起急性放射性口咽炎,表现为口腔黏膜充血、水肿,并因黏膜上皮脱落,白细胞浸润和其他渗出物而形成白膜等。临床表现为口干、鼻咽部干燥难忍、咽喉疼痛、吞咽困难、口腔溃烂、张口受限、颈部活动不利、感觉迟钝等症,严重者被迫中断放疗,目前尚无特别防治措施。刘伟胜认为鼻咽癌放疗后损伤是一种热损伤,损伤口腔、咽喉黏膜及唾液腺,相当于中医所谓热邪入侵,内外热毒交困结合,化火灼津,损伤正气,从而造成人体气阴两虚,局部津液不足。基本病机为热毒痰瘀凝聚、正气受损,正虚邪实贯穿疾病之始终,病变可涉及肺、脾、肾三脏。治疗上以益气养阴为大法,并根据放疗后患者所出现的不同症状进行辨证施治。同时,对肿瘤患者除以辨证施治为主外,还应结合现代药理研究的成果,选用抗鼻咽癌和抗放射线损伤及有放疗增敏作用的中药以进一步控制肿瘤发展,减轻放疗毒副反应,预防放疗并发症,改善患者生存质量。

黄国肾等采用清热解毒养阴法,以北沙参 30g,麦冬 30g,生地 15g,玄参 15g,白花蛇舌草 30g,射干 15g,桔梗 15g,两面针 15g,金银花 15g,甘草 3g,白茅根 20g 为基本方加减。如伴有涕血、痰血,酌加仙鹤草 20g,白及 15g;如伴恶心、呕吐,酌加代赭石 15g,川朴 15g,竹茹 15g;如鼻塞严重者,加苍耳子 15g,辛夷花 15g;如乏力、纳差者,酌加太子参 30g,白术 15g,麦芽 30g,谷芽 30g;如舌质紫暗或有瘀斑者,加丹参 15g,田七末 3g。每日 1 剂,水煎成汁 150mL,分 5～8 次含服,从放疗始至放疗结束(约 6.5～7 周)。研究结果显示,清热解毒、养阴中药防治急性放射性口咽炎有较好的疗效。

袁国荣等认为放射线为中医"火热毒邪",火毒内灼易耗津伤阴,热毒煎熬易致血脉空虚,瘀血内阻,脉络不通。治疗以清热解毒,养阴活血为法,用清营汤加味。药用水牛角、生地、玄参、麦冬、芦根、金银花、连翘、黄连、蒲公英、丹参、丹皮、赤芍。经临床观察,加味清营汤配合放射治疗鼻咽癌(治疗组),在放疗按时完成率、颈部淋巴转移灶消退率方面高于单纯放疗组(对照组)。治疗组急性口咽黏膜放射反应明显轻于对照组,两组比较有显著差异。治疗组治疗前后外周血象变化无显著差异,而对照组治疗前后外周血象变化有显著差异,外周血象下降明显;治疗组治疗前后免疫功能无显著差异,而对照组治疗前后免疫功能比较有显著差异,其免疫功能在放疗后下降。表明加味清营汤配合放疗治疗鼻咽癌能提高放疗疗效,减轻放疗不良反应,保护免疫功能及骨髓功能。

目前用于鼻咽癌放疗增敏的中草药主要为活血化瘀类中药。国内有关实验提示复方丹参片、地龙、野木瓜对体外培养的人鼻咽癌细胞有放射增敏作用,增敏率达 27.1%～54.3%,与对照组相比有显著性差异(P<0.01)。有人曾报道毛冬青作为鼻咽癌放疗增敏剂的动物实验和临床观察结果。动物实验显示毛冬青有一定的放射增敏作用,临床实验认为毛冬青能提高放射对鼻咽癌原发灶及颈部淋巴结的近期灭癌效应。

(李国刚)

# 第二节 肾 癌

肾癌又称肾细胞癌。本病起源于肾小管上皮细胞,可发生在肾实质的任何部位,但以上下极为多见,少数侵及全肾。肾癌占所有恶性肿瘤的 1%～3%,据有关资料显示,每年 10 万人群中有 3.5 人发病,近年来,肾癌的发病率和死亡率均呈逐渐上升趋势。肾癌发病率城市高于农村,男性高于女性,男女之比约为(2～3):1。肾癌发病有家族倾向,发病年龄大多在 40 岁以上,高发年龄为 50～70 岁。其临床特点为血尿、腰痛、上肢部肿块三大主症。其常见病的类型有透明细胞癌、颗粒细胞癌及未分化癌,其中透明细胞癌最为常见,颗粒细胞癌恶性程度较高,末分化癌则恶性程度更高,但少见。肾癌是最常见的自然消退的肿瘤之一,肾癌的自然病程变化莫测,难以预料。其预后有显著的个体差异,有的病例很快死亡,但多数发展缓慢,一般均能超过 1 年。由于肾脏血运丰富,易通过血液转移,故预后大多不良。多数肾癌患者明确诊断时已为中晚期,有统计表明在就诊后半年内死亡达 80%。经过手术切除后的 5 年生存率为 45%,原发局限性肿瘤为 70%,已有广泛转移的很少能存活 5 年以上。

## 一、文献概述

本病属中医学"尿血""腰痛""肾积""癥积"等疾病范畴。中医指的"肾岩"并非西医所指肾癌,而是指阴茎癌,临床应注意区分。中医学对肾癌的认识源远流长。自《黄帝内经》首次记载与本病有关的症状后,历代医家从不同的侧面对本病的认识和治疗作了许多探索和补充,逐步形成了一套较完整的辨证体系。《素问》记载:"胞移热于膀胱,则癃溺血";"少阴……涩则病积溲血";"腰者,肾之府,转摇不能,肾将惫矣"。《金匮要略》曰:"热在下焦者,则尿血,亦令淋秘不通";"肾着之病腰以下冷痛,腰重如带五千钱"。《诸病源候论》指出:"血淋者,是热淋之甚者,则尿血,谓之血淋。"《医学入门》曰:"溺血乃心移热于小肠。"《类证治裁》指出:"痛属火甚,不痛属虚。"《丹溪心法》记载:"腰痛主湿热,肾虚,瘀血,挫闪,有痰积。"奠定了对腰痛辨证的基础。明代张景岳认为:"腰痛之虚十居八九。"强调肾虚在腰痛中的发病作用。《证治汇补·腰痛》在治疗腰痛方面指出:"惟补肾为先,而后随邪之所见者以施治,标急则治标,本急则治本,初痛宜疏邪滞,理经遂,久痛宜补真元,养血气。"其治疗原则至今在临床上仍有指导意义。

## 二、病因病机

中医学认为,本病多因肾气亏虚,外受湿热邪毒,入里蓄毒,蕴结于水道所致。外感湿热之邪入里,或过食肥甘厚味,嗜酒损伤脾胃,脾失健运,湿浊内生,湿毒火热,下注膀胱,烁灼经络,络脉受损,出现尿血而发病;或素患肾虚,年老肾精亏虚,气化不利,水湿不行,瘀积成毒,滞留腰部而成癌肿;《证治准绳》曰:"大抵诸腰痛,皆起肾痛。"或脾肾虚寒,脾虚不运,湿浊内生,寒湿阻遏,久而成块。肾气不足,不能摄血,血尿日久,致使气血双亏,脏腑功能失调。

总之,肾癌病位在肾,尿血、腰痛为主症,肾虚是发病的关键所在,而又与脾、肝关系密切,本病的主要病机为内有肾虚毒蕴,肝肾阴虚,气血双亏;外有湿热蕴困,邪凝毒聚日久成积所致。治疗以扶正攻邪为主,兼顾他腑他脏,始终注重保护正气,攻伐不宜太过,以免伤正。

## 三、诊断与鉴别诊断

(一)诊断要点

1.临床表现

肾脏由于位置隐蔽,肾癌早期症状常不明显。一般认为,无痛性血尿、腰痛、腰部或上腹部肿块被认为是肾癌的三大主症。早期肾癌多以无痛性血尿为主,一旦发生疼痛则多属晚期,疼痛以腰部钝痛为多见,若有血块或肿瘤组织阻塞输尿管时,则引起肾绞痛。肾癌晚期的病人可表现为贫血、乏力、发热、消瘦等症状,以及骨痛、自发性骨折、肺部转移等。

(1)肾癌的主症:①血尿:初为间歇性全程血尿,每次发作持续时间不定,以后间隔逐渐缩短。出血时常见碎血块如茶叶渣,少见条状血块,偶见较大血块。肉眼血尿常说明癌瘤已侵犯肾盏或肾盂,或肿瘤压迫使肾盂过度充血而引起血尿。②腰痛:主要表现为持续性肾区痛,若癌瘤侵犯肾周围组织,疼痛加重,在深呼吸或脊柱运动时更明显。如伴有血块,可出现肾绞痛。③肿块:临床上肿块较大时方能触知,较小时易误认为正常肾脏。肿物多较硬,表面不平滑,可在较短时间出现肿物固定。

(2)肾癌的兼症(肾外表现):主要为全身毒性症状和内分泌紊乱症状。

1)发热:肾癌的发热呈持续性低热或弛张热,有的患者此症为最突出或唯一的表现。多数学者认为发热与癌组织的致热原有关。肾癌手术后,体温应该恢复正常,否则说明肿瘤未切净或已有转移。中年以上有原因不明的发热,应做相应检查,以排除肾癌的可能性。

2)贫血:约有30%的病人为正常细胞性贫血,可因失血引起,也可能与肾癌毒素或大量肾组织破坏抑制了造血有关。

3)高血压:10%~15%的肾癌患者有血压升高。

4)转移症状:以转移症状为初发表现者约占4%,初诊者中约20%已有转移症状。多数表现为偏瘫,坐骨神经痛,背痛,颈部淋巴结转移,体表软组织转移或肺转移等。

5)内分泌失调:肾癌时前列腺素、肾素和红细胞生成素高于正常水平,还可释放甲状旁腺素、胰高血糖素、人绒毛膜促性腺激素。肾癌尚可产生其他生物活性物质而引发一些病症,如促肾上腺皮质激素增多可导致柯兴综合征;泌乳素增多可发生溢乳;胰岛素增多可造成低血糖;促性腺激素增多可造成男子乳房过度发育、性欲减退、多毛症、女子闭经等。这些症状在肾癌术后应消失,否则预后不良。

2.影像学诊断

(1)B超检查:目前本病约有1/3～2/3是无症状体检偶然发现,以B超发现最多,B超检查可发现直径1cm以上的肿瘤,表现为回声不均匀的低回声实质性占位病变,并时判断肿瘤浸润程度和转移情况。

(2)腹部平片和泌尿系造影:均为常规检查。腹部平片可见肾脏轮廓增大或环状钙化。尿路造影可见肾盂充盈缺损,肾小盏受压变曲、伸长或扭曲。新月状畸形最具特征性。

(3)CT和MRI检查:可发现1cm以上的肿物。肿瘤密度可准确确定,注入造影剂可增强,亦可发现局部肿大淋巴结和静脉内癌栓以及下腔静脉受累情况。

(4)同位素检查:同位素闪烁扫描,可很好地显现肾的血管相,并扫描出肿物的热点或冷区,但用处更多的是对有无骨转移的诊断。

3.细胞学诊断

脱落细胞学检查:约18%～58%的患者尿中可发现癌细胞;B超引导下肿瘤穿刺细胞学检查有诊断价值。

4.病理学诊断

活检取得病灶、转移灶组织或手术切除病肾做病理学检查,证实为原发性癌。肾癌分为透明细胞癌、颗粒细胞癌、未分化癌等。其中透明细胞癌最为常见,颗粒细胞癌生长活跃,其恶性程度较透明癌高,未分化癌较少见,其恶性程度更高。

(二)鉴别诊断

肾癌主要与其他非恶性肿瘤的血尿(如肾结核)、腰痛(如肾结石)及上腹部肿块(如肾囊肿及肾错构瘤)等相鉴别。

1.肾结核

肾结核引起的血尿多为终末血尿,一般在长期进行性加重的尿频之后才出现血尿,尿量少,尿中有大量血细胞,并可找到结核杆菌。

2.肾结石

肾结石可引起血尿,尤其是肾绞痛发作或体力劳动后,均可使血尿加重,肾结石的血尿一般较轻,且常伴病侧疼痛。

3.肾囊肿

肾囊肿触之为囊性肿块,无严重血尿。尿路造影呈实质性病变,尿路平片囊壁呈蛋壳状或条纹样钙化,肾动脉造影病变为边界光滑的无血管区,周围血管呈弧形移位,超声检查肾实质内有边界清晰、圆形无回声区,穿刺囊肿液做细胞学检查可明确诊断。

4.肾错构瘤

本病可有腰痛、肿块、血尿,但瘤体易破裂出血而突发严重血尿或休克,通常仅有镜下血尿。尿路平片有规则低密度区,肾动脉造影肾实质可见葱皮样分层排列,其B超检查表现为高度强回声,CT检查表现为低密度区,容易鉴别。

## 四、辨证论治

(一)辨证要点

邪毒肿块结聚于肾则形成肾癌,属里证,局部为实,多为湿热瘀毒互结而成,临床中清热除湿以及活血化瘀解毒应各有侧重;又全身属虚,以气血俱虚为主,故临证应祛邪不忘扶正,尤重气血,调理脾肾。肾癌之脉弦滑数者多实,多见气滞血瘀,湿热毒邪较盛。其中舌质红或暗红,苔黄或舌见瘀斑,脉弦滑或滑数者属实多虚少,而舌质淡红或淡暗胖大,有齿印,苔白或无苔,脉细弱或沉细则多为虚多实少,提示病至中、晚期,预后不佳。肾癌之辨证应时时顾及本虚,在祛邪时勿忘扶正。

(二)临床分型

1.湿热蕴肾

主症:尿血鲜红,或尿急、尿频、尿灼热疼痛,腰痛或坠胀不适,伴发热,口渴,纳少,舌质暗红,舌苔黄腻,脉滑数或弦、滑。

证候分析:本型多为肾癌初起,实证为主。尿鲜红,灼热疼痛及发热,口渴,舌暗红,苔黄腻,脉滑数或弦均为湿热蕴肾之象。

治法:清热利湿。

方药:龙蛇羊泉汤加减。

白英30g,龙葵30g,蛇莓30g,半枝莲30g,瞿麦20g,黄柏15g,延胡索10g,土茯苓30g,大蓟30g,小蓟30g,竹叶10g,仙鹤草20g。

方中白英、龙葵、蛇莓清热解毒,利湿消肿为君药;半枝莲、黄柏、土茯苓清热解毒,利湿为臣药;佐以瞿麦、竹叶清热通利小便,延胡索活血止痛,大小蓟、仙鹤草清热凉血止血。

如纳呆者,加用山楂、神曲等健脾消食;尿血不止者,加用生侧柏叶、地榆等凉血止血。

2.瘀血内阻

主症:肉眼血尿,有时尿中夹有血丝或血块或尿时刺痛、涩痛,腰部或腹部可触及肿块,腰痛加剧,多呈刺痛或钝痛,痛处固定,面色晦暗,舌质紫暗,或见瘀斑点,苔薄白,脉弦或涩或沉细无力。

证候分析:瘀血内阻肾内,故有血块,腰部可扪及明显肿块,或刺痛或钝痛,痛有定处;舌紫暗有瘀斑或瘀点,脉象弦涩,均为瘀血之象。

治法:活血化瘀。

方药:桃红四物汤加味。

桃仁10g,红花10g,当归10g,熟地15g,白芍10g,川芎10g,白英30g,土茯苓30g。

方中当归、白芍、熟地养血补虚为君;桃仁、红花、川芎活血化瘀为臣;佐以白英、土茯苓清热解毒。全方共奏补虚泻实之效。

痛甚者,加乳香、没药以行气止痛;出血量多者,加用大蓟、小蓟、三七以化瘀止血。

3.肝肾阴虚

主症:无痛性血尿,尿频,头晕耳鸣,腰膝酸软,口燥咽干,渴欲饮水,五心烦热,自汗盗汗,纳呆食少,神疲乏力,腰腹肿块,形体消瘦,舌红,苔薄或少苔或无苔,脉沉细无力。

证候分析:由于长期血尿,失血过多,血虚进一步发展导致肝肾阴虚,故出现头晕耳鸣,口干咽燥,五心烦热,腰膝酸软,神疲乏力,形体消瘦。舌红少苔,脉沉细均为阴虚内热之象。

治法:滋补肝肾。

方药:左归丸。

熟地20g,枸杞子10g,山茱萸10g,鹿角胶(烊化)10g,山药15g,川牛膝15g,菟丝子10g,龟甲胶(烊化)10g。

方中熟地、枸杞子、山茱萸滋补肝肾为君;龟鹿二胶为血肉有情之品,鹿角胶偏于补阳,龟甲胶偏于补阴,两胶合用沟通任督二脉,益精填髓,在补阴中有"阳中求阴"之义为臣;川牛膝、菟丝子强腰膝、健筋骨,山药健脾补肾为佐使。

五心烦热者,加黄柏、知母、地骨皮以清虚热;痛甚者,加白芍、延胡索;纳少者,加陈皮、砂仁理气健脾。

4.气血两虚

主症:持续性无痛性血尿,腰腹肿块日见增大,疼痛加剧,心悸,气短,神疲乏力,面色苍白,形体消瘦,纳呆食少,舌质淡或见瘀点,苔薄白,脉沉细数或虚大而数。

证候分析:多见于肾癌晚期,由于长期失血,故面色苍白,心悸、舌淡苔白;血损及气,气虚则神疲乏力,病久气血不荣,故腰腹肿块增大,疼痛加剧,形体消瘦;脉沉细或虚大无力,为气血两虚之象。

治法:补气养血。

方药:八珍汤加味。

茯苓 20g,白术 10g,当归 10g,人参(蒸兑)10g。白芍 10g,熟地 20g,川芎 5g,生姜 3 片,大枣 5 枚,甘草 5g。

方中参、苓、术健脾益气,归、芍、地养血填精为君药;以川芎入血分而理气,则使归、芍、地补而不滞为臣药;姜、枣、草助参、术入气分以调和脾胃为佐使药。全方配合,共收气血双补之效。

如短气者,重用黄芪以补气健脾;纳差者,加用焦三仙、鸡内金消食开胃。

### 五、辨病治疗

(一)内服药

1.常用中草药

(1)白英(蜀羊泉、白毛藤):甘、苦、寒,有小毒。入肝、胆、胃经。清热解毒,祛风利湿。《本草纲目拾遗》:"清湿热,治黄疸水肿。"临床常用于治疗泌尿生殖系肿瘤湿热型。用量用法:30～50g,水煎服。

(2)龙葵:苦、微甘、寒,有小毒。入肺、胃膀胱经。清热解毒,活血消肿,利尿。《本草纲目》:"清热散血"。适用于多种肿瘤。用量用法:20～30g,水煎服。

(3)蛇莓:甘、酸,寒,有小毒。入肝、胃、脾经。清热解毒,散结消肿。《上海常用中草药》:"治癌肿疔疮。"适用于多种肿瘤及疔疮肿毒、蛇虫蛟伤。用量用法:20～30g,水煎服。龙葵与白英、蛇莓配伍,称龙蛇羊泉场,为治疗泌尿系肿瘤的基本方。

(4)白花蛇舌草:苦、甘、寒。入心、肝、脾经。清热解毒,利湿消痈。《闽南民间草药》:"清热解毒,消炎止痛"。适用于各种肿瘤。用量用法:30～50g,水煎服。

(5)土茯苓:甘、淡、平。入肝、肾经。清热解毒,除湿通络。《本草图经》:"敷疮毒。"用于多种癌症的治疗。最常用于泌尿生殖系肿瘤,多与龙葵、白花蛇舌草、白英等配伍。用量用法:20～30g,水煎服。

2.常用中成药

(1)六味地黄丸:由熟地、山药、山茱萸、泽泻、丹皮、茯苓组成,具有滋补肾阴的作用,适用于肾癌肾阴虚者。每次 6g,每日 2 次。

(2)金匮肾气丸:由六味地黄丸加桂枝、附子组成。具有滋肾阴,温肾阳的作用,适用于肾癌阳虚者,每次 6g,每日 2 次。

(3)康赛迪胶囊:又名复方斑蝥胶囊,含黄芪、斑蝥、人参等。有破血消瘀,攻毒蚀疮的功效。适用于肺癌、原发性肝癌及泌尿生殖系统肿瘤等。每次 3 粒,每日 2 次。

(二)外治法

1.肾癌止痛散

冰片 3g,藤黄 3g,麝香 0.3g,生天南星 20g。上药共研细末,酒、醋各半,调成糊状,涂布于腰区瘤块处,药干则换之。适用于肾癌晚期局部疼痛者。

2.冰香止痛液

朱砂 15g,乳香 15g,没药 15g,冰片 30g。捣碎,装入盛有 500mL 米醋的瓶内,密封两天后取上清液入小瓶备用,用棉签或毛笔蘸药水涂痛处,可反复使用。一般用药后 10～15min 疼痛消失,可维持 2h 以上。适合肾癌局部疼痛者。

(三)针灸

肾俞、委中、命门、太溪、阿是穴。每次取穴 3～5 个,用平补平泻手法,每日 1 次,10 次为 1 疗程,适用于肾癌肾虚冷痛者。

肾俞、三阴交、太溪。用补法,每日 1 次,10 次为 1 疗程,适用于肾癌术后腰腹痛者。

### 六、急症与兼症

**(一)疼痛**

表现为单侧或双侧的腰部钝痛、刺痛或肾绞痛,伴有腹部或腰部肿块,或有尿血,或尿中出现血块,可兼有发热,口渴,纳差等,舌质紫暗或有瘀斑,瘀点,脉弦或涩或结代。治宜活血化瘀,理气散结。可以内服桃红四物汤加减,外用上述外用药或针灸止痛。

**(二)血尿**

表现为尿血量增多或全程血尿,甚至因肾包膜破裂而大出血,伴腰痛,坠胀不适,时有低热,舌苔白腻或黄腻,舌体胖,脉滑数或濡数。宜清热解毒,凉血止血,方用八正散加减,水煎服。或用止痛散:煅花蕊石、煅龙牡、阿胶珠、代赭石、大小蓟、侧柏叶炭、焦山栀、茜草炭等量共研细末加入适量的云南白药,调匀,每次6g,每日3～4次,温开水送服。

**(三)手术后治疗**

肾癌术后常出现气血两虚或脾肾两虚或伴有瘀毒内蕴低热等症,可用熟地、黄芪、半枝莲、白花蛇舌草各30g,怀山药、山茱萸各15g,当归、泽泻、丹皮、地骨皮、银柴胡各10g。水煎服,每日1剂,分2次服。伴血尿者,加血余炭、鸡冠花炭各30g,阿胶(烊化)、白茅根、瞿麦各10g,灯心炭5g,三七粉(冲服)3g或琥珀末(冲服)1.5g,下腹部不适者,加滑石、川楝子、乌药各10g,白芍20g,延胡索15g,木香5g;小便不畅者,加甘草梢15g,木通10g,竹叶、升麻各5g;动则汗出者,加煅牡蛎30g,浮小麦20g,五味子10g。

**(四)放疗后治疗**

肾癌放疗后常出现气阴两虚等症,可用黄芪、生地、鸡血藤、北沙参各30g,麦冬、天冬、天花粉、女贞子各15g,黄精、枸杞子、炒麦芽、五味子、鸡内金各10g。用法:水煎服,每日1剂,分2次服。血尿明显者,加大小蓟、仙鹤草各30g;湿热较盛者,加萹蓄、瞿麦各15g。

### 七、中医临床特色

张润清等用中药白及粉肾动脉栓塞治疗肾肿瘤取得较好的疗效。肾动脉栓塞作为晚期肾肿瘤的姑息性治疗手段,其目的是使血管缺血肿瘤坏死,缓解或控制肿瘤所产生的症状,如出血、疼痛等,并使肿瘤缩小,稳定和改善全身状况,延缓肿瘤生长速度。白及具有良好的黏合作用,可机械性阻断血流,且表面粗糙,加速血栓形成。白及因有较强的黏合性,还可与其他抗癌药物合用一并注入肿瘤内,使其停滞于局部,缓慢地释放从而达到治疗目的。武汉协和医院泌尿外科自1982年11月至1985年11月共观察13例肾癌,单用或加丝裂霉素栓塞,其中6例肿瘤体积明显缩小,另3例栓塞后,血尿立即停止,全身症状明显改善。存活4年1例,1至1.5年2例,0.5至1年3例。

近年来李曰庆运用单味中药的有效成分,对肾癌的实验研究和临床观察获得了一定的进展。如黄芪对肾癌术后蛋白尿和疼痛之减轻有一定的作用。用土贝母制剂对体外培养的人肾颗粒细胞癌 GRC-1 和裸鼠移植性人肾透明细胞癌 RLC-310 的生长、组织形态改变、癌细胞 DNA 含量及细胞周期的影响作用的实验观察,结果提示土贝母对人肾癌有一定的治疗价值。也有报道鸦胆子油乳剂对人肾颗粒细胞癌 GRC-1 细胞周期的影响,实验结果表明:此药物可使细胞周期的 S 期细胞百分比含量明显减少,使 DNA 合成受到抑制和阻断,DNA 含量下降,$G_0/G_1$ 期细胞堆积,使癌细胞周期无法如常进行,从而发挥其抗癌的作用。

(李国刚)

# 第三节　膀胱癌

膀胱癌是指原发于膀胱上皮细胞的恶性肿瘤,为泌尿系统中最常见的恶性肿瘤。膀胱癌的发病有明显的地域性,在发达国家或地区发病率较高。美国和西欧高,日本低,美国的白人高于黑人。男女比例为3:1。最新统计资料显示 2004 年美国新发病例 60 240 例(男性 44 640 例,女性 15 600 例),位居男性肿瘤发病第 4 位,女性肿瘤发病率第 10 位;死亡 12 710 例(男性 8780 例,女 3930 例)。在我国,男性膀胱癌位居全身肿瘤的第 8 位,其发病率远较西方国家低,2002 年报道男性膀胱癌年龄标准化发病率为3.8/10 万。膀胱癌可以发生于任何年龄段,但以中老年人常见,男性平均年龄大约 69 岁,女性为 71 岁。膀胱癌死亡率在男性中占所有癌症死亡病人的 2.6%,女性为 1.4%。膀胱癌的病因目前尚未完全明了,但长期接触芳香族类物质、吸烟、膀胱结石、炎症等的慢性刺激被认为是重要的诱因,临床早期症状不明显,易被误诊,多以反复出现的无痛性肉眼血尿,或有尿路刺激症状就诊,晚期可见排尿困难及转移症状。按组织类型将膀胱癌分为上皮性和非上皮性。其中 90% 为来源于移行上皮细胞的肿瘤,包括乳头状瘤和移行上皮癌,以后者占绝大多数;非上皮性主要有未分化癌、鳞状细胞癌及腺癌等,较少见。膀胱癌以淋巴道转移和局部扩散为主,晚期出现血行播散,常转移到肝、骨、肺等器官。膀胱癌在非治疗情况下的自然生存期大致为 16～20 个月,经治疗者的生存期不等,长的可达几十年。老年人膀胱癌恶性程度呈上升趋势,可能因为老年人机体抵抗力下降所致。30 岁以下青少年一般膀胱癌趋于较低恶性,分化好,发展慢,预后也好。

## 一、文献概述

中医古代文献无膀胱癌的病名,根据膀胱癌常见的血尿以及尿液排出受阻等临床症状,可属于中医学"血尿""溺血""癃闭"的范畴。在古代医籍中对该病的病证、病因、病机以及治疗均有一定的论述,如《素问·标本病传论》说:"膀胱病,小便闭。"《素问·至真要大论》曰:"岁少阳在泉,火淫所胜,民病溺赤,甚则血便。"《金匮要略·五脏风寒积聚病》认为本病:"热在下焦者,则尿血,亦令淋秘不通。"《备急千金要方》说:"胞裹者,肾膀胱候也,贮津液并尿。若脏中热病者,胞涩,小便不通……为胞屈僻,津液不通。""人有因时疾,瘥后得闭塞不通,遂致天命。大不可轻之。"《三因极一病证方论》等医籍对无痛性血尿的诊断及鉴别诊断作了论述,如《三因极一病证方论·卷九·尿血证治》曰:"病者小便出血,多因肾气结所致,或因忧劳、房室过度。此乃得之虚寒,故养生云:不可专以血得热为淖溢为说,二者皆致血尿。与淋不同,以其不痛,故属尿血,痛则当在血淋门。"《丹溪心法·溺血》描述为:"大抵小便出血,则小肠气秘,气秘则小便难,痛者为淋,不痛者为尿血。"《医学入门·溺血》曰:"血从精窍中来,乃心移热于小肠……"《医学纲目·溺血》对于本病的病因以及治疗进行了论述:"小便出血,是心伏热在于小肠,宜镜面草自然汁,加生蜜一匙服之,以八正散加麦门冬,葱煎服;如小便涩痛,以海金沙细末调治之。"《慎斋遗书·血证》卷七:"尿血者,梢不通行而成血,血不归精而入便。然其原在肾气衰而火旺,治当清肾。"《景岳全书·血证》:"凡治血证,须知其要,而血动之由,惟火惟气耳。故察火者但察其有火无火,察气者但察其气虚气实,知此四者而得其所以,则治血之法无余义矣。"《医学心悟·尿血》:"心主血,心气热,则遗热于膀胱,阴血妄行而溺出焉。又肝主疏泄,肝火盛,亦令尿血。清心,阿胶主之,平肝,加味逍遥散主之。若久病气血俱虚而见此症,八珍汤主之。凡治尿血,不可轻用止涩药,恐积瘀于阴茎,痛楚难当也。"《证治汇补》说:"有热结下焦,壅塞胞内,而气道涩滞者;有肺中伏热,不能生水,而气化不施者……有久病多汗,津液枯耗者;有肝经忿怒,气闭不通者;有脾虚气弱,通调失宜者。"上述对膀胱功能、病因病机、治疗及预后的描述与膀胱肿瘤的压迫症状、尿不通畅、无尿、血尿症状相似。

## 二、病因病机

膀胱癌根据古代医籍的论述,并结合现代的认识,其病因可归结为外感邪毒、饮食损伤、情志不调、脾肾两虚四个方面。其主要病机为脾肾亏虚,湿热瘀毒积聚于膀胱。

### (一)外感邪毒

邪毒由表入里,或秽浊之邪侵及机体,阻遏气机,久则郁而化热,聚于膀胱,导致膀胱气化不利,邪毒灼伤血络;或因小肠邪热毒瘀,心经火热邪毒,下传膀胱,发为本病。

### (二)饮食损伤

饮食不节,恣食肥甘厚味,损伤脾胃,或因先天禀赋不足,脾失健运,水湿不运,浊不得排出,日久化热,湿毒瘀热互结,下注于膀胱,或蕴结于膀胱而发病。

### (三)情志不调

七情内伤,气机不畅,以致气滞血瘀,日久成为瘀毒,或因气郁化火,火郁毒聚于膀胱,气化功能失调,而成瘤块。

### (四)脾肾两虚

先天禀赋不足,或因久病,肾元亏虚,或后天脾胃失于濡养,导致脾肾亏虚,气化无权,水湿运化失常,湿毒不排,瘀积成毒,蕴结于膀胱发为本病。

膀胱癌病位在膀胱,与脾、肾、三焦气化功能密切相关。其病机属本虚标实,虚证多因肾气亏虚,不能摄血,或气血双亏,血无所统,则发尿血;实证多因气化不利,郁积成毒,湿毒化热下注膀胱。实证多为疾病的早期,在血尿的同时可以伴见尿急、尿痛等邪实的表现;虚证主要见于晚期,尿血多无疼痛,常因虚致实形成癃闭。

## 三、诊断与鉴别诊断

### (一)诊断要点

#### 1.临床表现

间歇性无痛性肉眼血尿或显微镜下血尿是膀胱癌的最常见症状,有时可伴有血块。出血量与血尿持续时间的长短,与肿瘤的恶性程度、肿瘤大小、范围和数目有一定关系。早期可能无任何临床症状,当肿瘤坏死、出血、感染或肿瘤发生在膀胱三角区时,可引起尿频、尿急、尿痛等膀胱刺激症状;当癌瘤在输尿管口附近浸润深肌层时,可引起梗阻,两侧输尿管下端梗阻可引起肾盂及输尿管扩张积水,甚或出现尿潴留、肾功能不全。晚期下腹部可出现触痛或肿块,或可触及淋巴结肿大以及全身衰竭等。膀胱癌常见的远处转移部位为肝、肺、骨等器官,出现相应的临床表现。当癌肿侵犯至膀胱周围组织或转移至盆腔淋巴结时,可见下腹部耻骨上区疼痛,大便排出困难等相应症状。

#### 2.影像学诊断

(1)膀胱镜检查:在膀胱肿瘤诊断中占有极重要位置。可以直接观察癌肿的生长部位、大小、数目、形状、有无蒂、浸润范围,是否合并出血。对发现病灶或可疑者,应通过组织活检作出病理学确诊。

(2)B超检查:B超无论经腹壁或经尿道与膀胱镜检查相结合,都可能发现超过1cm的肿瘤,甚至0.5cm肿瘤,可以测量出肿瘤的大小、位置以及黏膜浸润的程度。

(3)CT检查:主要应用于有浸润的膀胱癌,膀胱壁厚变形,并可能发现肿大淋巴结,当膀胱上的肿瘤组织向腔内或壁外生长及出现转移时,CT成像可充分显示其形状、大小,准确率在80%左右。对憩室内癌和膀胱壁内癌诊断也有特殊意义。

(4)磁共振成像(MRI):可行矢状、冠状面成像,有助于诊断膀胱穹隆部、底部易于和前列腺、尿道分辨。膀胱壁炎症、肥大、充血都可以从MRI检查中发现,并能诊断膀胱癌的浸润深度和转移淋巴结增大者。

(5)泌尿系造影:一般采用静脉尿路造影,以了解上尿路有无异常。因尿路上皮肿瘤容易多器官发病,尤其在膀胱瘤浸润影响输尿管口或肿瘤位于膀胱颈、三角区时,可出现肾积水,甚至不显影。还可行如下检查:①逆行性膀胱造影、注气造影、双对比等造影术,现已较少应用;②膀胱动脉造影,可清晰地看到膀胱瘤血管;③淋巴造影,目前应用常与淋巴结穿刺细胞学检查相结合,造影示进早转移部位为闭孔淋巴结。

3.细胞学、病理学诊断

(1)尿液脱落细胞检查:是一种简便易行又无创伤性的检查方法,对膀胱癌的诊断有重要价值,可多次重复,通过尿沉淀细胞的流式细胞计数,可提高早期诊断率,膀胱癌病人约85%尿脱落细胞可呈阳性。

(2)膀胱镜下活检:是目前获取膀胱癌组织的有效手段,也是目前确诊膀胱癌的最可靠的方法。对于尿脱落细胞检查阳性或膀胱黏膜表现异常时,建议行选择性活检。

4.生物标记物及免疫组织化学诊断

在许多恶性肿瘤中,其乳酸脱氢酶活性均增高,癌胚抗原在膀胱癌患者尿中可升高,在尿中高于正常50%以上才具有临床意义,膀胱癌阳性率为62%,与肿瘤大小、病理分级呈正相关;利用血卟啉衍生物(HPD)进行光敏诊断:HPD易积累于肿瘤区域,通过过滤光电可以发现该处,对发现肿瘤病灶和指导取活检有帮助。

(二)鉴别诊断

膀胱癌主要与肾、输尿管肿瘤、膀胱结核、急性膀胱炎、膀胱结石等相鉴别。

1.肾输尿管肿瘤

也为全程无痛性肉眼血尿,可单独发生或与膀胱癌同时发生,上尿路肿瘤引起的血尿可出现条形或蚯蚓状血块,明确诊断需要进行B超、CT、泌尿造影等检查。

2.膀胱结核

有肾或肺结核病史,有低热、盗汗、消瘦等全身症状,伴有尿频、尿急、脓尿和终末血尿等典型膀胱炎症状,尿涂片抗酸染色或尿培养可发现结核杆菌,抗结核治疗有效。

3.急性膀胱炎

以尿频、尿急、尿痛、尿道烧灼、脓尿及窘迫感为主要临床特点,其血尿症状多在膀胱刺激症状以后才出现,显微镜检尿内有大量白细胞,经抗菌治疗可愈。

4.膀胱结石

常由排尿动作引起耻骨上区疼痛或排尿终末时疼痛,呈发作性绞痛,并向阴茎放射,尿流中断,血尿,阴茎勃起,腹部X线平片或膀胱造影、膀胱镜检可帮助确定诊断。

## 四、辨证论治

(一)辨证要点

膀胱癌以血尿为主要症状,临证时首先要判别其虚实,虚证当辨脾、肾亏虚之不同;实证当辨湿热、郁热、瘀毒之区别。其次应该辨别病情之轻重缓急,疾病发展至晚期,血尿伴有尿频、尿急、尿痛为急;血尿伴有消瘦、乏力、面色苍白以及排尿不畅,甚至癃闭不通为危急重;单纯无痛性血尿为缓。

(二)临床分型

1.湿热下注

主症:血尿,尿频尿急或尿道灼热,腰背酸痛,下肢浮肿,或少腹胀痛,或可触及包块,腹满纳呆,或口干口苦,心烦口渴,夜寐不安,舌质红,舌苔黄腻,脉滑数或弦数。

证候分析:本证多为疾病初期,湿热之邪下注膀胱,或为小肠邪热移热于膀胱,热邪伤及血络,可见血尿;湿热阻于膀胱,气化失司,则小便不利,溲时涩痛,淋沥不畅;气机不利,则小腹胀满,可触及包块;邪热内蕴,故口燥咽干;苔黄脉数为湿热下注膀胱之象。

治法:清热利湿,凉血止血。

方药:八正散加味。

瞿麦15g,萹蓄15g,车前子10g,石韦15g,滑石20g,白木通10g,大黄6g,山栀9g,甘草梢6g,苦参

15g,生地30g,蒲黄9g,小蓟15g。

方中以滑石、白木通为君药,滑石善能滑利窍道,清热渗湿,利水通淋,白木通上清心火,下利湿热,使湿热之邪从小便而去;萹蓄、瞿麦、车前子、石韦为臣;佐以山栀清泄三焦,通利水道,以增强君药清热利水通淋之功;大黄涤荡邪热,并能使湿热从大便而去,苦参、生地、小蓟、蒲黄清热凉血止血增强抗癌之力,甘草调和诸药,共为佐使之用。

热盛心烦口渴者,加黄芩、天花粉以清热燥湿,生津止渴;尿血重者,加白茅根、槐花以清热解毒,凉血止血;尿中有血块者,加桃仁、川芎、三七以化瘀止血。

2.瘀毒蕴结

主症:血尿,尿中可见血块,或尿液气味秽臭带有腐肉,排尿不畅或尿闭不通,多伴有少腹坠胀疼痛,大便困难,胃纳差,或有发热,舌质暗有瘀点、瘀斑,脉沉细。

证候分析:邪毒入侵结于膀胱,气滞则血瘀,瘀久化热为毒,加之体内湿热之邪,郁积成毒,瘀毒蕴结于膀胱,毒热必灼伤血络,腐灼肌肉,迫血妄行,发为尿血,尿恶臭带腐肉;离经之血,结为瘀块,随尿排出,瘀毒夹离经之血块,阻塞尿路,故排尿困难或尿闭不通;瘀毒蕴结致气机升降失司,胃失和降,故纳差;大肠传导失司故大便困难;发热,舌质暗有瘀点、瘀斑,脉沉细为瘀毒蕴结之象。

治法:清热解毒,散结通淋。

方药:龙蛇羊泉汤加减。

龙葵30g,蛇莓15g,白英30g,海金沙30g,土茯苓30g,灯心草9g,苦参15g,白茅根15g,白花蛇舌草30g。

方中以龙葵、蛇莓为君药清热解毒散结;灯心草、土茯苓、白英、白花蛇舌草、苦参为臣药清热解毒,利湿通淋;海金沙、白茅根通淋止血为佐使。诸药共用以达清热解毒,散结止血之目的。

热重者,加大青叶、蒲公英加强清热解毒;尿浑浊者,加瞿麦、萹蓄以清热利湿通淋。

3.脾肾亏虚

主症:血尿,血色淡红,呈间歇性、无痛性,排尿无力,下肢肿块坚硬不移动,淋巴结肿大,伴腰膝酸软,消瘦,头晕耳鸣,倦怠乏力,或伴恶心,纳呆食少,大便溏,或周身浮肿,畏寒肢冷,舌淡红,苔薄白,脉沉细无力。

证候分析:脾肾亏虚,湿热瘀毒郁结于膀胱发为肿块。肾为先天之本,中寓命门之火,肾阳不足,不能温养下焦,则腰膝酸软,排尿无力;脾虚运化失司,则恶心,纳呆,便溏,倦怠乏力,统摄不利,血不归经,则尿血;水谷精微不得充养机体,则消瘦、头晕耳鸣;脾肾亏虚,不能温化水湿,可见畏寒肢冷,周身浮肿;舌质淡,舌苔薄白,脉沉细无力均为脾肾阳亏虚之象。

治法:健脾补肾,散结止血。

方药:肾气丸加味。

干地黄30g,山药15g,山茱萸15g,桂枝10g,附子10g,茯苓15g,丹皮12g,泽泻12g,鳖甲10g,僵蚕10g,仙鹤草15g,茜草15g。

方中附子大辛大热,为温阳诸药之首,桂枝辛甘而温,乃温通阳气要药,二药相合,补肾阳之虚,助气化之复,共为君药;干地黄滋阴补肾,配伍山茱萸、山药补肝脾而益精血,共为臣药;再以泽泻、茯苓利水渗湿;丹皮擅入血分,合桂枝则可调血分之滞;佐以鳖甲、僵蚕软坚散结,仙鹤草、茜草止血活瘀。

若中气下陷而见小腹坠胀者,加柴胡、升麻以益气升阳,或予补中益气汤加减治之;若兼湿阻而见腹胀、呕恶、苔白腻,加半夏、砂仁、蔻仁、陈皮以化湿和胃;兼阳虚而见手足欠温,舌淡,脉沉弱,加干姜、肉桂以温中散寒;若气虚及阴,症见口干,少苔,加北沙参、生地、石斛、玉竹以养胃阴。

**五、辨病治疗**

(一)内服药

1.常用中草药

(1)金钱草:苦、辛,凉。利水通淋,除湿退黄,解毒消肿。《本草纲目拾遗》:"葛粗方,去风散毒煎汤洗一切疮疖神效。《采药志》云,发散头风风邪,治脑漏,白浊,热淋。"适用于膀胱癌尿热痛不畅的患者。每次30～60g,鲜品加倍,煎汤服。

(2)瞿麦:苦,寒。利水通淋,活血通经。《神农本草经》;"主关格诸癃结,小便不通。"《日华子本草》:"催生,治月经不通,破血块,排脓。"治膀胱癌中瘀血阻滞、水湿内停者。每次10～30g,煎汤服。

(3)猪苓:甘、淡,平。利水渗湿,除痰散结。《本草纲目》:"开腠理,治淋肿,脚气,白浊,带下,妊娠子淋,胎肿,小便不利。"《珍珠囊》:"渗泄,止渴。又治淋肿。"治膀胱癌中水湿痰浊停聚者。每次5～10g,煎汤服。

(4)白英:甘、苦,寒。清热解毒,祛风利湿。《本草拾遗》:"主烦热,风疹,丹毒,疟瘴,寒热,小儿结热。"《本草纲目拾遗》:"清湿热,治黄疸水肿……"治膀胱癌中热毒内盛、湿热蕴结者。每次10～15g,煎汤服,或捣汁,浸酒服。

(5)黄柏:苦,寒。清热解毒,清热燥湿,清热泻火。《神农本草经》:"主五脏肠胃中结热,黄疸,肠痔;止泄痢,女子漏下赤白,阴阳蚀疮。"《药性论》:"治下血如鸡鸭肝片,及男子茎上疮。"治膀胱癌中火毒壅盛、湿热郁结者。每次5～10g,煎汤服,或入丸散。

(6)大蓟:甘,凉。凉血止血,祛瘀止痛。《唐本草》:"根疗痈肿。"《滇南本草》:"消瘀血,生新血,止吐、鼻血。治小儿尿血,妇人红崩下血,消疮毒,散瘰疬结核。"治膀胱癌中血毒炽盛、水湿停聚者。每次10～15g,鲜品可用30～60g,煎汤服。

2.常用中成药

(1)八正合剂:由木通、车前子(炒)、灯心草、萹蓄、瞿麦等组成。具有清热利湿,通淋散结的功效。主治湿热下注型膀胱癌,小便赤涩或癃闭不通。每次15～20mL,每日2～3次。

(2)西黄丸:由麝香、牛黄、乳香、没药组成。具有解毒散结,消肿止痛的功效。膀胱癌热毒炽盛者可选用。口服,每次3g,每日2次。

(3)平消胶囊:由郁金、马钱子粉、仙鹤草、五灵脂、白矾、硝石、干漆、枳壳等组成。具有消肿散结,清热解毒的功效。对膀胱癌具有一定的缓解症状、缩小瘤体、抑制肿瘤生长、提高人体免疫力、延长患者生命的作用。口服,每次4～8片,每日3次。

(4)参一胶囊:由人参皂苷Rg3组成。具有培元固本,补益气血的功效。与化疗配合用药,有助于改善膀胱癌肿瘤患者的气虚症状,提高机体的免疫力。饭前空腹口服,每次2粒,每日2次。

(5)复方斑蝥胶囊:由斑蝥、刺五加、半枝莲、黄芪、女贞子、山茱萸、人参、三棱、莪术、熊胆粉、甘草组成。具有破血消瘀,攻毒蚀疮的功效。膀胱癌各类证型皆可选用。口服,每次3粒,每日2次。

(二)外治法

1.祛腐生肌膏

熟石膏、黄柏、炉甘石、苍术、地榆、防风、延胡索、郁金、木瓜、白及、珍珠粉,以上药物共研细末,水调为膏。敷于局部,并内服扶正之剂,适用于膀胱癌术后形成窦道者。

2.枯痔液局部注射

在膀胱镜下,应用枯痔液行瘤蒂及根部黏膜下注射。治疗方法是注射6～10mL,两周后做膀胱镜检查。

(三)针灸

1.针法

(1)主穴:肾俞、太溪、三阴交。配穴:复溜、血海。用毫针刺,用补法。

(2)针刺和穴位注射止痛,取穴三阴交、肾俞穴,以0.5%～1%的普鲁卡因注射液1mL,分别注入两侧肾俞穴各0.5～1mL。每2天注射一次,连续10～15次。注射前须作普鲁卡因皮试。适用于膀胱癌腰腹疼痛者。

2.侧灸法

(1)取穴:膀胱俞、阴陵泉、三焦俞、行间、太溪,按艾柱灸法常规施术,每日施1～2次,每次灸3～5壮或每穴每次灸治 5～10 分钟。

（2）取穴：命门、关元，按艾卷雀啄法操作施术。每天灸 2 次，每穴每次灸治 5～10 分钟，30 次为 1 疗程。

## 六、急症与兼症

### （一）尿闭

排尿点滴不畅甚或小便完全闭塞不通，超过 4 小时，伴见下腹持续胀痛，小腹膨隆、压痛。多因膀胱癌晚期，邪毒蕴结，阻塞水道而致。伴烦躁口渴，夜寐不安，舌红，苔黄腻，脉滑数者，治宜清热利湿，行气利尿；方选八正散加苍术、黄柏、牛膝、通草等。伴消瘦、乏力、气短、神疲、面白、虚冷，舌淡苔白，脉细弱无力等脾肾两虚之证者，治宜健脾补肾，化气利水；方选补中益气汤合济生肾气丸加减。也可针刺足三里、三阴交、阴陵泉，反复捻转提插，强刺激，也有一定的疗效。但随着病情的发展，上述治疗往往效果欠佳，必须同时予以导尿，必要时应及时采取手术治疗以缓解病情，减轻痛苦。

### （二）大量血尿

尿血鲜红持续不止，或中夹有血块，伴见消瘦乏力，面色苍由无华，脉微欲绝等。属下焦热盛者，方用小蓟饮子加减治疗；属肾虚火旺者，方用知柏地黄丸加减治疗；属肾气不固者，方用无比山药丸加减治疗；属脾不统血者，方用归脾汤加减治疗。可同时服用三七粉，云南白药等。如出血较急、出血量多或中药治疗不满意，应及时加用西药止血药物，必要时采取措施清除血块，保持尿道通畅，及电凝止血或膀胱内灌注药物以止血。

### （三）膀胱刺激征

膀胱癌行化学药物及免疫治疗药物膀胱灌注所出现的尿频、尿急等膀胱刺激征；或者膀胱癌合并感染，症见发热、口苦、呕恶伴有尿频、尿急、尿痛。方选八正散合小柴胡汤加减治疗。若高热不退，可给予紫雪散，若感染严重，应同时加用西药抗生素等，并嘱患者注意多饮水以配合治疗。

## 七、中医临床特色

蒋益兰等运用中医辨证与化疗治疗晚期膀胱癌 56 例进行对比观察。中药组辨证分为阴虚火旺型、脾气亏虚型、湿热内蕴型。中药组以小蓟饮子加减以凉血止血，化瘀解毒。基本方为小蓟、鲜生地、蒲黄炭、藕节、淡竹叶、山栀、三棱、莪术、半枝莲、石见穿、田七粉、蚤休、甘草，连服 2 个月为 1 疗程；化疗组用顺铂、甲氨蝶呤、环磷酰胺联合化疗，21 天为 1 周期，2～3 个周期为 1 疗程。结果中药组在症状改善及提高生活质量方面有优势；中药组瘤体稳定率 86.1%＞化疗组 75.0%；1 年生存率两组相仿，2、3、4 年生存率中药组（83.3%、77.4%、54.5%）明显高于化疗组（66.7%、53.8%、33.3%）；化疗组出现不同程度的消化道反应、骨髓抑制、肝肾功能损伤等不良反应，而中药组则无以上反应。

顾乃龙等研究用中药华蟾素和岩舒注射液作为全身治疗结合 10-羟喜树碱膀胱灌注预防和治疗肿瘤复发，本组 24 例膀胱肿瘤患者经尿道气化电切后，给予华蟾素 20mL 和岩舒 20mL 每日交替使用，并采用 10-羟喜树碱 20mg＋生理盐水 100mL 膀胱灌注。治疗 2 年预防肿瘤复发。结果显示，随访期 18～36 个月，平均 25.71 个月，共计 24 例。结果＞36 月者 6 例，＞24 月者 15 例，＞18 月者 3 例。随访期膀胱肿瘤 18 个月内无复发。两年后有 1 例复发（4.16%），经再次膀胱气化电切术后，随访 6 个月无复发。认为中西医结合治疗可提高临床治疗效果，毒副反应轻，能有效预防膀胱癌复发。

黄蜡梅等应用自拟抗癌煎剂（猪苓、白花蛇舌草、蚤休、半枝莲、萹蓄、制黄柏各 30g，薏苡仁 50g 的煎液），将药温控制在 44℃，通过膀胱冲洗机进行自动循环冲洗，患者每 15 分钟变换体位 1 次。先每周做 1 次，治疗 6 次后改为每 2 周 1 次，共 12 次为 1 疗程。结果，70 例中 1 年无复发率 78.6%，2 年无复发率为 68.6%，3 年无复发率 61.8%，效果均满意。

（李国刚）

## 第四节  食管癌

### 一、定义

食管癌是原发于食管黏膜上皮的恶性肿瘤，以进行性饮食梗塞、咽下疼痛为主要表现。在实际诊治中，发生于食管黏膜交界部的癌，如属鳞癌归入食管癌，如属腺癌则归入贲门癌。

### 二、历史沿革

食管癌见于中医文献的"噎膈""噎""膈""反胃""翻胃"等。《内经》认为本病与热邪及情志有关，如《素问·阴阳别论篇》谓："三阳结，谓之隔。"《素问·通评虚实论篇》曰："隔塞闭绝，上下不通，则暴忧之病也。"并指出此病病邪在胃，如《灵枢·四时气》曰："饮食不下，膈塞不通，邪在胃脘。"

隋代巢元方在《诸病源候论》中根据病因的不同而将"噎"分为"五噎"，"膈"分为"五膈"："夫五噎，谓一曰气噎，二曰忧噎，三曰食噎，四曰劳噎，五曰思噎……噎者，噎塞不通也"；"五膈气者，谓忧膈、恚膈、气膈、寒膈、热膈也"，并列出了各种"膈"的证候。

宋代王怀隐《太平圣惠方·第五十卷》认为"寒温失宜，食饮乖度，或恚怒气逆，思虑伤心，致使阴阳不和，胸膈否塞，故名膈气也"。对其病因进行了较全面的描述。

明代李中梓认为与脾虚痰郁有关，"脾胃受伤，血液渐耗，郁气而生痰，痰则塞而不通，气则上而不下，妨碍道路，饮食难进，噎塞所由成也"。明代张景岳认为其病机在于气结和阴伤，"气不行，则噎膈病于上，精血枯涸，则燥结病于下"。一些医家注意到年老体弱者容易得病，赵献可指出："唯男子年高者有之，少无噎膈。"张景岳也指出："矧少年少见此证，而惟中衰耗伤者多有之，此其为虚为实概可知矣。"在辨证施治方面，明代方隅在《医林绳墨》中指出"噎膈不可妄投燥热之药，如其以火济火……必须清气健脾，行痞塞以转泰，助阴抑阳，全化育以和中，宜用生津养血之剂。如大肠热结，宜用黄连以清其热，枳壳以开其结"。且强调"必须断妄想，绝厚味，戒房室，去劳碌，善能调养"。而张景岳却提出可用温脾滋肾法："食入反出者，以阳虚不能化也，可补可温，其治尤易……凡治噎膈大法，当以脾肾为主。盖脾主运化，而脾之大络布于胸膈；肾主津液，而肾之气化主乎二阴。故上焦之噎膈，其责在脾；下焦之闭结，其责在肾。治脾者宜从温养，治肾者宜从滋润，舍其二法，他无捷径矣。"

迨至清代，程国彭《医学心悟·噎膈》指出："凡噎膈症，不出胃脘干槁四字。"张璐《张氏医通·噎膈》则认为此证初起未必是津液干枯，"皆冲脉上行，逆气所作也"。此说为临床使用和胃降逆法提供了理论依据。李用粹于《证治汇补·噎膈》认为噎"有气滞者，有瘀血者，有火炎者，有痰凝者，有食积者，虽有五种，总归七情之变，由气郁化火，火旺血枯，津液成痰，痰壅而食不化也……有因色欲过度，阴火上炎，遂成膈气，宜作死血治，二陈加当归、桃仁、香附、砂仁、白术、沉香、韭汁、姜汁治之"。其化痰行瘀之治法，后世多有效法。

### 三、病因病机

食管癌病位在食管，属胃气所主，病变脏腑虽在于胃，又与肝、脾、肾三脏密切相关。病因以内虚为本，为脾胃气虚、七情所伤、酒食过度损伤脾胃所致。气血津液运行受阻，气滞、痰阻、血瘀3种邪气阻滞于食道，使食道狭窄；或造成津伤血耗，失于濡润，食道干涩，发为本病。

1. 七情内伤

七情内伤，因忧思抑郁，或恼怒伤肝而成。忧思伤脾，脾伤则气结，水湿失运，滋生痰湿，痰气相搏，阻于食道；或恼怒伤肝，肝郁气滞，气滞血瘀，气血不通，气、痰、瘀胶结，阻于食道，致食道不通，哽噎不下。明代邵达在《订补明医指掌》中指出："（噎膈）多起于忧郁，忧郁则气结于胸臆而生痰，久则痰结成块，胶于上焦,道路窄狭,不能宽畅,饮或可下,食则难入,而病已成矣。"

**2.酒食所伤**

嗜酒无度,过食肥甘,恣食辛辣,或助湿生热,酿成痰浊,阻塞食道,或津伤血燥,失于濡润,食道干涩,均可引起咽下噎塞而成噎膈。明代邵达在《订补明医指掌》中指出:"如好酒之徒,患此者必是顽痰,盖酒能发火,火能生痰,胶结不开,阻塞道路,水饮下咽,亦觉痛涩。"清代叶天士在《临证指南医案·噎膈反胃》中也提到:"酒湿厚味,酿痰阻气,遂令胃失下行为顺之旨,脘窄不能纳物。"清代何梦瑶在《医碥》中也有:"酒客多噎膈,饮热酒者尤多,以热伤津液,咽管干涩,食不得入也。"皆强调了酒湿痰浊致病的作用。

**3.肾虚不足**

患者年迈肾虚,或素体肾亏,或纵欲太过,致真阴亏损,阴液不足,无以上承濡润咽嗌,食管干涩,咽下噎塞而成噎膈。如《景岳全书》中曰:"酒色过度则伤阴,阴伤则津血枯涸,气不行则噎膈病于上,精血枯涸则燥结病于下。"《金匮翼》则强调:"噎膈之病,大都年逾五十者,是津液枯槁者居多。"

食管癌的病因以内伤饮食、情志、脏腑失调为主,其邪表现为气滞、痰浊、血瘀,其虚为阴津亏乏,发病与脾、胃、肝、肾诸脏相关。胃主受纳,脾主运化,脾为胃行其津液,若脾失健运,可聚湿生痰,阻于食道。胃气之和降,赖肝之条达,若肝失疏泄,则胃失和降,气机郁滞,甚则气滞血瘀,食管狭窄。中焦脾胃赖肾气的濡养和温煦,如肾阴不足,失于濡养,食管干涩,均可发为噎膈。噎膈由轻转重,常由胃而病及脾、肝、肾,变证丛生。由于肝脾肾功能失调,导致气、痰、血互结,津枯血燥,而致的食管狭窄、食管干涩是食管癌的基本病机。

## 四、诊断

**(一)发病特点**

早期食管癌症状轻微,大多仅有轻微的吞咽不适症状,如胸骨后隐痛、哽噎感或异物感。对有吞咽不适,且呈进行性加重者需仔细询问病史,重视早期症状,结合有关检查,如钡餐造影、食管拉网细胞学和食管镜等检查,可以提高早诊率。

**(二)临床表现**

初起咽部或食道内有异物感,吞咽时噎塞不顺,以硬食为甚,饮食尚可咽下,胃脘不适,烧灼痛,进食痛甚,胸内疼痛。继则固体食物难以下咽,汤水可入,终致汤水不入,食入即吐,甚则吐白沫,或如赤豆汁,吞咽时胸膈疼痛,大便燥结如羊屎,形体羸瘦,肌肤甲错,面容憔悴,精神疲惫。末期大肉尽脱,形销骨立而危殆难医。

**(三)影像学诊断**

X线钡餐检查,可发现早期病变;食管CT检查,可观察黏膜下肿瘤浸润和肿瘤外侵范围,以及和邻近结构的关系、淋巴结侵犯情况等。

**(四)细胞、病理学诊断**

食管拉网脱落细胞学检查及纤维食管镜或胃镜下病理活检可明确诊断。

## 五、鉴别诊断

**1.反胃**

两者均有食入复出的症状,但反胃多系阳虚有寒,饮食能顺利咽下入胃,经久复出,朝食暮吐,暮食朝吐,宿谷不化,病证较轻,预后良好。噎膈初起无呕吐,后期格拒,系食管狭窄而致,吞咽食物阻塞不下,食入即吐,病证较重,预后不良。《医学读书记·续纪·噎膈反胃之辨》说:"噎膈之所以反胃者,以食噎不下,故反而上出,若不噎则并不反矣。其反胃之病,则全不噎食,或迟或速,自然吐出,与膈病何相干哉?"

**2.梅核气**

两者均见咽中梗塞不舒。梅核气多见于青年女性,时自觉咽中有物梗塞,吐之不出,咽之不下,但饮食咽下顺利,无噎塞感,系气逆痰阻于咽喉,为无形之邪。其发病常与精神因素有关。噎膈自觉咽中噎塞,饮食咽下梗阻,甚则饮食不下,为痰瘀阻于食道,乃有形之邪。

## 六、辨证

(一)辨证要点

**1.辨吞咽困难**

若吞咽不畅,噎塞不通,伴疼痛,便结者多实;若食道干涩,饮食不下,消瘦气短者多虚。兼见嗳气、胁满者,以气滞为主;见潮热、盗汗者,以阴虚为主;见面白、形寒者,以阳气虚为主;见肌肤甲错、舌青紫者,常夹瘀。

**2.辨呕吐**

若食入即吐,涌吐痰涎者多实;若津液干枯,格拒不入,吐涎沫者多虚。呕吐物为痰浊涎沫,多为痰饮中阻;泛吐清水,多为中焦虚寒。

(二)证候

**1.痰气互阻**

症状:食入不畅,吞咽不顺,时有嗳气不舒,胸膈痞闷,伴有隐痛,口干。舌质淡红,舌苔薄白,脉细弦。

病机分析:本型多为病变初起,情志不畅,肝失调达,肝郁气滞,气滞血瘀,阻滞于食道,则见吞咽不利。"见肝之病,知肝传脾",肝郁乘脾则纳食不行,脉弦细。肝经布胸胁,肝郁则胸胁胀闷。舌质淡红,舌苔薄白,脉细弦为痰气互阻之佐证。

**2.血瘀痰滞**

症状:吞咽困难,胸背疼痛,甚则饮水难下,食后即吐,吐物如豆汁,大便燥结,小便黄赤,形体消瘦,肌肤甲错,舌质暗红,少津或有瘀斑瘀点。黄白苔,脉细涩或细滑。

病机分析:七情内伤,嗜酒无度,或过食肥甘辛辣,致生痰化瘀,日久痰瘀互结于食道成积,表现为吞咽困难,甚则饮水难下,食后即吐,吐物如豆汁。"不通则痛",食管走行于胸骨后,积块阻滞于食道,可引起胸背部疼痛。血瘀化热,煎熬津液,致大便燥结,小便黄赤。肌肤甲错为血瘀之特征。舌质暗红,少津或有瘀斑瘀点,黄白苔,脉细涩或细滑为血瘀痰滞之候。

**3.阴虚内热**

症状:进食哽噎不顺,咽喉干痛,潮热盗汗,五心烦热,大便秘结。舌干红少苔,或舌有裂纹,脉细而数。

病机分析:本型多见于年迈肾虚,或病变日久入于阴络,伤阴化热者。肿块日久渐大,则进食哽噎不顺。阴虚化热伤津,则见咽喉干痛,潮热盗汗,五心烦热,大便秘结。舌干红少苔,或舌有裂纹,脉细而数为阴虚内热之候。

**4.气虚阳微**

症状:病至晚期,饮食不下,泛吐清水或泡沫,形体消瘦,乏力气短,面色苍白,形寒肢冷,面足浮肿。舌质淡,脉虚细无力。

病机分析:疾病日久,正气大伤,阳气衰微,肿块结聚,故饮食不下,脾肾阳虚,温煦失职,则泛吐清涎或泡沫。阳虚则寒,故形寒肢冷,面色苍白。阳虚水泛,则面足浮肿。正气虚衰,故形体消瘦,乏力气短。舌质淡,脉虚细无力为气虚阳微之佐证。

## 七、治疗

(一)治疗原则

**1.权衡标本虚实**

初起以标实为主,重在祛邪,理气、化痰、消瘀为法,并可少佐滋阴养血润燥之品。后期以正虚为主,重在扶正,滋阴养血,益气温阳为法,也可少佐理气、化痰、消瘀之药。

**2.护津液保胃气**

治标当顾护津液,不可过用辛散香燥之药;治本当保护胃气,不宜多用甘酸滋腻之品。存得一分津液,留得一分胃气,在噎膈辨治中尤为重要。

(二)治法方药

1. 痰气互阻

治法:开郁降气,化痰散结。

方药:旋覆代赭汤合四逆散加减。方中以旋覆花降气消痰,代赭石重镇降逆,柴胡、枳壳、郁金、陈皮开郁顺气,以半夏祛湿化痰。山豆根、草河车、白芍解毒散结。若疼痛明显者加延胡索、白屈菜,口干、津伤明显者加玄参、石斛,吞咽困难甚者加威灵仙、赤芍。

2. 血瘀痰滞

治法:解毒祛瘀,化痰散结。

方药:血府逐瘀汤加减。方中以桃仁、红花活血祛瘀,当归、川芎、赤芍活血行气,生地配当归养血和血,柴胡、枳壳、桔梗理气,佐以急性子、半夏、胆南星、瓜蒌化痰散结。若胸背痛甚者加延胡索、白屈菜、八月札,便干加郁李仁、火麻仁,口干舌红加黄连、黄芩、麦门冬、知母,合并出血者加三七、白及、血余炭。

3. 阴虚内热

治法:滋阴润燥,清热生津。

方药:一贯煎合养胃汤加减。方中以沙参、生地滋养肝肾,麦门冬、枸杞子滋阴养肝,当归养血活血,川楝子疏肝泄热,石斛、玉竹滋养胃阴。若嗳气明显者加陈皮、半夏、旋覆花、茯苓以和胃降逆,潮热盗汗明显者加地骨皮、知母、鳖甲,肠中燥结、大便不通者加大黄、全瓜蒌。

4. 气虚阳微

治法:益气养血,温阳开结。

方药:当归补血汤(《内外伤辨惑论》)合桂枝人参汤(《伤寒论》)加减。方中以黄芪、党参、白术补脾益气以滋生血之源,当归、熟地、白芍补血和营,干姜温运中阳,桂枝、急性子、半夏温阳开结。若气逆呃逆者用威灵仙、丁香、柿蒂,呕吐黏痰者加陈皮、胆南星、青礞石,出血者加仙鹤草、露蜂房、白及、三七,畏寒肢冷明显者加炮附子,呕吐清水较多者用吴茱萸、半夏。

(三)其他治法

1. 古方

(1)丁沉透膈散(《证治要诀》):丁香、沉香、木香、人参、青皮、神曲、茯苓、甘草、陈皮、厚朴、草果仁、藿香叶、半夏、缩砂仁、白豆蔻、白术、麦糵、香附子。治食管癌胸膈痞闷,腹中刺痛,饮食不入。

(2)丁香附子散(《卫生宝鉴》):母丁香、附子、生姜。治食管癌脾胃虚寒,胸膈痞闷,呕逆不止。

(3)五汁安中饮(《王旭高医案》):牛乳、韭汁、姜汁、藕汁、梨汁。治食管癌火盛血枯,痰瘀阻滞者。

(4)化痰丸(《医学入门》):半夏、人参、茯苓、白术、桔梗、枳实、香附子、前胡、甘草。治食管癌脾虚停痰宿饮者。

(5)五膈宽中散(《太平惠民和剂局方》):白豆蔻、炙甘草、木香、缩砂仁、丁香、青皮、陈皮、香附子。治食管癌中焦气滞者。

2. 中成药

(1)冬凌草制剂:由冬凌草提取的有效成分。功效清热解毒、活血祛瘀、消炎去肿,用于治疗食管癌、胃癌、肝癌等多种恶性肿瘤。糖浆,每日3次,每次服30~50毫升,每毫升含生药1克。片剂,每日3次,每次6~10片,每片含生药5克。针剂,隔日1次,每次缓慢静滴75~100毫升,3 000~4 000毫升为一个疗程。

(2)醒消丸(《外科全生集》):雄黄100克、麝香30克、乳香(制)200克、没药(制)200克。以上4味,雄黄水飞或粉碎成极细粉;另取黄米150克,蒸熟,烘干,与乳香、没药粉碎成细粉;将麝香研细,与上述粉末配研,过筛,混匀,用水泛丸,低温干燥,即得。有解毒活血,消肿止痛之功。用于食管癌吞咽不畅,胸骨后疼痛证属脏腑毒热,气血凝结者。用黄酒或温开水送服,每次1.5~3克,每日2次。

(3)化癥回生口服液:由鳖甲胶、大黄、桃仁等35味中药组成。有化癥消积,活血祛瘀之功。用于食管癌、肝癌、肺癌证属气滞血瘀者。口服,每次 10 毫升,每日 2 次。

(4)六神丸:牛黄 7.5 克、珍珠(豆腐制)7.5 克、麝香 5 克、冰片 5 克、蟾酥 5 克、雄黄(飞)5 克。上五味(除蟾酥)共研极细粉,滚开水泛小丸,烧酒化蟾酥为衣,候干,制成约 100 粒,口服。具有清热解毒、消肿止痛之功效,主治食管癌、胃癌、鼻咽癌、舌癌等癌瘤属热毒炽盛者。常用量,每日 3 次,每次 10~20 粒,7 日为一个疗程。

**3.外治**

金仙膏(《理瀹骈文》):由苍术、白术、川乌、生半夏、生大黄、生灵脂、生延胡索、枳实、当归、黄芩、巴豆仁、莪术、三棱、连翘、防风、芫花、大戟等百余种中药制成,按病情分次摊膏于纸上,外敷病处或选穴外贴,用于噎膈、反胃等多种病证。

**4.针灸**

(1)体针。

处方:天突、膻中、中脘、内关、太溪、足三里。

方义:穴位近取天突、膻中以宽胸理气、解痉除痰,中脘和胃化痰,远取内关宽胸利膈,太溪滋养肾阴,足三里健脾胃以滋生化之源。

辨证配穴:痰气互阻加太冲、丰隆化痰降气;血瘀痰滞加膈俞、丰隆化痰祛瘀;阴虚内热加太溪、内庭养阴清热;气虚阳微加灸气海、肾俞益气温肾。

随症配穴:胸骨后痛配华盖、巨阙;胸痛引背配心俞及阿是穴;食管内出血配尺泽、孔最、郄门;痰多便秘配丰隆、上巨虚、天枢;进食困难甚或滴水不入者重刺内关加配公孙。

刺灸法:毫针刺,太溪、足三里行补法,余穴平补平泻,或加电针,每次 30 分钟,每日 1 次,10 日为一个疗程。

(2)耳针:取肾、脾、胃、食道、贲门、交感、轮 4~6 反应点,留针 20~30 分钟,每日 1 次,10 日为一个疗程。或王不留行籽贴压,每日压按 5~6 次,留贴 3 日,间隔 1 日。用于食管癌吞咽梗阻,饮食不下。

(3)拔火罐:取膈俞、脾俞、胃俞,或以痛为俞取穴,将火罐对准穴位,用闪火法迅速罩在穴位上。每次拔罐 2~6 个,留罐 10~15 分钟,隔日 1 次,10 次为一个疗程,间歇 1 星期后再进行下一个疗程。用于缓解食管癌疼痛。

(4)穴位注射:取内关、公孙,注射维生素 $B_6$,可缓解食管癌梗阻。

(5)推拿:推拿背部俞穴可缓解疼痛;揉按合谷、足三里、涌泉可扶正固本,启膈降逆。

## 八、转归及预后

本病初起正气未虚,仅有吞咽困难,或食后胸膈痞满,灼热疼痛,迨后由实转虚,或虚实夹杂,饮食难入,或食入即吐;终至脾肾衰败,阳消阴竭,则多属不治。

本病预后较差。清代徐大椿指出:"膈病乃胃口枯槁之证,百无一治。"清代高士宗亦认为"患此病者,百无一生"。一般来说,凡脉紧、涩、短、小,属气血已亏;脉沉、细、涩、数,属精血已涸,难治。大便秘结如羊屎,属大肠血枯;口吐白沫,为脾肺虚极;吐痰如蟹沫,为脾气已败,皆难治。腹中嘈杂,胸痛如刀割,属营虚至极,多死。

现代研究方面,影响食管癌预后的独立因素是临床分期、肿瘤部位、侵及深度、分化程度及淋巴结转移个数,与性别、年龄等关系不大。我国食管癌总的 5 年生存率约 30%,而早期食管癌术后的 5 年生存率可达到 90% 以上。因此提高警惕,早期发现,早期检查,且对高危人群进行普查,是提高食管癌生存率的重要途径。

## 九、预防与护理

养成良好的饮食习惯,如进食不宜过快,避免进食过烫、辛辣、变质食物,忌烈性酒,多食水果、蔬菜等。保持乐观情绪,规律睡眠,修身养性,保持平衡的心态和情绪稳定。宜传防癌知识,开展普查工作,使该病早期发现,早期治疗。

术后体虚患者辨证选用补肾健脾、补气养血的方药,如六味地黄丸、四君子汤、归脾汤等。放射性食管炎的患者,治疗宜滋养胃阴,清热保津,方用清热保津汤(《时病论》)。若以阴虚火旺为主者,宜用沙参麦冬汤加减以滋阴降火;以津伤血瘀为主者,宜用血府逐瘀汤加减以凉血解毒化瘀。放化疗期间出现的消化系统毒副反应,治疗上予降逆止呕、芳香化湿之品,同时多注意用消食健脾、容易消化的食物,可用生薏苡仁100克、山药50克、陈皮3克加瘦肉适量煮汤饮用。

在护理方面,由于食管位于胸腔,故食管癌术后患者,须特别注意呼吸情况。食管下段癌、贲门癌术后易出现胃液反流,应嘱患者饭后2小时内不要平卧,睡眠时将枕头垫高。放疗的患者应保持口腔清洁,予细、碎、软食物,避免进刺激性食物及烟酒,每次进食后可饮温开水冲洗食管,放疗3～4星期后,可采用半坐卧位,以防止胃液反流,减轻胸骨后疼痛。对于晚期恶液质无法进食的患者,应给予肠内或肠外营养,勤翻身,预防褥疮,并详细记录每日出入量。

(孔庆为)

# 第五节 胃 癌

## 一、定义

胃癌是指起源于胃黏膜上皮细胞的恶性肿瘤,其发病部位包括贲门、胃体、幽门,以进行性胃脘痛、食少、消瘦、便血为常见症状。

## 二、历史沿革

胃癌主要见于中医文献中"胃反""反胃""翻胃""噎膈""积聚""伏梁""胃脘痛"等。

胃反之病名首见于汉代《金匮要略·呕吐哕下利病脉证治》篇:"朝食暮吐,暮食朝吐,宿谷不化,名曰胃反。"明确指出本病的病机主要是脾胃损伤,不能腐熟水谷。治疗方面,有大半夏汤和茯苓泽泻汤,至今仍为临床所常用。

隋代巢元方《诸病源候论·胃反候》对《金匮要略》之说有所发挥,"荣卫俱虚,其血气不足,停水积饮,在胃脘则脏冷,脏冷则脾不磨,脾不磨则宿谷不化。其气逆而成胃反也"。强调了荣卫俱虚,血气不足在致病中的作用。

金元时期,朱丹溪《丹溪心法·反胃》提出"反胃大约有四:血虚、气虚、有热、有痰兼病"之说,治疗上主张根据气、血、痰、热偏重不同辨证选方,"血虚者四物为主,气虚者四君子为主,热以解毒为主,痰以二陈为主"。

明代张景岳对于反胃的病因、病机、治法等,均有较多的阐发,《景岳全书·反胃》有:"或以酷饮无度,伤于酒湿,或以纵食生冷,致损胃气而然。"又:"反胃一证,本属火虚,盖食入于胃,果胃暖脾强,则食无不化,何致复出……然无火之由,则犹有上中下三焦之辨,又当察也。若寒在上焦,则多为恶心或泛泛欲吐者,此胃脘之阳虚也。若寒在中焦,则食入不化,每食至中脘,或少顷或半日复出者,此胃中之阳虚也。若寒在下焦,则朝食暮吐,或暮食朝吐,仍以食入幽门,火不能传化,故久而复出,此命门之阳虚也。"治疗上提出:"虚在上焦,微寒呕恶者,惟姜汤为最佳,或橘皮汤亦可。虚在中焦而食入反出者,宜五君子煎、理中汤……虚在下焦而朝食暮吐……则责在阴,非补命门以扶脾土之母,则火无以化,土无以生,亦犹釜底无薪,不能腐熟水谷,终无济也。宜六味回阳饮,或人参附子理阴煎,或右归饮之类主之。"其中,尤强调补命门之说。

明代李中梓根据临床实际,对反胃的病机提出了不同的意见。他在《医宗必读·反胃噎膈》中曰:"反胃大都属寒,然不可拘也。脉大有力,当作热治,脉小无力,当作寒医。色之黄白而枯者为虚寒,色之红赤而泽者为实热,以脉合证,以色合脉,庶乎无误。"丰富了反胃的辨证内容。明代吴良《医方考》指出:"翻胃一证,古今难之。若胃脘未枯,皆为可治。借日枯之,则从容用药,犹可久延。若造次不察病理,非唯无益,而又害之矣。"并认为是积痰满胃所致,用三花神祜丸。

清代沈金鳌《杂病源流犀烛·噎塞反胃关格源流》作出了较为系统的总结:"反胃原于真火衰微,胃寒脾弱,不能纳谷,故早食晚吐,晚食早吐,日日如此,以饮食入胃,既抵胃之下脘,复返而出也。若脉数,为邪热不杀谷,乃火性上炎,多升少降也。"这些论述至今对临床仍有指导意义。

### 三、病因病机

情志不舒,饮食不节,胃失和降,脾胃升降失常,运化失司,痰凝气滞,热毒血瘀,交阻于胃,积聚成块,是胃癌的主要病因,而正气亏虚,脏腑功能失调是发病的内在原因。

#### 1. 外感六淫

六淫外邪,从皮毛及脏腑,稽留不去,脏腑受损,阻滞气机,痰湿内生,瘀血留滞,脾胃升降失常,当升不升,当降不降,则成朝食暮吐,或暮食朝吐。《灵枢·五变》:"肠胃之间,寒温不次,邪气稍至,蓄积留止,大聚乃起。"

#### 2. 内伤七情

忧思伤脾,脾伤则气结;恼怒伤肝,肝火横逆犯胃;脾胃升降失和,受纳运化水谷失常,而引起进食噎塞难下,或食入良久反吐。《素问·通评虚实论篇》:"隔塞闭绝,上下不通,则暴忧之病也。"

#### 3. 饮食失调

饮食失当,或饥饱失调,或恣食肥甘厚腻,损伤脾胃,运化功能失常,饮食停留,终至尽吐而出。《景岳全书·反胃》:"以酷饮无度,伤于酒湿,或以纵食生冷,败其真阳……总之无非内伤之甚,致损胃气而然。"

#### 4. 正气不足

素体虚弱,脾胃虚寒;或劳倦过度,久病脾胃受伤,均致中焦受纳运化无权,水谷留滞。《医宗必读·反胃噎膈》:"大抵气血亏虚,复因悲思忧患,则脾胃受伤……脾胃虚伤,运行失职,不能腐熟五谷,变化精微,朝食暮吐,暮食朝吐,食虽入胃,复反而出,反胃所由成也。"

胃癌的病变在脾胃,与肝肾两脏密切相关。胃主受纳,脾主运化。若因六淫外侵,七情受困,或饮食所伤,或素体不足,均致脾胃运化失常。肝主疏泄,肝郁气滞,影响脾胃气机的升降。疾病日久,脾肾阳虚,无法腐熟水谷,均致饮食停留。而气滞血瘀,痰湿内阻,是本病的主要病机特点。

### 四、诊断

#### (一)发病特点

胃癌是发展中国家常见的恶性肿瘤之一,发病年龄以 45～60 岁为主,男女之比约为 2:1。胃癌起病隐匿,早期常无任何症状,或仅有胃脘胀痛、食欲减退等表现,症状与胃炎、溃疡病等类似,不易引起重视。遇有下列情况之一者均应警惕胃癌的可能性,应作进一步检查。①原因不明的食欲不振、上腹不适、消瘦,特别是中年以上患者。②原因不明的呕血、黑便或大便潜血阳性者。③原有长期慢性胃病史,近期症状有明显加重者。④中年人既往无胃病史,短期出现胃部症状者。⑤已确诊为胃溃疡、胃息肉、萎缩性胃炎的患者,应有计划地随访,伴有癌前病变者应定期复查。⑥多年前因胃良性疾患做胃大部切除,近期又出现消化道症状者。

#### (二)临床表现

胃癌多为缓慢起病,先有胃脘痛、吞酸、嘈杂、食欲不振、食后脘腹痞胀等;若迁延失治,逐渐出现脘腹痞胀加剧,进食后尤甚,饮食不下,停积于胃脘,终至上逆而呕,呕吐特点为朝食暮吐,暮食朝吐,呕吐完谷,或伴痰涎血缕,重者可呕血、黑便,或便溏腹泻,腹痛渐增,日久上腹扪及包块,日渐消瘦,面色萎黄,倦怠乏力。末期脘腹胀大,震摇腹部,闻漉漉水声。

（三）影像学诊断

胃镜检查可以直接观察到胃黏膜的情况，并可在直视下取活检，能提高早期胃癌的诊断率。X线钡餐可显示胃癌累及胃壁向内和向外生长的范围并可测量胃壁厚度。CT对于观察胃癌有否转移及与邻近的解剖关系很有利，用于确定临床分期以及制订治疗方案。

（四）细胞学检查

胃癌的病理类型多为腺癌，占90％以上。胃镜直视下活检或术中活检可明确诊断。

## 五、鉴别诊断

1.呕吐

一般呕吐多是食已即吐，或不食亦吐，针对病因治疗后，较易缓解，预后良好；胃癌之呕吐主要以朝食暮吐，暮食朝吐，呕吐完谷、痰涎为特点。在西医学中，呕吐可发生于多种疾病，不局限于胃肠道疾病，范围较广，如急性胃肠炎、肝炎、胰腺炎、阑尾炎、某些急性传染病、颅脑疾病等。

2.胃脘痛

胃癌具有积块明显，固定不移，并且结块大多由小渐大，由软渐硬，初觉胀痛，继则疼痛逐渐加剧，其痛有定处，常伴有饮食减少，倦怠乏力，面色萎黄，形体日渐消瘦，病程较长，多属血分，病情较重，治疗较难等特点。胃脘痛则无积块，发有休止，痛无定处，全身症状不明显，病程较短，多属气分，一般病情较轻，治疗相对较易。

## 六、辨证

（一）辨证要点

1.辨呕吐

若呕声高亢，呕吐量多，呕吐物酸腐臭秽，吐后痛减者，多为实呕；若呕声低弱，呕而无力，时作时止，吐量不多，酸臭不甚，伴精神委靡，倦怠乏力，脉弱无力者，多为虚呕。呕吐物的性质常可反映病变性质及部位，若呕吐物酸腐难闻，多为食积内腐；黄水而苦，多为胆热犯胃；酸水绿水，多为肝气犯胃；痰浊涎沫，多为痰饮中阻；泛吐清水，多属胃中虚寒；黏沫量少，多属胃阴不足。

2.辨腹痛

若腹痛拘急，痛无间断，坚满急痛，遇冷痛剧，得热则减者，为寒痛；若腹痛急迫，痛处灼热，腹胀便秘，得凉痛减者，为热痛；腹痛胀满，时轻时重，痛处不定，攻撑作痛，得嗳气矢气则胀痛减轻者，为气滞痛；腹部刺痛，痛无休止，痛处固定，痛处拒按，入夜尤甚者，为血瘀痛；痛势急剧，痛时拒按，痛而有形，痛势不减，得食则甚者，为实痛；痛势绵绵，喜揉喜按，时缓时急，痛而无形，饥而痛增者，为虚痛。

（二）证候

1.肝胃不和

症状：胃脘胀满或疼痛，串及两胁，嗳气陈腐或呃逆，纳食少或呕吐反胃。舌质淡红，苔薄黄，脉弦。

病机分析：病变早期，郁怒伤肝，肝失疏泄，肝郁犯胃，胃失和降，故见胃脘胀满或疼痛，串及两胁，嗳气陈腐或呃逆，纳食少或呕吐反胃。舌质淡红，苔薄黄，脉弦为肝胃不和之候。

2.痰湿结聚

症状：脘腹满闷，食欲不振，腹部作胀，吞咽困难，泛吐黏痰，呕吐宿食，大便溏薄。舌苔白腻，脉弦滑。

病机分析：本证多因饮食不节，恣饮无度，或劳倦内伤，脾胃受损，中阳不振，脾失健运，水湿内停，湿聚为痰。痰湿结聚于胃脘，遏阻气机，故脘腹满闷，食欲不振，腹部作胀。胃失和降，痰湿随胃气上逆，故吞咽困难，泛吐黏痰，呕吐宿食。湿邪下注，故大便溏薄。舌苔白腻，脉弦滑为痰湿结聚之佐证。

3.气滞血瘀

症状：胃脘刺痛拒按，痛有定处，或可扪及肿块，腹满不欲食，呕吐宿食，或如赤豆汁，或见黑便如柏油状，舌质紫暗或有瘀点。舌苔薄白，脉细涩。

病机分析：气血瘀滞于胃脘，不通则痛，故胃脘部疼痛，其痛以刺痛、固定、拒按为特点，并可在痛处扣及包块。胃失和降，受纳失司，则腹满不欲食，呕吐宿食。若瘀血阻滞脉络，使血液不能循经运行，而溢出脉外，则可见呕吐物如赤豆汁，或见黑便如柏油状。舌质紫暗或有瘀点，苔薄白，脉细涩为气滞血瘀之征。

4.脾肾两虚

症状：胃脘隐痛，喜温喜按，朝食暮吐，暮食朝吐，宿谷不化，泛吐清水，面色萎黄，大便溏薄，神疲肢冷。舌质淡，舌边有齿印，苔薄白，脉沉缓或细弱。

病机分析：疾病日久，脾肾阳虚，阳虚阴盛，寒从内生，寒凝气滞，故胃脘隐痛，喜温喜按，神疲肢冷。胃失温煦，受纳、腐熟之功衰败，故朝食暮吐，暮食朝吐，宿谷不化，泛吐清水。舌质淡，舌边有齿印，苔薄白，脉沉缓或细弱为脾肾两虚的表现。

## 七、治疗

（一）治疗原则

1.疏肝理气

脾胃的升降受纳与肝木的疏泄密切相关，治疗时注意疏泄肝木，以调和脾胃。

2.健脾益气

胃之受纳，须脾气的强健，故治疗胃癌时，须注意健脾益气，并顾护胃气，忌用大剂的滋腻碍胃、苦寒败胃药物，"胃气一败，百药难治"。

（二）治法方药

1.肝胃不和

治法：疏肝和胃，降逆止痛。

方药：柴胡疏肝散合旋覆代赭汤加减。以柴胡疏肝解郁，旋覆花下气化痰、降逆止噫；白芍、郁金助柴胡疏肝解郁，代赭石协旋覆花重镇降逆；陈皮、枳壳、香附理气行滞；芍药、甘草养血柔肝，缓急止痛；半夏燥湿化痰，降逆和胃；生姜祛痰散结，降逆止呕；人参、大枣、甘草益气补中以疗胃虚，且可防金石伤胃，甘草又能调和诸药。

体质未虚者可选半枝莲、七叶一枝花、徐长卿等以解毒抗癌；胀痛甚可加延胡索；嗳腐胀满者加鸡内金、山楂、谷芽、麦芽；胃中嘈杂、口干、舌红少苔，可去香附、陈皮、半夏、枳壳，加砂仁、麦门冬、石斛、佛手。

2.痰湿结聚

治法：理气化痰，软坚散结。

方药：导痰汤加减。以半夏、天南星辛温性燥，善于燥湿化痰，且可降逆和胃；辅以陈皮、枳实理气燥湿，使气顺而痰消，加之茯苓健脾渗湿，使湿无所聚，痰无由生；以海藻、昆布、生牡蛎、浙贝母、黄药子消痰散结，木馒头利湿活血消肿，山楂、神曲消食和胃；甘草调和诸药而兼润肺和中。脘痞腹胀加厚朴；舌淡便溏、喜热饮者，属脾阳不振，可加干姜、草豆蔻、苍术。

3.气滞血瘀

治法：活血化瘀，理气止痛。

方药：膈下逐瘀汤加减。以桃仁、红花活血化瘀；以当归、赤芍助活血化瘀，且能养血，以三棱、莪术、五灵脂破血散瘀消积；香附、陈皮、延胡索、山楂理气活血止痛；甘草调和诸药。如中寒明显者可加附子、肉桂、高良姜温中散寒；通络止痛，可加肿节风、徐长卿抗癌消积。瘀久损伤血络较甚，而见大量吐血、黑便，则应去桃仁、三棱、莪术、赤芍等，加用仙鹤草、蒲黄、槐花、三七等；胃痛甚加三七粉冲服；呕吐甚加半夏、生姜；胃中灼热加蒲公英、栀子、白花蛇舌草。

4.脾肾两虚

治法：温中散寒，健脾暖胃。

方药：理中丸合六君子汤加减。以党参、白术温中补气健脾；辅以附子、生姜、吴茱萸、丁香温中散寒，半夏、陈皮理气和胃降逆止呕；以白蔻仁、藤梨根健脾祛湿；以生姜、甘草温中健脾，甘草调和诸药。

如脾肾阳虚,更见形寒肢冷者,可加肉桂、补骨脂、仙灵脾等;大便质软,数日一行,可加肉苁蓉;恶心、呕吐甚,加灶心土、代赭石。

（三）其他治法

1.古方

（1）大建中汤（《金匮要略》）：蜀椒、干姜、人参。治胃癌证属中阳衰弱,阴寒内盛者。

（2）人参附子理阴煎（《景岳全书》）：人参、附子、熟地、当归、炙甘草、干姜。治胃癌脾阴胃阳俱虚者。

（3）旋覆代赭汤（《伤寒论》）：旋覆花（包煎）、代赭石、生姜、制半夏、炙甘草、大枣、党参。治胃癌痰浊内阻,胃失和降者。

（4）木香顺气丸（《古今医鉴》）：木香、香附、槟榔、青皮、陈皮、厚朴、苍术、枳壳、砂仁、炙甘草。治胃癌肝郁气滞者。

（5）回生养胃丹（《东医宝鉴》）：苍术、莲肉、天南星、半夏、粟米、人参、白术、茯苓、厚朴、蓬术、三棱、荜澄茄、缩砂仁、白豆蔻、麦芽、谷芽、丁香、木香、沉香、甘草等。治胃癌晚期以虚为主,虚实兼夹者。

2.中成药

（1）喜树碱注射液：为中草药珙桐科旱莲属植物喜树中提取的抗癌药,性味苦涩凉,具有杀虫、清热解毒散结功效,其根、果、树皮、树枝均可入药。主治胃癌、结肠癌、膀胱癌、慢性粒细胞性白血病、急性淋巴性白血病等。从 1966 年美国 Wall 分离出 HCPT 后,几十年来其抗肿瘤作用受到了国内外肿瘤药物学家的广泛重视,主要作用于 Topo－Ⅰ。国外已合成的有 Topotecen、9－AC、CPT－11 等,广泛用于多种恶性肿瘤的治疗研究中。其特点是无一般化疗药物的毒副作用,少数患者有轻度的骨髓抑制及消化道反应,个别患者有膀胱刺激征,停药后可自行缓解,或用中医药辨证治疗。推荐用量为 4～10 毫克/平方米,可单独或联合使用。

（2）小金丹（《外科全生集》）：由白胶香、草乌、五灵脂、地龙、木鳖子、乳香、没药、当归、麝香、墨炭组成。主治痈疽肿毒、痰核流注、乳岩瘰疬、横痃恶疮、无名肿毒、阴疽初起。有报道,用加减小金丹治疗中晚期胃癌术后,有延长生存期,提高生存率的作用。适用于病属寒痰瘀阻者。

（3）犀黄丸（《外科全生集》）：由犀黄、麝香、乳香、没药组成。主治乳岩、瘰疬、痰核、横痃、肺痈、肠痈。近有报道用于治疗胃癌、肝癌、肺癌等证属热毒内攻、瘀血内结者,有一定疗效。每日 2 次,每次 3 克,温开水或黄酒送服。

（4）平消胶囊：由郁金、枳壳、仙鹤草、五灵脂等中药组成的抗癌中药复方,具有活血化瘀、止痛散结、清热解毒、扶正祛邪功效,用于治疗肺癌、肝癌、食管癌、胃癌、宫颈癌、乳腺癌等多种恶性肿瘤。据多家报道,与化学药物联合使用,取得了较好的疗效。常用量,每日 3 次,每次 4～6 片。

3.针灸

（1）体针。

处方：中脘、足三里、内关、公孙、丰隆、太冲。

方义：胃之募穴中脘与下合穴足三里相配,能健脾和胃,理气化痰;内关、公孙是八脉交会穴相配,能宽胸理气,开郁止痛;太冲为肝经输穴、原穴,疏肝降逆气;丰隆为胃之络穴,功擅祛湿化痰。诸穴合之,共起健脾和胃、理气化痰、散结止痛之功。

辨证配穴：肝胃不和加期门、章门疏肝调胃;痰湿结聚加灸脾俞、胃俞健脾化痰;气滞血瘀加期门、膈俞行气活血化瘀;脾肾两虚加灸脾俞、肾俞温补脾肾。

随症配穴：饮食难下,加天突穴或针或灸;吐血者,配地机、二白,平补平泻;顽固性呃逆者,补复溜、泻翳风。

刺灸法：毫针刺,平补平泻,或针刺得气后加电,留针 30 分钟。

（2）耳针：选脾、胃、肝、腹、耳中、神门、交感、皮质下、轮 4～6 反应点。每次取 5～6 穴,留针 20～30 分钟,每日 1 次,10 日为一个疗程。或王不留行籽贴压,每日压按 5～6 次,留贴 3 日,间隔 1 日,可缓解胃癌腹痛、顽固性呃逆等。

(3)穴位注射:用维生素 B$_6$、维生素 B$_1$ 各 2 毫升,取膈俞做穴位注射,可治疗胃癌化疗后胃肠道反应及顽固性呃逆;或取双侧足三里,穴位注射山莨菪碱各 10 毫克,可治疗顽固性呃逆。

(4)梅花针:叩打脊柱两侧,中度或较重刺激,可缓解胃癌疼痛。

(5)推拿:胃癌呕吐者,可捏拿背部胃俞穴处肌肉 15～20 次,或按揉足三里、内关穴各 1 分钟。胃癌疼痛者:①同时点按内关、足三里,先左侧后右侧。②双手拇指沿肋弓向两侧作分推法数次,取穴:中脘、梁门。③掌揉背腰部数次。取穴:至阳、脾俞、胃俞、三焦俞。④手掌揉搓小腿后侧承山穴一带数次,可祛寒暖胃,适用于寒证胃痛。

### 八、转归及预后

中医学认为,胃癌病初起多属实,为气滞、血瘀、痰湿、邪热,四者之间相互影响,日久则耗伤正气,由实转虚,或阳虚,或阴虚,或转为虚劳。胃癌预后一般较差,若胃不受纳,化源不足,则正气日衰,真阴枯竭或真火衰微,脏腑衰败,形体消瘦。若血热妄行,或久瘀伤络,或脾不统血会引起便血、吐血。若出血量大难止,胃痛剧烈,兼见大汗淋漓、四肢不温、脉微欲绝者,为气随血脱的危急证候,如不及时救治,可危及生命。若癌毒流窜,旁及他脏,病情难以控制,预后极差。

在我国,随着诊断水平的提高、手术方法的改进和综合治疗的应用,使胃癌的治疗水平有所提高,但大多数报道的 5 年生存率仍仅为 20％～30％,其影响因素与术前病程、分期情况、浸润深度、病理类型、淋巴结转移情况有关。其中,早期胃癌预后良好,其治愈率可达 90％以上。进展期胃癌则预后不良,与进展程度、病理分化、淋巴结转移情况有关。

### 九、预防与护理

积极治疗慢性胃脘部疾病,如胃脘痛、痞满、嘈杂、泛酸、呃逆等。原有胃病者,定期行消化道钡餐、胃镜复查。避免进食烟熏、盐渍、油炸、霉变食物,宜三餐定时,多食水果、蔬菜,平衡营养。改变不良嗜好,如戒烟、戒酒、熬夜等,定时进餐,饮食适量。

术后肠蠕动功能受损者,给予平胃散加减。体虚患者辨证选用健脾益气、滋阴养血、补益肾气的方药,如四君子汤、归脾汤、四物汤、六味地黄丸、金匮肾气丸等。同时指导饮食调养,辨证施食。化疗期间出现消化系统的毒副反应者,治疗上给予降逆止呕、芳香化湿之品,如旋覆代赭汤、温胆汤等。还可配合针刺、按摩足三里、内关等穴位。晚期以提高生存率和生存质量,促进患者康复为主要目标。根据康复评定结果,有机、综合地垂用药物康复、针灸推拿康复、食疗康复、心理康复、传统体育康复、娱乐康复、自然沐浴康复等方法。

在护理方面,胃癌术后的患者应注意观察是否有出血、吻合口瘘、术后梗阻和感染,引流管是否通畅,鼓励早期活动,指导患者术后饮食。

(李国刚)

# 第六节　肝　癌

### 一、定义

肝癌是指原发于肝细胞或肝内胆管上皮细胞的恶性肿瘤,又称原发性肝癌,是最常见的恶性肿瘤之一。本病早期症情隐匿,表现为一般的消化道症状,如上腹部不适、腹胀、纳呆、乏力,时有腹痛、胁痛等;晚期则以腹部肿块、持续性疼痛、腹胀、纳差、黄疸、腹水、消瘦等为主要表现;如患者出现肿瘤破裂出血、消化道出血、肝昏迷等并发症,多危及生命。

## 二、历史沿革

中医学文献中类似肝癌症状、体征（如痛在胁下、痞块、黄疸）记载较多，归属于"鼓胀""黄疸""积聚""癥瘕""暴症"等范畴。

《素问·腹中论篇》谓："有病心腹满，旦食则不能暮食，此为何病？对曰：名为鼓胀。"《灵枢·水胀》谓："腹胀身皆大，大与肤胀等也，色苍黄，腹筋起，此其候也。"描述了鼓胀的主要特征。

汉代张仲景《金匮要略》论"黄疸"病因谓："黄家所得，从湿得之。"

隋代巢元方《诸病源候论·黄疸候》谓："黄疸之病，此由酒食过度，脏腑不和，水谷相并，积于脾胃，复为风湿所搏，瘀结不散，热气郁蒸，如食已如饥，令身体面目及爪甲小便尽黄，而欲安卧……面色微黄，齿垢黄，爪甲上黄，黄疸也"；又谓："积聚者，由阴阳不和，腑脏虚弱，受于风邪，搏于腑脏之气所为也"，"诊得肝积，脉弦而细，两胁下痛，邪走心下，足胫寒。胁痛引小腹……身无膏泽，喜转筋，爪甲枯黑，春瘥秋剧，色青也"，"气水饮停滞，结聚成癖，因热气相搏，则郁蒸不散，故胁下满痛，而身发黄，名为癖黄"。分别对黄疸、积聚、肝积等的病因病机和临床表现作了详细的描述。

唐代王焘《外台秘要》对"暴症"的描述为："病原暴症者，由脏气虚弱，食生冷之物，脏既本弱，不能消之，结聚成块，卒然而起，其生无渐，名之暴症也。本由脏弱其症暴生，至于成病毙人则速"，"腹中有物坚如石，痛如刺，昼夜啼呼，不疗之百日死。"

宋代《圣济总录》谓黄疸若"心间烦闷，腹中有块，痛如虫咬，吐逆喘粗，此是血黄"，"如齿鼻黑，发直者死"。又谓："积气在腹中，久不瘥，牢固推之不移者，癥也，饮食不节，致脏腑气虚弱，饮食不消，按之其状如杯盘牢结，久不已，令人身瘦而腹大，至死不消。"

明代李中梓《医宗必读·积聚》曾提出分初、中、末3个阶段的治疗原则很有现实意义，认为"初者，病邪初起，正气尚强，邪气尚浅，则任受攻；中者，受病渐久，邪气较深，正气较弱，任受且攻且补；末者，病魔经久，邪气侵凌，正气消残，则任受补"。

清代喻嘉言《医门法律》认为："凡有癥瘕积块痞块，即是胀病之根，日积月累，腹大如箕，腹大如瓮，是名单腹胀。"

## 三、病因病机

原发性肝癌病变在肝，中医的脏腑学说认为肝为刚脏，主疏泄、喜条达而恶抑郁，肝藏血，其生理特点为体阴用阳，肝病时则疏泄无权，肝气郁结，肝血失养，导致元气伤，肝阴耗；当肝气郁结犯脾，则脾气虚；肝阴耗损及肾，则肾水亏。鉴于肝主升、主动、主散的生理特点，肝病多见肝火及肝风等阳亢征象。

1. 外感时邪

时邪外感，或寒或热，侵犯机体，入里转化，致脏腑失和，气血运行不畅，变生积块，或邪郁日久，化毒成瘀，毒瘀内聚，终成"癥积"。《金匮翼·积聚通论》曰："积聚之病，非独痰、食、气血，即风寒外邪，亦能成之。"

2. 酒食不节

饥饱失常，或嗜酒过度，或恣食肥甘厚味，或饮食不洁，皆能损伤脾胃，脾失健运，不能输布水谷之精微，湿浊凝聚成痰，痰阻气机，血行不畅，脉络壅塞，痰浊与气血搏结，致生痞块，久而不消，病成癥积。如《卫生宝鉴》曰："凡人脾胃虚弱或饮食失常或生冷过度，不能克化，致成积聚结块。"

3. 情志郁怒

肝主疏泄，主藏血。《血证论》曰："肝属木，木气冲和条达，不致遏抑，则血脉得畅。"若情志郁怒，可使情志不得发泄而致肝气郁结，气滞则血瘀，瘀血结于腹中，日久可变生积块。如《难经本义》所述："积蓄也，言血脉不通，蓄积而成病也。"

4. 正气亏虚

先天不足，禀赋薄弱，或后天失养，正气亏虚，不能抵御外邪侵袭；或他病日久，耗伤正气，致阴阳失调，气血逆乱,脏腑功能紊乱,瘀血留滞不去,而成积聚。《外台秘要》云:"病源积聚者,由阴阳不和,脏腑虚弱,受于风邪,搏于脏腑之气所为也。"

肝癌病位在肝,与脾、胃、肾、胆密切相关。其病性常虚实夹杂,虚以脾气虚、肝肾阴虚及脾肾阳虚为主;实以气滞血瘀、湿热瘀毒为患。本病早期临床表现不明显,一旦发病,病情复杂,发展迅速,病机转化急剧,预后较差。初起病机多以气郁脾虚湿阻为主,进一步可致湿热毒瘀互结,耗伤阴血,终致正衰邪实,病情恶化,甚则阴阳离决。毒、虚、瘀、热是肝癌的基本病变,邪毒化火,瘀毒互结,脾肾亏虚,进一步表现为肝肾阴虚和脾肾阳虚,贯穿肝癌发病全过程。

## 四、诊断

### (一)发病特点

本病好发于青壮年男性,以40~49岁为多,男女之比为(3~5):1。肝癌起病隐匿,恶性程度高,进展快,自然生存期短,临床确诊多属中晚期,如不积极医治,一般生存期不超过半年。

### (二)临床表现

原发性肝癌起病隐匿,早期肝癌称为亚临床肝癌,可无任何临床症状与体征,或仅出现肝病所致的临床表现,如胁痛、纳呆、消瘦等,从中医的辨证角度分析,则多数患者素有情志不畅,烦躁易怒,口苦咽干,疲倦纳呆等"肝失疏泄""肝盛脾虚"的症状。一旦出现肝癌临床表现,则多已至中晚期,晚期症状多种多样,其中以肝区疼痛为主,可伴有腹胀、纳差、呃逆、发热、腹泻、消瘦、呕血、便血、衄血、皮下瘀斑等。肝大,质地坚硬,伴或不伴结节,压痛明显,腹水,黄疸,脾肿大为肝癌的常见体征。其中黄疸、腹水、恶病质、锁骨上淋巴结肿大及其他远处转移灶的出现是肝癌晚期的表现。

### (三)细胞学和病理学诊断

凡肝组织学证实为原发性肝癌或肝外组织病理检查为肝细胞癌者皆可确立诊断。

### (四)影像学和免疫学检查

在肝癌的临床诊断中,影像学(超声、CT、MRI)发现占位性病变和甲胎蛋白(AFP)阳性是诊断的最重要条件,临床诊断的确立有以下标准。①AFP>400微克/升,影像学发现肝占位性病变,或伴有肝癌的症状体征者。②AFP在20~400微克/升,影像学确认肝实质性占位,伴有肝癌的症状体征,能排除继发性肝癌、肝血管瘤等良性占位病变者。③AFP阴性(<20微克/升),影像学确认肝实质性占位,有明确的肝癌症状体征,能排除继发性肝癌、肝血管瘤或其他占位病变者。④AFP阴性,而影像学未发现肝占位病变,应首先排除活动性肝病和生殖腺胚胎原性肿瘤后,警惕亚临床肝癌的可能。中医的"肝瘿线""朱砂掌""红丝赤缕"对肝癌的早期诊断有一定参考价值,仍以病理诊断、影像学肝占位病变及AFP阳性为确诊依据。

## 五、鉴别诊断

### 1.肝痈

痈生于肝脏的称为肝痈,本病多因肝郁化火,肝胆不和或膏粱厚味,湿热虫积,壅结于肝;也有因闪挫跌仆等外伤而致血络瘀阻郁结而成。初起有右侧胁肋隐痛,并逐渐加剧,甚至不能向右侧卧,影响呼吸。起病急慢不定,常有恶寒发热等全身症状;如因痰火而成的则起病较缓,大多无全身症状,脉弦滑;由瘀血而成的,则疼痛较甚,无寒热,脉多弦涩。以后肝脏逐渐肿大,腹满挛急,患者明显消瘦,最后肝脏局部化脓而变软,如不及时治疗,则脓肿溃破,脓呈咖啡色而带臭秽,或并发咳吐脓血,或并发剧烈腹痛,下痢脓血及虚脱等症。本病类似于西医学的肝脓疡。

### 2.痞满

痞满是一种自觉症状,感觉腹部(主要是胃脘部)痞塞不通,胀满难忍,但不能触及块物。

## 六、辨证

### (一)辨证要点

**1. 辨标本**

肝癌属本虚标实之证,本虚即脾气不足,正气亏损;标实即指邪毒内蕴,气血瘀滞,痰湿蕴结。发病之初多为肝郁脾虚,气滞血瘀;日久则气郁化火,湿热内生,瘀毒互结,临床见积块、黄疸、鼓胀、疼痛等症;晚期由于邪毒耗气伤阴,正气大损,致肝肾阴虚,气虚不摄,血动窍闭,常可出现血证(上下血溢)、神昏等危象。

**2. 辨腹胀**

腹胀为肝癌最常见症状,临床中要注意分清是气胀、水胀还是鼓胀,一般气胀时消时长,叩之如鼓,治当疏肝健脾,理气消胀;水胀则缓慢增长,伴体重增加,持续难消,腹如蛙状,治以通利二便为主,兼以温阳益气;鼓胀多伴有疼痛,固定不移,可触及包块,呃逆频作,影响进食,治以健脾温肾,软坚散结。

**3. 辨血瘀与出血**

血瘀为肝癌的基本病因病机,而中晚期肝癌又多出现鼻衄、齿衄及黑便等,甚至呕血便血等出血证候,故要谨慎合理使用活血化瘀之剂,有些患者虽有明显的血瘀征象,然须兼顾健脾摄血,不宜多用、久用活血化瘀之品,以免引起出血。

**4. 辨舌脉**

肝癌患者早中期多见淡暗舌、紫暗舌,中晚期患者可出现"肝瘿线",为肝瘀之象,晚期伤阴,舌质红绛、舌苔光剥为其特点。脉象以弦细为多,也可见弦滑脉、濡脉、细数脉;若病者大肉尽脱,舌红神疲,而脉象反呈弦数有力,乃邪重病进之征,须防血证之变,晚期出血后可见芤脉。

### (二)证候

**1. 肝热血瘀**

症状:上腹肿块质硬如石,疼痛拒按,或胸胁掣痛不适,烦热口干,或烦躁口苦喜饮,大便干结,尿黄或短赤,甚则肌肤甲错,舌质红或暗红,边尖有瘀点瘀斑,舌苔白厚或黄,脉弦数或弦滑有力。

病机分析:肝气郁结,气滞血瘀,瘀血结于腹中而见上腹肿块质硬如石,疼痛拒按。肝热内盛,经气不利,以致胸胁掣痛不适。肝气郁结,日久化火,火热燔灼,故见烦热口干,口苦喜饮,大便干结,尿短黄赤。瘀血内阻,气血运行不利,肌肤失养,则皮肤粗糙如鳞甲。舌质红或暗红,边尖有瘀点瘀斑,苔白厚或黄,脉弦数或弦滑有力为肝热血瘀之象。

**2. 肝盛脾虚**

症状:上腹肿块胀顶不适,消瘦乏力,倦怠短气,腹胀纳少,进食后胀甚,眠差转侧,口干,大便溏薄,尿黄短,甚则出现腹水、黄疸、下肢浮肿。舌质胖,舌苔白,脉弦细。

病机分析:多见于肝癌中期。脾气亏虚,水湿内停,聚而成痰,痰阻中焦,则见上腹肿块胀顶不适。肝气郁结,木盛乘土,致脾气亏虚,健运失常,饮食不为所化,故见消瘦乏力,倦怠少气。脾虚不运,故腹胀纳少,进食后胀甚。火热内扰,神魂不安,故眠差转侧。津为火热所灼,故口干,小便黄短。脾虚不能运化水湿,肝气疏泄失常,故见大便溏薄,腹水,尿少,下肢浮肿。舌质胖,舌苔白,脉弦细为肝郁脾虚之象。

**3. 肝肾阴虚**

症状:鼓胀肢肿,蛙腹青筋,四肢柴瘦,唇红口燥,短气喘促,纳呆畏食,烦躁不眠,小便短少,上下血溢,甚则神昏摸床。舌质红绛,舌光无苔,脉细数无力,或脉如雀啄。

病机分析:多见于晚期或中末期肝癌。肝肾阴虚,津液不能输布,水液停聚,血瘀不行,故鼓胀肢肿,蛙腹青筋。肝火内灼,病久致肝肾阴液亏虚,形体不充,故见四肢柴瘦。阴虚津液不能上承,故唇红口燥。阴虚不能敛阳,故见短气喘促。胃液干涸,故纳呆畏食。虚火内扰心神,见烦躁不眠。阴虚阳微,气化不利则尿短。阴虚火旺,迫血妄行,可见上下血溢。阴虚风动,气血逆乱,以致神昏摸床。舌质红绛,舌光红无苔,脉细数无力,或脉如雀啄,为肝肾阴液枯竭、阴虚火旺之象。

### 七、治疗

（一）治疗原则

1．健脾补中应贯穿治疗始终

仲师谓"见肝之病，知肝传脾，当先实脾"，脾为后天之本，"脾旺不受邪"，健脾对扶持正气、延缓肝癌进程有重要作用。

2．调理气机为先

肝主疏泄，具有调节人体气机的作用，脾乃中土，为气机升降之枢，故治肝癌以调理气机为先，气行则血行瘀消、水行湿化。

3．清热解毒用之适量

肝癌发病过程中，多见化热之象，且病情发展较速，故清热解毒为常用治法之一，但用之要适时适量，不可过于苦寒，以防妨碍脾胃，影响气机，有可能加速病情。

（二）治法方药

1．肝热血瘀

治法：清肝解毒，祛瘀消癥。

方药：龙胆泻肝汤合下瘀血汤去当归、木通、车前子，加蚤休、半枝莲。以龙胆草、栀子、黄芩清肝火，生地凉血滋阴，蚤休、半枝莲清热凉血解毒，䗪虫、桃仁、大黄祛瘀消癥，柴胡畅达肝气。腹部疼痛或胸胁掣痛甚者，酌加徐长卿、蒲黄、五灵脂；大便干结加知母、大黄。

2．肝盛脾虚

治法：健脾益气，泻肝消癥。

方药：六君子汤合茵陈蒿汤加干蟾皮、蚤休、半枝莲。方以党参、白术、茯苓、甘草健脾益气，陈皮、半夏理气和胃，半枝莲、蚤休、蟾皮清热解毒泻肝胆，茵陈、栀子、大黄清热利胆退黄。短气乏力明显者用生晒参易党参；腹胀顶甚加槟榔、木香；有腹水黄疸有去蜈蚣，酌加蒲公英、徐长卿、泽泻。

3．肝肾阴虚

治法：滋阴柔肝，凉血软坚。

方药：一贯煎加减。生地黄、当归、沙参、麦门冬、枸杞子养血滋阴柔肝为主药；川楝子疏肝理气，鳖甲、龟版、丹皮、女贞子、旱莲草凉血软坚为辅。如腹水胀顶酌加木香；肝性脑病神昏者加羚羊角送服安宫牛黄丸；上下血溢加鲜旱莲草、鲜藕汁、水牛角。

（三）其他治法

1．古方

（1）大黄䗪虫丸（《金匮要略》）：由大黄、䗪虫、虻虫、蛴螬、水蛭、干漆等组成。具有活血祛瘀、消肿散结的功效，适于各期肝癌正气未全虚者。每次3～6克，每日3次。

（2）安宫牛黄丸（《温病条辨》）：由牛黄、犀角、麝香、黄连、黄芩、生栀子、朱砂、珍珠、冰片、明雄黄、郁金等组成，有清热解毒、凉血退热、醒神开窍的功效，对肝癌癌性发热、肝昏迷等有较好的作用。每次1丸，凉开水送服，每日1～3次。

（3）犀黄丸（《外科证治全生集》）：由麝香、牛黄、乳香、没药组成，具有解毒散结、消肿止痛的功效。适于瘀毒蕴结为主型肝癌。每次6克，每日1～2次，米醋送下。

（4）鳖甲煎丸（《金匮要略》）：由炙鳖甲、桃仁、柴胡、黄芩、干姜、大黄、桂枝、石韦等组成，具有消痞化积的功效。适于痰瘀互结型肝癌。每次1丸，每日2次，温开水送服。

2．中成药

（1）消癥益肝片：为蟑螂提取物（总氮）的片剂，有解毒化积、消肿止痛的功效，适于各期原发性肝癌。每次6～8片，每日3次。

（2）化癥回生口服液：源于《温病条辨》中的化癥回生丹，由益母草、红花、三棱、人参、鳖甲、虻虫、乳香、阿魏、香附等34味药组成，具有消癥化瘀、益气养血、健脾补肾的功效。用于治疗肝癌、肺癌，还可用于治疗胃癌、食管癌、结肠癌、乳腺癌及女性生殖系统肿瘤(如子宫颈癌、卵巢癌)等。每次10毫升，每日3次。

(3)槐耳颗粒：主要成分为槐耳菌质，具有扶正固本，活血消癥的功效。适用于正气虚弱，瘀血阻滞，原发性肝癌不宜手术和化疗者辅助治疗用药，有改善肝区疼痛、腹胀、乏力等症状的作用。口服，每次20克，每日3次。1个月为一个疗程，或遵医嘱。

(4)亚砷酸注射液：主要成分为三氧化二砷($As_2O_3$)，主要用于急性早幼粒细胞白血病、原发性肝癌，对胰腺癌、胃癌、肠癌、肺癌、巨核细胞白血病、B细胞性淋巴瘤等也有一定的疗效。用法与用量：亚砷酸注射液10毫克，加0.9%氯化钠溶液或5%葡萄糖500毫升，静脉滴注，每日1次。禁忌证：对本品过敏者禁用，肝肾功能损害者及孕妇慎用。不良反应：白细胞过多综合征、皮疹、心电异常改变、消化道不适、皮肤干燥、色素沉着、谷丙转氨酶增高，上述反应停药后逐渐恢复正常。

3. 外治

(1)阿魏化痞膏：由三棱、莪术、穿山甲、大黄、生川乌、生草乌、当归、厚朴、阿魏、乳香、没药、血竭等组成。具有消痞散结的功效。主治腹部肿块、胀满疼痛。外用，用火将阿魏化痞膏烘烊，贴患处。

(2)双柏散：由侧柏叶、大黄、黄柏、薄荷、泽兰、延胡索组成。具有活血祛瘀，消肿止痛的功效。主治跌打损伤早期，疮疡初起，局部红肿热痛或局部包块形成而未溃疡者。外用，用蜜糖水调敷或煎水熏洗患处。

(3)田螺敷脐贴：鲜田螺肉100克、生姜汁30克、徐长卿末30克、七叶一枝花末40克、冰片3克。具有通利小便，逐水消胀的功效。主治肝癌腹水，胀顶难忍，小便不利。外用。冷饭适量和上药，捣烂至有黏性外敷肚脐。

4. 针灸

(1)体针。

处方：取足厥阴肝经、足少阳胆经穴为主；肝俞、期门、日月、胆俞、阳陵泉、支沟、太冲。

方义：足厥阴、少阳之脉同布胁肋，期门、肝俞、日月、胆俞为肝胆经俞募相配，疏肝利胆；支沟(即飞虎穴)为治胁痛之经验穴，阳陵泉为胆经下合穴，一上一下和解少阳；太冲以助疏肝调肝，清泄肝热。

辨证配穴：肝热血瘀证加膈俞、血海配三阴交以活血祛瘀，行间、侠溪点刺放血泻肝热；肝盛脾虚证加脾俞配足三里以健脾益气，可灸；肝盛阴亏证加肾俞、太溪。

随症配穴：口苦配丘墟、大陵；呕恶者，加中脘、内关；痛甚则加神门、外丘调神止痛；腹胀便溏甚者，加天枢、关元，可加灸；黄疸加至阳、阴陵泉；神疲畏寒甚者，加关元、命门；腹水明显加神阙，隔甘遂末灸3壮；肝昏迷神昏谵语者，加中冲、少冲点刺出血。

刺灸方法：毫针针刺，补泻兼施。每日1次，每次留针30分钟，10次为一个疗程。虚证可加灸。痛甚加电针：在体针的基础上，将电针输出电极连接期门、日月、支沟、阳陵泉等腧穴，疏密波，频率为2/15赫兹，持续刺激20～30分钟。

(2)耳针：皮质下、脑干、肝、胆、脾、轮4～6反应点。恶心呕吐加贲门、胃；呃逆加耳中；便秘加大肠、便秘点。毫针刺，中强度刺激，每次留针30分钟，间歇运针2～3次，10次为一个疗程。或用撳针埋藏或王不留行籽贴压，每3～5日更换1次。

(3)拔罐法：选第6～第11相应背俞穴拔罐。

(4)挑治法：第6～第11脊椎夹脊点或阳性反应点挑治，每星期1次。

(5)隔姜灸：神阙、关元、天枢、脾俞、胃俞、足三里，每次3壮，每日1次。适用于虚寒证。

## 八、转归及预后

肝癌病情凶险，临床表现多种多样，晚期可出现消瘦、黄疸、出血、腹水、神昏等症。清代王旭高在《西溪书屋夜话录》中有精确的描述："肝火燔灼，游行三焦，一身上下内外皆能为病，难以枚举，如目红颧赤，痉厥狂躁，淋秘疮疡，善饮烦渴，呕吐不寐，上下血溢皆是。"可见肝癌晚期病及上、中、下三焦，预后极差。

在我国，乙型肝炎病毒和丙型肝炎病毒感染是导致原发性肝癌的最直接原因。影响原发性肝癌预后转归的因素有以下几个方面。病期的早晚、发现肝癌时肝功能的状态、肝癌病理类型等。但最主要取决于病期的早晚,如切除2厘米无器官侵犯的小肝癌,5年存活率可达60%～100%,而已有症状的手术后5年存活率低于20%。因此关键是早期发现肝癌。

### 九、预防与护理

防止粮食作物中的黄曲霉素污染,防止水中蓝绿藻的污染,以及预防病毒性肝炎,即"管粮、管水、防肝炎"的七字方针,是防止肝癌发生的根本措施,就我国肝癌发病情况而言,防肝炎首先是防乙型肝炎,对于乙肝两对半阴性的人群,可注射乙肝疫苗,同时应注意血源性传播。积极治疗病毒性肝炎(尤其是乙型肝炎)、中毒性肝炎、肝硬化等,降低肝癌的发病率。通过在高危人群HBsAg阳性者中进行AFP和B超普查,可以发现亚临床肝癌,从而提高肝癌患者的治愈率。对AFP≥50微克/升而<200微克/升,超过2个月以上者,称为AFP低浓度持续阳性,这是一组肝癌高危人群,要积极治疗,定期复查,争取消灭在小肝癌阶段。

情志波动对肝病的影响很大,因此需加强情志调理。保持营养平衡,保证蛋白质摄入,进食适量的脂肪和高维生素;对食欲不振者应经常更换饮食花样,少食多餐;上消化道出血者活动期应禁食;对有腹水者,要限制盐的摄入,每日3～5克;对有肝昏迷先兆和肝昏迷者,要暂时停止蛋白质的摄入,摄入以糖为主。肝癌介入治疗术后,观察患者足背动脉搏动及伤口有无渗血,观察血压变化,有无呕吐及发热等症状。观察肝区疼痛的性质、持续时间、有无放射痛等,出现疼痛者,按三级止痛法给予镇痛剂,做好心理护理,做好缓解疼痛的卫生宣教。保持床单整洁平整,定时翻身,消瘦者每日用红花乙醇按摩骨突处,以防止褥疮,腹胀并伴有腹水者,应取半卧位,对肝昏迷者及不能进食者做好口腔护理。

(焦克德)

## 第七节 脑瘤及脑瘤转移

脑瘤及脑转移瘤又称颅内肿瘤,是指生长于颅腔内的新生物。颅内肿瘤分原发性和继发性两大类,原发于颅内的脑膜、脑、神经、血管、颅骨及脑的附件,如脉络丛、脑垂体、松果体等处的肿瘤,称为原发性颅内肿瘤;从身体其他部位的恶性肿瘤扩散而来的称为继发性或转移性肿瘤。其中原发性脑瘤占中枢神经系统原发性肿瘤的80%～90%,椎管内起源的肿瘤约占10%～20%。颅内肿瘤的发病率,国外为4/10万,5/10万,我国为4/10万～9/10万。在我国,中枢神经系统肿瘤占男性肿瘤的第8位,女性肿瘤中的第10位。发病的性别差异不大,男性略多于女性,约为(1.2～1.5):1,但是不同类型肿瘤的性别比例不一,除脑膜瘤和听神经瘤女性多于男性外,其他均以男性多见,尤其是各种胶质瘤更明显。本病可见于任何年龄,约85%见于成年人,好发年龄在30～50岁。在成人,恶性的颅内肿瘤瘤约占全身恶性肿瘤的1.5%,居全身各恶性肿瘤的第11位;在儿童中因为其他的肿瘤相对较少,发病率相对较高,约为7%左右,是仅次于白血病的第2种严重肿瘤。在一般的尸体解剖材料中脑瘤大约占1.3%～20%,其中以胶质瘤为多(约为30.4%),脑膜瘤、垂体瘤、神经鞘瘤、颅咽管瘤等依次减低。成人大多为大脑的胶质瘤、脑瘤、垂体腺瘤、转移瘤及听神经瘤等。儿童则多为小脑的星形细胞瘤,小脑中线的髓母细胞瘤,第四脑室的室管膜瘤,蝶鞍部的颅咽管瘤等。颅内肿瘤发生于大脑半球的机会最多,其后依次为蝶鞍区、小脑(包括小脑蚓部)、桥小脑角、脑室内、脑干内。年龄与肿瘤发生部位也有一定的关系,大多数的颅内肿瘤位于桥上,多为成年人;而位于幕下的肿瘤不足1/3,其中儿童过半数。不同的肿瘤有其好发部位,如胶质瘤好发于大脑半球皮质下,髓母细胞瘤好发于小脑蚓部,室管膜瘤好发于脑室壁,血管网状细胞瘤好发于小脑半球内,神经鞘瘤好发于桥小脑角,脊素瘤好发于鞍上区等。临床上可以根据病变的部位推测肿瘤的性质。颅内肿瘤的病因目前尚未明确,只是在个别的肿瘤中,其病因有一定的线索,如血管网状细胞瘤有家族多发现象,推测与遗传因素有关。此外,有人认为外伤、放射线辐射、病毒感染、某些化学药物等也有可能诱发颅内肿瘤。按照1980年世界卫生组织(WHO)的议定,颅内肿瘤的组织学分类有神经上皮组织的肿瘤、神经鞘膜细胞瘤、脑膜及有关组织的肿瘤、颅内原发的恶性淋巴瘤、血管组织的肿瘤、胚胎细胞瘤、先天性肿瘤、脑下垂体前叶的肿瘤、邻近组织的肿瘤、转移瘤及未能分类的肿瘤。各种肿瘤由于组织发生及病理特征不同,其性质良恶和生物学行为也不一样,如神经胶质瘤中,星形细胞瘤成长较慢,囊性者预后较佳。多形性胶质瘤生长快,恶性程度高,预后极差,病程仅有数月。脑转移瘤属晚期,预后更差。血运转移者,原发癌多为肺癌、乳癌及肾癌。肿瘤直接侵犯脑组织者,多见鼻咽癌、中耳癌、视网膜母细胞瘤等。恶性脑瘤,生存期短,死亡率高,治疗困难,据世界卫生组织统计,中枢神经系统肿瘤死亡率约为30/100万,其中绝大多数是颅内原发性恶性肿瘤。

## 一、文献概述

我国古代中医文献中对"脑瘤"这一病名无明确的记载,但在真头痛、癫痫、中风、眩晕、厥逆等疾病中有类似症状的论述。

《灵枢·厥病》云:"真头痛,头痛甚,脑尽痛,手足寒至节,死不治。"明确指出了"真头痛"的临床表现和预后。《灵枢·大惑论》说:"故邪中于项,因逢其身虚……入于脑则脑转。脑转则引目系急,目系急则目眩以转矣。"《素问·奇病论》曰:"人有病头痛以数岁不已……当有所犯大寒,内至骨髓,髓者以脑为主,脑逆故令头痛……病名曰厥逆。"《灵枢·海论》还说:"髓海不足,则脑转耳鸣,胫酸眩冒。"《素问·五脏生成》云:"头痛巅疾,上虚下实,过在足少阴、巨阳,其则入肾。"《素问·厥论》谓:"厥或令人腹满,或令人暴不知人",又云:"巨阳之厥,则肿首头重,足不能行,发为眩仆"。《中藏经》明确地指出:"头目久痛,卒视不明者,死。"这些论述都与现代颅内肿瘤的临床表现及预后非常相似。

## 二、病因病机

中医学认为"脑为髓海",故脑瘤乃髓海病变,多因正虚邪实,以肝肾亏虚,风痰瘀毒阻脑为主。脑瘤的形成,主要是由于脏的虚弱,清阳不升,浊气不降,致血行滞涩,经络不畅,气血津液输布失常,则湿聚为痰,血滞为瘀;另肝为风木之脏,肝肾阴虚,肝阳上亢,化风为火,风、火、痰、瘀互结,清阳失用,痹阻脑络;而风、火、痰、瘀日久则会进一步加重肝肾阴亏,因果交错,变生有形瘤疾。

(一)外感六淫

外感六淫之邪,机体的气血阴阳失于平衡,导致清阳之气不得升,浊阴之气不得降,以致气血部结,格于脑内,肿大成积。外邪中之邪毒主要包括西医学中的病毒感染、烟草、油烟的污染毒素,职业环境中的化学毒素,生活环境中的空气、水、土壤污染毒素及酒食中的各种毒素等。《类经》指出:"五脏六腑之精气,皆上升于头,以成七窍之用,故为精明之府。"《灵枢·百病始生》指出:"积之所生,得寒乃生,厥乃成积也"。《灵枢·九针论》谐:"四时八风客于经脉之中,谓瘤病者也。"

(二)情志失调

忧愚郁怒则肝失疏泄,气机运行失畅,而致瘀血阻滞;或因气滞津停,聚湿成痰,或气郁日久化火,灼津成痰,痰瘀交阻,积于清窍,而成颅内肿瘤。《灵枢·百病始生》说:"凝血蕴里而不散,津液涩渗,著而不去,而积皆成也。"元代滑寿《难经本义》谓:"积蓄也,言血脉不行,蓄积而成病也。"

(三)饮食失宜

长期饮食偏嗜,嗜酒肥甘炙煿,损伤脾胃,脾失健运,痰浊内阻。因此,蓄毒体内,郁热伤津,气机不利,脉络不通,毒邪与痰瘀互结,可使颅内肿瘤发生。

(四)正气亏虚

由于先天不足、房劳、惊恐伤肾,致肾脏亏虚,脑失所养,诸邪乘虚而入,脑部清阳之气失用,津液输布不利,加之瘀血与顽痰互结酿毒,积于脑部,发为肿瘤。《外证医编》指出:"正气虚则成岩。"人体正气虚弱,脏腑生理功能就失调,明代张景岳说:"脾肾不足及虚弱失调之人,多有积聚之病。"脾主运化,脾虚湿聚可成痰。朱丹溪说:"凡人身上中下有块者,多是痰","痰之为物,随气升降,无处不到"。说明脾虚生痰可导致颅内肿瘤,脑瘤的发病与肾的关系甚为密切,《灵枢·海论》指出:"脑为髓之海,其输上在于其盖,下在风府……髓海有余,则轻劲多力,自过其度;髓海不足,则脑转耳鸣,胫酸眩冒,目无所见,懈怠安卧。"

颅内肿瘤的病位在脑,与肝、脾、肾等脏腑有关,痰、瘀、毒、虚为其主要的病理因素,主要病机为正虚邪实,邪实在脑,以瘀血痰凝为主;正虚在全身,以气虚和肝肾阴虚多见。

### 三、诊断与鉴别诊断

(一)诊断要点

1. 临床表现

颅内肿瘤的临床表现依据肿瘤的病理类型、肿瘤所在的部位的不同而有差异,可分为颅内压增高的症状、局灶性症状及癫痫发作。

1)颅内压增高的症状:颅内肿瘤为占位性病变,可引起颅内压增高,表现为头痛、呕吐、视神经乳头水肿等。其症状出现的早晚取决于:①肿瘤生长的部位。颅后窝及中线的肿瘤因容易引起静脉窦血液回流及脑脊液循环的障碍,症状的出现较早。②肿瘤生长的速度。恶性肿瘤因生长较快,症状的出现亦较早。③伴随的脑水肿程度明显时,症状出现较早。④病人的全身情况。妊娠、毒血症、呼吸道感染、颅脑损伤等情况下都能使颅内压增高,症状较早出现。

(1)头痛:为早期出现的症状,以清晨从睡眠中醒来及晚间出现较多,主要位了额颞部,可涉及枕后及眼眶部。开始时多为间歇性的头痛,随着肿瘤的增长,逐渐变为持续性的头痛,并逐渐加重。当用力、咳嗽、打喷嚏时疼痛加重,颅内高压造成的头痛是全头性的,急性颅内压增高之头痛可非常剧烈,并伴有呕吐、躁动。

(2)呕吐:由迷走神经受激惹引起,特点是喷射状,与饮食无关,在呕吐之前多无恶心。

(3)视神经乳头水肿:颅内压的增高阻碍了眼底静脉回流,先引起眼底静脉扩张,继而出现视神经乳头的水肿。久之,可导致视神经的萎缩,见视乳头呈灰白色,视力减退,视野向心性缩小,最后失明。

(4)脑疝:是颅内肿瘤的最严重的并发症,临床上常见的有小脑幕切迹疝和枕骨大孔疝。前者表现为病情突然恶化,患者昏迷,患侧瞳孔散大,对侧肢体瘫痪,去大脑强直,血压增高,终至呼吸、心跳骤停。后者多为幕下肿瘤所致,急性者由于延髓受压,造成呼吸突然停止,意识丧失,慢性者出现一定的强迫体位。

(5)其他:有复视、视力减退、头晕、记忆力减退、情绪淡漠、反应迟钝、血压升高、意识模糊等,甚至昏迷。

2)局灶性症状:颅内肿瘤所引起的局灶性症状是由肿瘤的压迫、浸润和破坏脑组织或颅神经所引起的。如肿瘤挤压血管,使局部血供发生障碍而引起症状,只要治疗及时,血供得以恢复,症状即可逐渐逆转。这种症状称之为"生理性障碍"。如肿瘤侵犯神经组织使之毁坏而引起的症状,虽将肿瘤切除,症状也难以逆转,这种症状称之为"解剖性障碍"。扩张性生长的肿瘤以产生前一种症状为多见,浸润性生长的肿瘤以产生后一种症状为多见。颅内肿瘤所引起的最早局灶性症状大多提示脑组织直接受肿瘤影响的部位,因此具有较大的定位诊断价值。病变晚期当颅内压增高,症状已经出现,由于脑组织的移位,重要血管或神经受到牵拉或推移,这时所出现的症状就不再具有定位诊断的价值,临床上应注意识别。

(1)运动障碍:因肿瘤引起大脑额叶中央前回皮质运动区损害常造成不全瘫痪,上下肢瘫痪的程度不一样,也可以出现单瘫。肿瘤累及内囊时,出现三偏症状。脑干肿瘤多出现患侧颅神经麻痹和对侧偏瘫,即所谓交叉性麻痹。累及运动区前部时可见抓握反射和摸索现象。

(2)感觉障碍:大脑顶叶皮质感觉区的肿瘤,常常导致皮层感觉障碍,包括形体、重量感觉障碍等。丘脑肿瘤时表现为偏身感觉障碍。

(3)精神障碍:肿瘤伴有精神症状者多发生在额叶及颞叶,前者表现为淡漠,注意力不集中,记忆力和智力减退,性格改变,易于激动、欣快及稚气等;后者表现为记忆障碍,情绪不稳定,易激怒,多伴有幻觉。

(4)失语症:发生于优势半球的语言中枢,在额下后回部的肿瘤表现为运动性失语;颞上后回者为感觉性失语；颞后及顶叶下部为命名性失语；顶叶下部左侧角回肿瘤可见失读、失写；左顶叶缘上回肿瘤可出现失算症。

（5）视野的改变：一侧视神经损害时产生该侧视野全盲；视交叉部肿瘤见双颞侧偏盲，视束以后的表现为对侧同向性偏盲；枕叶肿瘤往往是对侧同向性偏盲，但中心视野存在。

（6）蝶鞍部肿瘤的表现：常见的是垂体腺瘤，主要症状有视神经、视交叉受压症状和垂体功能障碍，后者表现为性功能障碍及身体发育障碍。当肿瘤累及下丘脑时可引起代谢及自主神经功能障碍，如肥胖、嗜睡、体温调节障碍、性器官萎缩、糖尿病、尿崩症、血压及脉搏的异常等。

（7）松果体肿瘤的表现：可有两眼上视障碍、瞳孔反射消失以及听力障碍等四叠体症状，小儿常表现为性早熟。

（8）小脑内肿瘤的表现：一般表现为共济失调和协同失调性运动障碍，步态不稳，眼球震颤，轮替性运动不能，肌张力减退，辨距过宽等。

（9）脑干损害的症状：脑干一侧受损时，会出现"交叉性综合征"，即病灶侧颅神经损害，对侧中枢性麻痹或传导性感觉障碍。

（10）锥体外系损害症状：主要表现为肌张力的改变和运动状态的改变，运动过少见于额叶、黑质、网状结构（不包括苍白球）的病变，运动过多见于纹状体核、丘脑、红核、小脑－丘脑束的病变。

3）癫痫发作：多提示为定位症状。靠近中央区的表现为局限性发作；额叶前部肿瘤常表现为全身性的大发作；顶叶肿瘤可出现沟回发作；间脑肿瘤可出现自主神经发作；小脑幕肿瘤可产生强直发作。部分病例在发作后数小时至1～2天出现暂时性的肢体瘫痪，称癫痫后瘫痪或Todd综合征，有定位参考意义。

2.影像学诊断

（1）颅骨X线平片、脑血管造影及计算机断层扫描（CT）：常规后前位及侧位，必要时加照颅底、内耳道、视神经孔等特殊部位或断层照片，可见颅内压增高征象。脑血管造影主要根据脑血管的走向改变和病理性血管影像诊断肿瘤的部位和病理性质。CT扫描主要根据肿瘤组织的密度不同及脑池、脑室的移位作出诊断，对幕上肿瘤的诊断率较高，而对于幕下肿瘤，由于骨伪迹的关系诊断率较低。

（2）磁共振扫描（MRI）：有利于观察脑的解剖结构和肿瘤的病理改变，对鞍区、小脑、脑干、颅椎结合部及脊髓肿瘤的诊断具有优越性。

（3）发射计算机断层扫描（ECT）：包括单光子发射计算机断层扫描（SPECT）和正电子发射计算机断层扫描（PET），前者主要用于局部脑血流量的测定，后者可对葡萄糖、氧、特异性受体等进行测定，对治疗后所致的放射性坏死与颅内肿瘤的复发进行鉴别，还可以根据肿瘤的代谢活跃程度对肿瘤进行定性。

3.细胞学、病理学诊断

脑脊液的检查：颅内肿瘤的脑脊液一般为无色透明，其蛋白含量可增高，细胞的数量也可以轻度增加。部分病例可检出肿瘤细胞，以髓母细胞的阳性率最高。但要注意在高颅内压的情况下行腰穿有诱发脑疝的危险。

（二）鉴别诊断

脑瘤及脑转移瘤主要与脑脓肿、慢性硬膜下血肿、脑寄生虫病、癫痫、脑血管意外、视神经乳头炎等相鉴别。

1.脑脓肿

本病大多有感染症状及感染病灶，发病急，病程短，并常有脑膜炎症状，而局限性体征不明显。少数病例无明显感染灶，病程发展较慢，与脑瘤不易鉴别，甚至手术时才能证实，应特别注意脑脊液、CT检查的结果，有助于鉴别诊断。

2.慢性硬膜下血肿

头部在数周或数月前有外伤史，表现为颅内压增高症状、意识进行性障碍及偏瘫等，而局限性体征不明显，典型的病例其症状发展多为间歇性，而颅脑外伤症状往往轻微，且患病日久，常被病人所遗忘或忽略，当手术证实后，方回忆起外伤史。颅骨X线照片可能显示骨折线，但不多见，需行脑血管造影检查或颅骨钻孔探察以明确诊断。

3.脑寄生虫病

有脑血吸虫病、脑囊虫病、脑肺吸虫病、脑包虫病等。病人都有抽搐与颅高压蛙状。病史中有与感染源接触史。大便检查、虫卵孵化、痰液检查能发现有寄生虫卵。如有皮下结节,进行活检有助于诊断。血清及脑脊液囊虫补体结合试验、皮肤反应试验在囊虫及肺吸虫病中可呈阳性结果。由于脑囊虫病人常无可靠的绦虫感染史及局限性症状,而常只有癫痫及颅内压增高症状,故有些病例手术时才能诊断CT及磁共振检查有助于鉴别本病。

4.癫痫

原发性癫痫,起病一般在 20 岁以前,没有颅内压增高症状及局灶性体征,病情相对稳定,长期无明显进展,脑电图可见痫性放电。脑肿瘤以癫痫为首发症状者,其发病年龄一般较晚,且开始时癫痫常具局限性,有些病例于发作后可出现暂时性肢体瘫痪,神经系统检查可能发现有某些局限体征。虽然颅内压增高症状出现较晚,但整个病程有一定进展,故成年以后发生癫痫者应密切注意观察。头颅平片、CT、磁共振,必要时脑血管造影等有助诊断。

5.脑血管意外

卒中型颅内肿瘤常有突发偏瘫、失语等情况,易与脑血管意外混淆。但后者的年龄较大,有高血压及动脉硬化病史,无前驱症状,多突然出现昏迷和偏瘫等症状,其因脑出血、缺血以至脑坏死、水肿也可引起颅内压增高,甚至发生脑疝,但出现视乳头水肿者较少。脑瘤病人也可因瘤体内和其周围血管的改变产生水肿、出血、坏死和囊性变,而突然昏迷,但其表现与脑血管意外比较,绝大多数较慢,且大都有视乳头水肿。

6.视神经乳头炎

可误认为视神经乳头水肿而需予以区别。视神经乳头水肿或视神经萎缩不仅由颅内肿瘤引起,球后视神经炎,乃至铅中毒、砷中毒等也可引起。一般认为,因颅内压增高引起的视乳头水肿,早期常无视力障碍,当水肿不断加重时才出现视力减退,且两眼差别不大。视神经乳头炎充血比视神经乳头水肿明显,乳头的隆起一般不超过 3 个屈光度,早期即有明显的视力障碍,其眼底改变及视力减退程度二者差别较大,一般无颅内压增高及脑损伤体征,且起病迅速多有眼球疼痛,尤其是眼球转动时明显,故不难鉴别,必要时做腰穿及 CT、磁共振协助鉴别。

## 四、辨证论治

(一)辨证要点

在临床时,不仅要了解肿瘤患者全身机能状况及脏腑气血失调原因,还要辨清脑瘤的性质、部位、大小、发展和转移情况,进而确定治则与方药,清除病因,调整气血脏腑功能以治其本,通过解除对大脑所造成的压迫、出血,改善头痛、恶心、呕吐等颅内高压症状以治其标。

1.辨经络归属

对脑瘤所致的头痛进行辨证时,应研究其经络归属,如后头部疼痛,且连项背属太阳经;痛在前额,连及眉梢时属阳明经;痛在头两侧或太阳穴附近,呈偏头痛时属少阳经;头痛沉重如裹,腹满自汗属太阴经;头痛剧甚,连及齿、面部及指甲青紫者属少阴经;痛在头部的巅顶,频频作呕者属厥阴经。

2.辨虚实

如突然发生的暴眩,多为实证;病程长久的眩晕则属虚证。其中头目眩晕,视物不清,不能久立,伴头痛,身麻木者系肝风内动。眩晕而兼有头痛,面红耳赤及耳鸣者多为肝火内攻,常为实证。眩晕久作,面色惨白,气短乏力多为肾虚或气血两亏。眩晕而头沉重,体胖而痰多,常系痰湿内阻,乃清阳不升引起。

3.辨病性

根据脑瘤病人出现的症状和体征辨证,如蝶鞍部脑瘤压迫视神经可引起双眼视物不清,呈无欲状,精神淡漠,形寒肢冷,倦怠无力,是脾肾阳虚的表现。头痛精神紊乱,智能及定向力迟钝,有颅内高压,肢体运动障碍者,常见于额部脑瘤,半身感觉异常,局部肢体麻木或刺痛或抽搐,常为痰热生风,抽搐徐作无力者多属虚风内动;双手震颤多是气血双亏。脑膜瘤、胶质瘤、听神经瘤者常出现肝风内动的症状。

(二)临床分型

1.痰湿内阻

主症:头痛昏蒙,恶心呕吐痰涎,或伴有喉中痰鸣,身重肢倦,纳呆食少,舌淡胖,苔白腻,舌质淡暗,脉滑或弦滑。

证候分析:痰湿蒙蔽清阳,则头痛昏蒙。痰浊中阻,浊阴不降,气机不利,故恶心呕吐痰涎,或喉中痰鸣。湿性重浊,故身重肢倦。脾阳不振,则纳呆食少。舌淡胖,苔白腻,舌质淡暗,脉滑或弦滑均为痰湿内阻之征。

治法:软坚散结,涤痰祛湿。

方药:夏枯草膏合涤痰汤加减。

夏枯草 30g,红花 10g,昆布 15g,天龙 3g,海藻 15g,象贝母 15g,天南星 15g,石菖蒲 10g,半夏 15g,竹茹 15g,陈皮 10g,茯苓 15g,生薏苡仁 30g。

方中以夏枯草、天龙、天南星软坚散结为君药;以象贝母、半夏、昆布、海藻、竹茹、陈皮、生薏苡仁、茯苓利湿涤痰为臣药;以红花、石菖蒲活血通络为佐使药。

若舌底脉络增粗,舌质有瘀斑者,加赤芍、川芎、水红花子;口苦干渴有热象者,加黄芩、焦山栀;呕吐者,以生姜擦舌后送服中药;头痛明显者,加全蝎 3g 研末冲服;纳呆甚者,加砂仁、佛手。

2.瘀血内阻

主症:头痛剧烈呈持续性或阵发性加剧,痛有定处,固定不移,面色晦暗,肢体偏瘫,大便干,舌质紫暗或有瘀点、瘀斑,舌底脉络色紫增粗或迂回,苔薄白,脉细涩而沉。

证候分析:瘀血内停,故头痛剧烈呈持续性或阵发性加剧,痛有定处,固定不移,面色晦暗。久病入络,脉络不畅,则肢体偏瘫。瘀血内阻,气机不行,肠道津亏,则大便干结。舌质紫暗或有瘀点、瘀斑,舌底脉络色紫增粗或迂曲,苔薄白,脉细涩而沉均为瘀血内阻之象。

治法:活血消肿,祛瘀化积。

方药:脑瘤饮(见注)合三棱煎丸加减。三棱 15g,水红花子 10g,莪术 15g,赤芍 15g,茯苓 15g,生薏苡仁 30g,天龙 3g,全蝎 5g,蜈蚣 5g,白花蛇舌草 30g,六味地黄丸(包)12g。

方中以三棱、莪术、赤芍活血祛瘀,消化癥积为君药,其中川芎为"血中之气药",又为本方的引经药;白花蛇舌草、茯苓、生薏苡仁、天龙、水红花子清热解毒,散结抗癌为臣药;全蝎、蜈蚣息风通络止痛,六味地黄丸滋阴补肾以养脑,使攻邪不忘扶正,避免消癥化积之品耗阴伤正,共为佐使药。

若呕吐者,加旋覆花、代赭石;视物不清者,加决明子、青葙子、枸杞子;夜寐不安者,加夜交藤、茯神、龙齿;神疲倦怠、口干引饮者,以西洋参煎汤代茶;大便干者,加蜂蜜,以润肠通便。

注:脑瘤饮。三棱 30g,莪术 30g,川芎 15g,赤芍 30g,水红花子 30g,白花蛇舌草 30g,茯苓 30g,生熟薏苡仁各 30g,天龙 4 条,全竭(后下)5g,蜈蚣 1 条,六味地黄丸(包)12g。

3.火毒炽盛

主症:头痛头胀,如锥如刺,烦躁易怒,呕吐频作,或呈喷射状,面红耳赤,口苦尿黄,大便干结,舌红,苔黄或白而干,脉弦数。

证候分析:热毒炽盛,火性炎上,上扰清窍,故头痛头胀,如锥如刺。热毒内蕴,气机不利,肝络失和,胆不疏泄,可见烦躁易怒,面红耳赤,口苦,胃经热毒内结,胃气上逆,则呕吐频作,或呈喷射状。尿黄,大便干结,舌红,苔黄或白而干,脉弦数均属火炽毒盛之候。

治法:泻火解毒,清肝散结。

方药:龙胆泻肝汤加减。

龙胆单 10g,黄芩 15g,栀子 15g,白花蛇舌单 30g,半边莲 15g,莪术 10g,蜈蚣 6g,大黄 5g,车前子 15g,泽泻 10g,生地 15g,薏苡仁 30g,柴胡 10g,甘草 5g。

方中以龙胆草大苦大寒,上清肝胆实火,下泻肝胆湿热为君药;黄芩、栀子、白花蛇舌草、半边莲、莪术、蜈蚣泻火解毒抗癫痫,并助龙胆草清实火之力;大黄泻下攻积,引火下泄;车前子、泽泻、薏苡仁泻火利水,导火下行共为臣药;生地养阴,使祛邪不伤正;柴胡疏畅肝胆,又引诸药归于肝经;甘草调和诸药而共为佐使药。

若呕吐甚者,加旋覆花、代赭石、姜竹茹、姜黄连、石决明,另吞羚羊角粉,每日3次,每次3g。

4.肝肾阴虚

主症:头痛隐隐,时作时止,耳鸣眩晕,视物不清,肢体麻木,大便偏干,小便短赤,舌质红,少苔,脉细数或虚细。

证候分析:脑为髓海,其主在肾,肾阴亏虚,髓不上荣,脑海空虚,故头痛隐隐,时作时止,耳鸣眩晕。肝肾同源,肝阴不足,目睛、筋脉失养,则视物不清,肢体麻木。肝肾阴虚而生内热,肠道失润,故大便偏干,小便短赤。舌质红,少苔,脉细数或虚细均为肝肾阴虚之象。

治法:滋补肝肾,祛风通窍。

方药:杞菊地黄丸加减。

熟地30g,龟甲10g,枸杞子15g,菊花15g,山药15g,泽泻10g,山茱萸15g,丹皮10g,茯苓10g,川芎10g,僵蚕10g。

方中以熟地、龟甲滋阴补肾,填精益髓,壮水制火为君药;枸杞子、菊花、山茱萸补益肝肾,山药补益脾阴为臣药;泽泻利湿泄浊,并防熟地滋阴恋邪,丹皮清泄相火,茯苓淡渗利湿,并助山药之健运为佐药;川芎活血消积,引诸药直达脑部病所,僵蚕祛封通络,解毒散结共为使药。

若头痛甚者,加全蝎、莪术;视物不清或复视者,另服石斛夜光丸;大便干结者,加生地、何首乌;自汗、盗汗者,加黄精、糯稻根、锻龙骨、煅牡蛎。

## 五、辨病治疗

(一)内服药

1.常用中草药

(1)三棱:苦、辛,平。破血行气,消积止痛。《开宝本草》:"主老癖瘕痃结块,积聚结块。"治脑瘤属气血结积,瘀血凝滞者。煎服,6~15g,醋炙可加强止痛作用。

(2)夏枯草:苦、辛,寒。清肝火,散郁结。《神农本草经》:"主寒热,瘰疬、鼠瘘、头疮,破癥,散瘿结气,脚肿湿痹,《本草正义》:"破癥散结。"治脑瘤属痰火、热毒郁结者。煎服,10~15g,或熬膏服。

(3)赤芍:苦,微寒。清热凉血,活血散瘀。《神农本草经》:"主邪气腹痛,除血痹,破坚积,寒热瘕,止痛,利小便。"《名医别录》:"散恶血,逐贼血……消痈肿。"治脑瘤属血热瘀滞者。煎服,6~15g。

(4)川芎:辛,温。活血行气,祛风止痛。《神农本草经》:"主中风入脑头痛,寒痹,筋挛缓急,金疮,妇人血闭无子。"治脑瘤属血瘀气滞者。煎服6~15g。

(5)壁虎:咸,寒。有小毒。祛风,定惊,止痛,散结。《本草纲目》:"治血积成痞。"《丹溪摘元方》:"治反胃膈气。"治脑瘤属气滞血瘀,经络阻塞,凝结成积者。煎服,3~6g;研粉吞服,每次1~2g,每日2~3次。

2.常用中成药

(1)安宫牛黄丸:由牛黄、郁金、水牛角、黄连、山栀、朱砂、雄黄、梅片、麝香、珍珠等组成,有豁痰开窍的功效,成人病重体实者每服3~6g(1~2粒),凉开水送服,不效者可酌情再服,每日2~3次,小儿1.5g(半粒),昏迷不能服用时,可将本品化开,鼻饲给药,适用于各型见有窍闭神昏、颈项强直者。

(2)六味地黄丸:由熟地、山茱萸、山药、泽泻、茯苓、丹皮组成,有滋补肝肾的功效,成人每次3g,每日3次,用于脑瘤中后期及术后、放化疗后体虚及肾虚者。

(3)小金丹:由白胶香、草乌、五灵脂、地龙、木鳖、乳香、没药、麝香、黑炭等组成,有祛痰通络,解毒散结的功效,每丸2.5g,每次2~5丸,每3次,用于脑瘤属实证、阴虚者。

（二）外治法

（1）鲜金剪刀草根适量，清水洗净，加少量食盐捣烂，外敷于肿瘤相应的部位，厚度 0.5～1.0cm，24～36小时取下即可。局部灼痛，皮肤起泡，用针挑破。用于颅内肿瘤。

（2）蚯蚓 30g，冰片 1g，麝香 0.5g。蚯蚓焙干研末，与冰片、麝香共为小丸如绿豆大，每次用 1 丸纳鼻中，每天 1～2 次。适用于脑恶性胶质瘤头痛较甚者。

（三）针灸

如脑瘤及脑转移瘤出现了偏瘫，可以给予适当的针灸治疗，以促进肢体的恢复。常用穴位多选百会、头维、内关、合谷、风府、足三里、三阴交、太冲、阳陵泉等，每次选主穴 2～3 个，配穴 3～4 个，多采用平补平泻手法。每日针刺 1 次，每次留针 15～20 分钟，10 天为 1 疗程。

## 六、急症与兼症

（一）癫痫发作

突然出现昏仆，不省人事，肢体抽搐或颤动，喉中痰鸣或口吐涎沫，发作间期如同常人，多有头痛头晕、胸闷、善伸欠等先兆。若发作时面色潮红，紫红继而青紫或苍白，牙关紧闭，手足抽搐，喉中痰鸣或吐涎沫多，舌质红，苔黄腻或白腻，脉弦数或弦滑者为阳痫，宜清热化痰，息风定痫，可服用定痫丸；若发作时面色晦暗萎黄，手足清冷，僵卧拘急或颤动，抽搐时发，口吐涎沫，或仅仅表现为呆木无知，不闻不见，不动不语，舌质淡，苔白厚腻，脉沉细或沉迟，此证属阴痫，治宜温阳除痰，顺气定痫，方用五生丸（《证治准绳》）以二陈汤送服：临床上多配合息风止痉通络之全蝎、蜈蚣、僵蚕等以加强疗效。

（二）偏瘫

症见肢体不能自主活动，肌力下降，有的偏身麻木，甚则感觉完全丧失。因风湿阻络者多伴有脘闷纳呆，体重身倦，头痛头晕，或呕呃涎多，可选半夏白术天麻汤加味；因阴虚阳亢，夹风痰上扰，经脉失养者平时多见眩晕，耳鸣目眩，少眠多梦，腰酸腿软，走路时自觉头重脚轻，多伴有口眼㖞斜，言语不利，治疗宜滋养肝肾，息风通络，可选镇肝熄风汤（《医学衷中参西录》）；因瘀血阻络者平时可见头痛如针刺，痛有定处，舌质紫暗或有瘀斑，舌底脉络增粗，以补阳还五汤（《医林改错》）加减。

（三）昏迷

神志模糊，不省人事，多由脑疝所致，临床多配合西药降低颅内压。中药亦可辨证用药，如属痰浊蒙蔽清窍者，可见喘促痰鸣，痰涎壅盛，神志呆滞，时昏时醒，苔腻而厚，脉濡数或滑数，用菖蒲郁金汤（《温病条辨》）或涤痰汤（《证治准绳》）豁痰开窍，重者加服玉枢丹每日 2～3 次，灌服或鼻饲；因阴津枯竭、清窍失养可见患者形体羸瘦，口干，舌红苔光，脉细数，可用大剂生脉饮或独参汤灌服；肝阳鸱张所致神昏者，多表现为肢体偏瘫，鼾声时作，苔黄少津，脉弦滑而数，可用羚角钩藤汤（《通俗伤寒论》）加减，热象重者加用至宝丹（《太平惠民和剂局方》）。

## 七、中医临床特色

颅内肿瘤的治疗目前虽然以手术切除为主，但离彻底根治尚有较大距离，对于一些恶性程度较高的肿瘤，如胶质细胞瘤，因其生长多不规则、边界不清和多源性生长，所以手术很难切除干净，其治愈率低、复发率高，手术和非手术疗法效果均不理想。还有一些特殊部位的肿瘤无法手术，而放化疗的效果又欠佳，中医药可以在这一领域发挥出其特长。

《丹溪心法》谓："痰之为物，随气升降，无处不在。"痰之为患，可以影响气机升降和气血运行，导致气血凝滞与停聚，许多学者从痰入手，陈国圣自拟益气化痰散（黄芪、白术、僵蚕、制半夏、白附子、胆南星、全蝎、石菖蒲、蜈蚣治疗 12 例颅内肿瘤，基本治愈 2 例，显效 3 例，有效 4 例，无效 3 例，总有效率75%。许秀菊自拟消瘀化痰汤（丹参、葛根、昆布、海藻、夏枯草、白芷各 15g，川芎、桃仁各 12g，生牡蛎、天葵子各 30g）治疗脑垂体瘤 4 例，生存 5～10 年，疗效满意。周容华以息风化痰为主，自拟化瘤汤（归尾、赤芍、红花、桃仁、水蛭各 10g，丹参 20g，半边莲、白花蛇舌草各 30g）加减全蝎、僵蚕、蜈蚣、天麻、钩藤、川贝母、鸡血藤等共治 5 例脑血管瘤，生存 2~7 年，脑为元神之府，是精髓与神明汇集发出之处，依赖气血运行才得以维持其主宰神明之功能，临床观察表明，颅内肿瘤早期，血瘀指征明显，化瘀是许多学者常用治法之一。沈炎南以血府逐瘀汤加减治疗垂体瘤 2 例，1 例术后残瘤 5 年治疗后症状消失，1 例微腺瘤 10 个月治疗后症状改善。杨炳奎等以祛瘀、消肿、散结立意，自制平瘤合剂治疗颅内胶质瘤术后复发 46 例，主要药物有蛇六谷、天龙、水蛭、川芎、三棱、莪术、昆布、夏枯草等，总有效率达 72%，5 年生存率达 32.2%，其治疗前后的 NK 细胞活性、TNF、PR、ERFR、LTR 的对比结果发现治疗后有明里提高（$P < 0.01$）。

（程　瑶）

# 第十六章　儿内科疾病的针灸推拿治疗

## 一、便秘

小儿便秘,临床可见大便干结,伴腹痛、腹胀等症。正常小儿基本每天 1 次或 2 天 1 次。若超过 48 h 不排便,且粪便干燥难解,即称便秘。便秘的诊断主要取决于大便的性质,不能简单地视大便的次数。正常婴儿偶尔一日未解大便,不能叫做便秘。本病是小儿常见病之一。

（一）病因病机

(1)乳母饮食不节,过食辛热厚味,喂养时未加注意,以致患儿肠胃积热,气滞不行,或于热病后耗伤津液,导致肠道燥热,津液失于输布而不能下润,于是大便秘结,难于排出。

(2)小儿先天不足,身体虚弱;或病后体虚,气血亏损。气虚大肠传送无力,血虚津少不能滋润大肠,以致大便排出困难。

（二）辨证

主症:大便干结,数日不下。

实秘:面赤身热,口渴欲饮,小便短赤,纳食减少,腹部胀痛而硬,苔黄燥,指纹色紫。

虚秘:面色㿠白无华,神疲气怯,哭声无力,大便努挣难下,舌淡苔薄,指纹色淡。

（三）针灸治疗

1. 基本治疗

治法:行气通便。取大肠俞募穴及足阳明胃经穴位为主。

处方:大肠俞、天枢、支沟、上巨虚。

配穴:实秘加合谷、曲池、中脘泄热通便;虚秘加脾俞、胃俞、足三里,益气生血。

方义:便秘的病位在大肠,主要是大肠的传导功能失常所致。大肠俞与天枢为俞募配穴,上巨虚为大肠的下合穴,三穴均为治大肠腑病的主要大穴,支沟直通三焦气机,是通便的有效穴位,四穴同用,为治疗便秘的基本处方。

操作:毫针浅刺。

2. 其他治疗

耳针:直肠下段、大肠区、皮质下、交感、脾。每次取 2～3 穴,毫针中等刺激,留针 20～30 min,每隔 5 min捻转 1 次,每日或隔日 1 次,10 次为 1 疗程。

（四）推拿治疗

1. 实秘

1)治法:行气泄热通便。

2)取穴及手法:清脾经、清胃经、清肺经、清大肠、退六腑、摩腹、揉龟尾、推下七节骨、揉膊阳池。

3)操作。

(1)清脾经:医生以左手示指置于患儿之左拇指掌侧,以拇指置于其拇指末节背侧。以右手食、中二指夹持固定其腕部,以拇指罗纹面或其桡侧面自拇指根向拇指尖推 200～300 次。

(2)清胃经:医生以左手握持患儿之左手,拇、食二指夹持固定其左拇指及其掌指关节,以右手拇指指腹或桡侧面,自掌根推向拇指根 300～500 次。

(3)清肺经:医生以左手拇、食二指夹持固定患儿左手环指,使其指尖朝上,掌心朝外,以右手拇指罗纹面自环指尖向环指第 2 指间关节横纹推 100～200 次。

(4)清大肠:医生以左手托住患儿之左手,使其手掌侧置,右手食、中二指夹住其拇指,以拇指桡侧面,由虎口直推至示指尖200~300次。

(5)退六腑:医生以左手持患儿之左手,示指在上伸直,抚患儿前臂,再以右手食、中二指自肘尖推至大横纹尺侧头之阴池100~150次。

(6)摩腹:患儿仰卧,医生以全掌或食、中、环三指指腹,在上腹部顺时针方向摩3~5 min。

(7)分腹阴阳:患儿仰卧,医生用两拇指指腹自剑突沿肋弓向两旁分推50~100次。

(8)揉龟尾:患儿俯卧,医生用拇指或中指端按揉龟尾穴50~100次。

(9)推下七节骨:患儿俯卧,医生以拇指或食、中二指指腹自第2腰椎棘突向尾骨尖推100~200次。

(10)揉膊阳池:医生用左手托住患儿之左手,使其掌心向下,以右手拇指或中指端揉膊阳池100~150次。

2.虚秘

1)治法:益气滋阴通便。

2)取穴及手法:补脾经、推三关、补肺经、补肾经、清大肠、揉二马、捏脊、揉膊阳池、揉足三里、推下七节骨。

3)操作。

(1)补脾经:医生以左手示指置于患儿之左拇指掌侧,以拇指置于其拇指末节背侧,使其拇指微屈。以右手食、中二指夹持固定患儿之腕部,用拇指罗纹面或其桡侧面自拇指尖向拇指根部推200~300次。

(2)补肺经:医生以左手拇、食二指夹持固定患儿左手环指,使其指尖朝外,掌心朝上,用右手食、中二指夹持固定患儿之腕部,以拇指桡侧面自环指尖推向其第2指间关节横纹100~200次。

(3)补肾经:医生用左手握患儿之左手,使其掌心朝上,以右手拇指端,从阴池穴推至小指尖100~200次。

(4)清大肠:医生以左手托住患儿之左手,使其手掌侧置,右手食、中二指夹持住其拇指,以拇指桡侧面由虎口直推至示指尖100~200次。

(5)推三关:患儿左手臂伸直,掌心向内,医生以左手握住患儿腕关节尺侧,示指在下伸直,托住患儿前臂,右手食、中二指并拢或用拇指桡侧自大横纹桡侧阳池直推至曲池穴100~200次。

(6)揉二马:医生以左手握住患儿之左手,使其掌心向下,以右手拇指或中指端揉二马穴100~150次。

(7)捏脊:患儿俯卧,充分暴露脊背,医生以拇指指面与食、中二指指面相对用力,由尾部向颈部轻轻提捏脊部皮肤,提捏3~5遍。

(8)揉膊阳池:医生用左手托住患儿之左手,使其掌心向下,以右手拇指或中指端揉膊阳池穴100~150次。

(9)揉足三里:患儿仰卧,医生以右手拇指揉足三里穴1~2 min

(10)推下七节骨:患儿俯卧,医生以拇指或食、中二指指腹自第2腰椎棘突向尾骨尖推100~200次。

## 二、腹痛

小儿腹痛,属于中医学"胁痛""胃痛""腹痛"等病的范畴。腹痛是临床上小儿常见的一个症状,可见于多种疾病中。由于腹腔中有很多重要脏器和经脉,因此腹痛病因非常复杂,凡脏腑、经脉的病变均可引起腹痛,本节所述腹痛主要为腹部受寒,或由于乳食停滞,或由于虫积腹中引起的腹痛,而不包括外科急腹症之腹痛,治疗时需特别注意,以防贻误病情。

(一)病因病机

1.感受外邪

由于护理不当,或气候突然变化,小儿腹部为风寒冷气所侵。寒凝不散,搏结肠间,以致气机阻滞,不通则痛。

2.乳食积滞

由于乳食不节,暴饮暴食,或恣食生冷食物,停滞中焦,气机受阻,而致腹痛。

3.虫积

由于感染蛔虫,扰动肠中,或窜行胆管,或虫多而扭结成团,阻滞气机而致气滞作痛。

4.脾胃虚寒

由于平素脾胃虚弱,或久病脾虚,致脾阳不振,运化失司,寒湿滞留,气血不足以温养而致腹痛。

(二)辨证

主症:腹痛时作,哭叫不安。

寒痛:腹痛急暴,常在受凉或饮食生冷后发生,遇冷更剧,得热痛减,面色青白,或兼大便清稀,舌淡苔白滑,指纹色红。

伤食痛:腹部胀满疼痛、拒按,厌食,嗳腐吞酸,恶心呕吐,矢气频作,腹泻或便秘,苔厚腻,脉滑。

虫痛:腹痛突然发作,脐周痛甚,时发时止,有时可在腹部摸到蠕动之块状物,时隐时现,有便虫病史,形体消瘦,食欲不佳,或嗜食异物;如蛔虫窜行胆管则痛如钻顶,时发时止,伴见呕吐。

虚寒腹痛:腹痛隐隐,喜温喜按,面色萎黄,形体消瘦,食欲不振,易发腹泻,舌淡苔薄,指纹色淡。

(三)针灸治疗

1.基本治疗

治法:健脾和胃,行气止痛。取脾胃俞募穴及足阳明胃经穴位为主。

处方:足三里、合谷、中脘。

配穴:寒痛加内关,灸神阙;伤食痛加内庭;虫痛加阳陵泉、胆囊穴;虚寒痛加脾俞、胃俞、肾俞。

方义:婴幼儿腹痛的病位主要在脾胃,主要是脾胃的运化功能失常所致。足三里、中脘温中理气,健运脾胃,合谷为大肠的原穴,三穴均为调理脾胃的重要穴位,三穴同用,为治疗婴幼儿腹痛的基本处方。

操作:毫针浅刺。

2.其他治疗

耳针:取大肠、小肠、胃、脾、神门、交感。每次取 2～3 穴,毫针中等刺激,留针 20～30 min,每隔 5 min 捻转 1 次,每日或隔日 1 次,10 次为 1 疗程;或耳部贴压王不留行籽。

(四)推拿治疗

1.寒痛

1)治法:温中散寒,理气止痛。

2)取穴及手法:补脾经、天门入虎口、揉外劳宫、推三关、摩揉肚脐、掐揉一窝风、拿肚角。

3)操作。

(1)补脾经:医生以左手示指置于患儿之左拇指掌侧,以拇指置于其拇指末节背侧,使其拇指微屈。以右手食、中二指夹持固定患儿之腕部,用拇指罗纹面或其桡侧面自拇指尖向拇指根部推 200～300 次。

(2)天门入虎口法:医生以左手拇、中二指拿患儿拇指,示指托患儿指根,右手食、中二指兜持患儿食、中、环、小四指根部,使手指向上,掌心向外,以右手拇指桡侧面,自患儿之拇指尖沿尺侧缘赤白肉际侧推入虎口 20～30 次。然后,揉板门穴 30～50 次。

(3)揉外劳宫:术者一手持患儿四指令掌背向上,另一手中指端揉穴处,揉 100～300 次。

(4)推三关:患儿左手臂伸直,掌心向内,医生以左手握住患儿腕关节尺侧,示指在下伸直,托住患儿前臂,右手食、中二指并拢或用拇指桡侧自大横纹桡侧阳池直推至曲池穴 100～200 次。

(5)摩揉肚脐:患儿仰卧,医生以掌心或食、中、环三指指面,摩肚脐 3～5 min,继以掌根或食、中、环三指指面顺时针揉肚脐 100～200 次。

(6)掐揉一窝风:医生一手托患儿手掌,使其掌背向上,以另一手拇指甲掐一窝风穴 3～5 次。以拇指或示指端揉一窝风穴 50～100 次。

(7)拿肚角:患儿仰卧,医生以拇、食、中三指,向肚角深处拿 3～5 次。

2.伤食痛

1)治则:消食导滞,和中止痛。

2)取穴及手法:清补脾经、清大肠、揉板门、掐揉一窝风、运内八卦、揉中脘、分阴阳、按弦走搓摩、分腹阴阳、拿肚角、天门入虎口法、推下七节骨。

3)操作。

(1)清补脾经:医生以左手示指置于患儿左手拇指掌侧,拇指置于其背侧,以右手食、中二指夹持固定其腕部,以拇指自患儿拇指尖至拇指根来回直推200～300次。

(2)清大肠:术者一手持患儿示指以固定,以另一手拇指指端由患儿虎口推向示指尖100～500次。

(3)揉板门:医生以左手持患儿左手,使其掌心朝上,医生用右手拇指端揉板门穴200～300次。

(4)掐揉一窝风:医生一手托患儿手掌,使其掌背向上,以另手拇指甲掐一窝风穴3～5次,以拇指或食端揉一窝风穴50～100次。

(5)运内八卦:术者一手持患儿四指以固定,掌心向上,拇指按定离宫,另一手示指、中指夹持患儿拇指,拇指自乾宫运至兑宫,运100～500次。

(6)揉中脘:患儿仰卧,医生以拇指或中指端揉中脘穴2～3 min。

(7)分阴阳:医生以两手示指按于患儿掌根之两侧,中指托患儿手背,环、小指固定其四指,用双拇指由总筋穴分别向两侧分推50～100次。

(8)分腹阴阳:患儿仰卧。医生以两拇指腹自剑突部沿肋弓向两侧分推50～100次。

(9)按弦走搓摩法:患儿两上肢抬起,医生两手五指并拢,由上而下自患儿两胁来回搓摩至肚角处,手掌要贴紧皮肤,如按弦状,搓摩50～100次。

(10)拿肚角:患儿仰卧,医生以拇、食、中三指,向肚角深处拿3～5次。

(11)天门入虎口法:医生以左手拇、中二指拿患儿拇指,示指托患儿指根,右手食、中二指兜持患儿食、中、环、小四指根部,使手指向上,掌心向外。以右手拇指桡侧面,自患儿之拇指尖沿尺侧缘赤白肉际侧推入虎口20～30次;然后,揉板门穴30～50次。

(12)推下七节骨:患儿俯卧,医生以拇指桡侧或食、中二指指腹、自第4腰椎棘突向尾骨尖推50～100次。

3.虫痛

1)治法:温中行气,安蛔止痛。

2)取穴及手法:掐揉一窝风、揉外劳宫、推三关、摩腹、揉脐。

3)操作。

(1)掐揉一窝风:医生一手托患儿手掌,使其掌背向上,以另一手拇指甲掐一窝风穴3～5次,以拇指或食端揉一窝风穴50～100次。

(2)揉外劳宫:医生一手托住患儿之手,使其掌心向下。以另一手拇指或中指端揉外劳宫穴200～300次。

(3)推三关:患儿左手臂伸直,掌心向内,医生以左手握住患儿腕关节尺侧,示指在下伸直,托住患儿前臂,右手食、中二指并拢或以拇指桡侧自大横纹桡侧阳池直推至曲池穴200～300次。

(4)摩腹:患儿仰卧,医生以全掌或食、中、环三指指面,以顺时针方向摩上腹部3～5 min。

(5)揉脐:患而仰卧,医生以掌根或食、中、环三指指面顺时针揉肚脐100～200次。

4.虚寒腹痛

1)治法:温补脾肾,益气止痛。

2)取穴及手法:补脾经、补肾经、推三关、揉外劳宫、揉中脘、揉脐、按揉足三里、拿肚角。

3)操作。

(1)推三关:患儿左手臂伸直,掌心向内,医生以左手握住患儿腕关节尺侧,示指在下伸直,托住患儿前臂,右手食、中二指并拢或以拇指桡侧自大横纹桡侧阳池直推至曲池穴200～300次。

（2）揉外劳宫：医生一手托住患儿之手，使其掌心向下，以另一手拇指或中指端揉外劳宫穴200～300次。

（3）揉中脘：患儿仰卧，医生以拇指或中指端揉中脘穴2～3 min。

（4）揉脐：患儿仰卧，医生以掌根或食、中、环三指指面顺时针揉肚脐100～200次。

（5）揉足三里：患儿仰卧，医生以拇指揉足三里穴2～3 min。

（6）拿肚角：患儿仰卧，医生以拇、食、中三指，向肚角深处拿3～5次。

## 三、疳积

疳积俗称"奶痨"，是疳证与积滞的总称。积滞是指小儿伤于乳食，停聚不化，气滞不行，损伤脾胃所形成的一种慢性消化功能紊乱的综合征。疳证是积滞的进一步发展，积久不化则转化为疳证，往往是积滞的进一步发展，所以有"无积不成疳"之说。

积和疳不仅有因果关系，而且在临床上有轻重之别，二者关系密切，难以分开，故统称为疳积。疳积与西医学的"小儿营养不良"相类似。

（一）病因病机

1. 乳食不节，伤及脾胃

脾主运化，胃主受纳，小儿乳食不节，过食肥甘生冷，伤及脾胃，脾胃失司，受纳运化失职，升降不调，乃成积滞。积滞日久，脾胃更伤，转化为疳。

2. 脾胃虚弱

小儿脏腑娇嫩、脾胃薄弱，饮食稍有不当或其他原因，乳食难于腐熟，而使乳食停积，阻碍气机，时日渐久，致使营养失调，患儿羸瘦，气血虚衰，发育障碍。

乳食积滞与脾胃虚弱互为因果，积滞可伤及脾胃，脾胃虚弱又能产生积滞，故临床上多互相兼夹为患。此外感染虫症和某些慢性疾病也常为本病的原因。

（二）辨证

主症：形体消瘦，体重不增，精神不振，夜眠不安。

积滞伤脾：腹部胀满，纳食不香，大便不调，常有恶臭，舌苔厚腻。

气血亏虚：面色萎黄或㿠白，毛发枯黄稀疏，骨瘦如柴，精神萎靡或烦躁，哭声低微，四肢不温，发育障碍，腹部凹陷，大便溏泄，舌淡苔薄，指纹色淡。

（三）针灸治疗

1. 基本治疗

治法：和脾、健运、补益。取足阳明胃经和经验穴为主。

处方：中脘、足三里、公孙、四缝

配穴：积滞伤脾加下脘、璇玑、腹结；气血亏虚加脾俞、胃俞、章门、关元；感染虫疾，加百虫窝、天枢。

方义：中脘为胃之募穴，足三里为胃之合穴，公孙为脾经络穴，四缝为治疳积之要穴，四穴相配以消积导滞、健脾益中；下脘、璇玑行气导滞而清宿食，腹结除脘腹膨胀；胃俞、脾俞、章门、关元以健脾益气；百虫窝为驱虫之验穴，配天枢疏通大肠积滞。

操作：婴幼儿可单刺不留针。隔日1次，5次为1疗程。四缝穴用三棱针刺0.5～1分。出针后挤出黄色液体，用消毒干棉球拭干，隔日1次。

2. 其他治疗

（1）皮肤针：叩刺华佗夹脊穴（自第7胸椎～第5腰椎），足太阳膀胱经背部双侧第1侧线。点刺脾俞、胃俞、三焦俞、气海俞、足三里、四缝穴。轻刺激，每次叩刺10～20 min，隔日1次，10次为1疗程。

（2）穴位埋线：在长强穴上2寸皮肤处用丝线缝合1针，打结后敷上消毒纱布。

（3）穴位敷贴：用双侧内关、神阙。选用桃仁、杏仁、山栀等分研末，加冰片、樟脑少许，研末拌匀备用。取药末15～20 g，用鸡蛋清调匀涂于穴位上，24 h除去。

(四)推拿治疗

1.积滞伤脾

1)治法:消积导滞,调理脾胃。

2)取穴及手法:补脾经、揉板门、运内八卦、揉中脘、捏脊、按弦走搓摩、分腹阴阳、揉天枢、按揉足三里,兼有食积加清胃经。

3)操作。

(1)补脾经:术者以左手将患儿拇指屈曲,以右手拇指端循患儿拇指指尖桡侧缘向指根方向直推100～500次。

(2)揉板门:医生以左手持患儿之左手,使其掌心朝上,以右手拇指或示指端按揉板门穴200～300次。

(3)运内八卦:医生以左手握患儿左手四指,使其掌心向上,并用拇指压在患儿离宫穴上,右手食、中二指夹住患儿拇指,然后以右拇指端自乾宫向坎宫运至兑宫为一遍,运100～150遍。

(4)揉中脘:患儿仰卧,医生以食、中、环三指指腹在中脘穴揉100～300次。

(5)捏脊:患儿俯卧,充分暴露脊背,医生以拇指指面与食、中二指指面相对用力,由尾部向颈部轻轻提捏脊背皮肤,提捏3～5遍。

(6)按弦走搓摩:患儿两上肢抬起,医生两手五指并拢,由上向下自患儿两胁来回搓摩至肚角处。手掌要贴紧皮肤如按弦状,搓摩50～100次。

(7)分腹阴阳:患儿仰卧,医生以两拇指指腹,自剑突下沿肋弓向两旁分推50～100次。

(8)揉天枢:患儿仰卧,医生以拇示指指腹揉天枢穴50～100次。

(9)按揉足三里:患儿仰卧,医生以拇指按揉足三里穴2～3 min。

(10)清胃经:医生以左手握持患儿之左手,拇、食二指夹持固定其左拇指及其掌指关节,以右手拇指指腹或桡侧面,自掌根推向拇指根200～300次。

2.气血亏虚

1)治法:温中健脾,补益气血。

2)取穴及手法:补脾经、补肾经、推三关、揉外劳宫、运内八卦、掐揉四横纹、揉中脘、分腹阴阳、按揉足三里、捏脊。

3)操作。

(1)补脾经:术者以左手将患儿拇指屈曲,以右手拇指端循患二拇指指尖桡侧缘向指根方向直推100～500次。

(2)补肾经:医生以左手握患儿之左手,使其掌心朝上,以右手拇指指端,从阴池穴推至小指尖300～500次。

(3)推三关:患儿左手臂伸直,掌心向内,医生以左手握住患儿腕关节尺侧,示指在下伸直,托住患儿前臂,右手食、中二指并拢或用拇指桡侧自大横纹桡侧阳池直推至曲池穴100～200次。

(4)揉外劳宫:术者一手持患儿四指,令掌背向上,另一手中指端揉穴处,揉100～300次。

(5)运内八卦:医生以左手握患儿左手四指,使其掌心向上,并用拇指压在其离宫上,以右手食、中二指夹住患儿拇指,然后以右拇指端自乾宫至坎宫,运100～200次。

(6)掐揉四横纹:医生以左手握患儿之左手掌,使其掌心向上,手指略背伸,以右手拇指甲自示指至小指依次掐揉,掐3～5次。

(7)揉中脘:患儿仰卧,医生以食、中、环三指指腹在中脘穴揉100～300次。

(8)分腹阴阳:患儿仰卧,医生以两拇指指腹自剑突下沿肋弓向两旁分推50～100次。

(9)揉足三里:患儿仰卧,医生以拇指按揉足三里穴2～3 min

(10)捏脊:患儿俯卧,充分暴露脊背,医生以拇指指面与食、中二指指面相对用力,由尾部向颈部轻轻提捏脊背皮肤,提捏3～5遍。

### 四、呕吐

呕吐是小儿较为常见的症状,可见于多种疾病中。临床以有物有声为呕,有物无声为吐,由于呕与吐往往同时并作,故统称为呕吐。小儿脾胃薄弱,功能尚未健全,感受风、寒、暑、湿等病邪,常可侵扰脾胃,使胃失和降,胃气上逆而致呕吐。平时饮食过多等原因亦可损伤脾胃,影响消化而致呕吐。此外平素身体虚弱,脾胃功能低下,不能正常运化,如喂养不当,也可引起呕吐、另外,尚有小儿乳后有少量乳汁倒流口腔,从口角溢出者,称为溢乳,不属于病态。

(一)病因病机

1.伤于乳食

由于乳食过饱,乳汁过浓,或过食肥腻以及胃不受纳,脾失运化,积滞中脘,气机上逆而成。

2.受寒

脾胃素虚,过食生冷瓜果或寒薄的乳汁,或过服苦寒攻伐之药,或风邪客于胃肠所引起。

3.蕴热

因过食辛辣,或因外感温热时邪,热毒蕴积于脾胃,邪气上逆而成。

(二)辨证

主症:食后呕吐,时作时止。

寒吐:饮食稍多即吐,吐物多为清稀痰水或不消化食物,酸臭不甚,面色苍白,四肢欠温,腹痛喜暖,大便溏薄,舌淡苔薄白,指纹色红。

热吐:食入即吐,呕吐物酸臭,身热口渴,烦躁不安,大便臭秽或秘结,小便黄赤,苔腻,脉滑实,指纹色紫。

伤食吐:不发热或仅微热,恶心,不思乳食,呕出物酸臭,呕吐频作,口气臭秽,胸闷厌食,肚腹胀痛,大便酸臭,或溏或秘,舌苔厚腻。

(三)针灸治疗

1.基本治疗

治法:和中降逆。取胃之俞募穴及八脉交会穴为主。

处方:中脘、内关、足三里、公孙。

配穴:属热者加合谷、曲池、内庭,属寒者加脾俞、章门、神阙(仅灸不针)。

方义:中脘为胃之募穴,足三里为胃的合穴,而内关、公孙又属于八脉交会穴,合于胸、心、胃,四穴合用能和中降逆,为治疗小儿呕吐的基本处方。

操作:毫针浅刺,属寒者多灸。

2.其他治疗

(1)激光:用3~7 MW的氦-氖激光针,在中脘、内关、足三里等穴照射3~5 min,每日1~3次。

(2)耳针:取脾、胃、神门,毫针刺,中强刺激,每日1~3次。

(四)推拿治疗

1.寒吐

1)治法:温中降逆。

2)取穴及手法:补脾经、横纹推向板门、揉外劳宫、推三关、推天柱骨、揉右端正、揉中脘。

3)操作。

(1)补脾经:医生以左手示指置于患儿之左拇指掌侧,以拇指置于其拇指末节背侧,使其拇指微屈。以右手食、中二指夹持固定患儿之腕部,用拇指罗纹面或其桡侧面自拇指尖向拇指根部推200~300次。

(2)横纹推向板门:术者以一手持患儿手以固定,另一手拇指端用推法自腕横纹推向指根,推100~300次,称板门推向横纹;反向推100~300次。

(3)揉外劳宫:术者一手持患儿四指令掌背向上,另一手中指端揉穴处,揉100~300次。

(4)推三关:患儿左手臂伸直,掌心向内,医生以左手握住患儿腕关节尺侧,示指在下伸直,托住患儿前臂,右手食、中二指并拢或用拇指桡侧自大横纹桡侧阳池直推至曲池穴100～200次。

(5)推天柱骨:术者用拇指或示指、中指指面自上向下直推,推100～300次。

(6)揉右端正:术者一手握持儿手,另一手用拇指罗纹面揉打端正50次。

(7)揉中脘:患儿仰卧,医生以拇指或中指端揉中脘穴2～3 min。

2.热吐

1)治法:清热和胃,降逆止呕。

2)取穴及手法:清脾经、清胃经、清大肠、退六腑、顺运内八卦、横纹推向板门、推天柱、推下七节骨。

3)操作。

(1)清脾经:医生以左手示指置于患儿之左拇指掌侧,以拇指置于其拇指末节背侧。以右手食、中二指夹持固定其腕部,以拇指罗纹面或其桡侧面自拇指根向拇指尖推200～300次。

(2)清胃经:医生以左手握持患儿之左手,拇、食二指夹持固定其左拇指及其掌指关节,以右手拇指指腹或桡侧面,自掌根推向拇指根300～500次。

(3)清大肠:医生以左手托住患儿之左手,使其手掌侧置,右手食、中二指夹住其拇指,以拇指桡侧面,由虎口直推至示指尖200～300次。

(4)退六腑:医生以左手持患儿之左手,示指在上伸直,抚患儿前臂,再以右手食、中二指自肘尖推至大横纹尺侧头之阴池100～150次。

(5)顺运内八卦:术者一手持患儿四指以固定,掌心向上,拇指按定离宫,另一手示指、中指夹持患儿拇指,拇指自乾宫运至兑宫,运100～500次。

(6)横纹推向板门:术者以一手持患儿手以固定,另一手拇指端用推法自腕横纹推向指根,推100～300次,称板门推向横纹;反向推100～300次。

(7)推天柱骨:术者用拇指或示指、中指指面自上向下直推,推100～300次。

(8)推下七节骨:患儿俯卧,医生以拇指或食、中二指指腹自第2腰椎棘突向尾骨尖推100～200次。

3.伤食吐

1)治法:消食导滞,和中降逆。

2)取穴及手法:补脾经、清大肠、清胃经、揉板门、横纹推向板门、顺运内八卦、揉中脘、摩揉肚脐、分腹阴阳、按揉足三里。

3)操作。

(1)补脾经:医生以左手示指置于患儿之左拇指掌侧,以拇指置于其拇指末节背侧,使其拇指微屈。以右手食、中二指夹持固定患儿之腕部,用拇指罗纹面或其桡侧面自拇指尖向拇指根部推200～300次。

(2)清胃经:医生以左手握持患儿之左手,拇、食二指夹持固定其左拇指及其掌指关节,以右手拇指指腹或桡侧面,自掌根推向拇指根300～500次。

(3)清大肠:医生以左手托住患儿之左手,使其手掌侧置,右手食、中二指夹住其示指,以拇指桡侧面,由虎口直推至示指尖200～300次。

(4)揉板门:术者以一手持患儿手以固定,另一手拇指端揉患儿大鱼际平面,揉50～100次。

(5)横纹推向板门:术者以一手持患儿手以固定,另一手拇指端用推法自腕横纹推向指根,推100～300次,称板门推向横纹;反向推100～300次。

(6)顺运内八卦:术者一手持患儿四指以固定,掌心向上,拇指按定离宫,另一手示指、中指夹持患儿拇指,拇指自乾宫运至兑宫,运100～500次。

(7)揉中脘:患儿仰卧,医生以拇指或中指端揉中脘穴2～3 min。

(8)摩揉肚脐:患儿仰卧,医生以掌心或食、中、环三指指面,摩肚脐3～5 min,继以掌根或食、中、环三指指面顺时针揉肚脐100～200次。

(9)分腹阴阳:患儿仰卧,医生以两拇指指腹自剑突下沿肋弓向两旁分推50～100次。

(10)揉足三里:患儿仰卧,医生以拇指按揉足三里穴2～3 min。

### 五、厌食症

小儿厌食症是小儿消化系统的一种常见病证，又称恶食，是指小儿较长时间食欲不振而不欲纳食，甚至拒食的一种常见病。厌食的患儿，一般精神状态较正常。长期厌食，会影响小儿正常的生长发育，如抵抗力降低、身材矮小、体重减轻等，因此对小儿厌食应及时调治。因外感或某些疾病而引起的食欲不振者，不属本病范畴。

（一）病因病机

小儿厌食症多与过食肥甘、生冷杂物，损伤脾胃，或病后中气未复，或素体脾胃虚等密切相关。其病在脾胃，病机不外虚实两端。

1.脾虚湿滞

小儿乳食喂养不当，过食肥甘厚味、油腻之品，积滞内停，郁久化热，致湿热内蕴，脾胃失健，致成厌食。

2.脾胃虚弱

小儿形气未充，脾常不足，中气虚弱，脾胃失健，导致消化、吸收、传导功能失常，致成厌食。

（二）辨证

主症：食欲减退，恶心欲吐，倦怠乏力。

脾虚湿滞：腹胀，口淡不渴，大便溏薄，舌淡胖，苔腻，脉濡，指纹紫滞。

脾胃虚弱：面色苍黄，形体消瘦，时常腹泻，舌淡少苔。脉细弱，指纹淡红。

（三）针灸治疗

1.基本治疗

治法：健脾和胃，理气化湿。

主穴：四缝、太白、商丘。

配穴：脾虚湿滞加丰隆，脾胃虚弱加足三里、中脘。

方义：脾常不足是小儿厌食的关键，所以取脾经的原穴太白，配合合商丘以健脾益气，四缝是治疗小儿厌食的经验效穴，有健脾消积之功。

操作：毫针刺，平补平泻，不留针。四缝点刺挤出黄色黏液。

2.其他疗法

（1）穴位注射：用维生素 $B_1$ 注射液分别注入双侧足三里穴，隔日 1 次，5 次为 1 疗程。

（2）穴位敷贴：炒神曲、炒麦芽、焦山楂各 10 g，炒莱菔子 6 g，炒鸡内金 5 g。上药共研细面，加淀粉少许，用开水调成稠糊，睡前敷于患儿脐下，外用绷带固定，第 2 天早晨取下，每日 1 次，5 次为 1 疗程。

（四）推拿治疗

1.脾虚湿滞

1）治法：健脾化湿。

2）取穴及手法：补脾经、清小肠、揉板门、运内八卦、推四横纹、分腹阴阳、推脊、捏脊。

3）操作。

（1）补脾经：术者以左手将患儿拇指屈曲，以右手拇指端循患儿拇指指尖桡侧缘向指根方向直推100～500次。

（2）清小肠：术者以一手持患儿小指以固定，另一手以拇指罗纹面由患儿指根推向指尖 100～500 次。

（3）揉板门：医生以左手持患儿之左手，使其掌心朝上，以右手拇指或示指端按揉板门穴 200～300 次。

（4）运内八卦：医生以左手握患儿左手四指，使其掌心向上，并用拇指压在患儿离宫穴上，右手食、中二指夹住患儿拇指，然后以右拇指端自乾宫向坎宫运至兑宫为一遍，运 100～150 遍。

（5）推四横纹：一手将患儿四指并拢，用另一手大指罗纹面从患儿示指横纹处推向小指横纹处，推100～300 次。

（6）分腹阴阳：患儿仰卧，医生以两拇指指腹，自剑突下沿肋弓向两旁分推 50～100 次。

(7)推脊：以示指、中指罗纹面着力，自上而下在脊柱穴上做直推法约100～300次左右。

(8)捏脊：患儿俯卧，充分暴露脊背，用力，由尾部向颈部轻轻提捏脊背皮肤。

### 2.脾胃虚弱型

1)治法：健脾益气。

2)取穴及手法：补脾经、推三关、掐揉四横纹、运内八卦、揉板门、揉足三里、摩揉肚脐、捏脊。

3)操作。

(1)补脾经：术者以左手将患儿拇指屈曲，以右手拇指端循患儿拇指指尖桡侧缘向指根方向直推100～500次。

(2)推三关：患儿左手臂伸直，掌心向内，医生以左手握住患儿腕关节尺侧，示指在下伸直，托住患儿前臂，右手食、中二指并拢或用拇指桡侧自大横纹桡侧阳池直推至曲池穴100～200次。

(3)掐揉四横纹：术者一手持患儿四指尖固定，另一手拇指甲自示指至小指依次掐揉，掐3～5次。

(4)运内八卦：医生以左手握患儿左手四指，使其掌心向上，并用拇指压在患儿离宫穴上，右手食、中二指夹住患儿拇指，然后以右拇指端自乾宫向坎宫运至兑宫为一遍，运100～150遍。

(5)揉板门：医生以左手持患儿之左手，使其掌心朝上，以右手拇指或示指端按揉板门穴200～300次。

(6)揉足三里：患儿仰卧，医生以拇指按揉足三里穴2～3 min。

(7)摩揉肚脐：患儿仰卧，医生以掌心或食、中、环三指指面摩肚脐3～5 min，继以掌根或食、中、环三指指面顺时针揉肚脐100～200次。

(8)捏脊：患儿俯卧，充分暴露脊背，医生以拇指指面与食、中二指指面相对用力，由尾部向颈部轻轻提捏脊背皮肤，提捏3～5遍。

## 六、夜啼

小儿夜啼是指小儿白天如常，入夜则经常啼哭不眠。有的患儿阵阵啼哭，哭后仍能入睡；有的啼哭不已，甚至通宵达旦。本病多见于半岁以内的婴幼儿。

### (一)病因病机

小儿夜啼以脾寒、心热、惊骇、食积等为主要发病原因。

#### 1.脾脏虚寒

本病的发生，多由于先天不足，后天失调，脏腑受寒所致。婴儿素体虚弱，脾常不足，至夜阴盛，寒邪内侵，潜伏于脾，或脾寒内生，寒邪凝滞，气血不通，故入夜腹痛而啼哭。

#### 2.心经积热

乳母孕期恣食肥甘，或过食辛辣之物，以致胎中受热，结于心脾，或邪热乘于心，心火过旺，或肝胆热盛，故内热烦躁，不得安寐而啼哭。

#### 3.惊骇恐惧

患儿偶见异物，或乍闻异声，暴受惊恐所致，小儿神气不足，心气怯弱。若受惊吓则神志不宁而散乱，心志不宁则烦躁，神不守舍而惊惕不安，夜间惊啼不眠。

#### 4.乳食积滞

婴儿乳食不节，内伤脾胃，运化功能失司，乳食积滞中焦而胃不和，胃不和则卧不安，因而入夜啼哭。

### (二)辨证

主症：夜间啼哭，不能安眠。

脾脏虚寒：睡喜伏卧，四肢欠温，食少便溏，神怯困倦，痛时曲腹，哭声低弱，面色青白，唇舌淡白，苔薄白，脉象沉细，指纹淡红。

心经积热：睡喜仰卧，见灯火则啼哭愈甚，且伴烦躁，面赤唇红，哭声较响，小便短赤，大便秘结，舌尖红，苔薄，脉数有力，指纹青紫。

惊骇恐惧：夜间突然啼哭，声惨而紧，似见异物状，面红或泛青，惊惕不安，睡中易醒，呈恐惧状，紧偎母怀,脉象急数,唇舌多无异常变化。

乳食积滞:厌食吐乳,嗳腐泛酸,腹痛胀满,睡卧不安,腹部发热,大便酸臭,舌苔厚腻,指纹紫滞。

(三)针灸治疗

1.基本治疗

治法:健脾宁心,镇静安眠。取手少阴心经与脾经、胃经穴为主。

处方:少冲、内关、三阴交、足三里。

配穴:脾脏虚寒加下脘、大横;心经积热加通里、郄门;惊骇恐惧加神门、百会;乳食积滞加中脘、合谷。

方义:小儿夜啼与小儿脾胃功能异常、心经积热有关,所以取足三里,配合脾经三阴交表里相配以和胃健脾。取心经少冲穴配合内关能理气安神。四穴合用共奏止啼安眠的作用。

刺法:毫针浅刺。

2.其他治疗

(1)灸法:内关、神门、三阴交、涌泉、百会。每次选用2～3个穴位,艾条雀啄灸,每次灸治5～10 min,每日1次。

(2)穴位贴敷:神阙。方法:黑丑7粒捣碎,用温水调成糊状,临睡前敷于肚脐上,胶布固定。每日1次。

(3)耳针:取神门、肝、脾、三焦,每次选2～3穴,贴压王不留行籽,隔日1次。

(四)推拿治疗

1.脾脏虚寒

1)治法:温中健脾。

2)取穴及手法:按揉百会、按揉小天心、补脾经、推三关、揉外劳宫、摩腹、揉脐。

3)操作。

(1)按揉百会:术者用拇指端按百会30～50次,揉100～200次。

(2)按揉小天心:患儿坐位或仰卧位。推拿者一手拿住患儿手,使其掌心向上,另一手以中指指根着力,揉患儿手与大、小鱼际交接凹陷处约100次。

(3)补脾经:医生以左手示指置于患儿之左拇指掌侧,以拇指置于其拇指末节背侧,使其拇指微屈。以右手食、中二指夹持固定患儿之腕部,用拇指罗纹面或其桡侧面自拇指尖向拇指根部推200～300次。

(4)推三关:患儿左手臂伸直,掌心向内,医生以左手握住患儿腕关节尺侧,示指在下伸直,托住患儿前臂,右手食、中二指并拢或用拇指桡侧自大横纹桡侧阳池直推至曲池穴100～200次。

(5)揉外劳宫:术者一手持患儿四指令掌背向上,另一手中指端揉穴处,揉100～300次。

(6)摩腹:患儿仰卧,医生以全掌或食、中、环三指指面,以顺时针方向摩上腹部3～5 min。

(7)揉脐:患儿仰卧,医生以掌根或食、中、环三指指面顺时针揉肚脐100～200次。

2.心经积热

1)治法:清心导赤。

2)取穴及手法:揉小天心、清心经、清小肠、清天河水、揉总筋、揉内劳宫。

3)操作。

(1)揉小天心:术者一手持患儿四指以固定,掌心向上,另一手中指指根着力,揉患儿手与大小鱼际交接凹陷处约100～150次。

(2)清心经:术者一手持患儿中指以固定,另一手以拇指指端向指根方向直推100～500次。

(3)清小肠:术者以一手持患儿小指以固定,另一手以拇指罗纹面由患儿指根推向指尖100～500次。

(4)清天河水:术者一手持患儿手,另一手示指、中指指腹自腕横纹推向肘横纹100～500次。

(5)揉总筋:术者一手持患儿四指以固定,另一手拇指端按揉掌后腕横纹中点100～300次。

(6)揉内劳宫:术者一手持患儿手以固定,另一手以拇指端或中指端揉,揉100～300次。

3.惊骇恐惧

1)治法:镇惊安神。

2)取穴及手法:推攒竹、清肝经、捣揉小天心、揉五指节、补肾经。

3)操作。

(1)推攒竹:术者两拇指自下而上交替直推攒竹穴,推30~50次。

(2)清肝经:术者一手持患儿示指以固定,另一手以拇指端自指尖向指根方向直推100~500次。

(3)捣揉小天心:术者一手持患儿四指以固定,掌心向上,另一手中指端揉100~150次,用中指尖或屈曲的指间关节捣10~30次。

(4)揉五指节:术者握患儿手,使掌心向下,另一手拇指甲由小指或从拇指依次揉之,各揉30~50次。

(5)补肾经:术者以一手持患儿小指以固定。另一手以拇指罗纹面由患儿指根直推向指尖100~500次。

4.乳食积滞

1)治法:消食导滞

2)取穴及手法:清补脾经、清大肠、摩腹、揉脐、揉中脘、揉天枢、推下七节骨。

3)操作。

(1)清补脾经:术者一手持患儿拇指伸直以固定,另一手以拇指指端在患儿指根和指尖之间往返推100~500次。

(2)清大肠:术者以左手托住患儿之左手,使其手掌侧置,右手食、中二指夹持住其拇指,以拇指桡侧面由虎口直推至示指尖100~200次。

(3)摩腹:患儿仰卧,医生以全掌或食、中、环三指指面,以顺时针方向摩上腹部3~5 min。

(4)揉脐:患儿仰卧,医生以掌根或食、中、环三指指面顺时针揉肚脐100~200次。

(5)揉中脘:患儿仰卧,医生以食、中、环三指指腹在中脘穴揉100~300次。

(6)揉天枢:患儿仰卧,医生以食、中二指指腹在天枢穴揉100~300次。

(7)推下七节骨:患儿俯卧,医生以拇指或食、中二指指腹自第2腰椎棘突向尾骨尖推100~200次。

# 七、遗尿

小儿遗尿,是指3足岁以上的小儿,在睡眠中小便自遗、醒后方觉的一种病证,反复发作。又称夜尿证,亦名遗溲、尿床。3岁以内小儿,由于智力未全,排尿习惯尚未养成,或因白天嬉戏过度,精神激动,夜间偶有尿床者,则不属病态。若3岁以后。尚不能自己排尿,且每夜如是,形成惯例,则应视为遗尿。遗尿证必须及早治疗,如病延日久,会妨碍儿童的身心健康,影响发育。

(一)病因病机

遗尿与肺、脾、肾三脏气化功能失常有关,其中肾与遗尿关系更为密切。小便正常的排泄,有赖于膀胱与三焦功能的健全。而三焦气化,上焦以肺为主,中焦以脾为主,下焦以肾为主。若肺、脾、肾三脏功能失常,皆会发生遗尿。

1.下元虚冷

小儿遗尿,多为先天肾气不足,如早产、双胎、胎怯、脏腑及脊骨发育未全等,引起下元虚冷所致。肾主闭藏,与膀胱相表里,司职二便。肾气充沛,则膀胱气化正常,关门固而膀胱排尿有序。肾气虚则膀胱气化不足,关门不固,水道失去制约而发生遗尿。

2.脾肺气虚

脾肺气虚由后天不足引起,如素体虚弱,屡患咳喘泻利,或大病之后。肺主一身之气,为水之上源,有通调水道、下输膀胱的功能;脾主运化水谷精微而输于肺。肺脾功能正常,方能维持机体水液的正常输布和排泄;若肺脾气虚,气虚下陷,水湿下行,渗入膀胱,以致膀胱失约、关门不固而致遗尿。

3.肝经郁热

肝郁则气机不畅,郁而化热,或夹湿下注,疏泄失常,肝失疏泄,影响三焦水道的正常通利,迫注膀胱,而成遗尿,属实证范畴。

(二)辨证

主症:睡眠中不自主排尿,轻则数夜遗尿1次,重则每夜遗尿1～2次,甚或更多。遗尿病久可见患儿面色萎黄、精神不振等症。年龄较大儿童有害羞或精神紧张感。

肾气不固:睡中经常遗尿,熟睡不易唤醒,醒后方觉,神疲乏力,面白肢冷,腰腿酸软,记忆力减退或智力较差,小便清长,舌淡,苔少,脉细。

脾肺气虚:睡中遗尿,常自汗出,面色萎黄,少气懒言,食欲不振,大便溏薄,舌淡,苔薄白,脉细。

肝经郁热:睡中遗尿,尿量不多,气味腥臊,尿色较黄,平时心情急躁,或夜间梦语龂齿,唇红,舌红,苔黄,脉弦细。

(三)针灸治疗

1.基本治疗

治法:补肾益气,健脾止遗。取任脉经穴和膀胱经背俞穴为主。

处方:肾俞、关元、三阴交。

配穴:肾与膀胱气虚加膀胱俞、中极;脾肺气虚加脾俞、肺俞、足三里;肝经郁热加行间、中极。

方义:关元是足三阴及任脉的交会穴,为人身元气之根,又是三焦之气所出的穴位,肾元充固,膀胱气化得力,则约束有权,故为治遗尿的重要腧穴,肾俞补肾,加强司二便的职能,与关元为俞募配穴,本病与足三阴经关系最密,取用三阴交填充三阴经经气,亦有止遗之功,三穴相配,共取止遗之功。

操作:毫针刺用补法,可灸。

2.其他治疗

(1)耳针:取皮质下、脑点、内分泌、肾、肺、脾。每次选3～4穴,毫针刺法,每日或隔日1次,每次留针30 min。

(2)激光:取关元、气海、百会、足三里、三阴交。以15～20 MW的氦-氖激光照射。每穴照1～2 min,1日或隔日1次,6～10次为1个疗程,连用2～3个疗程。用于肾气不固与脾肺气虚证遗尿。

(3)手针:取夜尿点(此穴在掌面小指第2指间关节横纹中点处),主治夜尿,尿频。需留针15 min。

(4)皮肤针:关元、气海、三阴交、夹脊(11～21椎)。轻度叩刺,每日1次,每次10 min,以红晕为度。

(四)推拿治疗

1.下元虚冷

1)治法:温肾固涩。

2)取穴及手法:补肾经、推三关、揉外劳宫、摩丹田、揉肾俞、擦腰骶部、捏脊、按揉三阴交。

3)操作。

(1)补肾经:术者以左手握患儿之左手,使其掌心朝上,以右手拇指指端,从阴池穴推至小指尖300～500次。

(2)推三关:患儿左手臂伸直,掌心向内,术者以左手握住患儿腕关节尺侧,示指在下伸直,托住患儿前臂,右手食、中二指并拢或用拇指桡侧自大横纹桡侧阳池直推至曲池穴100～200次。

(3)揉外劳宫:术者一手持患儿四指令掌背向上,另一手中指端揉穴处,揉100～300次。

(4)摩丹田:患儿仰卧,以掌摩穴处2～3 min。

(5)揉肾俞:以拇指罗纹面着力,在肾俞穴上揉动50～100次左右。

(6)擦腰骶部:以示指、中指、无名指三指指面着力,擦腰骶部至局部发热。

(7)捏脊:患儿俯卧,充分暴露脊背,医生以拇指指面与食、中二指指面相对用力,由尾部向颈部轻轻提捏脊背皮肤,提捏3～5遍。

(8)按揉三阴交:以拇指或示指、中指的罗纹面着力,稍用力按揉20～50次左右。

2.肺脾气虚

1)治法:益气固涩。

2)取穴及手法:补脾经、补肺经、揉外劳宫、按揉膀胱俞、捏脊、推四横纹、按揉足三里。

3)操作。

(1)补脾经:术者以左手将患儿拇指屈曲,以右手拇指端循患儿拇指指尖桡侧缘向指根方向直推100～500次。

(2)补肺经:术者以一手持患儿无名指以固定,另一手以拇指罗纹面旋推患儿环指末节罗纹面100～500次。

(3)揉外劳宫:术者一手持患儿四指令掌背向上,另一手中指端揉穴处,揉100～300次。

(4)按揉膀胱俞:以拇指罗纹面着力,在膀胱俞上按揉50～100次左右。

(5)捏脊:患儿俯卧,充分暴露脊背,医生以拇指指面与食、中二指指面相对。用力,由尾部向颈部轻轻提捏脊背皮肤,提捏3～5遍。

(6)推四横纹:一手将患儿四指并拢,用另一手大指罗纹面从患儿示指横纹处推向小指横纹处,推100～300次。

(7)揉足三里:患儿仰卧,医生以拇指按揉足三里穴2～3 min。

3.肝经郁热

1)治法:清肝泄热。

2)取穴及部位:清肝经、清心经、揉中极、揉二马、揉三阴交、揉涌泉。

3)操作。

(1)清肝经:术者一手持患儿示指以固定,另一手以拇指端自指尖向指根方向直推100～500次。

(2)清心经:术者一手持患儿中指以固定,另一手以拇指指端向指根方向直推100～500次。

(3)揉中极:患儿仰卧,医生以拇指按揉中极穴2～3 min。

(4)揉二马:医生以左手握住患儿之左手,使其掌心向下,以右手拇指或中指端揉二马穴100～150次。

(5)揉三阴交:以拇指或示指、中指的罗纹面着力,稍用力按揉20～50次左右。

(6)揉涌泉:以拇指罗纹面着力,稍用力在涌泉穴上揉30～50次左右。

# 八、百日咳

百日咳是因感染了百日咳杆菌所引起的,是小儿常见的一种呼吸道传染病,以阵发性痉挛性咳嗽、咳后有鸡鸣样吸气吼声为临床特征,病程可持续2～3个月。本病属于中医学"顿咳""顿呛"等范畴。本病一年四季均可发生,但以冬春两季为多,5岁以下发病率高,年龄愈小,病情大多愈重,近年来成人病例也有所增多。

本病经空气中飞沫传染,故易在儿童集体群中发生流行,特别在病程的2～3周,传染性最强。患过百日咳后,可获得持久免疫力,一生中得两次者少见,潜伏期多为7～14天,最长可达21天。

(一)病因病理

本病的病原菌为百日咳嗜血杆菌,该杆菌侵入人体后,在呼吸道内大量繁殖并释放内毒素,导致呼吸道黏膜炎症,产生大量的黏稠脓性渗出物,于是该病理产物便影响黏膜纤毛运动并刺激末梢神经,引起反射性剧烈的痉挛性咳嗽。

中医学认为,本病是由于婴幼儿素体虚弱,调护失宜,内蕴伏痰,加之外感时疫之邪,侵袭肺卫,阻于气道,肺失宣降,以致肺气上逆,发为顿咳。初咳期为外邪束肺;痉咳期为痰热阻肺;恢复期为肺脾两虚。

(二)临床表现

本病潜伏期为3～21天,一般为7～10天。

1.初咳期

自发病至发生痉咳7～10天,病程初有上呼吸道感染症状,如发热、咳嗽等,类似感冒,2～3天后热退,但咳嗽反而加剧。

2.痉咳期

持续2～6周,重症可达2个月以上,呈特征性的阵发性、痉挛性咳嗽,伴鸡鸣样吸气声,如此反复,常因进食、气味刺激、尘埃烟熏等刺激、情绪波动以及气温骤变等因素而诱发。痉咳时,患儿表情痛苦,重者颜面红紫,舌向外伸,眼睑浮肿。涕泪交加,目睛出血或痰中带血,诸症口轻夜重,新生儿及小婴儿常不出现典型痉咳而表现为窒息发作抽搐、二便失禁等,如不及时抢救可因窒息而死亡。

3.恢复期

阵咳逐渐减少至咳嗽消失,为2～3周。

(三)实验室及器械检查

1.血常规检查

白细胞总数及淋巴细胞升高。

2.细菌培养

有百日咳嗜血杆菌生长,以发病第1周阳性率最高,可达90%,以后降低。

3.血清学检查

用酶联免疫吸附试验检测可用作早期诊断。补体结合试验用于回顾诊断,但对早期诊断意义不大。

4.荧光抗体法

鼻咽部分泌物涂片,做直接荧光抗体染色,该法阳性率高,特异性强,为快速诊断方法。

(四)诊断与鉴别诊断

1.诊断

根据流行病史、未接种百日咳疫苗,有与患儿直接密切接触史,再根据临床表现、实验室及器械检查,诊断无困难。

2.鉴别诊断

(1)病毒性肺炎:由呼吸道病毒引起,也可出现痉咳,但不具有百日咳的其他临床表现,同时可从有关实验室检查加以鉴别。

(2)肺门淋巴结核:可有阵咳,但无鸡鸣样吸气声,根据结核接触史、症状、结核菌素试验及胸部X线摄片检查,可以鉴别。

(3)喉及气管、支气管异物:有异物吸入史,起病急,从血常规、X线检查可与百日咳做出区别。

(五)治疗

1.治疗原则

根据各期的不同而分别施治,初咳期治宜宣肺解表,痉咳期治宜泻肺涤痰,恢复期治宜补益脾肺。

2.刺法

(1)毫针。

1)常用腧穴:肺俞、膻中、列缺、合谷。

2)操作方法:初咳期及痉咳期选用泻法,恢复期用平针法。每日或隔日1次,不计疗程,以愈为期。

(2)耳针:取肺、支气管、交感等穴,予毫针强刺激。隔日1次,也可用王不留行籽按压。

3.火罐

在颈背部风门、肺俞、脾俞、中府等穴处拔火罐,隔日1次。

4.推拿

1)主要手法:推法、拿法、擦法、按法、揉法、搓法。

2)常用穴位与部位:天门、坎宫、太阳、风池、膻中、天突、肺俞、脾俞、肺经、大肠、六腑。

3)操作程序。

(1)初咳期:开天门、分推坎宫、推太阳、拿风池、清肺经、退六腑、推膻中、按揉天突、搓胁、分推肩胛骨、按揉肺俞等,共20～30 min。

(2)痉咳期：清肺经、清大肠、清天河水、退六腑、推膻中、分推胸胁、揉肺俞、揉脾俞、分推肩胛骨，共20～30 min。

(3)恢复期：补肺经，补脾经，擦胸胁，按揉天突、膻中、中脘，按揉肺俞、脾俞、足三里，共 20～30 min。

5.其他疗法

初咳期用金沸草散加炙百部；痉咳期用桑白皮汤加炙百部；恢复期选用人参五味子汤或麦门冬汤加减。

（王殿玲）

# 第十七章  常见病中西医结合治疗

## 第一节  肺  癌

### 一、概述

原发性支气管肺癌简称为肺癌,指原发于支气管黏膜和肺泡的癌症,不包括转移性肺癌及气管癌,是临床常见的恶性肿瘤之一。在发达国家,肺癌在男性和女性中占癌症死因的第 1 位,尽管采取了包括禁止吸烟在内的各种预防措施,肺癌的死亡率还是持续上升。据估计,全世界每年有 60 万新发肺癌患者。近 20 年我国的肺癌发病率以每年 11％的速度递增,总患病率已占男性恶性肿瘤首位,预计到 2025 年,每年将有 90 万人死于肺癌,我国将成为世界第一肺癌大国。临床根据病史和症状、X 线检查、痰或胸水脱落细胞学涂片、淋巴结穿刺或活检、纤维支气管镜检查、CT 检查以及胸部检查等可确诊。早期肺癌及时治疗可以根治,中晚期肺癌治疗效果仍不理想,主要通放疗、化疗、生物靶向治疗及中医药等非手术中西医结合的综合治疗以期获得较好的姑息效果。

### 二、西医病因病理

（一）病因

一般认为空气污染与吸烟是导致肺癌的主要原因,其中,90％以上的肺癌病例与吸烟有关。研究已经证明职业因素（如长期接触或吸入化学致癌物）、空气污染、电离辐射、饮食与营养以及肺结核等多种因素都可以导致肺癌,尤其是近年来大城市肺癌发病率呈增高趋势这一流行病学资料,更显示了空气污染已成为导致肺癌的一个不可忽视的因素。

除此以外,机体免疫功能的低下、内分泌失调及家族遗传等因素对肺癌的发生也可能起到一定的作用。

（二）病理

在西医方面,对肺癌的发病机制尚不接清楚,一般认为肿瘤发生的机制在肺癌的发生中都存在,如细胞的增殖分化和凋亡,细胞信号传导异常都有关系。近年研究表明肺癌的发生与某些癌基因的活化以及抑癌基因的失活有关。

肺癌的主要病理类型包括以下几种。

1. 大体病理形态

根据肺癌生长部位可以分为中心型肺癌和周围性肺癌,前者指肿瘤发生在段及段以上支气管,以鳞癌和未分化癌为多见;后者是指指发生于肺段以下支气管直到细小支气管的肺癌,以腺癌为多见。

2. 组织学分类及分级

（1）不典性增生和原位癌。

（2）恶性:①鳞状细胞癌（表皮样癌）。②小细胞癌:雀麦细胞癌、中间细胞癌、复合雀麦细胞癌。③腺癌:腺泡状腺癌、乳头状腺癌、细支气管－肺泡癌、实体癌伴黏液形成。④大细胞癌:巨细胞癌、透明细胞癌。⑤腺鳞癌。⑥类癌。⑦支气管腺体癌。

除小细胞癌外,其他各细胞类型均归之于非小细胞肺癌。

## 三、中医病因病机

对于肺癌的病机,《杂病源流犀烛·积聚癥瘕痃癖痞源流》云:"邪积胸中,阻塞气道,气不得通,为痰,为食,为血,皆邪正相搏,邪既胜,正不得制之,遂结成形而有块。"说明肺中积块的产生是由于正气亏虚,邪毒入侵,气机不利,气血痰搏结而成。一般认为,肺癌系感受风寒暑湿燥火等六淫或外界秽浊、邪毒之气侵袭肺脏,致肺失宣肃,肺不布津,聚而成痰;或肺气膹郁,脉络受阻,气滞血瘀。外邪、痰浊、瘀血相互搏结日久形成肿瘤。此外,素体虚弱,禀赋不足,正气亏虚而致正虚邪陷,在发病中也起重要作用。

因此,肺癌产生的机制不外正虚邪实,痰瘀毒互结。所以总的来讲肺癌是因虚得病,因虚致实,全身属虚,局部属实的疾病。

## 四、临床表现及辅助检查

(一)临床表现

肺癌的临床表现与其部位、大小、类型、发展阶段、有无并发症或转移有密切关系。主要包括以下几点。

1.由原发肿瘤引起的症状和体征

如咳嗽、咯血、喘鸣、胸闷气短、体重下降、发热等。

2.肿瘤局部扩展引起的症状和体征

如胸痛、呼吸困难、咽下困难、声音嘶哑、上腔静脉阻塞综合征、Horner 综合征等。

3.肺外转移

如中枢神经转移、骨转移、肝转移、淋巴结转移等所产生的症状和体征。

4.作用于其他系统引起的肺外表现

如骨关节病变、分泌促性腺激素、神经肌肉综合征、高钙血症等。

(二)实验室与特殊检查

1.影像学检查

(1)胸部 CT:了解病变部位、大小、特点,与邻近组织或器官的关系,纵隔及肺门淋巴结的情况。

(2)腹部超声:了解腹部重要脏器,如肝、肾、肾上腺以及腹腔淋巴结有无异常。

如有必要,还应当行全身骨显像和头颅核磁共振检查以除外上述脏器转移。

2.细胞或组织学检查

如果高度怀疑或临床诊断为肿瘤,还应当行进一步的细胞或组织学检查,以获得确证的诊断,同时能够明确肿瘤病理类型,指导治疗。常用检查手段包括:

(1)痰脱落细胞学检查:一般在晨起留取,要求是气管深部痰液,血痰更好。

(2)纤维支气管镜检查:适用于中心型肺部肿物活检。

(3)经皮肺穿刺活检:一般在 CT 引导下进行,适用于外周型肺部肿物活检。

(4)浅表淋巴结活检:如果有颈部或腋下淋巴结肿大,可考虑行淋巴结穿刺或切取活检。

(5)胸腹水脱落细胞学检测:如果患者有胸腔或腹腔积液,可以抽取一定量的积液进行细胞学检测。

3.血液学检查

包括生化、血常规、肿瘤标志物、免疫功能等,目的是了解患者的身体状况和重要脏器的储备功能。

上述各项检查应当合理安排,遵循从简单到复杂,从无创到有创的原则。

## 五、诊断与鉴别诊断

(一)诊断要点

一般依靠详细的病史询问、体征、体格检查和影像学辅助检查进行综合判断可使 80%～90% 的患者获得临床确诊。其中最重要的是细胞或组织病理学的诊断。

（二）肿瘤分期诊断

参照国际抗癌联盟（UICC）2009 年颁布的第七版肺癌 TNM 分期标准

1. TNM 的定义

T 分期如下。

Tx：未发现原发肿瘤，或者通过痰细胞学或支气管灌洗发现癌细胞，但影像学及支气管镜无法发现。

T0：无原发肿瘤的证据。

Tis：原位癌。

T1：肿瘤最大径≤3cm，周围包绕肺组织及脏胸膜，支气管镜见肿瘤侵及叶支气管，未侵及主支气管。

T1a：肿瘤最大径≤2cm。

T1b：肿瘤最大径＞2cm，≤3cm。

T2：肿瘤最大径＞3cm，≤7cm；侵及主支气管，但距隆突 2cm 以外；侵及脏胸膜；有阻塞性肺炎或者部分肺不张，包括全肺不张。符合以上任何一个条件即归为 T2。

T2a：肿瘤最大径＞3cm，≤5cm。

T2b：肿瘤最大径＞5cm，≤7cm。

T3：肿瘤最大径＞7cm；直接侵犯以下任何一个器官，包括胸壁（包含肺上沟瘤）、膈肌、隔神经、纵隔胸膜、心包；距隆突＜2cm（不常见的表浅扩散塑肿瘤，不论体积大小，侵犯限于支气管壁时，虽可能侵犯主支气管，仍为 T1），但未侵及隆突；全肺肺不张肺炎；同一肺叶出现孤立性癌结节。符合以上任何一个条件即归为 T3。

T4：无论大小，侵及以下任何一个器官，包括纵隔、心脏、大血管、隆突、喉返神经、主气管、食管、椎体；同侧不同肺叶内孤立癌结节。

N 分期如下。

Nx：区域淋巴结无法评估。

N0：无区域淋巴结转移。

N1：同侧支气管周围及（或）同侧肺门淋巴结以及肺内淋巴结有转移，包括直接侵犯而累及的。

N2：同侧纵隔内及（或）隆突下淋巴结转移。

N3：对侧纵隔、对侧肺门、同侧或对侧前斜角肌及锁骨上淋巴结转移。

M 分期如下。

Mx：远处转移不能被判定。

M0：没有远处转移。

M1：远处转移。

M1a：胸膜播散（恶性胸腔积液、心包积液或胸膜结节）以及对侧肺叶出现癌结节（许多肺癌胸腔积液是由肿瘤引起的，少数患者胸液多次细胞学检查阴性，既不是血性也不是渗液，如果各种因素和临床判断认为渗液和肿瘤无关，则不应该把胸腔积液考虑入分期的因素内，患者仍应分为 T1～3）。

M1b：肺及胸膜外的远处转移。

2. TNM 分期

0 期：TisN0M0。

ⅠA：T1a～1bN0M0。

ⅠB：T2aN0M0o

ⅡA：T2bN0M0，T1a～1bN1M0，T2aN1M0。

ⅡB：T2bN1M0，T3N0M0。

ⅢA：T4N0～1M0，T3N1M0，T1～3N2M0。

ⅢB：T4N2M0，任何 T 分期 N3M0。

Ⅳ：任何 T 分期任何 N 分期 M1a～1b。

3.小细胞肺癌分期

采用美国退伍军人医院和国际肺癌研究会制定的VA分期方法,分为局限期和广泛期两期。

局限期:肿瘤局限于一侧胸腔内,包括有锁骨上或前斜角肌淋巴结转移和同侧胸腔积液(对局限期SCLC应进一步按TNM分期进行临床分期)。

广泛期:病变超过局限期范围。

(三)西医鉴别诊断

1.肺结核

(1)结核球:应与周围型肺癌相鉴别。结核球多见于年轻患者,多无症状,病变多位于肺尖上段或下叶背段(结核好发部位),病灶边缘清晰,直径多在3cm以内,可有包膜,阴影密度高,有时含钙化灶,周围可见纤维结节灶,在随访观察中多无明显改变。如有空洞,多为中心型,内壁光滑且薄。肺癌形状不规则、分叶,边缘毛糙,空洞一般偏心,壁厚,不规则。

(2)急性粟粒性肺结核:应与弥漫性细支气管—肺泡细胞癌相鉴别。粟粒性肺结核发病年龄相对较轻,有发热等全身性中毒症状,肺部影像上见病灶为大小一致、分布均匀、密度较淡的粟粒结节;而细支气管肺泡癌多为大小不等的结节状播散病灶,多见播散两肺,亦可局限于一侧或单一肺叶,病变边界清楚、密度较高,进行性发展和增大,融合多见,伴发进行性呼吸困难,抗结核治疗无效。

(3)肺门淋巴结结核:易与中央型肺癌相混淆,需加以鉴别。肺门淋巴结结核多见于儿童,常有发热等结核中毒症状,结核菌素试验多呈强阳性,抗结核药物治疗有效。中央型肺癌有其特殊的X线征象,可通过CT/MRI和纤支镜检查加以鉴别。

2.肺炎

主要应与癌性阻塞性肺炎相鉴别,肺炎起病急骤,先有寒战、高热等症状,然后出现呼吸道症状,抗菌药物治疗多有效,病灶吸收迅速而完全。而癌性阻塞性肺炎的炎症吸收较缓慢,或炎症吸收后出现块状阴影,且多为中央型肺癌的表现,纤支镜检查、细胞学检查等有助于鉴别。

3.肺脓肿

应与癌性空洞继发的感染相鉴别。原发性肺脓肿起病急,中毒症状明显,常有寒战、高热、咳嗽、咳大量脓臭痰,周围血内细胞总数及中性粒细胞比例增高。影像学上见空洞壁薄,内有液平,周围有炎症改变。癌性空洞常先有咳嗽、咯血等肿瘤症状,然后出现咳脓痰、发热等继发感染的症状。影像学可见癌肿块影,有偏心空洞,壁厚,内壁凹凸不平。结合纤支镜检查和痰脱落细胞检查可以鉴别。

4.伴发胸水时的鉴别

肿瘤侵犯胸膜引起的恶性胸腔积液多发生于中老年人,可伴见胸部钝痛及肿瘤相关症状,胸水呈渗出液,血性积液常见,量大,增长迅速,胸水肿标和乳酸脱氢酶时见明显增高。胸水常规、脱落细胞检查、胸膜活检、胸腔镜检查等有助于以胸水为首发症状的肺癌与结核性胸膜炎、类肺炎性胸腔积液等相鉴别。

5.良性肿瘤

肺部常见的良性肿瘤包括炎性假瘤、肺囊肿、肺错构瘤、肺腺瘤等,发病率低,影像学多表现为圆形、椭圆形或结节影,需与肺癌相鉴别,良性肿瘤一般边缘光滑,块影密度高而均匀,少有分叶、毛刺及钙化,肺门淋巴结鲜见肿大,错构瘤可见典型的"爆米花样"X线征象,且良性肿瘤生长速度缓慢,部分患者经典型影像学表现及动态观察可与鉴别,细胞学或组织学病理可以最终确诊。

6.转移癌

肺部是人体各种恶性肿瘤扩散转移最多的部位。当影像学发现肺部占位性病变时与其他恶性肿瘤的肺转移相鉴别,转移癌的影像学表现多为肺内单发或多发的球形结节影,大小不一,多数病灶边缘光滑清晰,密度均匀,以双肺多发常见,偶可见单个的大结节团块影。大多数患者有原发肿瘤的症状体征,早期呼吸系统症状不明显,晚期可出现原发肺癌相似症状,结合患者的病史、症状及影像学特点多可鉴别,组织学病理可最终明确鉴别。(常见肺转移的恶性肿瘤有乳腺癌、结直肠癌、肝癌、甲状腺癌、食管癌、前列腺癌、恶性纤维组织细胞瘤等。)

（四）中医类证鉴别

1.外感咳嗽

多有明确的外感病史,常伴鼻塞、咽痛,或恶寒、发热等症状,治疗易见效,愈后不再发。

2.喘证

多指反复发作的肺系疾患,有长期的既往病史,内因为宿痰伏肺,复因外邪、饮食、情志、劳倦等因素致气滞痰附,表现为急性加重的呼吸急促,气短难续,重则端坐呼吸。

3.胸痛

主要应与真心痛鉴别,两者皆时表现为胸部或胁肋部疼痛,肺癌疼痛多为持续性刺痛或胀痛,部位多固定,发作无明显诱因,渐进性加重后者典型发作多为刺痛或绞痛,或痛引肩背,多有劳累或情绪变化诱发,伴胸闷或心悸,休息、吸氧或应用扩冠药物后可以缓解。

4.肺痨

肺痨与肺癌都有咳嗽、咯血、胸痛、发热、消瘦等症状,但肺痨为感受"痨虫"所致,多发生于青壮年,低热、盗汗多见,经抗结核药治疗有效,而肺癌好发于 40 岁以上的中老年,经抗结核治疗病情无好转。

## 六、治疗

（一）治疗原则

采取中西医结合的治疗方法,在手术和放化疗期间,根据患者体质和病情中医治疗分别采用补益肺脾、益气养血、养阴生津等治疗方法,以发挥减毒增效作用,提高患者对于西医攻击性治疗的耐受性,在西医治疗结束后,长期应用中医进行巩固或维持治疗,以期提高远期治疗效果。西医治疗主要参照 NCCN 非小细胞肺癌指南 2011 中文版等制订。

（二）西医治疗

1.非小细胞肺癌

（1）原则:①术后患者辅助化疗原则:除ⅠA 期、肺泡细胞癌、全肺切除、PS>2、有手术合并症、不适于铂类化疗外,对于完全切除的 NSCLC 患者给予含铂两药联合术后辅助化疗,疗程 4 个周期。②晚期患者治疗原则:晚期患者包括包括ⅢB、Ⅳ 期以及部分不愿或无法手术治疗的ⅢA 期患者。PS≤2 的患者:一线行含铂两药联合化疗,2 周期评价疗效,肿瘤缓解或稳定,最多可行 6 个周期化疗。疾病进展或稳定改用紫杉特尔、培美曲塞单药二线化疗或厄洛替尼、占非替尼靶向治疗,二线化疗患者评价进展后应用靶向治疗或最佳支持治疗。对于明确有 EGFR 活化突变或扩增的患者,或符合东方、女性、不吸烟、腺癌等获益优势要素的患者可考虑厄洛替尼、吉非替尼一线治疗。应用最佳支持治疗（BSC）。

（2）具体分期治疗:①ⅠA 期（T1N0）患者术后无需辅助治疗,定期随访。如具有低分化癌、侵犯脉管、楔形切除术、肿瘤靠近切缘等高危因素的患者可考虑含铂类方案辅助化疗。②ⅠB 期（T2N0）患名术后可考虑含铂类方案辅助化疗。③Ⅱ 期患者术后常规行含铂类方案辅助性化疗。术后病理包含淋巴结清扫不充分、包膜外侵犯、多个肺门淋巴结阳性、肿瘤靠近切缘等不良因素的患者可推荐术后化放疗序贯化疗。④ⅢA 期初治患者考虑现行联合化放疗或化疗,若治疗后病灶缩小,有手术指征,可考虑手术切除;ⅢA 期术后患者根据病情行辅助化疗或化放疗。⑤ⅢB 期中 T1~3N3 及不可切除的 T4 患者行化疗或同步化放疗加巩固化疗,T4N0~1 中可切除的卫星或非卫星病灶患者治疗策略同ⅢA 期患者。⑥Ⅳ 期患者出现可根治的单个脑或肾上腺转移灶,经对转移灶切除或根治性放疗成功降期后,根据相应的 TNM 分期治疗;转移灶无根治可能者,体力评分 0~2 分者一线行含铂类方案解救化疗,可考虑加用抗血管生成药物;体力评分 3~4 分者给予最佳支持治疗。⑦局部复发患者条件许可者可行手术切除、射频或根治性放射治疗,经上述治疗后无肿瘤广泛播散证据者可考虑全身化疗,有肿瘤广泛播散者治疗同期患者。⑧异时性远处转移患者,若转移灶无根治可能者可考虑姑息性放疗及二膦酸盐治疗（骨转移）,余治疗参照Ⅳ 期患者。

常用的非小细胞肺癌术后辅助化疗及晚期患者的一线化疗方案为含铂的二联方案,主要包括:①NP:

长春瑞滨＋顺铂;②TP:紫杉醇＋顺铂(或卡铂);③GP:吉西他滨＋顺铂(或卡铂);④DP:多西他赛＋顺铂(或卡铂)。二线治疗:晚期患者的二线治疗可供选择的药物有多西他赛、培美曲塞、靶向药物——厄洛替尼、吉非替尼或西妥昔单抗＋NP。(具体用法请参照 MCCN 肺癌治疗指南 2011 中闰版)

### 2.小细胞肺癌

(1)局限期:局限期小细胞肺癌临床分期为 T1～2N0 I 期的患者术后行 6 个周期 EP 方案化疗,若术后病理见淋巴结转移者推荐行全身化疗同时加纵隔野的放射治疗;其余局限期小细胞肺癌患者体力评分 0～2 分者推荐同期化放疗的模式,因肿瘤所致的 PS 评分＞2 分的患者首选化疗,必要时加上放射治疗;因肿瘤以外的基础疾病所致的 PS 评分＞2 分的患者采用针对性治疗包括对症支持治疗。

(2)广泛期:广泛期患者首选全身化疗,对化疗反应良好的患者,可选择性地加用放疗,脑转移的广泛期患者选择全身化疗＋全脑照射。复发或进展的广泛期患者根据体力评分行二线化疗或支持治疗。

附:常用的小细胞肺癌一线化疗方案主要包括:①EP:足叶乙苷＋顺铂(或卡铂);②VIP:足叶乙苷＋异环磷酰胺＋顺铂。二线方案包括伊立替康或拓扑替康单药或加用铂类。

### 3.晚期 NSCLC 的靶向药物治疗

近年来已有一些特异性的靶向药物与化疗联合用于晚期非小细胞肺癌一线治疗。

吉非替尼为选选择性表皮生长因子受体(EGFR)酪氨酸激酶抑制剂,具有非细胞毒性和特异靶向性作用,酪氨酸激酶是 EGFK 膜内信号通路关键部位,小分子 EGFR 酪氨酸激酶抑制剂无论 EGFR 表达与否均可抑制 EGFR 信号通路,起到抑制肿瘤细胞增殖分化、抑制转移、抑制血管生长及上调细胞凋亡作用。目前推荐剂拭为 250mg/d(口服)直至病情进展。

吉非替尼的主要不良反应为痤疮、皮疹和腹泻,停药可恢复。实验显示吉非替尼对腺癌效果好,与肿瘤细胞的 KGFR 或 HER2 表达有关;HER2 高表达或 EGFR/HER2 共表达时,吉非替尼敏感性高,而且肺腺癌 EGFR/HKK2 共表达率明显高于鳞癌。女性缓解率高也许与腺癌比例较高,而且与雌激素及其受体表达有关。

对于晚期且活动状态评分(PS)较好的初治非小细胞肺癌患者,以铂类为基础的新药联合化疗可以延长生存,改善症状和生活质量。现有含铂新药方案疗效相近,化疗方案的选择主要是基于安全性/耐受性、用药新方案及个体化治疗。如腺癌、无中枢神经系统转移或咯血者,化疗(紫杉醇/卡铂)联合贝伐单抗(avastin)可以进一步改善总生存率。化疗与抗血管生成靶向治疗联合应用可能成为晚期 NSCLC 新的治疗模式,将贝伐单抗加入化疗(PC 或 GC 方案)中治疗适合的晚期 NSCLC 可改善缓解率和无进展生存期(PFS)。

西妥昔单抗(C225)是一个独特的表皮生长因子受体(EGFR)单克降抗体。临床试验表明,患者接受紫杉醇(紫杉醇)/卡铂治疗(卡铂 AUC6 第 1 天;紫杉醇 100mg/mL,第 1、8、15 天;每 4 周重复)联合 C225 (400mg/m$^2$ 第 1 天,之后 250mg/m$^2$ 每周)治疗,6 个周期后没有疾病进展或限制性毒性的患者继续接受 C225 单药治疗。结果显示,C225 联合紫杉醇/卡铂一线治疗晚期 NSCLC 产生了较佳的疗效。

特罗凯,通用名盐酸厄洛替尼片(tarceva,erlotinib)。是一种新型的口服表皮生长因子受体酪氨酸激酶抑制剂,与细胞质内位于 HER1/EGFR 分子的酪氨酸激酶结构区的三磷腺苷(ATP)结合带特异性结合。通过抑制三磷腺苷与 HER1/EGFR 的结合,特罗凯有效抑制酪氨酸激酶活性及下游信号传导,从而抑制肿瘤细胞增殖、侵袭、转移,降低肿瘤细胞黏附能力,促进肿瘤细胞凋亡,增强对化疗的敏感度,从而延长肿瘤患者生存期。该药被证实对 NSCLC 有效,能显著延长非小细胞肺癌患者的生存期,与患者的体能状况评分(PS)、性别、病理类型、体重减轻程度、吸烟情况、以往化疗次数、既往含铂或紫杉类治疗与否和最佳缓解率、随机分组前的病程或 HER1/EGFR 状况无关。国外报告,在既往至少 1 个化疗方案失败的局部晚期或转移性非小细胞肺癌患者 731 例中,随机分为厄洛替尼组(488 例,150mg,每日 1 次)、安慰剂组(243 例),直至疾病进展或有不能接受的毒性反应,结果两组之间中位生存期 6.7 个月 vs.4.7 个月,1 年生存率为 31.2% vs.21.5%,无进展生存期为中位 9.9 周 vs.7.9 周,肿瘤缓解率(CR＋PK)为 8.9% vs.0.9%,缓解时间为中位 34.3 周 vs.15.9 周。本药可试用于 2 个或 2 个以上化疗方案失败的局部晚期或转移的非小细胞肺癌的三线治疗。研究还显示在铂类为基础的化疗（卡铂加紫杉醇，或健择加顺铂）同时服用厄洛替尼无临床受益，因此不推荐用于上述情况的一线治疗。该药的不良反位：厄洛替尼150mg单药使用最常见的不良反应是皮疹和腹泻，3或4度的皮疹和腹泻发生率分别为9％和6％，出现皮疹的中位时间为8天，出现腹泻的中位时间为12天。其他还可见食欲下降、乏力、呼吸困难和咳嗽、恶心呕吐、感染及肝功能异常，不良反应严重时要考虑减少剂量或暂停治疗。

4.姑息性放疗

晚期肺癌常出现远处转移以及局部压迫症状，包括脑转移、骨转移、恶性胸水、上腔静脉压迫等，除了一般的对症治疗外，姑息性放疗可以减轻局部症状，提高患者的生存质量，也是晚期肺癌支持治疗的一个重要部分。除了对并发症有一定疗效，对原发灶的姑息性照射也有助于减轻肿瘤产生的症状，特别对痰血和局部疼痛有较大的帮助。姑息性放疗的靶区如无重要脏器，一般采取大分割放疗，目的是在短时间内给予高剂量的照射，以达到迅速控制症状的目的。

（三）中医治疗

1.常见辨证论治分型

（1）阴虚毒热型。

主症：干咳少痰，或痰少而黏，或痰中带血，气短胸痛，心烦寐差，或低热盗汗，口干便干，或咽干声哑，脉细数，舌质红或暗红，苔薄黄或黄白。

辨证：阴虚内热，毒热蕴结。

治法：养阴清热，解毒散结。

处方：南沙参15g，北沙参15g，生地黄15g，前胡10g，天冬15g，麦冬15g，地骨皮15g，杏仁10g，贝母10g，鳖甲15g，瓜蒌30g，半枝莲3.3g，白花蛇舌草30g，石见穿30g，徐长卿15g，山海螺30g。盗汗甚者加麻黄根、煅龙骨、煅牡蛎、五味子；咽干声嘶甚者加石斛、天花粉、玉竹；咯血甚者加仙鹤草、血余炭、侧柏叶。

（2）痰湿蕴肺型。

主症：痰多嗽重，胸闷纳呆，便溏虚肿，神疲乏力，胸痛发憋，舌质暗或胖淡，苔白腻，脉滑数或滑。

辨证：脾虚痰湿，痰毒结肺。

治法：健脾化痰，解毒清肺。

处方：二陈汤加苍术、制南星、前胡、杏仁各10g，猫爪草、蛇舌草、龙葵各30g，生薏苡仁15g，金荞麦15g，生黄芪20g，桔梗10g，生甘草6g。

（3）气滞毒瘀型。

主症：咳嗽不畅，气急胸痛，如锥如刺，便秘口干，痰血暗红，唇暗舌绛，舌瘀斑点，苔薄黄，脉弦或细涩。

辨证：气滞血淤，邪毒内结。

治法：理气化滞，活血解毒。

处方：枳壳10g，桔梗10g，降香10g，紫草10g，瓜蒌30g，桃仁10g，杏仁10g，白英30g，龙葵15g，白花蛇舌草30g，金荞麦15g，干蟾10g，石见穿20g，茜草20g，铁树叶20g。痛甚者加延胡索、徐长卿、五灵脂、蒲黄；咯血者加仙鹤草、血余炭、大小蓟、花蕊石、田三七。

（4）肺肾两虚型。

主症：咳嗽气短，动则喘促，咳痰无力，胸闷腹胀，面色腰膝酸软，身倦乏力，自汗便溏，肢凉畏寒，脉沉细无力，右寸、尺脉弱，舌质偏淡，苔白或白腻。

辨证：肺肾两虚，瘀毒内结。

治法：温肾健脾，益气解毒。

处方：四君子汤加生黄芪30g，五味子10g，补骨脂10g，炮姜6g，制南星10g，仙茅10g，山海螺30g，冬虫夏草面3g（分冲），僵蚕10g，蜂房10g。纳呆纳差者加焦三仙、生谷芽、砂仁，便溏甚者加山药、儿茶、泽泻、重用苍白术。

**2.中药注射剂**

(1)榄香烯注射剂:400～600mg/d,14～21天为1个周期,2～3周期为1个疗程,适用于中晚期肺癌见血瘀或痰湿证者。推荐不能耐受化疗的NSCLC患者将榄香烯作为维持治疗药物。

(2)康莱特注射剂:200mL/d,21天为1个周期,2～3周期为1个疗程,适用于中晚期肺癌见气虚痰湿证者。推荐NSCLC患者化疗期间合并应用。

(3)艾迪注射液:50～100mL/d,21天为1个周期,2周期为1个疗程,益气扶正、消瘀散结,适用于正虚邪恋的肺癌患者。

(4)参芪扶正注射液:250mL/d,21天为1个周期,2～3周期为1个疗程,适用于中晚期肺癌见肺脾气虚证者。

(5)鸦胆子乳:10～30mL/d,14天为1个周期,2～3周期为1个疗程。功效解毒散结,适用于肺癌及肺癌脑转移患者。

**3.口服中成药**

(1)威麦宁:活血化瘀,清热解毒,祛邪扶正。配合放、化疗治疗肿瘤有增效、减毒作用或单独使用。

(2)参莲胶囊:清热解毒,活血化瘀,软坚散结。用于由气血瘀滞、热毒内阻而致的中晚期肺癌患者。

(3)紫龙金片:益气养血,清热解毒,理气化瘀。辅助应用于肺癌气血两虚兼瘀热患者。

**4.常用抗癌中草药**

(1)补气类:人参、黄芪、党参、白术、茯苓、生薏苡仁、扁豆、刺五加、山药。

(2)养阴类:天麦冬、沙参、五味子、百合、川贝、梨皮、生地黄、天花粉。

(3)养精气类:黄精、枸杞子、女贞子、山茱萸、冬虫夏草。

(4)软坚散结类:鳖甲、夏枯草、海藻、生牡蛎、猫爪草、僵蚕、地龙、蜈蚣、全蝎。

(5)清热解毒类:龙葵、白英、石上柏、石见穿、半枝莲、草河车、冬凌草、金荞麦、北豆根、白花蛇舌草、苦参、蛇莓。

**(四)中西医结合治疗**

**1.中医与手术结合**

围术期术后常见以下两种证候:①脾胃失调:治宜健脾和胃,应用香砂六君子汤加减;②气血两虚:治宜气血双补,应用八珍汤加减。

**2.中医与放疗结合**

放疗期间患者多以气阴两虚为主证,口服汤药酌情参照中医辨证论治框架组方应用,多以养阴生津、活血解毒、凉补气血为主,以减少放疗毒性,提高放疗完成率,增加放疗疗效。常用方剂为沙参麦门冬汤、清燥救肺汤等。

**3.中医与化疗结合**

化疗期间多出现恶心、呕吐等消化道反应和骨髓抑制,中药以补气养血、健脾和胃、滋补肝肾为主,以减少化疗毒性,提高化疗完成率,增加化疗疗效。

化疗期间出现气血两亏以及骨髓抑制白细胞和(或)血小板降低时以"生血汤"随症加减应用。

**4.晚期肿瘤的中西医结合**

不宜手术、放化疗的晚期肺癌患者,治疗目的在于抑制肿瘤生长、减轻症状、提高生存质量、延长生存时间。方法采用中医辨证、辨病治疗结合西医对症支持治疗。

## 七、预后及随访

**1.预后**

影响肺癌预后的因素很多,主要有以下几种。

(1)肿瘤的组织学类型:是影响预后的决定性因素。鳞状细胞癌尤为表皮性(角化型)预后最佳。其次为类癌、腺样囊性癌和黏液表皮样癌等低度恶性的癌肿,绝大多数早期病例经手术切除后可以长期生存。

局限性细支气管肺泡癌和鳞癌的预后相似,而弥漫性者预后凶险,极少有长期生存者。恶性程度最高者数小细胞肺癌,5 年生存的可能性很低。

(2)TNM 分期:这是影响预后的最重要因素。TNM 分期越晚,预后越差,有外侵或转移者预后最差。

(3)机体全身免疫状态:免疫功能低下是恶性肿瘤复发和转移的关键因素。所以中医调理主要是针对这一方面,从根本上改善机体免疫状态,增强免疫能力,使"正气存内,邪不可干"。

(4)治疗方法的选择:临床工作者能否对疾病作出正确判断,是否在恰当得时机恰当运用多种治疗手段,给予患者最合适的治疗方案,也是决定预后的一个重要因素。

一般来说,对于非小细胞肺癌患者,经过规范治疗后,ⅠA 期 5 年生存率约为 80%。ⅠB 期非小细胞肺癌患者,5 年生存率约为 60%。Ⅱ期非小细胞肺癌患者,5 年生存率为 40%～50%。Ⅲ期患者 5 年生存率为 7%～17%。Ⅳ期患者的 1 年生存率为 15%～35%,而对于那些不适合化疗的患者,数据显示为 10%。平均来说,Ⅳ期非小细胞肺癌患者的 5 年生存率约为 2%。

2.随访

术后辅助化疗结束 2 年内每 4 个月随访 1 次,2 年后每年 1 次,内容包括复查胸部增强 CT、全身骨核素扫描、头颅 MRI 或 CT、肺系肿瘤标志物等以评价复发转移情况,如有复发转移,计算复发转移时间,追访后续治疗及疗效评价。

晚期患者每 2 个月随访 1 次,内容包括身体一般状况(主要症状及生活质量评分)、肿瘤病灶变化、生存状况、近期治疗概况等,计算总生存。近期检查疾病是否进展,计算疾病进展时间。

任何情况下出现以下症状加重或出现其他病情进展表现应及时就诊,包括喘息、咯血、疼痛、意识障碍等。

(李　朕)

# 第二节　乳腺癌

## 一、概述

乳腺癌临床以乳腺肿块为主要表现,与其他恶性肿瘤相比具有发病率高、侵袭性强但病情进展缓慢、自然生存期长等特点。20 世纪 70 年代末开始,乳腺癌的发病在全球范围内一直位居女性肿瘤的首位,并且其发病率还在以每年 2% 的速度递增。全球每年有 120 万妇女也乳腺癌,50 万妇女死于乳腺癌。我国虽不是乳腺癌的高发国家,但年均增长速度却高出高发国家个 1～2 百分点,以每年 3% 的速度递增,并且呈现年轻化趋势,与发达国家呈现出惊人的巧合。我国乳腺癌发病年龄高峰较西方国家早 10 年,在 40～49 岁,但是 30 岁以后就有明显增加。在国内的大城市中,京、津、沪及沿海一些大城市的发病病率较高,其中上海的发病率居全国之首。京沪两地女性乳腺癌发病率分别达到 4.5/万和 5.49/万,在 10 年间上升了 23% 和 31%,已经接近西方乳腺癌高发国家的水平。

乳腺癌在中医文献记载为乳岩、石痈等。由于肿物位于体表,不需特殊仪器即可细致观察,中医古籍中相关记载较多。其发生多与情志郁结有关,朱丹溪《格致余论》载:"忧怒郁闷,昕夕积累,脾气消阻,肝气横逆,遂成隐核,如大棋子,不痛不痒,数十年后方疮陷,名曰乳岩,以其疮形嵌凹似岩穴也,不可治矣。"对于其治疗,明代汪机《外科理例》载:"肿疡内外皆壅,宜托里表散为主。乃补气血药而加之以行散之剂,非专攻之谓。或齐肿瘤接,烦躁脉大,其辛热之剂,不但肿疡不可用,虽溃疡亦不可用也。凡患者须分经络、血气、地部远近、年岁老幼、禀气虚实及七情所感、时令所宜而治之。常见以流气、十宣散二药,概治结肿之症,以致取败者多矣。"清王维德《外科证治全生集》载:"大忌开刀,开则翻花最惨,万无一活。男女皆有此证。"我国古代限于当时历史条件,难以施行手术,治疗多有困难,故常延至晚期溃烂翻花。但在这些记载中,可以看出古代医家对这一病种的细致观察和治疗体会,丰富了中医对乳癌的认识、对今日中西医结合治疗乳癌有一定的帮助。

## 二、西医病因病理

### (一)病因

乳腺癌的病因中年龄、家族史、遗传和内分泌因素对乳腺癌的发生有较大的影响,饮食、饮酒和外源激素的应用(避孕及激素转代疗法)对乳腺癌的发生也有影响。微观上特殊基因的突变尤其是 BRCA1 和 BRCA2 在乳腺癌的发展上起着重要作用。

北欧研究人员在新英格兰杂志发表了对 44 788 对双胞胎和他们的医学档案的调研分析,其中乳腺癌有 27% 由遗传因素决定。口服避孕药略增加患乳腺癌的危险。当口服避孕药超过 10 年或于 20 岁之前开始服用时危险性增加,危险性随着停服逐渐降低。停药 10 年后相对危险与未服时相同。而且据文献报告口服避孕药使卵巢癌的发病率降低 40%。子宫内膜癌的发病率降低 40%～60%。关于停经后激素替代疗法导致乳腺癌发病危险性增加的报告结论不一致。一些报告认为不增加患病危险,另外一些估计相对危险性为 1.1～1.4。停用雌激素后增加的患病危险性迅速降低。一项复杂的计算机风险效益评估研究表明,激素替代疗法延长绝经后妇女生存期的作用超过其理论上的风险。

中国妇女绝经前乳腺癌的比率远远高于西方妇女。临床实践中发现部分绝经前妇女乳腺癌发生于多次人工流产后,可能与中止妊娠后激素大幅度变化有关。

虽然乳腺癌的发病与上述因素有关,值得提出的是至少有 50% 的患乳腺癌的妇女无明显的患病危险因素,乳腺癌的病因还需要进行大量的研究和探索。

### (二)病理

1. 大体病理形态

(1)非浸润癌:导管原位癌和小叶原位癌。

(2)早期浸润癌:非浸润癌开始突破基底膜者。

(3)浸润性特殊癌:乳头状癌、腺样囊腺癌、黏液腺癌、大汗腺癌、乳头派杰(Paget)病、腺管样癌和鳞状细胞癌。

(4)浸润性非特殊癌:浸润导管癌、硬癌、单纯癌、髓样癌、腺癌。

其中导管原位癌(DCIS)、小叶原位癌(LCIS)、乳头派杰(Paget)病、髓样癌伴有大量淋巴细胞浸润者有较独特的生物学特性,预后较好。小叶原位癌(LCIS)是乳腺癌的一种高危标志,发病年龄在 45 岁左绝经前较多。60%～90% 是多中心和双侧型。约 1/4 的病例在 15～20 年后可发展成浸润癌。导管原位癌是真性癌前病变。发病年龄在 55 岁左右,临床影像学可见微小钙化点。多发生在绝经后,常为单侧性,有 25%～70% 在 5～10 年后可发生浸润癌,不宜做保留乳房的局部广泛切除术。硬癌的恶性程度高,侵袭性强,易转移。

2. 分子生物学分型

以基因表达谱和分子生物学特征为基础的乳腺癌分子生物学分型,能较好地反映肿瘤的生物学行为,是对传统肿瘤分类的重要补充,具有重要的临床指导意义。

乳腺癌分子标志大致可分为如下几类:①原癌基因和抑癌基因:Her-1、Her-2、c-myc、ras、p53、mucl;②增殖与凋亡相关标志:Ki67、p27、bcl2、CyclinD1 等;③与侵袭性和转移性相关的因子:VEGF、CD44、nm23 等;④激素受体:ER、PR;⑤特异性蛋白:Telomerase、Ps2 等。

Perou 等采用包含 8102 个基因的 cDNA 芯片对 65 个乳腺癌标本基因表达方式的特征进行分析,并在筛选出 456 个内在固有基因亚群进一步研究的基础上,将乳腺癌分为 5 个类型,即管腔上皮(表达正常乳腺管腔上皮激素受体、细胞角蛋白和相关基因)A 型(Luminal A)、管腔上皮 B 型(Luminal B,较 A 型激素受体水平低,组织学级别高)、HER-2 过表达型、基底样型(basal-like,表达乳腺上皮基底样或干细胞相关基因)和正常乳腺样型(表 16-1)。这 5 种分子类型,除正常乳腺样型认为更可能是存在于标本中的正常乳腺组织的污染所致外,其他 4 种类型在之后大量的临床研究中,证实了它们在预后和治疗反应等方面的特异性,而受到越来越广泛认可。2011 年 3 月在 ST.Gallen 召开的国际乳腺癌会议上,对乳腺癌亚型病理学及其新定义进行了讨论,乳腺癌分子分型对乳腺癌内在生物学本质的认识及其临床价值受到专家组广泛认可。

表 16-1　免疫组化分子亚型的临床病理特征

| 特异基因表达模式 | 病理分级 | 免疫组化标记 | 临床特点 |
|---|---|---|---|
| 管腔上皮型 | ER 阳性;ER 相关基因激活;表达细胞角蛋白 8/18 | G1～2 | A 型:ER$^+$/PR$^+$,HER－2$^-$,Ki67 低表达(<14%) B 型:ER$^+$/PR$^+$,HER－2$^+$ ER$^+$/PR$^+$,HER－2$^-$,Ki67 典表达(>14%) | 占 50%～70%;预后好(A 型较 B 型好);内分泌治疗有效;化疗反应较差(B 型比 A 型好) |
| HER－2 过表达型 | ER 阴性;HER－2 过表达;GKB7(ERBB2 扩增子)高表达;增殖相关基因高表达 | G2～3 | ER$^-$,PR$^-$,HER－2$^+$ | 占 15%～20%,预后较差;曲妥珠单抗治疗有效;对新辅助化疗反应较好 |
| 基底样型 | ER 阴性;HEK－2 阴性;表达基底细胞角蛋白 CK5,6,14,17;增殖相关基因高表达 | G3 推挤式边界,高核分裂活性,坏死,与髓样癌及化生性癌有关 | ER$^-$,PR$^-$,HER－2$^-$,CK5/6$^+$,ECFR$^+$ | 一般人群 10%～15%,绝境前美国黑种人妇女中占 35%;预后差;无药物靶心;与 BRCA1 相关肿瘤有关 |

## 三、中医病因病机

(一)病因

1.外因

《诸病源候论》提到"有下于乳者,其经虚,为风寒气客之,则血涩结……无大热,但结核如石。"

2.内因

所愿不遂、忧郁膻闷等引起体内气血失调、脏腑功能紊乱而发病。因此,"此症多生于忧郁积忿中年妇女。"(虞抟《医学正传》)这一点与现代医学对乳腺癌发病年龄统计一致。

中医认为乳腺癌的病因主要机体为七情所伤,体内气血失调、脏腑功能紊乱,其发病也与经虚为风寒所袭等外因有关。中西医均认为情绪因素与乳腺癌的发病有关。

(二)病机

1.发病

以缓慢发病为多。

2.病位

本病病位在乳房肝、脾、肾密切相关。

3.病性

本病的性质是本虚标实,脾肾虚弱为本,痰凝、气滞、血瘀、毒结为标。

4.病势

初起多以气滞痰凝为主,中期虚实夹杂,晚期则以脾肾气血大亏为主。

5.病机转化

本病病机重点在于"虚""痰""毒""瘀"等方面,临床中上述病机因素往往相互交叉,互为因果,相互联系。其主要病机为肝郁气滞、所愿不遂、郁结伤脾等机体为七情所伤引起体内气血失调、脏腑功能紊乱,导致邪毒内蕴、气滞血瘀、痰浊交结滞于乳中而发病。毒邪日耗,痰凝、气滞、血瘀日久叶导致脾肾亏虚、肝肾阴虚等证,而正气不足,气血亏虚又易致肿块溃破,久不敛口。

### 四、临床表现及辅助检查

（一）临床表现

1.局部肿瘤表现

乳房肿块常为就诊的首发症状,多为单发,质地较硬,增大较快,可活动,如侵及胸肌或胸壁则活动差或固定。皮肤橘皮样改变和乳头内陷为癌累及皮肤和乳头的表现。

2.区域淋巴结转移表现

腋窝和锁骨上淋巴结肿大、质硬、活动、融合或固定。

3.晚期乳腺癌表现

血行转移至肺、肝、骨、脑而出现相应的临床表现。

4.乳头溢液

血性或浆液性,有此症状的患者适宜行乳腺导管内镜检查。

5.炎性乳腺癌

表现为乳房皮肤炎症样改变,由局部扩大到全乳房,皮肤颜色由浅红到深红,同时伴有皮肤水肿、增厚、表面温度升高。

（二）实验室检查

1.病理或细胞学检查

诊断的准确性高。

(1)乳头分泌物细胞学检查:无创且操作简便。

(2)肿块穿刺检查:细针针吸细胞学涂片或 B 超引导下穿刺活检。

(3)切除活检:先做肿物整块切除,冰冻切片病理确诊后行乳腺癌保乳手术或扩大切除术。

2.肿瘤标志物检查

CA153 和 CEA 增高与乳腺癌有一定相关性。

3.乳腺癌内分泌受体检查

雌激素受体(ER)、孕激素受体(PR)检查:是乳腺癌病理检查必须包括的项目,阳性者内分泌治疗有效,检测结果决定术后治疗方案的选择和患者的预后。

4.CerbB-2(HER2/neu)

结果阴性者,预后好,阳性者靶向治疗有效。准确的检测很重要。是否阳性影响到化疗方案和生物治疗方案的选择以及患者的预后。

5.BRCA 基因检查

遗传性乳腺癌占全部乳腺癌的 5%～10%。BRCA 基因突变发生于 70% 的遗传性乳腺癌中。

（三）其他检查

1.乳腺 B 超检查

非创伤性,可同时检查双腋下淋巴结。B 超下可见形状不规则的低回声区,准确率80%～85%,如能同时发现腋窝淋巴结肿大、融合、固定则提示乳腺肿块很可能是乳腺癌。

2.乳腺 X 线照相检查

可见密度增高、边缘不规则的肿块阴影,有时中心可见钙化,如 $1cm^2$ 范围内钙化点超过 5 个则应警惕恶性。

3.钼靶 X 线或干板照相

根据乳腺肿块密度与周围组织对比有无毛刺或钙化等帮助诊断。

4.导管造影或导管镜检查

对有病理性溢液的患者,可行导管造影或导管镜检查,以观察导管有无中断扩张、受压移位和占位性病变。

### 五、诊断与鉴别诊断

(一)诊断要点

乳腺癌的诊断应根据临床表现、辅助检查结果进行初步诊断,确诊需要细胞学或病理学证据。近年来,乳腺癌的发病呈年轻化和上升趋势对于发生于乳腺的肿物应警惕恶性肿瘤的可能,尽早行活检或细胞学检查,以免因延误诊断影响治疗和预后。

(二)肿瘤分期诊断

参照美国癌症联合委员会(AJCC)/国际抗癌联盟(UICC)乳腺癌 TNM 分期系统(2010 年第七版)。

0 期:TisN0M0。

Tis:指病理学的原位癌。

Ⅰ期:T1N0M0。

ⅡA 期:T0N1M0;T1N1M0;T2N0M0。

ⅡB 期:T2N1M0;T3N0M0。

ⅢA 期:T0N2M0;T1N2M0;T2N2M0;T3N1M0;T3N2M0。

ⅢB 期:T4 任何 NM0;任何 TN3M0。

Ⅳ期:任何 T 任何 N,M1。

T:原发性肿瘤。

Tx:不能估价的原发肿瘤(已被切除)。

T0:未能触及原发肿瘤。

Tis:原位癌。

T1:肿瘤最大直径 2≤cm。

T2:肿瘤最大直径>2.0cm 但≤5.0cm。

T3:肿瘤最大直径>5.0cm。

T4:任何体积的肿瘤直接侵犯胸壁或皮肤。

T4a:与胸壁固定。

T4b:乳房皮肤水肿,溃疡和限于同侧乳房的卫星结节。

T4c:上两者同时存在。

T4d:炎性乳癌。

N:区域淋巴结。

Nx:不能估计的局部淋巴结。

N0:同侧腋下未扪及淋巴结。

N1:同侧腋下能扪及散在淋巴结。

N2:同侧腋下淋巴结转移互相融合成块或与其他组织粘连。

N3:同侧内乳区淋巴结转移。

M:远处转移。

M0:无远处转移。

M1:有远处转移,包括同侧锁骨上淋巴结转移。

(三)西医鉴别诊断

乳腺癌应与发生于乳腺的良性和其他恶性肿瘤相鉴别。

1.乳腺纤维腺瘤

临床多见于年轻女性,单发或多发,触诊为边缘光整的圆形或椭圆形结节,活动好。

2.乳腺叶状瘤

临床表现为迅速增大的肿物,轮廓较光整,有浅分叶,一般活动好。

3.乳腺癌肉瘤或肉瘤

罕见,一般通过手术病理诊断。

4.乳腺转移瘤

少见。原发肿瘤可为对侧乳腺癌、恶性黑色素瘤、肺癌;卵巢癌等。X线表现为圆形轮廓光整的结节。

5.乳腺淋巴瘤

少见。可原发或继发,X线表现为弥漫密度增高,与炎性乳腺癌相仿、可见边缘清楚的单发或多发的结节及模糊小片影等,很少见钙化。

(四)中医类证鉴别

1.乳癖

多见于20~40岁妇女,乳房可有胀痛,每随喜怒而消长,常在月经前加重,月经后缓解,多数可在乳房外上象限扪及扁平肿块或豆粒大小质韧硬结节,可有触痛,肿块边界欠清,与周围组织不粘连。

2.乳核

好发于青少年女性,多数发生在一侧乳房,肿块多为单发,以外上象限多见,多呈卵圆形,大小不一,质地坚硬,表面光滑,边界清楚,活动度大,不与周围组织粘连,无疼痛和触痛,生长缓慢,不会化脓溃烂,与月经周期无关。

3.乳痨

初起乳房部肿块,红热痛及全身症状不明显;成脓为寒性脓肿;溃后稀薄如痰,创口难敛,易成窦道。

## 五、治疗

(一)治疗原则

1.Ⅰ期

改良根治或局部广泛切除加放疗。下列高危因素时辅助以化疗:①细胞分化差;②DNA呈异倍体;③肿块生长迅速;④未闭经,ER(-)者。肿瘤位于内象限或中央区术后行放疗。ER(+)者术后服三苯氧胺(TAM)5年。术后及放、化疗期间以中医药调理。

2.Ⅱ期

一般先行手术治疗,术后4周内开始辅助化疗,术后辅助化疗一般进行4~8个周期。有放疗适应证的患者行放疗。放疗一般安排在两程化疗之间进行。ER(+)或患者服用TAM 5年或芳香化酶抑制剂5~10年即内分泌治疗。术后及放、化疗期间以中医药调理。

3.Ⅲ期

先做术前化疗(新辅助化疗)以后做改良根治术或乳腺单纯切除加腋窝淋巴结清扫术。术后4周内开始辅助化疗、放疗、化疗。ER(+)或芳香化酶抑制剂5~10年患者服用TAM 5年进行内分泌治疗。诊断即开始中医药调理。

4.Ⅳ期

化疗和内分泌治疗为主。必要时做局部放疗或姑息性局部手术切除,诊断即开始中医药调理。

(二)西医治疗

根据基因分析或者免疫组化结果进行治疗选择 LuminalA 型乳腺癌通常存在内分泌依赖,化疗敏感性差;Luminal B 型,虽然 ER 阳性,但内分泌依赖件较差,需要化疗;三阴性乳腺癌不依赖内分泌治疗,目前没有明确有效的分子靶向治疗,更需要化疗;HER-2 阳性型适合用曲妥珠单抗治疗。但是在决定术后辅助化疗时还是要强调临床病理分期的重要性,如腋窝淋巴结阳性,尤其是 3 个以上阳性淋巴结,肿瘤直径>5cm等因素依然是决定化疗的重要因素。

1.乳腺癌手术方案的选择

（1）保乳手术加术后放疗：早期乳腺癌的保守性手术合并放疗与根治术可获同样的生存率，但患者的生活质量和心理状态明显得到改善。中国医学科学院肿瘤医院对肿瘤≤3cm的乳腺癌直接行保乳手术，若肿瘤>3cm但≤5cm，先行2～4个周期化疗，若肿瘤≤3cm，仍可行保乳手术，若化疗后肿瘤仍>3cm，则行改良根治术。如果肿瘤位于乳头、乳晕，可行中央象限切除，再行乳头再造术。保乳手术后的放疗明显降低局部复发率，局切后不加用放疗的局部复发率为28.9%，而加用放疗后为7%。保乳手术的绝对禁忌证是2个或多个肿瘤位于不同象限，钼靶片显示散在的恶性钙化灶。

（2）根治术：在原发灶为T2、T3，同时腋淋巴结有转移的病例中，根治术的生存率仍高于改良根治术患者。

（3）腋窝淋巴结清扫：一直是浸润性乳腺癌根治性手术的重要步骤，它在预后方面的价值大于治疗上的价值。腋窝淋巴结清扫有一定的并发症，如神经、血管损伤、上肢水肿、肩关节功能障碍、肋间臂神经感觉丧失等。前哨淋巴结活检时以筛选病例避免进行腋窝淋巴结清扫，不建议常规采用免疫组化法检测前哨淋巴结微转移，因为其并不能改变治疗选择。此外孤立肿瘤细胞和直径<2mm的微转移并不是腋窝清扫的适应证。

2.早期乳腺癌的术后辅助治疗

（1）化疗：对于部分有预后不良或者高危因素的患者仍需要给予化疗降低其复发风险。蒽环类及紫杉类药物仍然是乳腺癌辅助化疗的常用药物。NCCN推荐的联合化疗方案包括TAC（多西他赛、多柔比星和环磷酰胺）方案、AC（多柔比星和环磷酰胺）方案、AC序贯紫杉醇方案等。在临床实践中应根据患者不同的复发风险，遵循指南选择合适的化疗方案。

（2）靶向治疗：曲妥珠单抗用于Her-2阳性早期乳腺癌术后辅助治疗，可明显降低患者的复发率和死亡率。AC序贯紫杉类（紫杉醇或者多西紫杉醇）+曲妥珠单抗治疗1年，作为含曲妥珠单抗化疗辅助治疗的首选方案。TCH（多西紫杉醇/卡铂/曲妥珠单抗）也被推荐为对选方案，尤其是对于那些有心脏毒性风险因素的患者。在辅助治疗阶段使用曲妥珠单抗过程中应注意其心脏毒性，定期监测患者心脏功能，必要时给予暂停或者终用曲妥珠单抗。

曲妥珠单抗（Herceptin）首次应用剂量4mg/kg，溶于生理盐水250mL中缓慢静脉滴注，以后每周2mg/kg静脉滴注，不能静脉推注或通过其他途径给药。

（3）内分泌治疗：三苯氧胺是绝经前早期乳腺癌患者内分泌治疗的首选药物，绝经后的患者也可以使用。芳香化酶抑制剂已成为绝经后乳腺癌患者辅助治疗的首选药物。对于绝经后激素受体阳性患者，可以直接选择术后5年AIs（阿那曲唑、来曲唑或依西美坦）；对于已经用过TAM2～3年的患者，可换用AIs治疗至5年，或者可以再换用AIs治疗5年；已经用过TAM5年的患者，可以选择后续强化使用AIs5年。对部分不适合用TAM治疗，或有高危复发转移因素的绝经前患者，可以考虑在有效的卵巢功能抑制后，选择使用芳香化酶抑制剂作为辅助治疗。

长期使用芳香化酶抑制剂时能会出现骨质疏松，应进行骨密度监测，当测量骨密度的T评分<2.5标准差时，应开始二膦酸盐治疗，同时推荐常规补充维生素D和钙剂，鼓励进行体育锻炼。2010年专家共识推荐可预防性使用二膦酸盐治疗。

（4）乳腺癌根治术后或改良根治术后放疗：适应证：①腋窝淋巴结≥4个；②乳腺原发灶>5cm；③皮肤、胸肌筋膜或胸肌受侵；④病理类型为分化差癌；⑤淋巴结融合或侵至淋巴结包膜外；⑥腋窝淋巴结清扫不彻底（淋巴结检出总数不足10个），淋巴结转移1个。

术后辅助放疗是在术后进行胸壁、淋巴引流区的放疗，主要是加强根治术后的局部控制，尤其是有腋淋巴结转移的患者。

3.术前新辅助治疗

并非所有的患者均可以从辅助治疗中获益。新辅助治疗的适应证是不适合手术的局部晚期乳腺癌，即 T3 和(或)N2 以上、或者有保乳意愿的部分 T2 患者(原发肿瘤大小 3～5cm)。新辅助治疗的优势在于一方面可以降低肿瘤分期,使部分不可手术或者不能保乳的患者获得手术切除或者保乳手术的机会;另一方面可以直接观察药物治疗的敏感性,避免无效治疗的长期应用;同时,新辅助治疗可以使获得病理学完全缓解(pCR)的患者得到生存获益。

凡推荐用于术后辅助治疗的化疗方案都可用于术前化疗,如含蒽环类的 CAF、FAC、AC、CEF 和 FEC 等方案。普遍认为含紫杉类的化疗方案较含蒽环类的化疗方案有更高的病理学完全缓解率,虽然在新辅助治疗的临床研究中,更多采用蒽环类和紫杉类药物序贯使用的策略,但临床实践中新辅助化疗可以选择含有蒽环类和紫杉类药物的联合方案。新辅助化疗应严格临床适应证,遵循科学和伦理结合的原则,避免过度使用。

年龄较大、不能耐受化疗、激素受体阳性的老年患者可以选择新辅助内分泌治疗,可供选择的药物包括三苯氧胺和芳香化酶抑制剂。HER-2 阳性的患者,由于加用曲妥珠单抗后可以显著提高患者的病理学缓解率,因此推荐在术前新辅助治疗过程中使用含曲妥珠单抗的治疗。

4.复发转移乳腺癌解救治疗

(1)晚期乳腺癌分类治疗策略:晚期乳腺癌内分泌治疗的基本原则激素反位型乳腺癌,是指激素受体[ER(或)PK]阳性的患者,对于这部分患者即使有内脏转移,如果没有症状,可以首选内分泌治疗。非激素反应型乳腺癌是指激素受体均为阴性,或者即使受体阳性但是内分泌治疗耐药的患者。一般情况下对这部分患者不考虑抗雌激素或者芳香化酶抑制剂的内分泌药物治疗。但是 ER 和 PR 阴性的患者在某些特殊情况下也可以选内分泌治疗,尤其是对软组织转移和(或)骨转移的患者,可以考虑严格遵守 GCP 原则试用一次内分泌治疗。

接受过抗雌激素治疗的绝经后患者,芳香化酶抑制剂是复发乳腺癌的首选一线方案。对未接受抗雌激素治疗的绝经前患者,初始治疗可以是抗雌激素单药治疗,或有效的卵巢功能抑制后加用芳香化酶抑制剂;绝经前抗雌激素治疗失败的患者,首选二线治疗方案是卵巢功能抑制联合芳香化酶抑制剂。芳香化酶抑制剂失败的绝经后乳腺癌患者,可选择孕激素治疗或氟维司群,而非甾体体类芳香化酶抑制剂(阿那曲唑和来曲唑)治疗失败的患者,可选择甾体类芳香化酶抑制剂(依两美坦)、孕激素或氟维司群。

(2)晚期乳腺癌化疗基本原则:激素非反应型患者,应该选择化疗,化疗药物的选择应避免既往使用过确定治疗无效的药物。辅助治疗仅用过内分泌治疗而未用过化疗的患者,可以选择 CMF 方案或蒽环类为主的 CAF/CEF 方案。对于辅助治疗中未曾用过蒽环类药物的患者,出现复发转移后首选蒽环类药物联合紫杉类的方案,部分辅助治疗曾经用过蒽环类或紫杉类的患者,只要未判定耐药和治疗失败也可使用 AT 方案。多西紫杉醇联合卡培他滨的 XT 方案,和吉两他滨联合铂类的 GP 方案,与单药紫杉类药物比较,能够显著提高蒽环类药物失败的转移乳腺癌的有效率,延长疾病进展时间,并有延长生存优势,是蒽环类药物失败转移乳腺癌的首选方案。随着越来越多的乳腺癌患者在术后辅助治疗中接受了紫杉类药物治疗,出现复发转移后可以考虑的药物有卡培他滨、长春瑞滨、吉西他滨和铂类药物,可以考虑单药或联合方案。

联合化疗比中单药化疗有更高的客观缓解率和更长的至疾病进展时间(TTP),但与单药序贯治疗相比总生存期无显著差异,然而联合化疗的毒性相对较大,而单药毒性较低,利于长期用药,患者生活质量较好。因此,对于疾病进展快、一般情况好、肿瘤负荷大、年轻的患者可以选择联合化疗。联合化疗后取得疗效的患者,由于不良反应而不能耐受联合化疗齐也可以考虑原有有效联合方案的单药序贯治疗,以尽量延长疾病控制时间。

疾病进展缓慢、肿瘤负荷小、一般情况差、老年患者应考虑单药化疗。既往 2 个联合化疗失败的晚期患齐建议不再给予联合化疗,应考虑中药化疗或化疗联合分子靶向治疗。如果连续 3 种化疗方案无缓解或 ECOG 体力状态评分≥3,则建议仅给予最佳支持治疗。

(3)靶向治疗:Her-2 阳性乳腺癌的靶向治疗对于 HER-2 阳性的转移或复发乳腺癌患者,首选含曲妥珠单抗为基础的联合化疗。对于蒽环类失败的 HER-2 阳性需要化疗患者,首选方案是曲妥珠单抗联合紫杉类药物,但对于紫杉类药物也失败的患者,曲妥珠单抗可以联合长春瑞滨、卡培他滨、铂类、占西他滨等化疗药物。曲妥珠单抗治疗疾病进展后,可以继续使用曲妥珠单抗,更换其他的化疗药物,或选择拉帕替尼联合卡培他滨。

**(三)中医治疗**

**1.常见辨证论治分型**

(1)肝郁气滞型:见于乳腺癌早期或术后放、化疗期间患者。

主症:发病与情绪因素有关,乳房肿块胀痛,两胁作胀,心烦易怒,口苦咽干,头晕目眩。脉弦滑,舌苔薄白或薄黄。

辨证:肝郁不舒,气滞痰凝。

治法:疏肝理气,化痰散结。

处方:柴胡 10g,青皮 10g,郁金 10g,橘叶 10g,当归 10g,白芍 10g,云苓 10g,瓜蒌 30g,白术 10g,草河车 15g,山慈菇 15g,白芷 10g。方中柴胡、青皮、郁金、橘叶疏肝理气;当归、白芍养血柔肝;瓜蒌、山慈菇、草河车、白芷化痰消肿散结;白术、云苓健脾利湿。

(2)冲任失调型:见于乳腺癌中期、病情进展。

主症:发病与情绪因素有关,乳房肿块胀痛,两胁作胀,心烦易怒,口苦咽干,头晕目眩,兼有月经失调,腰膝酸软,五心烦热,目涩,口干,脉细数无力,苔少有龟裂,舌质红。

辨证:冲任失调,肝肾阴虚。

治法:调理冲任,滋补肝肾。

处方:香附 10g,郁金 10g,川楝子 10g,当归 10g,生地黄 15g,熟地黄 15g,白芍 15g,川芎 10g,橘叶 10g,女贞子 10g,枸杞子 10g,生山药 15g,瓜蒌 30g,夏枯草 15g。方中当归、生熟地、白芍、川芎、女贞子、枸杞子滋阴养血、补肾调经,香附、郁金、川楝子、橘叶疏肝理气,生山药健脾,夏枯草、瓜蒌解毒散结。

(3)毒热蕴结型:见于炎性乳腺癌,肿瘤局部为 T4d、T4c 或化疗后多发卫星结节或Ⅳ期乳腺癌患者。

主症:乳房肿块迅速增大,疼痛或红肿站至溃烂翻花,分泌物臭秽或乳腺癌术后多发转移,消瘦乏力或发热,心烦,口干,便秘。舌质暗红,舌苔黄白或黄厚腻,脉弦数或滑数。

辨证:瘀毒内结,正虚邪实。

治法:解毒化瘀、扶正祛邪。

处方:猫爪草 15g,山慈菇 10g,草河车 15g,刘寄奴 10g,蜂房 6g,蒲公英 30g,全瓜蒌 30g,玄参 15g,牡丹皮 12g,夏枯草 15g,白花蛇舌草 30g,白英 30g,蛇莓 20g,龙葵 15g,生黄芪 30g,生地黄 12g,当归 10g,焦三仙 30g,砂仁 10g。方中当归、生黄芪、生地黄补气养血,焦三仙、砂仁开胃化食,防滋腻。余药清热解毒,活血祛瘀。

辨证加减法:自汗明显者加浮小麦。患侧上臂肿胀加络石藤、桑枝、路路通。便秘者加制大黄,柏子仁。眠差者加夜交藤、炒枣仁。

**2.证候要素辨证**

临床情况复杂,患者中医证候千变万化,套用传统的辨证分型有时难以满足临床辨证用药需要,近些年,有学者提出证候要素辨证:辨单证,临床上据证组合,根据患者的临床表现结合乳腺癌的病机特点不外乎正虚与邪实。正虚者气虚(脾、心)、阳虚(肾)、阴(肝、肾)虚、血虚,尤以脾虚、肾亏多见;邪实者气滞、血瘀、痰凝、毒聚。临证时根据乳腺癌的基本证候和每个需要临症加减用药的症状,拟定一个相对应的由3～5味中药组成的小方剂;临证时再根据每位患者具体证型选用对应的方剂组合成辨证论治处方。在临证处方时,要遵循中医基本理论,体现君臣佐使的组方原则,尽最避免十八反、十九畏的组合。

**3.常见症状的对症治疗**

自汗明显者加浮小麦;患侧上臂肿胀加络石藤、桑枝、路路通;便秘者加制大黄,柏子仁;眠差者加夜交藤、炒枣仁。

4.常用抗乳腺癌中草药

土贝母、龙葵、白英、草河车、猫爪草、半枝莲、蛇莓、土鳖虫、山慈菇。

5.常用中成药

西黄丸:功能行瘀散结,解毒消肿。每服 3～6g,陈酒送下。久服损胃气。

小金丹:功能化痰散结,祛瘀通络。治肿瘤患者证属寒湿痰瘀阻络者,证虚者不宜用。

桂枝茯苓丸:用于妇人素有癥块,或血瘀经闭,行经腹痛,产后恶露不尽。用法用量:口服,大丸一次 6 丸,小丸一次 9 丸,一日 1～2 次。孕妇慎服。

六味地黄丸:熟地黄、山茱萸(制)、牡丹皮、山药、茯苓、泽泻。功能主治:滋阴补肾。按照用法用量服用,孕妇、小儿应在医师指导下服用。

加味逍遥丸:舒肝清热,健脾养血。用于两胁胀痛,心烦易怒,倦怠食少,月经不调。

化瘀丸:功能活血化瘀,软坚散结。适用于具有瘀血证候患者。每次 6g,每日 1～2 次。

(四)中西医结合治疗

1.围术期中药应用

乳腺癌手术前治疗参见辨证分型施治。手术后主要表现为气血两伤、脾胃失调,治以益气养血、调理脾胃之品。处方:生黄芪 30g,太子参 30g,鸡血藤 30g,白术 10g,茯苓 10g,鸡内金 10g,砂仁 8g,木香 6g。有肝郁者加柴胡 10g,郁金 10g。

2.放疗期间中药应用

乳腺癌患者放疗期间多见乏力、口干、口苦、纳差、白细胞下降等症。应当以益气养阴活血为法。处方:北沙参 30g,麦冬 15g,石斛 10g,生黄芪 30g,太子参 30g,白术 10g,茯苓 10g,当归 10g,女贞子 10g,枸杞子 10g,山萸肉 12g,鸡内金 10g,焦三仙 30g,鸡血藤 30g,炙甘草 6g。方中北沙参、麦冬、石斛养阴,当归养血。生黄芪、太子参、白术、茯苓、炙甘草健脾补气,鸡血藤活血,女贞子、枸杞子、山萸肉补肾,鸡内金、焦三仙化食。对于放疗期间出现的皮肤损害,可使用黑降丹等外用药。

3.化疗期间中药应用

乳腺癌患者化疗期间多见乏力、恶心、食欲不振,内细胞下降,辨证属气虚血瘀、脾肾亏虚,出以益气活血、健脾补肾为法。经验方:生黄芪 30g,太子参 30g,白术 10g,茯苓 10g,女贞子 10g,枸杞子 10g,山萸肉 12g,橘皮 10g,竹茹 10g,鸡内金 10g,焦三仙 30g,鸡血藤 30g,炙甘草 6g。方中生黄芪、太子参、白术、茯苓、炙甘草健脾补气,鸡血藤活血,橘皮、竹茹止呕,女贞子、枸杞子、山萸肉补肾,鸡内金、焦三仙化食。加减:呕吐加半夏 10g;血象下降及贫血加紫河车 10g;血小板减少加茜草 15g,大枣 6 枚,鹿角胶 10g,烊化;免疫功能低下加仙灵脾 10g。

4.对症治疗

(1)患侧上肢肿胀:乳腺癌改良根治术后的患者尤其是乳腺癌根治术后的患者经常出现患侧上肢肿胀,且有逐渐加重的趋势。患侧上肢过劳后更重。预防上,术后及时开展适当的功能锻炼;防止患侧上肢过劳;避免使用患侧上肢输注化疗药;避免牵拉患侧上肢。对于已经发生的患侧上肢肿胀,平时要经常抬高患侧上肢以促进静脉回流。中医治疗上,中药时使用桑枝、络石藤、路路通等。对于中重度水肿,灸法治疗有一定的疗效,应在有经验的医生指导下应用。

(2)肝功损害:部分乳腺癌患者由于原有的肝脏疾病或无明显的肝病史而于化疗后出现肝功异常,表现为胆红素升高和(或)转氨酶升高。治疗采用疏肝理气凉血解毒的中药如柴胡、赤芍、茵陈、姜黄等可促进肝功的恢复。长期口服三苯氧胺患者常有脂肪肝及发胖,可加用中药草决明、茵陈、泽泻等,有去脂作用。

(3)乳腺癌患者合并甲状腺结节:部分乳腺癌患者复查时发现甲状腺结节,精神紧张担心是否为乳腺癌转移。一般乳腺癌不会转移至甲状腺。从中医病因病机上,乳腺癌和甲状腺结节(瘿)的发病均与情志因素有关,因此有些患者先后或同时患两种疾病。于定期复查B超的前提下,试用中药治疗,中药采用海藻、昆布、生牡蛎、夏枯草、浙贝母等,经数月的治疗部分患者的甲状腺结节可消失。

5.偏方验方

(1)乳腺癌方:川郁金 10g,玫瑰花 10g,青皮 8g,陈皮 8g,橘叶、赤芍 10g,白芍 10g,山慈菇 10g,僵蚕 10g,当归 15g,瓜蒌 30g,水煎分服。功能理气疏肝,消肿散结。主治乳腺病,乳腺癌初起,或乳腺癌手术后治疗。

(2)犀黄丸:牛黄 1.5g 麝香 4.5g 乳香 30g,没药 30g。研极细末,用黄米饭 60g。捣烂为丸,晒干。功能:行瘀散结,解毒消肿。每服 3~6g,陈酒送下。久服损胃气。

(3)化瘀丸:水蛭、王不留行、草河车、生牡蛎、白芷、当归等。功能:活血化瘀,软坚散结。适用于具有瘀血证候患者。每次 6g,每日 1~2 次。

(4)小金丹:白胶香、草乌、五灵脂、乳香、没药等。功能:化痰散结,祛瘀通络。治肿瘤患者证属寒湿痰瘀阻络者,证虚者不宜用。

(5)神效瓜蒌散:瓜蒌一个(研烂),当归(酒洗)、生甘草各 15g,乳香 30g,没药 30g。酒煎服,如不能饮酒,以酒水各半煎服。功能:通乳消肿,活血散结。如数剂不效,宜以补气血之药兼服之。

## 六、预后及预防

(一)预后

目前已得到认可的重要判断乳腺癌的预后的指标有临床分期、组织学类型、组织学分级、激素受体和淋巴结转移情况。一般认为,临床分期越早患者预后越好,相反则预后差。肿瘤病理组织类型是决定乳腺癌预后的重要因素。非浸润癌预后最好。随着浸润的出现和程度的加重,预后逐渐变差。在浸润癌中,特殊型浸润癌一般比非特殊型浸润癌预后好。肿瘤的组织学分级Ⅰ级、Ⅱ级、Ⅲ级分别代表肿瘤的高、中、低分化程度,分化高的肿瘤预后好。淋巴结转移是影响乳腺癌患者预后的最重要因素,转移数目越多,预后越差。临床前和临床研究显示,乳腺癌患者中有 20%~25% 过度表达 HER2/neu,其扩增和过度表达参与了乳腺癌的转移和发生过程,是一个独立的预后因素,与病理类型和淋巴结转移无关,阳性的患者无病生存期较短,是不良预后因素。其他不良预后因素还包括 P53 基因突变、增殖细胞核抗抗原(PCNA)阳性、Ki-67 等。有利预后因素包括 ER、阳性、Ps(受雌激素调节的基因)阳性、nm23(转移抑制基因)高表达、p27(细胞周期调节有丝分裂抑制因子和肿瘤抑制基因)高表达等。

由于乳腺癌属于化疗和内分泌治疗敏感肿瘤,新的化疗药和内分泌治疗药不断被研制开发,对于晚期复发转移件乳腺癌的治疗选择的余地较大,因此无论是医生还是患者都应有一种永不放弃的精神。临床上经常可以见到已发生内脏转移和骨转移的患者存活 5 年以上。

(二)随访

治疗后随访应包括常规体检和乳腺 X 线摄片。对接受保乳手术的患者,应每年进行 1 次乳腺 X 线摄片检查。

NCCN 指南不建议包括常规进行碱性磷酸酶和肝功能检查。并指出也没有证据支持在乳腺癌监测中使用"肿瘤标志物",而且鉴于无症状患者接受常规骨扫描、CT、MRI、PET 和超声检查并不能带来生存获益或减缓疾病复发,因此不作为推荐。

乳腺专用 MRI 检查可被考虑用于双侧乳腺癌高风险患者(如 BRCA1/2 突变的携带者)的治疗后监测和随访。与散发乳腺癌患者相比,携带 BRCA1/2 突变的患者无论接受保乳手术还是全乳切除,对侧乳腺癌复发率均较高。

因为绝经后患者应用他莫昔芬有引发子宫内膜癌的风险,专家组建议子宫完整女性患者在接受他莫昔芬治疗同时应每年接受妇科检查,并对出现的任何阴道少量出血作出快速的检查判断。不推荐在无症状女性中常规进行子宫内膜活检或超声检查。

如果治疗后无月经的患者考虑应用芳香化酶抑制剂,应在开始芳香化酶抑制剂治疗前测定雌二醇和促性腺激素的基线水平并在治疗中连续随访。双侧卵巢切除可以确保治疗后无月经的年轻女性处于绝经状态,因此较年轻患者在开始芳香化酶抑制剂治疗前以考虑行此手术。

随访内容还包括评估患者对现行治疗(如内分泌治疗)的依从性。

有证据显示健康的生活方式可能改善乳腺癌患者的转归。肥胖(BMI≥30)、吸烟和饮酒与对侧乳腺癌的发生相关。一项入组 1490 例Ⅰ～Ⅲ期女性乳腺癌患者的前瞻性研究显示,无论是否肥胖,多食蔬菜水果和体育锻炼均与生存率改善相关。因此,专家组建议采取积极的生活方式,保持理想想的体重(BMI20～25),以使总体健康状况和乳腺癌转归达到最理想化。专家组反对采用激素避孕法。

有转移或复发表现的乳腺癌患者的分期评估检查包括病史、体检、全血细胞计数、血小板计数、肝功能检查、胸片、骨扫描以及对疼痛或骨扫描异常的长骨或承重骨进行的放射学检查,可考虑腹部 CT 或 MRI 扫描,应对首次复发灶进行活检,并确定激素受体状况(ER 和 PR 和重新检测 HER-2 状况,尤其如果为既往未知、以前检测为阴性或者无扩增的情况。对于根据 NCCN 遗传性/家族性高危评估:乳腺癌与卵巢癌指南被判定为遗传性乳腺癌的高危患者,推荐进行遗传学咨询。

(李　朕)

# 第三节　慢性胃炎

## 一、概述

慢性胃炎是指由多种原因引起的胃黏膜慢性炎症和(或)腺体萎缩病变。病因主要与幽门螺杆菌感染密切相关,我国成年人胃窦炎患者感染率一般为 70%～90%。其他原因如长期服用损伤胃黏膜的药物(主要为非甾体抗炎药)、十二指肠反流、口鼻咽部慢性感染灶、酗酒、长期饮用浓茶及咖啡等均可导致慢性胃炎。在我国慢性胃炎多以胃窦部损伤为主,炎症持续可引起胃黏膜固有腺体萎缩和肠腺化生。慢性胃炎的发病常随年龄增长而增加。胃体萎缩性胃炎常与自身免疫损害有关。胃镜下将慢性胃炎分为浅表性胃炎和萎缩性胃炎,这一分类法应用普遍。

慢性胃炎属中医学"胃脘痛""嘈杂"等范畴。中医认为本病的发生乃因六淫伤中、饮食伤脾、肝气犯胃、脾胃虚弱等导致气滞血瘀,湿热蕴积,胃失和降,胃络受损而发病。病位在胃,与肝、脾有密切关系。病机变化可表现为本虚标实、虚实夹杂;初期在气,日久由气及血,且病程中寒热虚实可相互转化。中医中药对这两种病证的辨证、辨病施治均有较大的优势。

## 二、临床表现

(一)症状

症状无特异性,可有中上腹不适、饱胀、隐痛、烧灼痛,疼痛无节律性,一般于进食后为重,也有食欲不振、嗳气、反酸、恶心等消化不良症状。有一部分患者可无临床症状。如有胃黏膜糜烂者可出现少量或大量上消化道出血。胃体萎缩性胃炎合并恶性贫血者可出现贫血貌、全身乏力、精神淡漠,而消化道症状可以不明显。

1.疼痛

可表现为中上腹部隐痛、烧灼痛甚至绞痛,并向后背部放射,可伴有恶心、呕吐。症状的出现常与患者体位有关,如右侧卧位时容易发生,左侧卧位时则发生较少或不发生。慢性肥厚性胃炎患者大多可无症状,并且症状轻重与胃黏膜病变的程度往往不一致。上腹部可有隐痛或不适,少有绞痛或剧痛者,疼痛可无规律性。

2.消化不良

表现为上腹部不适、烧心感、食欲不振、恶心、呕吐、呃逆、嗳气、腹胀、体重减轻、全身倦怠等。

(二)体征

患者上腹部可有轻度压痛或不适,胃体胃炎有时伴有舌炎及贫血征象。体格检查对本病的诊断帮助不大,本病患者无特异性体征出现。

### 三、辅助检查

#### (一)X 线钡剂检查

本病的 X 线诊断一般较困难。若在 X 线检查时采用气钡双重对比或加压法,则有可能提示本病。主要用于排除消化性溃疡和胃癌等疾病。

#### (二)胃镜检查

胃镜检查对本病的诊断有很大的价值。一般所见为圆形或卵圆形的 5～12 mm 大的单发或多发性隆起,其中央有黏膜缺损所形成的脐样凹陷,其缺损形状仍为圆形或卵圆形。黏膜缺损常为暗红色、红色、黄色或白色。隆起形态除多见圆形、卵圆形外,有时各个隆起的形态极不规则。平坦型其周边无明显肿胀。

#### (三)粪便隐血试验检查

在慢性胃炎并发糜烂出血时,粪便隐血可呈阳性。

#### (四)幽门螺杆菌(Hp)检查

由于幽门螺杆菌与各种胃炎的关系的明确性,因此建立了多种 Hp 检测方法,如胃窦黏膜活检标本特殊染色检查、细菌培养、免疫学试验、与 Hp 代谢有关的 $^{13}$C－尿素呼吸试验、$^{14}$C－尿素呼吸试验等。

#### (五)酸分泌功能检查

常用五肽胃泌素刺激试验,测定基础胃酸分泌量(BAO)、最大胃酸分泌量(MAO)、高峰胃酸分泌量(PAO)和胃液 pH 值。明显低酸或无酸提示胃体萎缩性胃炎。

### 四、诊断

#### (一)西医诊断

慢性胃炎的诊断主要依据胃镜所见和胃黏膜组织病理检查。胃镜和组织学诊断以 2000 年 5 月全国慢性胃炎研讨会共识意见为依据。

1.分类

内镜下慢性胃炎分为浅表性胃炎(又称非萎缩性胃炎)和萎缩性胃炎,如同时存在平坦糜烂、隆起糜烂或胆汁反流,则诊断为非萎缩性或萎缩性胃炎伴糜烂或胆汁反流。

2.病变分布范围

胃窦、胃体和全胃。

3.诊断依据

非萎缩性胃炎表现为红斑(点、片状、条状),黏膜粗糙不平,出血点、斑;萎缩性胃炎表现为黏膜呈颗粒状,血管透露,色泽灰暗,皱襞细小。

4.组织学分级标准

有 5 种形态分级(Hp、慢性炎症、活动性、萎缩和肠化),分成无、轻度、中度和重度 4 级(或 0、＋、＋＋、＋＋＋)。①Hp:观察胃黏膜层:表面上皮、小凹上皮和腺管上皮表面的 Hp。②活动性:慢性炎症基础上有中性粒细胞浸润。③慢性炎症:根据慢性炎症细胞的密集程度和浸润深度分级。④萎缩:指胃的固有腺体减少,幽门腺萎缩是指幽门腺减少或由肠化腺体代替,胃底(体)腺萎缩是指胃底(体)腺假幽门腺化生、肠化生或腺体本身减少。⑤肠化。⑥特殊类型慢性胃炎或胃病:如肉芽肿性胃炎、嗜酸性胃炎、疣状胃炎、慢性淋巴细胞性胃炎、巨大胃黏膜肥厚症(Menetrier 病)等,应注意判断。

#### (二)中医诊断

1.胃脘痛

系因胃气郁滞、气血不畅所致。临床以上腹部近心窝处经常发生疼痛为主症,表现为胃脘部疼痛,常伴痞闷或胀满、嗳气、泛酸、嘈杂、恶心呕吐等症;发病常因情志不畅,寒热侵扰,饮食失调,阴阳气血不足,气滞血瘀等使胃失和降所致。胃脘痛是胃部病变的常见症状,肠、胰、胆、肝、脾的病变亦常表现为胃脘部位的疼痛,甚至厥心痛等病有时亦可表现为胃脘痛。

2.嘈杂

自觉胃中空虚,似饥非饥,似痛非痛,似辣非辣,脘部懊侬,莫可名状的一种症状。多因伤食、胃寒、胃热、阴血亏虚及肝胃不和等所致。胃及食管的病变,胆胀、胰胀等病常可见嘈杂。

## 五、鉴别诊断

(一)息肉

胃腺病性息肉是一种良性肿瘤,其大小从1～10 mm不等,多为单发,罕为多发,可有蒂或无蒂,常发生于胃窦部。胃息肉患者早期可无症状,有的可出现无规律的胃脘部隐痛、上腹部不适或恶心呕吐,查体无阳性体征。X线钡餐检查可显示出界限完整的充盈缺损,很小的息肉易掩蔽于钡剂中。在加压或做双重对比检查时显示更好,个别带蒂者可移动或改变方向。胃镜可明显观察到息肉呈圆形或卵圆形隆起,表面光滑,色黯红或玫瑰色。带蒂者可活动,不带蒂者其基底部宽窄不一。

(二)消化性溃疡

因慢性胃炎的疼痛性质与消化性溃疡相似,并且有的慢性胃炎与消化性溃疡同时发生,因此应加以鉴别。消化性溃疡在X线钡餐检查时可见有龛影出现,并见溃疡局部的激惹现象。在较小的十二指肠球部溃疡尤其是浅小的线形溃疡患者,X线钡餐检查易漏诊。通过胃镜检查,则各种溃疡均可明确诊断。

(三)胃癌

胃癌患者多数有上腹部疼痛、消化不良、体重下降等症状。早期胃癌可无任何体征,中晚期胃癌觉中上腹压痛,晚期患者可扪及上腹部肿块,质硬且不规则。X线钡餐检查可见到因癌所造成的充盈缺损。胃镜对各个时期胃癌尤其是早期胃癌的诊断有较大的价值。取病变部位的组织做病理检查则诊断的正确性更高。国内早期胃癌的检出率已达16%。

(四)慢性胆管系统疾病

在慢性胆囊炎或胆石症患者,亦常表现为上腹部隐痛,或伴腹胀、嗳气、恶心、呕吐及食欲减退等症状,但患者多为女性,症状以右上腹尤为明显,可伴有厌油腻,高脂饮食可诱发疼痛。患者查体时可见莫菲氏征阳性,B超检查与X线胆囊造影可明确诊断。

## 六、治疗

(一)中医治疗

1.辨证论治

(1)肝胃不和证:胃脘胀痛,攻窜两胁,得嗳气或矢气则舒,遇烦恼复发或加重,胸闷食少,嗳腐吞酸,排便不畅,舌苔白,脉弦。

病机:肝失疏泄,气郁犯胃。

治法:疏肝解郁,行气和胃。

方药:四逆散加味。柴胡、白芍、枳壳、檀香各12 g,延胡索15 g,甘草6 g,黄连3 g。

加减:脘胀连胁、不痛者,去延胡索,加山楂、神曲各15 g。

(2)脾胃湿热证:脘部胀痛或灼痛拒按,食少纳呆,口干口苦,身重困倦,恶心呕吐,泛酸嘈杂,小便短黄,舌红苔黄腻,脉滑数。

病机:湿热内蕴,脾胃失运。

治法:清热化湿,和胃止痛。

方药:左金丸、四加减正气散合六一散加味。黄连、吴茱萸、甘草各3 g,藿香、厚朴、茯苓、延胡索、陈皮、草果各12 g,山楂、神曲各15 g,滑石、泡参各30 g。

加减:脘中灼痛,加熟大黄9 g。

(3)寒凝中焦证:胃痛暴作,以绞痛为主,遇冷即发或加重,得热痛减,发病多由突受外寒或过食生冷引起,口淡无味,泛吐清水,大便溏薄,小便清长,苔白,脉紧或弦。

病机:寒邪内侵,气机失畅。

治法:温中散寒,和胃止痛。

方药:吴茱萸汤加减。吴茱萸 9 g,党参、山楂、神曲各 30 g,大枣、高良姜各 12 g,干姜 6 g,黄连 3 g。

(4)寒热错杂证:胃脘胀痛,遇冷或遇热加重,嘈杂泛酸,口干口苦,嗳气,纳呆,肢冷便溏,舌淡,或舌淡红,苔薄白,或苔薄黄,脉弦或弦数。

病机:寒热错杂,脾胃不和。

治法:辛开苦降,和中止痛。

方药:半夏泻心汤加减。法半夏、山楂、神曲、延胡索各 12 g,泡参 30 g,干姜 6 g,黄连 6 g,鸡内金 10 g。

(5)脾胃虚寒证:胃痛隐隐,喜暖喜按,空腹痛重,得食痛减,食后腹胀,怠倦乏力,神疲懒言,畏寒肢冷,大便稀溏或虚秘,或初硬后溏,食欲不振,食后脘闷,舌质淡嫩,边有齿痕,苔薄白,脉沉细或迟。

病机:中焦虚寒,脾失健运。

治法:温中健脾,散寒止痛。

方药:黄芪建中汤加减。黄芪 30 g,白芍、桂枝、制香附、高良姜、鸡内金各 12 g,甘草、吴茱萸各 6 g。

(6)胃阴不足证:胃脘隐隐灼痛,空腹时加重,似饥不欲食,口干不欲饮,口干舌燥,纳呆干呕,大便干结,手足心热,舌红少津,有裂纹,少苔或花剥苔,脉细数。

病机:胃阴不足,胃失濡养。

治法:生津育阴,和胃止痛。

方药:益胃汤、芍药甘草汤加减。南、北沙参各 30 g,麦冬、石斛、赤芍、白芍各 15 g,栀子、山楂、神曲各 12 g,甘草 6 g。

(7)脾胃气虚证:胃痛隐隐,喜按,倦怠乏力,气短懒言,食欲不振,食后脘闷,大便稀溏或虚秘,脉细弱。

病机:中焦气虚,脾失健运。

治法:益气健脾,和胃消痞。

方药:四君子汤、升陷汤加减。党参 30 g,白术、茯苓、黄芪、柴胡各 15 g,升麻、桔梗各 10 g,白蔻仁、甘草各 6 g。

加减:胃脘痛者加用延胡索 15 g,胃痞者加用神曲 20 g。

2.中成药

(1)胃苏冲剂或气滞胃痛冲剂:每次 1 包,3 次/d。适用于气滞证。

(2)胃宁冲剂:每次 1 包,3 次/d。适用于胃热证。

(3)丹桂香冲剂或荜铃胃痛冲剂:每次 1 包,3 次/d。适用于瘀血证。

(二)西医治疗

(1)针对病因:应清除鼻口咽部感染灶,戒烟忌酒。饮食宜固体食物,避免过于粗糙,忌浓烈辛辣饮食或服用对胃有刺激性的药物。

(2)药物治疗:主要以对症处理缓解症状为主。疼痛明显者予以解痉止痛药;胃酸分泌过多者降低胃酸,增强胃黏膜抵抗力;胃动力减弱者予以胃动力药促进胃肠蠕动;幽门螺杆菌呈阳性者以西药二联、三联或四联法除之。

(3)其他适当注意休息。

(李　朕)

# 第十八章 常见病的针灸治疗

## 第一节 肺系病证

### 一、感冒

感冒是由于感受触冒风邪,邪犯肺卫而出现的以鼻塞、流涕、喷嚏、咳嗽、头痛、恶寒、发热、全身不适、脉浮为主要临床表现的疾病。全年均可发病,尤以冬春季多见。主要由于正气不足,机体卫外功能低下,风寒、风热、暑湿等外邪乘虚由皮毛、口鼻而入,引起营卫失调、肺气失宣所致。西医学的上呼吸道感染属于本病的范畴。

(一)辨证

本病以恶寒发热、鼻塞、流涕、头痛、咳嗽、脉浮为主要症状,临床根据感受外邪的性质不同分为风寒感冒、风热感冒和暑湿感冒。

1.风寒感冒

恶寒重,发热轻,或不发热,无汗,鼻塞,流清涕,咳嗽,咯痰液清稀,肢体酸楚,苔薄白,脉浮紧。

2.风热感冒

微恶风寒,发热重,有汗,鼻塞,流浊涕,咯痰稠或黄,咽喉肿痛,口渴,苔薄黄,脉浮数。

3.暑湿感冒

身热不扬,汗出不畅,肢体酸重,头痛如裹,胸闷纳呆,口渴不欲饮,苔白腻,脉濡。

(二)治疗

1.针灸治疗

治则:祛风解表。以手太阴、手阳明经及督脉穴位为主。

主穴:列缺、合谷、大椎、太阳、风池。

配穴:风寒感冒者,加风门、肺俞;风热感冒者,加曲池、尺泽、鱼际;暑湿感冒者,加阴陵泉。体虚者,加足三里;鼻塞流清涕者,加迎香;咽喉疼痛者,加少商;全身酸楚者,加身柱;高热惊厥者,三棱针点刺水沟、十宣。

操作:主穴用毫针泻法。风寒感冒,大椎行灸法;风热感冒,大椎行刺络拔罐。配穴中足三里用补法或平补平泻法,少商、委中用点刺出血法,余穴用泻法。

方义:感冒为外邪侵犯肺卫所致,太阴、阳明互为表里,故取手太阴、手阳明经穴列缺、合谷以祛邪解表。督脉主一身之阳气,温灸大椎可通阳散寒,刺络出血可清泻热邪。风池为足少阳经与阳维脉的交会穴,"阳维为病苦寒热",故风池既可疏散风邪,又可与太阳穴相配而清利头目。

2.推拿治疗

治则:祛风解表。以手太阴、手阳明、足太阳经及督脉穴位为主。

取穴:印堂、攒竹、太阳、百会、迎香、大椎、曲池、合谷、风池、肩井等。

手法:一指禅推法、抹法、按揉法、拿法、扫散法。

操作:患者坐位,沿两眼眶呈"∞"字形在印堂、攒竹、太阳等穴施以一指禅推法;印堂至神庭、印堂至太阳、迎香至鼻根施以抹法(分推法);百会、迎香、大椎穴施以按揉法;曲池、合谷、风池、肩井穴施以拿法;患者俯卧位,于背部督脉、两侧膀胱经施以擦法,透热为度。

风寒感冒者,加两侧头颞部施以扫散法;风热感冒者,加太阳、外关穴施以按揉法;暑湿感冒者,加脾俞、胃俞、内关、足三里穴施以按揉法。

3.其他治疗

(1)拔罐:选大椎、身柱、大杼、肺俞,拔罐后留罐 15 min 起罐,或用闪罐法。本法适用于风寒感冒。风热感冒者可用刺络拔罐法。

(2)耳针:选肺、内鼻、屏尖、额,用中、强刺激。咽痛加咽喉、扁桃体,毫针刺。

## 二、咳嗽

咳嗽是肺系疾病的主要症状之一。"咳"指有声无痰,"嗽"指有痰无声。临床一般声、痰并见,故统称咳嗽。根据病因可分为外感咳嗽和内伤咳嗽两大类。外感咳嗽是外感风寒、风热之邪,使肺失宣降,肺气上逆而致。内伤咳嗽多为脏腑功能失调所致,如肺阴亏损,失于清润;或脾虚失运,聚湿生痰,上渍于肺,肺气不宣;或肝气郁结,气郁化火,火盛灼肺,阻碍清肃;或肾失摄纳,肺气上逆,均可导致咳嗽。

西医学的上呼吸道感染、急慢性支气管炎、支气管扩张、肺炎、肺结核等的咳嗽症状属于本病范畴。

(一)辨证

本病以咳嗽为主要症状,临床根据病因的不同分为外感咳嗽和内伤咳嗽。

1.外感咳嗽

咳嗽病程较短,起病急骤,多兼有表证。

(1)外感风寒:咳嗽声重,咽喉作痒,咯痰色白、稀薄,头痛发热,鼻塞流涕,形寒无汗,肢体酸楚,苔薄白,脉浮紧。

(2)外感风热:咳嗽气粗,咯痰黏稠、色黄,咽痛,或声音嘶哑,身热头痛,汗出恶风,舌尖红,苔薄黄,脉浮数。

2.内伤咳嗽

咳嗽起病缓慢,病程较长,可兼脏腑功能失调症状。

(1)痰湿侵肺:咳嗽痰多色白,呈泡沫状,易于咯出,脘腹胀闷,神疲纳差,舌淡苔白腻,脉濡滑。

(2)肝火灼肺:气逆咳嗽,阵阵而作,面赤咽干,目赤口苦,痰少而黏,不易咯吐,引胁作痛,舌边尖红,苔薄黄少津,脉弦数。

(3)肺阴亏损:干咳,咳声短促,以午后黄昏为剧,少痰,或痰中带血,潮热盗汗,形体消瘦,两颧红赤,神疲乏力,舌红少苔,脉细数。

(二)治疗

1.针灸治疗

(1)外感咳嗽。

治则:疏风解表,宣肺止咳。以手太阴经穴为主。

主穴:肺俞、中府、列缺。

配穴:外感风寒者,加风门、合谷;外感风热者,加大椎。

操作:毫针泻法,风热可疾刺,风寒留针或针灸并用,或针后在背部腧穴拔罐。中府、风门、肺俞等背部穴不可深刺,以免伤及内脏。

方义:咳嗽病变在肺,按俞募配穴法取肺俞、中府以理肺止咳、宣肺化痰;列缺为肺之络穴,可散风祛邪,宣肺解表。

(2)内伤咳嗽。

治则:肃肺理气,止咳化痰。以手、足太阴经穴为主。

主穴:肺俞、太渊、三阴交、天突。

配穴:痰湿侵肺者,加丰隆、阴陵泉;肝火灼肺者,加行间;肺阴亏虚者,加膏肓。

操作：主穴用平补平泻法，可配用灸法。

方义：内伤咳嗽易耗伤气阴，使肺失清肃，故取肺俞调理肺气；太渊为肺经原穴，可肃肺、理气、化痰；三阴交可疏肝健脾，化痰止咳；天突为局部选穴，可疏导咽部经气，降气止咳。四穴合用，共奏肃肺理气、止咳化痰之功。

**2. 推拿治疗**

治则：外感咳嗽祛邪利肺；内伤咳嗽祛邪止咳，扶正补虚。以手太阴、足太阳经穴位为主。

取穴：天突、膻中、中府、身柱、大杼、风门、肺俞、尺泽、外关、列缺、合谷、太渊等。

手法：一指禅推法、揉法、按法。

操作：患者取仰卧位，医者以中指揉天突、膻中、中府，每穴 1 min；再以两拇指由胸骨剑突沿肋弓分推两胁肋部 5～10 遍。患者取俯卧位，用一指禅推法推身柱、大杼、风门、肺俞，每穴 1 min。坐位，医者先用一指禅推法推尺泽、太渊穴 2～3 min，然后按揉列缺、外关、合谷穴各 1～2 min。

外感者，加按揉太阳和拿风池。内伤者，加膀胱经肺俞至脾俞诸穴连线的擦法，以透热为度。

**3. 其他治疗**

(1)穴位注射：选定喘、大杼、风门、肺俞，用维生素 $B_1$ 注射液或胎盘注射液，每次取 1～2 穴，每穴注入药液 0.5 mL，选穴由上而下依次轮换，隔日 1 次。本法用于慢性咳嗽。

(2)穴位贴敷：选肺俞、定喘、风门、膻中、丰隆，用白附子(16%)、洋金花(48%)、川椒(33%)、樟脑(3%)制成粉末。将药粉少许置穴位上，用胶布贴敷，每 3～4 天更换 1 次，最好在三伏天应用。亦可用白芥子、甘遂、细辛、丁香、苍术、川芎等量研成细粉，加入基质，调成糊状，制成直径 1 cm 圆饼，贴在穴位上，用胶布固定，每3 天更换 1 次，5 次为 1 疗程。

## 三、高热

高热是一个常见症状，许多疾病中都可看到。一般以口腔温度超过 39 ℃的称之为高热。中医学所谓壮热、实热、日晡潮热等，均属高热范畴。本节主要介绍感受外邪所引起者。

本证可见于西医学的肺炎、流行性感冒、流行性乙型脑炎、中暑等多种疾病。

(一)病因病机

本证与外感风热、外感暑热、疫毒侵袭、温邪入里等因素有关。

**1. 风热犯肺**

外感风热，从口鼻或皮毛侵袭人体，肺失清肃，卫失宣散，郁而化热。

**2. 温邪内陷**

温邪在表不解，内入气分，或内陷营血，邪正剧争，里热亢盛，蒸达于外。

**3. 暑热蒙心**

外感暑热，内犯心包，邪正交争，里热炽盛。

**4. 疫毒熏蒸**

外感疫毒，郁于肌肤，内陷脏腑，邪正交争，里热亢盛。

(二)辨证

**1. 风热犯肺**

证候：发热咳嗽，微恶风寒，头痛汗出，咽喉肿痛，口渴，咳黄粘痰，苔薄黄，脉浮数。

治法：疏散风热，清肃肺气。

**2. 温邪内陷**

证候：邪在气分者，症见高热不恶寒反恶热，面红目赤，口渴饮冷，咳嗽胸痛，大便秘结，小便短赤，苔黄燥，脉洪数。邪在营血者，症见高热夜甚，烦躁不安，甚至神昏谵语，口燥不甚渴，或斑疹隐隐，或见衄血、便血、吐血等，舌红绛而干，脉细数。

治法：邪在气分者清热祛邪；邪在营血者清热凉血。

3.暑热蒙心

证候:高热,烦躁不安,口渴引饮,肌肤灼热,时有谵语,甚则神昏痉厥,舌红绛而干,脉洪数。

治法:清泄暑热,开窍醒神。

4.疫毒熏蒸

证候:高热,头面红肿热痛,咽喉腐烂肿痛,烦躁不安,或见丹痧密布肌肤,舌红,苔黄,脉数。

治法:清热解毒,泻火止痛。

(三)治疗

1.针灸治疗

(1)风热犯肺。

取穴:大椎、曲池、鱼际、合谷、外关、风池。

配穴:咽喉痛甚者,加少商点刺放血。

刺灸方法:针用泻法。

方义:风热犯肺,肺失清肃,故取诸阳之会大椎、手阳明经之合穴曲池解表清热。鱼际为肺经荥穴,配合谷泻肺热利咽喉。外关、风池疏风解表,清利头目。

(2)温邪内陷。

取穴:曲池、合谷、二间、内庭、大椎、曲泽、委中、内关。

配穴:热在营血神昏者,加中冲、少冲、水沟。斑疹吐衄便血者,加血海、膈俞。便秘者,加天枢、支沟。

刺灸方法:针用泻法。

方义:温热之邪伤及气分,多侵犯手足阳明经,故取曲池、合谷清泄热邪。二间、内庭分别为手足阳明经荥穴,善泻热邪。大椎为诸阳交会之所,取之以加强清热之力。若温热之邪内陷营血,加曲泽、委中点刺放血以清血分之热。内关清心除烦。配中冲、少冲、水沟泻热开窍。

(3)暑热蒙心。

取穴:曲池、合谷、大椎、曲泽、十二井穴、内关。

配穴:神昏者,加水沟、十宣。抽搐者,加太冲、阳陵泉。

刺灸方法:针用泻法。

方义:曲池、合谷为清热泻火的要穴,配诸阳之会大椎清泄暑热。曲泽为手厥阴之合穴,刺之出血,可清血热开心窍。十二井穴通于三阴三阳,调节阴阳,清热开窍。内关宣通三焦,清热宁神。

(4)疫毒熏蒸。

取穴:曲池、合谷、内庭、陷谷、曲泽、委中、外关。

配穴:咽喉肿痛者,加少商、商阳点刺放血。肌肤丹痧者,加膈俞、血海。

刺灸方法:针用泻法。

方义:曲池、合谷为清热泻火之要穴,配内庭、陷谷疏解肌肤郁热。曲泽、委中点刺放血,清血分之热。外关属三焦经,又是阳维脉的交会穴,可宣达三焦气机,兼有疏风清热、消肿止痛的作用。

2.推拿治疗

取穴:太阳、风池、大椎、曲池、合谷等。

手法:一指禅推、抹、按、拿、擦等法。

操作:患者坐位,先用一指禅推法推项部膀胱经和风池、大椎、印堂、太阳。抹印堂至神庭、眼眶部、前额部,再点按百会、印堂、太阳、迎香。最后拿风池、肩井、曲池、合谷,重按承山,以加强发汗退热之效。

患者卧位,擦四肢(肘窝、腘窝)、背腰部。

3.其他疗法

(1)耳针:取耳尖、耳背静脉、肾上腺、神门,先在耳尖、耳背静脉用三棱针点刺出血,其余各穴用毫针强刺激,留针15~20 min。

(2)刮痧:在脊柱两侧和背俞穴及颈部、肩臂、肘窝、腘窝,用特制刮痧板或瓷汤匙蘸食油或清水刮至皮肤红紫色为度。

## 四、中暑

中暑是指夏令在烈日下暴晒或在高气温、高湿度的特殊环境中发生的一种急性病证,以突然头昏出汗、发热口渴、胸闷心悸、四肢无力,甚至面色苍白、恶心呕吐、神昏抽搐为临床特征。本证又称中暍、中热、冒暑等,俗称发痧。产妇、年老体弱者、慢性疾病患者、内分泌疾病患者及肥胖之人,较易发生中暑。本证有明显的季节性,且与具体炎热环境有关。轻症中暑称伤暑,又分为阴暑和阳暑。中暑见神昏者称暑厥,兼见抽搐者称暑风,皆为重症。

中暑一证,中西医学名称相同。

(一)病因病机

本证或因体质虚弱,或处盛夏或高温环境,暑热或暑湿秽浊之气乘虚侵袭而发病。

1.暑湿侵袭

暑多夹湿,侵犯人体,湿遏热伏;或素体阳虚,感受暑湿,热从寒化,气机被遏。

2.暑热炽盛

暑热燔灼,汗出不止,气阴两脱;燔灼肝经,引动肝风,内犯心包,蒙蔽心窍。

(二)辨证

1.轻症

证候:头昏头痛,心烦胸闷,口渴多饮,全身疲软,汗多发热,面红,舌红,苔黄,脉浮数,此为阳暑。精神疲惫,肢体困倦,头昏嗜睡,胸闷不畅,多汗肢冷,微有畏寒,恶心呕吐,渴不欲饮,舌淡,苔黄腻,脉濡细,此为阴暑。

治法:清暑解表,和中化湿。

2.重症

证候:暑厥可见神志不清,烦躁不安,高热无汗,体若燔炭,胸闷气促,舌红,苔燥无津,脉细促。暑风还可见到手足抽搐或痉挛,角弓反张,牙关紧闭,皮肤干燥,唇甲青紫等。

治法:清暑泄热,开窍熄风。

(三)治疗

1.针灸治疗

(1)轻症。

取穴:大椎、合谷、内庭、内关、足三里。

配穴:热甚者,加曲泽、委中。头痛者,加头维、太阳。恶心呕吐者,加中脘。

刺灸方法:阳暑针用泻法,阴暑针用平补平泻法。

方义:大椎、合谷、内庭并用,清泄暑热。内关是心包经之络穴,又通于阴维,阴维行于腹里,分布于胃、心、胸之间,有宽胸理气、和胃降逆的功效。足三里益气扶正,和中化湿,以防暑邪内犯。

(2)重症。

取穴:十宣、百会、水沟、曲泽、委中、曲池、阳陵泉。

配穴:角弓反张、抽搐者,加风府、太冲、承山、三阴交。牙关紧闭者,加颊车。烦躁不安者,加四神聪。

刺灸方法:针用泻法,十宣、曲泽、委中刺络出血。

方义:十宣点刺出血,以泄热开窍醒神。百会、水沟为急救要穴,共奏开窍之效。曲泽、委中用三棱针刺其浮络出血,有清营凉血之功。曲池泄热止痉。阳陵泉熄风止痉,舒筋通络。

2.推拿治疗

取穴:水沟、百会、印堂、合谷、膻中、内关等。

手法:推、按、揉、掐、拿、击法。

操作:患者仰卧位,推印堂、眉弓,按揉膻中、内关、曲池、足三里。患者坐位或侧卧位,拿风池,按揉大椎。重症者,掐水沟,掌击百会,然后重拿合谷。小腿痉挛者,加按揉阳陵泉、承山。

3.其他疗法

耳针:取皮质下、肾上腺、心、枕、耳尖,毫针强刺激,捻转 5 min,留针 30 min,也可采取耳尖放血法。

## 五、哮喘

哮喘是一种常见的反复发作性疾病。哮与喘均有呼吸急促的表现,但症状略有不同,哮以呼吸急促,喉间有哮鸣音为特征;喘以呼吸困难,甚则张口抬肩为特征。临床上二者常同时并见,其病因病机亦大致相同,故合并叙述。本病一年四季均可发病,尤以寒冷季节和气候急剧变化时发病较多。偏嗜咸味、肥腻或进食虾蟹鱼腥,脾失健运,聚湿生痰,痰饮阻塞气道,而发为痰鸣哮喘。其基本病因为痰饮内伏。

西医学的支气管哮喘、慢性喘息性支气管炎、肺炎、肺气肿、心源性哮喘等属于本病的范畴。

(一)辨证

本病以突然起病、呼吸急促、喉间哮鸣,甚则张口抬肩、不能平卧为主要症状,根据临床表现的性质不同分为实证和虚证两大类。

1.实证

病程短,或当哮喘发作期,哮喘声高气粗,呼吸深长,呼出为快,体质较强,脉象有力。

(1)风寒外袭:咳嗽喘息,遇寒触发,咯痰稀薄,形寒无汗,头痛,口不渴,苔薄白,脉浮紧。

(2)痰热阻肺:咳喘,痰黏,咯痰不爽,胸中烦闷,胸胁作痛,或见身热口渴,纳呆,便秘,苔黄腻,脉滑数。

2.虚证

病程长,反复发作或当哮喘间歇期,哮喘声低气怯,气息短促,体质虚弱,脉象无力。

(1)肺气不足:喘促气短,动则加剧,喉中哮鸣,神疲,语言无力,痰液稀薄,动则汗出,舌质淡苔薄白,脉细数。

(2)肺肾气虚:久病气息短促,呼多吸少,不得接续,动则喘甚,汗出肢冷,畏寒,舌淡苔薄白,脉沉细。

(二)治疗

1.针灸治疗

(1)实证。

治则:祛邪肃肺,化痰平喘。以手太阴经穴及相应背俞穴为主。

主穴:列缺、膻中、尺泽、肺俞、定喘。

配穴:风寒者,加风门;痰热阻肺者,加丰隆;喘甚者,加天突。

操作:毫针泻法。风寒者可合用灸法,定喘穴刺络拔罐。

方义:列缺为肺经络穴,可宣肺散邪;膻中为气会穴,可宽胸理气,调畅气机;尺泽为肺经合穴,可肃肺化痰,降逆平喘;肺俞为肺之背俞穴,可宣肺祛痰;定喘为平喘之效穴。

(2)虚证。

治则:补益肺肾,止哮平喘。以相应背俞穴及手太阴、足少阴经穴为主。

主穴:肺俞、膏肓、肾俞、定喘、太渊、太溪、足三里。

配穴:肺气虚者,加气海;肺肾气虚者,加阴谷、关元、命门。喘甚者,加天突。

操作:定喘用刺络拔罐法,余穴用毫针补法。可酌用灸法或拔火罐法。

方义:肺俞、膏肓针灸并用,可补益肺气;补肾俞以补肾纳气;肺经原穴太渊配肾经原穴太溪,可充肺肾真原之气;足三里可调和胃气,以资生化之源,使水谷精微上归于肺,肺气充则自能卫外;定喘为平喘之经验效穴,取"急则治其标"之意。

2.推拿治疗

治则:宽胸理气。以手太阴、足太阳及足阳明经穴位为主。

取穴:风池、肩井、桥弓、天突、膻中、天枢、定喘、大椎、肺俞、脾俞、肾俞、足三里、丰隆等。

手法:推法、扫散法、拿法、按法、揉法、一指禅推法、擦法。

操作:患者仰卧,一指禅推法从天突穴推至神阙穴,并重点按揉天突、膻中、中脘、天枢穴;沿锁骨下缘开始到第 12 肋横擦前胸部,往返 2~3 遍。患者俯卧,于定喘、大椎、肺俞、脾俞、肾俞等穴施以按揉法;从肩背至腰骶施以横擦法,大椎至腰阳关施以直擦法。患者取坐位,自额至下颌沿左右两侧施以分推法,往返 2～3 遍;于头颞侧胆经循行区域,自前上方向后下方施以扫散法 10 余次;头顶部至枕部施以五指拿法,颈项部转为三指拿法。

(张　鑫)

# 第二节　脾胃病证

## 一、胃脘痛

胃脘痛是指以上腹胃脘部疼痛为主要症状的病证。由于疼痛部位近心窝部,古人又称"心痛""胃心痛""心腹痛""心下痛"等。本病多由外感邪气、内伤饮食或情志、脏腑功能失调等导致气机郁滞、胃失所养而引起。

西医学的急性胃炎、慢性胃炎、胃溃疡、十二指肠溃疡、功能性消化不良、胃黏膜脱垂等病以上腹部疼痛为主要症状者,属于本病范畴。

(一)辨证

本病以上腹胃脘部疼痛为主要症状。根据发病原因不同可分为寒邪犯胃、饮食停滞、肝气犯胃、气滞血瘀、脾胃虚寒、胃阴不足等证型。

1.寒邪犯胃

疼痛较剧,得温痛减,遇寒痛增,口不渴,喜热饮,苔薄白,脉弦紧。

2.饮食停滞

疼痛胀满,嗳腐吞酸,呕吐或矢气后痛减,大便不爽,苔厚腻,脉滑。

3.肝气犯胃

疼痛胀满,痛连胁肋,嗳气吞酸喜叹息,每因情志因素诱发,苔薄白,脉弦。

4.气滞血瘀

胃痛拒按,痛有定处,食后痛甚,舌紫黯或有瘀斑,脉细涩。

5.脾胃虚寒

疼痛缠绵,时轻时重,神疲乏力,纳呆便溏,或泛吐清水,舌淡苔薄,脉虚弱或迟缓。

6.胃阴不足

隐痛灼热,饥不欲食,咽干口燥,大便干结,舌红少津,脉弦细或细数。

(二)治疗

1.针灸治疗

治则:和胃止痛。以足阳明、手厥阴经穴位及相应募穴为主。

主穴:中脘、内关、足三里、梁丘。

配穴:寒邪犯胃者加胃俞;饮食停滞者加下脘、梁门;肝气犯胃者加太冲;气滞血瘀者加膈俞;脾胃虚寒者加气海、关元、脾俞、胃俞;胃阴不足者加三阴交、内庭。

操作:毫针刺,实证用泻法,虚证用补法。脾胃虚寒者,可针灸并用。

方义:中脘为胃之募穴,足三里为足阳明经合穴、下合穴,两穴合用能和胃止痛。内关是八脉交会穴,通于阴维脉,主治胃痛、恶心。梁丘为足阳明胃经郄穴,善治胃痛。

2.推拿治疗

治则:和胃止痛。以任脉、足阳明经穴位及相应背俞穴为主。急性胃炎、消化性溃疡出血期及胃肿瘤禁用推拿疗法。

取穴：中脘、上脘、足三里、脾俞、胃俞、八髎等。

手法：一指禅推法、按揉法、摩法、擦法。

操作：患者取仰卧位，于上脘、中脘、气海穴施以一指禅推法；于足三里穴施以按揉法；于上腹部施以摩法。

寒邪犯胃者，加脾俞、胃俞按揉法及擦法；饮食停滞者，加全腹顺时针摩法；肝气犯胃者，加膻中、期门、章门穴按揉，加两胁擦法；脾胃虚寒或胃阴不足者，加气海、关元按揉法，加背部脾俞至骶部八髎穴擦法。

**3.其他治疗**

（1）耳针：选脾、胃、肝、交感、神门、皮质下。毫针刺，中等强度，或用埋针法或贴压法。

（2）穴位注射：选中脘、足三里、肝俞、胃俞、脾俞，每次取2穴，以黄芪、丹参或当归注射液，每穴注入1 mL，每日或隔日1次。

## 二、胃下垂

胃下垂是以胃小弯弧线最低点下降至髂嵴连线以下为主要表现的慢性胃肠疾患。多见于体质瘦弱、体型瘦长或因病突然消瘦者，妇女多育也易罹患本病，患者症状轻重表现与其神经敏感性有明显关系。

本病属中医学胃缓范畴。

**（一）病因病机**

维持胃底正常位置的因素有三个，即横膈的位置或膈肌的悬吊力、邻近脏器及有关韧带的力量、腹壁肌的力量或腹壁脂肪层的厚薄，其中任何一个因素失常即可引发胃下垂。

中医认为本病多由先天禀赋不足，或病后失调，饮食不节，损伤脾胃，以致脾胃虚弱，中气下陷，升举无力而发生下坠。

**（二）辨证**

证候：轻度胃下垂可无症状。较严重者出现慢性中上腹疼痛，但无周期性和明显的节律性。疼痛轻重与进食量的多少有关，且食后作胀。自觉胃部下坠，肠鸣漉漉，直立时加重，平卧后减轻。可伴有便秘、腹泻、便形失常，如大便扁而短。可有眩晕、乏力、心悸、失眠、直立性低血压，或伴有肾、子宫下垂和脱肛等并发症。

体检见肋下角<90°，脐下可有振水音，食后叩诊胃下极可下移至骨盆，上腹部可扪及强烈的腹主动脉搏动。X线胃肠钡餐检查是本病的主要诊断依据，可见胃呈无力型，小弯弧线最低点在髂嵴连线以下，十二指肠球部受胃下垂牵拉向左偏移等。治法补中益气，健脾和胃。

**（三）治疗**

**1.针灸治疗**

取穴：中脘、梁门、气海、关元、脾俞、足三里。

随症配穴：腹泻者，加天枢。腹部下坠者，加灸百会。

刺灸方法：针用补法，可加灸。

方义：中脘为胃之募穴，可健脾和胃。梁门位近胃腑，有和胃作用。气海、关元能温肾益气。脾俞、足三里可补虚健胃，升举中气。

**2.推拿治疗**

取穴：膻中、中脘、天枢、气海、关元、噫嘻、膈关、脾俞、胃俞、足三里。

手法：一指禅推、揉、摩、按、托、颤法。

操作：患者仰卧位，先用一指禅推法自膻中向下经中脘、气海至关元，后用中指揉中脘、天枢、气海。医者将四指并拢，以罗纹面着力于腹部，根据胃下垂程度自下向上边颤边托，同时随患者呼吸时腹部上下起伏而用力。逆时针方向摩腹。用拇指按揉足三里。

患者俯卧位，用一指禅推法施治于胃俞、脾俞，再用按揉法沿背部膀胱经往返4～5次。

患者坐位，将其左臂和肘弯曲放于背后腰臀部。医者以右手四指并拢，掌心向上，指尖由左肩胛骨内下缘的噎嘻、膈关向斜上方插入肩胛骨与肋骨之间 2～3 寸,同时左掌心顶住患者左肩,两手呈合拢之势,持续 1～2 min,患者即感胃有上提之意,随之缓缓将右手收回,进出 2～3 次。同法用左手插右肩胛骨内下缘。

3. 其他治疗

(1)穴位注射:取脾俞、胃俞、肾俞、中脘、气海、足三里等穴,每次选 2～4 穴,选用加兰他敏、苯丙酸诺龙等注射液,每穴注射 0.3～0.5 mL,隔日或每日注射 1 次,10 次为 1 疗程。

(2)穴位埋线:选用两组穴位,胃俞透脾俞、中脘透上脘,或腹哀透神阙、阑尾透足三里。先取一组穴位,依法植入羊肠线,20～30 天后用另一组穴位,两组穴位可交替使用。

## 三、呃逆

呃逆是以患者自觉胸膈气逆,喉间呃呃连声,声短而频,不能自主为主要症状的一种病证。呃逆古称"哕""哕逆"。呃逆可单独发生,其症轻微,多持续数分钟至数小时后自愈;亦可继发于其他急慢性疾病的过程中,其症多重,可昼夜不停,或间歇发作,迁延数日至数月不愈。凡饮食不当,情志不遂或正气亏虚均可使胃失和降,气逆动膈而为呃逆。

西医学的单纯性膈肌痉挛及其他疾病如胃肠神经官能症、胃炎、胃扩张、胃癌、肝硬化晚期、脑血管病、尿毒症以及胃食管手术后等引起的膈肌痉挛属于本病范畴。

(一)辨证

自觉气逆上冲,喉间呃呃连声,声短而频,不能自止。呃声或高或低,或疏或密,间歇时间不定。根据临床表现不同可将本病分为胃中寒冷、胃火上逆、肝气犯胃、脾胃阳虚、胃阴不足等证型。

1. 胃中寒冷

呃声沉缓有力,胸膈及胃脘不舒,得热则减,遇寒更甚,口淡纳呆,苔薄白,脉迟缓。

2. 胃火上逆

呃声洪亮有力,冲逆而出,口臭烦渴,喜冷饮,脘腹胀闷,便秘尿黄,舌红,苔黄燥,脉滑数。

3. 肝气犯胃

呃逆连声,常因情志不畅而诱发或加重,胸闷胁胀,脘腹痞满,嗳气纳呆,肠鸣矢气,苔薄白,脉弦。

4. 脾胃阳虚

呃声低长无力,气不得续,腹中冷痛,泛吐清水,脘腹不舒,喜温喜按,手足不温,食少乏力,便溏,舌质淡,苔薄白,脉细弱。

5. 胃阴不足

呃逆短促而不得续,口干咽燥,烦躁不安,不思饮食或食后饱胀,大便干结,舌质红,苔少而干,脉细数。

(二)治疗

1. 针灸治疗

治则:和胃降逆止呃。以任脉、足阳明和手厥阴经穴位为主。

主穴:中脘、足三里、内关、膈俞。

配穴:胃寒者,加梁门;胃热者,加陷谷;肝气犯胃者,加期门、太冲;阳虚者,加气海、关元;阴虚者,加太溪。

操作:中脘、足三里穴按证型选用补泻法,内关、膈俞穴用平补平泻法。配穴按虚补实泻法操作。寒证可配艾灸。

方义:中脘为胃募穴,足三里为胃经合穴、下合穴,两穴同用,泻之能清热降气,补之能益气温中;膈俞利膈镇逆,内关和中解郁。

2. 推拿治疗

治则:和胃降气平呃。以任脉及相应背俞穴为主。

取穴:缺盆、膻中、中脘、膈俞、胃俞、胃仓。

手法:按揉法、摩法、一指禅推法、抹法。

操作:患者取仰卧位,于第4颈椎脊旁阿是穴、缺盆穴和内关穴分别施以指按法和指揉法(交替进行操作),以局部有明显酸胀感为度;于膻中、上脘、中脘穴施以一指禅推法,于上腹部施以顺时针摩法。患者取俯卧位,于脾俞、胃俞、膈俞、肝俞、胆俞穴施以按揉法及擦法。

胃寒者,延长摩腹时间;胃热者,加足三里按揉法;肝气犯胃者,加期门、章门按揉法和两胁擦法;阳虚者,加背部督脉和膀胱经以及八髎穴擦法;阴虚者,加足三里、三阴交、血海穴按揉法。

3.其他治疗

耳针:选膈、交感、胃、肝、脾。毫针刺,强刺激。顽固性呃逆可用埋针法。

## 四、呕吐

呕吐是指胃失和降,气逆于上,迫使胃中之物从口中吐出的一种病证。有声有物谓之呕,有物无声谓之吐,有声无物谓之干呕,临床上呕和吐常同时出现,故称呕吐。呕吐既可单独为患,亦可见于多种疾病。本病可由外感、内伤之邪,侵犯胃腑,致使胃失和降,胃气上逆所致。

西医学的急慢性胃炎、胃扩张、贲门痉挛、幽门痉挛、功能性消化不良、胃神经官能症、胆囊炎、胰腺炎、耳源性眩晕、晕动症等引起的呕吐属于本病范畴。

(一)辨证

本病以呕吐食物、痰饮、水液,或干呕无物,一日数次,持续或反复发作为主要症状。临床常见有感受外邪、痰饮内阻、肝气犯胃和脾胃虚弱等型。

1.感受外邪

寒邪客胃见呕吐清水或痰涎,食久乃吐,大便溏薄,头身疼痛,胸脘痞闷,喜暖畏寒,苔白,脉迟;热邪内蕴则食入即吐,呕吐酸苦热臭,大便燥结,口干而渴,喜寒恶热,苔黄,脉数。

2.痰饮内阻

呕吐清水痰涎,脘闷纳差,头眩心悸,苔白腻,脉滑。

3.肝气犯胃

呕吐每因情志不畅时发作,频频嗳气,平时多烦善怒,吞酸,苔薄白,脉数。

4.脾胃虚弱

饮食稍有不慎,呕吐即易发作,时作时止,呕而无力,纳差便溏,面色不华,倦怠乏力,舌淡苔薄,脉弱无力。

(二)治疗

1.针灸治疗

治则:和胃降逆,行气止呕。以足阳明、手厥阴经穴位及相应募穴为主。

主穴:内关、足三里、中脘。

配穴:寒邪客胃者加上脘、胃俞;热邪内蕴者加合谷,并可用金津、玉液点刺出血;痰饮内阻者加膻中、丰隆;肝气犯胃者加阳陵泉、太冲;脾胃虚弱者加脾俞、胃俞。腹胀者加天枢;肠鸣者加脾俞、大肠俞;泛酸欲呕者加公孙;食滞者加梁门、天枢。

操作:毫针刺,平补平泻法。配穴按虚补实泻法操作;虚寒者,可加用艾灸。呕吐发作时,可在内关穴行强刺激并持续运针1~3 min。

方义:内关为手厥阴经络穴,宽胸理气,降逆止呕;足三里为足阳明经合穴,疏理胃肠气机,通降胃气;中脘乃胃之募穴,理气和胃止呕。

2.推拿治疗

治则:和胃降逆止呕。以足阳明胃经穴位及相应背俞穴为主。

取穴:中脘、天枢、脾俞、胃俞、内关、足三里等。

手法:按揉法、摩法、擦法等。

操作:患者取仰卧位,于中脘、天枢穴施以按揉法和摩法;于内关、足三里穴施以按揉法,以酸胀为度。患者取俯卧位,于脾俞、胃俞穴施以按揉法和擦法。

肝气犯胃者,加期门、章门穴按揉法和擦法;脾胃虚寒者,加关元、气海穴按揉法和腰骶部擦法。

3.其他治疗

(1)耳针:选胃、交感、肝、皮质下、神门,每次 2～3 穴,毫针刺,留针 20～30 min,或用埋针法,或贴压法。

(2)穴位注射:选穴参照针灸治疗主穴。用维生素 $B_1$ 或 $B_{12}$ 注射液,每穴注射 0.5～1 mL,每日或隔日 1 次。

## 五、腹痛

腹痛指胃脘以下、耻骨毛际以上部位发生以疼痛为主要症状的一种疾病。可见于多种脏腑疾患,如痢疾、泄泻、肠痈、妇科经带病证等。腹部内有肝、胆、脾、肾、大肠、小肠、膀胱等脏腑,体表为足阳明、足少阳、足三阴经及冲、任、带脉所过,若外邪侵袭,或内有所伤,以致气血受阻,或气血不足以温养,使腑气不通即导致腹痛。

西医学的急慢性胰腺炎、胃肠痉挛、不完全性肠梗阻、腹型过敏性紫癜、肠道激惹综合征等属于本病的范畴。

(一)辨证

胃脘以下、耻骨毛际以上疼痛。急性腹痛一般发病急骤,痛势剧烈,多为实证。慢性腹痛病程较长,腹痛缠绵,多为虚证,或虚实夹杂。临床多见有寒邪内积、湿热壅滞、气滞血瘀和脾阳不振等型。

1.寒邪内积

腹痛暴急,喜温怕冷,腹胀肠鸣,多因感寒而发作,四肢欠温,口不渴,小便清长,舌淡苔白,脉沉紧。

2.湿热壅滞

腹痛拒按,胀满不舒,大便秘结或涩滞不爽,烦渴引饮,汗出,小便短赤,舌红苔黄腻,脉滑数。

3.气滞血瘀

脘腹胀闷或痛,攻窜作痛,痛引少腹,得嗳气或矢气则痛减,遇恼怒则加剧,舌紫暗,或有瘀点,脉弦涩。

4.脾阳不振

腹痛缠绵,时作时止,饥饿劳累后加剧,痛时喜按,大便溏薄,神疲怯冷,舌淡苔薄白,脉沉细。

(二)治疗

1.针灸治疗

治则:通调腑气,缓急止痛。以任脉及足阳明、足太阴、足厥阴经穴位为主。

主穴:足三里、中脘、天枢、三阴交。

配穴:寒邪内积者加神阙、关元;湿热壅滞者加阴陵泉、内庭;气滞血瘀者加曲泉、血海;脾阳不振者加脾俞、胃俞、章门。

操作:中脘用泻法,其余主穴用平补平泻法。配穴按虚补实泻法操作;寒证可用艾灸。腹痛发作时,足三里穴持续强刺激 1～3 min,直到痛止或缓解。

方义:"肚腹三里留",足三里为胃之合穴、下合穴,中脘为腑之会、胃之募穴,二者均善治胃肠疾患;天枢为大肠募穴,可通调腑气;三阴交调理足三阴经之气血,通调气机,通则不痛。

2.推拿治疗

治则:通腑止痛。以足阳明经穴位及相应背俞穴为主。

取穴:天枢、大横、气海、脾俞、胃俞、足三里、上巨虚等。

手法:一指禅推法、按揉法、弹拨法。

操作:患者取仰卧位,于天枢、大横、气海穴施以一指禅推法、按揉法和摩法;足三里、上巨虚穴施以按揉法,以酸胀为度。患者取俯卧位,于脾俞、胃俞、肾俞、大肠俞施以按揉法,以酸痛为度。

寒邪内积或湿热壅滞者,顺时针摩腹时间延长;脾阳不振者,加脾俞至大肠俞连线擦法和背部督脉擦法,以透热为度。

3.其他治疗

(1)耳针:选大肠、小肠、脾、胃、神门、交感。每次取 2～3 穴,疼痛时用中强刺激捻转,亦可用埋针法或贴压法。

(2)穴位注射:选天枢、足三里。用异丙嗪和阿托品各 50 mg 混合,每穴注入 0.5 mL,每日 1 次。

## 六、泄泻

泄泻亦称"腹泻",是指排便次数增多,粪便稀薄,或泻出如水样。古人将大便溏薄者称为"泄",大便如水注者称为"泻"。由于感受外邪、饮食不节、情志所伤及脏腑虚弱等,使脾胃运化功能失调,肠道分清泌浊、传导功能失司所致。可按其发病缓急分为急性泄泻和慢性泄泻两类。

西医学的急慢性肠炎、肠结核、肠道激惹综合征、吸收不良综合征等属于本病的范畴。

(一)辨证

1.急性泄泻

主症:发病势急,病程短,大便次数多,小便减少。

感受寒湿:大便清稀,甚如水样,腹痛肠鸣,脘闷食少,舌淡,苔白腻,脉濡缓。

感受湿热:泄泻腹痛,泻下急迫,或泻而不爽,粪色黄褐,气味臭秽,肛门灼热,烦热口渴,小便短黄,舌红,苔黄腻,脉濡数。

食滞肠胃:腹痛肠鸣,臭腐如败卵,泻后痛减,伴有未消化的食物,嗳腐吞酸,不思饮食,苔垢浊或厚腻,脉滑。

2.慢性泄泻

主症:起病缓,病程长,泻下势缓,泻出量少,常有反复发作的趋势。

脾胃虚弱:大便时溏时泻,迁延反复,完谷不化,饮食减少,食后脘闷不舒,稍进油腻食物,则大便次数明显增加,面色萎黄,神疲倦怠,舌淡苔白,脉细弱。

肝气乘脾:素有胸胁胀闷,嗳气食少,每因抑郁恼怒或情绪紧张时发生腹痛泄泻,腹中雷鸣,矢气频作,舌淡红,脉弦。

肾阳虚衰:黎明之前脐腹作痛,肠鸣即泻,泻下完谷,泻后则安,形寒肢冷,腰膝酸软,舌淡苔白,脉沉细。

(二)治疗

1.针灸治疗

(1)急性泄泻。

治则:除湿导滞,通调腑气。以足阳明、足太阴经穴位为主。

主穴:天枢、上巨虚、阴陵泉、水分。

配穴:感受寒湿者加神阙;感受湿热者加内庭;饮食停滞者加中脘。

操作:毫针刺,用泻法。神阙用隔姜灸法。

方义:天枢为大肠募穴,可调理肠胃气机;上巨虚为大肠下合穴,可运化湿滞,取"合治内腑"之意;阴陵泉可健脾化湿;水分可利小便而实大便。

(2)慢性泄泻。

治则:健脾温肾,固本止泻。以任脉及足阳明、足太阴经穴位为主。

主穴:神阙、天枢、足三里、公孙。

配穴:脾气虚弱者加脾俞、太白;肝气郁结者加太冲;肾阳不足者加肾俞、命门。

操作:神阙用灸法;天枢用平补平泻法;足三里、公孙用补法。配穴按虚补实泻法操作。

方义:灸神阙可温补元阳,固本止泻;天枢为大肠募穴,能调理肠胃气机;足三里、公孙可健脾益胃。

2.推拿治疗

治则:调理肠胃,健脾止泻。以任脉及足阳明经穴位为主。

取穴:中脘、天枢、气海、关元、脾俞、胃俞、肾俞、大肠俞、足三里、上巨虚、内关等。

手法:一指禅推法、摩法、按揉法、擦法等。

操作:患者取仰卧位,于中脘、天枢、气海、关元穴施以一指禅推法,往返10遍,于全腹施以逆时针全掌摩法。患者取俯卧位,于脾俞、胃俞、肾俞、大肠俞施以按揉法和擦法。

脾虚或肾虚者,加气海、关元穴按揉法以及背部、腰骶部擦法(包括脾俞至大肠俞连线、背部督脉、肾俞命门志室连线、八髎穴);肝气郁结者,加章门、期门按揉法和两胁擦法。

3.其他治疗

(1)耳针:选大肠、小肠、脾、胃、肝、肾、交感,每次取3~4穴,毫针刺,中等刺激。亦可埋耳针或用贴压法。

(2)穴位注射:选天枢、上巨虚,用黄连素注射液,或用维生素$B_1$或$B_{12}$注射液,每穴注射0.5~1 mL,每日或隔日1次。

## 七、便秘

便秘是指大便秘结不通,粪便干燥艰涩难解,常常数日一行,甚至非用泻药、栓剂或灌肠不能排便的一种病证。多由大肠积热,或气滞,或寒凝,或阴阳气血亏虚,使大肠的传导功能失常,糟粕不行,凝结肠道而致。

西医学的习惯性便秘、全身衰弱致排便动力减弱引起的便秘以及肠神经官能症、肠道炎症恢复期肠蠕动减弱引起的便秘,肛裂、痔疮、直肠炎等肛门直肠疾患引起的便秘以及药物引起的便秘等属于本病的范畴。

(一)辨证

大便秘结不通,排便艰涩难解,常常数日一行。根据临床表现不同可分为热秘、气秘、虚秘、寒秘等证型。

1.热秘

大便干结,腹胀腹痛,面红身热,口干心烦,口臭,喜冷饮,小便短赤,舌红,苔黄或黄燥,脉滑数。

2.气秘

欲便不得,嗳气频作,腹中胀痛,遇情志不畅则便秘加重,纳食减少,胸胁痞满,口苦,苔薄腻,脉弦。

3.虚秘

气虚见大便秘结,临厕努挣,挣则汗出气短,便后疲乏,大便并不干硬,神疲气怯,舌淡嫩,苔薄,脉虚细;血虚见面色无华,头晕心悸,唇舌色淡,脉细。

4.寒秘

大便艰涩,排出困难,小便清长,腹中冷痛,四肢不温,畏寒喜暖,舌淡苔白,脉沉迟。

(二)治疗

1.针灸治疗

治则:调理肠胃,行滞通便。以足阳明、手少阳经穴位为主。

主穴:天枢、支沟、水道、归来、丰隆。

配穴:热秘者加合谷、内庭;气秘者加太冲、中脘;气虚者加脾俞、气海;血虚者加足三里、三阴交;寒秘者加神阙、关元。

操作:主穴用毫针泻法。配穴按虚补实泻法操作;神阙、关元用灸法。

方义:天枢为大肠募穴,可疏通大肠腑气,腑气通则大肠传导功能正常;支沟可宣通三焦气机,三焦之气通畅则腑气通调;水道、归来、丰隆可调理肠胃、行滞通腑。

2.推拿治疗

治则:调理肠胃,行滞通便。以任脉和膀胱经穴位为主。

取穴：中脘、天枢、大横、气海、关元、肝俞、脾俞、肾俞、大肠俞、八髎等。

手法：一指禅推法、摩法、按揉法、擦法等。

操作：患者取仰卧位，于中脘、天枢、大横、气海、关元穴施以一指禅推法，往返 10 遍，于全腹施以顺时针全掌摩法（肠蠕动而肠鸣者佳）。患者取俯卧位，于肝俞、胆俞、脾俞、胃俞、肾俞、大肠俞施以按揉法和擦法。

实证者，加足三里、支沟、曲池、合谷穴按揉法，加章门、期门按揉法及两胁擦法；虚证者，加背部督脉、腰骶部擦法。

3. 其他治疗

(1) 耳针：选大肠、直肠、交感、皮质下，毫针刺，中等强度或弱刺激，或用贴压法。

(2) 穴位注射：选穴参照针灸治疗主穴，用生理盐水，或维生素 $B_1$ 或 $B_{12}$ 注射液，每穴注射 0.5～1 mL，每日或隔日 1 次。

（张　鑫）

# 第三节　肝胆病证

## 一、黄疸

黄疸是以面目肌肤黄染、小便黄为临床特征的病证，一般分为阳黄和阴黄二大类。阳黄多属外感引起，病程短；阴黄多属内伤，病程长。本证与西医学所述的黄疸症状含义相同，可见于病毒性肝炎、肝硬化、溶血性黄疸、胆石症、胆囊炎等疾病。

(一) 病因病机

本证多由感受湿热外邪、饮食所伤、脾胃虚寒等所致。

1. 湿热外袭

外感湿热疫毒，内阻中焦，脾失健运，湿热交蒸于肝胆，肝失疏泄，胆汁外溢，浸淫肌肤，下注膀胱，使目身溲俱黄；若湿热疫毒炽盛，灼伤津液，内入营血，则蒙蔽心包。

2. 饮食所伤

饥饱失常，嗜酒无度，损伤脾胃，湿浊内生，郁而化热，湿热熏蒸肝胆而成。

3. 脾胃虚寒

素体脾胃阳虚，湿浊内生，郁滞中焦，土壅木郁，胆液被阻，泛溢肌肤；如湿从寒化日久，则寒凝血瘀，阻滞胆管。

(二) 辨证

1. 肝胆湿热

证候：身目俱黄，黄色鲜明，发热口渴，心中懊恼，胸胁胀痛，脘腹胀满，口干而苦，恶心欲吐，小便黄赤，大便秘结或溏泄，苔黄腻，脉弦数。

治法：清热利湿，疏泄肝胆。

2. 湿困脾胃

证候：身目俱黄，黄色晦暗如烟熏，头重身困，胸脘痞满，恶心纳少，腹胀便溏，舌淡，苔腻，脉濡缓或沉迟。

治法：健脾和胃，利湿化浊。

3. 热毒炽盛

证候：发病急骤，黄疸迅速加深，其黄如金，高热烦渴，胁痛腹满，或神昏谵语，或肌肤发斑，衄血便血，或发痉厥,舌红绛,苔黄燥,脉弦数或滑数。

治法:清热解毒,凉血开窍。

4.寒凝阳衰

证候:身目俱黄病久,黄色晦暗,腹胀脘闷,纳少便溏,神疲畏寒,口淡不渴,舌淡,苔白腻,脉濡缓或沉迟。

治法:温化寒湿,健脾和胃。

(三)治疗

1.针灸治疗

(1)肝胆湿热。

取穴:胆俞、至阳、太冲、阳陵泉。

随症配穴:恶心欲吐者,加内关。脘闷便溏者,加足三里。发热者,加大椎。便秘者,加天枢。

刺灸方法:针用泻法。

方义:胆俞针之可利胆退黄。至阳为退黄要穴。太冲、阳陵泉疏肝利胆,清泄湿热。

(2)湿困脾胃。

取穴:脾俞、阴陵泉、三阴交、中脘、胆俞。

随症配穴:大便溏泄者,加关元、足三里。

刺灸方法:针用补泻兼施法,可加灸。

方义:脾俞为脾之背俞穴,与阴陵泉、三阴交相配温运脾胃,利湿化浊。中脘为胃之募穴和腑会,可和胃通腑化浊。胆俞通利胆腑退黄。

(3)热毒炽盛。

取穴:十二井穴、十宣、大椎、劳宫、涌泉、太冲、至阳。

随症配穴:神昏谵语者,加水沟。皮肤瘀斑者,加膈俞、血海。

刺灸方法:针用泻法。

方义:十二井穴及十宣穴均为急救要穴,点刺出血以清泄血分之热邪,并可开窍醒神。大椎清热。劳宫、涌泉清心开窍。太冲疏泄肝胆,清热利湿。至阳为治黄效穴。

(4)寒凝阳衰。

取穴:脾俞、章门、足三里、三阴交、关元、胆俞。

随症配穴:神疲畏寒者,加肾俞、命门。胁下癥积者,加痞根。

刺灸方法:针用泻法或平补平泻法,可加灸。

方义:脾俞、章门为俞募配穴,合足三里可温中健脾,散寒化湿。三阴交可化湿通络。关元可助阳以温寒。胆俞利胆退黄。

2.其他治疗

(1)耳针:取肝、胆、脾、胃、神门、皮质下,每次选用2~4穴,毫针刺激,留针30 min,每日或隔日1次。

(2)穴位注射:取肝俞、脾俞、期门、阳陵泉,每次选用2~4穴,以板蓝根、丹参等注射液每穴注射0.5~1 mL,每日1次,10次为1疗程。

## 二、胁痛

胁痛是指一侧或双侧胁肋部疼痛的病证,古称季胁痛。所谓胁,乃指侧胸部从腋下始至第12肋骨部之统称。肝胆位于胁部,其脉分布两胁,气滞、瘀血、湿热等实邪闭阻胁肋部经脉,或精血亏损,胁肋部脉络失养,均可导致胁痛。

西医学的急慢性肝炎、肝硬化、肝癌、急慢性胆囊炎、胆石症、胆管蛔虫症、肋间神经痛、胸胁部扭挫伤等属于本病范畴。

（一）辨证

一侧或双侧胁肋部疼痛,疼痛性质可为刺痛、窜痛、胀痛或隐痛,常反复发作。

1.肝气郁结

胁肋胀痛,走窜不定,疼痛每因情志变化而增减,胸闷,喜叹息,得嗳气或矢气则舒,纳呆食少,脘腹胀满,苔薄白,脉弦。

2.瘀血阻络

胁肋刺痛,固定不移,入夜尤甚,舌质紫黯,脉沉涩。

3.湿热蕴结

胁肋胀痛,触痛明显,拒按,口干苦,胸闷纳呆,恶心呕吐,小便黄赤,或有黄疸,苔黄腻,脉弦滑而数。

4.肝阴不足

胁肋隐痛,绵绵不休,遇劳加重,口干咽燥,头晕目眩,两目干涩,舌红少苔,脉弦细或细数。

（二）治疗

1.针灸治疗

治则:疏肝利胆,行气止痛。以足厥阴、足少阳经穴位为主。

主穴:期门、阳陵泉、支沟、足三里。

配穴:肝气郁结者加行间、太冲;瘀血阻络者加膈俞、期门、阿是穴;湿热蕴结者加中脘、三阴交;肝阴不足者加肝俞、肾俞。

操作:主穴毫针刺,用泻法。期门、膈俞、肝俞等穴不宜直刺、深刺,以免伤及内脏;瘀血阻络者,可用三棱针点刺膈俞、期门、阿是穴出血或再加拔火罐。

方义:肝胆经布于胁肋,故近取肝经期门、远取胆经阳陵泉疏利肝胆气机,行气止痛;取支沟以疏通三焦之气,配足三里和胃消痞,取"见肝之病,当先实脾"之意。

2.推拿治疗

治则:疏肝利胆,行气止痛。以足厥阴经穴位及相应背俞穴为主。

取穴:阿是穴、胆囊穴、章门、期门、肝俞、胆俞。

手法:按揉法、摩法。

操作:患者取俯卧位,于胆囊穴、阿是穴、肝俞、胆俞施以按揉法,以酸胀为度,并施以擦法,以透热为度。患者取仰卧位,于章门、期门施以按揉法和擦法。

肝气郁结者,加膻中、关元穴按揉法和两胁搓法;湿热蕴结者,加中脘按揉法和上腹部摩法。

3.其他治疗

(1)耳针:选肝、胆、胸、神门,毫针浅刺,留针 30 min,也可用贴压法。

(2)皮肤针:用皮肤针叩胸胁疼痛部位,加拔火罐。本法适用于劳伤胁痛。

(3)穴位注射:用 10% 葡萄糖注射液 10 mL,或加维生素 $B_{12}$ 注射液 0.1 mg,注入相应部位的夹脊穴,每穴注射0.5～1 mL。适用于肋间神经痛。

（张　鑫）

# 第四节　心脑病证

## 一、头痛

（一）偏头痛

偏头痛是一种反复发作性的头痛,发病常有季节性,有遗传倾向,女性多发,首次发病多在青春期前后。病因复杂,至今尚不十分清楚。有人认为颈交感神经反应性激惹、过敏、短暂性脑水肿、短暂性垂体肿胀、内分泌障碍、精神因素与本病的发生有一定关系。

1.临床表现

(1)常在疲劳、紧张、情绪激动、睡眠欠佳、月经期、特定季节发病。

(2)部分患者有短暂的前驱症状:嗜睡、精神不振或过分舒适、视物模糊、畏光、闪光、彩色火星、流泪、盲点、偏盲,或有肢体感觉异常、运动障碍等。

(3)头痛大多位于额、颞、眼区周围,局限于一侧,个别为双侧,呈剧烈跳痛、钻痛、胀裂痛,持续数小时至1~2日,间隔数日或数月后再发。

(4)可伴有胃肠道及自主神经症状:恶心、呕吐、腹胀、腹泻、多汗、流泪、面色苍白、皮肤青紫、心率加快或减慢。

(5)还有特殊类型的偏头痛:①眼肌麻痹型偏头痛:发作时伴有眼肌的麻痹,眼肌麻痹常在数日内恢复。②内脏型偏头痛:发作时伴有消化道症状或盆腔内疼痛。③基底动脉型偏头痛:枕颈部的发作性头痛,伴有共济失调、眩晕、耳鸣、口舌麻木等。

2.辅助检查

可根据不同原因或不同的类型选用不同的检查项目,但多无特异性。

3.体针疗法

(1)处方:取穴分为六组,第一组取鱼腰、太阳、阳白;第二组取百会、风池等;第三组取相关节段内远隔部位的穴位,如膻中、紫宫、内关、神门等;第四组取相关节段内远隔部位的穴位,如胸1~5夹脊穴、大杼、肺俞、厥阴俞;第五组取足三里、内庭;第六组取三阴交、太溪。

第一组、第三组、第五组穴位为一处方;第二组、第四组、第六组穴位为一处方。两种处方交替使用,每次取用7~8穴即可(指取用的穴位总个数,下同)。患侧取穴为主。

(2)操作方法:常规消毒后,选用28~30号毫针,向下平刺阳白0.7±0.1寸,向后平刺太阳1.2±0.2寸;横向平刺鱼腰0.7±0.1寸。向前平刺百会1.2±0.2寸;向鼻尖方向斜刺风池1.0±0.2寸。向脊柱方向45°角斜刺胸1~5夹脊穴、大杼、肺俞、厥阴俞0.6±0.2寸。向下平刺膻中、紫宫1.2±0.2寸;直刺内关1.2±0.2寸;直刺神门0.4±0.1寸。直刺足三里2.0±0.5寸,直刺内庭0.8±0.2寸。直刺三阴交1.4±0.2寸,直刺太溪0.8±0.2寸。

每天针刺1~2次,每次留针30 min,留针期间行针3~5次。均用中等强度捻转手法,捻转的幅度为2~3圈,捻转的频率为每秒2~4个往复,每次行针10~30 s。

(3)按语:本病的发病原因虽不十分清楚,但被认为是一种血管舒缩功能障碍性疾病,而血管的运动障碍又与支配神经的功能异常有关,因而又有人将本病称之为血管舒缩性头痛、血管神经性头痛。在针刺治疗本病时,应考虑到这两个方面的病理机制。头部血管分布着来自T1~5的自主神经,所以主要穴位应选在$T_{1\sim5}$节段区内。通过调节相应节段的自主神经的功能来恢复血管的正常舒缩活动,选用第二组、第四组穴位的目的就在于此。因自主神经的功能又是由高位中枢控制的,而头部的一些穴位对高位中枢的机能有良好的调节作用,故而取用第一组、第二组穴位。取用第五组、第六组穴位,旨在调节患者的内分泌机能和5-HT的水平,此外,针刺这几个穴位对自主神经的机能或消化道机能也有调节作用。

因偏头痛的发生是由于头皮或硬脑膜血管的反应性扩张而发生局限性水肿所致,所以针刺时使用中等强度刺激手法为宜,这样既可以通过调节自主神经的功能而间接调节血管的舒缩功能,又可起到一定的镇痛作用。如果单纯地为了追求镇痛效果,而采用强烈的刺激手法,有可能抑制交感神经的功能,使已经处于扩张状态的血管受到进一步抑制,反而事与愿违。

需要说明一点,有的患者有明显的前驱症状,如果恰在前驱症状期就诊,则可先用较强的刺激手法针刺,前驱症状期过后再用中等强度刺激手法针刺。因为前驱症状的出现是由于颈内动脉分支的一过性痉挛引起脑局限性缺血所致,此时应首先缓解动脉的痉挛,故而先采用较强的刺激手法为宜。

4.电针体穴疗法

(1)处方:与体针疗法的选穴相同。取穴分为六组,第一组取印堂、鱼腰、太阳、阳白;第二组取百会、风池等;第三组取相关节段内远隔部位的穴位,如膻中、玉堂、紫宫、华盖、内关、神门等;第四组取相关节段内远隔部位的穴位,如胸1~5夹脊穴、大杼、风门;第五组取足三里、内庭;第六组取三阴交、太溪。

第一组、第三组、第五组穴位为一处方;第二组、第四组、第六组穴位为一处方。两种处方交替使用,每次取用4~6穴即可(指取用的穴位总个数,包括左右两侧的穴位。下同)。患侧取穴为主。

(2)操作方法:分为两步,第一步,进针操作与体针疗法一样;第二步为电针疗法操作方法。第一步操作完毕后,在第一组(头部的穴位)与第三组、第五组穴位之间,在第二组(头部的穴位)、第六组穴位与第四组穴位之间,分别连接电针治疗仪的两极导线,采用疏密波,刺激量的大小以出现明显的局部肌肉颤动或患者能够耐受为宜。每次电针治疗20 min,每天治疗1~2次。

5.灸法

多与针刺法配合使用,而且不能用于面部的穴位。

(1)处方:取穴分为三组,第一组取胸1~2夹脊穴、大杼、风门、三阴交、太溪;第二组取膻中、紫宫、内关、神门、足三里、内庭。两组穴位交替使用。每次取用3~4穴即可。第三组取头部的穴位,如印堂、鱼腰、太阳、阳白、百会、风池等,第三组穴位使用针刺法。

(2)操作方法:第一组、第二组交替使用,用艾条温和灸,或用隔姜灸,每穴灸15 min,使局部有明显的温热感为宜。第三组穴位每次均用。可先针第三组,再灸第一组、第二组。每日治疗1~2次。

6.耳针疗法

(1)处方:主穴、配穴同时取用,两侧交替。①主穴:典型偏头痛与普通型偏头痛均取一侧的颞区、大脑皮质、皮质下。②配穴:取另一侧的耳穴,女性患者加取卵巢区;丛集型偏头痛加取眼区;偏瘫型偏头痛取穴同典型偏头痛;基底动脉型偏头痛加取脑干区、枕颈区;眼肌瘫痪型加取脑干;内脏型和典型者加取胃区。

(2)操作方法:常规消毒后,用28号0.5~1.0寸毫针斜刺或平刺耳穴。每天针刺1~2次,每次留针20 min,留针期间行针2~3次,用中等强度捻转手法,捻转的幅度为2~3圈,捻转的频率为每秒2~4个往复,每次行针5~10 s。

(3)按语:按照常规,对于头痛的针刺治疗应该采用强刺激手法,然而对于本病的治疗却采用了中等强度刺激手法,原因何在呢?因为本病是一种发作性血管舒缩障碍性疾病,典型的偏头痛每次发作都包括一个动脉收缩期(主要是颅内动脉)和一个动脉扩张期(主要是颅外动脉),先发生颅内动脉收缩,使脑血流灌注量减少,而引起先兆症状,后发生颅外动脉扩张而引起头痛。其他各型也既有血管的收缩异常,又有血管的舒张异常。如果用强刺激手法针刺,不利于扩张状态的血管恢复原有的张力,而用弱刺激手法针刺,则不利于降低处于异常收缩状态的血管的张力。为了有效地调节血管的舒缩机能,所以这里采用了中等强度刺激手法。

典型偏头痛发作前有大脑功能失调的先兆出现,所以取用了脑点。其他各型偏头痛虽无典型的大脑功能失调的先兆症状,但是因为本病发作与精神状态有一定关系,精神过劳、紧张、焦虑、激动等均可促使偏头痛发作,所以其他各型偏头痛也应取用脑点,以调节大脑皮质的功能。

另外,偏头痛多见于女性,常在青春期前后发病,发作常与月经周期有关,妊娠期发作减少或停止发作,男女两性于更年期后发作均可完全停止。这说明内分泌情况与本病的发生有关,所以女性患者还应取用卵巢区;男性患者则可加取睾丸区;男女患者还均可加取皮质下区,以进一步调节内分泌系统的机能。

本病虽为偏头痛,根据全息生物医学理论,在使用耳针疗法时,不应只取太阳、额,更重要的是要取用一些能调节中枢神经和内分泌功能的穴位,如脑干、皮质下、大脑皮质、下丘脑等。

7.电针耳穴疗法

(1)处方:主穴、配穴同时取用,两侧交替。①主穴:典型偏头痛与普通型偏头痛均取一侧的颞区、大脑皮质、皮质下。②配穴:取另一侧的耳穴,女性患者加取卵巢区;丛集型偏头痛加取眼区;偏瘫型偏头痛取穴同典型偏头痛;基底动脉型偏头痛加取脑干区、枕颈区;眼肌瘫痪型加取脑干;内脏型和典型者加取胃区。

在上述耳针疗法处方的基础上,选取单侧的体穴内关、后溪、合谷(双侧交替使用)。

(2)操作方法:常规消毒后,用 28 号 0.5～1.0 寸毫针斜刺或平刺耳穴。用 28～30 号毫针,直刺内关1.2±0.2 寸,直刺后溪 0.8±0.2 寸,直刺合谷 1.2±0.2 寸。然后在耳穴与内关、后溪、合谷之间分别连接电针治疗仪的两极导线,采用疏密波,刺激量的大小以出现明显的局部肌肉颤动或患者能够耐受为宜。每次电针 4～6 个穴位(指取用的穴位总个数,下同)(主穴、配穴交替),每次电针 20 min。每天治疗1～2次。没有接电疗仪的耳穴,按普通耳针疗法进行操作。

8.耳穴贴压疗法

(1)处方:主穴、配穴同时取用,两侧交替。①主穴:典型偏头痛与普通型偏头痛均取一侧的颞区、大脑皮质、皮质下。②配穴:取另一侧的耳穴,女性患者加取卵巢区;丛集型偏头痛加取眼区;偏瘫型偏头痛取穴同典型偏头痛;基底动脉型偏头痛加取脑干区、枕颈区;眼肌瘫痪型加取脑干;内脏型和典型者加取胃区。

(2)操作方法:用王不留行籽进行贴压法。常规消毒后,用 5 mm×5 mm 的医用胶布将王不留行籽固定于选用的耳穴,每穴固定 1 粒。让患者每天自行按压 3～5 次,每个穴位每次按压 2～3 min,按压的力量以有明显的痛感但又不过分强烈为度。隔 2～3 天更换 1 次,双侧耳穴交替使用。

9.按语

(1)针灸治疗本病具有较好的疗效,治疗几次即可获效。

(2)诊断时应排除占位性病变。

(二)丛集性头痛

丛集性头痛亦称偏头痛性神经痛、组胺性头痛、岩神经痛、Horton 头痛。多发于青壮年,男性发病率为女性的 4～7 倍。一般无家族史。

1.临床表现

(1)患者在某个时期内突然出现一系列的剧烈头痛,许多患者的丛集期惊人地在每年的同一季节发生。一般无先兆症状。

(2)疼痛多见于眼眶或(及)额颜部,头痛为非搏动性剧痛,患者坐立不安或前俯后仰地摇动,为缓解疼痛部分患者用拳击头部。许多患者的头痛在每天的固定时间内出现,每次发作持续 15 min 至 3 h,可自动缓解。发作连串持续 2 周到 3 个月(称为丛集期)。

(3)伴同侧眼结膜充血、流泪、眼睑水肿或鼻塞、流涕,有时出现瞳孔缩小、眼睑下垂、脸红颊肿等症状。

(4)间歇期可为数月到数年,其间症状完全缓解,但约有 10%的患者有慢性症状。

2.辅助检查

检查项目多无特异性。

3.体针疗法

(1)处方:取穴分为六组,第一组取头部的穴位,如印堂、鱼腰、太阳、阳白;第二组取百会、风池等;第三组取相关节段内远隔部位的穴位,如膻中、玉堂、紫宫、华盖、内关、神门等;第四组取相关节段内远隔部位的穴位,如胸 1～5 夹脊穴、大杼、风门;第五组取足三里、内庭;第六组取三阴交、太溪。

第一组、第三组、第五组穴位为一处方;第二组、第四组、第六组穴位为一处方。两种处方交替使用,每次取用 6～8 穴即可。

(2)操作方法:常规消毒后,选用 28～30 号毫针,向下平刺印堂、阳白 0.7±0.1 寸,向后平刺太阳1.2±0.2 寸;横向平刺鱼腰 0.7±0.1 寸。向前平刺百会 1.2±0.2 寸;向鼻尖方向斜刺风池 1.0±0.2寸。向脊柱方向 45°角斜刺胸 1～2 夹脊穴、大杼、风门 0.6±0.2 寸。向下平刺膻中、玉堂、紫宫、华盖1.2±0.2寸;直刺内关 1.2±0.2 寸;直刺神门 0.4±0.1 寸。直刺足三里 2.0±0.5 寸,直刺内庭0.8±0.2 寸。直刺三阴交 1.4±0.2 寸,直刺太溪 0.8±0.2 寸。

每天针刺 1～2 次,每次留针 30 min,留针期间行针 3～5 次。均用中等强度捻转手法,捻转的幅度为 2～3 圈,捻转的频率为每秒 2～4 个往复,每次行针 10～30 s。

(3)按语:丛集性头痛也被认为是神经血管功能异常所导致的头痛,曾被作为偏头痛的一种特殊类型。所以在治疗上同偏头痛的治疗相类似。在针刺治疗本病时,应考虑到这两个方面的病理机制。头部血管分布着来自 T1～5 的自主神经,所以主要穴位应选在 T1～5 节段区内。通过调节相应节段的自主神经的功能来恢复血管的正常舒缩活动,选用第二组、第四组穴位的目的就在于此。因自主神经的功能又是由高位中枢控制的,而头部的一些穴位对高位中枢的机能有良好的调节作用,故而取用第一组、第二组穴位。取用第五组、第六组穴位,旨在调节患者的内分泌机能。

需要指出的一点是,使用泼尼松或地塞米松能够有效地阻断多数患者的丛集性发作,从这一点来分析,如果用针刺疗法治疗本病,在设法调节神经血管机能的同时,还应注意提高肾上腺皮质系统的机能,体针疗法中选用三阴交、足三里等穴,就是出于这种考虑。此外,为了有效地提高肾上腺皮质系统的机能,根据新创立的现代时间针灸学理论,上述穴位的针刺时间选在每日下午的 4 时以后为宜。

4.电针体穴疗法

(1)处方:与体针疗法的选穴相同。取穴分为六组,第一组取头部的穴位,如印堂、鱼腰、太阳、阳白;第二组取百会、风池等;第三组取相关节段内远隔部位的穴位,如膻中、玉堂、紫宫、华盖、内关、神门等;第四组取相关节段内远隔部位的穴位,如胸 1～5 夹脊穴、大杼、风门;第五组取足三里、内庭;第六组取三阴交、太溪。

第一组、第三组、第五组穴位为一处方;第二组、第四组、第六组穴位为一处方。两种处方交替使用,每次取用 6～8 穴即可。

(2)操作方法:分为两步,第一步,进针操作与体针疗法一样;第二步为电针疗法操作方法。第一步操作完毕后,在第一组(头部的穴位)与第三组、第五组穴位之间,在第二组(头部的穴位)、第六组穴位与第四组穴位之间,分别连接电针治疗仪的两极导线,采用疏密波,刺激量的大小以出现明显的局部肌肉颤动或患者能够耐受为宜。每次电针治疗 20 min,每天治疗 1～2 次。

5.灸法

多与针刺法配合使用,而且不能用于面部的穴位。

(1)处方:取穴分为三组,第一组取胸 1～5 夹脊穴、大杼、风门、三阴交、太溪;第二组取膻中、玉堂、紫宫、华盖、内关、神门、足三里、内庭。两组穴位交替使用。第三组取头部的穴位,如印堂、鱼腰、太阳、阳白、百会、风池等,第三组穴位使用针刺法。每组选用 2～3 个穴位即可,交替使用。

(2)操作方法:第一组、第二组交替使用,用艾条温和灸,或用隔姜灸,每穴灸 15 min,使局部有明显的温热感为宜。第三组穴位每次均用。可先针第三组,再灸第一组、第二组。每日治疗 1～2 次。

6.耳针疗法

(1)处方:主穴、配穴同时取用,两侧交替。①主穴:取一侧的颞区、大脑皮质、皮质下、下丘脑。②配穴:取另一侧的耳穴眼区、脑干区。

(2)操作方法:常规消毒后,用 28 号 0.5～1.0 寸毫针斜刺或平刺耳穴。每天针刺 1～2 次,每次留针 20 min,留针期间行针 2～3 次,用中等强度捻转手法,捻转的幅度为 2～3 圈,捻转的频率为每秒 2～4 个往复,每次行针 5～10 s。

(3)按语:需要指出的一点是,使用泼尼松或地塞米松能够有效地阻断多数患者的丛集性发作,从这一点来分析,如果用针刺疗法治疗本病,在设法调节神经血管机能的同时,还应注意提高肾上腺皮质系统的机能,耳针疗法中取用下丘脑、皮质下,就是出于这种考虑。此外,为了有效地提高肾上腺皮质系统的机能,根据现代时间针灸学理论,上述穴位的针刺时间选在每日下午的 4 时以后为宜。

7.电针耳穴疗法

(1)处方:主穴、配穴同时取用,两侧交替。①主穴:取一侧的颞区、大脑皮质、皮质下、下丘脑。②配穴:取另一侧的耳穴眼区、脑干区。

在上述耳针疗法处方的基础上,选取单侧的体穴内关、后溪、合谷(双侧交替使用)。

(2)操作方法:常规消毒后,用28号0.5~1.0寸毫针斜刺或平刺耳穴。用28~30号毫针,直刺内关1.2±0.2寸,直刺后溪0.8±0.2寸,直刺合谷1.2±0.2寸。然后在耳穴与内关、后溪、合谷之间分别连接电针治疗仪的两极导线,采用疏密波,刺激量的大小以出现明显的局部肌肉颤动或患者能够耐受为宜。每次电针4~6个穴位(主穴、配穴交替使用),每次电针20 min。每天治疗1~2次。没有接电疗仪的耳穴,按普通耳针疗法进行操作。

8.耳穴贴压疗法

(1)处方:主穴、配穴同时取用,两侧交替。①主穴:取一侧的颞区、大脑皮质、皮质下、下丘脑。②配穴:取另一侧的耳穴眼区、脑干区。

(2)操作方法:用王不留行籽进行贴压法。常规消毒后,用5 mm×5 mm的医用胶布将王不留行籽固定于选用的耳穴,每穴固定1粒。让患者每天自行按压3~5次,每个穴位每次按压2~3 min,按压的力量以有明显的痛感但又不过分强烈为度。隔2~3天更换1次,双侧耳穴交替使用。还可用埋针疗法,2~3日更换1次。

9.按语

(1)针灸治疗本病也具有较好的疗效,治疗几次即可获效。

(2)诊断时应排除占位性病变。

(三)紧张性头痛

紧张性头痛又称肌收缩性头痛、精神肌源性头痛、单纯头痛、普通头痛等。主要由精神紧张及头颅周围肌肉张力增高所引起。

1.临床表现

(1)长期焦虑、紧张、抑郁或睡眠障碍、高强度的工作、缺乏适当休息,以及某些单调、机械工种使头颈或肩胛带长期处于不良的姿势等均可诱发本病。

(2)头痛为非搏动性,常为双侧或整个头部的弥漫性紧压痛。枕区的疼痛多牵涉颈项及肩胛区疼痛。头痛的程度多为轻、中度。

(3)头痛影响日常工作,但并不阻止患者的活动。

(4)头颅周围及颈部、肩胛区肌肉有压痛。

2.辅助检查

检查项目多无特异性。

3.体针疗法

(1)处方:取穴分为两组,第一组取头部、上肢的穴位,如印堂、鱼腰、太阳、百会、风池、合谷、后溪等;第二组取颈部脊髓节段支配区内的穴位(如颈部夹脊穴、玉枕、天柱等)、肩胛区内的穴位(如天宗、秉风、阿是穴等)。两组穴位交替使用,每次取用6~8穴即可,双穴者同时取用。

(2)操作方法:常规消毒后,选用28~30号毫针,向下平刺印堂0.7±0.1寸,向后平刺太阳1.2±0.2寸,横向平刺鱼腰0.7±0.1寸,向前平刺百会1.2±0.2寸,向鼻尖方向斜刺风池1.0±0.2寸。直刺合谷1.2±0.2寸,直刺后溪0.8±0.2寸,直刺颈1~4夹脊穴、天柱0.8±0.2寸,平刺玉枕0.8±0.2寸,斜刺天宗、秉风1.0±0.2寸,肩胛区内的阿是穴采用斜刺法,并严格掌握针刺深度。

每天针刺1~2次,每次留针30 min,留针期间行针3~5次。均用较强刺激手法针刺,捻转的幅度为3~4圈,捻转的频率为每秒3~5个往复,每次行针10~30 s。

(3)按语:头部及颈肩部的肌肉主要接受来自颈部脊髓节段神经的支配,所以在选取体穴时,主要应在颈部脊髓节段的支配区内进行,即选用颈部夹脊穴及颈部、肩胛带区、头部的阿是穴等。我们在临床实践中发现,只选用头部的穴位,有时效果并不理想,而同时取用颈夹脊穴或颈部、肩胛带区的阿是穴则能立竿见影。

4.电针体穴疗法

(1)处方:与体针疗法的选穴相同。取穴分为两组,第一组取头部、上肢的穴位,如印堂、太阳、百会、风池、合谷、后溪等;第二组取颈部脊髓节段支配区内的穴位(如颈部夹脊穴、玉枕、天柱等)、肩胛区内的穴位(如天宗、秉风、阿是穴等)等。两组穴位交替使用。每次电针4~6个穴位即可。

(2)操作方法:分为两步,第一步,进针操作与体针疗法一样;第二步为电针疗法操作方法。第一步操作完毕后,在第一组的头部穴位与上肢的合谷、后溪之间,在第二组的头部穴位与肩胛区内的穴位之间,分别连接电针治疗仪的两极导线,采用疏密波,刺激量的大小以出现明显的局部肌肉颤动或患者能够耐受为宜。每次电针治疗20 min,每天治疗1~2次。

5.梅花针疗法

(1)处方:取穴分为三组,第一组取头部的穴位,如前顶、百会、后顶、风池等;第二组取颈部的穴位,如颈部夹脊穴、玉枕、天柱等;第三组取肩胛区内的穴位,如天宗、秉风、阿是穴等。三组穴位同时使用。

(2)操作方法:常规消毒后,用较强的刺激手法叩打,叩打的重点部位是头颈部和肩胛带区的压痛点或压痛区。每个穴区每次扣打3~5 min左右,以局部皮肤潮红起丘疹、不出血为度。每日治疗1~2次。

6.灸法

多与针刺法配合使用,而且不能用于面部的穴位。

(1)处方:取穴分为三组,第一组取胸1~5夹脊穴、大杼、风门、三阴交、太溪;第二组取华盖、紫宫、内关、神门、足三里、内庭。两组穴位交替使用。第三组取头部的穴位,如印堂、太阳、百会、风池等,第三组穴位使用针刺法。

(2)操作方法:第一组、第二组交替使用,用艾条温和灸,或用隔姜灸,每穴灸15 min,使局部有明显的温热感为宜。第三组穴位每次均用。可先针第三组,再灸第一组、第二组。每日治疗1~2次。

7.耳针疗法

(1)处方:主穴、配穴同时取用,两侧交替。①主穴:取头部对应的单侧耳区,如额、颞区、枕、大脑皮质。②配穴:取另一侧的耳穴,即颈部、肩胛带对应耳区内的敏感点。

(2)操作方法:常规消毒后,用28号0.5~1.0寸毫针斜刺或平刺耳穴。每天针刺1~2次,每次留针20 min,留针期间行针2~3次,用较强捻转手法,捻转的幅度为3~4圈,捻转的频率为每秒3~5个往复,每次行针5~10 s。

(3)按语:使用耳针疗法时,亦应注意选穴的针对性。针刺时均用较强的刺激手法,目的在于有效地缓解肌肉的紧张。

本病虽为头痛,根据全息生物医学理论,在使用耳针疗法时,不应只取颞、额、脑点等头部对应的耳穴,还应取用颈部、肩胛带对应的耳区。

8.电针耳穴疗法

(1)处方:主穴、配穴同时取用,两侧交替。①主穴:取头部对应的单侧耳区,如额、颞区、枕、大脑皮质。②配穴:取另一侧的耳穴,即颈部、肩胛带对应耳区内的敏感点。

在上述耳针疗法处方的基础上,选取单侧的体穴内关、后溪、合谷(双侧交替使用)。

(2)操作方法:常规消毒后,用28号0.5~1.0寸毫针斜刺或平刺耳穴。用28~30号毫针,直刺内关1.2±0.2寸,直刺后溪0.8±0.2寸,直刺合谷1.2±0.2寸。然后在耳穴与内关、后溪、合谷之间分别连接电针治疗仪的两极导线,采用疏密波,刺激量的大小以出现明显的局部肌肉颤动或患者能够耐受为宜。每次电针4~6个穴位(主穴、配穴交替),每次电针20 min。每天治疗1~2次。没有接电疗仪的耳穴,按普通耳针疗法进行操作。

9.耳穴贴压疗法

(1)处方:主穴、配穴同时取用,两侧交替。①主穴:取头部对应的单侧耳区,如额、颞区、枕、脑干、大脑皮质。②配穴:取另一侧的耳穴,即颈部、肩胛带对应耳区内的敏感点。

(2)操作方法:用王不留行籽进行贴压法。常规消毒后,用5 mm×5 mm的医用胶布将王不留行籽固定于选用的耳穴,每穴固定 1 粒。让患者每天自行按压 3～5 次,每个穴位每次按压 2～3 min,按压的力量以有明显的痛感但又不过分强烈为度。隔 2～3 天更换 1 次,双侧耳穴交替使用。

10. 按语

(1)针灸治疗本病具有较好的疗效,治疗几次即可获效。

(2)诊断时应排除占位性病变。

(3)此外,对于焦虑、紧张、抑郁的患者,在使用针刺疗法治疗的同时,应在精神上给予诱导和劝慰。因工作繁重所致者,应设法调节作息规律,适当放松和注意休息。

(四)外伤性头痛

头部的各种外伤均可引起头痛。临床表现因受伤部位及组织不同而异。

1. 临床表现

(1)头皮裂伤或脑挫伤后疤痕形成,刺激颅内外痛觉敏感结构而引起头痛。疼痛部位比较局限,常伴有局部皮肤痛觉过敏。

(2)颈前部受伤累及颈交感神经链,导致支配头颅的交感神经失去控制而引起的头痛属自主神经功能异常性头痛。患者诉说一侧额颞区的发作性头痛,伴同侧瞳孔改变(先扩大后缩小),眼睑下垂及面部多汗。

(3)外伤后因颈肌持续收缩而出现的头痛和肌紧张性头痛的表现相类似,而且常与精神因素有关。

(4)外伤后神经不稳定性头痛常见于脑震荡后遗症,伴有头晕、耳鸣、失眠、注意力不集中,记忆力减退,精神萎靡不振或情绪易激动等症状。无神经系统的器质性损害。头痛与精神因素有一定关系。

2. 辅助检查

检查项目多无特异性。

3. 体针疗法

1)处方、操作方法。

(1)头皮裂伤或脑挫伤后疤痕形成,刺激颅内外痛觉敏感结构引起的头痛:取阿是穴、太阳、百会、风池、玉枕、天柱、合谷、后溪等。每次取用 4～7 个即可,交替使用。

常规消毒后,选用 28～30 号毫针,向下平刺阿是穴 0.8±0.2 寸,向后平刺太阳 1.2±0.2 寸,向前平刺百会 1.2±0.2 寸,向鼻尖方向斜刺风池 1.0±0.2 寸。直刺颈 1～4 夹脊穴、天柱 0.8±0.2 寸,平刺玉枕 0.8±0.2 寸,直刺合谷 1.2±0.2 寸,直刺后溪 0.8±0.2 寸。

每天针刺 1～2 次,每次留针 30 min,留针期间行针 3～5 次。均用较强刺激手法针刺,捻转的幅度为 3～4 圈,捻转的频率为每秒 3～5 个往复,每次行针 10～30 s。用较强的刺激手法针刺。每日治疗 1～2 次。每次治疗 20～30 min。留针期间行针 3～4 次。

(2)外伤引起的自主神经功能异常性头痛:取穴分为两组,第一组取头部、上肢的穴位,如印堂、太阳、百会、风池、合谷、后溪等;第二组取 T1～5 节段区内的穴位,如相应的夹脊穴、背俞穴、内关、合谷等。每次取用 4～6 个即可,两组穴位交替使用。

常规消毒后,选用 28～30 号毫针,向脊柱方向 45°角斜刺胸 1～2 夹脊穴、大杼、风门 0.6±0.2 寸。斜刺向下平刺印堂 0.7±0.1 寸,向后平刺太阳 1.2±0.2 寸,向前平刺百会 1.2±0.2 寸,向鼻尖方向斜刺风池 1.0±0.2 寸。直刺合谷、内关 1.2±0.2 寸,直刺后溪 0.8±0.2 寸。

每天针刺 1～2 次,每次留针 30 min,留针期间行针 3～5 次。均用较强刺激手法针刺,捻转的幅度为 3～4 圈,捻转的频率为每秒 3～5 个往复,每次行针 10～30 s。

用较强的刺激手法针刺,捻转的幅度为 3～4 圈,捻转的频率为每秒 3～5 个往复,每次行针 10～30 s。每日治疗 1～2 次。每次治疗 20～30 min。留针期间行针 3～4 次。

(3)外伤后因颈肌持续性收缩引起的头痛:取穴分为两组,第一组取头部、上肢的穴位,如印堂、太阳、百会、风池、合谷、后溪等;第二组取颈部脊髓节段支配区内的穴位(如颈部夹脊穴、玉枕、天柱等)、肩胛区内的穴位(如天宗、秉风、阿是穴等)等。每次取用 4～6 个即可,两组穴位交替使用。

常规消毒后,选用 28～30 号毫针,向下平刺印堂 0.7±0.1 寸,向后平刺太阳 1.2±0.2 寸,向前平刺百会 1.2±0.2 寸,向鼻尖方向斜刺风池 1.0±0.2 寸。直刺合谷 1.2±0.2 寸,直刺后溪 0.8±0.2 寸,直刺 $C_{1～4}$ 夹脊穴、天柱 0.8±0.2 寸,平刺玉枕 0.8±0.2 寸,斜刺天宗、秉风 1.0±0.2 寸,肩胛区内的阿是穴采用斜刺法,并严格掌握针刺深度。

每天针刺 1～2 次,每次留针 30 min,留针期间行针 3～5 次。均用较强刺激手法针刺,捻转的幅度为 3～4 圈,捻转的频率为每秒 3～5 个往复,每次行针 10～30 s。

(4)外伤后神经不稳定性头痛:取太阳、鱼腰、百会、风池、玉枕、天柱、合谷、后溪等。

常规消毒后,选用 28～30 号毫针,向后平刺太阳 1.2±0.2 寸,横向平刺鱼腰 0.7±0.1 寸,向前平刺百会 1.2±0.2 寸,向鼻尖方向斜刺风池 1.0±0.2 寸。直刺天柱 0.8±0.2 寸,平刺玉枕 0.8±0.2 寸。直刺合谷 1.2±0.2 寸,直刺后溪 0.8±0.2 寸。

每天针刺 1～2 次,每次留针 30 min,留针期间行针 3～5 次。用中等强度刺激手法行针,捻转的幅度为 2～3 圈,捻转的频率为每秒 2～4 个往复,每次行针 10～30 s。

2)按语:虽然都是外伤性头痛,但因伤及的部位和组织不同,头痛产生的病理生理学机制也各有所异。因此使用针灸疗法时,不能机械地一概"头痛医头",只注重取用头部的穴位,而应当根据不同类型的外伤性头痛的病理生理学过程,科学的选用穴位。譬如外伤后疤痕形成刺激颅内外痛觉敏感结构引起的头痛、外伤引起自主神经功能异常性头痛及外伤后因颈肌持续性收缩引起的头痛,穴位的选取均不应只限于头部,要做到这一点,确切的诊断是非常重要的。可以说进行疾病的准确诊断,弄清疾病的病理生理,是进行科学选穴的基本前提。这就是说,作为针灸临床医生,仅仅懂得"如何"扎针是远远不够的,应当具有更广博的知识,这也是针灸科学发展对现代针灸临床医生的要求。

4. 电针体穴疗法

(1)头皮裂伤或脑挫伤后疤痕形成,刺激颅内外痛觉敏感结构引起的头痛:取阿是穴、太阳、百会、风池、玉枕、天柱、合谷、后溪等。每次取用 4～6 个即可,交替使用。

操作方法分为两步,第一步,进针操作与体针疗法一样;第二步为电针疗法操作方法。第一步操作完毕后,在头颈部穴位与上肢的合谷、后溪之间连接电针治疗仪的两极导线,采用疏密波,刺激量的大小以出现明显的局部肌肉颤动或患者能够耐受为宜。每次电针治疗 20 min,每天治疗 1～2 次。每次电针 4 个穴位即可。没有接电疗仪的穴位,按普通体针疗法进行操作。

(2)外伤引起的自主神经功能异常性头痛:取穴分为两组,第一组取头部、上肢的穴位,如印堂、太阳、百会、风池、合谷、后溪等;第二组取 T1～5 节段区内的穴位,如相应的夹脊穴、背俞穴、内关、合谷等。每次取用 4～6 个即可,两组穴位交替使用。

操作方法分为两步,第一步,进针操作与体针疗法一样;第二步为电针疗法操作方法。第一步操作完毕后,在第一组的头部穴位与上肢的合谷、后溪之间,在第二组的夹脊穴、背俞穴与内关、合谷之间,分别连接电针治疗仪的两极导线,采用疏密波,刺激量的大小以出现明显的局部肌肉颤动或患者能够耐受为宜。每次电针治疗 20 min,每天治疗 1～2 次。每次电针 4 个穴位即可。

(3)外伤后因颈肌持续性收缩引起的头痛:取穴分为两组,第一组取头部、上肢的穴位,如印堂、太阳、百会、风池、合谷、后溪等;第二组取颈部脊髓节段支配区内的穴位(如颈部夹脊穴、玉枕、天柱等)、肩胛区内的穴位(如天宗、秉风、阿是穴等)等。每次取用 4～6 个即可,两组穴位交替使用。

操作方法分为两步,第一步,进针操作与体针疗法一样;第二步为电针疗法操作方法。第一步操作完毕后,在第一组的头部穴位与上肢的合谷、后溪之间,在第二组的颈部穴位与肩胛区内的穴位之间,分别连接电针治疗仪的两极导线,采用疏密波,刺激量的大小以出现明显的局部肌肉颤动或患者能够耐受为宜。每次电针治疗 20 min,每天治疗 1～2 次。每次电针 4～6 个穴位即可。没有接电疗仪的穴位,按普通体针疗法进行操作。

(4)外伤后神经不稳定性头痛:取太阳、鱼腰、百会、风池、玉枕、天柱、合谷、后溪、内关等。每次电针 4～6 个穴位即可,交替使用。

操作方法分为两步,第一步,进针操作与体针疗法一样;第二步为电针疗法操作方法。第一步操作完毕后,在头部穴位与上肢的合谷、后溪、内关之间连接电针治疗仪的两极导线,采用疏密波,刺激量的大小以出现明显的局部肌肉颤动或患者能够耐受为宜。每次电针治疗 20 min,每天治疗 1~2 次。

5.耳针疗法

(1)处方:主穴、配穴同时取用,两侧交替。①主穴:取一侧的大脑皮质、皮质下、脑干。②配穴:取另一侧的耳穴,头皮裂伤或脑挫伤后疤痕形成,刺激颅内外痛觉敏感结构引起的头痛及外伤引起的自主神经功能异常性头痛,可同时选用或交替选用交感、额区、枕区、颈项区;外伤后因颈肌持续性收缩引起的头痛,取交感、颈项区;外伤后神经不稳定性头痛,取交感。

(2)操作方法:常规消毒后,用 28 号 0.5~1.0 寸毫针斜刺或平刺耳穴。每天针刺 1~2 次,每次留针 20 min,留针期间行针 2~3 次,用中等强度或中等强度以上的刺激手法针刺。

(3)按语:应当根据不同类型的外伤性头痛的病理生理学过程,科学的选用穴位。譬如外伤后疤痕形成刺激颅内外痛觉敏感结构引起的头痛、外伤引起自主神经功能异常性头痛及外伤后因颈肌持续性收缩引起的头痛,耳穴的选取亦不能只限于脑的对应区,而应当考虑到颈部因素和颈交感神经的因素。要做到这一点,确切的诊断是非常重要的。可以说进行疾病的准确诊断,弄清疾病的病理生理,是进行科学选穴的基本前提。

6.电针耳穴疗法

(1)处方:主穴、配穴同时取用,两侧交替。①主穴:取一侧的大脑皮质、皮质下。②配穴:取另一侧的交感、额区、枕区。

在上述耳针疗法处方的基础上,选取单侧的体穴神门、内关、太溪(双侧交替使用)。

(2)操作方法:常规消毒后,用 28 号 0.5~1.0 寸毫针斜刺或平刺耳穴。用 28~30 号毫针,直刺神门 0.4±0.1 寸,直刺太溪 0.8±0.2 寸,直刺内关 1.2±0.2 寸。然后在耳穴与神门、太溪、内关之间分别连接电针治疗仪的两极导线,采用疏密波,刺激量的大小以出现明显的局部肌肉颤动或患者能够耐受为宜。每次电针 4 个穴位(交替使耳穴),每次电针 20 min。每天治疗 1~2 次。没有接电疗仪的耳穴,按普通耳针疗法进行操作。

7.耳穴贴压疗法

(1)处方:主穴、配穴同时取用,两侧交替。①主穴:取一侧的大脑皮质、皮质下。②配穴:取另一侧的交感、额区、枕区。

(2)操作方法:用王不留行籽进行贴压法。常规消毒后,用 5 mm×5 mm 的医用胶布将王不留行籽固定于选用的耳穴,每穴固定 1 粒。让患者每天自行按压 3~5 次,每个穴位每次按压 2~3 min,按压的力量以有明显的痛感但又不过分强烈为度。隔 2~3 天更换 1 次,双侧耳穴交替使用。

8.按语

(1)针灸治疗本病具有较好的疗效,一般情况下治疗几次即可获效。

(2)使用针刺疗法治疗的同时,应注意休息。

(五)颅内低压性头痛

腰椎穿刺后是引起颅内低压性头痛的主要原因。

1.临床表现

(1)腰椎穿刺后数小时内出现枕部的搏动性头痛,起坐或站立时头痛加剧,平卧后好转。

(2)一般在 1~3 日内自然恢复,个别患者可持续 10~14 日。

2.辅助检查

无特异性检查项目。

3.体针疗法

(1)处方:取穴分为两组,第一组取头部穴位,如风池、太阳、百会等;第二组取肢体部的穴位,如内关、合谷、太溪等。两组穴位同时使用,每次取用 5~7 穴即可。

(2)操作方法:常规消毒后,选用 28～30 号毫针,向后平刺太阳 1.2±0.2 寸,向前平刺百会 1.2±0.2 寸,向鼻尖方向斜刺风池 1.0±0.2 寸。直刺内关、合谷 1.2±0.2 寸,直刺太溪 0.8±0.2 寸。

每天针刺 1～2 次,每次留针 30 min,留针期间行针 3～5 次。使用中等强刺激手法针刺,捻转的幅度为 2～3 圈,捻转的频率为每秒 2～4 个往复,每次行针 10～30 s。

4.电针体穴疗法

(1)处方:与体针疗法的选穴相同。取穴分为两组,第一组取头部穴位,如风池、太阳、百会等;第二组取肢体部的穴位,如内关、合谷、太溪等。两组穴位同时使用。

(2)操作方法:分为两步,第一步,进针操作与体针疗法一样;第二步为电针疗法操作方法。第一步操作完毕后,在第一组穴位与第二组穴位之间,分别连接电针治疗仪的两极导线,采用疏密波,刺激量的大小以出现明显的局部肌肉颤动或患者能够耐受为宜。每次电针治疗 20 min,每天治疗 1～2 次。每次电针 4～6 个穴位即可。没有接电疗仪的穴位,按普通体针疗法进行操作。

5.梅花针疗法

(1)处方:取穴分为两组,第一组取头部的穴位,如前顶、百会、后顶、风池等;第二组取肢体部的穴位,如内关、合谷、足三里等。两组穴位同时使用。

(2)操作方法:常规消毒后,用较强的刺激手法叩打,每个穴区每次叩打 3～5 min,以局部皮肤潮红起丘疹,不出血为度。每日治疗 1～2 次。

6.耳针疗法

(1)处方:主穴、配穴同时取用,两侧交替。①主穴:取一侧的大脑皮质、皮质下、脑干。②配穴:取另一侧的交感、枕、颞。

(2)操作方法:常规消毒后,用 28 号 0.5～1.0 寸毫针斜刺或平刺耳穴。每天针刺 1～2 次,每次留针 20 min,留针期间行针 2～3 次,使用中等强刺激手法针刺,捻转的幅度为 2～3 圈,捻转的频率为每秒 2～4 个往复,每次行针 10～30 s。

7.电针耳穴疗法

(1)处方:主穴、配穴同时取用,两侧交替。①主穴:取一侧的大脑皮质、皮质下、脑干。②配穴:取另一侧的交感、枕、颞。

在上述耳针疗法处方的基础上,选取单侧的体穴神门、内关、太溪(双侧交替使用)。

(2)操作方法:常规消毒后,用 28 号 0.5～1.0 寸毫针斜刺或平刺耳穴。用 28～30 号毫针,直刺神门 0.4±0.1 寸,直刺三阴交 1.4±0.2 寸,直刺内关 1.2±0.2 寸。然后在耳穴与神门、内关、太溪之间分别连接电针治疗仪的两极导线,采用疏密波,刺激量的大小以出现明显的局部肌肉颤动或患者能够耐受为宜。每次电针 4 个穴位(交替使用耳穴),每次电针 20 min。每天治疗 1～2 次。没有接电疗仪的耳穴,按普通耳针疗法进行操作。

8.耳穴贴压疗法

(1)处方:主穴、配穴同时取用,两侧交替。①主穴:取一侧的大脑皮质、皮质下、脑干。②配穴:取另一侧的交感、枕、颞。

(2)操作方法:用王不留行籽进行贴压法。常规消毒后,用 5 mm×5 mm 的医用胶布将王不留行籽固定于选用的耳穴,每穴固定 1 粒。让患者每天自行按压 3～5 次,每个穴位每次按压 2～3 min,按压的力量以有明显的痛感但又不过分强烈为度。隔 2～3 天更换 1 次,双侧耳穴交替使用。

9.按语

采用针刺疗法治疗本病的同时,应鼓励患者多饮水,如每日口服盐水 2 000～3 000 mL,取头低位卧床休息有利于头痛缓解。

(六)其他原因引起的头痛

眼、鼻、鼻旁窦、耳等部位的许多疾病均可引起头痛。

1. 临床表现

（1）青光眼、虹膜炎、眼眶肿瘤、球后视神经炎、高度远视、眼外肌不平衡等原因均可引起球后或额颞区的疼痛。

（2）鼻腔或鼻旁窦发炎时，因黏膜充血水肿可引起牵涉性头痛。急性鼻旁窦炎时常引起眼球周围或额颞区的头痛。因鼻旁窦内的脓性分泌物经过一夜睡眠后积聚增多，所以患者清晨起床后头痛特别严重，待脓液排出后头痛明显减轻。

（3）急性乳突炎可引起耳后部疼痛。

（4）病毒性膝状神经节带状疱疹引起的疼痛常位于外耳道内或耳后，疼痛数日后出现带状疱疹及面瘫。

（5）颈源性头痛。

此外，鼻腔肿瘤、鼻咽部肿瘤、牙周脓肿、下颌关节功能障碍等均可引起头部的牵涉性疼痛。颅内的占位性病变及高血压亦可引起头痛。

2. 辅助检查

应结合原发性疾病的一系列症状注意进行相应的检查。

3. 治疗

对这一类头痛主要做病因治疗。非占位性病变引起的头痛，可把针灸疗法作为主要的治疗方法来使用。但占位性病变引起的头痛，只能把针灸疗法作为辅助的治疗方法来使用。具体的治疗方法可参考其他的有关文献，在此不作详述。

4. 按语

（1）除占位性病变引起的头痛之外，一般情况下，针灸疗法对各类头痛均具有较好的疗效。

（2）应重点对原发性疾病进行治疗。

## 二、眩晕

眩是指眼花或眼前发黑，晕是指头晕或感觉自身或外界景物旋转。二者常同时并见，故统称为"眩晕"。轻者闭目即止，重者如坐车船，旋转不定，不能站立，或伴有恶心、呕吐、汗出，甚则昏倒等症状。本病多因阴虚则肝风内动，血少则脑失濡养，精亏则髓海不足，或痰浊壅遏、上蒙清窍所致。

西医学的耳源性眩晕以及高血压、贫血、神经官能症、颈椎病等引起的眩晕症状均属本病范畴。

（一）辨证

本病以头晕、眼花为主要症状，临床根据病因不同分为肝阳上亢、气血亏虚、肾精不足以及痰浊中阻型眩晕。

1. 肝阳上亢

眩晕耳鸣，头痛且胀，每因烦劳或恼怒而头晕、头痛剧增，面时潮红，急躁易怒，少寐多梦，口苦，舌质红，苔黄，脉弦。

2. 气血亏虚

眩晕动则加剧，劳累继发，伴面色苍白，唇甲不华，心悸失眠，神疲懒言，食欲不振，舌质淡，脉细弱。

3. 肾精不足

眩晕伴神疲健忘，腰膝酸软，遗精耳鸣。偏于阴虚者，五心烦热，舌质红，脉弦细。偏于阳虚者，四肢不温，舌质淡，脉沉细。

4. 痰浊中阻

眩晕而见头重如蒙，胸闷恶心，少食多寐，舌苔白腻，脉濡滑。

（二）治疗

1. 针灸治疗

治则：平肝潜阳，补益气血，滋阴补肾，化痰息风。以督脉、足少阳经穴位为主。

主穴:百会、风池、太阳、印堂。

配穴:肝阳上亢加肝俞、肾俞、三阴交、太冲;气血亏虚加脾俞、足三里;肾精不足加肾俞、太溪、三阴交、绝骨;痰浊中阻加足三里、丰隆、太白。

操作:毫针刺,按虚补实泻进行操作。

方义:百会通督安神;风池清泻肝胆,潜阳止眩;太阳祛风止眩;印堂止眩宁神。

2. 推拿治疗

治则:虚补实泻,调整阴阳。以足太阳、足少阳经穴位为主。

取穴:百会、太阳、印堂、鱼腰、风池、肩井等。

手法:一指禅推法、按揉法、拿法、推法、摩法、擦法、拔伸法等。

操作:患者取坐位,从印堂穴开始向上沿发际至头维、太阳穴施以一指禅推法,于印堂、鱼腰、阳白、太阳、百会穴施以按揉法,从前额至风池穴施以五指拿法,从风池穴至大椎两侧膀胱经施以一指禅推法和拿法,两侧肩井穴施以拿法。

肝阳上亢,加桥弓穴推法,颞侧扫散法,期门、章门、肝俞、胆俞穴按揉法。气血亏虚,加背部督脉、膀胱经擦法,腹部摩法,脾俞、胃俞、足三里穴按揉法。肾精不足,加肾俞、命门穴按揉法,腰骶部和涌泉穴擦法,以透热为度。痰浊中阻,加中脘、天枢穴按揉法,腹部摩法。颈椎病者,加颈椎拔伸法等推拿微调手法。

3. 其他治疗

(1)头针:眩晕伴耳鸣、听力减退者,取晕听区。取坐位或仰卧位,局部常规消毒后,用消毒之28～32号2.5寸长的不锈钢毫针,与头皮呈30°左右夹角,用夹持进针法刺入帽状腱膜下,达到该区的应用长度后,用示指桡侧面与拇指掌侧面夹持针柄,以示指掌指关节连续屈伸,使针身左右旋转,每分钟捻转200次左右,捻转2～3 min,留针5～10 min,每日或间日针1次。

(2)耳针:选神门、枕、内耳,用中、强刺激,每日1次,每次留针20～30 min。

## 三、中风

中风是以突然昏仆,不省人事,口眼㖞斜,半身不遂或轻者不经昏仆,仅以口眼㖞斜、半身不遂、语言謇涩为主症的一种疾病。本病多由心、肝、脾、肾等脏阴阳失调,加以忧思恼怒,或饮酒饱食,或房事劳累,或外邪侵袭等诱因,以致气血运行受阻,肌肤筋脉失于濡养;或阴亏于下,肝阳暴张,阳化风动,血随气逆,挟痰挟火,横窜经隧,蒙蔽清窍,而形成上实下虚,阴阳互不维系所致。

西医学的急性脑血管疾病,如脑出血、脑梗死、脑栓塞等多属于本病的范畴。

(一)辨证

本病以突然昏仆、不省人事、半身不遂,或半身不遂、口角㖞斜、语言謇涩为主要症状。根据病位浅深、病情轻重,可分为中经络与中脏腑两大类。中经络者,病位较浅,病情较轻,无神志改变,仅见半身不遂、口角㖞斜、语言謇涩等症;中脏腑者,病位较深、病情较重,伴见神志不清、㖞僻不遂。

1. 中经络

病在经络,病情较轻。症见半身不遂,口角㖞斜,舌强语蹇,肌肤不仁,吞咽障碍,脉弦滑等。中经络可因络脉空虚、风邪入中或肝肾阴虚、风阳上扰引起。

(1)络脉空虚:手足麻木,肌肤不仁,或突然口角㖞斜、语言不利、口角流涎,甚则半身不遂,或兼见恶寒发热、肢体拘急、关节酸痛等症,舌苔薄白,脉浮弦或弦细。

(2)肝肾阴虚:平素头晕头痛,耳鸣目眩,腰酸腿软,突然发生口角㖞斜,舌强语蹇,半身不遂,舌质红或苔黄,脉弦细而数或弦滑。

2. 中脏腑

病在脏腑,病情急重。症见突然昏仆,神志迷糊,半身瘫痪,口㖞流涎,舌强失语。根据病因病机不同,又可分为闭证和脱证。

(1)闭证:多因气火冲逆,血菀于上,肝风鸱张,痰浊壅盛所致。症见神志不清,牙关紧闭,两手握固,面赤气粗,喉中痰鸣,二便闭塞,脉滑数或弦数。

(2)脱证:由于真气衰微、元阳暴脱所致。症见昏沉不醒,目合口张,手撒遗尿,鼻鼾息微,四肢逆冷,脉细弱或沉伏。如见冷汗如油,面赤如妆,脉微欲绝或浮大无根,是真阳外越之危候。

(二)治疗

1.针灸治疗

(1)中经络。

治则:疏通经络,镇肝息风。取手、足阳明经穴位为主,辅以太阳、少阳经穴位。

主穴:肩髃、曲池、合谷、环跳、风市、阳陵泉、足三里、百会、地仓、颊车。

配穴:络脉空虚,风邪入中者加关元、气海、风池;肝肾阴虚、风阳上扰者加三阴交、太冲、肝俞、肾俞;语言謇涩加哑门、廉泉。

操作:毫针刺,平补平泻。

方义:阳主动,肢体运动障碍,其病在阳,故本方取手、足三阳经穴位为主。阳明为多气多血之经,阳明经气血通畅,正气旺盛,则运动功能易于恢复,故在三阳经中又以阳明为主。口角㖞斜为经脉瘀滞,筋肉失养所致,故近取地仓、颊车直达病所以舒筋活络。

(2)中脏腑—闭证。

治则:启闭开窍,取督脉、十二井穴为主,辅以手足厥阴、足阳明经穴位。

主穴:十二井、水沟、太冲、劳宫、丰隆。

配穴:神志不清加四神聪;二便闭塞加天枢、足三里;牙关紧闭加下关(双侧)。

操作:十二井穴点刺出血,余穴可用泻法。

方义:闭证由肝阳化风,心火暴盛,血随气升,上犯脑髓而致痰浊瘀血壅闭精髓,蒙蔽神明。十二井穴放血,可接通经气、决壅开窍;督脉连贯脑髓,水沟为督脉要穴,有启闭开窍之功效;泻肝经原穴太冲,可镇肝降逆、潜阳息风;泻心包经荥穴劳宫,可清心火而安神;丰隆为足阳明经络穴,有振奋脾胃气机、蠲浊化痰之功。

治则:回阳固脱。取任脉经穴。

(3)中脏腑—脱证。

主穴:关元、神阙。

操作:用灸法。

方义:元阳外脱,必从阴以救阳。关元为任脉与足三阴的会穴,为三焦元气所出,联系命门真阳,是阴中有阳的穴位;脐为生命之根蒂,神阙位于脐中,为真气所系,故重灸二穴,以回阳固脱。

2.推拿治疗

治则:疏通经脉,调和气血,促进功能恢复。取手、足阳明经穴位为主,辅以太阳、少阳经穴位。

取穴:肩髃、曲池、手三里、合谷、环跳、委中、阳陵泉、承山、伏兔、风市、足三里等。

手法:㨰法、按揉法、捻法、拔伸法、四肢关节被动活动。

操作:患者取仰卧位,患侧上肢内外侧施以㨰法,并配合患肢肩、肘、腕关节的被动活动;于肩髃、曲池、手三里、合谷穴施以按揉法;患侧手指及其指间关节施以拔伸法和捻法;自肩部至腕部施以拿法。患肢下肢内外侧施以㨰法,并配合患肢髋、膝、踝关节的被动活动;于髀关、风市、伏兔、血海、梁丘、内膝眼、足三里、阳陵泉、三阴交穴施以按揉法;踝关节及足趾施以拔伸法和捻法;大腿和小腿施以拿法。患者取俯卧位(或患侧在上的侧卧位),背部、腰骶部、臀部及下肢施以㨰法,并配合腰后伸、髋后伸及膝屈伸等被动活动;肾俞、大肠俞、环跳、承扶、委中、承山等膀胱经穴施以按揉法。

3.其他治疗

(1)头针:取病变对侧运动区为主,可配足运感区,失语用语言区。快速捻转,持续2～3 min,反复3～4次。

(2)电针:取穴同体针,一般选2～3对穴,采用疏波或断续波,每次20～30 min,每日1次。

(3)眼针:治中风偏瘫取上、下焦区穴针刺。

（4）水针：取夹脊穴5～14、足三里、阳陵泉、悬钟、承山、风市、解溪等穴，每次选1～3穴，用5％防风注射液，或5％人参注射液，或654-2，每穴注入0.3～0.5 mL，隔日治疗1次，15次为1疗程。

（5）穴位埋线：取手三里、足三里、阳陵泉、承山、三阴交等穴，每次选1～3穴，埋羊肠线，每月1次。本法主要用于治疗中风后遗症偏瘫患者。

### 四、面瘫

面瘫是以口眼㖞斜为主要症状的一种疾病。多由络脉空虚，感受风邪，使面部经筋失养，肌肉纵缓不收所致。

西医学的周围性面神经炎属于本病范畴。

（一）辨证

本病以口眼㖞斜为主要症状。起病突然，多在睡眠醒后，发现一侧面部麻木、松弛、示齿时口角歪向健侧，患侧露睛流泪、额纹消失、鼻唇沟变浅。部分患者伴有耳后、耳下乳突部位疼痛，少数患者可出现患侧耳道疱疹、舌前2/3味觉减退或消失及听觉过敏等症。病程日久，可因患侧肌肉挛缩，口角歪向病侧，出现"倒错"现象。根据发病原因不同可分为风寒证和风热证。

1. 风寒证

多有面部受凉因素，如迎风睡眠，电风扇对着一侧面部吹风过久等。

2. 风热证

多继发于感冒发热之后，常伴有外耳道疱疹、口渴、舌苔黄、脉数等症。

（二）治疗

1. 针灸治疗

治则：疏风通络、濡养经脉，取手足少阳、阳明经穴位。

主穴：风池、翳风、地仓、颊车、阳白、合谷。

配穴：风寒加风门、外关；风热加尺泽、曲池。

操作：急性期用平补平泻法，恢复期用补法，面部穴可用透刺法，如地仓透颊车，阳白透鱼腰等。

方义：本病为风邪侵袭面部阳明、少阳脉络，故取风池、翳风以疏风散邪；地仓、颊车、阳白等穴以疏通阳明、少阳经气，调和气血；"面口合谷收"，合谷善治头面诸疾。

2. 推拿治疗

治则：祛风活血通络，以局部取穴为主。

取穴：印堂、阳白、太阳、四白、迎香、地仓、颊车、下关、承浆、风池、合谷等。

手法：一指禅推法、抹法、揉法、拿法等。

操作：患者取仰卧位，于患侧印堂、攒竹、阳白、太阳、四白、睛明、迎香、地仓、颧髎、下关、颊车穴施以一指禅推法，印堂至神庭、印堂至两侧太阳穴分别施以双手分抹法，前额及面颊部施以大鱼际揉法。患者取坐位，拿风池、肩井穴，按揉合谷穴。

3. 其他治疗

（1）水针：选翳风、牵正等穴，用维生素$B_1$或$B_{12}$注射液，每穴注入0.5～1 mL，每日或隔日1次。

（2）皮肤针：用皮肤针叩刺阳白、太阳、四白、牵正等穴，使轻微出血，用小罐吸拔5～10 min，隔日1次。本法适用于发病初期，或面部有板滞感觉等面瘫后遗症。

（3）电针：选地仓、颊车、阳白、合谷等穴。接通电针仪治疗5～10 min，刺激强度以患者感到舒适、面部肌肉微见跳动为宜。本法适用于病程较长者。

### 五、面痛

面痛是指以眼、面颊部抽掣疼痛为主要症状的一种疾病。多由于风邪侵袭，阳明火盛、肝阳亢逆、气血运行失畅所致。

西医学的三叉神经痛属于本病范畴。

（一）辨证

本病以眼、面颊阵发性抽掣疼痛为主要症状，根据病因不同分为风寒、风热、瘀血面痛。

1.风寒外袭

疼痛为阵发性抽掣样痛，痛势剧烈，面色苍白，遇冷加重，得热则舒，多有面部受寒因素，舌淡苔白，脉浮紧。

2.风热浸淫

疼痛阵作，为烧灼性或刀割性剧痛，痛时颜面红赤，汗出，目赤，口渴，遇热更剧，得寒较舒，发热或着急时发作或加重，舌质红，舌苔黄，脉数。

3.瘀血阻络

面痛反复发作，多年不愈，发作时疼痛如锥刺难忍，面色晦滞，少气懒言，语声低微，舌质紫黯，苔薄，脉细涩。

（二）治疗

1.针灸治疗

治则：疏通经脉，活血止痛。以手、足阳明经穴位为主。

主穴：百会、阳白、攒竹、四白、迎香、下关、颊车、合谷。

配穴：风寒外袭加风门、风池、外关；风热浸淫加大椎、关冲、曲池；瘀血阻络加太冲、血海。

操作：毫针刺，用泻法。

方义：本方以近部取穴为主，远部取穴为辅，旨在疏通面部筋脉气血，散寒清热，活血通络止痛。

2.推拿治疗

治则：疏通经络，调和气血，解痉止痛。以手、足阳明经穴位为主。

取穴：阿是穴、百会、太阳、阳白、攒竹、四白、颧髎、迎香、下关、颊车、合谷等。

手法：一指禅推法、按揉法、扫散法、揉法、点按法、拿法。

操作：患者取仰卧位，从太阳至头维、太阳至下关、沿两眼眶呈"∞"字形，依次施以一指禅推法，往返5～6遍；于阿是穴、阳白、四白、颧髎、下关穴施以按揉法；于头颞部施以扫散法；于前额及面部施以大鱼际揉法；于合谷穴施以点按法。

3.其他治疗

（1）耳针：选面颊、上颌、下颌、额、神门等穴，每次取 2～3 穴，毫针刺，强刺激，留针 20～30 min，约隔 5 min 行针 1 次；或用埋针法。

（2）水针：用维生素 $B_{12}$ 或 $B_1$ 注射液，或用 2% 利多卡因注射液，注射压痛点，每次取 1～2 点，每点注入 0.5 mL，隔 2～3 天注射 1 次。

## 六、心悸

心悸是指患者自觉心中悸动，惊慌不安，甚则不能自主的一种病证。本病可在多种疾病中出现，常与失眠、健忘、眩晕、耳鸣等并存。本证的发生多因久病体虚、忧思惊恐、劳倦、汗出受邪等，使心失所养，或邪扰心神，致心跳异常，悸动不安。

西医学的某些器质性或功能性疾病如冠心病、风湿性心脏病、高血压性心脏病、肺源性心脏病、各种心律失常以及贫血、低钾血症、心脏神经官能症等出现心悸属于本病的范畴。

（一）辨证

本病以自觉心跳心慌，时作时息，并有善惊易恐，坐卧不安，甚则不能自主为主要症状。根据临床表现不同分为心虚胆怯、心脾两虚、阴虚火旺、心脉瘀阻和水气凌心型。

1.心虚胆怯

惊悸不安，因惊恐而发，气短自汗，神疲乏力，少寐多梦，舌淡苔薄，脉细数。

2.心脾两虚

心悸不安,头晕目眩,易出汗,纳差乏力,面色淡,失眠健忘,多梦,舌淡苔薄白,脉细弱。

3.阴虚火旺

心烦少寐,头晕目眩,耳鸣腰酸,遗精盗汗,口干,舌红苔薄白,脉细数。

4.心脉瘀阻

胸闷心痛阵发,气短乏力,舌紫黯或有瘀斑,脉沉细或结代。

5.水气凌心

胸闷气喘,不能平卧,咯吐大量泡沫痰涎,形寒肢冷,面浮肢肿,舌淡苔白滑,脉沉细。

(二)治疗

1.针灸治疗

治则:调理心气,安神定悸。以手厥阴、手少阴经穴位为主。

主穴:内关、郄门、神门、巨阙、心俞。

配穴:心虚胆怯者,加胆俞、通里;心脾两虚者,加脾俞、足三里;阴虚火旺者,加肾俞、太溪;心脉瘀阻者,加膻中、膈俞;水气凌心者,加膻中、神阙、气海。

操作:内关、郄门、神门用泻法或平补平泻法;心俞、巨阙用补法。

方义:内关系心包经络穴,配郄穴郄门可调理心气,疏导气血;心经原穴神门,可宁心安神定悸;心之募穴巨阙,可益心气,宁心神,理心气;心俞可补益心气,调理气机,镇惊宁神。

2.推拿治疗

治则:养心、安神、定悸。以督脉、足太阳、手厥阴及手少阴经穴位为主。

取穴:膻中、中府、云门、内关、心俞、肺俞、膈俞、肾俞、神门等。

手法:一指禅推法、摩法、按揉法、拿法、擦法。

操作:患者取仰卧位,于膻中穴施以一指禅推法(或按揉法);于中府、云门穴施以指摩法;于内关穴施以按揉法。患者取侧卧位,于心俞、肺俞、膈俞穴施以一指禅推法。

心虚胆怯,加拿风池和按揉神门;心脾两虚,加按揉血海、足三里;阴虚火旺,加分推印堂至太阳;心脉瘀阻,加心俞至膈俞穴一线擦法;水气凌心,加心俞至肾俞穴一线擦法。

3.其他治疗

(1)穴位注射:选穴参照体针治疗,用维生素 $B_1$ 或 $B_{12}$ 注射液,每穴注射 0.5 mL,隔日 1 次。

(2)耳针:选交感、神门、心、脾、肝、胆、肾等,毫针刺,轻刺激。亦可用揿针埋藏或用王不留行籽贴压。

## 七、不寐

不寐又称"失眠""不得卧"等,是以经常不能获得正常睡眠,或入睡困难,或睡眠时间不足,或睡眠不深,严重者彻夜不眠为特征的病证。本证多因思虑劳倦,内伤心脾,生血之源不足,心神失养所致;或因惊恐、房劳伤肾,以致心火独盛,心肾不交,神志不宁;或因体质素弱,心胆虚怯,情志抑郁,肝阳扰动以及饮食不节,脾胃不和所致。

西医学的神经官能症、围绝经期综合征、慢性消化不良、贫血、动脉粥样硬化症等以不寐为主要临床表现时属于本病范畴。

(一)辨证

本病以经常不易入睡,或寐而易醒,甚则彻夜不眠为主要症状。根据病因的不同分为心脾两虚、心胆气虚、心肾不交、肝阳上扰和脾胃不和型。

1.心脾两虚

多梦易醒,心悸健忘,头晕目眩,面色无华,纳差倦怠,易汗出,舌淡苔白,脉细弱。

2.心胆气虚

心悸胆怯,多梦易醒,善惊多恐,多疑善虑,舌淡,脉弦细。

3.心肾不交

心烦不寐,或时寐时醒,头晕耳鸣,心悸健忘,遗精盗汗,口干舌红,脉细数。

4.肝阳上扰

心烦,不能入寐,急躁易怒,头晕头痛,胸胁胀满,面红口苦,舌红苔黄,脉弦数。

5.脾胃不和

睡眠不安,脘闷嗳气,嗳腐吞酸,心烦,口苦痰多,舌红苔厚腻,脉滑数。

(二)治疗

1.针灸治疗

治则:宁心安神,清热除烦。以八脉交会穴、手少阴经穴为主。

主穴:照海、申脉、神门、安眠、四神聪。

配穴:心脾两虚者,加心俞、脾俞、三阴交;心胆气虚者,加丘墟、心俞、胆俞;心肾不交者,加太溪、涌泉、心俞;肝阳上扰者,加行间、侠溪;脾胃不和者,加太白、公孙、足三里。

操作:毫针刺,照海用补法,申脉用泻法。神门、安眠、四神聪,用平补平泻法;对于较重的不寐患者,四神聪可留针1~2 h;配穴按虚补实泻法操作。

方义:照海、申脉为八脉交会穴,分别与阴跷脉、阳跷脉相通,可以调理阴阳,改善睡眠,若阳跷脉功能亢盛则失眠,故补阴泻阳使阴、阳跷脉功能协调,不眠自愈。心藏神,心经原穴神门,心包经络穴内关可以宁心安神;安眠、四神聪穴可以健脑益髓、镇静安神。

2.推拿治疗

治则:调理脏腑,镇静安神。以足太阳经、督脉及任脉穴位为主。

取穴:印堂、神庭、太阳、睛明、攒竹、百会、风池、肩井、心俞、脾俞、肾俞、命门等。

手法:一指禅推法、抹法、按揉法、扫散法、拿法、摩法、擦法。

操作:患者取仰卧位,从印堂至神庭、印堂至太阳、沿两眼眶呈"∞"字形,依次施以一指禅推法,往返5~6遍,再依次施以双手抹法,往返5~6遍;于印堂、攒竹、睛明、太阳、神庭、百会穴施以按揉法。患者取坐位,于头颞侧施以扫散法;前额至风池(包括风池穴)以及肩井穴施以拿法。

心脾两虚或心胆气虚,加心俞、脾俞、内关、足三里、三阴交穴按揉法,心俞至脾俞一线擦法;心肾不交,加肾俞至命门一线以及涌泉穴擦法;肝阳上扰,加桥弓穴推法;脾胃不和,加腹部摩法。

3.其他治疗

(1)耳针:选皮质下、心、肾、肝、神门。毫针刺,或揿针埋藏,或王不留行籽贴压。

(2)皮肤针:自项至腰部督脉和足太阳经背部第1侧线,用梅花针自上而下叩刺,叩至皮肤潮红为度,每日1次。

(3)拔罐:自项至腰部足太阳经背部侧线,用火罐自上而下行走罐,以背部潮红为度。

(4)电针:选四神聪、太阳,接通电针仪,用较低频率,每次刺激30 min。

# 八、胸痹

胸痹是指以胸部闷痛,甚则胸痛彻背,喘息不得卧为主症的一种疾病,轻者仅感胸闷如窒,呼吸欠畅,重者则有胸痛,严重者心痛彻背,背痛彻心,并有短气、喘息等症。胸痹多由年老心肺气虚,或恣食肥甘生冷,或思虑过度,致脾虚生湿,湿痰内蕴,胸阳不展,气机阻滞而引起。以上诸因素均可致心脉阻滞,气血运行不畅,不通则痛而发为胸痹。

西医学的冠状动脉粥样硬化性心脏病、慢性气管炎、肺气肿等发生的胸痛均属于本病范畴。

(一)辨证

本病以胸部闷痛,甚则胸痛彻背,短气、喘息为主要症状。根据病因分为虚寒证、痰浊证、瘀血证三型。

1.虚寒证

胸痛彻背,心悸,胸闷短气,恶寒,肢冷,受寒则甚,舌苔白滑或腻,脉沉迟。

2.痰浊证

胸部闷痛,或痛引背部,气短喘促,咳嗽,痰多黏腻色白,舌苔白腻,脉缓。

3.瘀血证

胸痛如刺,或绞痛阵发,痛彻肩背,胸闷短气,心悸,唇紫,舌质黯,脉细涩或结代。

(二)治疗

1.针灸治疗

治则:活血通络,宽胸理气。取俞募穴和手少阴、厥阴经穴位。

主穴:心俞、内关、阴郄、膻中。

配穴:虚寒者,加灸肺俞、风门、气海或关元;痰浊者,加太渊、丰隆;瘀血者,加膈俞。

操作:毫针平补平泻法,内关行捻转泻法1～3 min。

方义:心俞为心的募穴,可缓解心痛;内关是心包经络穴,能活血通络而止痛;阴郄为心经郄穴,可缓急止痛;膻中为心包经募穴,又为气会,可疏调气机,治心胸疾患。

2.推拿治疗

治则:宽胸,理气,止痛。取俞募穴和手厥阴经穴位。

取穴:阿是穴、心俞、厥阴俞、膈俞、膻中、内关。

手法:按揉法、摩法、擦法。

操作:患者取侧卧位,于背部阿是穴、心俞、厥阴俞、膈俞穴先施以按揉法,再施以擦法,以透热为度。患者取仰卧位,于膻中穴施以按揉法;于中府、云门穴施以指摩法;于内关穴施以按揉法。

3.其他治疗

耳针:取心、小肠、交感、皮质下为主,辅以脑点、肺、肝、胸、枕。每次选3～5穴,毫针刺,强刺激,留针1 h,隔日1次。

## 九、癫狂

癫狂是以精神错乱、言行失常为主要症状的一种疾病。癫证以沉默痴呆、语无伦次、忧郁苦闷、静而多喜为特征;狂证以喧扰不宁、躁妄打骂、哭笑无常、动而多怒为特征。癫属阴、狂属阳,两者病情可相互转化,故统称癫狂。癫狂主要是由于七情内伤、痰气上扰、气血凝滞,使机体阴阳平衡失调,不能互相维系,以致阴盛于下,阳亢于上,心神被扰,神明逆乱所致。

西医学的精神分裂症、狂躁性精神病、抑郁性精神病、反应性精神病、围绝经期精神病等均属本病范畴。

(一)辨证

本病以精神错乱、言行失常为主要症状。根据表现症状不同分为癫证和狂证。癫证属阴多呆静,狂证属阳多躁动。

1.癫证

沉默痴呆,精神抑郁,表情淡漠,或喃喃自语,语无伦次,或时悲时喜,哭笑无常,不知秽洁,不知饮食,舌苔薄腻,脉弦细或弦滑。

2.狂证

始则性情急躁,头痛失眠,面红目赤,两目怒视等症;继则妄言责骂,不分亲疏,或毁物伤人,力过寻常,虽数日不食,仍精神不倦,舌质红绛,苔黄腻,脉弦滑。

(二)治疗

1.针灸治疗

(1)癫证。

治则:涤痰开窍,宁心安神。取背俞穴为主,佐以手少阴、足阳明经穴位。

主穴:肝俞、脾俞、心俞、神门、丰隆。

配穴：痰气郁结加膻中、太冲；心脾两虚加三阴交、大陵；不思饮食加足三里、中脘；心悸易惊加内关。

操作：毫针刺，痰气郁结可用泻法，心脾两虚用补法。

方义：病因痰气郁结、蒙蔽心窍所致，故取肝俞以疏肝解郁，脾俞以健脾化痰，心俞以宁心开窍，神门以醒神宁心，丰隆以涤痰化浊，痰气消散，癫证自愈。

（2）狂证。

治则：清心豁痰。以任脉、督脉、手厥阴和足少阴经穴位为主。

主穴：大椎、风府、内关、丰隆、印堂、水沟。

配穴：痰火上扰加劳宫；火盛伤阴加大钟。

操作：毫针刺，用泻法。

方义：本病由痰火扰心所致，取大椎、水沟能清热醒神，风府、印堂醒脑宁神，内关、丰隆祛痰开窍、宁心安神。

2.推拿治疗

治则：理气化痰，宁心安神。取背俞穴为主。适用于稳定期患者，应有家属陪同，并配合心理及语言治疗。

取穴：心俞、厥阴俞、肝俞、脾俞、印堂、太阳、百会、膻中、内关、章门、期门等。

手法：㨰法、一指禅推法、按揉法、分推法、抹法、拿法、擦法等。

操作：患者取俯卧位，于背部脊柱两侧膀胱经施以㨰法；于心俞、厥阴俞、肝俞、脾俞施以一指禅推法；再沿心俞至脾俞一线施以擦法，以透热为度。患者取仰卧位，于膻中、章门、期门穴施以按揉法；沿膻中至两胁施以分推法。患者取坐位，于印堂至神庭、印堂至太阳、沿两眼眶呈"∞"字形，依次施以一指禅推法，再依次施以双手抹法，各往返5～6遍；于印堂、太阳、百会穴施以按揉法。头顶至风池、颈项、肩井及双上肢分别施以拿法；于内关、合谷穴施以按揉法。

3.其他治疗

（1）水针：选心俞、巨阙、间使、足三里、三阴交穴，每次选用1～2穴，用25～50 mg氯丙嗪注射液，每日注射1次，各穴交替使用。本法适用于狂证。热重加大椎、百会，狂怒加太冲、支沟。

（2）耳针：选心、皮质下、肾、枕、额、神门。毫针刺，每次选用3～4穴，留针30 min。癫证用轻刺激，狂证用强刺激。

（3）头针：选运动区、感觉区、足运感区。用1.5寸毫针沿皮刺入，左右捻转1 min，留针20～30 min。

（4）电针：水沟、百会、大椎、风府透哑门。每次选用一组穴，针后接通电针仪治疗15～20 min。

# 十、痴呆

痴呆是以呆傻愚笨为主要症状的一种神志疾病。其轻者可见神情淡漠、少言寡语、善忘、迟钝等症，重者常表现为终日不语，或闭门独居，或口中喃喃自语，或言辞倒错，或哭笑无常，或不欲饮、数日不知饥饿等。本病主要由禀赋不足，肾精亏损，髓海空虚，或脾虚湿盛，痰湿上犯，或气血虚弱，脑失所养所致。

西医学的先天性痴呆或精神病之后出现的痴呆、脑血管性痴呆、阿尔茨海默病等属本病范畴。

（一）辨证

本病以呆傻愚笨为主要症状，根据病因不同分为禀赋不足、肾精亏损、痰浊阻窍、气血虚弱型。

1.禀赋不足

自幼年起病，多有发育畸形，如头颅偏小，囟门迟闭，眼裂较窄，嘴向外凸，舌体肥大，吐词不清等；成年后神情呆板，反应迟钝，虽能言语，但常词不达意，记忆力差，智力明显低于常人。其重者，神情呆滞，日常生活不能自理。舌体淡胖，舌质多偏暗，舌苔薄白或白腻，脉细滑或细缓。

2.肾精亏损

年老表情呆滞，行动迟缓，记忆力明显减退，言语迟钝，说话颠倒，行动幼稚，喜独居，时哭时笑，可伴头晕眼花，听力减退，腰膝酸软，发落齿摇，气短无力，心悸等，舌质暗淡，苔薄白，脉细弱无力。

3.痰浊阻窍

精神抑郁,表情呆钝,智力衰退,遇事善忘,言语不清,倦怠乏力,静而少言,或终日不语,呆若木鸡,或哭笑无常,或喃喃自语,伴胸闷脘痞,头重如裹,口多痰涎,舌质淡,苔白腻,脉滑。

4.气血虚弱

神情呆滞,智力不聪,在小儿多见发迟、语迟,面色苍白,食欲不振,唇淡,舌淡苔白,甚或无苔,小儿指纹色淡,或脉细弱。

(二)治疗

1.针灸治疗

治则:补肾益精,化痰通络。

主穴:四神聪、神庭、上星、本神、合谷、悬钟。

配穴:禀赋不足加命门、涌泉;肾精亏损加肾俞、太溪;痰浊阻窍加公孙、丰隆、中脘;气血虚弱加足三里。

操作:毫针刺,行平补平泻手法。

方义:脑为元神之府,本方主要选用局部腧穴四神聪、神庭、上星、本神,重在醒神开窍,方用合谷以疏通阳明之气血,用髓之会悬钟以补髓养脑。

2.推拿治疗

治则:醒脑开窍,补髓养脑。以头面部取穴为主。应有家属陪同。

取穴:印堂、太阳、神庭、上星、囟会、前顶、百会、四神聪等。

手法:一指禅推法、抹法、按揉法、叩击法、拍打法、拿法等。

操作:患者取仰卧位,于印堂至神庭、印堂至太阳,依次施以一指禅推法,再依次施以双手抹法,各往返5～6遍。患者取坐位,头顶部(上星、囟会、前顶、百会)施以指端叩击法或手掌拍打法;前额至风池施以五指拿法,颈项部及肩井穴施以拿法。

3.其他治疗

(1)头针:选顶中线、顶颞前斜线、顶颞后斜线。将2寸长毫针刺入帽状腱膜下,快速行针,使局部有热感,或用电针刺激,留针50 min,隔日1次,30次为1疗程。

(2)耳针:选神门、皮质下、肾、脑点、交感、心、枕等穴。用0.5寸毫针,每次选用2～3穴(双侧取穴),每日1次,20次为1疗程。或将王不留行用胶布固定在相应穴位上,每日按压数次。

(3)刺血:取中冲、涌泉、劳宫。用三棱针直刺皮下1分深,放出4～5滴血,隔日放血1次。适用于智能发育不全者。

## 十一、痫证

痫证是以突然仆倒、昏不知人、四肢抽搐、醒后如常人等为主要症状的反复发作性神志异常的一种疾病。主要由于七情失调,痰浊阻滞,气机逆乱,阳升风动所致。

西医学的癫痫属于本病范畴。

(一)辨证

本病以突然意识丧失,发则仆倒,不省人事,强直抽搐,口吐涎沫,两目上视或口中怪叫,移时苏醒,醒后如常为主要症状。发作前可伴眩晕、胸闷等先兆,发作后常有疲乏无力等症状。临床根据病因不同及病有虚实分为肝风痰浊、肝风痰热、肝肾阴虚、脾胃虚弱之痫证。

1.肝风痰浊

在发作前常有眩晕、胸闷、乏力等症,发则突然跌倒,神志不清,抽搐吐涎,或有尖叫与二便失禁等。也可仅有短暂神志不清,或精神恍惚而无抽搐,舌苔白腻,脉多弦滑。

2.肝火痰热

发作时昏仆抽搐吐痰,或有叫吼。平日情绪急躁,心烦失眠,咳痰不爽,口苦而干,便秘,舌红苔黄腻,脉弦滑数。

3.肝肾阴虚

痫证发作日久,记忆力差,腰酸头晕,或大便干燥,舌质红苔少,脉细数。

4.脾胃虚弱

痫证发作日久,神疲乏力,眩晕时作,食欲不佳,面色不华,大便溏薄,或有恶心呕吐,舌质淡,脉濡弱。

(二)治疗

1.针灸治疗

治则:镇肝息风,豁痰开窍,滋补脾肾。以督脉穴位为主。

主穴:发作时:水沟、风府、大椎、内关、后溪、申脉、涌泉。

间歇期:鸠尾、长强、大椎、腰奇、间使、行间、丰隆。

配穴:肝风痰浊加大陵、肝俞;肝火痰热加劳宫;肝肾阴虚加神门、太溪;脾胃虚弱加脾俞、足三里、中脘。

操作:发作时用泻法,水沟施雀啄法,大椎、后溪、申脉、涌泉用捻转提插泻法,间歇期补泻结合。

方义:水沟为督脉手足阳明之会,主一身之阳气,可调节督脉,统领阳气,驾驭神机,开窍定痫;风府、大椎清泻风阳,宁神开窍;后溪通于督脉,为治痫要穴;涌泉为足少阴肾经之井穴,能滋水潜阳。间歇期取任脉络穴鸠尾,配诸阳脉交会穴大椎,有平调阴阳逆乱的功能;长强、鸠尾意在交通任督二脉,为治痫要穴;间使疏通心包经气,其与腰奇穴同为治痫证之经验穴;行间、丰隆祛风化痰。

2.推拿治疗

治则:镇肝息风,豁痰开窍,滋补脾肾,安神解乏。以督脉、足太阳经穴位为主。

取穴:水沟、内关、神门、丰隆、三阴交、风池、肩井等。

手法:掐法、拿法、按揉法等。

操作:发作时令患者取仰卧位,以拇指指端或指甲于水沟穴施以掐法,点按内关、神门穴,反复数次,直至患者苏醒或症状稳定。

患者苏醒后或间歇期取仰卧位,两侧上肢和下肢分别自上而下施以拿法,往返数次。患者取俯卧位,背部夹脊穴或背俞穴自上而下施以按揉法。患者取坐位,风池、颈项和肩井施以拿法。

肝风痰浊或肝火痰热者,加丰隆穴按揉法,肝俞、胆俞穴及两胁部擦法;肝肾阴虚者,加三阴交、太溪穴按揉法;脾胃虚弱者,加足三里穴按揉法,脾俞、胃俞穴擦法。

3.其他治疗

水针:选足三里、内关、大椎、风池。采用维生素 $B_1$ 或 $B_{12}$ 注射液 0.5~1 mL,每次 2~3 穴。

(张 鑫)

# 参考文献

[1] 徐琬梨.中医诊断学课堂笔记[M].上海:同济大学出版社,2016.

[2] 陈经勇.中西医结合老年骨伤学[M].成都:四川科学技术出版社,2015.

[3] 林政宏,高丽.轻松学中医入门[M].广州:广东科技出版社,2015.

[4] 宋一同.中医诊断学[M].北京:中国纺织出版社,2014.

[5] 李峰,王天芳.中医诊断学基本技能实训[M].北京:中国中医药出版社,2014.

[6] 吴志明,杨恩品.中医美容皮肤科学[M].北京:中国中医药出版社,2015.

[7] 曲丽芳,张苇航,张樟进.中医神志病学供中医类专业用[M].上海:上海科学技术出版社,2015.

[8] 王凤岐.跟王凤岐学中医[M].郑州:河南科学技术出版社,2016.

[9] 燕海霞,王忆勤.中医脉诊研究与临床应用[M].上海:上海科学技术出版社,2016.

[10] 许跃远.象脉学[M].太原:山西科学技术出版社,2015.

[11] 于天源.按摩推拿学[M].北京:中国中医药出版社,2015.

[12] 倪青,王祥生.内分泌代谢病中医循证治疗学[M].北京:科学技术文献出版社,2016.

[13] 陈耀荣.黛眉山光明中医录[M].郑州:郑州大学出版社,2015.

[14] 秦伯未.谦斋中医处方学[M].北京:中国中医药出版社,2015.

[15] 刘绪银,刘小军,刘李玫韬.中医教您防治中风[M].北京:人民军医出版社,2014.

[16] 沈洪.溃疡性结肠炎中医特色疗法[M].北京:人民军医出版社,2014.

[17] 王振涛,韩丽华.常见心肌疾病中医治疗[M].北京:人民军医出版社,2014.

[18] 徐长松.痛风中西医特色疗法[M].北京:人民军医出版社,2015.

[19] 林政宏,高丽.轻松学脉诊[M].广州:广东科技出版社,2015.

[20] 杨世忠.中医肝胆病学[M].北京:中国中医药出版社,2016.

[21] 陈焕朝.肝癌的治疗与康复[M].武汉:湖北科学技术出版社,2016.

[22] 陈焕朝,胡志萍.胃癌的治疗与康复[M].武汉:湖北科学技术出版社,2016.

[23] 徐琬梨,任健.跟名师学中医诊断[M].北京:人民军医出版社,2014.

[24] 刘忠达.中医教您防治肺结核[M].北京:人民军医出版社,2014.

[25] 陈焕朝.结直肠癌的治疗与康复[M].武汉:湖北科学技术出版社,2016.

[26] 陈家旭.中医诊断学[M].北京:中国中医药出版社,2015.

[27] 任健.中医诊断学易考易错题精析与避错[M].北京:中国医药科技出版社,2015.

[28] 陈焕朝.食管癌的治疗与康复[M].武汉:湖北科学技术出版社,2016.

[29] 张元澧.中医基础学[M].北京:军事医学科学出版社,2014.

[30] 任健.每天学点中医诊断[M].北京:中国医药科技出版社,2014.

[31] 徐伟祥,曹永清.实用中医肛肠病学[M].上海:上海科学技术出版社,2014.

[32] 陈焕朝.肺癌的治疗与康复[M].武汉:湖北科学技术出版社,2016.

[33] 王海云,江莉.专家与您面对面慢性支气管炎[M].北京:中国医药科技出版社,2016.

[34] 吴鸿洲,方肇勤,程磐基.中医百日通丛书 一百天学中医诊断[M].上海:上海科学技术出版社,2015.

[35] 陈茂华.外科中医特效药膳精粹[M].武汉:华中科技大学出版社,2015.

[36] 贺海波,宋先仁.肿瘤科中医特效药膳精粹[M].武汉:华中科技大学出版社,2015.

[37] 魏保生,郭美珍.最新图解中医诊断[M].北京:中国医药科技出版社,2014.

[38] 陈宪海.每天学点中医舌诊[M].北京:中国医药科技出版社,2014.

[39] 刘巧.中西医结合皮肤病治疗学[M].北京:人民军医出版社,2014.

[40] 王凤丽.中医治疗消化性溃疡临床疗效分析[J].中医临床研究,2016,8(7):87-88.

[41] 乐玲君,陆灏,袁培琼.中医溻渍法治疗糖尿病周围神经病变的临床疗效评价[J].中医药导报,2016,22(13):33-35.

[42] 徐珂.古代中医神奇手术[J].农家之友,2016,0(6):33-33.

[43] 柏彩宝,张庆红,蒋祖玲.浅谈中医皮肤病学实习教学方法[J].大众科技,2016,18(4):117-118.